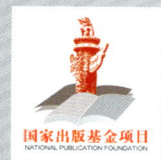

整形美容外科学全书 Vol.6

激光整形美容外科学

主编 李 勤 吴溯帆

浙江出版联合集团　浙江科学技术出版社

图书在版编目(CIP)数据

激光整形美容外科学 / 李勤，吴溯帆主编. —杭州：
浙江科学技术出版社，2012.11
（整形美容外科学全书）
ISBN 978-7-5341-5302-0

Ⅰ. ①激… Ⅱ. ①李… ②吴… Ⅲ. ①激光手术—
整形外科学②激光手术—应用—美容术 Ⅳ. ①R622

中国版本图书馆CIP数据核字（2012）第311687号

丛 书 名	整形美容外科学全书
书 名	**激光整形美容外科学**
主 编	李 勤 吴溯帆
出版发行	**浙江科学技术出版社**
	杭州市体育场路347号 邮政编码：310006
	联系电话：0571-85058048
	集团网址：浙江出版联合集团 http://www.zjcb.com
图文制作	杭州兴邦电子印务有限公司
印 刷	浙江新华数码印务有限公司
经 销	全国各地新华书店
开 本	890×1240 1/16 印 张 35.75
字 数	938 000
版 次	2013年1月第1版 2013年1月第1次印刷
书 号	ISBN 978-7-5341-5302-0 定 价 390.00元

版权所有 翻印必究
（图书出现倒装、缺页等印装质量问题，本社负责调换）

责任编辑 王 群 王巧玲　　**封面设计** 孙 菁
责任校对 赵 艳　　　　　　**责任印务** 徐忠雷

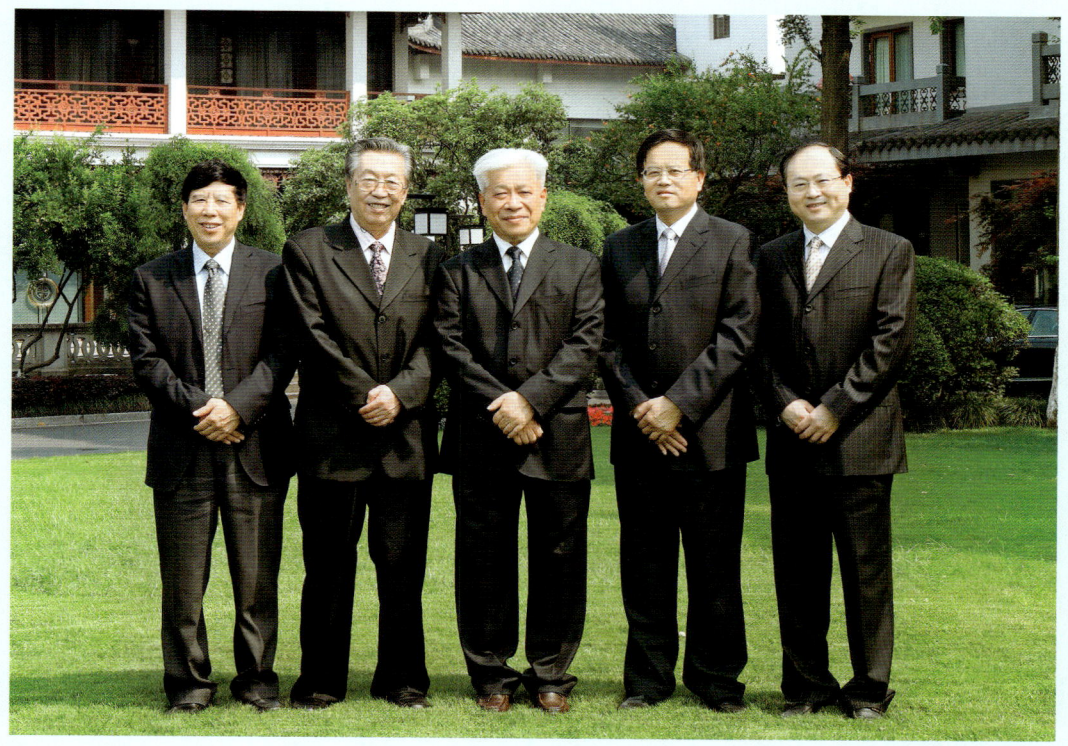

左起：艾玉峰、高景恒、王炜、张志愿、吴溯帆

《整形美容外科学全书》 总主编简介

王炜（Wang Wei），1937年生。上海交通大学医学院附属第九人民医院整形外科终身教授，*Plastic and Reconstructive Surgery* 国际编委。在皮瓣移植，血管吻合，拇指、食管再造，晚期面瘫，手畸形，腹壁整形，巨乳缩小，面部轮廓整形，年轻化，眼袋整形等方面有多项发明创新。发表论文300余篇，主编、参编图书70余部；获国家发明奖等20余次。

张志愿（Zhang Zhiyuan），1951年生。上海交通大学医学院附属第九人民医院教授、博士生导师，教育部国家级重点学科——口腔颌面外科学科带头人，中国抗癌协会头颈肿瘤专业委员会主任委员。以第一或通信作者发表学术论文156篇，主编专著9部；以第一负责人承担部委级课题18项，以第一完成人获国家科技进步二等奖2项。

高景恒（Gao Jingheng），1935年生。1985年破格晋升正高级职称，*Plastic and Reconstructive Surgery* 国际编委。主编专著5部，主审10余部，创刊杂志2本，现仍担任卫生部主管的《中国美容整形外科杂志》主编；在显微外科及修复重建外科临床研究中获得省部级科技进步奖3项。

艾玉峰（Ai Yufeng），1948年生。原西安第四军医大学西京医院整形外科主任医师、教授、硕士生导师、主任。现任四川华美紫馨医学美容医院院长、学科带头人。发表论文100余篇，主编、参编专著30余部。

吴溯帆（Wu Sufan），1964年生。1985年浙江大学本科毕业，2003年日本京都大学博士毕业，一直工作于浙江省人民医院整形外科。发表学术论文60余篇，其中SCI收录的英文论文11篇，主编、参编图书10部。

《激光整形美容外科学》 主编简介

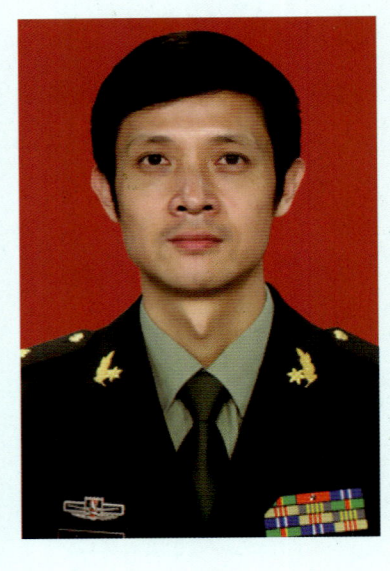

李勤（Li Qin）

广州军区广州总医院整形外科主任兼全军激光整形中心主任，主任医师，教授，医学博士，博士生导师。现任中华医学会医学美学与美容学分会委员、中国康复医学会修复重建外科专业委员会委员、中国整形美容协会微创与皮肤整形美容分会副会长、中国医师协会美容与整形医师分会常务委员兼激光专业委员会副主任委员、全军整形外科专业委员会副主任委员、广东省医学会整形外科学分会副主任委员、《中国美容整形外科杂志》常务编委等学术职务。从事整形美容外科20余年，积极开展激光技术在整形美容外科的应用，注重将激光医学与整形外科技术相结合，进行体表血管瘤与血管畸形治疗及面部年轻化综合治疗。近3年获军队医疗成果二等奖1项、广东省科技进步一等奖1项、省部级科研项目3项。主编专著3部。

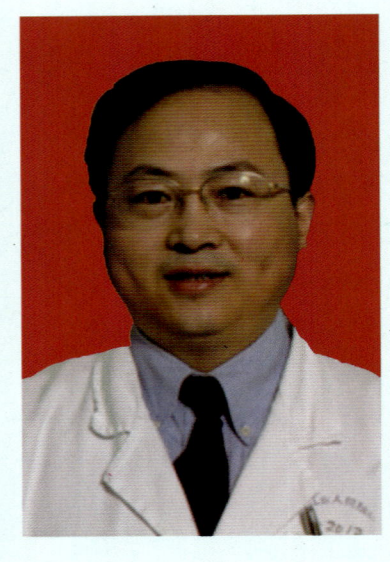

吴溯帆（Wu Sufan）

浙江省人民医院整形外科主任，主任医师，教授，医学博士，硕士生导师。现任中华医学会整形外科学分会委员、中华医学会激光医学分会常务委员、中华医学会医学美学与美容学分会委员、中国医师协会美容与整形医师分会常务委员、中国康复医学会修复重建外科专业委员会委员、浙江省医学会整形外科学分会主任委员、浙江省康复医学会修复重建专业委员会主任委员、国际美容整形外科协会（ISAPS）会员等学术职务。自1985年参与激光医学相关工作以来，对激光在整形美容方面的应用有一定的研究。临床开展各种整形修复手术、整形美容手术和注射美容技术、激光整形美容技术等，同时还主持多个科研项目。发表学术论文60余篇，其中SCI收录11篇，主编、参编图书10部。

《激光整形美容外科学》编委会

主　编　李　勤　广州军区广州总医院
　　　　　吴溯帆　浙江省人民医院
副主编　余文林　广州军区广州总医院
　　　　　石杭燕　浙江省人民医院
编写人员（按姓氏笔画排序）
　　　　　Albert Goldman　巴西阿雷格里港 Goldman 诊所
　　　　　马　刚　上海交通大学医学院附属第九人民医院
　　　　　王玮蓁　武汉市第一医院
　　　　　石杭燕　浙江省人民医院
　　　　　刘志飞　北京协和医院
　　　　　齐向东　广州军区广州总医院
　　　　　阴慧娟　中国医学科学院生物医学工程研究所
　　　　　孙　燚　浙江省人民医院
　　　　　李　勤　广州军区广州总医院
　　　　　李文志　北京安贞医院
　　　　　李迎新　中国医学科学院生物医学工程研究所
　　　　　肖　强　广州军区广州总医院
　　　　　吴东辉　湖南省人民医院
　　　　　吴溯帆　浙江省人民医院
　　　　　吴燕虹　广州军区广州总医院
　　　　　余文林　广州军区广州总医院
　　　　　宋卫民　杭州市第三人民医院
　　　　　张　斌　广州军区广州总医院
　　　　　陈　葵　广州军区广州总医院
　　　　　苑凯华　广州军区广州总医院
　　　　　林晓曦　上海交通大学医学院附属第九人民医院
　　　　　周国瑜　上海交通大学医学院附属第九人民医院
　　　　　周展超　中国医学科学院皮肤病研究所

赵小忠　空军总医院
翁伟丽　中山大学孙逸仙纪念医院
唐建兵　广州军区广州总医院
曹　梁　广州军区广州总医院
崔欲晓　中国医学科学院生物医学工程研究所
彭丽霞　广州军区广州总医院
葛西健一郎　日本大阪市葛西激光整形美容诊所
程　飚　广州军区广州总医院
曾　东　广州军区广州总医院
谭　军　湖南省人民医院
熊　杰　广州军区广州总医院

总 序 《整形美容外科学全书》

一

现代中国整形外科,若以1896年发表在《中华医学杂志》(英文版)上的一篇整形外科论文算起,至今已有117年的历史。在半殖民地半封建社会的旧中国,整形外科的发展受到较大限制。1949年新中国成立以后,整形外科有了新的发展,尤其是改革开放后,整形外科获得了真正大发展的机遇。1977年,在上海召开的"医用硅橡胶在整形外科的应用交流会"期间,笔者统计了全国全职和兼职的整形外科医师为166人,床位732张,几乎是近600万人口中,才有1名专职的整形外科医师。2011年有人统计,全国有3000多个整形外科医院、专科、诊所,有2万多名专业医师。30多年来,整形美容医疗的就诊人数、从医人员迅速增加,中国或许是整形美容医疗发展最快的国家之一。

整形外科的快速发展带来的问题是学科发展的不均衡。在重点医学院校的整形美容外科专业队伍中,其临床实践能力和创新研究成果,与亚洲国家以至于欧美国家相比,都具有较强的竞争力,特别在显微再造外科方面,处于世界领先水平。但在新建立的许多专科、诊所中,具有较高学术水平的专业人员相对较少;受过系统和正规训练,受益于国内外学术交流并在实践中积累了丰富经验的高素质医师的数量,远远不能满足学科发展的需求。面对这样的实际情况,出版整形美容外科高水平的学术专著,是学科发展刻不容缓的任务。

1999年出版的两册《整形外科学》,已成为学界临床实践、研究、晋升、研究生考试的主要参考书。新加坡邱武才教授曾介绍:"《整形外科学》是包括日本、印度、澳大利亚、新西兰在内的最好的教科书,是东方整形外科的旗舰……"他还在美国《整形再造外科杂志》上撰文推荐。近年来,随着整形美容外科不断发展,需要有更新、更专业、涵盖学科近代发展和创新性研究成果的学术专著问世。笔者2006年策划,2009年12月向全国同行发起编撰《整形美容外科学全书》(以下简称《全书》)的倡议,迅速得到了国内外百余位教授、学者的积极响应。2010年9月由成都华美美容医院协助承办了《全书》的编写会议,有百余位主编、教授、医师、出版社编辑和媒体工作者参加,会议成为编撰《全书》的动员大会,以及明确编撰要求、拟定编撰大纲的学术研讨会。如今,《全书》第一辑10分册即将出版,第二辑12分册拟在2014年出版。这项编撰整形外科学术专著的巨大工程终于开始结出了硕果。

2012年3月《全书》第一辑被列为"2012年度国家出版基金资助项目",这是整形外科学历史上的第一次,让所有参编人员在完成巨著的"长征"中增添了力量。编撰者们希望她的出版,可为中国以及世界整形美容学界增添光彩,并为我国整形美容外科的发展提供一套现代的、科学的、全面的、实用的和经典的教科书式的学术专著。这对年青一代的迅速成长,以及中国整形美容外科全面向世界高水平的发展都会起到重要作用。正如我们在筹划编撰这套书时所讲"是为下一代备点粮草"。

二

《全书》的编撰者,有来自大陆各地的整形美容外科教授、主任医师、博士生导师、长江学者、国家首席科学家,还有来自中国台湾,以及美国、加拿大、韩国、日本、巴西等国家的学者、教授;既有老一辈专家,又有一批实践在一线且造诣深厚的中青年学者、学科带头人。笔者参加了大部分分册的编撰和编审过程,深深感受到编撰者们为《全书》所作出的奉献。综观《全书》的编撰过程,是一次学术界同行集中学习、总结和提高的过程。在这一过程中，可以让中国的学者们站到本学科的前沿来审视整形美容外科的过去、现在，展望中国以及世界整形美容外科的未来。编撰者们深有体会：这是一次再学习的好机会，也是我国整形美容外科历史上一次有价值的集体编撰的尝试。

三

在当今世界整形美容外科学界的优秀学术专著中，美国 Mathes S. J.(2006)主编的《整形外科学》(8分册)被认为是内容最经典和最全面的教科书式的学术专著，但它在中国发行量极少，并且其中有不少章节叙述较简洁，或有些临床需要的内容没有阐明，因此，编撰出版我们自己的《全书》尤为迫切。

在《全书》22个分册中值得一提的是《眶颧整形外科学》和《面部轮廓整形美容外科学》分册，这是我国学者在整形外科中前瞻性研究和实践的成果。笔者1994年在上海召开的"全国第二届整形外科学术交流会"闭幕词中，号召开展"眶颧外科"和"面部轮廓外科"的研究和实践。在笔者1995年开始主持的"上海市重点学科建设"项目中，以及在全国同行的实践中，研究和推广了"颧弓和下颌角改形的面部轮廓美容整形"，"下颌骨延长和面部中1/3骨延长"，"眶腔扩大、缩小、移位和再造研究与实践"，加上在眶部先天性和外伤后畸形修复再造中，应用再生医学成果和数字化技术，近20年来全国同行的数以万计的临床实践和总结，才有了《眶颧整形外科学》、《面部轮廓整形美容外科学》分册的面世。

《全书》中将《血管瘤和脉管畸形》列为分册。在世界整形外科学术专著中，对此多数叙述不详。其实，血管瘤、脉管畸形是常见疾病，不但损害患儿(者)的外形、功能，而且常常有致命性伤害。血管瘤和脉管畸形相关临床和基础研究，是近十多年来我国发展迅速的学科分支。对数十万计患儿(者)的治疗和研究积累，使得本分册的编撰者多次被邀请到美洲、欧洲和亚洲其他国家做主题演讲。世界著名的法国教授Marchac说："今后我们有这样的病人，都转到你们中国去。"大量的实践和相关研究为本分册的高水平编撰打下了基础。

《肿瘤整形外科学》是一部填补空白的作品。它系统地介绍了肿瘤整形外科的基本概念、基本理论和临床实践，对肿瘤整形外科的命名、性质、范围、治疗原则和实践，以及组织工程技术在肿瘤整形外科的应用等做了详细论述。

《微创美容外科学》具体介绍了微创美容技术、软组织充填、细胞和干细胞抗衰老的应用和研究。

《全书》几乎涵盖了现今世界整形美容临床应用的各个方面，不仅有现代世界整形美容先进的基础知识和临床实践的论述，还有激光整形美容、再生医学、数字化技术、医用生物材料等医疗手段的应用指导，以及整形美容外科临床规范化、标准化研究和实践的最新成果。编撰者们力图为我国整形美容外科临床实践、研究、教育的发展建立航标。

从1996年《整形外科学》编撰起，到2014年《全书》全部出版，将历时19年，近百个单位、几百位学者参与。编撰者参阅了中外文献几十万或百万篇，从数十万到数百万计的临床案例和经验总结中提炼出千余万字。中国现代整形外科发展的经验告诉我们，学习和创新是发展的第一要素，创新来自学习、实践和对结论的肯定与否定，经过认识→实践→肯定→否定→新认识→再实践→总结，不断循环前进。"在学科前进的路途中，我们要清晰地认识自己，认识世界，要不断奋斗，不断创新，要有自己的话语权和发展轨迹，要善于向西方学习，但不能成为西方神话的传播者和维护者。"

《全书》各个分册将陆续出版。虽然几经审校，错误和不足难以避免，恳切希望得到读者的批评和指正，以便再版时修正。

王炜

2012年7月于上海

前 言 PREFACE

2010年秋，承蒙王炜教授的信任和支持，交给我们编写《整形美容外科学全书》分册之一《激光整形美容外科学》的任务，在数十位编者的积极参与下，经过近两年的努力，终于完稿。

激光是20世纪最重要的发明之一，1960年美国的Maiman教授发明了第一台红宝石激光器。由于激光完全不同于以往的任何一种光源，具有单色性好、方向性好、亮度高和相干性好等特点，在诞生不久就和医学结下了不解之缘。1961年美国的Goldman教授将其应用在眼科视网膜手术和皮肤血管扩张的治疗，此后，激光逐渐成为医学上一个新的治疗手段，应用在许多专业领域。近20年来，激光医学在整形美容方面的应用发展也非常迅速，以往许多用传统的整形美容手术方法难以获得满意疗效的疾病，通过安全精确、简便快捷的激光治疗就可以获得良好的效果。目前，激光技术已经成为皮肤赘生物、皮肤色素性疾病、血管瘤与血管畸形、多毛症、不良文身以及嫩肤除皱、瘢痕磨削、脂肪消融等美容治疗中不可或缺的手段或首选方法。近年来，激光光电技术在面部年轻化治疗方面进展迅猛，陆续出现了强脉冲光、射频、点阵激光、等离子皮肤再生等新兴的技术。激光技术的进步推动了激光医学基础理论研究和临床应用技术的发展，为整形美容医学提供了有力的技术手段，带动了整形美容医学的快速发展。

对于整形外科医生来说，手术、激光光电、注射美容是必须掌握的三大临床技术。据美国整形外科协会(ASPS)统计，激光光电治疗的例数近年来不断增多，约占整形外科门诊量的20%左右，成为非手术治疗的主要手段之一。在整个医学发展史中，激光医学是一个新兴的学科，还缺少完整的理论体系及基础研究，而激光技术在美容整形领域的临床应用却日益增加、各种新兴的治疗手段不断推出，亟须补充并增加激光医学理论研究及临床总结，有必要对涉及这些新理念、新技术和新设备的治疗方法与手段进行较为系统的介绍，以供我国从事激光整形美容专业的同仁们参考和借鉴。

这本《激光整形美容外科学》约90万字，有近1000张图片。全书共18章，分为基础知识篇和临床应用篇两个部分。其中第1~8章为基础知识篇，主要介绍了激光的基础知识、激光光电与组织的相互作用和治疗理论、当今最新的光电美容设备及其安全性、激光光电治疗的适应证和禁忌证以及围术期的处理等。第9~18章为临床应用篇，着重介绍了激光光电技术治疗血管性和色素性疾病、激光光电脱毛、激光美容手术、激光治疗皮肤良性增生物、光电嫩肤、痤疮治疗和激光溶脂等。本书特别注重内容的实用性、新颖性和科学性，力争做到基础理论与临床实践相结合，系统性与专题性相结合，文字描述与图片展示相结合，希望能给从事激光美容外科的同行们提供参考。

本书的编著者均为国内外在本专业领域内享有盛名的专家及长期从事激光医学临床工作的医师，激光基础章节请中国医学科学院生物医学工程研究所专职研究医疗激光仪器设备的研究员撰写；在各个临床应用章节分别请该领域有丰富经验的一线医生撰写，同时还请了几位具有代表性的国外专家，如日本的葛西健一郎、巴西的Goldman等。所以，本书有非常强的临床指导和应用价值。各位作者在繁忙的医疗、教学和科研工作之余挤出时间完成任务，付出了辛勤的劳动。在编著过程中，《整形美容外科学全书》总主编之一王炜教授对目录和部分内容的修改补充提出了指导性的意见，主编所在单位和浙江科学技术出版社对本书的编著给予了大力支持。在此向所有支持、关心本书的朋友们表示衷心的感谢！

由于参编人员较多,加上我们临床经验的局限性,书中难免挂一漏万、出现错误,恳请从事激光整形美容工作的专家与同仁们提出宝贵的意见和建议,以便再版时修改,使之日臻完善。

李勤　吴溯帆

2012 年 8 月

目录 CONTENTS

基础知识篇

2　第一章　激光整形美容外科的发展史
第一节　激光光电技术的发展史　2
第二节　激光整形美容外科医学发展史　4

9　第二章　激光光电技术的基本原理
第一节　光的本质　9
第二节　激光产生的原理　12
第三节　激光的基本特性　17
第四节　激光的生物效应　20
第五节　激光单元技术　22
第六节　激光的输出　26
第七节　强脉冲光　30
第八节　射频技术　32
第九节　等离子技术　34

37　第三章　光电与组织的相互作用
第一节　激光与组织的相互作用　37
第二节　强脉冲光与组织的相互作用　40
第三节　射频与组织的相互作用　45
第四节　选择性光热作用原理　48
第五节　扩展的选择性光热作用　51
第六节　点阵性光热作用　59
第七节　光动力作用　64

第四章 整形美容外科常用的激光光电设备 …… 70

第一节 激光器的分类　70
第二节 光电剂量与治疗参数　74
第三节 临床常用激光光电设备　76
第四节 以组织内水分为靶色基的激光设备　78
第五节 以血红蛋白为靶色基的激光器　89
第六节 以色素为靶色基的激光器　95
第七节 脱毛激光设备　98
第八节 点阵激光设备　104
第九节 强脉冲光设备　107
第十节 射频设备　110
第十一节 痤疮治疗激光及光子设备　116
第十二节 宽带红外光设备　118
第十三节 等离子设备　120
第十四节 光调作用光子设备　121
第十五节 准分子激光器　122

第五章 激光与光子美容治疗的麻醉及冷却 …… 125

第一节 麻醉　125
第二节 冷却　133

第六章 激光光电设备的安全性 …… 141

第一节 激光安全标准　141
第二节 围手术期安全措施　142
第三节 激光安全的实施　147
第四节 其他光电设备的安全性　153

第七章 激光光电整形美容治疗的护理 …… 155

第一节 皮肤的护理　155
第二节 全身麻醉的围术期护理　158
第三节 儿童激光术后的护理特点　160
第四节 激光治疗常见的心理问题及其干预　161

167　第八章　激光与光子治疗的禁忌证及并发症

第一节　禁忌证　167
第二节　并发症　168
第三节　并发症的处理　179

临床应用篇

183　第九章　血管性皮肤疾病

第一节　血管性疾病的分类　183
第二节　血管性疾病的激光治疗　197
第三节　鲜红斑痣　201
第四节　血管瘤　216
第五节　其他血管性皮肤疾病　244

263　第十章　皮肤色素增加性疾病

第一节　概述　263
第二节　表皮色素增加性疾病　270
第三节　真-表皮色素增加性疾病　288
第四节　真皮色素增加性疾病　304
第五节　并发症及其处理　326

331　第十一章　文身

第一节　概述　331
第二节　文身的组织病理学改变　334
第三节　文身的激光治疗　336
第四节　外伤性文身的治疗　343

350　第十二章　皮肤色素减退性疾病

第一节　白癜风　350
第二节　离心性后天性白斑　363
第三节　老年性白斑　363

366 第十三章 多毛症

第一节 毛发的结构与生理　366
第二节 激光脱毛原理　371
第三节 脱毛设备　374
第四节 临床应用　381

392 第十四章 皮肤良性增生性疾病

第一节 脂溢性角化病　392
第二节 汗管瘤　394
第三节 睑黄瘤　396
第四节 软纤维瘤　397
第五节 疣　399
第六节 鸡眼　403
第七节 腋臭　404
第八节 皮角　405
第九节 粟丘疹　406
第十节 皮脂腺痣　407

410 第十五章 激光美容手术

第一节 概述　410
第二节 激光重睑成形术　412
第三节 激光眼袋整复术　415
第四节 激光瘢痕磨削术　418
第五节 激光包皮环切术　425
第六节 激光悬雍垂腭咽成形术　427
第七节 激光毛发移植术　429

433 第十六章 激光光电皮肤重建

第一节 皮肤老化与光老化　433
第二节 选择性光热作用与皮肤重建　436
第三节 剥脱性激光皮肤重建　444
第四节 非剥脱性激光皮肤重建　471

504 第十七章　激光光电治疗寻常痤疮

　　第一节　概述　504
　　第二节　痤疮的药物治疗　513
　　第三节　痤疮的光电治疗　517

523 第十八章　激光融脂技术

　　第一节　激光融脂的原理　523
　　第二节　激光融脂的设备　529
　　第三节　激光融脂的临床操作步骤　532
　　第四节　常规的激光融脂部位及典型病例　537
　　第五节　激光融脂的适应证、禁忌证及并发症　546
　　第六节　小结　547

549　中英文对照词表

基础知识篇

第一章
激光整形美容外科的发展史

第一节　激光光电技术的发展史

激光器的发明是 20 世纪科学技术的一项重大成就,它使人们终于有能力驾驭尺度极小、数量极大、运动极混乱的分子和原子的发光过程,从而获得产生、放大相干的红外线、可见光线和紫外线(甚至 X 射线和 γ 射线)的能力。激光科学技术的兴起使人类对光的认识和利用达到了一个崭新的水平。

科学家们对激光的研究,大致可以 20 世纪 50 年代末作为一个分水岭。此前,人们只对无线电波和微波有较深研究,此后激光研究出现了一个崭新阶段。激光技术的诞生史大致可以分为以下几个阶段:

首先,1916 年科学家爱因斯坦提出了"自发和受激辐射"概念,他在 1917 年就预言受激辐射的存在和光放大的可能,这一概念为现代激光技术奠定了物理学理论基础。这一理论指出,处于高能态的物质粒子受到一个能量等于两个能级之间能量差的光子的作用时,将转变到低能态,并产生第二个光子,与第一个光子同时发射出来,这就是受激辐射。这种辐射输出的光获得了放大,而且是相干光,即多个光子的发射方向、频率、相位、偏振完全相同。

接着,量子力学的建立和发展使人们对物质的微观结构及运动规律有了更深入的认识,微观粒子的能级分布、跃迁和光子辐射等问题也得到了更有力的证明,这也在客观上更加完善了爱因斯坦的受激辐射理论,为激光器的产生进一步奠定了理论基础。另一方面,20 世纪 30 年代,科学家们把无线电波波长缩短到 10m 以内,使得世界性的通信成为可能。后来,随着速调管和空穴磁控管的发明,科学家对厘米波的性质进行研究。我们现在知道产生激光要具备两个重要条件:一是粒子数反转,二是谐振腔。自爱因斯坦提出受激辐射的概念以后,1940 年前后就有人在研究气体放电实验中观察到粒子反转现象,按当时的实验技术基础,就已具备建立某种类型的激光器的条件,但遗憾的是,没有人把受激辐射、粒子数反转、谐振腔联系在一起加以考虑,因而激光器的发明推迟了若干年。第二次世界大战中,由于射频和光谱学的发展,辐射波和原子之间的联系又重新被强调,科学家们发明并研制了雷达。从技术本身来说,雷达是电磁波向超短波、微波发展的产物。20 世纪 40 年代末,量子电子学诞生,并被很快应用于研究电磁辐射与各种微观粒子系统的相互作用,研制出许多相应的器件。这些科学理论和技术的快速发展都为激光器的发明创造了条件。

此后,微波激射器的发明为激光器的诞生奠定了基础。第二次世界大战以后,科学家开创了微波波谱学,目的是探索光谱的微波范围并把其推广到更短的波长。美国哥伦比亚大学物理学家查尔斯·汤斯领导的辐射实验小组一直从事电磁方面以及毫米辐射波的研究,该小组以及苏联物理学家巴索夫、普罗霍洛夫先后提出了利用原子和分子的受激辐射原理来产生和放大微波的设计。1951年，汤斯提出了微波激射器（microwave amplification by stimulated emission of radiation, MASER）的概念。然而这些微波波谱学理论和实验研究大都属于纯科学，激光器到底能否研制成功，在当时还是很渺茫的。但科学家的努力终究有了结果。1954年，美国物理学家查尔斯·汤斯终于制成了第一台氨分子束微波激射器并使其正常运行，获得高度相干的微波束，成功地开创了利用分子和原子体系作为微波辐射相干放大器或振荡器的先例，为以后激光器的诞生奠定了基础。汤斯希望微波激射器能产生波长为0.5mm的微波，遗憾的是，汤斯等人研制的微波激射器只产生了1.25cm波长的微波，功率很小。生产和科技不断发展的需要推动科学家们去探索新的发光机制，以产生新的性能优异的光源。微波激射器问世以后，科学家就希望能制造输出更短波长的激射器。汤斯认为可将微波推到红外区附近，甚至到可见光波段。1958年，汤斯与阿瑟·肖洛将微波激射器与光学、光谱学的理论知识结合起来，把微波激射器原理推广应用到光频范围，提出了采用开式谐振腔的关键性建议，并预防了激光的相干性、方向性、线宽和噪声等，率先发表了在可见光频段工作的激射器的设计方案和理论计算，并指出了产生激光的方法。在研究激光器的过程中，引进谐振腔的功劳应归功于长期从事光谱学研究的肖洛，他研究的谐振腔的结构就是从法-珀干涉仪中得到的启示。实际上，干涉仪就是一种谐振器。在贝尔电话实验室的七年时间里肖洛积累了大量数据，于1958年提出了有关激光的设想。几乎同时，许多实验室开始研究激光器的可能材料和方法。用固体作为工作物质的激光器的研究工作始于1958年。在1959年9月召开的第一次国际量子电子会议上，肖洛提出了用红宝石作为激光的工作物质，随后肖洛又具体地描述了激光器的结构。遗憾的是，肖洛没有得到足够的光能量使粒子数反转，因而没获成功。同期，巴索夫和普罗霍洛夫等人也提出了实现受激辐射光放大的原理性方案。所有这些前期的研究工作又将激光研究推上了一个新阶段。

最后，激光器问世。如果一个系统中处于高能态的粒子数多于低能态的粒子数，就出现了粒子数的反转状态。那么只要有一个光子引发，就会迫使一个处于高能态的原子受激辐射出一个与之相同的光子，这两个光子又会引发其他原子受激辐射，这样就实现了光的放大；如果加上适当的谐振腔的反馈作用便形成光振荡，从而发射出激光。这就是激光器的工作原理。随着受激辐射理论的不断完善和激光器方案的不断改进，世界上许多实验室都被卷入了一场激烈的激光器研制竞赛。1960年，美国物理学家西奥多·梅曼在佛罗里达州迈阿密的研究实验室里，成功应用人工合成的淡红色宝石晶状体制造出世界上第一台功能性激光器——红宝石激光器。他用一个高强闪光氙灯管作光抽运，来刺激在红宝石水晶里的铬原子，获得粒子数反转，从而产生一条相当集中的纤细红色光柱，光点可达到比太阳还高的温度。它能输出波长为694.3nm、能量为400mJ的相干光，被称为激光。1960年6月，梅曼在罗切斯特大学召开的一个有关光的相干性会议上成功地操作了红宝石激光器，7月，梅曼用红宝石制成的激光器被公布于众。至此，世界上第一台激光器宣告诞生。

由于当时的科学家们一直在注视和期待着的是氦氖（He-Ne）激光器。梅曼研制的红宝石激光器一度引起了科学界的震惊和怀疑。戈登·古尔德在1957年攻读哥伦比亚大学博士学位时提出了"激光"（"受激辐射式光频放大器"的缩略词）一词。与此同时，微波激射器的发明者汤斯与肖洛也发展了有关激光的概念。因此，尽管梅曼是第一个将激光引入实用领域的科学家，但到底是谁发明了这项技术，曾一度引起很大争议。经最终裁决，汤斯因研究报道早于古尔德9个月而成为胜者。但激光器的发明权却非梅曼莫属。

此后又相继出现了许多种类型的激光：1960年12月，出生于伊朗的美国科学家贾万终于成功地研制出全世界第一台、波长为1150nm的气体激光器——氦氖（He-Ne）激光器；约翰逊发明了掺钕：钇铝石榴石（Nd:YAG）激光器；同年，中国第一台激光器在中国科学院长春光学精密机械研究所诞生。1962年,班尼特成功地研制出波长为488nm的氩(argon)激光器;同年,有三组科学家几乎同时发明了半导体激光器,如霍耳等人发明了砷化镓半导体激光器。1964年,佩特又发明了波长为10600nm的二氧化碳(CO_2)激光器。1966年,科学家们又研制成了波长可在一段范围内连续调节的有机染料激光器。随后,多种固体、气体和半导体激光器相继问世,此外,输出能量大、功率高,而且不依赖电网的化学激光器也纷纷问世。1977年出现自由电子激光器,其机制则完全不同,它的工作物质是在周期性磁场中运动的具有极高能量的自由电子。以后,激光器的种类越来越多,激光波长可覆盖从微波到X射线的广阔波段。由此,一项新兴技术——激光技术诞生了。

由于激光器具备的单色性、相干性等一系列突出特点,从诞生那天开始,人们就预言了它的美好前景,因而被很快运用于工业、农业、精密测量和探测、通信与信息处理、医疗、军事等方面,并在许多领域引起了革命性的突破。比如,人们利用激光集中而极高的能量,可以对各种材料进行加工,能够做到在一个针头上钻200个孔;激光作为一种在生物机体上引起刺激、变异、烧灼、汽化等效应的手段,已在医疗、农业的实际应用上取得了良好效果;在通信领域,一条用激光柱传送信号的光导电缆,可以携带相当于2万根电话铜线所携带的信息量;激光在军事上除了用于通信、夜视、预警、测距等方面外,多种激光武器和激光制导武器也已经投入使用;激光在医疗领域的应用也逐渐广泛,1981年世界卫生组织宣布激光医学成为一门正式学科。

回顾激光技术的发展历史,科学与技术的关系不是简化的、线性的关系,新技术的产生依赖于科学知识,技术的发展又为科学研究提供了强大的动力。诚然,如果将激光发展的历史与电子学及航空发展的历史相比,人们不禁会意识到现在还是激光发展的早期阶段,更令人激动的美好前景将要到来。今后,随着人类对激光技术的进一步研究和发展,激光器的性能将进一步提升,成本将进一步降低,但是它的应用范围却还将继续扩大,并将发挥出越来越巨大的作用。

第二节 激光整形美容外科医学发展史

自1960年西奥多·梅曼设计了第一台红宝石激光器以来,激光生物学作用机制的研究及激光医疗设备的研制得到迅猛发展,激光美容医学在整个激光医学发展中独占鳌头。特别是近30年来,激光美容医学的发展可谓日新月异。

美容医学要求在达到修复和再塑人体美的同时,注重微创、无痕化及少并发症,激光美容医学追求同样的目标。在激光医学的众多分支学科中,激光美容医学是最引人注目的,并以10年为一个台阶不断向前发展。美容激光医学可分为以下几个阶段:

一、基础研究阶段(20世纪60年代)

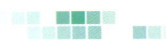

1961年,美国的Goldman L.利用红宝石脉冲激光器(波长694.3nm)在皮肤上研究激光与生物组织的相互作用。同年,纽约的Compbell C. J.博士利用红宝石激光把一个眼疾患者剥离的视网膜成功地焊接起来。1963年,Goldman L.用红宝石激光治疗良性皮肤损害和文身并取得成功,开创了激光美容医学应用的先河。20世纪60年代中后期,氩离子(Ar^+)激光、低功率CO_2激光和掺钕:钇铝石榴石(Nd:YAG)激光相继研制,后者波长为1.06μm,是一种红外激光器,平均功率高,且易控制。同期出现的CO_2激光器(波长10.6μm)成本低廉,优点突出。后来,Nd:YAG激光倍频产生的532nm波长黄绿激光以及用若丹明6G染料产生的黄绿激光都曾用于治疗皮肤血管畸形等良性脉

管性疾病,如治疗幼儿皮肤上的葡萄酒色斑等。我国在激光器研究的初期走在了世界的前列,1961年长春光学精密机械研究所研制出我国首台红宝石激光器。1968年,上海研制出 Nd:YAG 激光器。

二、临床试用阶段(20世纪70年代)

1970年,美国的 Goldman L. 等首次用连续 CO_2 激光治疗基底细胞癌和皮肤血管瘤,掀起了国内外首次激光医学热潮。连续 CO_2 激光被广泛用于整形外科、皮肤科、五官科、妇科、理疗科、针灸科和肿瘤科等,并取得了较满意的效果。Nd:YAG 激光和各种蓝绿激光可以用石英光纤传输。到1980年,Nd:YAG 激光器和 CO_2 激光器已占领了外科领域,氩离子激光器也成功用于皮肤外科。这段时期用于皮肤美容的连续激光有氩离子激光、铜蒸气激光和 Nd:YAG 激光等。20 世纪 70 年代应用的激光多数为连续激光,这些激光对组织的热损伤是非选择性的,治疗后常伴随皮肤瘢痕和色素减退等不良反应,尚达不到良好的美容效果。

三、学科形成阶段(20世纪80年代)

1983年,Anderson 和 Parrish 提出选择性光热作用理论,其含义为根据不同组织的生物学特性,选择合适的波长、能量、脉冲持续时间,在保证对病变组织进行有效治疗的同时,尽量避免对周围的正常组织造成损伤。该理论实现了激光的有效性和安全性的完美统一,是激光医学特别是激光美容医学发展史上的里程碑。根据该理论设计的脉冲激光器不断涌现,相继出现不断完善的 CO_2 激光、铒激光(即掺铒:钇铝石榴石激光,Er:YAG 激光)、准分子激光和脉冲染料激光。激光新技术已经比较成熟地用于研究、诊治疾病和美容治疗,并且已经形成了一支庞大的专业化队伍。这是激光医学学科形成的重要标志之一。

四、飞速发展阶段(20世纪90年代)

随着科学的进步和激光技术的发展,医用激光器朝着高性能、智能化、微型化及专科化方向发展。新型美容激光器如雨后春笋般涌现,并取得了非常显著的成就。20 世纪 90 年代初,Q 开关激光治疗色素性疾病如太田痣、文身等已取得了近乎完美的治疗效果。90 年代中后期,可变脉宽倍频激光治疗血管瘤也取得了较好的疗效;与此同时,长脉冲红宝石激光、翠绿宝石激光、Nd:YAG 激光及半导体激光的相继出现使激光脱毛技术日益发展成熟;高能超脉冲 CO_2 激光和铒激光的出现使激光磨削除皱风靡西方世界;同时,一些无损激光除皱系统,如非剥脱性激光也得到飞速发展,如 Cooltouch、Smoothbeam 及 Nlite 等,由于术后反应轻微,临床上也取得了一定的疗效。90 年代后期,出现了强脉冲光(intense pulsed light,IPL)技术,由于 IPL 能改善光老化改变,自 1998 年首次报道以来就风靡世界。在 90 年代,我国的激光美容医学也得到了广泛开展和普及。

五、发展与规范阶段(21世纪初)

这一时期主要表现为规范激光的临床应用和提出美容激光的标准治疗参数,以及新型设备的出现和新治疗项目的开展。后者主要指点阵式光热作用理论的提出、点阵激光和光电协同设备的出现和临床应用、强脉冲光及射频设备的不断完善和等离子皮肤再生技术的临床试用。进入 21 世纪后,激光美容术在我国广泛开展起来,美国、以色列、英国、德国及日本等国先进成套的激光美容仪迅速涌进国内,并趋向普及,一些国产的激光美容仪在国内也得到了越来越多的应用。强脉冲光技术得到迅猛发展和普及。这一阶段最大的发展表现在激光嫩肤和除皱等皮肤重建方面,尤其是为了兼顾剥脱性除皱的客观效果与非剥脱性除皱的快速恢复和安全性,激光皮肤重建近年来的研究及发展方向相对集中于射频(radiofrequency,RF)技术、点阵激光(或称像束激光,fractional laser)技术以及等离子皮肤再生(plasma skin regeneration,PSR)技术方面,涌现出 E 光(光能和射频的组合)、点阵激光、等离子皮肤再生技术等新型设备,临床效果良好。

首先是射频技术在美容外科的应用。虽然 1999 年 3 月美国 FDA 就批准了 RF 技术用于美容。但 RF 除皱和用于面部年轻化的第一组病例报道于 2002 年。RF 是一种高频交流变化的电磁波,皮肤及皮下组织中的带电粒子在电磁波的作用下进行振荡摩擦而产热,达到一定温度后真皮胶原纤维会发生即刻收缩和变性,并继发持续的胶原新生和重塑,其原理和非剥脱性除皱相似。由于疗效令人满意,不良反应较少,RF 技术陆续被批准用于改善眶周、全面部及全身皮肤的皱纹和松弛。此后 RF 技术与 IPL 或激光技术相结合,称为 E 光技术,它发挥了射频(电能)和光疗(光能)两者的优势,增强了 RF 的疗效,减少了激光或 IPL 的并发症。

其次是点阵激光技术的出现和迅速发展。2003 年点阵式光热作用(fractional photothermolysis),或称局灶光热作用、像素光热作用理论提出,2004 年大量的非剥脱性点阵激光开始陆续出现,2006 年剥脱性点阵激光也陆续问世。点阵激光器的大力发展和在临床上的广泛应用显示出较好的治疗效果。鉴于点阵激光在面部年轻化尤其在皮肤质地改善上的客观效果,以及在各肤色人种临床应用中的安全性,国内已有人提出将其作为目前激光除皱的一线治疗方法。

等离子皮肤再生(PSR)技术是继承了剥脱性激光除皱的优良效果,同时又克服了创伤和并发症方面的缺陷而开发的新的治疗模式,性质上属于可精确控制的微创剥脱性治疗(minimally invasive ablative treatment)。PSR 的工作机制是将氮气用超高 RF 产生的电场激发,振动后获得能量,并分解为单态氮,最终离子化为等离子状态,衰变后释放出特殊的黄光,其能量直接作用于皮肤进行治疗。皮肤被急速加热后,坏死的表皮如同生物敷料完整附着,这有利于表皮和角质层的快速新生和胶原形成。该治疗方法适用于面部、颈部、胸部和手部皮肤的色素沉着、松弛、皱纹、痤疮瘢痕、陈旧性瘢痕的改善,治疗痛苦小,恢复快,术后并发症少。但目前亚洲人使用该治疗方法的报道和经验还极少。

总地来说,现代激光美容已成为当代医学美容外科中最具有魅力和远大前途的部分。从激光美容医学的发展历史来看,激光美容医学朝着疗效显著、并发症少的方向逐步发展和完善,主要表现在激光美容医学理论研究的不断深入和扩展,以及新型高效性和高安全性设备的研制和问世。但即便在激光美容医学高度发展的今天,在临床上仍然经常出现各种各样的、不同程度的并发症和不良反应,如色素改变(色素减退或色素沉着)、瘢痕形成、感染、水疱形成、紫癜、结痂、疼痛,以及一些相对少见的并发症。临床问题的出现总是推动着激光技术的不断发展,比如最近有报道将 Q 开关 1064nm 激光与点阵技术结合,生产出点阵 Q 开关 1064nm 激光,用于治疗顽固性黄褐斑。通过临床试用发现该法具有较好的疗效,色素改变的并发症远小于传统治疗方法。

(余文林　李勤)

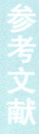

[1] Avram M M, Tope W D, Yu T, et al. Hypertrophic scarring of the neck following ablative fractional carbon dioxide laser resurfacing [J]. Lasers Surg Med, 2009, 41(3):185-188.

[2] Bjerring P, Christiansen K, Troilius A. Intense pulsed light source for treatment of

facial telangiectasias[J]. J Cosmet Laser Ther, 2001, 3(4):169-173.

[3] Brazil J, Owens P. Long term clinical results of IPL photorejuvenation[J]. J Cosmet Laser Ther, 2003, 5(3-4):168-174.

[4] Chan H H, Lam L K, Wong D S, et al. Use of 1320nm Nd:YAG laser for wrinkle reduction and the treatment of atrophic acne scarring in Asians[J]. Lasers Surg Med, 2004, 34(2):98-103.

[5] Fife D J, Fitzpatrick R E, Zachary C B. Complications of fractional CO_2 laser resurfacing:four cases[J]. Lasers Surg Med, 2009, 41(3):179-184.

[6] Fitzpatrick R E, Goldman M P, Satur N M, et al. Pulsed carbon dioxide laser resurfacing of photodamaged facial skin[J]. Arch Dermatol, 1996, 132(4):395-402.

[7] Goldberg D J. Ablative and non-ablative facial skin rejuvenation[M]. London:Martin Dunitz, 2003:9-21.

[8] Goldberg D J. Laser and light[M]. Philadelphia:Elsevier Inc, 2005:43-60.

[9] Goldman M P, Fitzpatrick R E. Cutaneous laser surgery[M]. 2nd ed. New York:Mosby, 1999:179-212.

[10] Kushikata N, Negishi K, Tezuka Y, et al. Non-ablative skin tightening with radiofrequency in Asian skin[J]. Lasers Surg Med, 2005, 36(2):92-97.

[11] Metelitsa A I, Alster T S. Fractionated laser skin resurfacing treatment complications:a review[J]. Dermatol Surg, 2010, 36(3):299-306.

[12] Nanni C A, Alster T S. Complications of carbon dioxide laser resurfacing:an evaluation of 500 patients[J]. Dermatol Surg, 1998, 24:315-320.

[13] Negishi K, Tezuka Y, Kushikata N, et al. Photorejuvenation for Asian skin by intense pulsed light[J]. Dermatol Surg, 2001, 27(7):627-631.

[14] Niamtu J. Minimally invasive, minimally effective?[J]. Cosmet Dermatol, 2009, 22:65-66.

[15] Niamtu J. Non-ablative technologies[J]. Lasers Surg Med, 2004, 34(3):203-204.

[16] Niamtu J. The next big thing[J]. Cosmet Surg Times, 2009, 12:42.

[17] Rigel D S, Weiss R A, Lim H W, et al. Photoaging[M]. New York:Marcel Dekker, Inc, 2004:141-165.

[18] Ross R B, Spencer J. Scarring and persistent erythema after fractionated ablative CO_2 laser resurfacing[J]. J Drugs Dermatol, 2008, 7:1072-1073.

[19] Roy D. Ablative facial resurfacing[J]. Ophthalmol Clin North Am, 2005, 213(3):549-555.

[20] Sadick N S, Weiss R, Kilmer S, et al. Photorejuvenation with intense pulsed light:results of a multi-center study[J]. J Drugs Dermatol, 2004, 3(1):41-49.

[21] Tanzi E L, Williams C M, Alster T S. Treatment of facial rhytides with a non-ablative 1450nm diode laser:a controlled clinical and histologic study[J]. Dermatol Surg, 2003, 29(2):124-128.

[22] Trelles M A, Alvarez X, Martin-Vazquez M J, et al. Assessment of the efficacy of non-ablative long-pulsed 1064nm Nd:YAG laser treatment of wrinkles compared at 2, 4, and 6 months[J]. Facial Plast Surg, 2005, 21(2):145-153.

[23] Weiss R A, McDaniel D H, Geronemus R G, et al. Clinical experience with light

emitting diode (LED) photomodulation[J]. Dermatol Surg, 2005, 31(9 Pt 2):1199-1205.

[24] Weiss R A, McDaniel D H, Geronemus R G, et al. Clinical trial of a novel nonthermal LED array for reversal of photoaging: clinical, histologic, and surface profilometric reults[J]. Lasers Surg Med, 2005, 36(2):85-91.

[25] Weiss R A, Weiss M A, Beasley K L, et al. Our approach to non-ablative treatment of photoaging[J]. Lasers Surg Med, 2005, 37(1):2-8.

[26] 徐启阳.论激光诞生和发展的动力[J].物理,1993,22(2):120.

[27] 陈敬全.梅曼和世界上第一台激光器[J].科学技术与辩证法,1992,9(2):14.

[28] 李勤,余文林,苑凯华.激光美容外科图谱[M].北京:人民军医出版社,2008.

[29] Goldman P.皮肤与美容激光外科[M].李勤,余文林,苑凯华,译.北京:人民军医出版社,2009.

第二章
激光光电技术的基本原理

激光与太阳、白炽灯等普通光源所发出的光没有本质性的区别,但激光却有普通光源不具备的特性:高亮度、单色性、方向性和相干性。这些特性是由激光器的结构和激光的发光原理决定的。本章介绍光的波粒二象性以及激光的基本原理。

第一节 光的本质

人类首先是通过光来认识世界的,光是人类跟外界联系的中介。那么光究竟是什么?光的本质又是什么?荷兰物理学家惠更斯在1690年出版的《光论》一书中提出了光波动说,认为光是某种振动,在弹性介质中以波的形式向四周传播。而牛顿的微粒说则认为光是从光源发出的一种物质微粒,在均匀介质中以一定的速度传播。后来麦克斯韦在1864年发表了著名的《电磁场动力学理论》,确认了光就是一种电磁波。这时惠更斯在光学上的理论完全战胜了牛顿。可是进入20世纪后,量子理论和相对论相继建立,1905年爱因斯坦发表了他的著名论文《关于光的产生和转化的一个试探性观点》,提出了光量子的概念,并写出了光量子的能量表达式,牛顿的光学观点又得到了进一步的确认。到20世纪20年代,法国著名物理学家德布罗意创立了物质波动学说,他指出光具有波动性和微粒性的二象性,很多学者都认为二象性是对光的本质的最准确和全面的表述,从而结束了光到底是波动还是粒子的争论。

光的本质是电磁辐射,光的基本特性是波粒二象性。光的波动性是指光可以用互相垂直的、以正弦波振荡的电场和磁场表示(图2-1)。从光的传播、反射、折射、衍射、干涉、偏振等现象来看,光

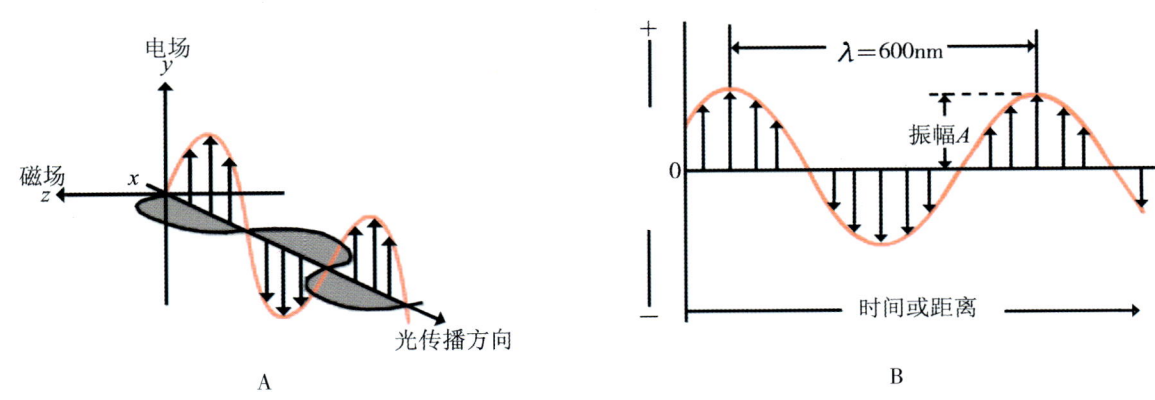

图 2-1 光的波动性
A. 光的传播 B. 光的三要素:波长、速度、频率

又具有电磁波的性质。

光在发射和吸收的过程中具有类似经典粒子的特性。光的粒子性是指光可以看成是由一系列量子化的能量子(即光子)组成。光子能量公式为：

$$E=h\upsilon$$

式中：h 为普朗克常数，$h=6.626\times10^{-34}$ J·s；υ 为光波频率。

可见，光的某些方面的行为具有波动性，另一些方面的行为具有粒子性，这就是光的波粒二象性。

一、电磁辐射波谱

电磁波包括的范围很广，从无线电波、微波、红外线、可见光、紫外线、X 射线到 γ 射线都是电磁波。电磁辐射波谱(electromagnetic radiation spectrum)是指人们按照电磁波在真空中传播的波长或频率递增或递减排列，形成的一个连续谱带，简称电磁波谱(图 2-2)。

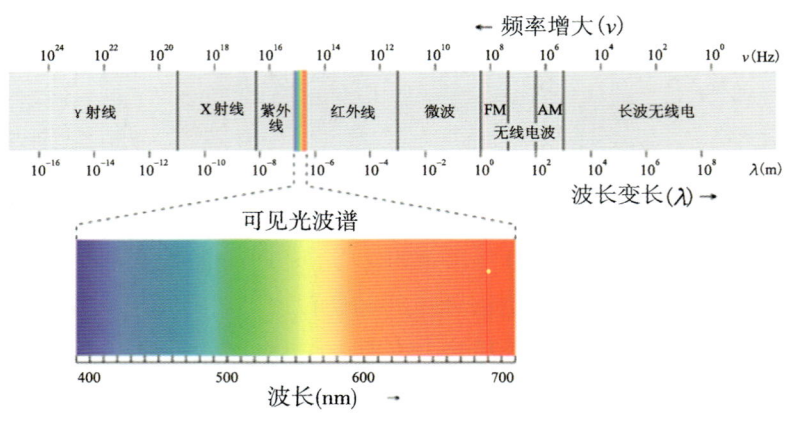

图 2-2 电磁辐射波谱

电磁波谱可大致分为：

1. **无线电波** 波长为 0.3m 到几千米。一般的电视和无线电广播的波段就是用这种波。
2. **微波** 波长为 $10^{-3}\sim0.3$m。这些波多用在雷达或其他通信系统。
3. **红外线(IR)** 波长为 780nm $\sim10^{-3}$m。
4. **可见光** 这是人们所能感光的极狭窄的一个波段，波长为 380~780nm。光是原子或分子内的电子运动状态改变时所发出的电磁波，是我们能够直接感受而察觉的电磁波中极少的那一部分。
5. **紫外线(UV)** 波长为 0.6~300nm，这些波产生的原因和光波类似，常常在放电时发出。由于它的能量和一般化学反应所牵涉的能量大小相当，因此紫外光的化学效应最强。
6. **X 射线(伦琴射线)** 波长为 $6\times10^{-12}\sim2\times10^{-9}$m。伦琴射线是电原子的内层电子由一个能态跳至另一个能态时或电子在原子核电场内减速时所发出的。
7. **γ 射线** 是波长为 $10^{-14}\sim10^{-10}$m 的电磁波。这种不可见的电磁波是从原子核内发出来的，放射性物质或原子核反应中常有这种辐射伴随着发出。γ 射线的穿透力很强，对生物的破坏力很大。

在电磁波谱中，各种电磁波由于频率或波长不同而表现出不同的特性，如波长较长的无线电波很容易表现出干涉、衍射等现象，但对波长越来越短的可见光、紫外线、X 射线、γ 射线要观察到它们的干涉、衍射现象就越来越困难。但是从电磁波谱中看到各种电磁波的范围已经衔接起来,并且发生了交错,因此它们本质上相同,服从共同的规律。随着科学技术的发展,各波段都已冲破界限与其他相邻波段重叠起来。

二、电磁辐射的特性

电磁波频率低时,主要借由有形的导电体才能传递。原因是在低频的电振荡中,磁电之间的相互变化比较缓慢,其能量几乎全部返回原电路而没有能量辐射出去;电磁波频率高时即可以在自由空间内传递,也可以束缚在有形的导电体内传递。在自由空间内传递的原因是在高频率的电振荡中,磁电互变甚快,能量不可能全部返回原振荡电路,于是电能、磁能随着电场与磁场的周期变化以电磁波的形式向空间传播出去,不需要介质也能向外传递能量,这就是一种辐射。举例来说,太阳与地球之间的距离非常遥远,但在户外时,我们仍然能感受到和煦阳光的光与热。

电磁波为横波,横波的特点是质点的振动方向与波的传播方向相互垂直。在横波中波长通常是指相邻两个波峰或波谷之间的距离。电磁波的磁场、电场及其行进方向三者互相垂直,振幅沿传播方向的垂直方向作周期性交变,其强度与距离的平方成反比。波本身带动能量,任何位置的能量功率与振幅的平方成正比。

在真空中以光速传播,需满足 $f \cdot \lambda = c$。在空间传播的电磁波,距离最近的电场(磁场)强度方向相同,其量值最大两点之间的距离就是电磁波的波长 λ,电磁每秒钟变动的次数便是频率 f。

电磁波的传播不需要介质,同频率的电磁波在不同介质中的速度不同;不同频率的电磁波在同一种介质中传播时,频率越大折射率越大,速度越小。且电磁波只有在同一种均匀介质中才能沿直线传播,若同一种介质是不均匀的,电磁波在其中的折射率是不一样的,在这样的介质中是沿曲线传播的。电磁波通过不同介质时,会发生折射、反射、绕射、散射及吸收等现象。电磁波的传播有沿地面传播的地面波,还有从空中传播的空中波。电磁波的波长越长其衰减也越少,也越容易绕过障碍物继续传播。机械波与电磁波都能发生折射、反射、衍射、干涉,因为所有的波都具有波粒二象性。折射、反射属于粒子性,衍射、干涉为波动性。

三、电磁辐射的剂量参数

辐射通量(又称辐射功率)是指单位时间内通过某一面积的所有电磁辐射(包括红外线、紫外线和可见光)的能量,既可以指辐射源发出辐射的功率,也可以指到达某一特定表面的辐射能量的功率。符号为 Φ,单位为瓦(W)。

辐射通量密度(又称辐照度)指单位时间内单位面积上所接受的辐射能量。符号为 E,单位为瓦/平方米(W/m^2)。

辐射强度为单位时间内与辐射能流方向垂直的单位面积得到的辐射能量,即与光垂直的面上的辐照度。单位为瓦/平方米(W/m^2)。

第二节　激光产生的原理

一、原子结构与能级

（一）原子结构

根据玻尔理论，原子由带正电荷的原子核和带负电荷的电子组成，电子围绕原子核做圆周运动（图2-3）。电子围绕核转动而有离开核的趋势，同时电子又受核的正电荷吸引而有靠近核的趋势，两者共同作用下使电子与核保持一定距离。在没有外界作用的情况下，这个距离保持不变。在不同的原子中，绕核运动的电子数目也不相同。

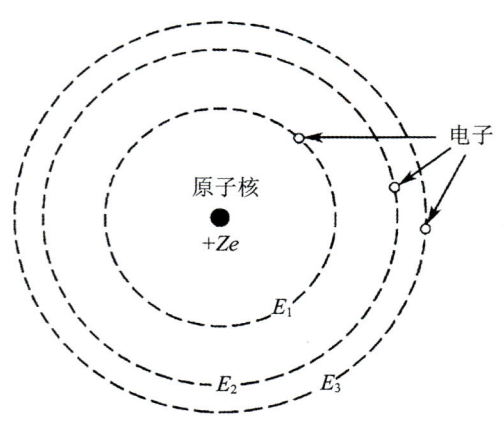

图2-3　原子结构示意图

在原子序号为 Z 的原子中，设电子沿着以核为中心的圆形轨道运动，电子质量为 m，轨道半径为 r，运动速率为 v，则电子受到的核的库伦力为：

$$f = \frac{Ze^2}{4\pi\varepsilon_0 r^2}$$

电子受到的核库伦力等于电子绕核转动的向心力，即：

$$f = \frac{Ze^2}{4\pi\varepsilon_0 r^2} = m\frac{v^2}{r}$$

玻尔引用量子理论提出假设：电子的角动量 mvr 只能等于 $\frac{h}{2\pi}$ 的整数倍，即：

$$mvr = n\frac{h}{2\pi}$$

式中，$h = 6.26 \times 10^{-34}$ J·s，n（1、2、3…）为主量子数。

把上述式联立起来可以得到玻尔模型中原子序号为 Z，主量子数为 n 的电子轨道半径为：

$$r_n = n^2 \frac{\varepsilon_0 h^2}{Z\pi m e^2}$$

该式表明电子的轨道半径是不连续的，与量子数 n 的平方成正比。

（二）原子的能级

根据玻尔的假设计算出电子在每一个玻尔轨道上的能量，这个总能量是电子动能与静电势能之和。

静电势能为：
$$E_p = -\frac{Ze^2}{4\pi\varepsilon_0 r}$$

电子动能为：
$$E_k = \frac{1}{2}mv^2 = \frac{Ze^2}{8\pi\varepsilon_0 r}$$

总能量为：
$$E = E_p + \frac{1}{2}mv^2 = -\frac{1}{n^2} \cdot \frac{mZ^2 e^4}{8\varepsilon_0 h^2}$$

由此可以看出，原子的能量是量子化的，只能取一系列的分立的值。电子所处的一系列确定的分立运动状态对应于原子的一系列分立的能量值，这些能量值即为电子的能级，依次用 E_1、E_2、E_3…E_n 表示。只要知道电子处于哪个轨道，就可求出原子的总能量。n 越大，电子所处轨道离原子核越远，则能量越大，能级越高。

电子处于 $n=1$ 轨道上时，能量处于最低的状态，我们把这种状态称为基态；$n>1$ 的状态统称为激发态。通常情况下原子处于能量最低的基态。习惯上，可以画一条条水平线，用其高低来表示能量的大小，这样的图形称为能级图（图 2-4）。

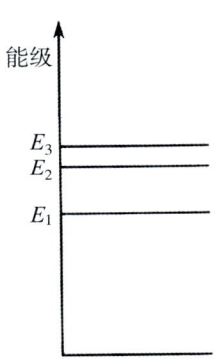

图 2-4 原子能级图

二、自发辐射与受激辐射

原子中的电子可以在一些特定的轨道上运动，处于定态，并具有一定的能量，因此每种原子就有一系列与不同定态对应的能级，各能级间的能量不连续。当原子从某一能级吸收了能量或释放了能量，变成另一能级时，就产生了跃迁（transition）。凡是吸收能量后从低能级到高能级的跃迁称为吸收跃迁（absorption transition），而释放能量后从高能级到低能级的跃迁称为辐射跃迁（radiation transition）。跃迁时吸收或释放的能量一定等于发生跃迁的两个能级之间的能量差。如果吸收或辐射的能量都是光能，此关系表示为：

$$E_2 - E_1 = h\upsilon$$

式中，E_2、E_1 分别是两个能级的能量，$h\upsilon$ 是吸收或释放的光子的能量。

原子、分子或离子辐射光和吸收光的过程是与原子能级之间的跃迁联系在一起的。在普朗克提出的辐射量子化假设，以及玻尔提出的原子中电子运动状态量子化假设的基础上，爱因斯坦从光与原子相互作用的量子论观点出发，提出光与原子的相互作用应包括原子的自发辐射、受激辐射和受激吸收三个过程。

下面以原子的两个能级 E_1 和 E_2 为例（$E_2 > E_1$），来讨论光与原子的相互作用过程中原子能级间的跃迁，其规律同样适用于多能级系统。

（一）自发辐射（spontaneous radiation）

处于高能级 E_2 的原子自发地向低能级 E_1 跃迁，并发射出一个频率为 $\nu = (E_2 - E_1)/h$ 的光子的过程称为自发辐射跃迁（图2-5）。

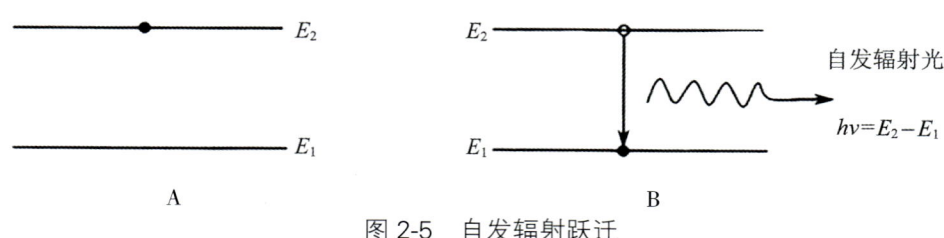

图 2-5　自发辐射跃迁

自发辐射过程只与原子本身的性质有关，而与外界的辐射作用无关。各个原子的辐射都是自发地、独立地进行的，因此各个光子的初始相位、传播方向和振动方向等都是随机的，也是非相干的。除激光器以外，普通光源的发光都属于自发辐射。

（二）受激辐射（stimulated radiation）

处于高能级 E_2 上的原子在频率为 $\nu = (E_2 - E_1)/h$ 的辐射场激励作用下，或在频率为 $\nu = (E_2 - E_1)/h$ 的光子诱发下，向低能级 E_1 跃迁并辐射出一个与激励辐射场光子或诱发光子的状态完全相同的光子的过程称为受激辐射跃迁（图2-6）。

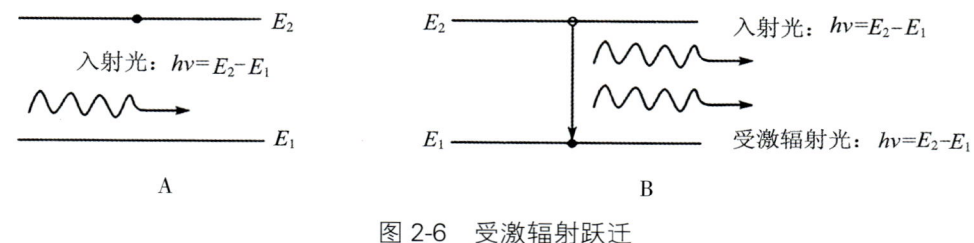

图 2-6　受激辐射跃迁

受激辐射的特点：

1. 只有外来光子能量 $h\nu = E_2 - E_1$ 时才能引起受激辐射。
2. 受激辐射所发出的光子与外来光子的频率、传播方向、偏振方向、相位等性质完全相同。

（三）受激吸收（stimulated absorption）

处于低能级 E_1 上的一个原子在频率为 $\nu = (E_2 - E_1)/h$ 的辐射场作用下，吸收一个光子后向高能级 E_2 跃迁的过程称为受激吸收跃迁（图2-7）。

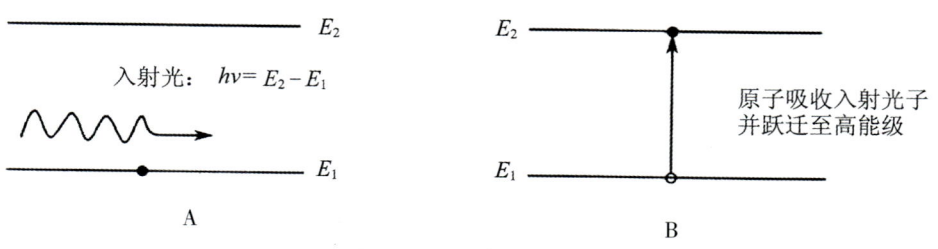

图 2-7　受激吸收跃迁

三、粒子数反转与激励

在受激辐射跃迁的过程中,一个诱发光子可以使处在上能级上的发光粒子产生一个与该光子状态完全相同的光子,这两个光子又可以诱发其他发光粒子,产生更多状态相同的光子。因此,在一个入射光子的作用下,可以引起大量发光粒子产生受激辐射,并产生大量运动状态相同的光子。这种现象称为受激辐射光放大(light amplification by stimulated emission of radiation)(图2-8)。

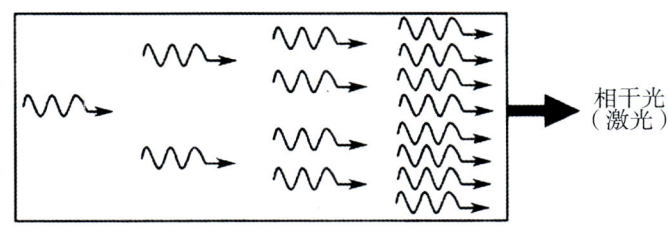

图2-8 受激辐射光放大

通常,受激辐射与受激吸收两种跃迁过程同时存在,前者光子数增加,后者光子数减少。当一束光通过发光物质后,究竟是光增大还是减弱,要看这两种跃迁过程哪个占优势。在正常条件下,即常温下对发光物质无激发的情况下,发光粒子处于能级 E_1 的粒子密度 n_1 大于处在上能级 E_2 的粒子密度 n_2。此时,当有频率为 $\upsilon=(E_2-E_1)/h$ 的一束光通过发光物质时,受激吸收将大于受激辐射,因此光强减弱。

为了产生受激辐射,就必须改变粒子的常规分布状态。如果采取诸如用光照、放电等方法从外界不断向发光物质输入能量,把处于低能级的发光粒子激发到高能级上去,便可使处于高能级 E_2 的粒子密度超过低能级的粒子密度,这种状态称为粒子数反转(population inversion)(图2-9)。

图2-9 粒子数的分布状态示意图
A. 粒子数常规分布　B. 粒子数反转分布

只要使发光物质处在粒子数反转的状态,受激辐射就会大于受激吸收。当频率 $\upsilon=(E_2-E_1)/h$ 的一束光通过发光物质时,光强就会放大,这便是激光放大的基本原理。即使没有入射光,只要发光物质中有一个频率合适的光子存在,便可像连锁反应一样,迅速产生大量相同光子态的光子,形成激光。由此可见,形成粒子数反转是产生激光的必要条件。

为了形成粒子数反转,需要对发光物质输入能量,把原子从低能级激励到高能级,从而在两个能级之间实现粒子数反转的过程称为激励(或泵浦、抽运)。现在的泵浦源种类很多,如闪光灯、气体放电、化学反应、热能、核能等。

四、谐振腔

仅仅使激光工作物质处于粒子数反转状态虽然可获得激光,但其寿命很短,强度也低,并且光波模式多,方向性很差,这样的激光几乎没有什么价值。要得到稳定持续、有一定功率的高质量激光输出,激光器还必须有一个光学谐振腔(optical resonant cavity),即光波在其中来回反射从而提供光能反馈的空腔。它由放置在激光工作物质两边的两个反射镜组成,其中之一是全反射镜,另一个作为输出镜用,是部分反射、部分透射的半反射镜。

谐振腔选择频率一定、方向一致的光作最优先的放大,而把其他频率和方向的光加以抑制。凡不沿谐振腔轴线运动的光子均很快逸出腔外,与工作介质不再接触;沿轴线运动的光子将在腔内继续前进,并经两个反射镜的反射不断往返运行产生振荡,运行时不断与受激粒子相遇而产生受激辐射,沿轴线运行的光子将不断增殖,在腔内形成传播方向一致、频率和相位相同的强光束,这就是激光。反面镜透射部分成为可利用的激光,反射部分留在腔内继续增殖光子(图2-10)。

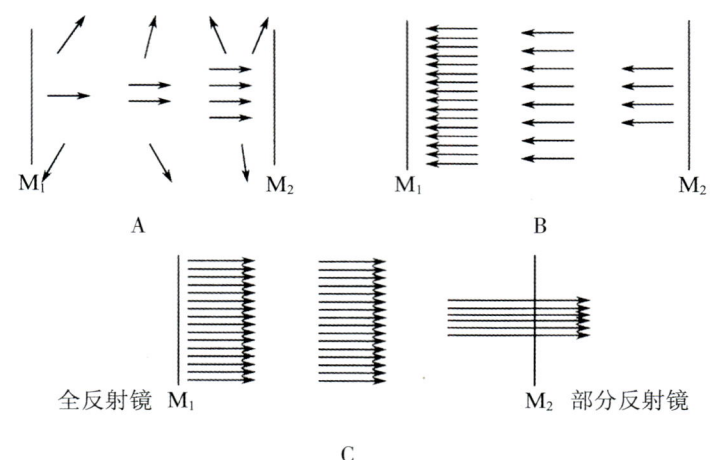

图 2-10 光的自激振荡放大

光学谐振腔的作用主要有以下两个方面:

1 产生与维持光振荡 光在粒子数反转的激光工作物质中传播时得到放大,由于光学谐振腔的存在,一方面在它提供的光学正反馈作用下,腔内光子数不断往返通过激光工作物质而被放大;另一方面由于谐振腔存在各种耗损(如输出耗损、衍射耗损、吸收耗损等),腔内光子数又不断减少,当放大与减少抵消时就可以形成输出功率稳定的激光。

2 改善输出激光的质量 激光束的特性与谐振腔的结构密不可分,可以通过改变谐振腔参数的方法达到控制光束特性的目的。

按组成谐振腔的两块反射镜的形状及它们的相对位置,可将光学谐振腔分为平行平面腔、平凹腔、对称凹面腔、凸面腔等。

平凹腔中如果凹面镜的焦点正好落在平面镜上,则称为半共焦腔;如果凹面镜的球心落在平面镜上,便构成半共心腔。对称凹面腔中两块反射球面镜的曲率半径相同,如果反射镜焦点都位于腔的中点,便称为对称共焦腔;如果两球面镜的球心在腔的中心,则称为共心腔。

五、激光的产生

激光的产生需要满足三个条件:

1 有提供放大作用的增益介质作为激光工作物质 其激活粒子(原子、分子或离子)有适合于产生受激辐射的能级结构。

2 有外界激励源　使工作物质上、下能级之间产生粒子数反转。

3 有光学谐振腔　使受激辐射的光能够在谐振腔内维持振荡。

概括地说，粒子数反转和光学谐振腔是形成激光的两个基本条件。由激励源激发工作物质，使其能级间实现粒子数反转是形成激光的内在依据。光学谐振腔则是形成激光的外部条件。前者是起决定性作用的，但后者对激光的形成和激光束的特性也有着强烈的影响。

根据激光产生的条件，通常激光器都是由激光工作物质、泵浦源和光学谐振腔三部分组成的（图 2-11）。

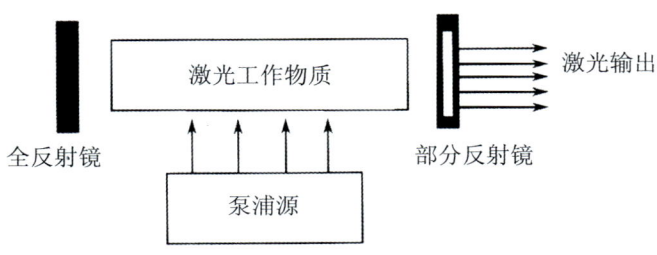

图 2-11　激光器的组成示意图

除了三个基本组成部分之外，激光器还可以根据不同的使用目的在谐振腔内或腔外加入对输出激光或光学谐振腔进行调节的光学元件。实际上，激光发射的谱线并不是严格的单色光，具有一定的频率宽度，若要选取某一特定波长的光作为激光输出，可以在谐振腔中插入一对 F-P 标准具；为改变透过的光强，选择波长或光的偏振方向，可在谐振腔中加入滤光器；为降低反射损耗，可在谐振腔中加入布儒斯特窗；还可以在谐振腔中加入锁模装置或 Q 开关，对输出激光的能量进行控制。此外还有棱镜、偏振器、波片、光隔离器等光学元件，可根据不同的使用目的进行添加。

第三节　激光的基本特性

激光是一种可控的电磁波，具有普通光源望尘莫及的特性。激光的基本特性可概括为高方向性、高单色性、高相干性及高亮度。

一、高方向性

激光的高方向性主要指其光束的发散角小。光束的立体发散角 Ω 为：

$$\Omega = \theta^2 \approx \left(2.44\frac{\lambda}{D}\right)^2$$

式中，θ 为平面发散角，λ 为波长，D 为光束截面直径。

由于谐振腔对光振荡方向的限制，激光只有沿轴腔方向才能将受激辐射振荡放大，所以激光具有很高的方向性。激光所能达到的最小光束发散角受到衍射效应的限制，它不能小于激光通过输出孔径时的衍射角，即衍射极限 θ_m 为：

$$\theta_m \approx 1.22\frac{\lambda}{D}$$

式中，λ 为波长，D 为光束直径。

激光的发散角一般在毫弧度数量级。在各类激光器中,气体激光器的方向性最好,固体激光器次之,半导体激光器最差。常用的激光器发散角如表2-1所示。

表2-1 常用激光器的发散角

激光器	发散角(mrad)	激光器	发散角(mrad)
He-Ne	0.5	红宝石	5.0
Ar^+	0.8	Nd:YAG	5.0
CO_2	2.0	染料	2.0

注:1rad=57.3°,1mrad=0.057°。

激光的高方向性使其能有效地传输较长的距离,同时还能保证聚焦后得到极高的功率密度。另外,高方向性可获得高的横向空间相干性。1969年的阿波罗计划,人们将激光束射到距离地球386000km的月球上,光斑直径只有约1000m,通过宇航员设置在月球的反射镜,利用激光准确地测量了地球和月球之间的距离。

二、高单色性

在可见光范围内,光波的颜色与频率有关。光波的单色性常表示为 $\Delta\lambda/\lambda$ 或 $\Delta v/v$,其中 λ 和 v 分别为辐射波的中心波长和频率,$\Delta\lambda$ 和 Δv 为谱线的宽度。因此,一个光源发射的光所包含的波长范围越窄,其单色性越好。自然光的波长范围较宽,如太阳光经棱镜分光后可见到多种颜色组成的光谱带。而激光是由原子受激辐射产生,谱线极窄(图2-12)。

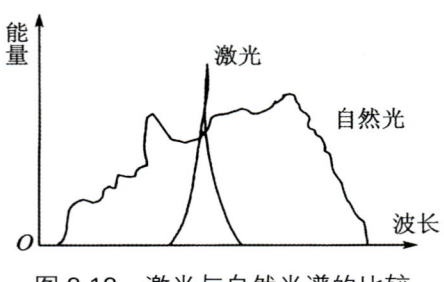

图2-12 激光与自然光谱的比较

普通光源中,氪放射性核素86(Kr86)灯单色性最好,氪灯发出的波长 $\lambda=605.7nm$ 的光谱线,在低温下的谱线半宽度 $\Delta\lambda=0.47\times10^{-6}\mu m$,单色程度为 $\Delta\lambda/\lambda=10^{-6}$ 量级。单模稳频的氦氖激光器发出的632.8nm波长的光谱线,其谱线半宽度 $\Delta\lambda<10^{-12}\mu m$,输出激光的单色性达 $10^{-13}\sim10^{-10}$ 量级。单模稳频激光器的输出单色性比Kr86灯高几万倍至几千万倍。

目前单色性最好的激光器是单纵模稳频气体激光器,如氦氖激光器。激光器的单色性还与振荡模式及激光工作物质有关。一般来讲,单纵模激光器的单色性优于多纵模激光器,气体激光器的单色性比固体激光器好,半导体激光器单色性最差。使用选模技术和稳频技术对改善激光器的单色性有重要意义。

三、高相干性

激光是一种相干光,是通过受激辐射产生的,每个光子的运动状态(频率、相位、偏振态、传播方向)都相同;而普通光为非相干光,这是激光与普通光源重要的区别。相干性分为时间相干性和空间相干性,下面从这两方面来讨论激光的相干性。

(一)时间相干性

时间相干性描述光束传播方向上各点的位相关系。时间相干性通常用相干时间来描述。相干时间是指光传播方向上某点处可以使两个不同时刻的光波场之间有相干性的最大时间间隔。

相干时间与单色性存在简单联系,即:

$$t_c = \frac{1}{\Delta v}$$

可见,光源的谱线宽度 Δv 越窄,单色性越高,则相干时间越长。

相干长度 Lc 也可以用来表示相干时间。相干长度是指可以使光传播方向上两个不同点处的光波场具有相干性的最大空间间隔,也就是光源发出的光波列长度。相干长度表示为:

$$Lc = t_c \cdot c \frac{c}{\Delta v}$$

相干长度实质上与相干时间是相同的,都与光源单色性相关。激光的谱线宽度非常窄,因此它的时间相干性比普通光源好得多。红宝石激光的相干长度为 8000mm,He-Ne 激光的相关长度为 1.5×10^{11} mm,而普通光源中相干性最好的 Kr86 灯的相干长度仅为 800mm。

(二)空间相干性

空间相干性是描述垂直于光束传播方向的波面上各点之间的位相关系,是指光场中不同的空间点在同一时刻的相干性,可以用相干面积来表示:

$$S = \left(\frac{\Delta \lambda}{\theta}\right)^2$$

式中,θ 为光束平面发散角。由此可以看出,光束方向性越好,则其空间相干性越好。

普通光源所发出的光分属众多的模式,只有在一定空间范围中的光子才是相干的。对于激光来说,只有属于同一个横模模式的光子才是相干的,不属于同一横模模式的光子则是不相干的。激光的空间相干性是由激光器的横模结构决定的。单横模的激光是完全相干的,多横模光束的相干性变差。单横模光束的方向性最好,横模阶次越高方向性越差。光束的空间相干性和它的方向性是紧密联系的。

激光的相干性有很多应用,如使用激光干涉仪进行检测,比普通干涉仪速度快、精度高。全息照相也是利用激光的相干性能好这一特点。

四、高亮度

光源的单色亮度是指光源在单位面积、单位频带宽度和单位立体角内发射的光功率,表示为:

$$B_v = \frac{P}{\Delta S \Delta v \Delta \Omega}$$

其中,P 为光功率,ΔS 为发光表面的面积,Δv 为频带宽度,$\Delta \Omega$ 为立体角,B_v 的单位为 W/(cm²·sr·Hz)。

普通光源的发散角很大,通常在 4π 立体角内传播,能量十分分散,所以亮度不高。虽然某些光源如太阳发出的光总功率很高,但单色亮度很小,太阳辐射在波长 500nm 附近的单色亮度约为 2.6×10^{-12} W/(cm²·sr·Hz)。激光的高方向性、单色性等特点,决定了它具有极高的单色定向亮度。气体激光器的单色亮度为 $10^{-2} \sim 10^2 W/(cm^2 \cdot sr \cdot Hz)$，固体激光器的单色亮度为 $10 \sim 10^3 W/(cm^2 \cdot sr \cdot Hz)$，调 Q 大功率激光器的单色亮度为 $10^4 \sim 10^7 W/(cm^2 \cdot sr \cdot Hz)$，比太阳的单色亮度高出几亿倍。

综上所述，激光的四大特性之间不是相互独立的，而是互相联系的。但应注意的是，对某个具体的激光器而言，不可能同时具备所有这些特点。实际应用中应根据不同的应用目的，选用或研制不同特点的激光器。

第四节　激光的生物效应

激光的生物效应是激光医学领域里的一个极其重要和十分复杂的课题。之所以重要，是因为这是激光诊断和治疗的依据和基础；之所以复杂，是因为激光生物效应的范围广、层次多、影响因素多。例如某个效应究竟是由某种作用因子直接作用还是间接作用或者后继作用引起的结果，常常难以判断。

激光与生物组织相互作用的结果，既可能使激光参量发生改变，也可能使生物组织发生形态或功能的改变，这两类改变都称为激光生物效应。激光的生物效应主要分为以下三个方面：

一、热效应

生物组织吸收激光能量后，将光能转变为生物组织的热能，这个过程称为光致发热作用（photoheat effect）。

（一）光致发热作用的机制

激光的光致发热作用机制因所用激光光子能量不同而异。低光量子能量的激光可使生物组织直接生热，高光子能量的激光则需要经过中间过程后方可生热。

红外激光如 CO_2 激光、Ho:YAG 激光等，光子产生于发光物质的振动态或转动态能级之间的跃迁，因此光子能量较小。生物组织吸收了红外激光的光子后，只能引起生物组织振动和转动，并转化为平动能，即增加生物分子的热运动，在宏观上表现为该处生物组织的温度升高。这种生热作用没有中间过程，故称直接生热。

可见和紫外激光的光子能量较大，生物组织吸收能量大的光子后，可引起生物组织的电子态跃迁。在它从电子激发态回到基态的弛豫过程中释放能量，该能量可能引起光化学反应，也可能转化为热能，引起组织的温度升高。此时引起组织升温的途径有两个：一是受激分子的无辐射跃迁时所放出的能量使其周围分子热运动增加；二是生物分子电子态在复杂的众多能级间分次逐级向下弛豫，每次释放较低的量子能量，使其周围分子增加热运动。

（二）光致发热作用对生物组织的影响

热作用的结果是使生物组织的温度升高，因此热作用对生物组织的影响表现为温度对生物组织的影响。

1. 对代谢率的影响　温度对人体生化过程有很大的影响，例如酶的催化作用对温度有很大的依赖关系，温度的微小变化即可引起化学反应速率的较大变化。如果变化 1℃，则代谢率的变化为 10%。临床上用弱激光局部加热正是为了促进该处的代谢。

2. 对血液循环的影响　温热作用可引起毛细血管扩张、血流加速和血流量增多，以利于带走热量，恢复正常的温度，因此可改善加热区的血供和营养。

（三）生物组织的各级热反应水平

激光治疗需要采用不同的热反应水平，以达到不同的治疗目的。临床上常通过控制受照处的激光功率密度和持续时间，来获得治疗所需的各级热反应水平。

1. 温热感觉　皮肤表面温度上升至38～40℃时多有温热感，相当于理疗上的热敷。这种热反应水平无论照射多长时间都不会引起皮肤的热损伤。

2. 热致红斑　当组织温度升至43～44℃时，可使血管扩张，正常皮肤几秒之内即可出现红斑，数分钟后则可出现少量炎性渗出物。若此后温度恢复正常，红斑可自行消退，不会造成不可逆性损伤。

3. 热致水疱　皮肤温度升到47～48℃时，数秒钟之内即有炎性渗出物潴留在皮下，导致表皮和真皮分离而成水疱。

4. 热致凝固　当组织温度达60～100℃时，约10s内可致该处细胞热凝固坏死。临床上可用该反应水平治疗血管瘤。

5. 热致汽化　当组织温度升高略超过100℃时，可使组织液沸腾。若激光功率密度足够高，使大量水蒸气冲破细胞和组织而逸出，可见一缕白色烟雾。

6. 热致炭化　当温度高达300～400℃时，组织和细胞立刻发生干性坏死，迅速呈棕黑色，即发生了热致炭化。

二、弱激光生物效应

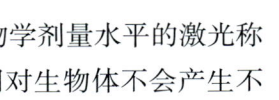

激光照射生物组织而不直接引起生物组织发生不可逆性损伤，这种生物学剂量水平的激光称为弱激光。弱激光还具有另一种作用——生物刺激作用。激光生物刺激作用对生物体不会产生不可逆损伤，且其生物效应直接产生于辐射而不是热效应。这种特殊作用可产生多种良性生物学效应。

激光生物刺激作用具有如下特点：

1. 刺激或抑制　弱激光刺激是产生兴奋还是抑制作用，取决于它的能量密度，一般来说，能量密度小时表现为兴奋作用，能量密度大时表现为抑制作用。大小剂量的划分则随生物体的结构和功能的不同而不同。

2. 累积作用　小剂量有累积作用，因此，一次大剂量照射或将该剂量分成小剂量多次照射所起的生物效应相同。其累积作用的最终效应依赖于激光的总能量。

3. 抛物线效应　即照射次数有阈值，效应不随次数增加无限增大。有一极大值，达极大值后，再增加照射次数，刺激作用反而减弱，甚至变成抑制作用。刺激作用一般从第三次开始逐渐增强，到10～17次时达到最强，以后逐渐减弱，并可突变为抑制作用。

（一）对机体免疫功能的作用

机体免疫功能分为非特异性免疫及特异性免疫。非特异性免疫是人生来就有的屏障结构，即体液中杀菌物质及吞噬细胞等发挥的免疫作用；特异性免疫亦称获得性免疫，为免疫器官及免疫细胞所发挥的免疫作用。低能量激光对机体单核巨噬细胞系统具有激活作用，在照射过程中（即近期疗效）以增强体液免疫为主，停照后（即远期疗效）以增强细胞免疫为主。

（二）对血液循环的作用

低能量激光可通过降低红细胞聚集性、血细胞比容、纤维蛋白原含量及血小板聚集率，降低血液的高凝状态；改善脂蛋白色谱改变，使红细胞的磷脂成分增加，使磷脂和胆固醇比值正常化，使红细胞的变形能力增强。激光照射血液后使血液中多种酶的活性被激发，蛋白质分子的动能增加，铁卟啉的氧化作用加速,氧合能力增强。

(三) 对组织代谢的影响

弱激光照射可提高多种酶活性,包括糖代谢及线粒体呼吸链重要酶类如琥珀酸脱氢酶、细胞色素氧化酶、NADPH 氧化酶、磷酸化酶等。这些酶类的激活,可提高内源性胰岛素水平,促进糖的利用和 ATP 的产生,进而恢复膜 Na^+-K^+-ATP 酶,调节离子泵功能,恢复膜内外离子平衡和膜电位,从而纠正代谢性酸中毒和电解质紊乱。

(四) 对神经的刺激作用

弱激光对中枢神经系统、神经节和末梢神经系统均有明显的刺激作用,可促进脊髓运动神经细胞的功能,加速轴突再生;促进神经元的代谢,增强神经细胞功能;促进损伤神经功能的恢复。

三、光动力作用

光动力疗法(photodynamic therapy,PDT)是指在敏化剂参与下,经过光激发使得有机体、细胞或生物分子发生功能及形态变化,从而使之受伤或者坏死的一种作用。这一作用必须有氧的参与,因此又称为光敏氧化作用。光敏剂(photosensitizer)、光源(light source)、氧(oxygen)为光动力作用的三要素。该方法最早被应用于各种肿瘤的治疗当中,近年来,随着光动力疗法研究的不断深入,其适用范围已不仅仅局限于肿瘤性疾病,而广泛应用于鲜红斑痣、黄斑变性和增生性瘢痕等一些良性增殖性疾病的治疗。

光动力疗法可能通过四种效应发生作用:

1. 细胞性损伤　光动力作用直接对一些亚细胞结构,例如线粒体、溶酶体、细胞膜以及细胞核造成致死性氧化损伤,从而直接导致靶细胞的坏死或凋亡。

2. 血管性损伤　光动力作用破坏血管内皮细胞,释放许多花生四烯酸类产物,导致血管收缩、血小板聚集及血栓形成,生物大分子及液体从血管中渗出引起肿瘤组织水肿。以上作用导致血管闭塞或血液淤积,从而使得靶组织缺氧或供氧不足,产生间接性的细胞杀伤。

3. 调节机体免疫功能　光动力作用后肿瘤组织出现大量的多形核白细胞,经研究证实其中部分为活化的 T 细胞,参与对肿瘤的杀伤作用。同时,存活细胞产生新的抗原,能引起对肿瘤的免疫反应。该免疫系统能够限制肿瘤细胞的转移,从而能够有效地控制肿瘤的生长。

4. 诱发肿瘤细胞凋亡　光动力作用时的线粒体膜通透性转运孔开放,线粒体膜电位下降,致使线粒体膜通透性增加,细胞色素 C、凋亡诱导因子等物质可由线粒体释放进入胞浆,启动细胞凋亡。

第五节　激光单元技术

激光技术涉及多学科的理论知识,但从基本原理来看,大多是利用光和物质相互作用所产生的物理效应(主要有电光效应、声光效应、非线性光学效应等)和采用不同的运用形式来控制激光的某个参量(能量、功率、脉宽、偏振、模式、线宽等)而实现的。尽管各类激光器的主要构成部分和最基本的工作原理大致相同,但它们的具体结构、制造工艺、运转方式及输出特性等却可以有很大的区别。根据使用要求或器件应用目的之不同,采取一些专门的措施和附加的技术来尽量改进激光器件的运转性能,提高输出激光的光束质量和一些单项技术指标,其中包括定向性、单色性、频率(波长)稳定性、光束场分布均匀性、输出峰值功率以及脉冲时间宽度等,由此相应发展和完善了一系列激光单元技术。依靠合理的设计思想和有效的技术手段,应用不同的单元技术来人为地控制激光器内实际发生的振荡与放大过程,使其输出激光特性向人们所期望的方向趋近。下面是比较成熟且应用较为广泛的激光倍频技术、激光调 Q 技术、激光锁模技术等激光单元技术。

一、激光倍频技术

激光倍频技术又称为二次谐波技术,指通过改变激光频率,使激光向更短波长扩展,来获得范围更宽的激光波长。激光倍频技术利用频率为 υ 的光穿过倍频晶状体,产生倍频效应,其射出光中含有 2υ 光的成分,使频率为 υ 的激光变成频率为 2υ 的倍频光(图 2-13)。这种倍频晶状体是一种非线性晶状体,其特性称为晶状体的非线性光学特性。因为只有当入射光很强时,才能观察到这种晶状体的倍频效应,所以要利用激光束作为入射光才能做到;而要达到最好的倍频效果,还要求入射光线是偏振光。利用此倍频技术可以扩展激光波段,如将波长 1064nm 的红外激光通过 KTP 倍频晶状体产生 2 倍频、1.5 倍频、3 倍频,以分别产生 532nm 的绿光、755nm 的翠绿宝石光和 354.6nm 的紫外激光等。不同波长的激光可治疗不同部位的疾病,如 Q 开关 532nm 激光比较适合于治疗浅层色素皮肤疾病;而 Q 开关 755nm、1064nm 激光能穿透较深的皮层,用它治疗真皮层的色素性疾病十分有效。

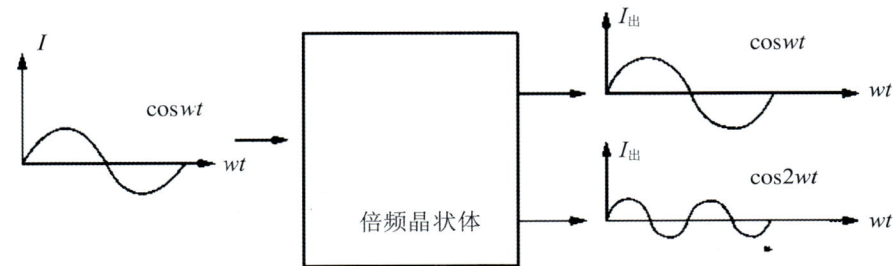

图 2-13 光通过倍频晶状体产生倍频效应

激光倍频技术是最先在实验上发现的非线性光学效应。1961 年 Franken 等人进行的红宝石激光倍频实验,标志着对非线性光学进行广泛实验和理论研究的开端。近年来,随着激光倍频物理模型的完善和试验手段的提高,其研究问题主要集中在寻找好的倍频方案和手段来提高倍频转换效率,改善倍频光束质量,实现宽频带激光倍频、准相位匹配变频技术等,其中,倍频转换效率和倍频光束质量是研究的核心内容。频率转换过程中,自相位调制、交叉相位调制、群速度失配、群速度色散等因素均对倍频光脉冲波形、频谱分布以及频率转换效率存在较大影响,通过补偿倍频过程中的相位失配,可改善输出光脉冲形式,提高倍频转换效率。激光倍频是将激光向短波长方向变换的主要方法,目前已达到实用化的程度,并且有商品化的器件和装置,获得非常广泛的应用。

二、激光调 Q 技术

激光调 Q 技术是为压缩激光器输出脉冲宽度和提高脉冲峰值功率而采取的一种特殊技术,指通过控制工作物质粒子数反转程度和共振腔 Q 值(损耗率)突变特性,来压缩振荡脉冲宽度并提高输出激光的峰值功率水平。激光调 Q 技术在泵浦开始激励时使光腔具有高损耗值,高能级上的粒子积累到较高的水平,使反转粒子数密度达到一定的值;在适当的时刻使腔的损耗突然降低,阈值随之突然下降,此时反转粒子数密度大大超过阈值,受激辐射迅速增加,在极短的时间内,强的激光巨脉冲输出。

使Q值(谐振腔损耗)突变的装置或器件叫做Q开关,常用的Q开关可以分为主动式Q开关和被动式Q开关两类。主动式Q开关可以通过控制外部驱动源来主动控制谐振腔Q值(损耗),如电光调Q、声光调Q。被动式Q开关是指谐振腔的损耗(Q值)取决于腔内激光光强,不能人为地主动控制,如可饱和吸收染料调Q。

激光调Q技术的基础是一种特殊的关键元件——快速腔内光开关,一般称为激光调Q开关,简称Q开关。应用调Q开关可实现压缩激光脉宽,提高激光峰值功率。Q开关激光脉宽短到几纳秒至几百纳秒,其激光峰值功率极高,可使一些细小颗粒如黑色素、文身墨等骤然受热而发生瞬间爆破,而邻近的正常组织不被破坏。

共振腔的Q值大小是由腔内损耗和反射镜光学反馈能力两个因素所决定的。Q值越高,所需要的泵浦阈值就越低,激光也越容易起振。在一般的脉冲固体激光器的情况下,若不采用特殊的技术措施,脉冲激光在腔内的振荡持续时间与光泵脉冲时间(毫秒量级左右)大致相同,因此输出激光的脉冲功率水平亦总是有限的。如果采用一种特殊的技术,使光泵脉冲开始后相当长一段时间内,有意降低共振腔的Q值而不产生激光振荡,则工作物质内的粒子数反转程度会不断通过光泵积累而增大;然后在某一特殊选定的时刻,突然快速增大共振腔的Q值,使腔内迅速发生激光振荡,积累到较高程度的反转粒子数能量会集中在很短的时间间隔内快速释放出来,从而可获得很窄脉冲宽度和高峰值功率的激光输出。为实现以上目的,最常用的方法是在共振腔内引入一个快速光开关——Q开关,它在光泵脉冲开始后的一段时间内处于关闭或低Q状态,此时腔内不能形成振荡而粒子数反转不断得到增强;在粒子数反转程度达到最大时,腔内Q开关突然处于接通或高Q状态,从而在腔内形成瞬时的强激光振荡,并产生调Q激光脉冲输出到腔外。下面分别介绍几种常用的调Q开关和它们的工作原理。

(一) 转镜调Q

光学谐振腔两侧有两面反射镜,一面是用镀膜的棱镜来代替全反射镜,装在一个高速旋转的电动机轴上,旋转镜面的角度可改变Q值,只有当反射镜面旋转到与最佳起振位置重合时,腔内才形成一个损耗最低的往返振荡回路,从而产生瞬时强激光振荡。转镜调Q是人们最早发明的一种调Q方法,其优点是开关装置坚固耐用;缺点是机构比较复杂,调Q稳定性较差。在开始激励时,由于棱镜镀膜面在旋转过程中,绝大部分时间与另一个反射镜失去平行,使光学谐振腔不能形成振荡。这段时间有利于尽量多地积累一些激励到高能级的粒子,以达到很高的粒子数反转程度。待棱镜镀膜面转到与反射镜正好严格平行时,光学谐振腔内形成振荡,就能得到峰值功率更高、脉冲宽度更窄的脉冲激光。转镜调Q实际上是通过控制谐振腔的反射损耗来达到调Q目的的技术。

(二) 电光调Q

利用某些压电晶状体(如KDP、$LiNbO_3$等)的线性电光效应而制成偏振开关元件来实现Q的突变,使得其只有在瞬时施加(或去掉)外界控制电场的情况下才处于接通状态,从而可起到Q开关作用。与转镜开关相比,电光调Q开关的优点是开关速度快、控制精度高。电光开关有较高的动态损耗(99%)和插入损耗(15%),开关速度快,同步性能好,开关时间可以达到10^{-9} s。典型的Nd:YAG电光调Q激光器的输出光脉冲宽度为10~20ns,峰值功率达到数兆瓦至数十兆瓦,适用于脉冲式泵浦激光器。由于该技术较高的插入损耗使激光器无法振荡而不适用于连续泵浦激光器。

(三) 声光调Q

利用声光器件的布拉格衍射原理完成调Q任务。在声光器件工作时产生很高的衍射损耗,此时,腔具有很低的Q值,Q开关处于关状态;在某一特定时间撤去超声,光束则顺利通过均匀的声光介质,此时Q开关处于开状态。声光调Q技术有较低的动态损耗和较低的插入损耗,可以实现重复连续的激光脉冲输出,同步性能好,开关速度较慢,开关时间在100ns以上。

(四) 可饱和吸收染料调Q

研究表明,某些染料媒质具有突变的吸收饱和特点,即当波长处于其吸收峰附近的入射光信号较弱时,染料媒质对入射光呈现出非常明显的吸收趋势(相当于处于关闭状态);当入射光信号增强到一定程度时,染料媒质对入射光突然呈现出明显的吸收饱和趋势(相当于近似透明的接通状态)。利用有机材料对光的吸收系数会随着光强变化的特性,可将它们置于共振腔内起到调Q开关的目的。在光泵脉冲开始后的一段时间内,工作物质的初始受激发射信号较弱,染料开关处于关闭状态;当工作物质粒子数反转程度达到最大,受激发射光强增大到足以使染料开关处于吸收饱和状态(或称为漂白状态),从而在腔内接通振荡回路并形成调Q激光输出。染料调Q开关的优点是装置简单,成本低;不足之处是光化学稳定性较差,调Q重复性精度不高。

调Q技术是高功率脉冲激光器的主要基础技术之一,对常用的脉冲固体激光器来说,采用调Q技术后,输出激光的脉冲时间宽度可压缩到万分之一,峰值功率可提高到千倍以上。

三、激光锁模技术

调Q技术可以压缩激光脉冲宽度,得到高峰值功率的脉冲,即可能得到脉冲为毫微秒数量级、峰值功率为千兆瓦数量级的激光脉冲。但随着脉冲激光在各个领域的广泛应用,这样的脉冲宽度和峰值功率已不能适应某些科学技术领域的特殊要求,于是出现了锁模技术。激光锁模技术指在激光器内不同振荡纵模之间实现相位锁定,以期获得规则的超短脉冲序列的专门技术。它是强迫激光器中振荡的各个纵模的相位固定,使各模式相干叠加以得到超短脉冲。受激辐射的起始光子来源于自发辐射,而自发辐射的光包含较大辐射的频率范围。在工作物质内,这种频率范围内的每一个频率都可以产生受激辐射。但当工作物质置于谐振腔内,由于反射镜的反光作用,光线在腔内来回传播,只有那些光波有半波长的整数倍且与谐振腔的长度相等时,形成的激光振荡中才有可能存在多个不同频率的激光子谱线,这种激光子谱线称为频率模,由于其相位并不相同,波动步调也就不一致。因此,激光的输出强度是各频率模叠加后的一种对时间的统计平均值。而锁模技术就是有意识地让谐振腔中的各种纵模保持固定的相位关系,即将各频率模的相位关系锁定,被锁定的频率模按照同样的步调波动,叠加时形成加强干涉,产生强度极大的激光尖脉冲,是获得高峰值功率激光的先进技术。要达到这一目的,就要求有一个弹性的反射镜,对长波长的激光,谐振腔增长;对短波长的激光,谐振腔缩短,这种可伸缩性的反射镜就是锁模技术。施行锁模技术的激光器可产生超短脉冲激光,故锁模技术又叫超短脉冲技术。

为实现激光纵模之间的相位锁定,可分别采用以下两种方法:

(一) 主动锁模

在腔内置入适当的损耗调制元件(如声光调制元件或电光调制元件)并使调制的频率 v' 正好等于由共振腔所决定的相邻纵模频率间隔 $\delta v = c/2L$(c为光速,L为腔长)。这种情况下,按傅里叶分析原理,对某个指定的纵模而言,由于受频率 v' 的幅度调制,其频谱结构图中的侧边带正好与其相邻的两个其他纵模频率位置相重合,这意味着通过调制侧边带而使不同振荡纵模之间发生能量耦合并进而形成同步振荡或相位锁定式的振荡。

(二) 被动锁模

实验研究表明,将可饱和吸收染料媒质置于激光共振腔内,不但可起到调Q开关的作用,而且在一定的条件下亦可起到锁模的作用。此时不需要外界附加的调制源,而是靠染料媒介本身与激光相互作用的固有特性,因此这种锁模技术称为被动锁模技术。多个振荡纵模与腔内可饱和吸收染料媒质相互作用的结果,是使染料媒质本身的光学透过率特性呈现出周期性脉动的特点,而这种变化周期所对应的频率,恰恰等于相邻振荡纵模之间的频率间隔,从而能产生类似于主动调制锁模那样的效果。被动锁模的优点是方法简单,装置轻便;不足之处是锁模稳定性和重复性不如主动锁模。

在某些使用要求下,亦可同时采用主动锁模与被动锁模的方法,以收到更好的效果。

以一般常用的钕玻璃脉冲激光器而言,由非均匀加宽决定的增益带宽可达上百埃,采用调Q技术可使激光输出脉冲时间压缩到 $10^{-9} \sim 10^{-8}$ s 量级;若进一步采用锁模技术,则可获得更精细的规则脉冲序列,其中每个单脉冲的持续时间可压缩到 $10^{-12} \sim 10^{-11}$ s 量级或更短,激光器的输出功率达到 10^{13} W;在此基础上,若再进一步采用腔外选脉冲开关(如火花隙控制电光开关),则可在输出脉冲序列中挑选出单独一个激光超短脉冲,输入到下一级的激光放大器系统中进行放大。

四、激光点阵技术

激光点阵技术是基于局灶性光热作用原理而提出的一种激光单元技术。通常情况下,皮肤损伤后是否产生瘢痕主要取决于损伤的深度,当皮肤组织的损伤深达真皮中层或更深部位时,创面的组织缺损就会由瘢痕组织来补充替代,而不是正常的皮肤组织,瘢痕也就不可避免地形成了。但当皮肤损伤的面积很小时(如使用细小针头进行皮肤穿刺时),皮肤并不形成瘢痕,微小的组织损伤没有被瘢痕组织替代,而是正常组织填补了损伤区域。因此,目前认为只要皮肤组织损伤面积较小,周围又存在足够多的可再生组织,愈合时仍然可避免瘢痕的形成,而且这种对皮肤较深的创伤仍能有效地激发皮肤的修复机制。此理论即为局灶性光热作用原理,是传统选择性光热作用理论的拓展和延伸。组织水是点阵激光的靶色基,点阵激光产生阵列样排列的微小光束作用于皮肤,皮肤组织水吸收激光能量后,形成多个柱形结构的微小热损伤区,称微治疗区(microscopic treatment Zone,MTZ)或微热损伤区,继而引起一连串的皮肤生化反应,达到紧肤、嫩肤及去除色斑的效果。与传统激光产生的片状热损伤不同,点阵激光每个 MTZ 周围形成环形组织凝固带或热损伤带,外周为未损伤的正常组织,从而使治疗后的皮肤能快速恢复,无须休假,无传统剥脱性治疗的风险。这种点阵式热损伤的程度与激光能量、光束的脉宽和同一靶区的扫描次数相关。在恢复过程中,MTZ周围热损伤区环形收紧和胶原重塑,产生多中心的微小收缩,实现明显的即时和长期的皮肤收紧效果。这样既有侵袭性治疗的快速和显著效果,又具有非侵袭性治疗副作用小、恢复时间短的优势,集两者的优点为一体。

最初的点阵激光技术是利用非汽化式激光,但很多临床报告都证明非汽化式激光不但有很高的色素沉着率,而且治疗效果的显现也比较缓慢。目前多使用汽化式 CO_2 激光作为点阵激光技术的核心光源。

利用激光点阵技术的新型激光有波长为 10600nm 的 CO_2 激光、波长为 1550nm 和 1535nm 的半导体激光、波长为 2940nm 的铒激光、波长为 1440nm 的 YAG 激光。

第六节 激光的输出

在医学上,要得到理想的治疗效果,还必须将沿直线传播的激光能量准确地传递到病灶,这就需要借助导光系统。导光系统就是能把直线传播的激光束有效地传送到人体病变部位的传输器械,是医用激光器的重要部件,其优劣直接影响治疗效果。医疗上对导光系统的要求是很高的,一个好的导光系统要符合以下几个标准:保持激光的原有特性、输出稳定、损耗低、加工精密、操作方便灵活、牢固耐用。

可以从以下几个方面来评价激光器导光系统的优劣程度,如果能同时满足以下四点,则导光系统的质量是优良的:

1 激光束通过导光系统后保持激光的原有特性,如激光的平行性、相干性等。
2 导光系统能够承受足够大的激光功率,且传输损耗较小。
3 导光系统操作灵活,自由度大且无死角,体积小,重量轻,调试方便,维修保养简便。
4 导光系统处于任何位置时,其输出功率恒定,光斑模式一致。

导光系统主要由光导纤维和导光关节臂组成。

一、光导纤维传输

激光常常通过细的玻璃束线(光导纤维)传送到患者身体上。激光束一旦进入光导纤维束内,就失去了它的平行性并偏向出口端,好似手电筒的光束。光导纤维是一种把光能闭合在纤维中而产生导光作用的纤维,它是由两种或两种以上折射率不同的透明材料通过特殊技术制成的复合纤维。光导纤维可以传导波长范围为 200～1300nm 的光,包括电磁光谱内的紫外光、可见光和红外光,具有柔韧易弯、轻便灵活、导光性好及直径小等特点。尤其是石英光导纤维,能承受比较大的功率密度,是目前医疗激光器上使用最多的一种光导纤维,300～2500nm 波长的激光都可以使用。但是传输 CO_2 激光的光导纤维尚不实用,只能传输较小功率,且损耗和发散度都比较大。

当光从光密媒质传播到光疏媒质的界面时,如果入射角大于临界角,入射光线全部反射而不再有折射光线,这种现象叫光的全反射。光导纤维就是根据光的全反射原理制成的。光导纤维的导光原理为:当光线从光纤的一端以不大的入射角 i_1 射入时,进入芯体中的光束入射到侧壁时的角度 i_m 大于临界角时,则光线将在侧壁上产生全反射,并沿光导纤维前进不至于向外泄漏。

标准的光导纤维束的预期偏离角度大约为 45°,这样,落在靶组织上的能量密度在光斑中央最大,并以高斯分布向周边递减。装有透镜系统的握持部常常用来控制它的偏离程度以适合特殊手术的需要,一些握持部系统配备易装卸的不同接头以进一步改变光束的偏移程度。

光导纤维的结构见图 2-14,它分为内、外两层,即芯体和包层。芯体采用低损耗的石英玻璃材料制成,折射率为 n_1。包层采用 LTV-B 透明硅橡胶物质,折射率为 n_2(其中 $n_1>n_2$)。芯体的作用是传导光波,包层的作用是将光波封闭在光纤中传播。在光纤外包裹保护层,以保护光纤的芯体和包层。

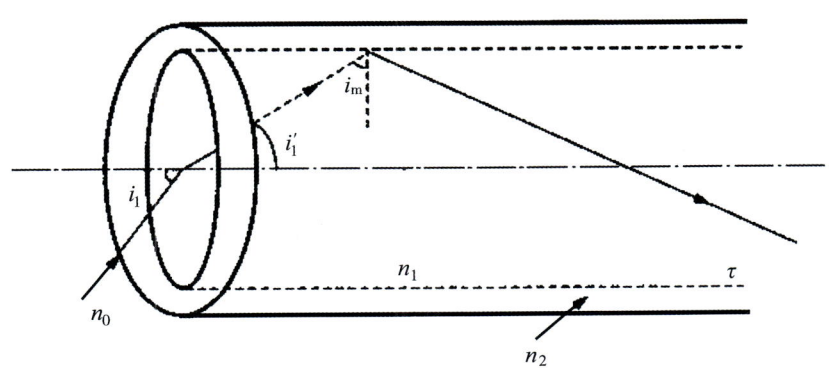

图 2-14 光导纤维的结构示意图

从传光原理上讲光导纤维有两种：全反射式光导纤维和自聚焦光导纤维。全反射式光导纤维又称阶跃折射率纤维，这种纤维由两种折射率的物质组成，在高温下加工成圆柱形细丝，芯料的折射率大于皮料的折射率。当光线以一定角度从光纤端面进入光纤后，光线就在光纤内部沿光纤发生多次全反射，最后从光纤另一端输出。由于医学上使用的光纤直径只有 $200\mu m$ 左右，必须用透镜将激光聚焦进入光纤端面，但入射角不能过大，受光纤数值孔径的限制。使用时光纤的弯曲度不能过大，否则光线会从弯曲部分逸出。自聚焦光纤的折射率在光纤中心轴上最大，沿径向按抛物线函数逐渐减小，光线在自聚焦光纤内呈螺旋形路线传播，在光纤内部从一点出发的光线传播一段距离后又会聚于一点，此即自聚焦的由来。光线经自聚焦光纤传播后，不用透镜可聚焦于一点。但是自聚焦光纤尚不能承受很大的功率，在医学上使用得还不多。

二、导光关节臂传输

目前生产的各种激光器大部分使用光导纤维进行导光，但光导纤维受到激光波长的限制，对于波长是 $10.6\mu m$ 的 CO_2 激光，导光系统大多仍采用装有反射镜的转动式导光关节臂。这些反光镜被安装在关节处并使之重量平衡，这样安装的管道操作相对容易。关节臂由反射镜基座、连接管、轴承、反射镜和激光刀头等组成，一般的关节臂有 5～7 个关节（图 2-15）。

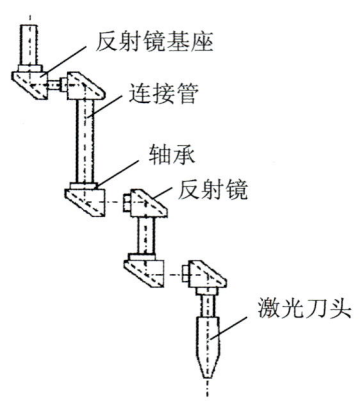

图 2-15　导光关节臂的结构

反射镜基座由硬质铝合金材料制成，加工精度要求较高，以保证光不发生偏斜。基座与连接管的两孔直线要互相垂直，其交点应正好交于反射镜面中央，与镜面交角均为 45°。

导光关节臂中的反射镜有平面反射镜和棱镜两类，其反射面均镀金。对于波长是 $10.6\mu m$ 的 CO_2 激光的反射率大于 97%。对于传输功率大于 100W 的激光，一般采用黄铜做基板；小于 100W 的激光则一般都用石英玻璃或硬质玻璃做基板。对反射镜的要求一般是反射率高、膨胀系数小、导热性和刚性好。

关节臂末端的操作手柄习惯上称为激光刀头，刀头内装有聚焦透镜，一般用硒化锌（ZnSe）或锗（Ge）透镜。对于聚焦系统的要求是焦斑要小，工作距离要长，聚焦镜的直径要小，焦深范围大、像差小。

三、手柄与光耦合系统

激光截面的线度在毫米数量级,而常用的光纤芯体的直径在200~600μm范围内,因此无法将全部激光束直接注入光纤中,常用一聚集透镜将光束聚焦后进入光纤(图2-16)。

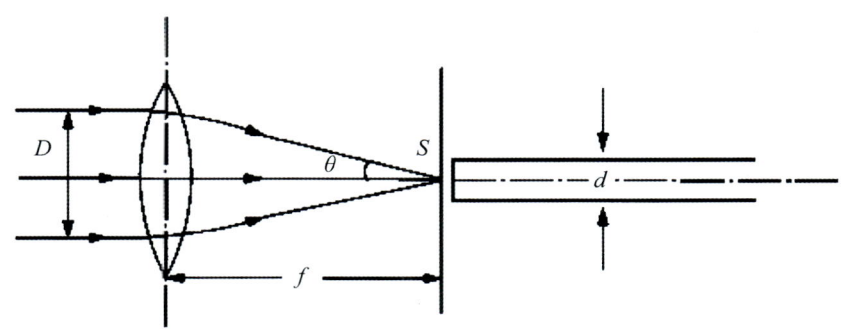

图2-16 激光注入光纤原理示意图

凡是激光输出需经光导纤维传输的激光器,都要用到耦合装置。将光输送到光纤中的装置称之为光耦合器。

利用凸透镜将激光束聚集,在焦点处放置光纤,激光便可从光纤中顺利输出。传统的光耦合装置基本上是利用两个五维调整架,一个固定透镜,另一个固定光纤,双向手工调节。目前多数医用激光器上的耦合器都采用符合国际标准的耦合接口,利用高精度的机械加工,保证光耦合的准确性,且使用极为方便。

四、光束的特性

激光在传输过程中要考虑其光束特性,主要包括激光光束的束宽、发散角及传输因子。激光的作用效果主要取决于传输到靶目标上的激光功率密度,激光功率密度不仅与激光源输出功率有关,而且在很大程度上取决于激光束的光束质量,所以光束质量的好坏对激光的临床治疗效果具有很大影响。激光光束质量的本质最终反映在远场目标处光束的能量集中程度。在激光发射功率相同的条件下,光束质量越好,则目标处光束能量越集中,激光功率密度就越大,对目标的作用效果也就越显著;光束质量越差,则能量越发散,激光功率密度就越小,对目标的作用效果也就越差。

常用的激光光束质量的评价参数有远场发散角、焦斑尺寸、衍射极限倍数β因子、M2因子、Stehl比和环围能量(功率)比BQ值等。利用远场发散角表征光束质量比较简便和直观。然而对于一定激光束,其远场发散角是可以通过光学变换(例如利用望远镜扩束)而改变的,这就带来了同一激光束远场发散角的不确定性。所以单纯利用远场发散角作为光束质量判据是不合适的。焦斑尺寸是指激光束经过聚焦光学系统后,在光学系统焦平面上所成光斑的大小。焦斑半径越大,远场发散角也就越大,则光束质量越差。用焦斑尺寸作为评价光束质量的标准也存在不确定性,因为焦斑的大小不仅由激光束本身的特性决定,还与所用聚焦光学系统的焦距有关,同一激光束经过不同焦距的聚焦光学系统得到的焦斑尺寸不同。所以单纯利用焦斑尺寸作为光束质量判据也是不合适的。衍射极限倍数β因子可以从本质上表征激光束的光束质量,同时因测量方便,β因子不因理想光学变换而改变,所以是比较理想和实用的光束质量评价指标。环围能量(功率)比BQ值能直观反映目标上光束的能量集中度,最适合于评价目标处的光束质量。

五、脉冲的特性

脉冲激光是指激光的能量以脉冲形式输出,即每间隔一定时间才工作一次,一般脉宽很短。脉冲激光又可分为单脉冲激光及重复频率激光,前者几秒钟发射一个脉冲,后者一秒钟发射几个到几十个脉冲,激光持续时间为毫秒级,功率为千瓦级。如果在脉冲激光器上加一个调Q装置就成为巨脉冲激光器,它可以使激光脉冲缩短到纳秒(10^{-9}s)数量级,从而大大提高了脉冲功率(兆瓦数量级)。

这类脉冲激光以选择性光热作用理论为基础,对作用靶具有高度选择性,而对周围正常组织则无明显损伤,从而可达到无创伤治疗的理想效果。

第七节　强脉冲光

强脉冲光(intense pulsed light,IPL)是波长范围在500~1200nm之间的多波长非相干性光,是一种以脉冲方式发射的强光。在临床治疗中可通过选择不同的滤光片来获取不同波长的强脉冲光。皮肤中的色斑、血丝等可以选择性地吸收某一波段的强脉冲光,达到祛斑、祛红血丝的美容效果。同时,强脉冲光在治疗血管性病变、色素性病变、多毛症、瘢痕、除皱、痤疮以及光子嫩肤方面效果显著,而且具有创伤小、术后无需休假等优点,因此,强脉冲光已经在皮肤与美容领域得到广泛应用。

光子嫩肤术即应用了强脉冲光技术,是一种采用宽光谱强脉冲光源的非消融性皮肤医疗美容技术。它不破坏表皮层,即让特定波长的光子穿过表皮直接作用于病变组织,产生热效应,选择性破坏病变组织,同时通过生物刺激作用引起真皮层原有胶原蛋白变性,促使真皮层新胶原蛋白的合成,改善多种皮肤瑕疵,如毛细血管扩张、细小皱纹、皮肤红斑、色素沉着和毛孔粗大等,达到增强皮肤弹性、改变面部皮肤状况等医疗美容的效果,而且患者无须忍受疼痛和较长的恢复时间。目前光子嫩肤已经被广大学者普遍认可,已有越来越多的患者接受了该种治疗,取得了较满意的效果。

一、强脉冲光的产生原理

强脉冲光(IPL)的工作原理和激光相似,也依照选择性光热作用理论进行工作。但强脉冲光并不是激光,它本质上属于普通光,波长范围在500~1200nm,由可见光和红外线组成。强脉冲光由一种高强度的光源(如氙灯)经过聚焦和初步滤光形成的一束强光,再在其前面放置一种特制的滤光片(滤光晶状体),将低于某种波长的光滤掉,最后发出一种特殊波段适合治疗的强光(图2-17)。

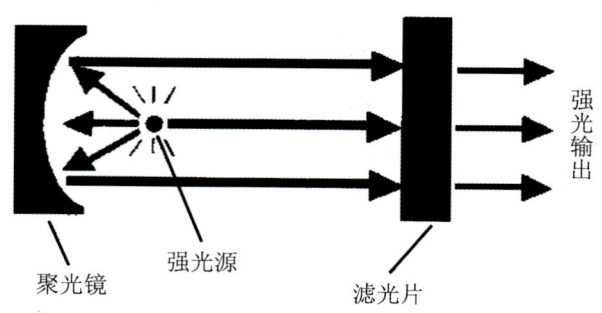

图2-17　强脉冲光的产生示意图

治疗设备通常配有相匹配的计算机软件,使得光以特定的模式输出,来满足治疗需要。通过计算机控制,强脉冲光的脉宽连续可调,且每次击发可选择1~3个脉冲。选用脉冲方式释放能量可使靶组织持续升温,而让表皮充分散热,以保证安全。根据不同组织的生物学特性,选择合适的治疗参数(波长、脉冲持续时间、能量等),在保证病变部位得到有效治疗的同时,将周围正常组织的损伤减到最小,达到有效性与安全性的完美统一。

光源经聚焦及滤光片后产生的强光具有高能量、波长相对集中、脉宽可调的特点,该强光在治疗参数上与激光相类似,同样利用选择性光热作用原理进行治疗,所以在临床上强脉冲光源被认同为与激光相似的治疗技术而被广泛应用和研究。强脉冲光设备与激光设备的比较见表2-2。

表2-2 强脉冲光设备与激光设备的比较

	强脉冲光设备	激光设备
单色性	宽光谱,可调节(500~1200nm)	波长难以调节
方向性	好	好
能量	高	高
脉宽	连续可调	一般不可调
脉冲个数	每次击发可选择1~3个脉冲	单个
光斑大小	8mm×35mm	直径一般为2~9mm
故障率	相对较低	相对较高

二、波长及光斑大小

强脉冲光的波长范围一般在500~1200nm之间,其中包含可见光、红外线的光线。临床应用中,可使用滤光片滤除一部分光,由于不同的靶组织所吸收的光波长不同,从而获取具有临床治疗作用的强脉冲光。

强脉冲光治疗仪可以有多个滤光片。以Photoderm全脉冲强光治疗仪为例,可发出515~1200nm的连续光谱,利用不同波长的滤光片可获得不同波段的强脉冲光,治疗头/滤光片有515nm、550nm、570nm、595nm、610nm、645nm、695nm、755nm等。这些治疗头的作用在于滤掉连续光中(500~1200nm)波长较短的光,来满足不同的治疗要求。根据所选择的滤光片不同,选取强脉冲光的波长不同,如使用550nm治疗头,就是将500~550nm的光滤掉,而保留550~1200nm范围的光进行治疗;如果使用645nm治疗头,就是将500~645nm的光滤掉,而保留645~1200nm的光进行治疗。临床上根据治疗目的来选取不同波长的滤光片。一般来说,所使用的治疗头滤过的短波长的光越多,所保留的长波长的光就越多,光对皮肤的穿透就越深,作用也就越深。如695nm的治疗头与其他治疗头相比,保留较长波长,而波长低于695nm的光全部被过滤掉了,此时光线的穿透深度就比其他治疗头明显要深。Photoderm输出的能量密度为3~90J/cm^2,治疗头的光斑大小为8mm×35mm或8mm×15mm,治疗时如有必要,可通过在治疗头上覆盖不透光的物质(如白色纸片)来缩小光斑。

目前常用的强脉冲光设备还包括Quantum HR和Quantum SR等。Quantum HR常用的滤光片有615nm、645nm、755nm,输出能量密度可达25~45J/cm^2,光斑大小8mm×34mm。Quantum SR常用的滤光片有560nm、640nm,输出能量密度可达25~45J/cm^2,光斑大小8mm×34mm。

三、脉冲宽度与脉冲间隔

脉冲宽度即脉宽,指每一个子脉冲的持续时间,一般用毫秒来测量。脉宽越长,单层皮肤分布的热量就越少,热量渗透越深。两个相邻子脉冲之间的时间间隔称为脉冲间隔。脉冲间隔越长,皮肤冷却越彻底,但同时病变部位的温度也会降低。

Photoderm 强脉冲光治疗设备的脉冲宽度在 0.5～50ms 范围内可调节,通过计算机的控制能发射出单一脉冲、双脉冲或三脉冲的强脉冲光,每个脉冲间隔在 2～100ms 范围内可调节。Quantum HR 的脉宽为 15～100ms,Quantum SR 的脉宽为 2～7ms。

四、作用机制

强脉冲光治疗的作用机制主要有两个方面:一方面,特定光谱的强脉冲光穿透皮肤后,被组织中的黑色素及其血管内的血红蛋白优先选择性吸收,在不破坏正常组织的前提下,使扩张的血管、黑色素颗粒、黑色素细胞等破坏、分解,从而达到治疗毛细血管扩张、色素斑的效果;另一方面,强脉冲光照射皮肤深度组织后,通过长波对深层胶原产生热效应,对血管与色素产生光热损伤,光脉冲的滞留时间比在表皮热的释放时间要短,因此可以防止其他组织受到损伤,从而选择性地破坏靶细胞。黑色素被击碎后部分经皮肤代谢,部分自肾脏排出体外,最终使色斑变淡甚至消失。这是一种轻度的可逆的损伤,由此启动皮肤组织的修复机制,导致深度的胶原纤维和弹力纤维发生重新排列,恢复弹性,最终使面部皮肤皱纹得以缓解,同时也有一定的缩小粗大毛孔的作用,临床上达到使皮肤年轻化的作用。

第八节　射频技术

射频(radiofrequency,RF)也称为射频电流,是一种高频交流变化电磁波的简称。每秒变化小于 1000 次的交流电称为低频电流,大于 10000 次的称为高频电流,射频就是指这种高频电流。医学上把频率在 0.5～8MHz 的交流高频电流称为射频电波。

1920 年 Lakhovsky 提出活细胞是一个完整电路,以固有的频率振动、发射和接收电磁波的理论,引起了医学界极大的兴趣。自 1868 年 Darsonval 首次将射频技术应用于活体组织后,射频技术便逐渐应用于神经学、心脏病学、肝脏肿瘤等临床领域。1996 年美国 Thermage 公司发明 Thermacool 射频技术,并于 2002 年获 FDA 批准后,射频技术开始用于皮肤美容领域,并迅速普及。

一、射频原理

与激光的选择性光热原理不同,射频电流是受电阻的影响而转化为热能的,射频治疗是应用大功率的短波或微波作用于人体。人体组织是一个导电体,当射频电流经人体通过组织时,组织对射频电波的阻力使组织内的水分子瞬间产生快速振荡,从而在电极之间产生一种急剧的沿电力线方向的来回移动或振动,因各种离子的大小、质量、电荷和移动速度均不相同,在振动过程中互相摩擦或与周围的介质摩擦,产生热能作用于靶组织,从而达到治疗目的。

目前医用射频常采用 200～750kHz,在这样的频率下,电极头与体液接触界面的双面层电容容抗可忽略,病变组织的阻抗表现为纯电阻性。射频电流通过电阻产生的热量为:

$$Q=0.24I^2Rt$$

式中，I 为人体某点的电流强度，R 为该点的电阻，t 为电流作用的时间。

由于电极头的面积小，与体表参考电极板的面积相差数百倍，因此电极头处的电极密度比参考电极板要大好几百倍。热量在生物组织中的分布遵循以下规律：

$$Q=0.24\times l/r^4\times I^2Rt$$

式中，r 为人体某点与电极头的距离，I 为电极头处的电流强度。由此可知，热量与深度的 4 次方成反比，衰减是非常快的。由此还可以看出射频电流几乎能全部集中于电极头附近，此处温度最高，体表电极附近无升温。升温的高低主要取决于输出功率和时间，理论上讲射频电能几乎全部集中于电极头附近，其治疗深度应该是浅表的，但是由于热传导的作用，电极头附近的高热量将传导到组织深层，血液的流动也会带走电极头外表的热量，因此，电极头接触处的生物组织表面温度不会很高，而内部温度却会因能量的积累及向深层的热传导而逐渐上升，随着热量的增加、温度的上升以及温升向更深层组织的热扩散，最终达到平衡。

二、射频的生物效应

高频辐射和生物组织的相互作用与组织的介质参数、组织类型（肌肉、骨骼等）、温度、频率等有关。介电常数分为实部和虚部。组织的导电率是介电常数虚部和频率的函数。介电常数和频率确定电磁波深入生物体组织的深度。随着频率的不同，电磁波深入的距离变化很大。100GHz 以上的电磁波，穿透深度不到毫米量级；对于含水率高的组织，几赫兹的电磁波可深达几厘米；对于含水率低的组织，10MHz 的电磁波深度可以超过 1m。由于形状不规则，内部的电常数也是非均匀的，对于复杂的生物体，如人体、动物等内部电场的估算是非常复杂的。组织中内电磁场的大小与照射场的频率、强度、极化等有关，也与被照射物体的形状、大小、电参数有关，还与照射源与被照射物体的相对位置、附近存在的物体等有关。

当射频电流流经人体组织时，因电磁场的快速变化使得细胞内的正、负离子快速运动，于是它们之间以及它们与细胞内的其他分子、离子等的摩擦使病变部位升温，致使细胞内外水分蒸发、干燥、固缩脱落以致无菌性坏死，从而达到治疗的目的。射频的治疗作用主要是通过感应电作用、电解作用以及热效应等对组织产生的生物学效应。射频电波的频率很高，极性交换快，在通过组织时，组织对射频电波的阻力，使组织内的水分子瞬间产生快速振荡，从而在电极之间产生一种急剧的沿电力线方向的来回移动或振动。因各种离子的大小、质量、电荷和移动速度均不尽相同，在振动过程中互相摩擦或与周围的媒质摩擦，结果产生热能作用于靶组织，从而破坏细胞，或使细胞汽化，或使组织收缩。单极射频凝固区直径最大达 1.6cm；多极射频有多极弧形电极，电极置入绝缘鞘内，可形成直径 2.0～5.0cm 电极丛，一次组织凝固约达 6.0cm。

根据射频的生物热效应原理，射频作用于生物体后可导致血管扩张，血液和淋巴液循环加快，毛细血管和细胞膜通透性增加，细胞内酶活性提高，新陈代谢加速，增强机体免疫系统的功能，抑制和杀灭某些病原微生物，从而达到抗炎、消肿的目的。另外，射频能降低感觉神经的兴奋性，降低肌肉和纤维结缔组织的张力，软化瘢痕组织，具有解痉止痛效果。

三、射频治疗系统

射频治疗系统由控制主机和电极两部分组成。控制主机产生高频无线电波，为发射极（刀头）提供能量，并可调制波形以控制其功能；发射极为一个细小的金属丝或其他形状的金属，一个小型金属板作为接收天线，或称接受极。被切割、止血或消融的组织位于发射极和接受极之间，共同形成一个小的无线电波场。

射频主要有五种波形供临床选用,实现对组织进行切割、切除、破坏、混切、止血、电灼、消融及电凝等功能。①全过滤波形:电极不发热,可直接进行精细平滑切割,常用于皮瓣切取及睑缘和黏膜部位的手术,更适合于组织活检,是理想的组织活检工具;②全校正波形:有切割、止血功能,特别适合于切割血管丰富的组织;③部分校正波形:具有理想的切凝混合功能,多用于表面止血和组织收缩,更适合于治疗毛细血管扩张症、脱毛和治疗鼻出血等;④电灼、消融波形:有最大的穿透力和止血功能,可精确破坏内部组织,主要用于牙科和深部血管内手术;⑤双极电凝:类似于普通的双极电凝,但止血作用更精细,组织与刀头不粘连,适合于重要组织结构的切割与止血。前三种波形更适用于美容皮肤科。

第九节 等离子技术

等离子体(plasma)就是部分被电离的气体,即气体分子或原子失去电子后形成离子化的气体。这种处于电离状态的气态物质中带负电荷的粒子数等于带正电荷的粒子数,所以总体上等离子气体显示电中性。它通常与固态、液态和气态物质并列,称为物质的第四态。

闪电、极光等是地球上的天然等离子体的辐射现象;电弧、日光灯中发光的电离气体,以及实验室中的高温电离气体等是人造的等离子体。

等离子技术是一种利用等离子体来获得高温热源的技术。等离子体分为高温等离子体和低温等离子体。高温等离子体只有在温度足够高时发生,太阳、恒星以及星云等不断地发出这种等离子体;低温等离子体是在常温下产生的等离子体,可以用于等离子电视、有机材料的处理。

一、等离子体的特性

等离子体的状态主要取决于其化学成分、粒子密度和粒子温度等物理化学参量,其中粒子密度和温度是等离子体的两个基本参量。对于实验室中采用气体放电产生的等离子体主要是由电子、离子、中性粒子或粒子团组成的。因此,描述等离子体的密度和温度参数主要有电子的密度(n_e)和温度(T_e)、离子的密度(n_i)和温度(T_i)以及中性粒子的密度(n_g)和温度(T_g)。在一般情况下,为保证离子的宏观电中性,要求等离子体处在平衡状态时,电子密度近似于离子密度,可以用电离度表示:

$$\eta = \frac{n_e}{n_e + n_g}$$

这个物理参量描述等离子体的电离程度。低气压放电产生的等离子体是一个弱电离的等离子体($\eta < 1$);当$\eta = 1$时,为完全电离等离子体。对于实验室中采用低气压放电产生的等离子体,电子的温度T_e约为1~10eV,远大于离子的温度T_i,有时称这种等离子体为冷等离子体。等离子体在宏观上是呈电中性的,但如果受到某种扰动,其内部将会出现局域电荷空间分离,产生电场。

等离子体的另一特性是振荡性。处于平衡状态的等离子体在宏观上其密度分布是均匀的,但从微观上看,其密度分布是有涨落的,且密度涨落具有振荡性。由于离子的质量较重,可以看成离子是不动的,构成一均匀分布的正电荷的本底。如果在某点电子的密度突然受到扰动,相对正电荷的离子本底有一个移动,造成空间电荷分离,但由于库伦力的作用,这种电荷空间分离不能持续进行。电子由于惯性到达平衡位置时不能停止下来,朝另一个方向继续运动,造成新的电荷空间分离,库伦力再次作用于这些电子,使之回到平衡位置。这种现象称为等离子体的振荡。

二、等离子体的人工产生方法

(一)感应耦合式等离子体产生法(ICP)

感应耦合式等离子体的工作原理就是在线圈上加上一个高频电源,当线圈上的电流改变时,产生变动磁场,同时变动磁场会感应出一个反应方向的电场,此电场加速等离子体中的电子而形成一个与线圈电流相反的二次电流。随着加于线圈上的电流不断改变,其感应出的电场也不断改变。不断改变的电场与平板式高调波等离子体一样能用来加速电子,所不同的是电场与电极方向不同。在平板式高调波等离子体中电子受电场影响,运动方向垂直于电极,因此会有许多电子逃离等离子体移动到电极上,使能量消耗在加热电极上。而在感应耦合式等离子体中,电子的运动方向与电极平行,因此不会有太多的电子耗损在电极上,可以维持线圈周围相当高的电子密度。

(二)电子回旋共振等离子产生法(ECR)

ECR 为微波与磁场共同作用产生等离子体的一种方法。电子在磁场中做旋转运动,当磁场强度越来越强时,电子旋转的速度会越快,在磁场强度为 875GA/m 时,电子旋转的频率为 2.45GHz,此频率恰巧为微波的频率,因频率相近而产生共振,此共振现象就有利于电子吸收微波的能量,有助于等离子体的产生。

(三)阴极等离子体产生法(HCF)

高调波作用于电子通过的金属管路时,管内会产生偏压,这使通过该管路的电子无论往哪个方向运动都会被排斥,电子在管内作来回振荡的往复运动。在到达电极板前,电子经过的路径远大于金属管路的长度,这使得电子有更多的机会与中性气体原子碰撞,产生等离子体。

三、等离子体的生物效应

等离子体技术作为物理学界的先进技术之一,现已在工业上被广泛应用。等离子可通过蚀刻和沉淀的方法,对特殊材料表面进行修复或处理。在半导体、新型光学设备制造、太阳能应用、纳米等技术中,也常常可看到等离子体的身影。近 20 年来,等离子体技术在医学界也得到了一定的应用,但主要局限于高温等离子的热效应,它主要被用于组织切除、杀菌、烧灼止血等方面。近年来的研究显示,低温等离子体不仅对热敏物质表面的微生物有杀灭作用,而且可能还具有助基因转染、细胞分离、伤口愈合等功能,在医学研究及临床治疗中具有巨大的应用潜力。

(崔欲晓　阴慧娟　李迎新)

参考文献

[1] 陈鹤鸣,赵新彦.激光原理及应用[M].北京:电子工业出版社,2009.
[2] 朱林泉,朱苏磊.激光应用技术基础[M].北京:国防工业出版社,2004.
[3] 阎吉祥.激光技术原理及应用[M].北京:北京理工大学出版社,2006.
[4] 卢忠.皮肤激光医学与美容[M].上海:复旦大学出版社,2008.
[5] 章萍.激光医学[M].郑州:郑州大学出版社,2007.
[6] 高天文,孙林潮.美容激光医学[M].北京:人民军医出版社,2004.
[7] 陈明哲.现代实用激光医学[M].北京:科学技术文献出版社,2006.

［8］凯勒(Gregory S. Keller)，陈国璋. 激光美容外科学[M]. 北京：中国医药科技出版社，2003.

［9］朱菁. 激光医学[M]. 上海：上海科学技术出版社，2003.

［10］徐国祥. 激光医学[M]. 北京：人民卫生出版社，1998.

［11］齐向东，蔡文书，韩兰芹等. 激光单元技术在现代整形美容外科中的应用[J]. 实用美容整形外科杂志，1999，10(4)：205-206.

［12］余文林，李勤，刘宏伟. 点阵激光的临床应用及进展[J]. 中国美容医学，2009，18(9)：1534-1538.

［13］冯国英，周寿桓. 激光光束质量综合评价的探讨[J]. 中国激光，2009，36(7)：1643-1653.

［14］高卫，王云萍，李斌. 强激光光束质量评价和测量方法研究[J]. 红外与激光工程，2003，32(1)：61-64.

［15］尹娟. IPL 的临床应用与 OPT 技术[J]. IN GENERAL，2009，24(1)：54-55.

［16］刘丽红，杨蓉娅. 射频技术原理在皮肤美容科的应用进展[J]. 中国激光医学杂志，2008，17(4)：292-294.

第三章
光电与组织的相互作用

第一节 激光与组织的相互作用

激光的生物效应是多种因素相互作用的结果,既与激光的性能有关,又与生物组织的结构性质与特点有关,还与激光的作用方式等有关。在医学生物领域主要利用了以下几个方面的生物效应。

一、光热作用

激光照射生物组织后可使组织温度升高,产生的效应称为光热效应。光热效应在医学领域是最常应用的组织效应之一。

(一)作用机制

1. 吸收生热 红外激光照射生物组织时,由于红外光子的能量小,被生物分子吸收后不足以产生电子能级跃迁,只能转变为生物分子的转动能和振动能,以增强生物分子的热运动,使被照射部位的温度升高,这种生热方式称为吸收生热。

2. 碰撞生热 紫外与可见激光照射生物组织时,由于紫外光光子与可见光光子的能量较大,被生物分子吸收后,能使分子由基态跃迁至电子激发态。激发态分子具有高活泼性且不稳定,极易通过与周围分子的碰撞,将多余的能量转换为周围分子的动能,以此加快分子的运动,使照射部位的组织升温,这种生热方式称为碰撞生热。

(二)决定光热作用强度的因素

1. 激光类型 吸收生热比碰撞生热的效率高,因此红外激光辐照的生物热效率比紫外与可见激光的生物热效率高。

2. 温升高低 单就物理学分析,激光对组织的热作用和组织温度升高的程度与激光照射的能量成正比,激光照射能量增加将导致被照射组织温度升高。通常而言,皮肤软组织将随激光照射能量的增加相继出现:热致红斑(45℃以下)→热致凝固、热致沸腾(100℃及以下)→热致炭化(300~400℃)→热致燃烧(500℃以上)→热致汽化(1000℃以上)。

3. 作用时间 光热作用的程度不仅与温度高低有关,而且与激光照射的时间长短密切相关。激光辐照的时间越短,生物组织耐受高温的能力越强,能够耐受的温度越高。当温度以极快的速度恢复正常时,生物组织的生物效应结局就有可能逆转,这种激光作用的组织效应被称为热瞬变。临床常见于组织被激光短暂辐照后,某些酶的活性会明显降低,但当组织温度恢复到正常后,这些酶的活性又可部分恢复。理解激光对组织的光热机制对指导临床手术、掌握最佳剂量、减少术后并发症十分重要。例如用激光光凝固法治疗胃肠道血管瘤、溃疡出血时应考虑到消化道壁组织蛋白变性的临界温度为60℃,以点温度计或温度传感器监测,在激光照射时,浆膜面温度控制在45~50℃较安全,既达到有效治疗的目的,又能防止穿孔。

(三) 临床应用

激光的临床应用需要根据其组织效应特点进行选择。

1. 激光手术刀　像红外光谱范围的强激光,如 CO_2 激光、Nd:YAG 激光、Er:YAG 激光等,激光与组织作用后,在组织内含水中有强吸收,激光能量使水分子成为激发态分子,运动、碰撞增加,温度升高,靶点温度可达几百甚至上千摄氏度,使组织产生变性、凝固、坏死、炭化、汽化等病理改变。组织甚至细胞内水沸腾、汽化产生二次压强,强大的压力将组织分开,产生切开的临床效果。

2. 利用温升效应进行临床治疗的激光器　如 He-Ne 激光或 CO_2 激光的散焦照射,均是利用其温升效应达到临床治疗的效果。

二、光机械作用

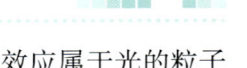

根据物理学原理,激光是一种电磁波,具有波粒二象性。光热效应与光化学效应属于光的粒子效应,激光还会以波的形式与生物组织发生作用产生光机械效应。光的机械作用通常包含了电磁场效应与压强效应。

(一) 电磁场效应

激光作为一种电磁波,具有电磁场。中、高功率激光可在被照射组织内形成高强度电磁场,产生电离,造成等离子区,导致有机物质的化学键断裂,游离基团产生。激光的电磁场效应还可引起生物组织产生以下改变:

1. 电致伸缩　光是电磁波,生物组织在它的作用下可发生电致伸缩。

2. 光学谐波　激光作用到生物组织时,会产生基谐波、二次谐波与三次谐波。例如,紫外光作用到视网膜上会产生二次、三次谐波,能够引起热损伤;而色素上皮细胞内的蛋白质与核酸也对紫外线有强吸收,使蛋白质与核酸产生变性。

3. 受激喇曼散射　强激光作用到生物组织时,可产生受激喇曼散射,各频率的散射光均可引起生物组织的热效应,足以损伤细胞。

(二) 压强效应

光压强效应可分为一次压强和二次压强两种类型。

1. 一次压强　激光作为一种电磁波,在空间传播时携带有能量,光子束照射到组织后会产生辐射压力,聚焦激光造成的组织压强可达 $200g/cm^2$,光压推动组织内各种粒子加速运动,起到损伤、破坏组织的作用。激光的这种自身辐射压强被称为激光对组织的一次压强。

2. 二次压强　激光照射组织后可诱发组织产生多种生物效应,组织内部发生的物理变化可形成几种形式的压力改变,产生下列几种类型的二次压强:

(1) 气流反冲压强:当激光照射生物组织形成温升效应,温度达到一定高度后,组织产生热沸腾,组织内水被汽化,使组织内有气流喷出,被照射组织就会受到气流的反冲击力作用,这种反冲击力所产生的压强就被称为气流反冲压强。

(2) 内部汽化压强:组织受激光照射后,如果组织内部产生汽化,就会在组织内部形成气泡,气泡体积膨胀会对周围组织产生瞬间压强,这种压强被称为内部汽化压强。

(3) 热致膨胀压强:生物组织受激光照射后,吸收光子能量导致组织温度升高,组织自身也会根据热胀冷缩原理产生热膨胀,对周围组织产生热致膨胀压强。

(4) 电致伸缩压强:激光作为电磁波可使受照组织产生电致伸缩反应,此反应也可对周围组织产生压力，此时的压强被称为电致伸缩压强。

（三）临床应用

激光的光热效应通常只产生在被照射部位，热传导也可影响邻近组织，但压强效应却可引起远离被照射部位的组织损伤。

1. 激光刀的组织切开　临床应用的各种激光手术刀，其切开功能的实现就是利用了激光二次压强效应。汽化压强将被照射组织从未受照组织上瞬间撕裂开来，从而产生组织被切开的临床效果。

2. 激光打孔　眼科应用激光治疗青光眼时，也是利用了激光汽化压强效应，在房角打孔，以加强房水的流动，降低眼压。

3. 消除血块　眼科在治疗玻璃体内出血形成的血块时，可根据热致膨胀原理，利用氪激光照射玻璃体内的血块，使血块内红细胞吸收蓝绿光产生热致膨胀压强，造成红细胞破裂，血红蛋白释放，被吞噬细胞吞噬，进而消除凝血块。

三、光化学作用

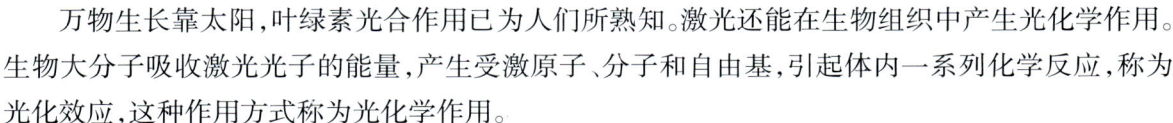

万物生长靠太阳，叶绿素光合作用已为人们所熟知。激光还能在生物组织中产生光化学作用。生物大分子吸收激光光子的能量，产生受激原子、分子和自由基，引起体内一系列化学反应，称为光化效应，这种作用方式称为光化学作用。

（一）机制与分类

光化学反应可分为初级与次级两个过程。

1. 初级过程　基态分子受光照射，吸收光子的能量，使外层电子跃迁到高能级时，分子则由基态变为电子激发态。激发态分子与原有的基态分子性质有明显差异，处于激发态的分子自身可发生化学变化，成为其他物质分子。发生化学变化前被照射物要消耗一定能量，这种化学反应过程称为初级过程。

2. 次级过程　初级过程中的中间产物（可以是分子、原子或自由基）可进一步触发化学反应，生成最终的稳定产物，这一化学反应过程称为次级过程。次级过程中发生的化学反应一般不需要光的参与，无须光子提供进一步的能量。

光对生物组织的光化学反应理论基础是初级过程，即有光参与的光化学反应；随之是一些复杂的次级过程，即无光参与的暗反应。

（二）医学应用

光化学反应可导致组织内的酶、氨基酸、蛋白质、核酸等降低活性甚至失活，继而产生相应的生物效应，如杀菌作用等。

光化学反应在医学中应用主要有两种作用形式：

1. 光敏作用　利用光敏剂，如亚甲蓝、血卟啉衍生物等，在某些组织或病变中吸收多、浓度高、潴留时间长，而其他组织即便吸收也很快排除这一对比反差现象，在一定时间段，选择一定波长激光激发病变内的光敏剂使其产生破坏病变的物质，达到消灭病变的目的。这一疗法的典型案例是激光作用血卟啉，利用光动力作用治疗肿瘤。血卟啉作为一种光敏剂，静脉注射进入血循环后，能被肿瘤细胞高强度吸收，并较长时间存留在细胞浆内，而周围正常组织中吸收与存留的血卟啉却较少。当使用特定波长的激光照射吸收了血卟啉的肿瘤部位时，激光作用血卟啉产生光化学反应，发生光动力作用，以此达到破坏肿瘤细胞的目的。此外在美容激光领域，蓝光治疗痤疮也是利用特定波长的光作用于内源性光敏剂诱发光化学反应，中间产物单态氧产生杀菌作用，最终达到治疗痤疮的目的。

2 光裂解作用 有机物质的大分子吸收光能后,分子碎裂,变成更小的分子,表现为激光照射下有机物逐渐消融,层层剥离。波长193nm、351nm准分子激光引起的光化学反应最强,因其不以热效应造成组织汽化,故称冷激光,临床用于血管再通术,清除机化血栓及动脉粥样硬化斑块。

四、光刺激作用

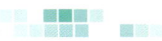

上述光热作用、光化学作用、电磁场作用、压强作用四种生物效应形式均可造成生物组织损伤,进而达到破坏、清除病变靶组织,或达到有目的地诱发修复反应的结果。除此之外,还有一类激光器,通常称为弱激光,这类激光照射生物组织后,在局部不造成不可逆性损伤,仅仅起到刺激作用。这种刺激作用可以是生物组织吸收光子,获得能量,发生理化反应或生物反应;也可以是发生生物场的作用;甚至还可以没有能量传递,但被照射的生物组织却可发生一系列效应反应,有作者称为发生了信息传递。试验表明,小剂量He-Ne激光可使受照的皮肤细胞内酶活性增强,可促进组织中糖原、蛋白合成,改善局部微循环状态,促进上皮和纤维组织增生修复,起到消炎、止痛、促进创面和手术切口愈合的作用。此外,用小剂量He-Ne激光照射血液,可增强白细胞吞噬活性,促进血红蛋白合成,具有提高细胞与体液免疫的作用。有作者还观察到,使用波长635nm、功率15mW的激光经鼻前庭体外照射血液,血液吸收激光能量后,血液中红细胞变形能力增强,引起细胞膜结构与功能的改变,细胞膜酶受体表面电荷分布发生改变,膜稳定性增强。上述改变可调节血管功能,防止血栓性疾病的发生。

激光与组织的相互作用具有复杂的作用方式与结果,远非我们平时解释的那么简单,还有许多尚未解决的问题有待进一步研究。就目前掌握的知识,激光的生物效应通常用某种类型激光以某种生物效应为主导来理解并指导临床实践。例如,高功率CO_2激光以热效应为主,低功率He-Ne激光以弱激光的刺激效应为主,Q开关激光以光机械效应为主。

第二节 强脉冲光与组织的相互作用

传统光疗技术主要指激光治疗技术,非相干光特别是强脉冲光(IPL)的临床使用报告较少。20世纪80年代选择性光热理论的提出与发展,使各种脉冲激光逐渐进入临床,开始进行面部色斑、皮肤表浅血管性病变等美容项目的治疗,并迅速得以推广。进入90年代后,以色列ESC-Sharplan公司看到脉冲激光在治疗皮肤色斑、表浅血管、多毛症、除皱等方面的巨大市场和发展潜力,为降低设备成本,研究出适合体表应用的强脉冲光技术以替代激光完成上述操作,挤占市场。最初的IPL成品机Photoderm包含了一系列治疗头,以模仿不同波长激光的功能;第二代Photoderm(Vasculight)还带有波长1064nm的Nd:YAG激光治疗头,以加强深部血管性病变的治疗效果。

1999年,Bitter在应用Photoderm(Vasculight)治疗时,发现IPL在治疗皮肤色素增生与清除表浅血管的同时,还有减轻甚至消除浅表皱纹的功能,因此提出光嫩肤概念,从此揭开了光嫩肤治疗的序幕。

一、强脉冲光的产生

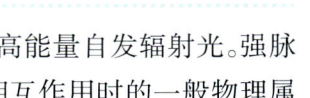

强脉冲光不是激光,是宽光谱非相干光,是氙灯、氪灯等光源发出的高能量自发辐射光。强脉冲光基本组成也是光子,因此具有电磁波在空间传播以及与其他组织相互作用时的一般物理属性。而强脉冲光光子的宽光谱、非相干辐射属性,又使其缺乏激光具有的单色性、相干性、直线传播等特点,产生了与激光既相似又不同的临床使用方法与治疗效果。

强脉冲光多用氙灯发射,根据发光掺杂物不同,不同氙灯发射的光谱范围存在一定区别。普通氙灯的辐射光子能量可分布在从紫外到近红外的较宽光谱范围;特殊生产的氙灯可通过发光掺杂物的调整,或使灯管的辐射能量主要位于波长较短的紫外波段,或使灯管的辐射能量主要位于波长较长的近红外波段,甚至还可使灯管直接带有颜色,使辐射能量主要位于可见光的某个谱段上。生产商可根据技术手段检测每类灯管的光谱范围及主要能量分布的谱段位置,然后根据临床治疗需要再进行灯管选择。

通常而言,紫外光高强度照射对皮肤有害(除了临床治疗需要使用紫外光的病种,如白癜风),应该滤掉。根据激光选择性光热理论以及各种靶组织如色素、水、血红蛋白等有其自身特有的吸收光谱,不同性质疾病具有与之相对应的最适治疗波长的特点,临床治疗不同疾病或实施不同美容治疗项目均需选择或制作不同光谱范围的治疗手柄。通常采用的办法是:选好灯管后,在治疗手柄内的灯管前端放置一块透光晶状体,在晶状体的导光面上涂覆某个波长的镀膜,使短于该波长的包括紫外光波段的辐射能量或光子无法透过,而比该波长长的全部或一段光谱可透过晶状体照射到治疗部位,以实现强脉冲光与受照组织的相互接触与作用。例如氧合血红蛋白对光的强吸收峰之一在577nm,临床采用激光治疗皮肤血管性病变如鲜红斑痣时多推荐使用585nm的染料激光。应用强脉冲光进行治疗时,设备推荐的治疗手柄仍然是585nm,但代表的含义是治疗手柄前端的透光晶状体上放置了585nm镀膜,通过镀膜可将短于585nm波长的光子滤掉,透过波长为585~1200nm的自发辐射光。

对于临床使用的强脉冲光,有下列几点内容值得特殊强调,以形成正确认识。

(一)强脉冲光的空间与组织内的穿透特点

强脉冲光不是激光,是宽光谱的非相干光,是高能量的自发辐射光。强脉冲光的光子在空间传导过程中,因其具有的能量大小、方向、偏振等物理性能高度不一致,因此在传导过程中可相互抵消。应将强脉冲光的发光灯管放置在治疗手柄的最远端,以使高能量强光能照射到治疗部位。强脉冲光无法像激光那样将发光晶状体放置在机箱内,并通过光纤以很小的消耗传输出高能量光子。强脉冲光的空间高损耗特点也使其照射组织后的实际作用深度受到一定影响,临床不能用激光照射深度的数据来描述强脉冲光。

(二)了解所用氙灯的发光光谱与光谱能量分布曲线

设备使用者应该知道,强脉冲光在治疗手柄末端的谱段输出是通过晶状体上的镀膜滤光实现的,并非氙灯的实际辐射光谱。每种氙灯灯管在生产时,发光掺杂物配比一旦定型,各种元素比例相对固定,灯管的辐射光谱范围与最强光谱位置也就基本固定。早期的强光治疗机如Photoderm,其治疗手柄是一个,即所用的氙灯是一个,在最佳波长(最短波长)选择方面,主要是通过更换不同透光晶状体来实现使用不同最佳波长与波段治疗不同疾病的目的。根据激光使用经验,更换镀膜晶状体的选择依据是待治疗疾病的病种和该病种的吸收光谱,这样就常会出现病种改变、所用镀膜晶状体波长改变,而氙灯辐射能量最强位置不变的现象,势必会对治疗效果产生影响。后期生产、销售的强光治疗机多为不同治疗功能配置了不同的治疗手柄,似乎充分考虑并适度调整了氙灯辐射能量分布与最佳波长位置的关系，但仔细观察就会发现，一方面医师很难从销售商手中拿到所用氙灯的能量分布曲线，另一方面绝大多数治疗机的手柄内氙灯灯管是一样的，这可通过与设备维修人员沟通加以确认。因此，在购买设备前，医师应与代理商充分沟通，了解所用治疗手柄内氙灯的辐射光谱，为今后获得最佳治疗效果做准备。

（三）掌握所用氙灯能量分布曲线与最佳治疗波长的关系

如上所述，每只氙灯都有其相对固定的能量分布曲线，而且不同能量输出时，氙灯的能量分布还会存在些许漂移，使治疗出现不确定性。理想的氙灯使用状态应该是灯管辐射光谱的最强点正好位于或稍高于需要选择的波长位置处，这样经过滤光后，方能使治疗手柄的终端输出光谱能量最强点与治疗靶组织的最佳吸收峰相吻合。例如上面提到的血管治疗头，我们假设氙灯辐射光谱能量主要分布在350~1200nm，治疗手柄通过晶状体镀膜终端输出光谱为585~1200nm。由于灯管辐射能量是非均匀分布的，如果峰值能量位于500~900nm，则经过滤光，尽管会损耗相当能量，但最终输出光谱中585nm附近尚能获得高峰值光子照射；如果峰值能量位于600~900nm，经过滤光，尽管损耗能量较少，但最终输出光谱中峰值能量在600nm以上，血管在585nm处并未吸收到最高能量，这势必会影响最终的能量吸收与治疗效果。如果存在上述问题，设备需要通过提高能量输出来增加最佳吸收峰处的光能照射以加强吸收，这势必会增加皮肤整体接受的能量密度，也增大了出现治疗并发症的概率。

（四）了解所用治疗机的设备发光特点与能量含义

目前市售的强光治疗机，有的采用单脉冲输出，有的采用脉冲串输出，因此能量参数对应表示单脉冲能量或脉冲串叠加能量。通常而言，单脉冲能量越高，设备所需材料配置就应越好，脉冲串输出尽管可以算出很高的叠加能量，但势必会损失峰值功率。能量表示光能做功，是设备输出光功率与作用时间的乘积，相同输出功率的氙灯，使用不同脉宽输出，获得的能量不同。临床采用强光治疗疾病时，尽管强光治疗仪的脉宽通常较大，医师也应学会根据病种选择适宜的发光类型，有些靶色基如色素，治疗需要相对较窄脉宽、较高峰值功率的设备，最好选择单脉冲强光；有些靶色基如血管，治疗需要持续加热，可选择叠加脉宽相对较宽的脉冲串设备，以延长持续加热的时间。

二、作用机制

作为光子，强脉冲光和激光与皮肤组织的相互作用机制近似，也会发生光热效应、电磁场效应、压强效应、光化学效应和光刺激反应，但由于强脉冲光的自发辐射非相干特性，且具有脉冲脉宽可调范围较小、峰值功率相对较低等特点，使强脉冲光的作用方式、照射深度等都受到一定限制，临床主要表现出光热作用与光刺激作用。

（一）光热作用

在与组织作用后，强脉冲光作为一种宽光谱辐射，其中波长较短谱段的能量可被皮肤内色素与血管中氧合血红蛋白吸收。在正常皮肤安全升温的前提下，色素细胞因选择性吸收能量多过周边正常皮肤，进而在色素基团内发生光热反应，使色素细胞在较高温度作用下发生细胞变性与凝固性坏死；而血管内氧合血红蛋白也可因较多吸收光能使血液成分运动、碰撞加剧，温度升高，进而发生血液凝固、血管变性坏死，最终在机体免疫系统作用下，产生色素基团清除、病理性血管消除的治疗效果。

（二）光刺激作用

强脉冲光光谱中，波长较长谱段的能量可穿透至真皮深层，光能量在真皮胶原与弹力纤维中散射，最终弥散吸收。由于能量吸收具有非选择特性，能量转化均匀，各种组织在普遍温升作用下发生一系列可逆性改变：皮肤细胞内酶活性增强，糖原、蛋白合成增强；毛细血管扩张，局部充血，循环加快，局部微循环状态改善；胶原纤维和弹力纤维变性、再生，恢复弹性等。上述组织效应导致皮肤反应性轻度水肿、真皮组织增厚、皮肤保水性增强、纹理改善、皱纹减轻的治疗效果。

人类皮肤对短于600nm波长的光有较强散射与吸收，皮肤内含水对长于1300nm的光也有较强吸收，因此在皮肤上就存在一个光窗，使600～1300nm的光谱能量能穿射到更深的组织，对皮肤产生光毒效应。强光是非相干光，在空间传导能量相互抵消，皮肤内传导的自身能量抵消也十分严重，为增加治疗时的透照深层与实际到达能量，又不引起表皮损伤，必须利用光窗特性，因此最初的强光治疗机光照波长的截取范围是515～1200nm。近年来，随着灯管制造技术的提高，市面上针对特殊病种也出现了光谱范围在紫外或近红外波段的强光治疗仪，治疗病种多超出了美容外科的范畴，这里不再讨论，请到相关章节查阅。

三、临床应用

强光治疗仪面市后，起初作为激光的模仿治疗设备，与美容激光比较尽管存在峰值能量低、脉宽调整范围窄、光辐射频率低、选择性光吸收效果差、色素与血管性疾病治疗速度慢等缺点，但仍以其设备价格相对较低、大光斑、宽光谱、单机治疗病种范围广、无创、非剥脱、副作用小、患者无需休息即可恢复工作等特点而得到推广应用。世纪之交，光嫩肤概念推出，强光治疗迅速赢得市场认同，使医用激光、强光治疗技术作为一项美容光疗时尚技术家喻户晓，迅速占有市场。各生产厂家为抓住商机，纷纷炒作光嫩肤概念，并由强光机不断推出所谓的升级换代产品，如光子机、光量子机、光粒子机、丝柔机等等，其实本质都是强脉冲光治疗仪。近年来，随着氙灯制作工艺的不断提高，强光治疗仪在传统治疗项目如色素增生性病变、皮肤表浅血管性病变、多毛症、表浅皱纹的基础上，还生产出新光源用于治疗瘢痕、痤疮、妊娠纹、牛皮癣、白癜风等病症，使强光治疗的适应证不断扩大，表现出强劲的市场潜力，形成与激光既相似又不同的治疗风格。

（一）光嫩肤

光嫩肤（photorejuvenation），国内有人称为光子嫩肤，是指应用强脉冲光（IPL）进行的无创嫩肤治疗技术，包括改善浅表皱纹与皮肤纹理、治疗不规则色素沉着和毛细血管扩张三方面内容。光嫩肤是一种非剥脱性、无创的全新嫩肤治疗方法，副作用小，患者无需休息即可恢复正常活动，便于接受，具有广阔市场。

除皱嫩肤术发展到光嫩肤阶段已经历手术除皱、机械磨削、化学剥脱、激光有创与无创除皱等几个时期，跨越了几十年时间。20世纪80年代，选择性光热理论的提出与发展，为各种脉冲激光进入临床，以美容为目的治疗面部色斑、皮肤表浅血管性病变或除皱奠定了理论基础。90年代，强光治疗开始进入市场。1999年，Bitter在应用Photoderm（Vasculight）治疗时，发现IPL在治疗皮肤色素增生与清除表浅血管的同时，还有减轻甚至消除浅表皱纹的功能，因此提出光嫩肤概念，从此揭开了光嫩肤治疗的序幕。

有关光嫩肤，有几个概念必须强调：①光子嫩肤不是正确概念，是由当时中国代理商提出的，属约定俗成。首先，国际使用的英文词汇翻译应为"光嫩肤"；其次，光子所携能量太小，不足以产生嫩肤效果。至于有人认为光子嫩肤简称光嫩肤就更是大错特错。②IPL是强脉冲光，是普通光，属非相干光，不是激光，在医学分类中未纳入激光范畴，属物理治疗。IPL应用的原理来自激光，但激光的许多光学特性强光并不具备，用激光的理论解释强光使用中出现的各种现象，有些尚且充分，有些未免牵强。③光嫩肤在中国市场推广后，被中国使用者，特别是美容院使用者外延了概念，加入了毛孔粗大、妊娠纹等治疗内容。

临床可供使用的强光治疗机很多,经典的是 Photoderm,后续设备都是以此为基础发展而来。它用一强度很高的光源(氙灯),经简单聚焦和初步滤光后形成一束波长为 400~1200nm 的强光,再在其前方放置一种特制的滤光晶状体(上镀滤光膜),将低于要求波长的光滤掉,最后发出与治疗靶相适应的一段强脉冲光谱。临床使用的滤光晶状体主要有 515nm、550nm、570nm、590nm、615nm、640nm、645nm、695nm、755nm 等。若用 570nm 的滤光晶状体则输出强光的波段为 570~1200nm。设备通过计算机控制,强光脉宽微秒级,连续可调,可将一次治疗所需能量分布到 1~3 个脉冲上,以降低表皮受热,减少并发症。

光嫩肤适应证包括:①血管性病变:包括毛细血管扩张症、酒渣鼻(红斑期)、皮肤异色症以及激光磨削术后或其他换肤术后的红斑等;②色素性病变:包括雀斑、雀斑样痣、咖啡斑、黄褐斑、色素沉着斑等;③因光老化引起的细小皱纹。

光嫩肤的禁忌证包括:①近期接受过阳光暴晒以及将要接受阳光暴晒者;②光敏性皮肤以及正在使用光敏性药物者;③近期口服异维 A 酸者;④孕妇;⑤糖尿病患者;⑥具有瘢痕疙瘩史者;⑦怀疑有皮肤癌的患者;⑧存在不切实际期望者。

光嫩肤的设备很多,治疗方法也不统一,后面相关章节会详细介绍,这里不再赘述。但有几点值得提示:①治疗前应有知情同意或手术同意书,要常规照相;②有血管性病变的,术前不要用 EMLA 或其他能收缩血管的表面麻醉药品;③治疗一定要从低能量开始;④光嫩肤的严重副反应有水疱、严重水肿和色素减退与脱失。

(二)色素增生或色素沉着性病变

色素增生或色素沉着性病变临床比较常见,几乎可跨越人生的各个年龄阶段,常见的有雀斑、脂溢性角化、黄褐斑等,病变色素可位于皮肤表层、表皮甚至真皮浅层。病理观察发现,表皮基底层色素颗粒经强脉冲光照射后,颗粒聚集的细胞坏死、破碎,色素颗粒崩解并迅速上移至皮肤表面。临床大量报告显示应用强脉冲光技术进行色素增生性疾病能获得比较理想的疗效。应用强脉冲光治疗色素增生性疾病的临床过程、局部表现与使用 Q 开关激光进行治疗有明显不同。Q 开关激光波长单一、峰值功率高、脉宽窄,临床使用时色素选择性光裂解作用更强,局部组织反应更剧烈,治疗次数也更少。与之相对,强脉冲光的光谱范围大、脉宽宽、峰值功率低,光能作用组织后,局部反应比较柔和,组织效应以非选择性热凝固为主,常需多次治疗方能达到效果。随着强光治疗仪生产技术的提高,第四代 IPL 采用了完美脉冲技术(optimal pulse technology,OPT),脉冲能量控制更加均一,波形更加规整,消除能量分布尖峰,减轻了副作用,使治疗更加安全、有效。

(三)血管性疾病

强脉冲光可用于治疗皮肤表浅血管性疾病如面部毛细血管扩张、面部充血(红脸),也可用于治疗浅表性血管畸形如鲜红斑痣,特别是使用具备 OPT 技术的强光治疗仪(如 Lumenis One)能获得不错的疗效。强脉冲光治疗血管性病变的原理与激光相同,也是利用了光在氧合血红蛋白的高选择性吸收,但由于强光的非相关特性,使其组织穿透能力较弱,因此无法作用于相对较深、较厚的血管瘤或偏静脉型病变如草莓状血管瘤。强光治疗表浅血管性病变也需多次治疗,通过效果的逐渐累积达到最终治疗目的。

第三节 射频与组织的相互作用

射频（RF）又叫射电，是射频电波的简称，是可发射传播的电磁波。射频的频谱范围从75kHz～3000GHz，直观理解是介于声频与红外频谱之间。人类熟悉的声频频谱通常为20Hz～20kHz，这种频率的语音信号无法直接经天线发射，必须采用无线电技术将其转换调制到高频，即射频的频谱上，方能利用无线电波传播。临床使用的射频手术刀的工作频谱通常为几百千赫兹，无创美容射频治疗仪的工作频谱则为几到几十兆赫兹，而移动通信GSM系统的工作频谱在900MHz和1800MHz附近。因此，射频技术实际上就是无线电技术中一种可以通过电磁波传播信号的技术。

射频技术的使用可追溯到19世纪。1864年，麦克斯韦在英国皇家学会首次发表论文，提出了电场与磁场能量可通过空间发射和接收。此后，射频技术经历了近两个世纪的发展。射频技术用于人体活组织始于1868年，但直到20世纪80年代末方用于人体深部器官的临床手术与治疗。自此以后，各种射频手术刀、治疗仪大量涌现，广泛应用到外科系统的各个分支学科。1999年，美国FDA批准将射频技术用于美容治疗，更使单极、双极、冷却电极等多种射频治疗仪在整形美容外科与皮肤科的美容治疗项目中得到迅速推广、应用。根据电气和电子工程师学会（IEEE）的分类方法，频谱的细分如表3-1所示。

表3-1 IEEE频谱

频段	频率	波长
ELF（极低频）	30～300Hz	10000～1000km
VF（音频）	300～3000Hz	1000～100km
VLF（甚低频）	3～30kHz	100～10km
LF（低频）	30～300kHz	10～1km
MF（中频）	300～3000kHz	1～0.1km
HF（高频）	3～30MHz	100～10m
VHF（甚高频）	30～300MHz	10～1m
UHF（特高频）	300～3000MHz	100～10cm
SHF（超高频）	3～30GHz	10～1cm
EHF（极高频）	30～300GHz	1～0.1cm
P波段	0.23～1GHz	130～30cm
L波段	1～2GHz	30～15cm
S波段	2～4GHz	15～7.5cm
C波段	4～8GHz	7.5～3.75cm
X波段	8～12.5GHz	3.75～2.4cm
Ku波段	12.5～18GHz	2.4～1.67cm
K波段	18～26.5GHz	1.67～1.13cm
Ka波段	26.5～40GHz	1.13～0.75cm

续表

频段	频率	波长
毫米波	40～300GHz	7.5～1mm
亚毫米波	300～3000GHz	1～0.1mm

一、原理

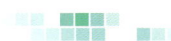

射频的频谱范围介于低频和亚毫米波之间，临床常用的有创射频治疗仪的频谱多位于低、中频，无创美容射频治疗仪的频谱多位于高频。射频是一种电磁波，也称为射频电流，频率小于1000Hz的称为低频电流，大于10000Hz的称为高频电流。射频属于交流变化的高频电流。当射频通过人体时，人体作为一个电流导体，各种带电粒子会随射频电流的电极变化产生剧烈运动与碰撞，同时接受电磁波的电场、磁场作用，产生电热效应、电刺激反应与电化学反应，进而引起组织器官的变性、坏死等病理效应，从而损伤组织与器官，甚至危及生命。

在一定电压条件下，通过人体的电流大小取决于流经通道的电阻大小，电阻大小除与组织结构有关外，还受下列因素的影响：①皮肤特点：如角质层厚薄、干湿度及粗糙程度等；②电流频率：在相同电流条件下，频率与阻抗大小成反比；③电极与组织接触状况：如松紧度、接触面积、是否存在耦合剂等。

实验显示，电压、频率一定时，不同强度的射频电流通过人体产生的生理反应与损伤不同。当电流为0.5～1mA时，仅引起组织刺痛；但达到20mA以上后，会产生剧烈疼痛；如再将电流提高到100mA，就会出现室颤；如再调高到6A以上，人体将出现电烧伤、呼吸肌麻痹与死亡。由此可见，电流强度与组织反应和损伤的程度呈正相关性。

频率的高低对射频治疗仪与组织作用后的生物效应也有至关重要的影响。用电流刺激运动神经与肌肉时，频率为1～10Hz，可引起肌肉收缩；频率提高到25～50Hz，则发生强直收缩；但频率再提高到100Hz，则肌肉收缩反应反而减弱甚至消失。在相同电流强度条件下，频率调整可引起机体产生不同的生理反应，起初随频率调高，刺激反应逐渐增强，50Hz左右达到极限；以后再调高电流频率，刺激反应反而减弱；而频率达到1MHz时，刺激反应完全消失。除此以外，频率还对射频在组织中的穿透深度产生影响。

射频作用于人体后，射频电流在正负极间流动，除电压、电流强度、电流频率因素外，电极头接触面积的大小也对作用结果产生了不容忽视的影响。电流与组织接触后，电能将主要通过电阻转换为热能，根据焦耳定律$P=I^2RT$（P为功率或热，I为电流强度，R为电阻，T为接触时间），即射频电流转化的热能与电流强度平方、组织电阻及接触电时间成正比。当皮肤接触电极后，皮肤因烧伤、组织干燥而电阻降低，接触点处组织通过电流强度增高，进而导致深部组织热能转换增加，组织损伤加重。同时，电极头部的电流强度最大，随着电流流经通道的加宽，电流密度在缩小，损伤又会下降。因此，射频治疗仪必须根据实际需要来调整设备的配件及内在参数与剂量。如果射频治疗仪的使用目的是有创切割，治疗部位使用了麻醉，设备的频率可能在千赫级别，治疗头采用单极，直径较小，使其产生较高电流密度以产生快速损伤，达到治疗目的；而设备的负极板要宽大，以降低电流密度，放置在远离心脏等重要器官的身体部位以避免损伤。如使用目的是手术中的凝固止血，就要适度降低电流强度，增加治疗头直径，减少电流密度，使组织产生热凝固即可。如设备使用是美容目的，使用时无需麻醉且形成创面，就要提高设备频率到兆赫级别，大幅增加治疗头直径，降低电流密度，并同时根据皮下组织的温度升高程度相应调整设备的使用参数范围。单极射频的射频电流在治疗头与负极板之间流动,组织损伤深度较大。单极有创射频的创伤愈合遵循外科创面愈合规律。单极无创射频的治疗头面积较大,使用目的多是诱发皮下组织变性,蛋白受热收缩,皮下创伤程度相对较轻。双极无创射频的射频电流在同一水平的两个治疗头间流动,电流流经通道的深度比单极射频浅,受两个电极之间的距离制约,如要增加射频穿透深度,就要增加两电极间的距离,同时增大电压、电流等相关剂量。在电极头与皮肤接触面增加冷却装置,有助于提高设备剂量参数,减少皮面损伤,增大真皮层电流强度与受热程度,增大组织效应。

二、临床应用

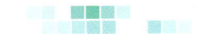

射频治疗仪种类繁多,临床使用学科广泛,还可与内镜等多种辅助设备结合完成深部脏器的疾病治疗,因此属于临床常用治疗手段。临床可使用射频治疗仪进行治疗的病种十分繁杂,鉴于本书内容是为美容外科服务的,本节暂且分为美容外科的临床应用与其他学科的临床应用两部分。

(一)射频技术在美容外科的临床应用

1 换肤与面部提紧　无创单、双极射频治疗仪在美容外科主要用于面部皮肤收紧与改善皮肤质量。大量基础研究与临床应用报告显示,皮肤经射频治疗后,Ⅰ型胶原 mRNA 的表达比未治疗组明显增高,电热作用使胶原蛋白收缩,并可诱发新胶原蛋白生成。颜面部经射频治疗后,眉部可有 1~4mm 的提升,眶周、前额、眉间皱纹减少。此外,有人对颧部皮肤松弛、口周垂直纹、颈部横纹以及双手、双上肢、下肢、臀部、腹部、乳房的皮肤松垂和皱纹等进行治疗,也都获得了皱纹变浅、皮肤表面光洁度改善的效果。近年,随着双极射频与负压真空装置联合、双极射频与微创针刺技术联合、多极射频与点阵技术联合、射频等离子体技术等多项技术的临床应用,使射频换肤除皱、紧肤作用的效果得到进一步提高。

2 痤疮治疗　射频作用于痤疮高发部位后,感应电作用、电解作用以及热效应可导致血管扩张,血液和淋巴液循环加快,毛细血管和细胞膜通透性增加,细胞内酶活性提高,新陈代谢加速,局部免疫功能增强,可抑制和杀灭某些病原微生物,从而达到抗炎、消肿的目的;电热效应还可使胶原蛋白收缩,皮脂腺萎缩,组织修复。报道显示,射频治疗后,皮肤收紧,皮肤毛孔缩小,痤疮减少,炎症性皮疹减轻。射频治疗将成为一种新型的、安全有效的治疗严重痤疮的替代疗法。

3 瘢痕整复　射频治疗的电热效应可导致瘢痕内病理性胶原组织收缩与整合。随着微创针刺射频技术、微创点阵射频技术、射频等离子体技术的应用,通过射频技术治疗痤疮瘢痕、增生性瘢痕、萎缩性瘢痕将会成为新的治疗途径。最新临床报告显示,射频治疗瘢痕的效果与点阵 CO_2 激光的瘢痕治疗效果接近,但创伤更小,术后并发症更轻。

4 其他治疗　在美容外科与皮肤科,还有应用射频技术治疗血管瘤、毛细血管扩张和静脉曲张、重度肥大性酒渣鼻或脱毛的报道。

(二)射频技术在其他学科的临床应用

射频技术以其微创、靶向、疗效好、不良反应少等特点应用于临床多种疾病的治疗,从治疗实体肿瘤,逐渐发展到治疗实质性脏器的良性病变如脾功能亢进、前列腺增生等,在心血管系统、骨骼系统、消化系统、妇科疾病等多个学科也得到广泛应用并获得较好疗效。

1 实体肿瘤的治疗　射频治疗肿瘤主要是依靠射频治疗仪的专用穿刺头将射频电磁波穿刺导入肿瘤内部,依靠射频电热效应、电化学效应等对肝、肺、脾、肾、骨等实体肿瘤进行消融、损毁。该种治疗仪的频谱范围通常为 450~500kHz,功率 50~200W。治疗前需要医师采用 CT、核磁共振等检查手段对肿瘤部位进行准确定位,然后根据位置特点选择安全通道穿刺,将治疗头输送到欲治疗肿瘤实质内。本方法在治疗部位上具有选择性,但治疗时的电热效应却选择性不强,需要医生根据以往经验准确控制设备输出的剂量参数与射频使用时间。该方法在肝、肺、肾、脾甚至骨肿瘤使用时,都有与器官特点相关的明确适应证与禁忌证,多用于具有一定直径范围的原发癌、转移癌,以及无法进行手术甚至晚期肿瘤的姑息性治疗。射频治疗肿瘤,多需与化疗等其他肿瘤治疗技术联合应用,以提高疗效。

2 肝血管瘤的治疗 手术治疗肝血管瘤常会出现大出血、肝漏、膈肌损伤、肝功能衰竭等严重并发症,于是有人在开腹后利用射频穿刺针将射频电波导入血管瘤内,利用电热效应使瘤体变性缩小达到消融的目的。这种方法对于瘤体相对较小、缺乏血供的血管瘤治疗效果较好,而对于瘤体较大的肝血管瘤应首选经皮肝动脉栓塞术或联合应用,以减少手术创伤与风险。

3 脾功能亢进的治疗 采用射频穿刺设备治疗经外科断流或分流后效果不理想的脾功能亢进患者,能达到脾脏体积缩小,血常规、肝功能、动脉血流量改善的效果。有临床治疗与随访报告显示,应用射频消融技术治疗脾功能亢进,取得了满意的治疗效果。

4 在脊柱疾病中的应用 在骨科,射频技术被用在椎间盘突出症、椎管狭窄、椎体血管瘤等疾病的治疗上,并获得了一定的疗效。采用水冷式双极射频治疗仪行纤维环成形术,能使热凝范围加大并同时修复纤维环,治疗效果更加显著。

5 在心脏疾病中的应用 心律失常的射频消融治疗是临床应用比较普及的射频治疗项目之一,主要用于心脏折返性心动过速。设备使用专用导管电极,具有同时检测心电的功能。手术时,在X线血管造影机的监测下,经血管把电极导管插入心脏,先检查确定引起心动过速的异常结构位置,然后在该处局部释放高频电流,在很小的范围内产生局部高温,使组织脱水、干燥坏死,达到破坏异位兴奋点或通道的治疗目的。采用射频技术治疗心律失常的总有效率在 80% 以上,是一种比较有效的治疗方法。

6 在其他方面的应用 射频技术在临床除上述学科应用外,还可应用等离子体技术行前列腺汽化切割术治疗前列腺增生。还可用于妇产科行子宫肌瘤治疗,用于镇痛治疗,以及与内镜配合进行耳鼻喉息肉、肠道息肉的治疗等。

总之,射频技术根据临床需要可制成不同类型、不同功能的治疗仪器,作为工具用于外科的各个分支学科,是一种广泛应用、效果显著的临床手术治疗设备。

第四节 选择性光热作用原理

自 1960 年 Maiman 发明世界上第一台红宝石激光器,次年用于临床后,1961 年的掺钕:钇铝石榴石(Nd:YAG)激光、1962 年的氩(Argon)激光、1964 年的 CO_2 激光陆续面市,迅速在皮肤科临床展现出各自的治疗优势。1965 年,Goldman 报道了使用红宝石激光治疗文身的经验,然后又将 Nd:YAG 激光引入到文身和皮肤浅表血管病变的临床治疗中。20 世纪 70 年代中期,氩离子激光因治疗皮肤血管性病变而受到追捧。在美容外科与皮肤科,由于当时人们对激光与皮肤作用的机制认识不清,无法避免激光治疗后产生的瘢痕,因此限制了大多数激光器在美容治疗中的应用。1983 年,Anderson 发表了选择性光热作用理论(theory of selective photothermolysis),为人们全面、准确认识脉冲激光与皮肤软组织的作用机制提供了理论依据,为激光以美容为目的进入临床治疗领域奠定了基础。随着计算机技术的发展,激光制造技术日趋完善,各种新型激光器层出不穷,一些传统激光器也因输出方式和辅助设备的改进焕发了生命力,极大地丰富和推动了激光在皮肤和美容方面的应用。在20世纪90年代以后,激光美容成为一种时尚,达到空前繁荣,选择性光热理论也因其承前启后的重要作用,受到激光医学界的追捧,成为指导临床实践的理论基础。

一、选择性光热作用理论

1981年,Anderson和Parish发现,皮肤血管可被染料激光选择性破坏,氧合血红蛋白能选择特定波长(577nm)而又不被其他色基(黑色素)吸收的激光。1983年,他们在完成大量基础、临床研究后,在《科学》杂志上发表论文,提出了选择性光热作用理论(theory of selective photothermolysis),首次介绍了脉冲激光治疗皮肤葡萄酒色斑而皮肤不留瘢痕的理论与方法。

选择性光热作用原理认为,皮肤中的色素与血管病变中的氧合血红蛋白有其独特的吸收光谱,各种色素颗粒对不同波长激光的吸收峰不同。当使用脉冲激光对皮肤色素性病变进行照射时,就可利用不同波长激光的穿透性与病灶靶组织内色素颗粒吸收峰的特点,选择靶组织吸收率高而周围组织吸收率低的激光,使靶组织内色素颗粒选择性吸收激光能量,并在靶组织与周边组织间形成明显的能量吸收梯度,从而达到选择性破坏靶组织的效果。

20多年来,多种根据选择性光热作用理论设计、制作的激光器被应用到皮肤血管畸形与色素增生性病变的临床治疗中,并获得成功。选择性光热作用理论在具体应用时,会涉及激光波长、能量、输出方式、光斑大小、皮肤冷却、病变组织与周围组织的颜色差异、激光波长与病变色基间的吸收关系、热弛豫时间等一系列参数与概念。

二、波长选择

根据选择性光热作用理论,波长选择涉及三方面考虑:①不同波长激光在皮肤组织中的穿透性不同;②皮肤中的色素与血管病变中的氧合血红蛋白对不同波长激光的吸收率不同;③靶色基与周边正常组织对治疗激光波长的吸收率应存在明显差异。

激光波长是影响激光穿透深度和色素吸收光谱的最重要因素,激光波长越长,光在组织中的穿透和作用深度越深,反之则浅。波长630nm的连续染料激光皮肤穿透深度为20mm,而波长较短的紫外准分子激光穿透深度仅为0.1mm。激光在组织中的穿透深度虽然不能完全等同于有效作用深度,但至少可以给我们两点提示:①选择激光治疗,首先要考虑被选波长激光的固有穿透深度;②在临床手术或治疗时,对激光瞬间组织作用深度和可能的潜在作用深度要有充分的思想认识。临床常用激光普遍遵循从红外光到可见光再到紫外光,波长逐渐变短,组织穿透深度由深到浅的规律,但实际作用深度却有例外,因水吸收系数极高,钬激光、铒激光、CO_2激光在与含水量较高的皮肤组织作用时,激光能量被细胞与细胞间质中的水吸收,光能消耗在皮肤浅层,有效作用深度仅能达到0.2mm,有人称之为水的屏障作用。此外,选择治疗激光时,必须考虑病变色素与病变血管的深度,要保证所选波长激光的有效穿透深度能够达到病变的位置。根据吸收光谱,在一定波长范围内,黑色素的光吸收随激光波长的加长吸收率减小;而血红蛋白的光吸收在随激光波长的加长吸收率逐渐减小的大趋势下,存在数个明显的吸收峰。真皮中的胶原纤维束对激光有明显的散射作用,可在一定程度上限制激光的穿透深度。通常,胶原纤维对激光能量的吸收也与波长有关,波长越短,吸收越多;波长越长,吸收越少(图3-1)。

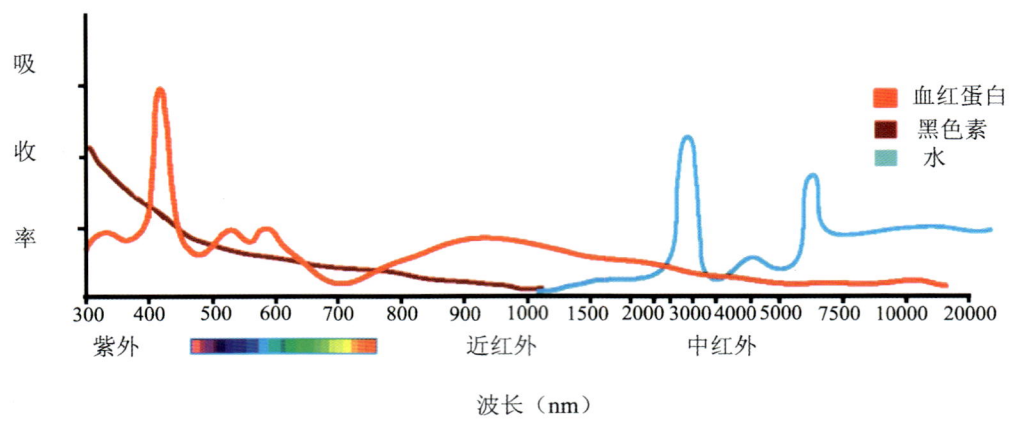

图 3-1　激光波长与组织吸收率

三、脉宽选择

选择性光热作用理论认为,使用脉冲激光对皮肤色素性病变进行照射时,激光的脉冲宽度必须短于靶色基的热弛豫时间(thermal relax time,TRT),方能使靶色基在吸收光能量后受到破坏,并同时最大限度地保护周边正常组织。

靶组织的热弛豫时间是指靶色素在被激光照射后,温升释放一半所需要的时间。通常而言,一定数量的光子被靶组织吸收,组织分子成为激发态分子,运动碰撞加剧,温度升高,若温度散失50%的时间短于该靶组织的热弛豫时间,能量主要局限在靶组织内部,靶组织被快速加热与破坏,散失热量极少且不会损伤周围组织;若温度散失50%的时间长于该靶组织的热弛豫时间,则该靶结构就将成为热能转换物,使热能大量向周边组织扩散,最终造成周围组织的损伤。热弛豫时间的大小与靶色素基团的大小有关,颗粒越小,热弛豫时间越短,时间范围从几纳秒(色素颗粒)、几十毫秒(毛囊)到几百毫秒或更长(腿部小静脉)不等。脉冲激光可治疗多种色素性病变,医师应根据病变色素颗粒的大小结合历史资料及临床工作经验判断热弛豫时间的长短,调整激光设备的脉宽参数进行治疗,以获得最佳治疗效果。对热弛豫时间概念的正确理解与把握,是美容外科医师掌握选择性光热作用理论、提高实际应用能力的重要环节。

四、能量选择

脉冲激光能量输出的大小反映了激光器治疗的能力,光能量通常用焦耳(J)表示,但临床实际使用时,能量密度比能量更有意义。能量密度是指单位面积上的光能量,用能量或能量密度(J/cm²)表示。在较大光斑条件下仍有较高能量密度输出的激光器,设备具有高能输出的能力和临床治疗使用的便利性。

治疗色素性病变时,在激光波长、脉宽参数确定后,能量的选择至关重要。能量或能量密度过低,无法达到靶组织破坏的最低能量阈值,治疗无效;能量或能量密度过高,皮肤正常色素吸收光能增加,温升加大,同时靶色基的选择性光热作用过强,热释放加大,势必导致正常皮肤组织温度过高,结果引起皮肤水疱、坏死等并发症产生。因此,破坏靶色基的能量选择要适度,在能量阈值以上,应首先采用试验剂量在相对隐蔽部位做观察性治疗,了解治疗部位病变组织与皮肤的反应,然后再逐步提高激光输出能量或能量密度到最佳状态。在保障表皮安全的前提下,若激光设备冷却手段可靠,可适当提高治疗能量或能量密度,以便使更高能量激光作用到色素基团上,提高治疗效果,减少治疗次数。

第五节　扩展的选择性光热作用

选择性光热作用理论提出后,围绕该理论生产、制造的激光器创新不断,花样翻新,通常成为各种医疗器械展会上医用激光最大的家族,被厂商推向市场。一时间,以靶色基为色素的疾病似乎都可用选择性光热理论加以解释,也可获得不错的治疗效果,其中,在色素增加性皮肤疾病的治疗方面,理论与实践的结合效果最为成功。

随着研究的不断深入,在用选择性光热理论解释激光脱毛与激光治疗血管性病变中出现的问题时存在诸多疑问,常常难以自圆其说。通常认为,毛干与毛囊含有黑色素,能对照射激光产生强烈的选择性吸收,光热效应使毛囊蛋白凝固、崩解、破坏,导致毛母细胞与多潜能细胞的坏死,实现脱毛。但近年研究发现,生长期毛发虽可分为毛干和毛囊,但黑色素主要位于毛干与毛球上部,毛囊末端膨大的毛球并不含色素,而具有增殖、分化能力的毛母细胞却恰恰位于毛乳头以及同样不含色素的毛球上方边缘的毛隆突部位(图 3-2)。因此,根据选择性光热理论进行脱毛治疗,如果所用激光脉宽短于毛囊的热弛豫时间,治疗应该无效;但若调整激光输出的脉冲宽度,使激光作用时间长于毛囊的热弛豫时间,方能使被作用色基在选择性光热的基础上,成为热能转换物,将热量传递到周边组织,特别是无色的毛球与毛囊隆突部位,达到破坏毛母细胞、对毛发产生不可逆性损伤的目的。同时也要看到,如果毛干与毛囊上部的色素成为了热量转换物,则所用激光的脉宽也不能过宽,否则长时间加热,热能经毛发向周边组织传导,势必在破坏毛球与毛囊隆突的同时对毛发周边无须破坏的组织造成进一步热损伤。由此可见,采用激光进行脱毛治疗,脉宽延长应该适度,要与靶组织的热损伤时间相适应。热损伤时间(thermal damage time,TDT)是指导致靶组织出现损伤的时间,即整个靶组织包括基本色基和周围的靶组织冷却约 63% 的时间。因此这一理论被称为扩展的选择性光热作用理论(extended theory of selective photothermolysis),是对选择性光热作用理论的一个重要补充与扩展。

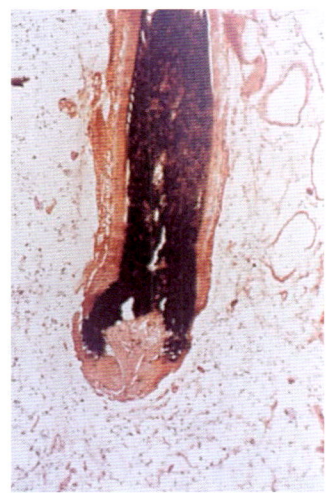

图 3-2　色素在毛囊中的分布

同理，临床治疗血管性病变时，血管内皮是白色，靶色基是血管内的含氧血红蛋白，按照选择性光热理论设置激光脉宽，激光能量主要造成血液升温、沸腾，而对血管壁的热凝、破坏作用很小，若增加激光的脉冲宽度，增加激光照射时间，使血红蛋白在完成选择性光热转换、实现热凝的同时又成为热转换物，作为导体将热传递到血管壁，产生血管壁的凝固性损伤，达到破坏的目的。

一、激光脱毛与强光脱毛

多毛发是困惑青年女性的一个带有普遍性的美容问题。传统脱毛法有激素治疗、物理法（刮、拔、蜡）脱毛、化妆法脱毛和电解法脱毛等。除电解法脱毛外，其他脱毛方法多只能获得暂时性效果，激光脱毛相对上述方法具有更多优势。

激光脱毛的历史不长，曾有3种方式：①非选择性有创激光脱毛：采用连续激光如 CO_2 激光脱毛，将毛囊与周围皮肤组织一并凝固坏死，治疗区易形成瘢痕，临床应用时间很短；②光动力疗法脱毛：患者口服 α-氨基酮戊酸后，再采用弱激光照射，这种方法未获得临床响应；③激光应用选择性光热作用脱毛：选择性破坏毛囊，具有效果好、副作用少等特点，目前临床采用的就是这种方法。

毛发是皮肤附属器，由毛囊长出，分为毛干和毛囊两部分。人体95%的体表有毛，但各部位毛的长短、粗细、疏密不一。毛囊末端呈球状扩张，称为毛球；毛球的下端有一小团组织突出，称为毛乳头，内有增殖力很强的毛母细胞。人体正常毛囊，在毛球上方的毛隆突部和毛球中均含有多潜能细胞，具有增殖、分化能力，可再生成完整的新毛囊。激光脱毛时必须同时破坏这两部分结构，方能达到长久脱毛的目的。毛发的生长可分为生长、退行和静止三个时期，只有在生长期，毛母细胞才能快速分裂，产生更多的黑色素；退行期，毛母细胞退化，毛乳头萎缩；静止期毛囊与毛乳头分离，毛发脱落。激光脱毛正是利用了这个特点，即采用在黑色素有强选择性吸收的波长激光，照射欲去除的毛发，光能被处于生长期的毛干与毛囊内黑色素选择性吸收，能量转换使毛囊蛋白凝固、崩解、破坏，导致毛母细胞与多潜能细胞的坏死。由于激光或强光脱毛必须在毛发生长期进行治疗方能破坏毛囊，而医师又无法根据毛发形状客观判断毛发的具体生长状态，因此只能根据不同身体部位的毛发生长平均周期来安排治疗周期，以便最大限度地破坏毛囊。身体不同部位毛发的生长周期不同，头部一般1个月，躯干和四肢2个月比较合适。

激光与强光脱毛的理论基础是选择性光热扩展理论，依照这一原理，激光脱毛时要考虑波长、脉宽和能量三个因素。波长决定光在组织中的穿透深度，以及黑色素对其吸收率的大小。脉冲激光波长越长，组织穿透深度越深，但黑色素吸收率越低。脉宽等于或小于靶色基的热弛豫时间时，光能转化主要局限在靶色基内；脉宽大于靶色基的热弛豫时间时，光能转化产生的热能由靶色基向周围组织传导。要想破坏位于毛球末端的毛母细胞和毛隆突部的多潜能细胞，理论上激光脉宽应稍宽于或接近欲治疗毛发毛球的热弛豫时间，方能将这些有再生潜能的细胞组织充分破坏。由此可见，脉宽不是越宽越好，毛发周围组织接受的传导热越多，组织损伤越重，理想的把握在于适度。激光能量必须大于或等于发生组织损伤的阈值。

尽管通常在解释激光与强光脱毛治疗时的临床现象都套用选择性光热作用理论，认为脱毛之所以成功是利用了毛球内毛母细胞能在生长期大量分裂产生黑色素，色素能选择性吸收高能量激光与强光，通过能量转化使局部组织升温，进而达到破坏毛球上方毛隆突部与毛球内具有增殖、分化能力的毛母细胞的目的。但严格地讲，激光与强光脱毛的确切机制目前尚不完全清楚。有研究假设，毛囊受激光辐照后，黑色素与周围组织间形成强大温差，受热体局部体积快速膨胀，导致微型蒸发或休克波，由此损伤毛囊；同时，热变性也可损伤黑色素小体。小鼠毛囊受激光照射后，可在组织学切片中观察到组织受热凝固与毛囊上皮不对称点状破坏的现象，激光辐照区热散射或休克波的传播，可引起周边组织细胞器产生继发性损伤。笔者对小型猪进行了激光与强光脱毛的对比实验观察，切片显示，激光脱毛的选择性热损伤特点更突出，蛋白变性坏死主要发生在毛干与毛囊（图3-3）；而强光的变性坏死反应已发展到毛囊周边组织，毛干与毛球周边组织细胞结构消失，存在明显的玻璃样变性。近年，文献多次报告强光脱毛的有效率与激光接近。由于强光具有多波长特性，在能量分布、选择性吸收等方面与激光明显不同，因此在治疗机制上可能还有其自身规律尚未完全阐明，有待深入研究。

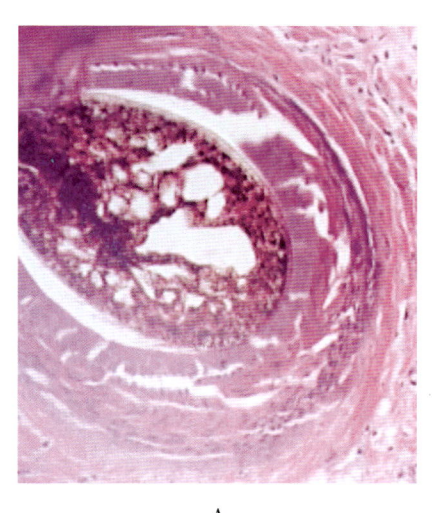 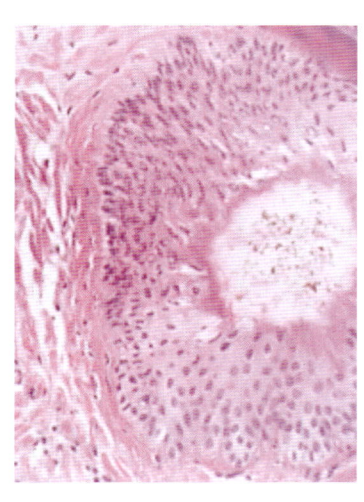

A　　　　　　　　　　　B

图3-3　毛囊在激光作用后的结构变化
A. 被照射毛囊　B. 正常毛囊

采用激光设备进行脱毛治疗时，首先应该选定的是波长，目前有长脉冲755nm翠绿宝石激光、长脉冲800nm或808nm半导体激光、长脉冲1064nm Nd:YAG激光等多种设备可供临床医师选择。与强光相比，激光的相干性与波长单一性使光能的组织穿透能力更强，组织的选择性热效应特点更突出。激光脉宽多连续可调，有的机型可长达几十甚至上百毫秒，具有良好的持续加热性能，医师可根据毛发粗细灵活调整脉宽长度，以适配靶色基的热弛豫时间，通常使用几到几十毫秒比较多见。激光峰值功率高，临床使用时可对毛发产生更强的光机械作用与光化学反应，因此普遍认为激光是脱毛的金标准。

强脉冲光脱毛有其自身特点。强光设备采用了多波长、非相干、多脉冲组合的模式进行治疗，使光波的穿透深度与强度受到一定限制，光的机械效应也相应减弱，但大光斑操作又明显提高了治疗效率，患者可在一次光照的不适感中获得较大面积的治疗。强光仪使用时多要求在体表保留一定长度的毛干，以增加能量交换的强度，并希望能通过蛋白的热传导作用使热经毛干作用到毛球深部。此外，多脉冲组合使用时，既要求其中单个脉冲的能量必须达到毛发组织破坏的最低阈值能量以上，又可使治疗在较高叠加能量的基础上减少患者的不适症状。但是，多脉冲模式的多个脉冲间隔时间可增加治疗中的冷却效果，也就增加了治疗效果的不确定性。

目前，用于脱毛治疗的光学设备均为脉冲激光或强脉冲光，常用的有：①可调脉宽长脉冲半导体激光脱毛机：波长800nm，皮肤色素吸收率与组织穿透深度均较适中。脉宽可达几十、几百甚至上千毫秒。半导体激光体积小，便于携带，采用能量密度15~40J/cm²脱毛，快速、高效、无须冷却，深受医师喜爱，是目前临床使用最多的脱毛设备。②可调脉宽长脉冲Nd:YAG激光器：波长1064nm，设备输出能量高，脉宽宽，有些机型可达几百毫秒，组织穿透深，皮肤黑色素吸收率相对稍低,临床常用于深大毛囊或肤色较深患者的脱毛。优点是设备成熟,性能稳定,光斑大,速度快,脱毛效果好,皮肤并发症少。缺点是黑色素对该波长激光的吸收率相对较低,故而所用激光照射能量通常要高于其他常用波长激光的照射能量,方能达到与800nm或755nm波长激光相同的吸收能量,因此皮肤出现痛感的概率增加,但无须麻醉。③可调脉宽长脉冲翠绿宝石激光器:波长755nm,脉宽可达几十毫秒,组织穿透深度适中,也是一款临床比较常用的激光脱毛设备。④脉冲红宝石激光:红宝石激光是最早发明并用于临床的激光器,波长694nm,脉宽可长达800μs。红宝石激光对黑色素有强吸收,配备蓝宝石冷却装置后可适用于各型皮肤。目前看,该设备的脉宽稍有不足,治疗部位一过性反应较重,不适合肤色较深人群的脱毛治疗。⑤强脉冲光:由于强脉冲光光源的设备特点,几乎所有的强光治疗机均带有脱毛手柄、多脉冲设计,透光晶状体常采用595nm、615nm或650nm波长滤光片,透过595nm、615nm或650～1200nm的宽光谱脉冲非相干光,能量密度可达50～60J/cm²,累计脉宽也可达几十毫秒,临床脱毛效果比较显著。有关脱毛治疗的具体设备与使用方法会在后面相关章节详细介绍,这里不再赘述。

激光与强光脱毛经过几年的实践经验积累,其神秘面纱逐渐揭开,从最初的一次绝毛、永久性脱毛向长久性脱毛的本来面目回归。随着光学技术的发展和治疗水平的不断提高,激光与强光脱毛已逐渐显示出取代其他脱毛方法的趋势,向更加安全、有效的方向发展。

二、激光与强光在血管性疾病中的应用

血管性皮肤病是整形美容外科、皮肤科的常见疾病,有多种病变可用激光治疗,如下肢静脉曲张、雷诺病、结节性红斑、海绵状血管瘤、鲜红斑痣等。本节主要初步介绍适用扩展性选择性光热作用理论进行激光治疗疾病的一般性理论、设备、方法,详细讲解请翻阅后面相关章节。

关于血管性疾病的分类,主要有两种方法。Virchow等根据病变的组织学特点,把血管性肿瘤分为血管瘤和淋巴管瘤,然后再分为单纯性、海绵状和蔓状。Mulliken等在分类血管性病变时,除考虑生理性和病理性特征外,又加入了血管性疾病的生物学行为。该分类方法将血管性疾病分为血管瘤和血管畸形。血管畸形出生时即存在,与身体成比例生长,终身存在;血管瘤多数出生时没有,出生后几周出现,第一年生长较快,以后速度逐渐减慢。血管瘤又可根据瘤体的深度分为毛细血管瘤(皮损位于真皮乳头层)、海绵状血管瘤(皮损位于真皮网状层的深部和(或)皮下脂肪层)、毛细海绵状血管瘤(皮损位于真皮乳头层、网状层和脂肪层)。因此,如果患者出生时即有皮损,且皮损的生长速度与身体其余部位一致,往往是血管畸形;而如果皮损在出生后出现,开始生长迅速,且体积增大快于周边正常身体部位的生长,就是典型的血管瘤表现了。

血管性皮肤病的治疗史较长,治疗方法也有多种,如冷冻、放射性核素贴敷、人工文身、放射治疗、硬化剂注射、类固醇注射、手术切除、氩离子激光、CO_2激光、Nd:YAG激光等,这些方法多因临床存在局限性、会在治疗区产生瘢痕、美容效果欠佳等原因而被逐渐淘汰。针对血管性皮肤病的临床治疗,目前尚缺少绝对安全、有效的治疗方法,一直作为疾病治疗难点存在于现实生活中。近年来,在美容外科与皮肤科,脉冲激光为临床治疗血管性皮肤病提供了一种相对有效的治疗手段,尽管仍然存在缺陷,但已成为一种主要治疗方法。

20世纪70年代,连续氩离子激光被用于皮肤血管性疾病的临床治疗,该激光输出波长主要有488nm和514nm,在氧合血红蛋白有强吸收。设备治疗功率1.0～1.2W,光斑直径1.0～2.0mm。若用该激光以5mm/s的速度扫描照射病变至皮损颜色微白,待治疗区水疱干燥、脱痂后,即可获得较好治疗效果。但连续氩离子激光产生的真皮浅层非特异性凝固坏死可使皮肤产生色素脱失、色素沉着与瘢痕,故目前临床已较少采用这种方法来治疗皮肤血管性病变。

1983年，Anderson提出了选择性光热理论，使脉冲激光有选择性地破坏病变血管、避免周围组织损伤成为可能。为实现选择性治疗皮肤血管性病变的目的，医师可选择在血红蛋白有强吸收，而在水和黑色素吸收率低的特定波长的脉冲激光照射病变血管，通过能量转化有目的地导致血红蛋白升温、凝固，继而引起血管内皮与血管壁蛋白的变性、凝固、坏死，逐渐纤维化，最终被机体吞噬系统吸收。而皮肤内对该波长激光低吸收率的水和黑色素，因吸收的激光能量少，能量转化产生的升温也就小，进而对皮肤蛋白产生的变性与坏死作用也就轻，从而最大限度地降低了皮肤组织的损伤，如果再同时配合使用皮肤冷却，就可安全实现既破坏病变血管又不损伤皮肤的目的。随着临床应用激光治疗皮肤血管性疾病经验的不断积累，以及对激光脉宽与临床组织效应间关系的认识的更加深入，最新提出的扩展的选择性光热作用理论（extended theory of selective photothermolysis）能更好地解释激光治疗皮肤血管性疾病时设备、组织与疾病间的相互协调关系，使临床疾病诊治进入了一个能够应用更完善理论支持的阶段。

根据选择性光热理论，应用激光技术治疗皮肤血管性疾病的靶物质是血红蛋白，在氧合血红蛋白的吸收光谱上有四个主要光吸收峰，分别位于可见光的蓝紫波段、黄绿波段（540nm和590nm附近）与近红外波段（800~1100nm）。因此，临床在使用光学设备治疗皮肤血管性疾病时，主要是围绕这几个吸收峰选择治疗用激光器。综合皮肤色素因素，临床常用设备主要有585nm或595nm波长脉冲染料激光、可调脉宽长脉冲1064nm Nd:YAG激光与倍频532nm激光、光动力疗法等，每种方法的临床使用各有特点，均可在相应适应病种获得一定的治疗效果，而且联合应用的治疗效果会更好。

影响临床皮肤血管性疾病治疗效果的因素比较复杂，常见的有：①激光器因素：包括波长、能量密度、脉宽、光斑大小等；②血管因素：包括血管口径、深度、管壁厚度、血流速度及血氧饱和度等；③皮肤因素：包括皮肤基础色素的深浅、病变浅层是否存在色素性病变、对光是否过敏等；④身体因素：是否患有肝脏或其他引起内分泌系统改变与波动的疾病；⑤环境因素：是否长期身处天气异常干燥或风沙的环境；⑥药物与其他因素：如是否服用过能导致皮肤对光敏感性提高的药物，是否外用含有酸性物质的换肤类化妆品等。除此之外，医师的疾病诊断水平、物理学知识基础的好坏、对设备参数的综合掌控与运用能力等，都会对疾病的最终治疗结果产生影响。由此可见，医师、激光、皮肤、血管是影响皮肤血管性疾病临床治疗的重要因素。

临床在使用激光器进行皮肤血管性疾病治疗时，除考虑血红蛋白的种类，即吸收峰与激光波长因素外，还要考虑激光的脉宽、能量密度与光斑直径，经验丰富的医师更要考虑逐次治疗后，病变因热变性导致的颜色变化对激光治疗波长选择的影响。首先，要注意病变的颜色即血红蛋白的特点。氧合血红蛋白对短波长激光（如532nm、585nm、595nm激光）的吸收率要大于长波长激光（如1064nm激光），去氧血红蛋白对长波长激光的吸收率要大于短波长激光，因此临床治疗皮肤血管性疾病并不支持一种激光器治疗所有病种的做法，最好能联合应用，取长补短。其次，要注意激光波长的选择，除吸收峰因素外，还与治疗深度有关。在可见光谱段，波长越长，激光组织穿透能力越强，故长波长适合治疗较深部位的血管病。但是，医师也应该清楚，脉冲激光的组织穿透能力有限，经皮应用时组织穿透深度不过几毫米，如果再考虑能量的皮肤有效穿透问题，实际治疗深度也就局限在了皮肤组织。再次，要注意病变血管的口径。血管口径的大小与组织的热弛豫时间有关，口径越大，热弛豫时间越长，激光能量使血管全口径均匀加热所需要的时间就越长，调整使用的激光脉宽就应越大。1986年，Gemert发现，治疗鲜红斑痣的脉宽应在2~10ms。1995年，Dierickx认为，使直径0.1mm到几个毫米的血管产生热损伤的理论脉宽值应在1~50ms。如果脉宽过短，当激光作用于血红蛋白时可产生爆破效应，造成血管破裂，产生出血与紫癜；反之，脉宽过宽，对血管周边组织的热损伤会加大，造成皮肤不必要的破坏。最后，要注意激光器光斑直径与能量密度的调节。设备在已调定输出功率和脉冲宽度的条件下，光斑直径越大，激光分布在单位面积上的能量越小，功率密度与能量密度也越小，此时增加脉冲宽度能增大能量密度，而所用能量密度的高低又与以往治疗经验和病变颜色即吸收率有直接的关系。当然，现代脉冲血管激光器临床使用范围的增加，还与计算机水平的提高、设备整体质量的提高、激光光束控制能力的提高、皮肤冷却水平与温度控制能力的提高有关，这些都要求临床医师在一个看似简单的皮肤血管性疾病的临床治疗中，表现出不简单的知识、技术水平。

自选择性光热理论提出后，最初生产出的脉冲染料激光波长为577nm，与氧合血红蛋白的一个吸收峰吻合，但因输出能量偏低，临床响应不大。此后，通过染料配方改进，生产商将输出波长增加至585nm，脉宽也增加到几百微秒，使激光在皮肤的吸收与穿透能力均获得加强，并于1985年获得美国FDA批准开始进入临床，1989年正式批量生产使用，成为皮肤血管性疾病的突破性治疗技术而获得迅速推广与临床应用。很快，585nm波长的脉冲染料激光在国际上成为治疗鲜红斑痣、血管瘤和毛细血管扩张的首选激光治疗设备。此后，针对585nm染料激光脉宽较窄，容易造成治疗部位出血、紫癜的问题，又有企业研制出595nm波长的脉冲染料激光，将激光输出脉宽调高到40ms，使皮肤血管性病变的治疗范围进一步拓宽，临床治疗效果进一步提高。近年，美国赛诺秀公司又通过调整染料配方，将585nm脉冲染料激光的脉宽也调高到40ms，并将长脉冲585nm激光与长脉冲1064nm固体激光整合到同一台设备，生产出包含两种长脉冲激光、专门用于治疗皮肤血管性病变的二合一激光设备，使治疗效率又获得提升。当前，单纯就市场销售的585nm或595nm波长脉冲染料激光而言，技术参数已非常接近。理论上讲，595nm波长激光比585nm波长激光的组织穿透性稍好，但氧合血红蛋白的吸收率却稍低，两种设备各有所长。因此，临床医师在选用染料激光器时，需根据个人使用设备的喜好与经验，对设备的各项参数进行细微比较，如场强分布的均匀程度、光斑大小、燃料罐的更换条件、冷却方式等加以选择。

可调脉宽倍频Nd:YAG（或KTP）激光是掺钕:钇铝石榴石（Nd:YAG）晶状体辐射的1064nm可调脉宽激光，经钾钛磷酸晶状体倍频后获得的532nm波长绿光，可被血红蛋白较强吸收。临床应用532nm波长Nd:YAG激光时，可根据血管的粗细选择脉宽，使激光在一定时间内持续释放能量，血管内血红蛋白能在全口径内均匀吸收光能，加热凝固，损伤血管壁。但532nm波长激光的组织穿透深度稍浅，可能会影响该波长激光的最终治疗效果。有作者认为，随着高功率绿光发射技术的出现，532nm波长绿光的持续发射能力获得改善，在对组织照射过程中，能有效抵抗组织穿透过程中发生的能量消耗，增加激光能量的有效穿透深度，使高功率脉冲532nm波长激光的组织穿透接近脉冲染料激光。若果真如此，势必引起设备市场的一次地震，具体细节有待深入研究。

可调脉宽1064nm波长Nd:YAG激光是目前临床治疗皮肤血管性疾病的重要激光器之一，其脉宽可达500ms，能量密度达到300J/cm^{2}以上，对位置较深、口径较粗大的网状静脉有较好疗效。在治疗偏动脉型皮肤血管性病变时，由于氧合血红蛋白对1064nm波长激光的吸收率远低于585nm波长激光，因此必须提高能量密度输出来补偿因吸收率下降导致的能量需求，这就需要设备拥有良好的冷却能力。另外，治疗部位也可能因激光高能量密度作用导致皮肤出现风团等即刻反应。

光动力学治疗也称光化学治疗，是皮肤血管性疾病不可缺少的另一重要治疗方法，在鲜红斑痣的临床治疗中获得了良好疗效。光动力学治疗的方法是，首先将光敏物质注入血循环，一段时间后，光敏剂在病变血管内蓄积，此时选用具有与该光敏物质的发射光谱相对应波长的激光照射靶组织，被组织吸收的光子在光敏物质的参与下产生一系列光生理与光化学作用，导致靶组织中的酶失活、细胞破坏，进而达到破坏微小血管的目的。应用于光动力疗法的光源有多种，可分非相干光和激光两类。早期治疗时常选择非相干光，如卤素灯、汞弧灯、氙弧灯、冷荧光灯等，可以获得一定疗效，但非相干光（普通光）在经过滤光装置后，光能损失较大，强度迅速衰减，效率不高。因此，除非对面积过大的肢体鲜红斑痣，一般光动力治疗的光源应首选激光。临床可选择的激光包括染料激光、铜蒸气激光、金蒸气激光、氦氖激光、氩离子激光等。值得一提的是，或许由于国外激光技术的高度发展，对鲜红斑痣的光动力治疗与研究远落后于国内，因此国内有相当丰富的临床资料与经验可供借鉴。

通过激光与强光治疗的典型血管性疾病有：

（一）鲜红斑痣

鲜红斑痣俗称"红胎记"，是一种良性、先天性毛细血管扩张畸形。鲜红斑痣的发病率约为 0.3%，病变皮肤或黏膜表现为鲜红色、暗红色或紫红色斑片，压迫退色，大小、形状、数量不定，边缘与正常皮肤分界清晰。一般不高出皮肤表面，病变内可有结节或疣状物生长。

鲜红斑痣好发于面颈部，右侧多见，占 70%～80%，偶尔也可散发到半身，甚至身体两侧。本病常在出生后不久出现，啼哭、咳嗽等使颜色加深，睡眠时变浅。随着年龄的增长，病灶颜色逐渐加深、变红、变紫、增厚，甚至出现结节，面积多随身体生长成比例增大，终身不消退，无自觉症状。病理检查可见真皮内存在畸形的毛细血管团，畸形血管随年龄增长可能出现不同程度扩张。

脉冲染料激光是目前临床治疗鲜红斑痣最常用激光，585nm 或 595nm 波长激光能被氧合血红蛋白很好吸收，选择性地破坏血管。以往 585nm 波长脉冲染料激光的脉宽较窄，治疗时容易出现血管爆裂、出血、紫癜等现象；而 595nm 波长脉冲染料激光如 Candela V-Beam 和 Cynosure V-Star 很好地解决了脉宽问题，将其增加到 0.45～40ms 可调，使上述并发症几乎消失。另外，由于脉宽增加，同时穿透深度也加大，疗效明显提高了。有作者统计，经 4 次治疗，可达到 75% 的治愈率。近年，585nm 波长脉冲染料激光的脉宽也提高到 40ms，需要临床对其临床效果进行重新评价。

可调脉宽倍频 Nd:YAG（或 KTP）激光与可调脉宽 1064nm 波长 Nd:YAG 激光是目前临床治疗鲜红斑痣的另两种常用激光，均能获得满意疗效。532nm 倍频激光血红蛋白吸收率高，应用较低能量密度即可获得治疗效果，但其波长短，组织穿透深度浅，皮肤黑色素对该激光也有较强吸收，这些特点限制了 532nm 激光治疗时最大能量的使用，当临床治疗效果不满意或治疗速度慢或病变位置较深时，医师会不自觉地提高治疗能量，这样会加重组织损伤的程度，增大瘢痕形成的可能性。可调脉宽 1064nm 波长 Nd:YAG 激光在治疗鲜红斑痣方面的疗效依然十分出色，只是由于该激光波长较长，组织穿透深，黑色素吸收率低，因此对较深的病损效果较好，特别是对去氧血红蛋白含量丰富的鲜红斑痣能产生突出的治疗效果。上述两种激光治疗鲜红斑痣时，临床剂量选择应以激光辐射后治疗区血管由鲜红变成暗红为能量适度，表明治疗区血管内血红蛋白已全口径凝固。临床治疗一般不需外用麻醉，如果患者特别敏感必须使用表面麻醉剂时要特别留心麻醉剂成分，若麻醉剂内掺有能使血管收缩的药物成分，使用后会导致血管内血红蛋白含量下降，将影响靶组织对激光的吸收，此时最好不用。

（二）单纯血管瘤

单纯血管瘤又名毛细血管瘤或草莓状血管瘤，病变多在患儿生后数月显现并逐渐增大，在患儿 1 岁左右生长达到极限。相当数量病变在患儿 6 岁前部分或全部消退。单纯血管瘤临床表现为一个或数个鲜红色、柔软而分叶状的肿瘤，边界清楚，压之不易退色。好发于面、颈、头皮和躯干等处，病灶下方常同时伴有海绵状血管瘤。

临床对于生长慢、体积小的单纯性血管瘤不要急于治疗，应观察至 6 岁以后，看其能否自行消退。对发展快、位于特殊部位无自行消退可能的患者,要及时治疗。针对单纯性血管瘤,激光治疗是一种有效方法,可以采用的激光有多种。以往常有使用连续 Nd:YAG 激光、Ho:YAG 激光、CO_2 激光进行治疗的报道,通常应用小能量,将血管瘤稍加凝固,但这种方法易产生瘢痕,对面积较小的病变尚可一用,面积较大的病变应当避免。目前这种方法在较低级别医院仍在使用。当前国际、国内治疗单纯性血管瘤的常见激光器主要是包括可变脉宽的 Nd:YAG 倍频 532nm 激光、Nd:YAG 激光、585nm 与 595nm 波长染料激光等,临床使用原理与方法和鲜红斑痣基本相似。但因单纯性血管瘤相对鲜红斑痣而言,血管成分更多偏于静脉,颜色更深,病变解剖位置也较深,甚至与海绵状血管瘤混杂成一体,因此临床使用激光时,波长较长的可调脉宽激光器的治疗效果更好。

(三)面部毛细血管扩张

面部毛细血管扩张是指面部毛细血管与小血管的持续性扩张,临床比较常见,多发生于中青年女性,病因复杂,与遗传、内分泌疾病、日晒(紫外线)、使用某些化妆品或药物等有关。病灶血管一般比较细小,直径在 0.1mm 至几毫米之间,临床表现为红色或橙红色的点、线以及树枝样或网状扩张,对应局部皮肤充血,重者可出现红色或紫红色类斑样改变。患者常伴有面部潮热,似羞涩充血状,甚至出现皮肤瘙痒、干燥、皲裂、过敏等症状,并因遇冷热气温变化、日晒、酗酒、外用药刺激等因素而加重,无法自愈或通过药物治愈。症状轻者影响美观,重者因难以自控的面部症状与感觉诱发心理障碍,产生社交恐惧。目前尚无面部毛细血管扩张对机体功能产生影响的文献报道。

面部毛细血管扩张的临床治疗经常伴随着美容的客观要求,是时代进步的产物。最初采用的治疗手段主要有化学剥脱、液氮冷冻、电解和 CO_2 激光汽化等,由于这些方法都是通过首先破坏皮肤,然后再达到损伤、去除病变血管的目的,因此临床效果多不满意,治疗部位皮肤经常遗留创伤性瘢痕及其他并发症。因大部分患者对治疗面部毛细血管扩张的要求高于一般疾病的治疗,在消除病变的同时还要无痛、无创,甚至解除心理障碍,因此,该疾病的临床治疗任务相当艰巨,稍有不慎就会引发纠纷。理想的治疗必须达到如下两个目的:①彻底清除扩张外显的血管;②不损伤周围组织,不长期遗留影响患者生活、工作甚至精神状态的并发症。目前临床治疗面部毛细血管扩张多选择 585nm 或 595nm 脉冲染料激光,其次是可调脉宽的 Nd:YAG 激光,然后是倍频 532nm 的 KTP 激光。

事实上,在血红蛋白吸收曲线所涵盖的光谱范围内,可以有无数种波长脉冲激光用于皮肤血管性疾病的治疗,并非必须局限在几个吸收峰的峰值上。利用吸收峰寻找治疗激光的波长,可以使局部谱段的光吸收率最大,能够最大限度地使较低输出功率的激光被病变最大限度吸收,以顺利完成治疗任务。历史上成功与失败的例子有很多,例如 577nm 染料与半导体激光尽管波长处在吸收峰上,但因输出功率太低,至今未实现临床的大范围应用;而像长脉冲 755nm 翠绿宝石激光、长脉冲 900nm 左右半导体激光等,辅以适宜的制冷等设备,完全可以用于皮肤血管性病变的治疗。如果考虑到皮肤因素、色素吸收因素、激光器制作因素等,临床可供选择的激光器大幅减少。

目前,在整形美容外科和皮肤科常用于治疗皮肤血管性疾病的脉冲激光或强脉冲光有:①可调脉宽 532nm 的 KTP 激光;②可调脉宽的脉冲染料激光:是临床治疗血管性病变最常用设备,可通过调整染料的组分调整输出激光的波长;③长脉冲翠绿宝石激光:激光理论穿透深度 2~3mm,可有效治疗中等大小的下肢静脉病变;④长脉冲 1064nm 波长 Nd:YAG 激光:是目前临床用于治疗皮肤血管性疾病的激光中波长最长的脉冲激光,由于皮肤色素对该波长激光吸收率低,因此常用于肤色较深的患者;⑤强脉冲光:由于强脉冲光光源的设备特点,几乎所有的强光治疗机均可带有血管性疾病治疗手柄、多脉冲设计,透光晶状体常采用 580nm、590nm、650nm 滤光镀膜,透过 580nm、590nm 或 650~1200nm 的宽光谱脉冲非相干光,临床治疗皮肤血管性病变有一定疗效。

第六节　点阵性光热作用

20世纪80年代，选择性光热理论为脉冲激光在现代美容外科与皮肤科的临床应用奠定了理论基础。进入90年代，扫描器作为激光器重要辅助配件应用到临床，使以水为主要吸收靶基的汽化型激光克服了以往在大面积皮肤上使用无法均匀地作用于皮肤、无法保障创面均匀愈合的缺陷，激光作用后创面能够均匀汽化、控制深度、无瘢痕愈合，产生了符合美容特色的创面愈合特点，创立了激光表皮汽化重建治疗与剥脱性激光美容嫩肤技术。剥脱性美容嫩肤技术具有治疗效果明显的巨大优势，同时也有创伤大、需要恢复时间、易形成瘢痕、有色人种有色素增生风险等问题，遇到一定的应用阻力。

此后，以水为主要靶基、光子能量较低、组织吸收后主要表现为吸收生热的红外激光开始以大光斑和非汽化的嫩肤、除皱为特点出现在临床。这种非剥脱性美容嫩肤技术具有无创、治疗后无须长时间休息、瘢痕与色素增生风险也较小的特点，但治疗效果与剥脱性治疗相差甚远。为增加非剥脱性激光嫩肤治疗时照射在组织上的能量，提高治疗效果，同时又避免剥脱性激光治疗的不良反应，2003年Huzaira M.等提出局灶性光热作用（fractional photothermolysis，FP）理论，随后出现了据此理论设计的非剥脱性点阵激光Fraxel SR（美国Reliant公司）。2007年后，多种具有较高水吸收率的汽化型剥脱性点阵激光逐渐应用到临床，开启了点阵激光临床治疗皮肤病变的研究与使用热潮，使用范围也从单纯嫩肤、除皱拓展到瘢痕、色素、血管瘤、经皮给药等多个领域，将激光物理能量应用与皮肤愈合机制联系在一起，为激光临床应用提供了崭新的领域。

一、点阵性光热作用原理

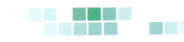

激光的生物效应是由多种因素相互作用的结果，既与激光性能有关，又与生物组织的结构性质与特点有关，还与激光的作用方式等有关。激光作为一种物理能量，照射生物组织被吸收后可使组织温度升高，产生光热效应。

红外激光照射生物组织时，主要靶基是组织内的水。由于红外光子的能量小，被水分子吸收后不足以产生电子能级跃迁，只能转变为水分子的转动能和振动能，以增强水分子的热运动，使被照射部位的温度升高。激光对组织的热作用和组织温度升高的程度与激光照射的能量成正比，激光照射能量增加将导致被照射组织温度升高。水温增高会引起皮肤温度增加，随之引起皮肤软组织的一系列变化，如45℃以下会导致皮肤出现充血、红斑，70℃以上会引起皮肤蛋白凝固、坏死，100℃时产生沸腾，300～400℃时出现皮肤炭化，500℃以上可引起皮肤燃烧，1000℃以上则皮肤直接汽化。

红外激光照射组织后可以穿透表皮到达真皮，在真皮的蛋白组织中不断反射、折射，最终弥散吸收，完成能量转化过程，导致皮温升高。红外激光中，部分水吸收率较高，在水分子有强吸收，可引起含水组织温度急剧升高，一旦激光能量达到阈值，就能直接引起组织汽化，在激光能量所经通路产生汽化损伤，这类激光成为汽化型激光，临床使用其完成汽化型治疗，典型激光器有超脉冲CO_2激光和铒激光；部分红外激光的水吸收率相对较低（如波长1000～1600nm激光），在低频脉冲制式下属于非汽化型激光，作用到组织内水分子后，在激光可控能量条件下，温度升高适度，不足以产生沸腾、燃烧和汽化反应，临床可利用这种温度升高刺激真皮胶原蛋白收缩，并产生适度变性，进而诱导真皮胶原组织产生再生反应，达到增加真皮胶原密度、提高保水性、产生皮肤质量年轻化的效果,这是皮肤激光嫩肤治疗的基本原理。如果使用汽化型激光,水吸收率极高的(如铒激光)会产生表皮汽化重建效果,水吸收率低些的(如超脉冲CO_2激光)会产生表皮汽化重建与真皮收缩的双重效果。如果使用非汽化型激光,水吸收率更低,就会使真皮胶原收缩、增生,达到嫩肤的效果。

皮肤组织损伤后,周边正常组织发生炎症反应,出现炎症细胞浸润、蛋白渗出等一系列变化,激发创伤愈合反应与组织修复过程。当创面较大时,创伤炎症反应与愈合过程就会发生延迟,创面修复时间延长,瘢痕组织生成,最终形成瘢痕愈合,创面遗留明显瘢痕。当皮肤损伤缩小后,创伤周围正常组织之间的距离就会缩小,炎症反应、蛋白渗出、瘢痕愈合的时间就会缩短。当创伤微小到一定程度,周围正常角质细胞的爬行时间就会明显缩短,创面愈合速度更快,使炎症反应减轻,胶原表达增加,皮肤收紧,皮肤全层发生重塑和重建。

由此可见,应用在组织内水有强吸收的激光,将光束直径调到小于几百微米后,在一定的能量密度作用下,激光能量能作用到表皮与真皮,产生吸收热,造成柱状微小损伤或称局部微小损伤灶,此损伤灶或因激光的水吸收率高造成了组织汽化柱,或因激光的水吸收率相对偏低造成了组织热变性柱,创伤诱发机体炎症修复过程,由于该损伤灶过于微小,创伤愈合速度快,炎症反应轻,使皮肤修复反应表现出皮肤全层的重塑与重建特性,因此达到了除皱与嫩肤的目的。此作用原理被称为局灶性光热作用原理或点阵性光热作用原理。

二、点阵激光治疗机制

汽化型点阵激光出现后,以往一些手术刀类的汽化型高功率激光在手术后产生的创面愈合机制与临床表现令以往形成的创面愈合的常识性概念发生了变化,创面炎症反应轻了,愈合时间短了,术后产生的瘢痕少了,甚至还专门用于瘢痕治疗,甚至有人认为点阵激光是一种新型激光器,无限夸大它的作用,例如认为使用点阵激光治疗瘢痕会获得正常皮肤愈合的结果等。

应该看到,点阵方法治疗用激光器与传统同类激光器相比,理论上激光输出功率应该更高(或微光束的能量更高),光束聚焦能力更强。但是,点阵分光器或扫描器仅仅是激光手具上的一个配件,如果不考虑使用目的与效果,任何一台激光设备上均可安放和使用,点阵配件本身并未改变所用激光器辐射出的激光的物理性能,因此也就无法改变激光对组织的损伤机制。与传统激光与组织作用后的临床特点不同的是,点阵激光使用后在皮肤组织上形成的损伤灶比较微小,创面修复的炎症反应轻,愈合时间短,使周边正常角质细胞快速爬行填充与覆盖创面成为可能,最大限度地激发了皮肤再生与重塑功能,使微损伤灶能在无瘢痕或极微小瘢痕状态下愈合,临床能够获得比应用传统光束激光治疗更满意的美容效果,这是一种结合了激光设备和配件升级的技术进步与充分利用皮肤最佳愈合功能的双赢的结果。

点阵激光在临床使用时,有在光路末端安装使用分光器或扫描器两种光照方式。前者将高功率原光束分割成许多细小光束,同时照射在靶部位的皮肤上,同时产生多个微损伤灶;后者使用扫描振镜将聚焦后的一路微细激光束,按一定方式或图形逐点照射在靶部位的皮肤上,最终形成多个微损伤灶。在激光波长、微光束峰值功率、光斑直径、光束质量等物理元素相同的条件下,两种方法产生的微损伤灶的深浅、粗细等组织效应相同,每个微损伤灶周边都需要有正常组织包绕,最终的愈合过程与结果也相同。

点阵激光辐射出的微小光束作用于皮肤后,可产生阵列样排列的微小热损伤区或称微治疗区(MTZ),呈柱状三维立体结构,通常直径为 $100\sim500\mu m$,深度可达数千微米,每个微治疗区周围都残留正常组织,并随阵列的密度变化而影响各损伤灶间的正常组织厚度。

影响点阵激光治疗与临床使用的参数有以下几个方面：①激光方面：激光的波长、功率、脉宽、微光束直径等；②组织方面：含水量与水吸收率、硬度、光洁度、组织结构特点（如皮肤或瘢痕）、厚度等；③辅助因素：冷却方法、麻醉等。

常用参数的选择与临床意义如下：

（一）激光的波长

激光波长的选择与靶组织对光的吸收特点有关，如用点阵激光治疗血管性病变，靶组织为血红蛋白，所用激光波长主要选择在血红蛋白有强吸收的长脉冲高功率532nm绿激光；对皮肤进行嫩肤、除皱与瘢痕治疗用的点阵激光，吸收靶组织主要是水，因此激光波长主要选在水吸收率较高的红外激光。水对激光的吸收率基本上随波长增加而增大，其间也有交错，由弱到强的顺序大概是1064nm→1320nm→1550nm→1540nm→1440nm→2000nm→2100nm→10600nm→2790nm→2940nm。在这类激光中，水对波长为1064nm的Nd:YAG激光吸收率最低，因此组织穿透最深，汽化能力最差，凝固带最厚。由于该波长激光可以同时被黑色素和血红蛋白吸收，因此临床使用效果比较复杂，更多用于脱毛、去色素等目的，在点阵激光嫩肤方面相对使用较少。尽管1320nm与1440nm激光均可分别由Nd:YAG晶状体辐射产生，但水吸收率比1064nm激光各增加了1个和2个数量级，即几十倍和上百倍，两者的连续或高频脉冲、高功率激光的组织汽化效率远高于1064nm激光。受水屏障作用影响，在相同剂量条件下，1320nm、1440nm激光与1064nm激光相比，组织汽化量增加，穿透深度却变浅，凝固带厚度也变薄，而它们的相对低频脉冲或低功率激光则更多表现为组织对激光能量的吸收、热刺激，甚至热变性。1540nm铒玻璃激光与1550nm半导体激光的水吸收率介于1320nm与1440nmNd:YAG激光之间，组织效应的强度也处在中间位置。2000nm铥激光、2100nm钬激光的水吸收率远高于上述几种激光，组织汽化效应好，凝固带厚度适中，可产生止血效果，但设备制作成本高，因此其高功率激光主要用于骨科、泌尿科手术，完成手术中的汽化、切割、止血目的。10600nm波长的CO_2激光水吸收率高，组织汽化性能优异，其凝固带厚度尚能实现小血管的止血效果，是临床汽化型激光的主要产品，但也因水吸收率高，组织水分消耗了激光能量，使其组织穿透能力减弱，因此在美容领域多使用高功率的超脉冲激光以增加组织穿透能力，提高汽化效率，减少坏死组织残留，改善组织愈合状态，提高手术效果。2940nm波长的铒激光水吸收率最高，因此组织汽化能量最强，穿透能力最差，穿透深度最浅，凝固带厚度最薄，临床多用其完成组织表层汽化。2790nm波长激光水吸收率介于上述两种波长激光之间，产品较新，具体临床效果尚有待实践与观察。

通过上述分析可以看出，水吸收率的大小对不同波长激光的组织效应有至关重要的影响，吸收率低，组织汽化能力弱，激光穿透组织深，凝固带厚，激光能量更多表现为吸收、升温效果好，真皮胶原收缩相对明显，但是，能量吸收转化过度也更容易产生蛋白热变性与凝固坏死；水吸收率高的激光，组织汽化能力强，激光穿透组织浅，凝固带薄，组织反应更多表现为汽化损伤，水吸收率越高，组织升温效果越差，真皮胶原收缩越不明显，使得铒激光在临床治疗时几乎没有止血作用。临床主要应用1000~1600nm波长激光进行非剥脱点阵治疗，应用2000nm波长以上激光进行剥脱点阵治疗。

（二）激光的微光束直径

点阵激光的微光束直径通常位于100~500μm，按设计图形与一定密度的微光束光点构成点阵激光的光斑。激光微光束的直径大小主要影响微治疗区的愈合状况，直径过大，创伤愈合炎症反应加重，愈合期延长，瘢痕愈合概率增大；直径过小，治疗面积小，组织创伤与刺激不足，不能产生治疗效果。由于激光波长较多，激光输出模式不尽相同，组织效应特点也比较复杂，目前尚缺乏激光最佳微光束直径的全面、权威研究报告。针对某一波长激光,在输出功率一定条件下,由于单位时间的组织汽化量相对固定,因此微光束直径的大小与组织穿透深度存在一定的变量关系。

(三)功率密度与能量密度

使用激光器进行临床治疗,功率与能量、功率密度与能量密度是最重要的剂量参数,前者主要用于连续激光,后者主要用于脉宽明确的脉冲激光。激光参数不同,激光产生的组织效应也不同。水吸收激光由于存在吸收率的差异,各种激光器在相同组织含水量条件下,水吸收率低的激光,产生组织汽化所需要的能量最低阈值高;反之,水吸收率高的激光,产生组织汽化所需要的能量最低阈值低。激光应用阈值以下的功率或能量照射组织,更多表现为能量吸收,实现热升温;应用阈值以上的功率或能量照射组织,更多表现为组织汽化。当然,在激光输出功率一定的条件下,照射时间越长,即使用能量越大,所影响的升温效果越好,如果达到汽化阈值,组织汽化量越多,打孔深度越深。

(四)脉宽的选择

尽管多种点阵激光在出厂时就对输出激光的脉宽进行了固化设定,无须临床医师使用时再作进一步调整,但使用者应该明白,激光脉冲宽度是脉冲激光的最重要参数之一,在相同输出功率的条件下,脉宽的长短会从设备自身、输出能量、组织效应与辅助配件等多个方面对治疗产生影响。从临床角度简单描述,脉宽能直接影响峰值功率的高低、脉冲能量与能量密度的大小、组织汽化与凝固的状态,以及其他组织效应的微小改变。首先,脉宽越窄,激光峰值功率越高,可参照调Q激光、长脉冲激光和超脉冲激光的技术参数,仔细分辨其中脉宽参数的不同。在非剥脱性激光,脉宽主要影响激光对组织的持续加热能力;在剥脱性激光,脉宽主要影响激光对组织的汽化能力与速度。其次,脉宽影响激光的能量与能量密度,这由功和功率的关系决定,在设备输出功率不变的前提下,脉宽越宽,意味着每脉冲在组织上施加的能量越多,可能产生的热效应越强,或单位时间汽化的组织量越多。再次,脉宽的长短还与组织的持续加热程度与范围有关。红外激光的靶组织是水,但作用基础是含水组织块,当激光脉宽过窄时,组织内水快速升温,水快速汽化产生的气泡与二次压强使被作用组织与正常组织分离,产生汽化、切割的组织效应。当脉宽增大到一定程度,峰值功率下降,功率位于组织汽化阈值以上时,激光能产生切割效果,但会随着脉宽的增加,汽化效率下降;功率位于组织汽化阈值以下时,就会使激光能量仅表现为组织吸收,产生热刺激、热变性和热凝固等组织效应。临床医师在使用普通脉冲CO_2激光治疗皮肤肿物时一定会利用脉宽调整,获得这方面的临床治疗经验。而且,点阵激光也充分利用了这种功率与脉宽的调节关系,例如铒激光,传统概念认为水吸收率太高,照射皮肤组织只能产生汽化,不会发生止血效果;最新点阵铒激光在激光脉冲输出过程中,利用了脉宽与能量的调整关系,将高功率、窄脉宽脉冲与汽化阈值以下功率的宽脉宽脉冲组合成高频脉冲串一并输出,在组织汽化后快速实现非汽化的热吸收、热凝固过程,增加组织凝固带厚度,同时实现汽化与止血过程,进而完成钻孔打洞的功能。

点阵激光在整形美容外科和皮肤科主要被用于治疗皮肤老化与皱纹、瘢痕(尤其是痤疮瘢痕)、色斑、真皮血管性疾病等。近年,随着利用点阵激光打孔给药功能研究的开展,其临床作用也由最初的直接治疗功能向辅助治疗功能方面扩展。

皮肤或病变组织被点阵激光的微光束照射后,可产生多个按一定规律排列的微损伤灶或微治疗区(MTZ),单个损伤灶呈三维立体微柱状结构,周围包绕损伤灶间残存的正常组织。

2006年,Laubach等在研究非剥脱性点阵激光使用后的皮肤病理变化时发现,治疗后1h,皮肤上即可观察到深达真皮的微损伤灶,其表皮角质层完整,但表皮下层却可出现组织分离与裂隙,灶内有被破坏的血管。1天后,灶内发生轻微炎症反应,可在基底膜裂隙和真皮均质化区域上方覆盖微小表皮坏死碎屑（microepidermal necrotic debris，MENDs），组织学研究表明，上述碎屑来源于表皮和真皮，含有黑色素成分，可导致黑色素从表皮清除，同时在微损伤灶周围的表皮内出现了散在的不良角化细胞，真皮发生微弱炎性反应。3天后，皮肤出现脱屑。5天后，碎屑出现在角质层内，表皮下裂隙消失。7天后，碎屑在真皮内仍有存在，但表皮层的已开始脱落，组织炎性反应更轻，微损伤灶周围组织Ⅲ型胶原表达增加，表皮外观健康，表皮厚度正常至轻度增厚，表皮突形态正常，无角化不良或裂隙。治疗后3个月，与对照部位相比，真皮浅层内黏蛋白含量增加，新生胶原致表皮突结构加强，皮肤质地获得改善。笔者认为，上述试验结果为我们提供了几点信息：①热效应可能导致微损伤灶内产生了组织变性、凝固，因此发生血管损伤。此种病理改变导致损伤灶内与周边正常组织的炎症反应，但反应程度较轻。②试验组织未发生表皮汽化反应，说明所用激光功率设定位于组织汽化阈值以下，或因仍然存在相对较高的功率与较窄的激光脉宽，或因激光经光纤传输后仍然存在微小焦点，使一定深度部位的水在加热过程中产生了微弱的气泡与二次压强反应，因此在组织结构相对薄弱的表真皮连接部位造成了组织分离，形成裂隙。这种组织间裂隙在脱毛等非剥脱性脉冲激光的不同剂量组合的临床试验组织切片上经常可以看到，与剂量使用条件有关。至于此裂隙上存在的微小表皮坏死碎屑是非剥脱性点阵激光治疗的必需程序，抑或只与所用激光的治疗参数设定有关，还有待根据系统试验观察进一步研究和分析。③尽管非剥脱性点阵治疗的临床使用激光多为红外激光，吸收的靶组织是水，对色素的选择性吸收特性不强，但在微损伤通道内的黑色素可因非选择性热效应与变性皮肤组织一并去除。④微损伤灶周围组织的胶原表达增加，可导致一段时间内治疗区真皮蛋白含量增加、皮肤质量改善。

2007年，Hantash等在研究剥脱性CO_2点阵激光的病理切片时发现，损伤即刻，微损伤灶中央为汽化区，深达真皮，周边为凝固带，凝固带内胶原构型的收紧产生皮肤微小收缩，多中心收缩产生肉眼所见的皮肤收紧。2天后，微损伤灶完全被内陷的表皮细胞取代，微表皮坏死碎屑位于角质层。7天后，碎屑大部分脱落，真皮内梭形细胞数量显著增加，成纤维细胞增多。治疗后1个月，微表皮坏死皮屑被正常角质层取代，表皮内陷显著退化，梭形细胞凝固带内与周边均增多，使真皮的重塑范围远超出微损伤区。治疗后3个月，MTZ消失。上述试验并结合其他试验报告可为我们提供如下信息：①汽化型激光进行剥脱性点阵激光治疗时，皮肤与病变组织如瘢痕、色素、血管可以随微损伤灶内组织一并汽化；②汽化区内可残存不同程度的炭化组织，超脉冲激光的光斑质量与峰值功率越高，形成和遗留的焦痂越少；③汽化区周边的凝固区可产生止血效果；④凝固区及其周边组织是蛋白凝固收缩与再生的主要场所；⑤汽化区可通过表皮内陷覆盖，实现表皮再生与真皮重塑；⑥点阵激光治疗瘢痕，一方面汽化效应可以有效减少瘢痕组织的体积，另一方面热效益可导致凝固带病理性胶原的重排与再生。这些提示可以基本解释临床应用剥脱性点阵激光进行治疗的机制，细节有待进一步研究。

理论上，由于各种激光器均可通过提高激光输出质量、安装控制软件和配件实现点阵模式输出激光，因此能够经过改造被叫做点阵激光的有很多。但实际上，或许点阵激光面世的时间尚短，能调制出高质量激光、具有实际使用效果的点阵激光器只有几种。相信随着时间的推移，激光制作水平的不断提高，不断会有新的激光器加入到能够真正用于临床并产生实际治疗效果的点阵激光队伍中来。目前，整形美容外科和皮肤科常用点阵激光器包括：①用于嫩肤、瘢痕治疗等目的的非剥脱性点阵激光：有多种红外激光，如1320nm和1440nm的Nd:YAG激光、1540nm的铒玻璃激光、1550nm的半导体激光等；②用于除皱、瘢痕治疗等目的的剥脱性点阵激光：同样有多种，如10600nm的超脉冲CO_2激光、2940nm或2790nm的铒激光等；③用于其他治疗目的的点阵激光：如高功率532nm点阵激光等。需要再次说明的是，激光的临床作用与输出方式、剂量参数等的设置与组合使用有关,剥脱与非剥脱是一个相对的概念,在一定条件下可以相互转换。例如1550nm波长的点阵激光,临床目前采用15～20mJ/微光束治疗时,组织反应是非剥脱的,但微光束能量再增大,就会逐渐出现表皮汽化。同样道理,铒点阵激光是典型的汽化型激光,产生剥脱性组织反应,但如果将激光输出能量逐渐降低到组织汽化阈值以下,则组织效应又会呈现出非剥脱特点。

综上所述,传统激光器在临床使用时,通常只考虑激光输出方式与组织吸收特点,治疗时形成的创伤面积与疾病的大小有关,对治疗后创伤的愈合结果相对考虑较少,通常局限在能否自身愈合、是否遗留瘢痕等。而点阵技术出现后,作为一种激光器的新的使用形式,无创或微创愈合成为其设计出发点,微光束的直径大小与被治疗组织的皮肤愈合机制有关,激光能量照射面积已不再拘泥于原始疾病的大小,激光治疗区域可以覆盖病变,但实际治疗面积却只占病变面积的百分之几,实现了激光物理性能与皮肤愈合机制的有机结合,为我们揭示的挑战不仅只是传统激光器的改进与创新,还包含对疾病状态下皮肤愈合机制研究的再深入等一系列问题,是激光临床应用历史上的又一次进步。同时,我们也应该看到,由于应用点阵激光治疗时,激光实际治疗面积的大小远远小于原始病变的面积,因此其可治疗的疾病种类就会与传统激光器的适应证存在较大区别,临床医师应该在使用前本着职业道德进行仔细甄别,反复实践,形成有效的治疗方案。点阵激光临床应用时间较短,需要在今后的研究中不断优化治疗参数,在临床治疗中发挥更大的作用。

第七节　光动力作用

1900年,Raab发现低浓度吖啶橙(acridine orange)染料中的草履虫在无光照环境下能够存活,接受光照后就会被杀死,因此认定光线中存在能被吖啶橙吸收的成分。进一步试验分析发现,如果将草履虫与光源分开放置,并在两者间充填更浓的吖啶橙染料,光能透过染料照射到草履虫所在溶液,此时即便光照再强,且能够透过吖啶橙染料溶液照射到草履虫上,草履虫也能成活。试验说明,吖啶橙染料在吸收光后产生了一种有毒产物,此物质能杀灭草履虫。1904年,Tappeiner在大量研究的基础上,提出了光动力作用(photodynamic action)概念,认为某些生物染料在特定波长光的照射下,能产生一系列化学反应,这些化学反应的中间产物具有能量转化作用,能对靶组织产生破坏。此后,科学家对光动力作用进行了大量研究,发现了吖啶橙、亚甲蓝、荧光素钠等400多种具有光敏特性、能够促使光与生物组织产生光敏作用的光敏剂。直到Lipson研制出血卟啉衍生物(hematoporphyrin derivative,HpD),才因其具有良好的光敏特性和病变组织内能长时间潴留的特点而开始临床大范围使用,并将光动力作用广泛应用到肿瘤治疗。

进入20世纪70年代,激光与光纤技术的进步带来了光动力作用临床应用的大发展。激光以单色性好、亮度高、方向性与穿透性佳等特点,被迅速、广泛地应用到光动力治疗中。激光使光敏剂,特别是在肿瘤组织内具有良好吸收的HpD更容易被激发出荧光,诱发光动力反应。光导纤维的出现与应用,适时地使激光能够借助纤维胃镜、乙状结肠镜、支气管镜等工具被引导进入消化道、呼吸道、泌尿道、心血管等腔内,实现了腔内器官的无创治疗。与此同时,由于不同病变组织吸收光敏剂后,可在激光诱发的光敏反应中呈现出不同的荧光特性,并能利用特殊技术通过光导纤维将这些荧光特性传输到体外,经放大用于成像或光谱分析,从而开展腔内病变尤其是肿瘤的诊断,由此将光动力作用发展成集临床诊断与治疗为一体的激光光动力疗法(photodynamic therapy,PDT)。激光光动力疗法就是利用机体在接受光敏剂后的一段时间内,光敏剂可以较高浓度存留在肿瘤、血管等特定组织内,此时以特定波长的激光照射该特定部位,光敏剂就会发生光化学反应,将光能转化为化学能,在有氧条件下产生单态氧或自由基,与肿瘤组织和细胞内的多种生物大分子发生作用,引起功能障碍和结构损伤,最终导致特定细胞损伤或死亡,从而达到治疗目的。采用激光光动力疗法治疗肿瘤或某些特定病变,病变破坏具有高度选择性,而对病变周围组织的损伤却较轻,明显区别于肿瘤的放、化疗。

我国应用光动力作用治疗肿瘤始于1980年,直到今天,众多科学家与医务人员仍然进行着大量的基础与临床应用研究,是国际上开展光动力治疗最多的国家之一。在整形美容外科与皮肤科领域,我国为光动力学疗法治疗皮肤血管性疾病,特别是鲜红斑痣的研究作出了重要贡献,获得过良好的治疗效果。

激光光动力疗法具有如下临床治疗优势:①对肿瘤细胞有选择性杀伤作用,对正常细胞损伤很小,此特点在保护重要器官功能方面具有特殊意义;②兼顾诊断与治疗的双重身份,特别对一些X线和腔镜检查为阴性而血清学检查为阳性的患者,具有早期定位诊断的作用;③抗癌谱广,副作用轻,使用安全;④使用后不抑制机体的免疫反应,反而会因治疗区域的炎症反应刺激免疫,对抗肿瘤免疫反应有所加强;⑤可进行微创手术治疗,如用内镜结合进行腔内肿瘤的光动力治疗,或通过穿刺针将光纤引导至肿瘤内部进行组织内光动力治疗;⑥可作为临床综合治疗的一部分,实现优势互补;⑦在美容领域,应用光技术针对内源性光敏剂进行照射在痤疮等感染性皮肤病的光治疗中也显示出明显优势。

但是,激光光动力疗法也存在明确的不良反应,应引起临床医师的足够重视。由于在整形美容外科与皮肤科使用激光光动力疗法治疗的病变主要位于体表,因此不良反应主要体现在皮肤的光毒性反应,表现为注射光敏剂后一段时间内需要避光,否则皮肤可能会出现红、肿等过敏反应,甚至产生头晕、心慌等光敏剂过敏现象。

激光光动力治疗有四个基本要素,即激光器、组织基质、光敏剂、分子氧。

可用于光动力疗法的光源有多种,粗略分为非相干光和激光两类。早期治疗时常选用非相干光,如卤素灯、汞弧灯、氙弧灯、冷荧光灯等,可以获得一定疗效,但非相干光(普通光)在经过滤光装置后,光能损失较大,强度迅速衰减,效率不高。而激光光源具有高强度与单色性,空间传递衰减小,组织穿透深度也相对较大,因此,除非对面积过大的肢体鲜红斑痣进行照射,一般光动力治疗的光源应首选激光。临床可选择的激光包括染料激光(波长630nm、585nm或595nm)、铜蒸气激光(波长578nm)、金蒸气激光(波长627.8nm)、氦氖激光(波长632.6nm)、氪离子激光(波长647.1nm)、半导体激光(波长630nm)等。通常而言,用于光动力作用的光源的波长应该与光敏剂荧光激发光谱与吸收光谱的峰值波长一致或接近,此时获得的荧光激发和光动力效应最强。

组织基质是光动力作用的物质,宏观上可以是正常或异常的生物组织或细胞,微观上可以是蛋白质、脂质、多糖、核酸等生物大分子,甚至可以是氨基酸或碱基。实验证明,对光动力作用敏感的成分有蛋白质的侧链二硫键,核酸中的鸟嘌呤,氨基酸中的色氨酸、酪氨酸、组氨酸、蛋氨酸和半胱氨酸等。也有研究指出,其作用的靶区是细胞膜中的脂蛋白。

上述构成组织基质的生物大分子的光化学作用光谱多在紫外光波段,对可见光不敏感,需借助光敏剂才能启动光动力学作用。理论上不但要求这些具有启动作用的光敏剂的光化学作用光谱波长较长,而且能进入细胞并与其内在结构紧密结合。理想的、符合临床需要的光敏剂应具备以下特点:①对人体无毒副作用;②能被病变选择性吸收;③能对病变组织产生光毒化作用;④易排泄,不积累;⑤与其他治疗手段无协同或抑制作用。自然界中存在大量能产生光敏作用的物质,但可供临床使用的光敏剂较少,我国批准临床正式使用的光敏剂更少。根据化学结构和组成,光敏剂大致可分为如下几类：①卟啉类：如 5-氨基酮戊酸(5-ALA)、维替泊芬或称苯卟啉衍生物单环酸(BDP-MA)、卟啉单甲醚(HMME)；②叶绿素类：如二氢卟吩类、紫红素类等；③染料类：酞菁类等。

目前临床比较熟悉的光敏剂有下列几个：

1 5-氨基酮戊酸(5-ALA) 可作为外源性光敏剂被直接输入组织内，即可直接外用，也可口服和静脉注射。5-ALA 由组织内的甘氨酸和琥珀酰辅酶合成，可内源性生成原卟啉Ⅸ(PpⅨ)，经光照启动光动力作用。

2 卟啉单甲醚(HMME) 是一种国产光敏剂，静脉给药后能快速被血管内皮吸收，经光照产生光动力作用，选择性破坏血管内皮，是治疗鲜红斑痣和视网膜黄斑变性的理想光敏剂。

3 维替泊芬(BDP-MA) 是目前唯一被美国 FDA 批准应用于临床的光敏剂，用于肿瘤和视网膜黄斑变性的临床治疗。

光敏剂可以是天然产物，也可以是人工合成的染料、药物，甚至是工厂的废液、废气。所有光敏剂均含有生色基团，带有环状化合物的共振共轭双键，能特定吸收某种波长的光，极易接受光能而产生电子跃迁，当电子由激发态回到基态时释放能量，形成荧光，同时完成能量传递。

光敏反应可大致分为两类，一类光敏反应无须氧分子参与，反应时伴有电子或氢原子的转移；另一类光敏反应必须有氧分子的参与，光敏剂必须与基态氧作用，方能产生光敏反应。而氧分子普遍存在于生物体内，治疗时无须供氧。

在光化学反应中，吸光物质本身并不发生永久性变化，它只作为一种光敏剂来催化光化过程。例如氙(Xe)的致敏化。用氙灯照射氙与氢的混合气体，受激氙原子和氢分子起作用，经过能量传递使氢气(H_2)分解为氢原子，而氙则回到基态，反应式可写为：

$$Xe + h\nu(光子) \rightarrow Xe^*$$

$$Xe^* + H_2 \rightarrow Xe + 2H$$

在此光化学反应中，如果氢气没有混有氙气，光照无法将氢分子变为氢原子，而氙气在整个反应前后的结构并未发生变化，因此只是起了光敏剂的作用。

再如，用 630nm 激光照射含血卟啉衍生物(HpD)的癌组织时，在能量的转移过程中，由光动力作用产生单态氧，此单态氧对细胞有毒性，达到一定浓度时可以破坏癌细胞，反应式可写为：

$$HpD + h\nu(光子) \rightarrow {}^1(HpD)^*$$

$$^1(HpD)^* \rightarrow {}^3(HpD)^*$$

$$^3(HpD)^* + {}^3O_2 \rightarrow {}^1O_2^* + HpD$$

$$^1O_2^* + 底物(肿瘤) \rightarrow 氧化反应$$

$$^1O_2^* \rightarrow {}^3O_2$$

上述反应中，$^1(HpD)^*$ 为 HpD 的激发单态，$^3(HpD)^*$ 是 HpD 的激发三重态，$^3O_2$ 是氧分子的三重态基态，$^1O_2^*$ 为氧分子的激发单态。$^3(HpD)^*$ 与组织中的氧发生作用产生单态氧，单态氧完成细胞灭活功能。

目前常用光敏剂多需要氧分子的参与。在光动力作用中，氧分子的存在是启动光动力作用的前提。光敏反应过程中产生的单态氧能够氧化蛋白质结构中的某些氨基酸、脂质中的不饱和脂肪酸、核酸中的嘌呤。此外，光动力作用初始反应的光氧化产物还可继发引起肽链内、肽链间及 DNA 的共价交联。这些物质都是细胞的组成部分，如果它们被氧化破坏，势必造成细胞结构的不可逆损伤。

光动力疗法的临床应用现在比较普及，通过局部或全身用药，借用各种手段能够使用光照的部位，均可采用光动力疗法进行疾病治疗，但主要还是用于肿瘤治疗。在整形美容外科与皮肤科领域,有几种疾病使用过光动力疗法进行治疗并取得了一定治疗效果。临床将光动力治疗可大致分为外用光动力治疗与系统给药光动力治疗两类。

一、外用光动力治疗

外用光动力治疗是指将光敏剂通过局部给药的方法涂覆到皮肤浅表性疾病和肿瘤的表面,待局部组织将光敏剂吸收后,在病变或肿瘤局部进行直接光照,诱发光动力反应,产生单态氧或自由基,与病变或肿瘤组织内的多种生物大分子发生作用,引起功能障碍和结构损伤,达到治疗病变或肿瘤的目的。

临床用于外用光动力治疗的光敏剂主要是 5-氨基酮戊酸(5-ALA)。该物质是一种 5 碳化合物,可参与血红素的生物合成。口服与静脉注射 5-ALA 对人体无毒副作用,也无导致血液与脉管系统病变的报道。病变或肿瘤选择性摄取 5-ALA 后,在酶的催化作用下转化为原卟啉Ⅸ(PpⅨ),原卟啉Ⅸ对光敏感,接受光照后成为细胞毒性物质,能够破坏光照部位对其吸收的病变。

5-ALA 局部给药的外用光动力作用可用于治疗各种体表肿瘤,如基底细胞癌、鳞状细胞癌、光化性角化病等,还可用于开展光动力学嫩肤及寻常痤疮、酒渣鼻等疾病的光动力治疗。此外,患者也可通过口服用药,借助半导体红光,治疗消化系统的食管癌、十二指肠癌和结肠癌等疾病。详细内容请参阅相关章节的描述。

二、系统给药光动力治疗

在整形美容外科与皮肤科领域,系统给药的光动力治疗是指将一定剂量的光敏剂,采用静脉滴注方法输入体内,使其经血液循环输送到病变部位,待光敏剂在病变部位积累到一定浓度,再用激光对欲治疗部位进行照射,诱发光动力反应,产生单态氧或自由基,与病变或肿瘤组织内的多种生物大分子发生作用,引起功能障碍和结构损伤,达到治疗病变或肿瘤的目的。这种治疗方法多用于血管性疾病的治疗,如血管瘤和血管畸形(鲜红斑痣)。

事实上,临床采用系统给药光动力方法治疗疾病的学科还有很多,像消化科对胰腺癌、胆管癌等的治疗、泌尿科对膀胱癌的治疗、眼科对眼底出血与黄斑变性的治疗等。各相关学科都对光动力方法在本学科疾病的治疗方法学进行了深入细致的研究与临床应用。

我国用光动力方法治疗鲜红斑痣的基础与临床研究已有近 30 年的历史,马宝章教授、顾英教授、李骏亨教授、周国瑜教授等均在针对该疾病的光动力诊疗机制与方法上开展过长期、大量的基础试验与临床方法学探索,获得了令人满意的治疗效果。详细内容请参阅相关章节的描述。

(李文志)

参考文献

[1] Altshuler G B, Anderson R R, Manstein D, et al. Extended theory of selsctive photothermolysis[J]. Lasers Surg Med, 2001, 29(5):416-432.

[2] Anderson R R, Parrish J A. Selective photothermolysis:precise microsurgery by selective absorption of pulsed radiation[J]. Science, 1983, 220:524-527.

[3] Beviv A A, Parlette E C, Domankevitz Y, et al. Variable-pulsed Nd:YAG laser in the treatment of facial telangiectasias[J]. Dermatol Surg, 2006, 32(1):7-12.

[4] Boss W K Jr, Usal H, Thompson R C, et al. A comparison of the long-pulse and short-

pulse alexandrite laser hair removal systems[J]. Ann Plast Surg, 1999, 42(4):381-384.

[5] Bucci J, Goldberg D. Past, present and future:vascular lasers/light devices[J]. J Cosmet Laser Ther, 2006, 8(3):149-153.

[6] Chan H H, Fung W K, Ying S Y, et al. An in vivo trial comparing the use of different types of 532nm Nd:YAG lasers in the treatment of facial lentigines in Oriental patients[J]. Dermatol Surg, 2000, 26(8):743-749.

[7] Cunliffe W J, Goulen V. Phototherapy and acne vulgaris[J]. Br J Dermatol, 2000, 142(5):855-856.

[8] Dierickx C C. Thermal relaxation of port wine stain vessels probed in vivo:the need for 1~10 millisecond laser pulse treatmen[J]. Joumal for Investigative Dermatology, 1995, 105:709-714.

[9] Dierickx C C. Hair removal by lasers and intense pulsed light sources[J]. Dermatol Surg, 2002, 20(1):135-146.

[10] Dozier S E, Diver D G, Jones D, et al. The Q-switched alexandrite laser's effects on tattooing guinea pig and harvested human skin[J]. Dermatol Surg, 1995, 21:237-240.

[11] Fitzpatrick R, Geronemus R, Goldberg D, et al. Multicenter study of noninvasive radiofrequency for periobital tissue tightening[J]. Lasers Surg Med, 2003, 33(4):232-242.

[12] Geronemus R G. Fractional photothermolysis:current and future applications[J]. Lasers Surg Med, 2006, 38(3):169-176.

[13] Goldman M P, Fitzpatric R E. Cutaneous laser surgery[M]. 2nd ed. New York:Mosby, 1999:179-212.

[14] Haedersal M, Wulf H C. Evidence based review of hair removal using lasers and light sources[J]. J Eur Acad Dermatol Veneteol, 2006, 20(1):9-20.

[15] Hus T S, Kaminer M S. The use of nonablative radiofrequency technology to tighten the lower face and neck[J]. Semin Cutan Med Surg, 2003, 22(2):115-123.

[16] Kawada A, Shiraishi H, Asai M, et al. Clinical improvement of solar lentigines and ephelises with an intense pulsed light source [J]. Dermatol Surg, 2002, 28(6):504-508.

[17] Landthaler M, Hohenleutner U. Laser therapy of vascular lesions[J]. Photodermatol Phoimmunol Photomed, 2006, 22(6):324-332.

[18] Leuenberger M L, Mulas M W, Hata T R, et al. Comparision of the Q-switched alexandrite, Nd:YAG, and ruby lasers in treating blue-black tattoos[J]. Dermatol Surg, 1999, 25(1):10-14.

[19] 刘普和,刘国刚. 激光生物学作用机制[M]. 北京:科学出版社, 1989.

[20] Manstein D, Herron G S, Sink R K, et al. Fractional photothermolysis:a new concept for cutaneous remodeling using microscopic patterns of thermal injury[J]. Lasers Surg Med, 2004, 34(5):426-438.

[21] Narins D J, Narins R S. Non-surgical radiofrequency facelift[J]. J Drugs Dermatol, 2003, 2(5):495-500.

[22] Rokhsar C K, Fitzpatrick R E. The treatment of melasma with fractional photothermolysis: a pilot study[J]. Dermatol Surg, 2005, 31(12):1645-1650.

[23] Ross E V, Smimov M, Pankratov M, et al. Intense pulsed light and laser

treatment of facial telangiectasias and dyspigmentation: some theoretical and practical comparisons[J]. Dermatol Surg, 2005, 31:1188-1198.

[24] Rostan E F. Laser treatment of photodamaged skin[J]. Facial Plast Surg, 2005, 21(2):99-109.

[25] Taub A F. A comparison of intense pulsed light, combination radiofrequency and intense pulsed light, and blue light in photodynamic therapy for acne vulgaris[J]. J Drugs Dermatol, 2007, 6(10):1010-1016.

[26] Weiss R A, Weiss M A, Geronrmus R G, et al. A novel non-thermal non-ablative full panel LED photomodulation device for reversal of photoaging: digital microscopic and clinical results in various skin types[J]. J Drugs Dermatol, 2004, 3(6):605-610.

[27] Zelickson B D, Kist D, Bernstein E, et al. Histological and ultrastructural evaluation of the effects of a radiofrequency-based nonablative dermal remodeling device: a pilot study[J]. Arch Dermatol, 2004, 140(2):204-209.

[28] 章萍.激光医学[M].郑州:郑州大学出版社,2007.

[29] 周展超.皮肤美容激光与光子治疗[M].北京:人民卫生出版社,2009.

[30] 朱平,吴小光.激光与激光医学[M].北京:人民军医出版社,2011.

[31] 朱菁.激光医学[M].上海:上海科学技术出版社,2003.

第四章
整形美容外科常用的激光光电设备

第一节 激光器的分类

激光器通常由工作物质、泵浦和谐振腔三部分组成。激光器可按工作物质的性质与种类、波长长短、工作方式的特点、输出功率的高低以及激光器的用途等多种方式进行分类与命名，因此种类繁多；同一种激光器根据不同应用目的或出发点可有多种名称。

一、按工作物质分类

激光器按工作物质分为固体、气体、液体、半导体和自由电子激光器等。

（一）固体激光器

固体激光器是以固体（晶状体、玻璃）为工作物质，此类激光器是通过把能够产生受激辐射作用的金属离子掺入电解质晶状体或非晶状体材料玻璃基质中构成发光中心而制成。这些金属离子按一定比例掺入，常见的有铁系元素、镧系元素和铜系元素等，工作物质有红宝石、钕玻璃、掺钕：钇铝石榴石、掺铒：钇铝石榴石等。该类激光器发展最早，一般小而坚固，脉冲辐射功率较高而稳定，应用范围较广泛，使用方便，耗材少。但固体激光器的激光辐射范围相对较窄，通常在500～3000nm之间，获得高功率连续与高频率脉冲激光也比较困难。临床比较常见、整形美容外科比较常用的固体激光器有红宝石激光器、翠绿宝石激光器、Nd:YAG激光器、铒玻璃激光器等。

（二）气体激光器

气体激光器以气体（原子气体、离子气体、分子气体）为工作物质，并且根据气体中真正产生受激辐射作用的工作粒子性质的不同，进一步区分为原子气体激光器、离子气体激光器、分子气体激光器、准分子气体激光器等。气体激光器是目前种类最多、激励方式最多样化、激光波长分布范围最宽、应用范围最广泛的一类激光器。气体激光器目前可探测到上万条激光谱线，几乎涵盖整个光谱。由于气体激光器的工作物质在空间上的分布比较均匀，因此辐射出的激光光束通常具有光谱能量分布窄、质量高、单色性和相干性好、发散角小、能量转换效率高的特点。原子气体激光器的发光物质主要有氦、氖、氙、氩等惰性气体，有时也采用氯、溴、碘、氧等，临床最常用的是He-Ne激光器。离子气体激光器的工作物质是以离子的形式存在于发光管内，主要有Ar^+、Kr^+等，代表设备是Ar^+激光器。分子气体激光器的工作物质主要有CO_2、N_2、CO、N_2O、H_2等，其中以CO_2激光器的应用最广泛。气体激光器结构简单、造价低廉、操作方便，在工农业、医学、精密测量、全息技术等方面应用广泛。气体激光器有电能、热能、化学能、光能、核能等多种激励方式。

（三）液体激光器

液体激光器以液体染料为工作物质，主要是荧光有机染料，因此又被称为染料激光器，于1966年问世。这类激光器所采用的工作物质主要包括两类：一类是有机荧光染料溶液；另一类是含有稀土金属离子的无机化合物溶液，其中金属离子（如Nd）起工作粒子作用，而无机化合物液体（如SeOCl）则起基质的作用。工作物质多，现在已发现的能产生激光的染料大约有500种，这些染料可以溶于乙醇、苯、丙酮、水或其他溶液，还可以包含在有机塑料中以固态出现，或升华为蒸气，以气态形式出现，所以染料激光器也称为液体激光器。此类激光器输出的波长涵盖了由紫外光到近红外光的范围，能量转换效率高，输出功率大，光学性质（单色性）好，其突出特点是波长连续可调，已广泛应用于各种科学研究领域。缺点是需要不断更换染料，耗材较多，保养复杂，效率（频率）较低。另外，部分染料激光的工作物质含有的重金属离子对人体有毒副作用。因此，临床使用的液体激光器种类正在减少，逐渐被固体或半导体激光器所替代。在整形美容外科领域常用的液体激光主要有脉冲染料585nm与595nm激光两种。

（四）半导体激光器

半导体激光器是以一定的半导体材料作为工作物质而产生受激辐射作用，其原理是通过一定的激励方式（电注入、光泵或高能电子束注入），在半导体物质的能带之间或能带与杂质能级之间，通过激发非平衡载流子而实现粒子数反转，从而产生光的受激辐射作用。由此可看出半导体激光器的辐射原理不同于固体、液体、气体三类激光器，此三者的激光辐射通常为原子或分子系统，是单个原子或分子能级间的跃迁；而半导体辐射激光是由整个晶状体完成，不涉及原子或分子的能级。半导体激光器的工作物质主要有砷化镓等。此类激光器通常无须特定的谐振腔，且体积小、价格低、效率高、寿命长、重量轻、结构简单。半导体激光器可以通过外加的电场、磁场、温度、压力等改变激光的波长，能将电能直接转换为激光能，所以发展迅速。

（五）自由电子激光器

自由电子激光器是一种特殊类型的新型激光器，其工作介质是在周期性磁场中运动的高速电子束。只要改变自由电子束的速度就可产生可调谐的相干电磁辐射，原则上其相干辐射谱可从X射线波段过渡到微波区域，因此具有很诱人的前景。

二、按激励方式分类

激光器按激励方式可分为光泵式激光器、电激励式激光器、化学激光器、核泵浦激光器。激励（泵浦）系统是指为使激光工作物质实现并维持粒子数反转而提供能量来源的机构或装置。根据工作物质和激光器运转条件的不同，可以采取不同的激励方式和激励装置。

（一）光学激励

光学激励（光泵）是利用外界光源发出的光来辐照工作物质以实现粒子数反转的，整个激励装置通常由气体放电光源（如氙灯、氪灯）和聚光器组成，这种激励方式也称为灯泵浦。包括几乎是全部的固体激光器和液体激光器，以及少数气体激光器和半导体激光器。

（二）电激励

电激励是利用在气体工作物质内发生的气体放电过程来实现粒子数反转的，整个激励装置通常由放电电极和放电电源组成。大部分气体激光器均是采用气体放电（直流放电、交流放电、脉冲放电、电子束注入）方式进行激励，而一般常见的半导体激光器多是采用结电流注入方式进行激励，某些半导体激光器亦可采用高能电子束注入方式激励。

（三）化学激励

化学激励是利用在工作物质内部发生的化学反应过程来实现粒子数反转的，通常要求有适当的化学反应物和相应的引发措施。引发措施包括光照引发、放电引发、化学引发。

（四）核能激励

核能激励是利用小型核裂变反应所产生的裂变碎片、高能粒子或放射线来激励工作物质并实现粒子数反转的，如核泵浦氦氩激光器等。

三、按能量输出方式分类

激光器按能量输出方式分为连续激光器、脉冲激光器、半连续激光器。

（一）连续激光器

连续激光器以稳定连续的光束输出激光能量，如CO_2激光、氩离子激光、氪离子激光、氦离子染料激光等。其工作特点是工作物质的激励和相应的激光输出可以在一段较长的时间范围内以连续方式持续进行，以连续光源激励的固体激光器和以连续电激励方式工作的气体激光器及半导体激光器均属此类。由于连续运转过程中往往不可避免地产生器件的过热效应，因此多数需采取适当的冷却措施。

（二）脉冲激光器

脉冲激光器以脉冲形式输出激光能量，每个脉冲的时间（脉冲宽度）可以是固定的，也可以在一定范围内调节，脉冲之间的时间也是可以控制的。临床上一般依据脉冲宽度将其分为长脉冲激光、短脉冲激光和超短脉冲激光。前者脉冲宽度为毫秒级，也有人称之为巨脉冲激光，如长脉宽Nd:YAG激光、脉冲CO_2激光、长脉宽红宝石激光、长脉宽翠绿宝石激光等；短脉冲激光也称调Q激光，一般指的是脉冲宽度为纳秒级，如Q开关的红宝石激光、翠绿宝石激光和Nd:YAG激光等。另外，还有微秒级的静态脉冲激光（也有人称之为长脉冲激光），如微秒级的染料激光、Nd:YAG激光等。需要说明的是，超脉冲激光不是实际意义的脉冲激光器，它是通过特殊技术，将连续激光进行能量压缩后，再以脉冲方式进行输出的激光器。此种激光兼有连续激光水吸收和脉冲激光峰值功率高的特点，组织汽化性能更好，切割效果更佳。超脉冲激光的临床应用，使手术激光家族的临床应用范围从常规外科领域扩展到美容外科，并成为同等工作物质普通激光的更新换代产品。其代表产品有超脉冲CO_2激光、超脉冲铒激光等。

（三）半连续激光器

半连续激光器也是以脉冲形式输出激光能量，但脉冲间的时间间隔极为短暂，也不可调节，呈现紧密连接在一起的脉冲群形式，临床效果与连续激光非常相似，如铜蒸气激光，故有时也叫准连续激光。

根据激光能量输出方式的不同，激光器的主要激光参数也不一样。对于脉冲激光，需要设置三个参数：能量密度、脉冲宽度、频率。在临床具体应用中，这些参数可根据选择性光热作用理论来具体设置。对于连续激光，需要设置功率、光斑大小和照射时间。操作连续激光时可能更需要丰富的经验，有时临床上需要仔细观察判断治疗反应，能量过高或照射时间过长均可能导致瘢痕形成或色素改变等副反应。

目前色素性疾病采用Q开关激光或强脉冲光可取得非常好的效果；而连续激光已极少用于色素性疾病的治疗，主要用来治疗良性血管性皮肤疾病，如鲜红斑痣、面部毛细血管扩张、静脉湖、草莓状血管瘤、血管角皮瘤等。

四、按输出波段范围分类

激光器按输出波段范围可分为远红外激光器、中红外激光器、近红外激光器、可见激光器、近紫外激光器、真空紫外激光器和X射线激光器。各种不同种类的激光器所发射的激光波长已达数千种,最长的波长为微波波段的0.7mm,最短波长为远紫外区的21nm,X射线波段的激光器也正在研究中。

远红外激光器的输出波长范围处于25~1000μm之间,某些分子气体激光器以及自由电子激光器的激光输出即落入这一区域。

中红外激光器指输出激光波长处于中红外区(2.5~25μm)的激光器件,代表者为CO_2分子气体激光器(10.6μm)。

近红外激光器指输出激光波长处于近红外区(0.75~2.5μm)的激光器件,代表者为翠绿宝石激光器(755nm)、掺钕固体激光器(1064nm)、GaAs半导体二极管激光器(约800nm)、铥激光(2.0μm)和钬激光(2.1μm)等某些气体激光器等。此类激光的共同特点是,在近红外波段,激光对色素与水均可选择性吸收,波长再长,激光主要被组织内水吸收,临床可用于组织加热,组织凝固、炭化与汽化,是外科手术激光的最常用光谱波段。

可见激光器指输出激光波长处于可见光谱区(400~700nm)的一类激光器件,代表者为红宝石激光器(694.3nm)、氦氖激光器(632.8nm)、倍频Nd:YAG激光器(532nm绿色)、氩离子激光器(488nm、514.5nm)、氪离子激光器(476.2nm、520.8nm、568.2nm、647.1nm)、铜蒸气激光器(510.6nm绿色、578.2nm黄色、630nm红色)、金蒸气激光器(627.8nm红色)、半导体激光器(630~650nm红色)以及一些可调谐染料激光器等。此类激光的共同特点是对不同颜色色素具有选择性吸收功能,临床主要用于治疗色素性疾病,也常用于光动力治疗。

近紫外激光器的输出激光波长范围处于近紫外光谱区(200~400nm),代表者为氮分子激光器(337.1nm)、氟化氙(XeF)准分子激光器(351.1nm、308nm)、氟化氪(KrF)准分子激光器(249nm)以及某些可调谐染料激光器等。此类激光的特点是波长较短,组织穿透相对较浅,对黑色素具有强烈的吸收与刺激作用。

真空紫外激光器的输出激光波长范围处于真空紫外光谱区(5~200nm),代表者为氙(Xe)准分子激光器(173.0nm)等。

X射线激光器指输出波长处于X射线谱区(0.001~5nm)的激光器系统,目前软X射线已研制成功,但仍处于探索阶段。

五、按光斑分类

美容外科与皮肤科常用的脉冲激光还可按光能输出后作用在组织上的光斑大小与作用方式分为单光斑激光器与点阵或像素激光器。单光斑激光器的激光照射光斑通常大于500μm,光斑位置可根据使用者的主观意识与移动进行控制性操作;点阵或像素激光的光斑直径通常小于500μm,微光束需要根据计算机控制在组织上照射出一定图形的光斑,其中含有多个微损伤灶。

六、按强弱分类

根据激光输出的功率高低可将激光器分为弱激光与强激光,或弱激光、中等强度激光与强激光。弱激光的输出功率通常为毫瓦级,从几毫瓦到几百毫瓦,作用在皮肤上几乎没有热感或仅有微热,临床应用比较安全。有作者将几十毫瓦以下的激光称为弱激光,将几百毫瓦以上的激光称为中等强度激光。弱激光在临床主要用于血管内或鼻黏膜照射用以改善血液黏稠度，或用于溃疡创面的促愈治疗、光动力治疗等。

强激光有多种机型，功率输出为瓦级，从零点几瓦到几瓦、几十瓦甚至上百瓦，多用于临床的体表肿物的汽化与切除。

除上述激光分类方法外，还有作者按激光与皮肤组织作用时是否存在表皮汽化将激光器分为剥脱型激光与非剥脱型激光，更有作者根据激光的用途将激光器分为军用激光、民用激光和医用激光等。

还有一些其他激光单元技术，如重复脉冲激光器、调Q激光器、锁模激光器、单模和稳频激光器、可调谐激光器。

激光器一般依据激光工作物质而命名，如工作物质是CO_2，则产生10600nm的激光，称为CO_2激光器；如工作物质是翠绿宝石，则产生755nm的激光，称为翠绿宝石激光器。但一般描述激光器时会同时描述上述特征，如脉冲Nd:YAG激光器，波长1064nm，近红外光，不可见。

第二节　光电剂量与治疗参数

从事激光医学的基础研究、科研教学、临床治疗必须面对各种参数的定量工作，这样才能使各种数据、结果、结论具有共同的理论基础与普遍意义。激光剂量就是对激光作用于生物体的定量计算，它包括了物理剂量和生物剂量两部分。

一、物理剂量

物理剂量（physical dosage）是指以物理学量为指标的剂量，定义为激光束垂直照射到生物体单位面积上的功率与照射时间的积，用D表示，其公式为：

$$D=(P/s) \cdot t\cos\theta$$

式中，P是到达受照处的激光功率，单位是瓦（W）；S是受照面积，单位是平方厘米（cm^2）；t是照射时间，单位是秒（s）；θ是入射激光束与受照表面法线的夹角，单位是度；D为剂量，单位是焦耳/平方厘米（J/cm^2）。

从激光剂量的单位来看，它实际上是激光的能量密度。根据其定义可知，激光剂量由功率、受照面积、照射时间和入射角四要素决定。试验和临床实践表明，激光作用于生物组织后产生生物效应的强弱与组成能量密度的四个要素有关。

激光功率指每秒输出的激光能量，即每秒有多少焦耳，通常用瓦（W）或毫瓦（mW）作为单位。功率只表示单位时间（秒）可以输出多少能量，并不表示具体某病灶（靶点）获得多大能量，产生多大的激光生物效应。对连续激光器可用相应的功率计直接测量其功率。对脉冲激光器通常用相应能量计测出其单个脉冲的能量，并观测脉冲波形，求出其峰值功率与平均功率。

受照面积是指受照处激光束的光斑面积。由于激光功率在光斑上的分布不均匀，按高斯型分布，在其中心处光强最强，边缘处最弱，当光振幅减弱到中央光振幅的I/e时，其光束宽度为光斑直径。在应用中，用实际光斑的大小近似作为组织的受照面积。光斑直径多用毫米（mm）表示。因光斑常呈圆形，代入圆面积计算公式即可得出光斑面积。但文献中光斑面积的单位多用平方厘米（cm^2）表示。光斑直径是激光器的重要参数之一，求得光斑面积是为了计算功率密度、能量密度两项其他重要参数。若半径为 R，光斑面积为：

$$S = \pi R^2 = \pi D^2/4$$

照射时间一般指激光手术时间累积的总和，以计算个例所需的光剂量，通常用秒(s)作单位。对连续激光通常采用秒表或电子计时器计时，对脉冲激光只需记录脉冲个数。当激光垂直照射($\theta=0$)时，功率密度确定以后，则照射时间是决定剂量大小的唯一因素。计量值随时间增加成正比增加。在临床实践中，应用改变照射时间的方法来调整剂量的大小是最方便、最常用的控制剂量的方法。激光常用时间单位及换算见表 4-1。

表 4-1 激光常用时间单位及换算

秒	毫秒	毫微秒(纳秒)	微微秒
s	ms	ns	ps
second	millisecond	nanosecond	picosecond
1	10^{-3}	10^{-9}	10^{-12}

激光入射角度的大小对激光能量与组织的作用影响较大，当入射角 $\theta=0$ 时，$\cos\theta=1$，$D=(P/s) \cdot t$，此为激光垂直入射时的剂量。当入射角不为零时，则激光剂量值的大小随入射角增大而减小，与入射角的余弦成正比，这一规律又称为激光剂量的余弦定律。在实际应用中，通常要求垂直照射。

二、生物剂量

激光在临床使用时，常被发现用同一物理剂量照射不同个体或同一个体但不同部位时，其所引起的生物反应不同的现象。因此在实际应用中常常直接将生物组织反应的强弱程度分级，并定出分级标准，按照这种方法所分的级，称为生物剂量(biological dosage)。

生物剂量的标准比较复杂。由于激光作用部位具有结构、肤色、疾病等生物学特性的复杂性，这就为生物剂量的统一分级制造了困难。但是，对一些局部范围，仍可确定其生物剂量，如对眼底光凝治疗分为Ⅱ、Ⅲ、Ⅳ级。又如，临床上常将激光在皮肤上的红斑反应分为 0 级(亚红斑量)、Ⅰ级(最小红斑量)、Ⅱ级(弱红斑量)、Ⅲ级(中红斑量)、Ⅳ级(强红斑量)和Ⅴ级(超红斑量)六级，这六级都是生物剂量的量度。这些生物剂量的确定，对临床治疗具有指导意义。

三、治疗参数

激光在临床使用时，搞研究、做治疗都必须有剂量概念，也离不开各项参数。激光参数有很多，如波长、工作距离、光斑直径、光斑面积、功率、功率密度、时间、能量、能量密度等，脉冲激光还要有平均功率、峰值功率、脉宽、频率、脉冲间隔时间等，但常用治疗参数主要有激光波长、功率、能量、工作距离、光斑面积、功率密度、能量密度等。

激光波长是指所用激光在电磁波谱或光谱中的位置，是临床选择某种激光能够应用于那种疾病(病变)达到某种预期效应的最重要依据。激光波长多在设备制造时就已确定，相同波长的激光设备可以因为物理剂量的差异产生不同的临床治疗效果。由于生物组织对不同波长激光具有不同的吸收特点，因此激光波长不同，即使物理剂量相同，其产生的生物效应也不同，或者说，相同物理剂量的不同激光器其生物剂量不同。例如欲达到汽化、切除软组织的目的，常选择易被水分吸收的、波长在红外范围的铱、CO_2 激光器；而欲达到凝血、止血、封闭血管的目的，则应选择波长在可见绿光范围，易被血红蛋白吸收的倍频 Nd:YAG 激光、氩离子激光。因激光波长较短，用米（m）作单位极不方便，因此多用纳米（nm）、微（μm）作单位，其换算关系见表 4-2。

表 4-2 波长的单位与换算

长度单位	符号	英文	厘米	米
厘米	cm	centimeter	1	10^{-2}
微米	μm	micron	10^{-4}	10^{-6}
毫微米，纳米	mμ，nm	millimicron，nanometer	10^{-7}	10^{-9}
埃	Å	angstrom	10^{-8}	10^{-10}

激光的另一个常用参数是工作距离，是指激光非接触照射时光导纤维或激光导管输出端与靶组织之间的垂直距离，一般以毫米（mm）表示。工作距离的远近不仅影响光斑的大小，也显著影响受光照组织的生物效应。在激光功率不变的情况下，工作距离近，可使组织发生炭化、汽化；加大工作距离，则可能仅使软组织发生变性、凝固与坏死。

根据物理学概念，功率指单位时间输出的激光能量，这在物理剂量中已有描述。但功率只表示单位时间（秒）设备可以输出多少能量，并不表示具体某病灶（靶点）获得多大能量，若要说明靶组织获得的激光能量与生物效应间的相互关系，尚需引进功率密度概念。功率密度指垂直照射时，照射到受照单位面积上的激光功率，单位是瓦/平方厘米（W/cm^2）。激光功率在高斯光斑上的分布是不均匀的，所以功率密度实际上是平均值。对于单横模激光束来说，光斑中心处的功率密度最高；对于多横模激光束来说，则光斑上常呈多中心分布。单横模激光束的光斑中心处的功率密度要比测量到的平均功率密度高好多倍。功率密度的大小与光斑直径有直接关系，如要获得 $1900W/cm^2$ 的功率密度，光斑直径为 0.6mm 时，需要 10W 的实际照射激光功率；但光斑直径为 3mm 时，则需 60W 的实际照射激光功率。

激光的功率和能量是连续激光的激光输出特性，对脉冲形式工作的激光器则可以用能量计直接测出能量。激光能量是辐射功率与照射时间的乘积，表示在一段时间内激光所做的功，单位是焦耳（J）。1J 等于 2.77778×10^{-7} 千瓦小时（kWh）。正像功率表述一样，光能量只表示一段时间内激光输出的能量总合，并不涉及受光照射的具体病灶能产生何种生物效应，因此需引进能量密度，即激光的物理剂量的概念。

每单位区域传输的激光能量的总和叫能流，有时也叫剂量，单位为焦耳/平方厘米（J/cm^2）。能量传输的速率叫功率，单位为瓦（W）。皮肤单位面积上传输的激光功率就是单位面积上激光能量传输的速率，叫辐照度，单位为瓦/平方厘米（W/cm^2）。脉冲激光的脉冲宽度是非常重要的概念，因为这个参数定义了能量传输的时间。最后，激光传输系统光斑可能会极大地影响皮肤中的光强度。

第三节　临床常用激光光电设备

临床常用激光器很多，几乎涵盖了全部光谱范围，而且各有特点。我们根据光谱位置、激光名称、介质特征、输出方式、波长、参数特性、治疗特点等对临床常用激光设备进行了归类，详见表 4-3。

表 4-3 临床常用激光光电设备及其特点

激光器种类	工作介质	波长(nm)	运转方式	主要吸收基团	治疗适应证
氩氟准分子	ArF	193(紫外)			
氪氟准分子	KrF	248(紫外)			
氙氯准分子	XeCl	308(紫外)			
氙氯准分子	卤化物	308(紫外)	脉冲		白癜风
氮分子	N	337(紫外)			
氙氟准分子	XeF	351(紫外)			
半导体	激光二极管	415(蓝)			
氩	氩	488/514(蓝/绿)	连续	血红蛋白	鲜红斑痣、毛细血管扩张
染料	液体	504(绿)			
氪离子	Kr	531(绿)			
倍频 Nd:YAG	掺钕:钇铝石榴石	532(绿)	长脉冲可调	血红蛋白、黑色素	浅表血管扩张、鲜红斑痣、表皮色素损害
倍频 Nd:YAG	掺钕:钇铝石榴石	532(绿)	Q 开关	黑色素、文身颗粒	表皮色素增多、红色文身
氪离子	Kr	568(黄)			
铜蒸气（溴化亚铜）	铜	578/510(黄/绿)	准连续	血红蛋白、光动力学治疗	扩张型葡萄酒色斑、葡萄酒色斑的光动力学治疗
氩-泵染料激光	染料	577/588(黄)	连续	血红蛋白	血管性疾病
氪激光		568	连续	血红蛋白	血管性疾病、光动力治疗
闪光灯泵浦脉冲染料	不同的有机溶液可供选择	400~510(绿)	脉冲	黑色素、文身颗粒	色素增多、文身
闪光灯泵浦脉冲染料	不同的有机溶液可供选择	585(黄)	脉冲	血红蛋白	浅表血管性疾病
闪光灯泵浦脉冲染料	不同的有机溶液可供选择	595(黄)	长脉冲	血红蛋白	毛细血管扩张、鲜红斑痣、腿部树枝状静脉
闪光灯泵浦脉冲染料	不同的有机溶液可供选择	630(黄)	脉冲	光动力学治疗	浅表血管性疾病、体表恶性肿瘤
金蒸气	金	628(黄)	准连续	光动力学治疗	浅表血管性疾病、体表恶性肿瘤
氦氖	He-Ne	632.8(红)			
红宝石	红宝石晶状体	694(红)	Q 开关	黑色素、文身颗粒	皮肤色素增多,蓝、黑、绿色文身
红宝石	红宝石晶状体	694(红)	长脉冲	毛囊黑色素	毛发增多
翠绿宝石	紫翠玉晶状体	755(红外)	Q 开关	黑色素、文身颗粒	皮肤色素增多,蓝、黑、绿色文身
翠绿宝石	紫翠玉晶状体	755(红外)	脉冲	毛囊黑色素	毛发增多
翠绿宝石	紫翠玉晶状体	755(红外)	长脉冲	血红蛋白	增生性鲜红斑痣
半导体	半导体	800/810(红外)	长脉冲	毛囊黑色素	毛发增多
半导体	半导体	810(红外)	长脉冲	水、胶原	皱纹
半导体	半导体	980(红外)	长脉冲	血红蛋白	皮肤小血管畸形、深部血管病变
半导体	半导体	1450(红外)	长脉冲	水	光老化肤质,痤疮瘢痕

续表

激光器种类	工作介质	波长(nm)	运转方式	主要吸收基团	治疗适应证
Nd:YAG	掺钕:钇铝石榴石	1064(红外)	Q开关	黑色素、文身颗粒	皮肤色素增多、蓝黑色文身
			长脉冲	毛囊黑色素	毛发增多
			长脉冲	血红蛋白	粗大腿部血管、瘤性增长血管瘤
			长脉冲	水	皱纹
			连续		深部组织凝固
Nd:YAG	掺钕:钇铝石榴石	1320(红外)	长脉冲	水	光老化肤质、痤疮瘢痕
Er:YAG	掺铒:钇铝石榴石	1540(红外)	长脉冲	水	光老化肤质、痤疮瘢痕
	掺铥:钇铝石榴石	2010(红外)	脉冲	水	用于组织凝固、汽化、切割,主要用于前列腺肥大治疗
	掺钬:钇铝石榴石	2120(红外)	脉冲	水	用于组织凝固、汽化、切割,主要用于骨科、泌尿科手术
Er:YAG	掺铒:钇铝石榴石	2940(红外)	脉冲	水	细小皱纹、皮肤磨削、高精度的组织切割
CO_2	CO_2气体	10600(红外)	连续	水	非特异性组织破坏
高能CO_2	CO_2气体	10600(红外)	脉冲或连续	水	细小皱纹、细小瘢痕磨削、高精度的组织切割

第四节　以组织内水分为靶色基的激光设备

以组织内水分为靶色基的激光设备是指在组织内水有较强吸收峰的一类激光器,辐射激光的波长多位于红外光谱波段,常见的有 Nd:YAG 激光、铒玻璃激光、铥激光、钬激光、铒激光、CO_2激光等,其中铒激光和CO_2激光多用于整形外科手术,Nd:YAG 激光和铒玻璃激光多用于无创嫩肤。

一、CO_2激光器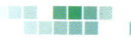

CO_2激光于1964年发明,于1967年首次用于外科。目前CO_2激光在现代美容外科中应用广泛。CO_2激光器是一种气体分子激光器,谐振腔内充有CO_2、N_2、He、Xe和H_2的混合气体,工作物质为CO_2气体。激光辐射发生在CO_2两个振动能级之间的跃迁,其他气体则用于改善转换效率。波长10600nm,属远红外不可见光,细胞内和细胞外的水能很好地吸收该波长激光的能量。其能量转化效率较高,为15%～20%,最高可达25%;输出功率通常位于几十瓦到几千瓦之间,最高可达数万瓦,连续可调。CO_2激光器可以连续模式和脉冲模式输出能量,同时结构简单、造价低、稳定性好,是临床应用最多的激光器之一,但对环境污染大,需配用排烟设备。CO_2激光主要用于表皮增生性疾病的治疗、组织切割、切除和表皮磨削。

(一)工作原理

分子激光的能级比较复杂,它与分子的运动形式有关。分子自身以及分子内的电子、原子均按照一定形式在不断地进行着规律性运动。分子内的电子是按照一定轨道在作圆周运动,它决定了每个电子的能级或能态;原子通常是围绕平衡位置进行周期性振动,这使分子具有了振动能态;分子自身也在做旋转运动,因此具有转动能态。

CO_2 是线性三原子分子,能级比较复杂,有对称振动、形变振动与非对称振动三种基本振动,每种振动方式都有一种对应的能级,总振动能量由三种振动方式决定。通常用 10^00、20^00、03^00……来表示对称振动的能级,用 01^00、02^00、03^00……来表示形变振动的能级,用 00^01、00^02、00^03……来表示非对称振动的能级。CO_2 分子的激光上能级是 00^01 级,分子由它向 10^00 级跃降时,释放出波长 $10.6\mu m$ 的激光;向 02^00 级跃降时,释放出波长为 $9.6\mu m$ 的激光(图4-1)。上述两种跃降均始自 00^01 能级,在场竞争中,由于从 00^01 级向 10^00 级跃降的效率远高于向 02^00 级跃降,因此通常只能检测出波长 $10.6\mu m$ 的激光。

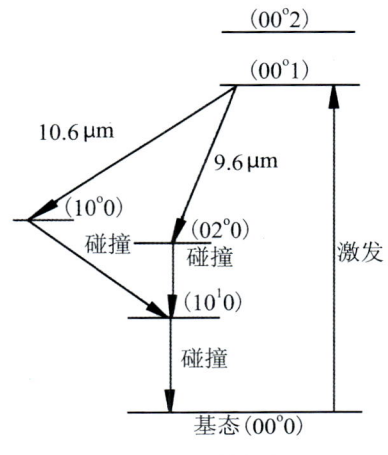

图 4-1 CO_2 的能级图

在 CO_2 激光器中还混充有 N_2、He、Xe 和 H_2 气体。N_2 是起能量转移作用的辅助气体。N_2 是双原子分子,只有一种振动能级,其基态能级与 CO_2 的基态能级相同,其上能级与 CO_2 的上能级(00^01 级)非常接近,能量差极小,只有 $18cm^{-1}$。在激光管内,通过电子碰撞将 N_2 由基态激发到上能级是一个高效过程,而其上能级却处于不稳定的亚稳态,极易通过其他中间能级的转化将能量传递给 CO_2 的 00^01 能级,或通过将能量传递给其他受激态高于 00^01 的能级,然后再快速跃降到 00^01 能级,使处于 00^01 能级的 CO_2 分子数量增加。He 既可在亚稳态与 N_2 分子进行能量交换,加快 N_2 跃迁到上能级激发态的速度,还可因其优良的导热性而起到冷却 CO_2 的作用。H_2 有倒空下能级 CO_2 分子,加快实现粒子数翻转的作用。

(二)结构

CO_2 激光器的结构有多种形式,有气体纵向流动 CO_2 激光器、封密型 CO_2 激光器、波导 CO_2 激光器、气动 CO_2 激光器、气运 CO_2 激光器、横向流动 CO_2 激光器、横向激励大气压 CO_2 激光器等。

医学上最常使用的是纵向电激励的水冷内腔式封闭式 CO_2 激光器,图 4-2 是其基本结构模式。CO_2 激光器通常用玻璃或石英材料制成,为三层套管结构:最里面为毛细放电管,CO_2 气体在其中放电并产生激光;最外面为储气管,它与毛细放电管相通,可不断与之进行气体交换;中间一层为冷却管,通过冷却水的流动来冷却工作气体,以降低放电管温度,防止其变形或爆炸。回气管的作用是平衡放电管两端的气压差,保证输出功率与频率的稳定性。

CO_2 激光器输出功率的大小通常与放电管的长度成正比,而与放电管管径大小无关。CO_2 激光

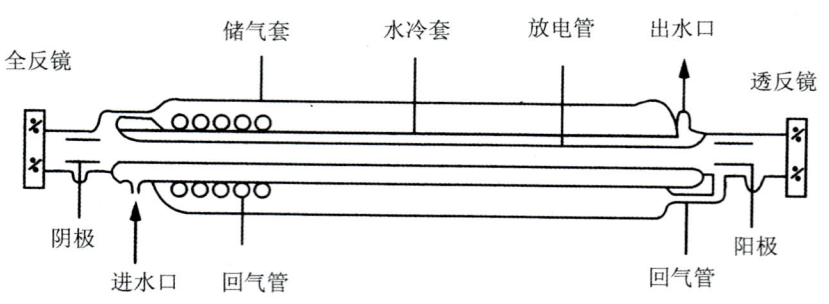

图 4-2 CO_2 激光器的结构模式

管工作时，放电管内温度升高，增益下降，激光输出功率降低，此时需要冷却水在冷却管内流动来降低放电管内气体的温度，维持激光输出功率的稳定。储气管的作用是使气体在放电管与储气管间流动，使激光管工作时放电管内的气体成分与浓度保持一致，防止因阴阳极附近产生电泳现象而导致输出功率的下降，保持功率稳定。

（三）主要参数与输出特性

CO_2 激光器的输出功率可从几十瓦到几千瓦，激光波长为 $10.6\mu m$，位于远红外区，属非可见光。激光器通常使用半导体红光光束输出作为指示光，其工作方式可分为连续 CO_2 激光器与脉冲 CO_2 激光器。脉冲 CO_2 激光器还有单脉冲、多脉冲、脉宽（工作时间）、脉冲间隔时间等参数需要进行调控。

（四）主要物理性能与生物效应

CO_2 激光器能辐射出波长为 $10.6\mu m$ 的激光，该波长可被生物组织中的水强吸收，吸收率可达 $200\sim950cm^{-1}$。当激光照射到皮肤组织后，如此高的水吸收率使激光能量仅穿透 $100\mu m$ 厚即近被完全吸收，致使水分子吸收能量、运动加剧，相互碰撞而升温，将该部分组织快速加热到 $100℃$。随后照射的激光可为该部分组织继续提供能量，使水升华为气体。通常而言，$1mm^3$ 水由 $37℃$ 变成 $100℃$ 的气体需 $2.5J$ 能量；而 $1mm^3$ 皮肤组织被加热至 $100℃$ 并汽化，仅需能量 $0.25J$。当组织细胞内水分子吸收激光能量后，汽化过程可使细胞体积迅速膨胀、爆裂，细胞碎片崩溅到激光束中，可即刻炭化甚至燃烧。

生物组织因吸收激光能量而变热，使自身的温度上升。在 $100℃$ 以前，组织变性主要是由热效应引起的；在温度达到 $100℃$ 时，体液开始沸腾，蒸气的体积迅速膨胀，因暂时为皮肤所限，蒸气的压力越来越大，终于冲破皮肤溢出，并喷射一些组织碎片。激光就是这样汽化生物组织的。在这里说沸腾发生在 $100℃$ 是近似的，实际上有点像用压力锅烧盐水，生物组织一般含水量高达 60% 左右，所以可用盐水作近似比较，皮肤则起着锅盖的作用。生物组织继续吸热，将使体液温度和蒸气压越来越大，只有蒸气压大于组织和皮肤弹性限度时，蒸气才能冲破皮肤，发生汽化现象。在所有的水都失去后，继续加热可能改变组织结构，甚至烧焦，温度可高达 $300\sim400℃$。

（五）临床应用

CO_2 激光是临床应用最广泛的激光，作为手术激光，主要利用水的吸收特性，通过热效应对生物组织进行汽化、切割、凝固。CO_2 激光组织汽化好，具有一定止血效果，组织穿透相对较浅，使用安全性高，高功率激光被广泛应用到普外科、肛肠科、骨科、泌尿外科、皮肤外科等手术中；低功率密度的 CO_2 激光也可以作为弱激光，治疗关节炎、颈椎病等。此外，CO_2 激光的组织汽化、凝固功能还被广泛应用到感染、肉芽等外科创面的临床治疗过程中，在清除坏死组织、防止炎症扩散、促进创面愈合等方面具有独特的治疗效果。

在整形美容外科，CO_2 激光器种类很丰富，包括普通连续或脉冲 CO_2 激光器、超脉冲 CO_2 激光器、超脉冲扫描 CO_2 激光器以及超脉冲点阵或像素 CO_2 激光器等。

普通连续或脉冲 CO_2 激光器的激光输出能量多呈中央强、周边弱的高斯分布，峰值功率也相对较低，生物效应的组织汽化表现呈尖峰状，中间深，周边浅，因此汽化创面多不平坦，还有炭化组织存在，临床仅用于体表肿物、赘生物等小病变的汽化、凝固，形成的创面小，创面愈合后形成的瘢痕也轻微。

早期的 CO_2 激光是一种连续激光，主要用来切割、汽化和烧灼。比如切割时将光斑聚焦至 0.1～0.2mm，光束的辐射度能达到 50～100000W/cm^2。采用 CO_2 激光切割可减少手术中的出血，连续波 CO_2 激光可即时凝固直径小于 0.5mm 的血管，同时可封闭小的皮神经末梢和淋巴管，起到减少术后神经疼痛和组织水肿的作用。用于汽化和烧灼时将光斑散焦，用低能量密度治疗。20 世纪 90 年代，连续 CO_2 激光通过汽化和表皮再生被用于光老化皮肤的治疗，这种治疗被称为激光皮肤重建(laserskin resurfacing)。尽管治疗结果令人满意，但要控制激光光束在皮肤上的停留时间非常困难，即使是白种人也经常会导致热损伤和瘢痕。这是由于连续波模式的热传导较强，热损伤范围可达 300～1000μm，对周围邻近组织的热损害作用较大，且常影响伤口愈合，导致瘢痕形成，限制了它的用途。对这一问题的解决直接导致了短脉冲、高峰能量、快速扫描聚焦的脉冲 CO_2 激光的发展，使得对皮肤的汽化变得精确并得到良好控制。

脉冲 CO_2 激光因存在作用时间(脉宽)、间歇时间(脉冲间隔时间)与频率等物理性能，因此生物效应的特点与连续 CO_2 激光在汽化特性上有明显区别。用峰值功率极高，而脉宽却极窄的 CO_2 激光脉冲照射皮肤时，可能组织汽化并不多，有时甚至只有少量表面组织脱落；反之，用功率相对低些，但脉宽长些的脉冲激光照射时倒能产生小而深的洞。在一定脉宽条件下，峰值功率越高，频率越快，组织汽化程度越大，超脉冲激光就是采用了这一原理。在一定功率条件下，脉宽越宽，频率越快，脉冲激光的生物效应特点就越接近连续激光。

皮肤 80%的成分是水，成为 CO_2 激光皮肤重建的靶色基。根据选择性光热作用理论，当色基被选择性加热时，要求仅靶目标被破坏，且向周围传递的能量最少。CO_2 激光在皮肤中的穿透深度为 20～30μm，达到汽化和剥脱皮肤组织所需的能量密度最少为 5J/cm^2，通过计算，这种厚度的皮肤组织的热弛豫时间为 800μs。因此，在皮肤重建中，要实现 CO_2 激光的选择性光热作用，就要求能量密度至少为 5J/cm^2，时间不超过 800μs。实际上，要剥脱 20μm 厚的组织，热损伤范围是剥脱深度的 3～4 倍，即 60～100μm。这种热损伤有利于止血、胶原新生和创面修复。因此，脉冲式 CO_2 激光由于穿透表浅、能量高，可实现对组织的一层一层的精确剥脱。

超脉冲 CO_2 激光的峰值功率高、频率快，临床表现为组织汽化好、切割速度快、出血少，又几乎无炭化组织存在，切口愈合与常规手术刀切口愈合速度接近，因此常在重睑、眼袋整形、额部除皱等手术中使用。超脉冲 CO_2 激光器在谐振腔增加横向射频激励后，可使激光功率输出更加平稳，激光能量分布模式也多变为平帽状，临床表现为组织汽化创面更加平整，创面愈合后效果更加美观，故此类激光器在美容方面的应用更加普遍。为进一步满足临床应用需要，增加美容外科的适应病种，生产厂商还对该类激光器的激光输出手具不断进行改进，主要体现在三个方面：

1 光束聚焦质量提高，光束越来越细 光斑直径达到 100μm 左右，使激光能在小光斑、高能量密度状态下工作，实现了微创面的高质量汽化。Coherent 公司生产的 Ultrapulse 超脉冲激光器是第一台可以用小光斑传输高能量密度脉冲的激光器，可以用单一的脉冲实现组织的汽化。通过采用计算机图形发生器使操作者更加准确快速地按预设的图形(如平行四边形)扫描一系列光斑，并且可以选择光斑重叠的程度。对人类皮肤来说，用超脉冲激光一次照射的热损伤厚度是 20μm，两次是40μm,三次是70μm。临床研究表明,2～3次的CO_2激光照射可以把深度至少是1mm的皱纹变平。

2 通过计算机控制激光光束的移动,使其在一定面积(或光斑)内扫描,实现能量的均匀分布。最初,为实现激光光束的均匀移动,工程师在手具上配备了扫描器,计算机可通过控制扫描器内的振镜运动来准确调整激光光束的照射位置,使一段时间内激光光束的点状深部汽化转化为较大光斑(或图形)内的片状薄层汽化。可配用扫描器的超脉冲CO_2激光器临床适应证又增加了需要片状汽化的病种,如面部除皱。如Sharplan的Silklaser是一种扫描式激光,使用连续波CO_2激光束,用一种固定的模式进行扫描,扫描速度快到任意一个既定光斑在组织上的停留时间都少于1ms。因此,其作用实质上类似于高能脉冲系统。这种激光本质上是连续激光,但是模拟脉冲激光进行工作。

3 点阵或像素手具 激光光束再细,汽化能力再好,汽化穴坑的密度不能过大;扫描激光的光束质量再高,由于联结成片,汽化的深度不能过深,否则,上述两种情况均会形成烧伤创面,产生瘢痕愈合,把美容做成毁容。工程师在充分分析上述组织效应特点的基础上,结合皮肤微创面愈合形成瘢痕较轻甚至几乎无瘢痕形成的特点,研制出点阵或像素激光。即在通过扫描器控制激光光束扫描运动,并将光束直径聚焦到一定细度的基础上,使激光高质量汽化形成的微小口径和较深穴坑度不再扫描联结成片,而是彼此间保留一定距离。理论上的最小间隔应稍大于相邻穴坑间组织变性凝固带厚度之和,穴坑间保留的正常组织能参与激光汽化创面的愈合过程。点阵或像素手具以及治疗方法或理念的出现,使激光治疗创面做到了汽化与术后美观愈合的结合,把机体损伤的点、面特点与机体愈合机制有机地结合起来,开辟了一种全新的治疗方式。由于点阵或像素治疗能在较轻瘢痕形成基础上进行片状皮损的治疗,使一些原来通过长脉冲或Q开关激光器治疗效果欠佳的病变,如增生或凹陷性瘢痕、咖啡斑等也成了美容激光治疗的热门病种,极大地丰富了美容激光治疗的范围。相关内容在以后章节还要作详细介绍,这里不再赘述。

以前,CO_2激光只能通过关节臂传输;现在,新型CO_2激光器已可采用光纤传输,如Sharplan Surgipule激光,能灵活弯曲,可配合内镜手术。

CO_2激光器实物见图4-3。

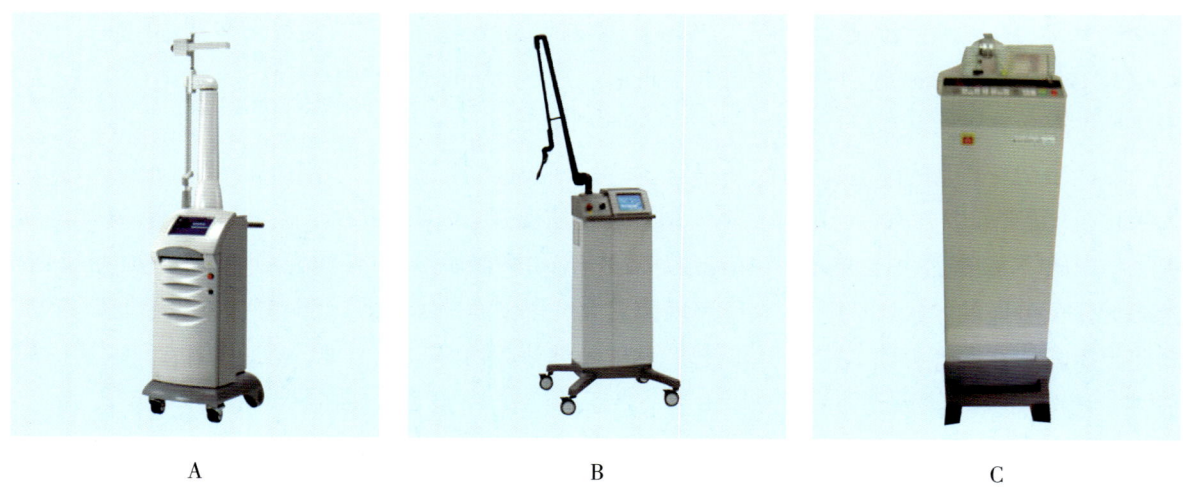

图4-3 CO_2激光器
A. Lumenis Ultrapulse-Encore CO_2激光器 B. Asclepion Multipulse CO_2激光器 C. Sharplan Surgipule CO_2激光器

二、铒激光器

铒激光（Er:YAG）是一种固体脉冲激光，其结构与 Nd:YAG 激光相仿，在钇铝石榴石基质（YAG 晶状体中）掺入铒（Er^{3+}）元素，输出激光波长为 2940nm，属中红外光。

Er:YAG 晶状体的能级结构丰富，激光发射与 Er^{3+} 离子浓度有关，能够发射两种不同波长的激光。当 Er^{3+} 离子浓度位于低浓度范围时（0.05%～2%），能辐射 $1.646\mu m$ 激光；当 Er^{3+} 离子浓度位于高浓度范围时，能辐射 $2.94\mu m$ 激光，即临床通常使用的 Er:YAG 激光。Er:YAG 激光的产生机制比较复杂，存在多种能量转移，可以得到较高能量的激光脉冲。

铒激光波长恰好位于水的最高吸收峰值（2950nm），能被水强烈吸收，其吸收系数比 Nd:YAG 激光大 800 倍，是 CO_2 激光的 16 倍。这样它的汽化效率更强，但穿透深度非常有限（$2\sim5\mu m$），从而导致组织汽化的层次非常表浅，同时也使周围组织的热损伤范围达到最少（相比于 CO_2 激光的 $60\sim100\mu m$，Er:YAG 激光只有 $20\sim50\mu m$）。当脉冲宽度为 $250\sim350\mu s$ 时，Er:YAG 激光只需要 $1.5J/cm^2$ 的能量便能汽化 $1\sim3\mu m$ 的组织。与 CO_2 激光不同，Er:YAG 激光组织干燥较少发生，脉冲堆积也不会增加热损伤的深度。因为胶原的吸收峰是 3030nm，与 Er:YAG 的 2940nm 波长接近，因此其就成为 Er:YAG 激光的有效目标。与 CO_2 激光相比，它可以在低能量密度 $0.5\sim1.5J/cm^2$ 时达到 CO_2 激光同样的效果，但要求更多的汽化次数。由于缺少相关性热损伤，铒激光即使扫描 4 次或更多次，其止血效果仍然很差。由于对真皮非选择性加热减少，皮肤收缩显著降低，在大多数患者的发生率为 0～14%。与 CO_2 激光相比，其胶原收缩大约少 1%～2%。热损伤区变小的好处在于痊愈时间的缩短和瘢痕形成风险的减少。同时运用 CO_2 和 Er:YAG 激光是很多激光外科医师进行汽化性表面重建时选择的技术，该治疗开始时运用 CO_2 激光对真皮进行非选择性的加热，引起组织收缩；接着用 Er:YAG 除去残留的热损伤层，这样的两步过程可以取得比单用 CO_2 激光更显著的疗效，而且痊愈时间缩短。该技术的一些研究发现皱纹的改善率为 25%～75%，这取决于所用的激光、所选的参数和治疗前皱纹的严重程度。

铒激光适合于去除手部、颈部和面部浅表、细小和较深的皱纹，同时对皮肤色素性疾病和毛发移植亦有理想的疗效，其独特的作用效果使术后色素沉着被控制在最小程度，尤其适合于较黑的人和东方人的皮肤种类。

目前 Er:YAG 激光在整形美容外科用于皮肤换肤术，与 CO_2 激光换肤术相比，其愈合时间短，色素沉着少，但在换肤效果上较 CO_2 激光差。其缺点是血管凝固作用较差，点状出血较常见，同时由于对真皮的损伤小，不能显著改善皮肤的外观和刺激新胶原的形成。

现代新型的 Er:YAG 激光脉宽可以为数十微秒至数毫秒，采用矩形脉宽技术，可精确调控脉宽，提供超短脉宽、短脉宽、长脉宽、超长脉宽和平滑模式脉宽等多种脉宽模式。其中超短脉宽主要表现为汽化作用，起到冷磨削作用；短脉宽产生汽化和热凝的热磨削作用；超长脉宽只有热作用，没有磨削作用。因此，在临床应用中，综合采用这几种脉宽模式，既可磨削汽化组织，又可加热凝固和刺激胶原增生，克服了传统铒激光的缺陷。

铒激光器实物见图 4-4。

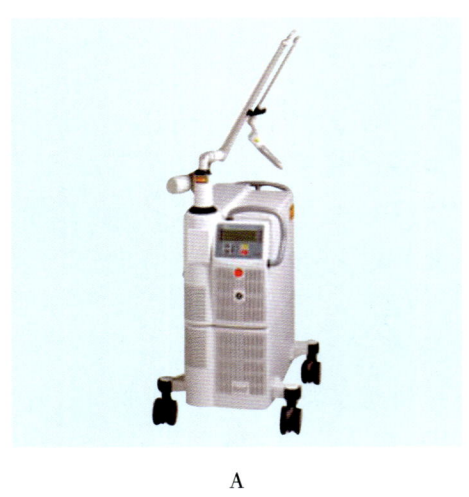 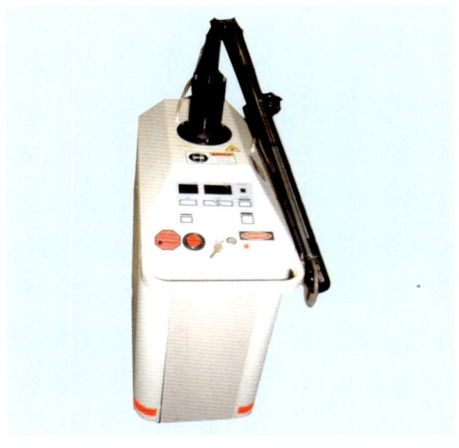

图 4-4　铒激光器
A. Fotona 铒激光器　B. Conbio 2.94 铒激光器

三、非剥脱性嫩肤激光器

光学嫩肤设备如 CO_2 激光、铒激光等汽化表皮,愈合时间延长,并有可能导致色素改变等并发症。为了避免这些并发症,缩短痊愈时间,并能有效刺激新胶原产生和改善肤质,一些非剥脱性的激光或光源不断出现。这类激光多数为有表皮冷却保护装置的红外线激光或红色激光,以及低能量脉冲染料激光器,包括长脉冲的半导体 810nm 激光、Nd:YAG 1064nm 激光、Nd:YAG 1320nm 激光、半导体 1450nm 激光、Er:glass 1540nm 激光等。这些激光的共同特点是脉冲宽度较宽,以水和胶原作为激光的作用靶位(色基),但水吸收率相对较低。这些激光的功率密度或能量密度在一定范围条件时,激光能量不足以引起皮肤表层组织的汽化,而是穿透到真皮深层,被辐照区水分子吸收,转化为热能;当真皮温度达到 60～70℃时,可诱导蛋白组织结构改变与变性再生,刺激真皮启动真皮愈合程序,达到非汽化嫩肤的作用。

用于光学嫩肤的非剥脱性激光器和光源有以下几种:

1 可见光激光光源

(1)倍频 Nd:YAG 激光、KTP 激光(绿色,532nm)。

(2)脉冲染料激光(黄色,585～595nm):包括长脉冲染料激光与短脉冲染料激光。

2 可见光非激光光源

(1)强脉冲光(IPL):为多种来源的宽谱过滤光,包括可见光和红外线。

(2)发光二极管(LED):窄谱,包括紫外线、可见光、红外线。

3 红外激光器(靶目标:色素、血红蛋白和水)

(1)Q 开关和毫秒级 1064nm Nd:YAG 激光器(其靶色基为水)。

(2)1320nm Nd:YAG 激光器。

(3)1450nm 半导体激光器。

(4)1540nm 铒玻璃激光器。

4 射频(RF)、微波和超声波

(一)半导体激光器

800～980nm 范围内的半导体激光能被所有的三种色基(黑色素、血红蛋白和水)吸收。有数个临床研究报道,使用810nm激光(脉宽182ms,能量密度29J/cm²)、980nm激光(400ms,功率8W),治疗间隔时间为1个月,结果均发现皮肤质地明显改善,在治疗过程中没有任何副作用。从活检结果来看,胶原蛋白的热破坏与随后的修复似乎是主要的机制。从光学嫩肤方面来说,这些半导体波长既没有得到广泛研究,也没有被临床应用,因而其有效性尚待观察。

(二)长脉冲 1064nm Nd:YAG 激光器

1064nm 波长 Nd:YAG 激光的激活离子为三价钕离子(Nd^{3+}),其基质为钇铝石榴石(YAG)晶状体。该晶状体是由3份三氧化二钇(Y_2O_3)和5份三氧化二铝(Al_2O_3)化合而成。钇铝石榴石的英文全称为 yttrium aluminum garnet,缩写成 YAG。在 YAG 晶状体中掺入一定比例的三氧化二钕(Nd_2O_3),钕离子(Nd^{3+})部分取代 YAG 中的钇离子(Y^{3+}),便成为掺钕:钇铝石榴石(Nd:YAG)晶状体。

1 原理 Nd:YAG 晶状体的能级图见图4-5。其主要有5个能级吸收带,其中 E_0 为基态能级。从 E_3 开始向上是泵浦吸收带中的各能级。在相应光谱的光泵激励下,处于基态的大量 Nd^{3+} 获得相应的激励能量后,跃迁到上述吸收带的各个能级,但由于在这些能级上的离子很不稳定,很快以无辐射跃迁到达亚稳态的 E_4 能级。E_4 能级上的离子平均寿命较长,使激活离子得以积累而实现粒子数反转,即 E_4 与 E_0、E_4 与 E_1、E_4 与 E_2 间的粒子数翻转,相应产生波长为914nm、1064nm、1320nm 的激光。由于1064nm 的跃迁概率最大,即 E_4 与 E_1 能级间的跃迁最易发生,因此 Nd:YAG 激光器通常工作在1064nm 的波长上。

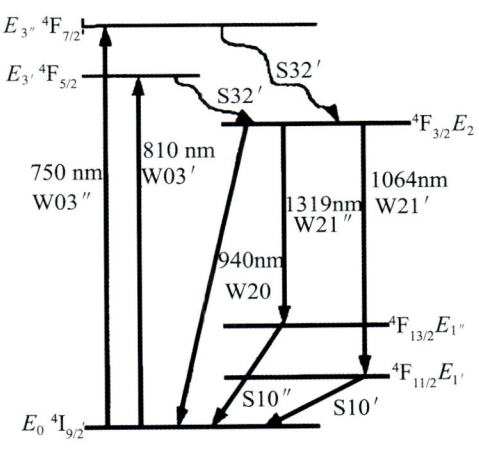

图4-5 Nd:YAG 晶状体的能级图

2 结构 Nd:YAG 激光器的基本结构见图4-6。激光器由谐振腔、泵浦、激光晶状体、外接电源等几个部分组成。根据需要,Nd:YAG 晶状体棒和氙灯被放置在不同形状(如圆柱面、双椭圆柱面、椭圆柱面等)的聚光器内。聚光器的不同柱面结构的作用是使光泵发出的光集中照射在激光棒上,以提高泵浦的效率。光学谐振腔是由与棒体分离的两个反射镜构成。激光电源包括高压直流电源、限流电阻、电容器组及触发电路。当氙灯两端加一高压时,氙灯迅速闪光,对 Nd:YAG 晶状体棒进行激励,使其产生激光。通常而言,泵浦若采用脉冲氙灯激励,激光器释放脉冲激光;若采用连续氙灯激励,激光器就会连续输出 Nd:YAG 激光。

由于 Nd:YAG 属于四能级系统,量子效率高,受激辐射截面大,所以它的阈值很低;又由于 Nd:YAG 晶状体具有优良的热学性能,非常适合制成连续和重频器件,因此是目前能在室温下连续工作的唯一实用的固体工作物质。这是 Nd:YAG 的两个主要特点。因此,作为固体激光的经典设备，Nd:YAG激光被制成了连续、Q开关、长脉冲、调制脉冲等多种工作方式的激光器，广泛使用到激光整形美容外科临床实践中。

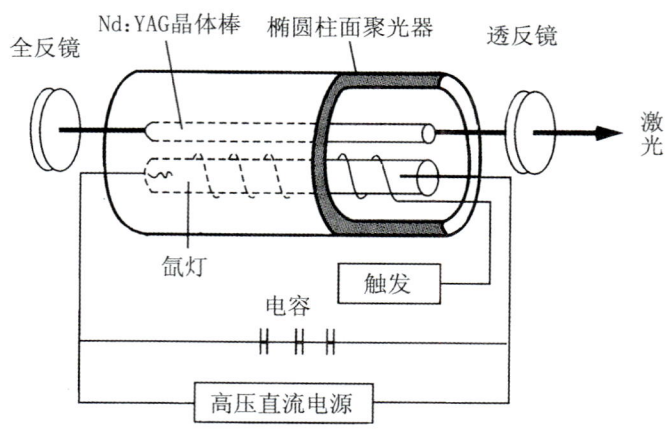

图4-6　Nd:YAG激光器的基本结构

3　主要参数与输出特性　Nd:YAG激光器有多种输出方式，连续输出的功率可从几瓦到上百瓦，脉冲输出的峰值功率可达连续输出时的40～100倍。1064nm波长激光属于红外光，该波长正好处于光纤的最佳透过率范围。采用倍频技术可以输出532nm绿光。

4　临床应用　连续Nd:YAG激光器具有较大输出功率，可用于凝固、汽化、切割等治疗。由于该波长激光的水吸收率相对偏低，组织凝固带厚，临床更多用于腔内凝血止血治疗。

Q开关的Nd:YAG激光器可输出纳秒级脉冲激光，临床主要用于黑蓝色等皮肤色素增生性疾病的治疗。

微秒级长脉冲Nd:YAG激光器可分别输出波长为1064nm和1320nm的激光，脉宽从几十微秒到几百微秒，目前临床可根据不同效应原理开展不同治疗，如利用色素的选择性吸收，使用较低功率的1064nm激光开展色素性病变的凝固性治疗；再如利用组织内水的选择性吸收，使用较低功率的1064nm和1320nm激光，特别是后者，开展非剥脱性的、针对真皮加热的深层除皱或嫩肤、除皱；还可以利用组织内水的选择性吸收，并同时利用激光的脉冲的物理性能，使用相对较高功率的1064nm和1320nm激光，开展介入性的激光融脂治疗等。

吸收1064nm红外光的色基包括黑色素、血红蛋白和水。这三种色基吸收激光能量而产生热效应，但这三种色基对1064nm激光的吸收相对较弱，故使得1064nm激光有穿透力深的特点，为5～10mm。比如观察到1064nm激光可对皮肤表面下3mm的血管产生作用，对真皮组织有弥散性的加热作用，然而其疗效尚有争议。一项前瞻性研究表明，长脉冲1064nm激光治疗后，肤质、皮肤色调和皱纹只有轻度改善，疗效比532nm的KTP激光设备差。

1064nm与1320nmNd:YAG激光在非剥脱性嫩肤方面的研究已有十余年的历史，最初是应用Q开关1064nm激光，临床发现具有刺激胶原增生的作用。随后开展的长脉冲1064nm Nd:YAG激光嫩肤的动物与临床试验显示，皮肤经激光数次治疗后能增加真皮Ⅰ型胶原的含量。1064nm激光嫩肤的参数和疗效仍处于研究之中，如果使用正确的脉冲持续时间和能量密度，1064nm激光可通过对皮肤水的加热而产生的热效应诱导胶原重塑。尽管有报道采用毫秒级脉冲可减轻皮肤松弛和皱纹，但一直没有带完全客观数据的确定的研究结果发表。

（三）红外激光

此类激光仅能被水吸收。主要有三种红外激光设备（1320nm、1450nm和1540nm），据报道可以有效地改善光老化的肤质,并对治疗痤疮瘢痕也有效。这类激光通常与表皮的预先冷却和后冷却联合进行,以避免真皮受到热损伤时表皮也受损。真皮的热损伤会诱导成纤维细胞增生以及胶原表达的上调。一系列治疗后的数周至数月,在真皮中可以观察到胶原合成增加。

1 1320nm 的 Nd:YAG 激光器　长脉冲 1320nm 的 Nd:YAG 激光器是第一台用于非汽化性皮肤重建的商业化设备。1320nm 波长被真皮水分非特异性吸收后,将热能散布到激光所照射的真皮各处,产生胶原、改善临床症状而不伴有表皮汽化。一旦对胶原诱导产生轻度的热损伤,就如同其他损伤胶原蛋白的激光器一样,触发了同样的刺激胶原蛋白再生的机制。从理论上讲,这一波长有最深的真皮穿透力,而且这种深穿透力还不为血红蛋白或黑色素的吸收所阻碍,因为在所有只被水吸收的可应用的红外激光器中,它的水吸收性是最低的,但高于 1064nm 激光。Cooltouch 是一种 1320nm 激光传输系统,是第一台用于非剥脱性皮肤重建的商业化机器。在控制皮肤非剥脱状态能量条件下,其组织光能吸收效率更高,能量扩散范围小于 1064nm 激光,皮肤升温效果更好,副作用相对较小,成为点阵激光出现以前主要的嫩肤激光设备。它的经典参数是能量密度 13~15J/cm^2,固定的 50ms 脉冲持续时间,10ms 的脉冲前预冷、5~10ms 脉冲期间冷却和 10ms 的脉冲后冷却能保护表皮避免热损伤。根据文献的经验,用 1320nm Nd:YAG 激光可改善皱纹,对非动力性皱纹更有效,也能明显改善痤疮瘢痕。Cynosure Affirm 1320+1440nm Nd:YAG 激光器实物见图 4-7。

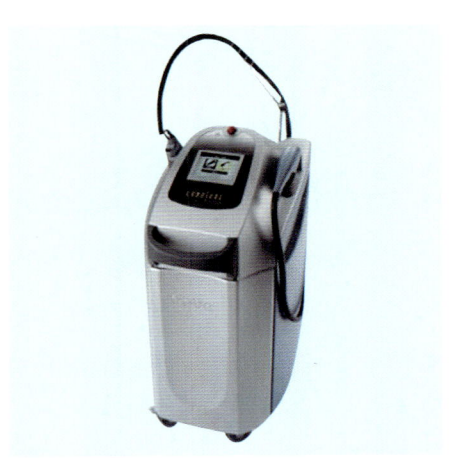

图 4-7　Cynosure Affirm 1320+1440nmNd:YAG 激光器

2 1450nm 半导体激光器

(1) 原理:常用的半导体材料有 GaAs、InP、InAs、ZnS 等,其中最常用的是砷化镓(GaAs)系列激光器。多数激光器的激光辐射来自单个原子和分子能级间的跃迁,例如前面描述的 CO_2 激光;而半导体激光的辐射与这些激光器的辐射原理不同,与离子的能级无关,而是取决于整个半导体晶状体的结构。

当正向电流通过半导体的 P-N 结时,从 N 区注入 P 区的电子与从 P 区注入 N 区的空穴,有一部分可在结区产生复合并释放能量,其方式之一就是辐射光子,成为复合辐射,这就是发光二极管的原理。当然,这种复合辐射包括自发辐射、受激辐射和受激吸收三种过程,且自发辐射占绝对优势。如果构成 P-N 结的半导体所掺杂质的浓度较大,且注入正向电流足够大,当电流达到并超过阈值时,受激辐射的增益超过损耗便会产生激光。

(2) 结构:最简单的半导体激光器是由一个 P-N 结构成。制造 P-N 结的方法有扩散法和液相外延法两种。以砷化镓晶状体为例,用扩散法得到的 P-N 结,其 P 区和 N 区是同种晶状体,称为同质结。在一块 N 型砷化镓晶状体表面,生长一层 P 型晶状体,形成 P-N 结,称为外延法生长结。若 P 型晶状体也是砷化镓,则形成的 P-N 结为同质结;若 P 型晶状体不是砷化镓,这样形成的 P-N 结为异质结。目前,室温下同质结的阈值电流高达 $3\times10^4 A/cm^2$,该半导体激光器不能连续工作;而双异质结的阈值电流为 $1.6\times10^3 A/cm^2$,故这种半导体激光器可连续工作。图 4-8 是砷化镓半导体激光器的基本结构。由于半导体材料本身的特性,例如砷化镓晶状体的外形是立方体,所用的相对面之间都严格平行且晶面光滑。因此,利用砷化镓晶状体的某一对晶面,即可作为谐振腔的两个反射镜(图 4-8 中的①、②两个面)。它有 35% 的反射率,对砷化镓来说,足以引起激光振荡。若需要更高的反射率,可在晶状体面上镀一层二氧化硅,再镀一层金属膜,其反射率可达 95% 以上。

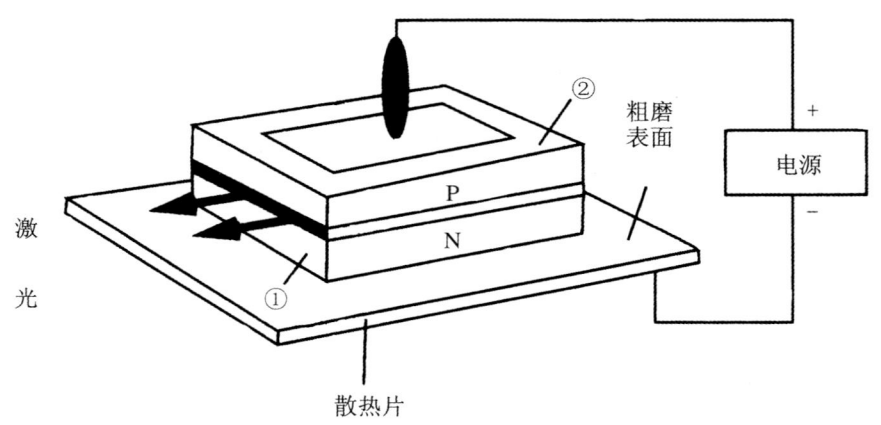

图 4-8　砷化镓半导体激光器基本结构示意图

（3）主要参数与输出特性:半导体激光的波长范围大约从 630nm 到 8.5μm,其中最常用的砷化镓激光器发射的激光波长在室温下为 900nm。医用最短的波长有 650nm,常见的波长有 850nm、980nm、1450nm。半导体激光器的输出方式有连续和脉冲两种。

同种类的半导体激光器输出功率差别较大,可以从几毫瓦到上百瓦。

（4）临床应用:由于半导体激光输出波长范围大、功率范围广,因此在医学中的应用范围也比较广泛,低功率的半导体激光可用于激光理疗、伤口促愈、光动力治疗等,而高功率的半导体激光器可用于激光手术。在激光整形美容外科领域,650nm 波长半导体激光常用于溃疡伤口的促愈治疗,808nm 或 810nm 波长半导体激光是著名的脱毛用长脉冲激光,980nm 波长半导体激光也常用于血管性疾病的临床手术,1450nm 波长半导体激光则可用于面部非剥脱性嫩肤、除皱。

1450nm 的半导体激光设备与其他两种中红外线激光设备在波长和穿透力上相似,该波长被认为可最深穿透到真皮内 500μm 处。研究表明,使用 1450nm 半导体激光设备治疗后,面部皱纹有轻度的临床改善。根据这些临床结果,美国食品与药物管理局（Food and Drug Administration,FDA）于 2002 年批准了这类激光用于眼周皱纹的治疗。市场上销售的是低功率的半导体系统,带有脉冲式的冷却剂冷却系统,由于其峰值能量较低,要求更长的照射时间。Smoothbeam 系统为达到真皮加热的目的,需要长达 250ms 的照射时间,能量密度通常为 10～20J/cm²。这种延长的脉冲需要在脉冲到达之前、过程中和之后进行制冷。研究表明,1450nm 半导体激光对面部皱纹的改善轻微。该设备还可用于活动性痤疮的治疗,由于能减少皮脂腺的活动,对颏部的皮脂腺增生和痤疮瘢痕也有用。Candela Smoothbeam 1450nm 半导体激光器实物见图 4-9。

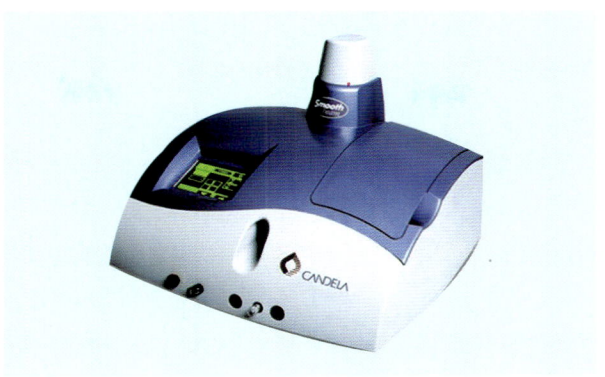

图 4-9 Candela Smoothbeam 1450nm 半导体激光器

3 1540nm 与 1550nm 的 Er:YAG 激光器 如前所述，Er:YAG 晶状体的能级结构丰富，辐射激光的波长一方面与 Er^{3+} 的浓度有关，另一方面也与 YAG 晶状体中其他掺杂物有关，此外还与晶状体激励的方式与光源有关。当铒玻璃激光采用氙灯泵浦激励时，激光器可辐射 1540nm 的脉冲激光；当采用半导体泵浦激励时，激光器可辐射 1550nm 激光。

这两种波长在皮肤组织中主要被水吸收，具有较高的水吸收率，皮肤穿透深度可达 2mm。1540nm 与 1550nm Er:YAG 激光的水吸收率高于 1320nm 激光，低于 CO_2 激光。以往按传统方法使用，高功率激光较难生产，临床应用预期是用于组织汽化；低功率激光又易产生明显的组织凝固、坏死反应，因此没有企业生产这种设备。如 1540nm 红外激光常以 $20\sim30J/cm^2$ 的能量密度、$10\sim100ms$ 的脉冲持续时间传输，需要由小脉冲组成的相对较长的脉冲群才能引起真皮加热。该激光的主要问题是光斑小（4mm）、脉冲时间太长（整个脉冲系列需要 $1\sim2s$）和接触式冷却不易控制。一项前瞻性的研究表明，1540nm 激光治疗的所有患者 6 个月内随访可见皱纹缓慢而持续地改善，副作用限于激光辐射后立即发生的短暂的红斑、水肿。

局灶性光热作用原理出现后，利用点阵激光技术就可以将具有较高水吸收率、适度功率密度或能量密度的 1540nm 与 1550nm 激光通过皮肤无创方式将激光能量传递到真皮组织，产生更加强烈的热转换与热积累效果，实现嫩肤、除皱的治疗目的，这种环境机遇方使该类激光器得以生产并投放到市场。经临床验证，1540nm 与 1550nm 的点阵 Er:YAG 激光具有较明显的嫩肤、改善皮肤质地的效果，目前已成为较常用的非剥脱性嫩肤激光设备。最新临床报告显示，该种红外激光对增生性瘢痕也有一定的治疗效果。

第五节 以血红蛋白为靶色基的激光器

氧合血红蛋白和去氧血红蛋白是皮肤血管性皮损治疗的色基，当血红蛋白吸收光能转化为热能时，血液温度升高引起血管内皮细胞不可逆的损伤。氧合血红蛋白有三个吸收峰：418nm、542nm 和 577nm，在这些波长范围内，表皮中的黑色素竞争性地吸收光能。为了选择性治疗血管性皮损，应选择易于被血红蛋白优势吸收而黑色素吸收较少的波长。治疗时应根据治疗血管的大小制定脉冲宽度，当脉冲宽度与特定血管的热弛豫时间相同或略长时，便会选择性地损伤该血管，而不会伤及邻近的毛细血管和小血管，从而减少紫癜的发生。考虑到氧合血红蛋白的吸收光谱和血管的深度,波长在532～1064nm的激光可以用来治疗血管性皮损。较长的波长治疗深在的血管性皮损效果较好,因为该波长穿透力较强,可以进入真皮;较短的波长对于浅表血管的皮损较为合适。

治疗血管性疾病的激光种类较多,有连续激光、半连续激光和脉冲激光。最常用的血管激光包括KTP激光、脉冲染料激光、翠绿宝石激光、半导体激光、Nd:YAG激光和IPL。20世纪60年代,一般采用Nd:YAG激光和氩离子激光治疗鲜红斑痣和血管瘤。到了80年代中期,由于选择性光热作用理论的提出,脉冲染料激光得以问世,用以治疗鲜红斑痣,最早的脉冲染料激光波长为577nm,后来被调整为585nm和595nm。但迄今为止尚没有一种激光系统能有效治疗所有的皮肤血管性疾病,这是因为不同血管性疾病的血管管径和病变深度存在明显的差异,使得病变的热弛豫时间有较大的跨度(表4-4)。当选择合适的设备和参数时,应当考虑随着目标血管的管径和距离皮肤表面的深度的不同,要求激光的波长和脉冲宽度随之变化。

表4-4 不同直径血管大概的热弛豫时间(T_r)

直径(μm)	T_r(ms)	直径(μm)	T_r(ms)	直径(μm)	T_r(ms)
10	0.048	20	0.19	50	1.2
100	4.8	200	19.0	300	42.6

一、闪光灯泵浦脉冲染料激光器

闪光灯泵浦脉冲染料激光器属液体激光器,工作物质为染料,如若丹明6G等,溶剂有乙醇、苯类、水及其他物质。现已发现有实用价值的激光染料达近百种,最大特点是其输出波长在一定范围内连续可调,所以称为可调谐激光器。染料激光波长分布在紫外光(321nm)到近红外光(1.3μm)的波段内,由于输出激光的中心随腔长、染料浓度及腔镜反射率的变化而变化,这就便于使用各种方法改变和控制染料激光器输出激光的中心波长,从而得到波长连续可调的激光。对于皮肤中直径为10～40μm的血管来说,其热弛豫时间为200～3000μs。如果能将脉冲时间延长到1～10ms,也许能使脉冲染料激光的疗效更进一步,但是必须增加能量密度。目前,在美容外科中常用的是脉冲595nm、585nm、510nm的激光。

Candela公司最初生产的脉冲染料激光器波长为585nm,后又相继生产了590nm、595nm和600nm三种波长;最初生产的激光器脉冲持续时间为450μs,现在可增加到4000μs;最大能量可达10或20J/cm^2,并配有冷冻喷雾剂制冷。该公司目前的产品有V-beam(输出能量6J,波长595nm,脉宽0.45～40ms,5mm、7mm、10mm以及3mm×10mm大小的各种手具,图4-10A)、C-beam(输出能量6J,波长585nm,脉宽0.45ms,5mm、7mm、10mm×10mm手具)。V-beam的升级版V-beam Perfecta(图4-10B)采用8个子脉冲技术,以8个均匀的子脉冲瞬间发射,接近一个连续脉冲,每个子脉冲都低于紫癜发生时间,这样既可增加疗效,又可减少副作用的发生。另外,手具头可挤压皮肤中的血红蛋白,因此该激光还可治疗色素性疾病。

Cynosure公司生产的脉冲染料激光器分别是波长为585nm的Photogenica V和波长为595nm的V-Star(图4-11),光斑大小和激光能量与Candela公司生产的相类似,但采用冷空气冷却。Photogenica V-Star的输出能量为8J,波长585nm或595nm,脉宽0.5ms、2ms、20ms、40ms可选,7mm、10mm、12mm手具,Photogenica V的输出能量为4J,波长585nm,脉宽0.45ms,7mm、10mm手具。Photogenica V的脉宽固定,仅0.45ms,对于一些血管管径稍粗大、热弛豫时间长的病变效果较差。

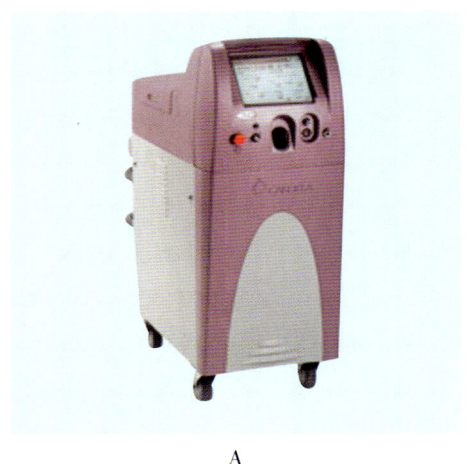 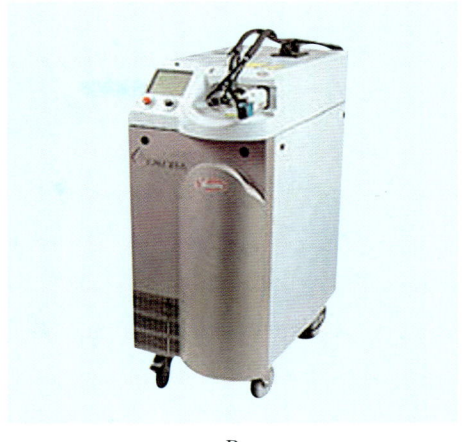

图 4-10　Candela 公司的脉冲染料激光器
A. Candela V-beam 595nm 激光器　B. Candela V-beam Perfecta 激光器

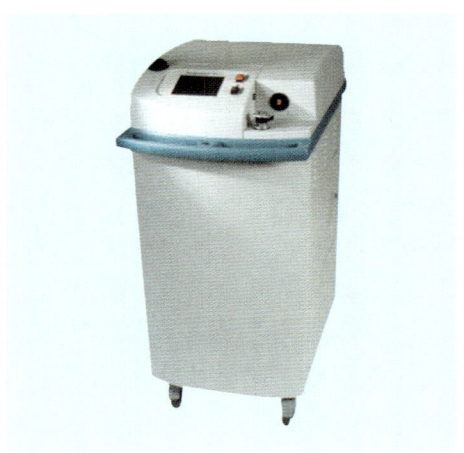

图 4-11　Cynosure 公司的 Cynosure V-Star 595nm 脉冲染料激光器

近年来，Cynosure 公司整合了脉冲染料激光（585nm）和 Nd:YAG 激光（1064nm），采用专利的 Multiplex 多波长顺序发射技术，推出 Cynergy 双激光血管治疗机（图 4-12），使两种不同的激光能在很短的时间内从一个光路里先后发射出来。这两种激光可以独立运行，充分发挥各自的作用；也可顺序发出两种不同波长的激光，间隔毫秒的延迟，更有效地治疗血管病变性胎记等。具体来讲，血红蛋白在吸收 585nm 激光的能量后，很快会转变成高铁血红蛋白以及微小的血凝块，此时血液呈棕红色，对波长较长的红外线激光具有良好的吸收性，如对 1064nm 激光的吸收率提高了 3～5 倍。因此在治疗鲜红斑痣等血管性病变时，可先采用低于紫癜发生阈值治疗剂量的 585nm 激光照射，紧随其后（通常为数百微秒）再用较低能量的 1064nm 激光照射，这样既保证了治疗的安全性，又提高了激光的疗效。虽然应用该设备的文献尚不多，但可料想其疗效应优于单一激光治疗。

意大利的 DEKA 公司生产的 Dermobeam 波长为 595nm，光斑和脉宽与其他脉冲染料激光类似，配有整体冷却系统。

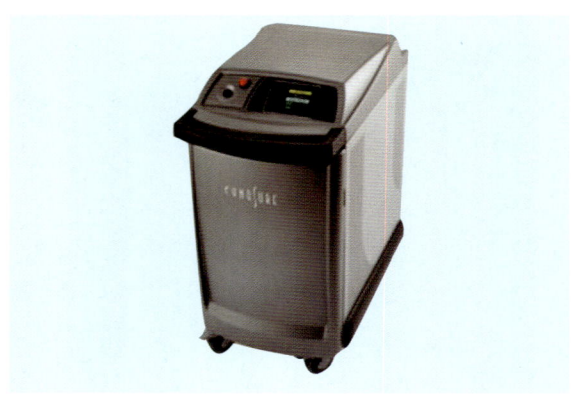

图 4-12　Cynosure Cynergy 双激光血管治疗机

此外,脉冲染料激光器发出的 630nm 波长的红光还可作为葡萄酒色斑、体表肿瘤等浅表血管性疾病的光动力学治疗的光敏光源。

脉冲染料激光治疗鲜红斑痣的临床效果得到广大学者的认可,并可用于毛细血管瘤的早期治疗以及各种血管损害性皮肤疾病的治疗。

二、倍频 Nd:YAG 激光器

通过对 1064nm Nd:YAG 激光进行倍频获得的波长为 532nm 的激光,这就是倍频 Nd:YAG 激光(KTP 激光)。这种激光由 Continum、Coherent(现为 Lumenis)和其他激光公司生产。Coherent 公司生产的是脉冲宽度为 2~50ms 可调的脉冲激光(Versapulse);Continum 公司生产的是半导体—泵激光,能释放一连串 Q 开关微秒级的脉冲,最终使其脉冲宽度达到 1~100ms 的理想宽度。Wavelight 公司生产的也是能释放一连串 Q 开关脉冲激光,最终脉冲宽度为 10~30ms 的激光系统(Laserscope)。这些长脉宽倍频 Nd:YAG 激光由于脉宽可调,可根据靶血管直径选择脉宽治疗,是治疗葡萄酒色斑或其他浅表血管性疾病的选择之一。长脉冲宽度的 532nm 激光主要被血红蛋白和黑色素吸收,既能产生血管损伤,也能与表皮黑色素相互作用,因而其选择性相对较低。在治疗皮肤血管性疾病的时候,由于波长较短,激光能量达不到较深的部位,穿透深度相对较浅,只能用来治疗较浅的血管性疾病。另外,这种激光的并发症多为皮肤水肿(水疱)、结痂、轻度皮下纤维化和表皮肥厚,当然,萎缩性瘢痕也有报道。常用倍频 Nd:YAG 激光器实物见图 4-13。

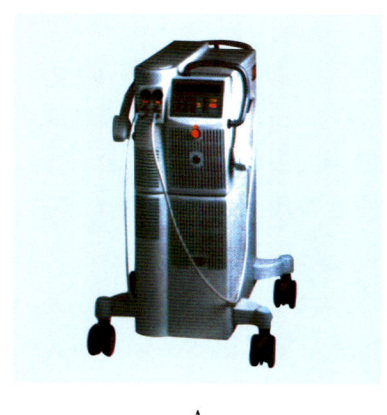
A

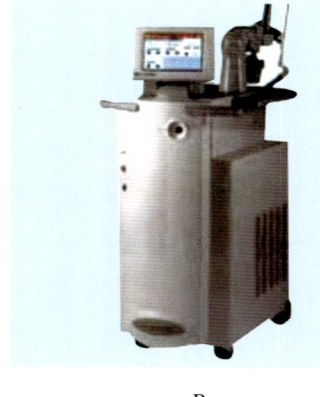
B

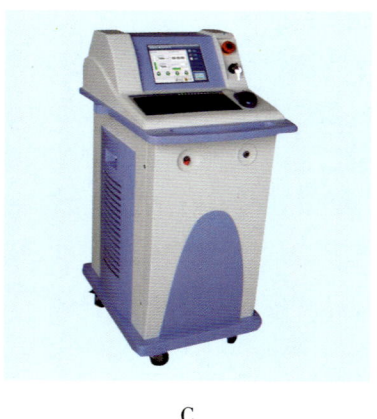
C

图 4-13　倍频 Nd:YAG 激光器

A. Fotona VPW 532nm 激光器　B. Coherent VPW 532nm 含可变脉宽和 Q 开关 532nm 激光器　C. 全固态连续倍频 Nd:YAG 532nm 激光器

三、长脉冲红色激光和近红外线激光器

血红蛋白在700nm和1000nm附近有小的次吸收峰值,因此,临床上也有用波长为755nm、980nm和1064nm激光治疗血管性病变。研究表明,长脉冲的755nm激光治疗增生性的鲜红斑痣有效,长脉冲宽度的半导体980nm激光对皮肤的小血管畸形以及深部的血管病变都有疗效。

1064nm的掺钕:钇石榴石(Nd:YAG)激光是一种固体激光器,波长为1064nm,近红外激光,可连续或脉冲输出,对皮肤具有良好的穿透深度,但对血管的选择性却明显降低。该类激光器的转换率高,输出功率大,止血及凝固效果比CO_2激光好,切割血管丰富的组织可大大减少出血,组织穿透力较深,可通过石英光纤传输,使用方便。连续波Nd:YAG激光器广泛应用于普外科、耳鼻喉科、泌尿科、骨科及整形科手术等。由于穿透深及水和血红蛋白对其吸收差,当以连续方式输出、非接触方式治疗时,容易产生很宽的热损带,Nd:YAG波长对组织的热损伤达6mm深,适用于深处的血管瘤或恶性皮肤肿瘤的治疗,在美容外科可用于草莓状血管瘤和海绵状血管瘤的瘤体照射。脉冲输出适用于对粗大的腿部血管瘤、瘤性增长的血管瘤的治疗。有很多公司生产这类激光器,如Gentle YAG(Candela,美国)波长为1064nm,脉冲宽度0.25～300ms可调;Multispot YAG(Lumenis,美国)波长1064nm,脉冲宽度1～20ms可调。

其他的长脉冲红色激光,如波长810nm和940nm激光也被认为对皮肤血管性疾病的治疗有效。常用的Nd:YAG激光器实物见图4-14。

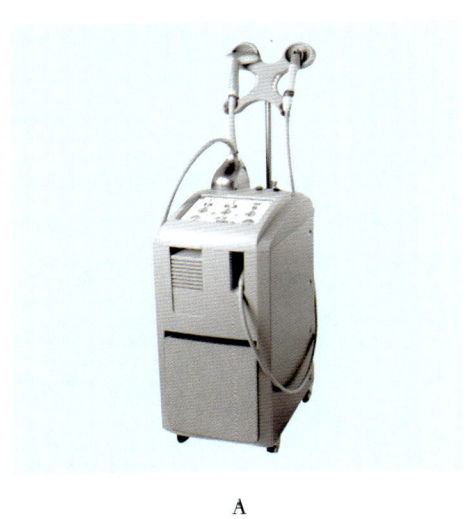
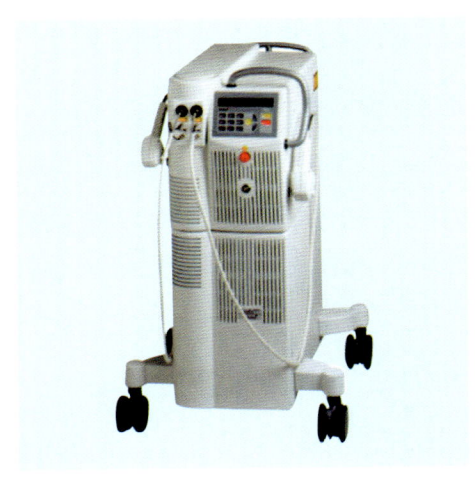

图4-14　Nd:YAG激光器
A. Cutera Coolglide Xeo激光器　B. Fontona长脉宽1064nm和532nm激光器

四、氩激光器

氩激光器是一种惰性气体激光器,它的波长主要有514.5nm(绿光)、488nm(蓝光)等,都在可见光范围内。生物组织中的血红蛋白对绿光吸收率最高,临床多用于鲜红斑痣等血管性疾病的治疗。氩激光是最先应用于治疗鲜红斑痣的激光,并且一直应用到1980年。但是氩激光存在明显的不足:①激光波长与血红蛋白的几个光吸收峰值并不吻合;②激光能量的输出方式是连续的,非特异性热损伤较明显;③黑色素也能强吸收激光能量,导致表皮损伤,出现水疱并结痂,且易发生瘢痕、色素脱失等并发症;⑤应用多年虽然取得了一定的疗效,但极少能彻底清除病损,而且增生性

瘢痕、皮肤质地的改变及永久性色素减退等并发症发生率较高。由于疗效不如染料激光,因此这种激光已很少使用。

五、铜蒸气激光器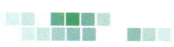

铜蒸气激光能释放511nm的绿色激光及578nm的黄色半连续激光,也就是说,该激光能量为脉冲输出,但脉冲紧密相连,无法分开,呈脉冲群样,其结果和临床治疗效果与连续激光非常类似,故也称为半连续激光或准连续激光。其中578nm的波长与氧合血红蛋白的光吸收峰值波长相一致,因此曾被用来治疗血管的病变;而511nm激光则用来治疗色素性病变。在临床实践中,铜蒸气激光存在着氩激光同样的问题,治疗效果一般,副作用明显,因此目前几乎没有人会应用这种激光来治疗鲜红斑痣。然而,在光动力学治疗中,铜蒸气激光结合光敏剂如血卟啉甲醚治疗鲜红斑痣,显示了较好的治疗效果,甚至较现有的脉冲染料激光效果更优。但是铜蒸气激光有时光输出不稳定,而且需要特殊的电压(380V),体积相对也比较庞大;另外,铜蒸气激光与光敏剂吸收峰值匹配性并不理想,因此在一定程度上限制了它的临床应用和推广。

六、氩-泵染料激光器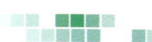

氩-泵染料激光以荧光染料作为激光介质,以氩激光作为激励源,产生的激光波长取决于所采用的染料,如若丹明染料能产生529～640nm范围的激光,通常会选择577nm或588nm波长激光输出,并用来治疗血管性病变。在理论上,这种激光释放的577nm波长的激光较氩激光更具有血管选择性,因为它与血红蛋白的吸收峰值更为一致。但临床上是否也具有优势尚有待证实。

七、氪激光器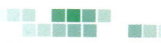

氪激光是一个用于治疗血管性病变的新型激光,它能释放568nm、521nm和532nm的激光,当滤掉后两种波长后,568nm激光能应用于临床。和氩激光治疗技术一样,临床应用受到限制。目前尚没有资料显示氪激光比氩激光更优越。但目前氪激光被用于光动力治疗鲜红斑痣,结果显示氪激光-光动力治疗的临床疗效似乎并不比铜蒸气-光动力治疗差。

八、光动力治疗激光器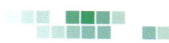

目前,鲜红斑痣的治疗依然存在许多问题,特别是血管管径粗、位置深的病变的治疗效果较差,清除率较低,同时易发生瘢痕、皮肤质地改变及色素紊乱等并发症。国内学者开展鲜红斑痣的光动力治疗,目前看来,其治疗效果还是令人鼓舞的。

目前处于研究阶段的光敏剂有多种,但用于临床的较少,如癌光卟(PsD-007)、血卟啉甲醚(纯品)。血卟啉甲醚对光的吸收也存在波长的差异,它们有五个特征光吸收峰:375nm、502nm、531nm、573nm和623nm,其吸收系数随波长增加而降低,而光动力效应强度随吸收系数的降低而减弱。因此,临床上很多不同波长的连续激光都可能成为光动力治疗的激光光源,如氪离子激光(405nm)、氩离子激光(488nm)、倍频Nd:YAG激光(532nm)、铜蒸气激光(577nm)等,卤钨灯(630nm)和非相干红光(630nm)也能作为光源应用。

从目前的临床经验来看,用铜蒸气激光、氪离子激光作光源,用血卟啉甲醚作为光敏剂进行治疗的临床效果令人满意,两种激光都显示出较好的临床疗效,但孰优孰劣尚难作出判断。目前以纯品血卟啉甲醚(商品名海姆泊芬)作为光敏剂、连续倍频Nd:YAG激光532nm作为光源治疗鲜红斑痣的临床研究正在慢慢推广中。

第六节　以色素为靶色基的激光器

激光技术的飞速进步使得良性色素性皮肤疾病的治疗有了更多的选择。1960 年 Leon Goldman 首次应用激光治疗色素性疾病,采用红宝石激光(694nm)治疗色素痣和文身。随后,注意的焦点转移到采用 CO_2 激光(10600nm)及氩激光(418nm、514nm)的连续波模式的激光。这些连续激光通过非选择破坏治疗色素性疾病。由于缺乏选择性,治疗结果常不令人满意,经常发生瘢痕形成和色素改变等并发症,激光治疗色素性疾病没有取得更进一步的发展。直到 Anderson 和 Parrish 提出选择性光热作用理论,该理论革命性地发展了皮肤激光外科。随后很多新型的激光得以开发,主要为短脉冲激光,用来清除内源性或外源性皮肤色素,疗效和安全性得到极大的提高。

黑色素包含在大小为 0.5～1.0μm 的黑色素小体中的,是激光治疗色素性疾病的靶目标。黑色素小体的直径约 1μm,热弛豫时间为 0.2μs。黑色素的吸收峰在 200nm 达到最高值,2000nm 时便直线下降。黑色素对 400～1200nm 范围内的光均能吸收,且随着波长的增加,吸收系数逐渐减弱。黑色素宽广的吸收光谱使得在很宽的波长范围内,很多激光都能对它进行有效的治疗,临床上通常选择有理想的穿透深度,并能避开其他色基吸收峰值的激光进行治疗。对于表皮色素性疾病可选择 510nm 附近的激光;对于深层的色素,如太田痣,可选择波长更长、穿透更深的激光治疗。

根据选择性光热作用理论,色素性疾病的治疗宜选择短脉宽的激光,即脉冲宽度应小于 0.2μs,在实际应用中也是如此。迄今为止,新型的 Q 开关激光是应用选择性光热作用原理最成功的激光,其巨大的脉冲能量能在瞬间击碎色素小体和色素团块,合理的应用不但能有效治疗色素性皮肤疾病,而且能将治疗中的各种并发症降到最低程度,几乎不遗留皮肤瘢痕。除了极少数表皮性色素性疾病采用 CO_2 激光、铒激光汽化、强脉冲光(IPL)治疗,以及氩激光(488nm、514nm)、511nm 铜蒸气激光、405nm 氪离子激光等连续激光治疗外,真皮性色素性疾病和大部分表皮性色素性疾病均采用 Q 开关激光进行安全有效的治疗。另外,有研究表明长脉冲激光在治疗浅表色素性皮损时有实质性疗效,包括长脉冲翠绿宝石和长脉冲倍频掺钕:钇铝石榴石(Nd:YAG)激光(即钛氧磷酸钾,KTP 激光)。尽管脉冲宽度延长了,但这些设备可以清除皮损而只引起最小的副作用。

用于治疗表浅色素性疾病的 Q 开关激光有倍频的 Q 开关 Nd:YAG 532nm 激光、694nm 红宝石激光及 755nm 翠绿宝石激光。由于具有纳秒级的脉宽且能被黑色素颗粒强吸收,这些激光成为表浅的和一些黑色素颗粒分布均匀的真皮色素性疾病的极好的治疗手段。Q 开关红宝石激光、翠绿宝石激光和 1064nm Nd:YAG 激光可用于治疗深层的色素性病变,如太田痣和文身等。1064nm Q 开关 Nd:YAG 激光还可用于治疗深肤色皮肤类型,因为该激光极大地减少了表皮损伤和色素性改变的风险。

一、色素性染料激光器

色素性染料激光器是一种常用的闪光灯泵浦脉冲染料激光器,是为治疗表皮来源的色素而设计的,其激光介质是含香豆素的染料,波长 510nm,脉冲持续时间 300ns,绿色可见光。该波长主要被黑色素或文身颗粒吸收,作用原理与倍频 Nd:YAG 激光相似,用于治疗雀斑、色斑等表皮色素性疾病或文身。然而表皮对这种激光的吸收性太强,因此在治疗表皮色素性皮损时引起色素沉着和浅表皮肤纹路改变的风险较大,限制了其使用。

二、Q开关红宝石激光器

红宝石激光是一个最早使用的激光,通过后来的技术改造,今天的红宝石激光已能以Q开关技术进行工作。工作物质是固体的Sapphire(Al_2O_3)和铬所形成的红宝石晶状体棒,以闪光灯作为激励能源,释放波长为694.3nm的红光。调Q模式下脉宽20~40ns,峰值功率在10MW以上。由于黑色素的吸收性好且穿透力强,这种激光治疗表皮的色素性皮损非常有效,也能被真皮中的黑色素及蓝、黑和绿色文身染料很好地吸收,所以可用来治疗各种内源性或外源性的色素性疾病。它的另外一个优点是血红蛋白在这个波长时的吸收明显减少,形成一个低谷,因此引起紫癜或出血的风险较其他激光相对要低。然而表皮黑色素对它也存在明显的吸收,从而增加了深色皮肤发生色素减退的危险。常见的红宝石激光器实物见图4-15。

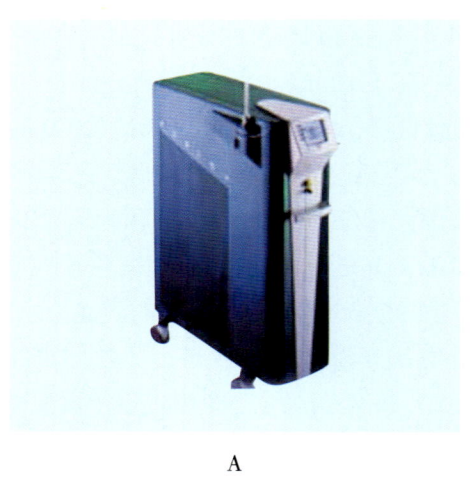 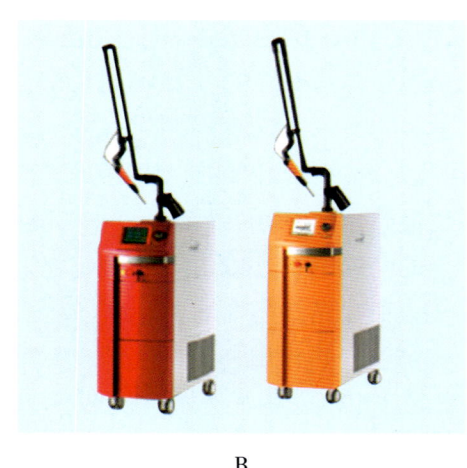

A B

图4-15 红宝石激光器
A. Sinon Wavelight Q开关694nm激光器 B. Asclepion Q开关红宝石激光器

三、Q开关翠绿宝石激光器

Q开关翠绿宝石激光是一种新型的固体激光,工作介质是由$BeAl_2O_3$与铬所组成的翠绿宝石晶状体,也是以闪光灯-泵作为外部激励源,能释放701~826nm的激光,但临床上所使用的通常为755nm的红色激光。Q开关脉冲由光纤输出,脉宽50~100ns,对皮肤穿透深,皮肤内的黑色素或黑、蓝、绿色异物颗粒对其吸收好,而血红蛋白吸收很少,使得Q开关翠绿宝石激光成为治疗表皮和真皮色素性皮损的理想选择,可用于去除文身、文眉、文眼线等文饰,治疗表浅的褐色斑、老年斑、雀斑和深层的太田痣等各种良性皮肤色素性病变,在消除绿色、黑色和紫癜样文刺时比其他Q开关激光更有效。但是由于这种激光管自身电激励模式的特点,这种激光的稳定性较Nd:YAG激光要差,对激光的工作环境的要求也高一些。

Candela公司的Alex Trivantage激光采用Q开关755nm激光,同时通过激光泵浦激光技术,用755nm Q开关激光泵浦固态的手柄,产生Q开关1064nm或532nm Nd:YAG激光。另外,该激光还增加了755nm长脉冲,可更广泛地治疗表皮和皮下色素性病变,尤其是易于发生炎症后色素沉着(PIH)的皮肤类型。常见的翠绿宝石激光器实物见图4-16。

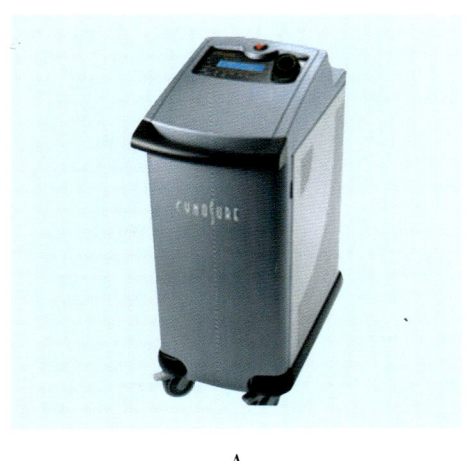 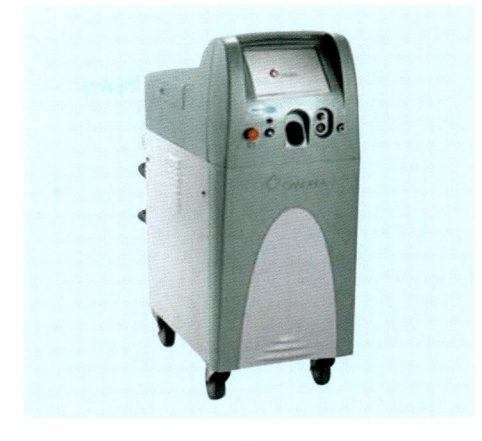

图 4-16 翠绿宝石激光器
A. Cynosure Accolade Q 开关 755nm 激光器　B. Candela Alex Trivantage Q 开关三波长激光器

四、Q 开关 Nd:YAG 激光器和倍频激光器

掺钕:钇铝石榴石(Nd:YAG)激光的设计与红宝石激光很相近,它能释放出 1064nm 波长的近红外光。Nd:YAG 激光器采用调 Q 技术后,其峰值功率可达连续输出的 40~100 倍,形成巨脉冲,具有高强度、低能量的特点,而且是色素激光设备中穿透力最强的,能穿透 3.7mm。

1064nm 的波长可以被黑色素较好地吸收,选择性地使一些吸收热能的小颗粒(文身墨、黑色素等)骤然受热而发生破损,且不损伤周围组织,对深层的蓝、黑色素性病变,如太田痣、错误文身、文眉等疗效显著。Q 开关 Nd:YAG 激光易于被黑色文身颗粒吸收,也可被黑色素吸收,是黑色文身和太田痣的首选治疗方法,但对表皮色素性疾病疗效较弱。另外血红蛋白对该激光也有吸收,黑色素小体对该激光的吸收要弱于其他几种 Q 开关激光,该激光还能被水吸收一些,因此会引起非特异性热损伤、纤维化和萎缩性瘢痕。

当 1064nm 激光通过一个钛酰磷酸钾晶状体(KTP)后,获得倍频效果而产生 532nm 激光,所以倍频后的这种激光有时也称为 KTP 激光。因此 Nd:YAG 激光设备一般都可以输出 1064nm 和 532nm 两种激光。Q 开关 532nm 激光可被黑色素、文身颗粒强烈吸收,对表浅性黑色素细胞增生,如咖啡斑、老年斑、雀斑和文身等能达到较好的治疗效果。Q 开关 532nm 还可较特异地被红色文身颗粒吸收,可用于治疗红色文身、文唇等。常见的 Q 开关 Nd:YAG 激光器实物见图 4-17。

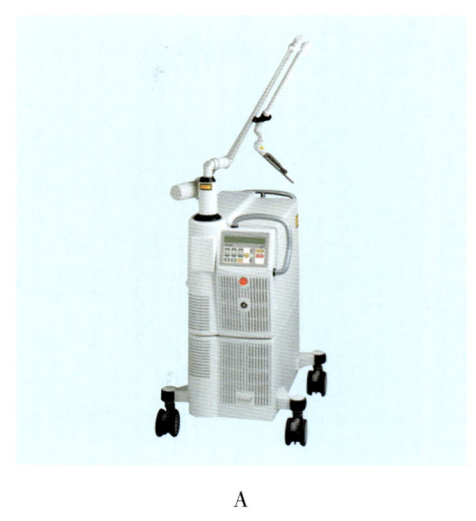 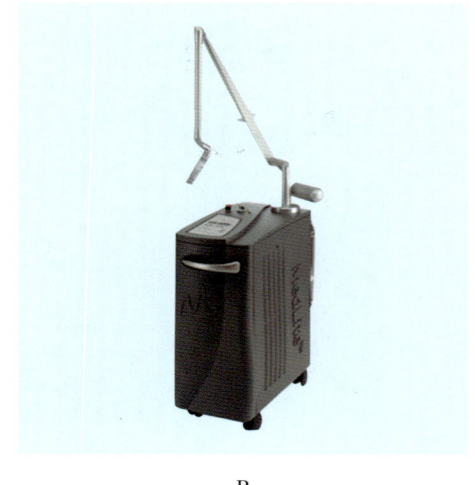

图 4-17　Q 开关 Nd:YAG 激光器
A. Fotona QX Q 开关 1064nm 和 532nm 激光器　B. Conbio Medlite C₆ Q 开关 Nd:YAG 激光器

第七节　脱毛激光设备

第一台激光辅助脱毛设备于 1996 年问世。类似的脱毛设备包括红宝石激光、绿宝石激光、半导体激光、Nd:YAG 激光和强脉冲光(IPL)光源。现今有众多的激光和非激光光源可供选择，我们面临的问题是到底选择使用哪种脱毛设备更安全有效。本章阐述了激光和其他光源脱毛的机制，检验特异性光学设备系统的特性，重点讨论多种设备的治疗规程，以提供安全有效的治疗。

现在认为，毛球和毛凸是毛囊干细胞所在的部位，是维持毛发生长的生长中心，也就是激光长久性脱毛治疗的两个最重要靶部位；而黑色素作为激光脱毛的靶色基，主要位于毛干中。这就需要毛干在吸收大多数激光能量后，通过热传导转移到毛发的生长中心，损伤生长中心的细胞，从而抑制毛发再生长。依据选择性光热作用理论，合适的脱毛激光需要满足两个基本条件：一是激光的波长能够穿透到毛囊的深度，也就是达到毛球和毛凸的深度，这就要求波长较长的激光，只有红光和红外光符合；二是表皮也含有色素，脱毛激光照射时表皮也会吸收激光能量，这就要求设置合适的脉冲宽度，以保证能有效破坏毛囊而不损伤表皮。表皮的热弛豫时间(TRT)短(3～10ms)，毛囊为 10～400ms，选择脉冲宽度应大于表皮的 TRT，使热能从表皮经过治疗头中的冷却装置释放出去，但能量却能停留在毛干和毛囊内。由于毛囊的生长部位毛球和毛凸不含色素，相对不吸收激光能量，脱毛激光对它们没有直接的作用。如果将脉冲宽度适当延长，毛干及毛鞘内的黑色素因为吸收光能所产生的热能便有充足的时间扩散到邻近的毛凸和毛球部，使毛囊干细胞或者毛乳头生发部位发生不可逆损伤。

大多数脱毛激光的波长同样能为表皮所吸收，表皮也会因此受到损伤，故所有用于脱毛的激光与光子装置都会同时使用保护表皮的冷却装置。

一、红宝石激光器

红宝石激光的波长为 694nm，是临床上常用的脱毛激光中波长最短的一种。首先，红宝石激光波长短,穿透深度有限,对于毛囊较深的部位或患者作用有限,疗效欠佳。其次,虽然血红蛋白对 694nm 的红色激光吸收很少,但 694nm 激光具有较强的黑色素选择吸收性能,其能量不仅为毛囊中的黑色素吸收,还能为表皮中的黑色素所吸收,特别是肤色较深、表皮黑色素丰富的患者(如黄种人),容易引起表皮损伤,如红斑、水肿、水疱、色素改变甚至瘢痕等,副作用相对较多。另外,红宝石激光脱毛的脉宽较短,多小于 10ms,小于毛囊的热弛豫时间(40~100ms),对毛囊的热损伤程度有限,所需治疗次数多。因此,这一波长的激光仅适用于白皙肤色者脱毛。

在最早的五种长脉宽 694nm 的红宝石激光(Rubystar、Sinon、E2000、Epitouchruby、Chromos)中,只有两种(Rubystar 和 Sinon)还能用于脱毛。

Rubystar(德国,Aesculap-Meditec 公司)和 Sinon(德国爱尔兰根 Wavelight 公司)都是双模的红宝石激光(见 Q 开关红宝石激光),它们都可用 Q 开关模式治疗文身和色素性病变,还可用长脉宽模式脱毛。冷却装置包括接触式冷却头(Rubystar)或冷空气冷却(Sinon)。在激光治疗前应预先冷却,在激光脉冲照射前采用冷却装置冷却皮肤。

E2000(Palomar 公司、美国)使用蓝宝石冷却手柄(Epiwand™)保护表皮,蓝宝石镜能迅速冷却至 0℃或-10℃,直接接触患者皮肤。与空气作为外部介质相比,蓝宝石在每次脉冲激发前、激发中及激发后通过热传导冷却表皮。除了表面冷却作用外,Epiwand™ 蓝宝石手柄还有一个独特的优点:蓝宝石透镜能将激光聚焦并最大限度地传递给皮肤,透镜可紧压在皮肤表面,使皮肤变形,减小表皮至深部毛囊间的距离;另外,压迫可减少透镜下皮肤内血管的血流量,以尽量减少血红蛋白对激光的吸收。激光通过光纤传导并提供两种大小的光斑(10mm 和 20mm)。手柄上配置回射器,可使光子被再利用,从而保证足够的能量传输。根据皮肤类型或毛发粗细度,可选择单脉冲(3ms)或双脉冲(100ms,即两个 3ms 的脉冲,脉冲延迟时间为 100ms)。

Epitouch™ 长脉冲红宝石激光(ESC-Sharplan 公司,现为 Lumenis 公司)采用三脉冲技术,脉冲间隔 10ms。该技术可使毛囊达到足够的毁损温度,而表皮温度仍低于损伤阈值。这种同步化脉冲技术也可用于深色皮肤患者。通过在皮肤上涂抹厚厚的透明冷凝膏以冷却表皮,在冷凝膏上放置一个薄的获得专利的激光校正片,可使激光束正确定位以确保所有治疗区域内激光均匀照射。常见的长脉宽红宝石激光脱毛机实物见图 4-18。

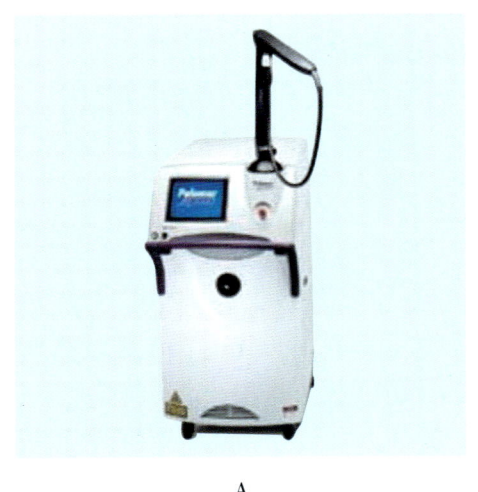
A

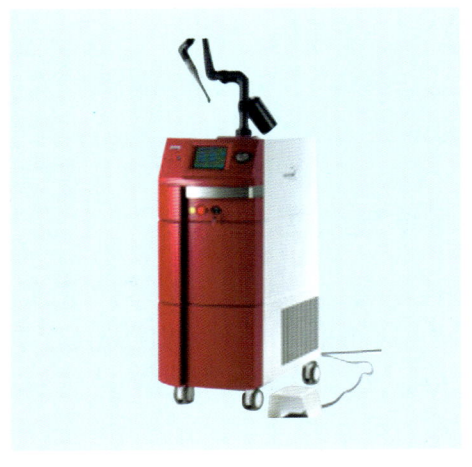
B

图 4-18 长脉宽红宝石激光脱毛机
A. Palomar E2000 红宝石激光脱毛机 B. Palomar Epilaser 红宝石激光脱毛机

二、翠绿宝石激光器

翠绿宝石激光能发射755nm激光，穿透深度较红宝石激光深，在真皮中积蓄的能量较表皮中更高，是临床上较常用的脱毛激光，治疗效果好。副作用相对少且短暂，有红斑反应、皮肤色素沉着、毛囊炎等，主要见于肤色较深的患者或脱毛术毕未对治疗区冷敷所致。因此，对于深肤色患者仍应谨慎处理。

目前临床上有五种翠绿宝石激光可用：Apogee(Cynosure)、Epitouch Alex(Sharplan)、Gentlelase(Candela)、Ultrawave(Adept Medical)和Epicare(Lightage)。

Apogee激光脉冲持续时间在5~40ms之间，能量密度高达50J/cm²。配有冷却头(Smartcool™)，可使冷空气持续冷却治疗部位。Epitouch Alex有较快的重复频率(5Hz)，配有6s内可覆盖40mm×40mm面积的扫描仪。Gentlelase配备动态冷却设备(DCD)保护表皮，DCD冷却采用电子控制的电磁阀，短暂地喷洒冷冻剂(5~100ms)到皮肤表面，冷冻剂喷洒的量和喷洒时间成正比。液态的冷却剂液滴喷射到受热的皮肤上后蒸发，皮肤温度因而降低。该方法可快速并有选择地冷却表皮。Ultrawave Ⅱ-Ⅲ组合有755nm和1064nm两种波长，非常适用于各种类型皮肤的脱毛。Epicare激光有冷空气冷却选择和一个辅助记录保管、诊断、治疗方案甚至实际治疗方法的Smartscreen软件包。常见的翠绿宝石激光脱毛机实物见图4-19。

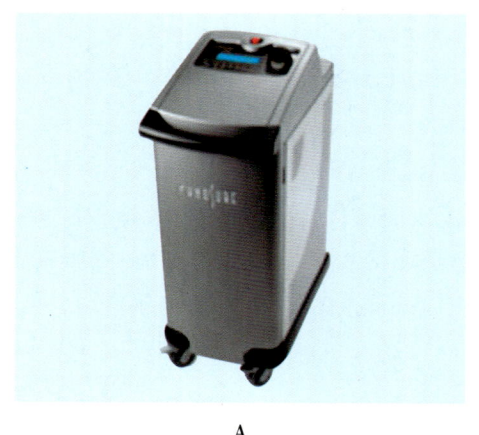
A
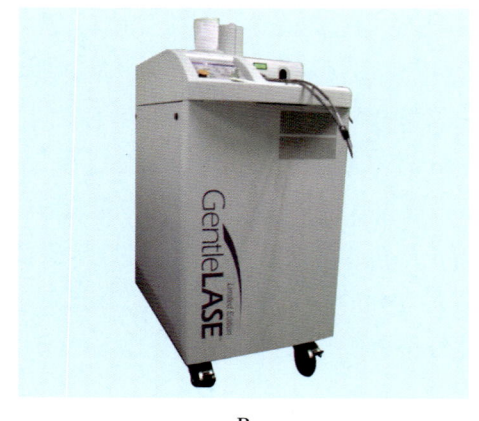
B

图4-19 翠绿宝石激光脱毛机
A. Cynosure Apogee 755nm激光脱毛机 B. Candela Gentlelase长脉宽755nm激光脱毛机

三、半导体激光器

半导体激光有时也被翻译成二极管激光(diode laser)，工作物质有砷化镓(GaAs)、砷化铟(InAs)、锑化铟(InSn)、砷铝化镓(GaAlAs)等。输出波长大都在可见光的长波到近红外之间，有800nm、810nm、850nm、980nm等，最短的为650nm(常用做瞄准光)。医用的常用波长为800nm或者810nm的管红外激光。半导体激光器电光转换率高(30%)，没有多余的热量产生，体积精巧，重量轻；也没有传统激光器的闪光灯、晶状体棒等高压、高热易损元件，因而寿命较长，一般半导体芯片的寿命可达100万小时；具有操作方便、机动灵活、耗电少、效率高等优点。由于半导体激光器的谐振腔短，所以产生激光的方向性较差，发散角较大。此外，因其能级复杂，所以产生激光的谱线较宽，单色性较差。

就波长而言,表皮黑色素对其吸收较对红宝石和翠绿宝石低,理论上对表皮的损伤较小,安全性稍高一些。就脉冲宽度而言,这种激光的脉冲宽度能在一个非常宽的范围内(5～400ms)任意调整,当使用超常脉冲宽度时(如超过100ms),这类激光甚至能对深色皮肤(如Pitzpartic V型皮肤)进行安全脱毛而不损伤表皮。就疗效而言,由于毛囊色素对半导体激光的吸收明显要好于1064nm激光,因此疗效也要好一些。因此从各方面来看,半导体激光是众多激光中相对比较理想的脱毛激光,尤其对深色皮肤的脱毛治疗具有明显的优势。

Lightsheer是一款经典的有极高功率(2900W)的极受欢迎的半导体激光脱毛设备。该激光波长800nm,脉宽5～400ms,光斑9mm×9mm和12mm×12mm。大光斑治疗头不但能增加光的穿透性,还能提高治疗速度。重复频率2Hz,能量密度10～60J/cm^2,并配有获得专利的接触式冷却装置(Chilltip™)。因为该激光器波长更长,脉宽更长并能积极有效地冷却,因而治疗深肤色患者时更安全。可调的脉冲宽度也保证了脱除各种直径毛发的要求。可根据皮肤类型选择不同的脉冲宽度,如Ⅰ～Ⅱ类型皮肤,选择脉宽为30～60 ms;Ⅱ～Ⅲ类型皮肤,选择脉宽为100ms;Ⅲ～Ⅳ类型皮肤,选择脉宽为200ms;Ⅴ～Ⅵ类型皮肤,选择脉宽为400ms。脉宽越宽,对保护色素性皮肤越好。目前正在开发的治疗技术是联合应用空气动力治疗技术,在这种技术下推出Lightsheer DUET。该设备有两种手具,ET手具9mm×9mm光斑,用于上唇、下巴等小面积部位脱毛,蓝宝石晶状体冷却;HS手具22mm×35mm大光斑,用于四肢、背部等大面积部位脱毛,该手具采用真空技术将皮肤轻吸进治疗头,皮肤拉伸变薄,使毛发更易接触激光,同时降低皮肤黑色素细胞密度,减少表皮对能量的吸收,真空压力暂时压迫皮肤组织和周围血管,血流暂时被压离,降低氧合血红蛋白的能量吸收,降低色基竞争性能量吸收,使更多能量被毛囊黑色素吸收。联合PPx后的半导体激光脱毛效果是否会提高,尚待临床验证。

其他800nm的半导体激光器有Apex-800(Iridex公司,美国)、F1半导体激光(Opus Medical Inc,加拿大)、Mediostar(Asclepion-Meditec公司,德国)、SLP1000(Palomar公司,美国)和Epistar(Nidek公司,日本)。

飞顿Alma公司810nm半导体激光脱毛机采用连续半导体激光技术,可以持续均匀地将激光能量作用于毛囊。该设备由1200个半导体晶片发射激光,在皮肤上汇聚成12mm×10mm的方形光斑,白宝石冷却窗口,可将表皮冷却至4℃。其脉宽可延长到400ms,适合于不同的肤色。常见的半导体激光脱毛机的实物见图4-20。

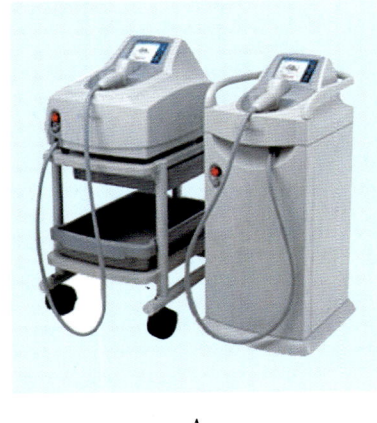 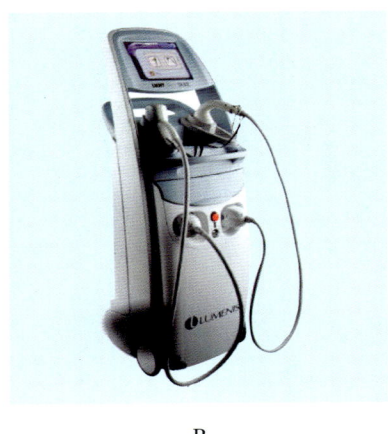 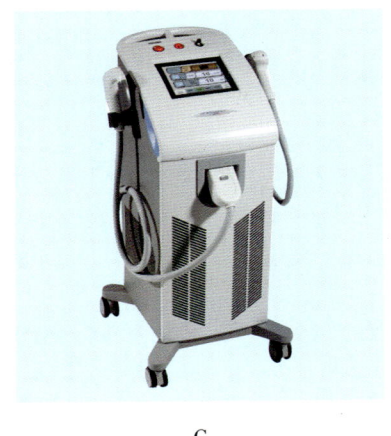

A   B   C

图4-20 半导体激光脱毛机

A. Coherent Lightsheer 800nm激光脱毛机　B. Coherent Lightsheer DUET 800nm激光脱毛机　C. 飞顿Alma 810nm半导体激光脱毛机

四、Nd:YAG 激光器

长脉冲 Nd:YAG 激光波长 1064nm，穿透深。黑色素对该波长的吸收减少，需要高能量才足以破坏毛囊。由于这类激光的脉宽可达到数百毫秒，毛囊吸收光产生的热量足够使周围毛球上方隆突部中的毛囊干细胞有效破坏，故能提供长久性脱毛治疗。结合表皮冷却，使得长脉冲 Nd:YAG 激光在治疗深达Ⅵ型的深色皮肤类型的患者可能较安全。因为深肤色患者的表皮中含有大量的色素小体，短波长的激光能量容易被表皮截留吸收引起表皮损伤。尽管这种激光脱毛相对安全，但是临床治疗中仍然要注意，在暴露部位如四肢和面部仍然可能发生短暂色素改变、水疱、瘢痕等。Nd:YAG 激光还经常用于常见于深肤色皮肤类型的胡须假毛囊炎的治疗。

目前，脉宽为毫秒级的几种长脉冲 Nd:YAG 激光脱毛机(图 4-21)可用于各型皮肤患者的脱毛，如 Lyra 或 Gemini(Laserscope 公司，美国)、Coolglide(Cutera 公司，美国)、Ultrawave(Adept Medical 公司，美国)、Profile(Sciton 公司，美国)、Vasculight(Lumenis 公司，美国)、SmartepiⅡ 和 Acclaim(Cynosure 公司，美国)、Athos(Quantel 公司，法国)、Dualis(Fotona 公司，斯洛文尼亚)、Varia(Cooltouch 公司，美国)、Mydon(Wavelight 公司，德国)和 GentleYAG(Candela 公司，美国)。

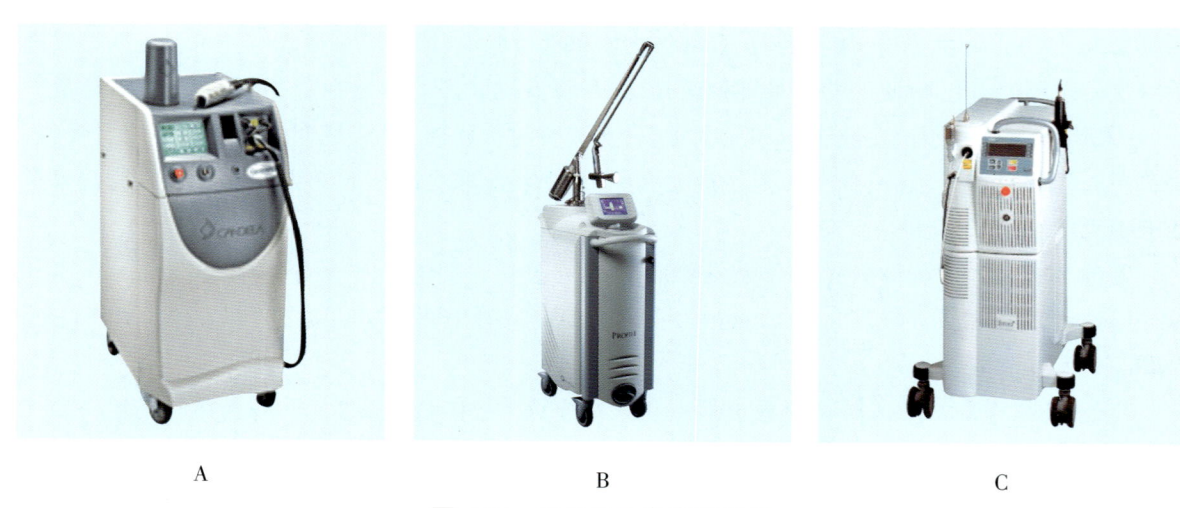

图 4-21　Nd:YAG 激光脱毛机
A. Candela GentleYAG 激光脱毛机　B. Sciton Profile 激光脱毛机　C. Fotona Dualis 激光脱毛机

美国 Cynosure 公司推出的 Elite 脱毛机整合了 755nm 和 1064nm 两种波长，适用于所有皮肤类型的脱毛。755nm 紫翠宝石激光适用于Ⅰ～Ⅳ类型皮肤脱毛，1064nm Nd:YAG 激光适用于Ⅴ～Ⅵ类型皮肤和棕褐色皮肤的脱毛。同时由于该设备也采用了激光顺序发射技术，使两组激光在很短的时间内顺序发出，增强了治疗效果。该设备除可用于脱毛外，还可用于表皮性色素疾病、血管性疾病、美白嫩肤和分层除皱等治疗。

五、Q 开关 Nd:YAG 激光器

Q 开关 Nd:YAG 激光是美国市场上第一个用于脱毛的激光，因为 1064nm 波长不能较好地被黑色素吸收，而且脉宽极短(为纳秒级)，过短的脉冲宽度使得激光的能量几乎完全集中在色素小体中，毛球和毛凸难以达到有效毁损的温度，而且治疗后有可能出现白发，因此并不适合脱毛。

美国 Conbio 公司 Medlite Ⅳ的高能 1064nm Q 开关 Nd:YAG 激光可用于脱毛。该激光脉宽很

短(为纳秒级),光斑4mm,重复频率10Hz,能量密度8~10J/cm^2,10Hz的高频率可快速传输激光脉冲,因而很容易完成大面积激光脱毛,治疗时间显著缩短。但由于不符合选择性光热作用理论,Q开关Nd:YAG激光的脱毛效果差。曾有一种方法,局部联合外用外源性的色素颗粒渗入毛囊周围形成外源性的激光作用靶位,这样能增加Nd:YAG激光吸收的量,从而达到毛发脱减的目的。如使用含碳颗粒矿物油后再用大光斑的Q开关Nd:YAG激光进行脱毛,虽然很多研究显示其在治疗后12周毛发明显减少,但是6个月后毛发全部再生,不能达到长久性毛发脱减的目的。

六、光电协同技术——E光技术

光电协同(electro-optical synergy,ELOS)技术利用电能(射频)和光能(激光或光)的协同效应。从理论上讲,射频电流的阻抗与组织的温度相关,温度较高的部位阻抗要小一些,在治疗时,表皮的温度在治疗头的冷却下阻抗增加,因而射频得以向深层温度较高的地方传导,使得电能产生热量并聚集于毛囊和隆突部,而光能主要加热毛干,热传导至毛囊和隆突部,导致靶部位的温度也增加,两者结合可使毛干到毛囊的温度均匀分布,达到协同加热损伤毛发生长中心的目的,从而有效去除毛发。基于此ELOS技术,以色列Yokneam Illit市的Syneron公司研制了Aurora脱毛机(图4-22A),采用联合射频(RF)和强脉冲光(IPL),并配备冷却装置,商标为ELOS,因为无法准确翻译,所以国内翻译取了一个E字,翻译成E光。因为表皮黑色素不能吸收RF的能量,因而RF能量可用于治疗各型皮肤。Syneron公司组合射频与激光或光子,如将双极射频与激光结合的E-laser平台(图4-22B),包括ELOS像素激光eMatrix、除皱激光WRA(900nm)、脱毛激光DSL(810nm)、血管治疗激光LV(900nm)和LVA(900nm);将双极射频与强光结合的E-light平台(图4-22C),包括ELOS痤疮强光仪AC(400~980nm)、ELOS嫩肤强光仪SR(580~980nm)及SRA(470~980nm)、ElOS强光脱毛仪DS(680~980nm)、ELOS紧肤强光仪ST(700~2000nm),除了应用于脱毛外,还可以去斑、嫩肤。但是在实验和临床应用中,这种理论上预期的协同增效作用好像并不明显,受到人们的质疑。

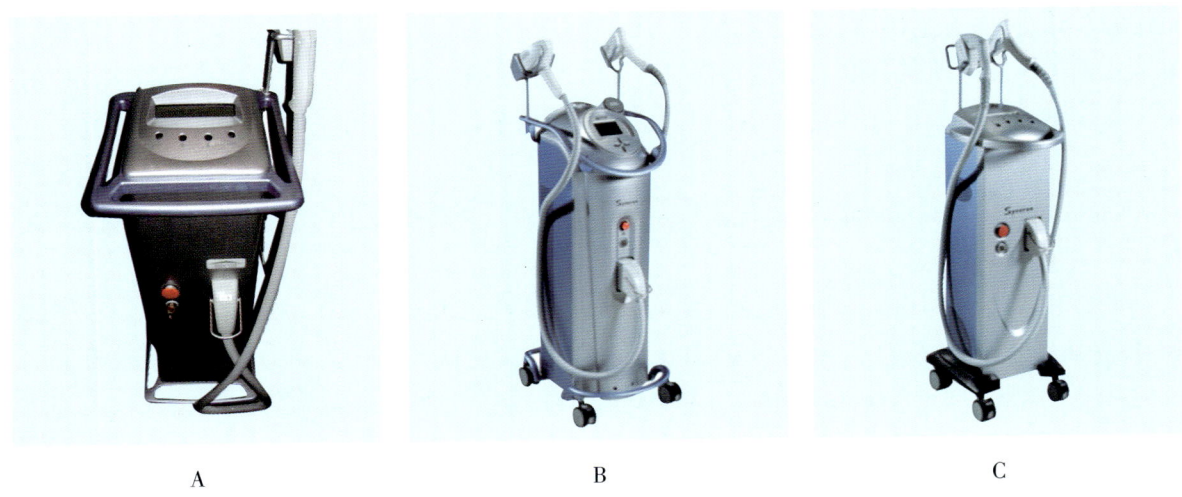

图4-22 E光技术脱毛机
A. Syneron Aurora ELOS™脱毛机　B. Syneron E-laser平台　C. Syneron E-light平台

第八节 点阵激光设备

在皮肤重建中，剥脱性激光在最少治疗次数下就可提供最明显的临床效果，但是由于治疗中要汽化全部的表皮和部分真皮，愈合时间较长，并常导致炎症后色素沉着、色素减退及瘢痕形成等并发症，尤其是黄种人术后色素沉着的发生率高达85%。非剥脱性激光通过采用表皮冷却措施，可在不损伤表皮的情况下加热真皮组织，将并发症的发生率减到最低，但由于缺乏真正的创面愈合反应，使效果受到明显限制，多次治疗仅能达到轻至中度的改善。为保证治疗效果和减少并发症，21世纪初，点阵激光技术应运而生，并立刻得到了临床医师的广泛关注和推广应用，成为近年激光美容外科的热门话题。在激光美容外科领域，2008年被称为"点阵年"，有多家生产厂商参与了各类点阵激光的开发和生产，如 Lumenis、Reliant、Palomar、Cynosure、Cutera、Wavelight、Alma、Fotona、Sciton 等公司。

与传统美容激光一样，点阵激光也分为非剥脱性点阵激光和剥脱性点阵激光两大类，其作用机制是点阵式光热作用理论，该理论是传统的选择性光热作用理论的拓展和延伸。点阵激光既有侵袭性治疗的快速和显著效果，又具有非侵袭性治疗副作用小、恢复时间短的优势，集两者的优点为一体。

非剥脱性点阵激光是一类波长在1400～1600nm之间的激光（近红外激光）。出现最早、最先应用于临床和临床报道最多的点阵激光即为非剥脱性点阵激光。目前有很多在市场上销售，主要有Fraxel SR 系统（图4-23A）、Starlux 1540™ Fractional、Affirm™、Fractional™ Sellas1550（图4-23B）、Mosaic、matisse 等。非剥脱性激光与剥脱性激光不同的是前者不损伤表皮角质层，其余表皮组织凝固，但不汽化，其MTZ包括角质层下的表皮组织和不同深度的真皮组织。非剥脱性点阵激光不损伤角质层可能与其所含水分较少有关，激光穿过角质层就如同光线透过玻璃一样，这样保留了皮肤的屏障作用，使愈合更快，感染等并发症更少。研究表明，非剥脱性点阵激光作用后24h内，深层和周围的活性细胞即向MTZ迁移进行修复，同时形成显微表皮坏死碎片（microscopic epidermal necrotic debris，MENDs）。单个的MENDs极其微小，在每平方厘米的治疗范围内可形成约2000个MENDs，因此治疗后皮肤组织的损伤肉眼是不可见的。这些MENDs在3～7天内经表皮排除。同时，激光能量作用至真皮深层，使真皮胶原组织收缩、变性，刺激胶原蛋白增生，从而形成新的胶原组织。

最初的商业化生产的非剥脱性点阵激光波长为1550nm和1540nm，在治疗过程中不损伤表皮，但要达到一定的效果，必须经过多次的反复治疗，而且在临床应用中，其疗效常受到质疑。随后陆续开发了波长为1320nm、1410nm和1440nm的红外线点阵激光，这些点阵激光或者增加了热刺激强度，或者增加了治疗的深度，但仍然是非汽化型的点阵激光，疗效欠佳。

在这些非剥脱性点阵激光中，值得一提的是美国Cynosure公司推出的Affirm™点阵激光系统（图4-23C）。该设备整合了1320nm和1440nm两种波长，采用专利的两波长顺序发射技术，使得两波长在很短的时间内通过一根光纤顺序发射，用于皮肤紧致和瘢痕的治疗，增加了治疗效果。常见的非剥脱性点阵激光设备，实物见图4-23。

剥脱性点阵激光主要有 CO_2 激光和 Er:YAG 激光两类。剥脱性点阵激光虽然开展时间尚短，但在初步的临床应用中已充分显示其效果要优于非剥脱性激光，并且并发症如瘢痕、色素改变、炎

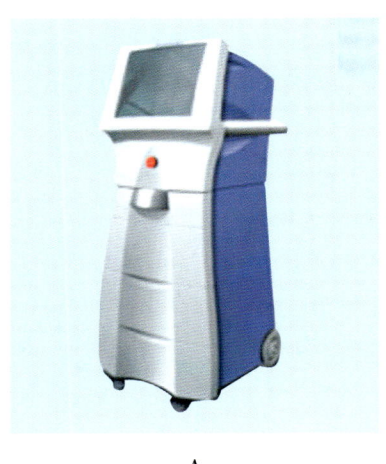 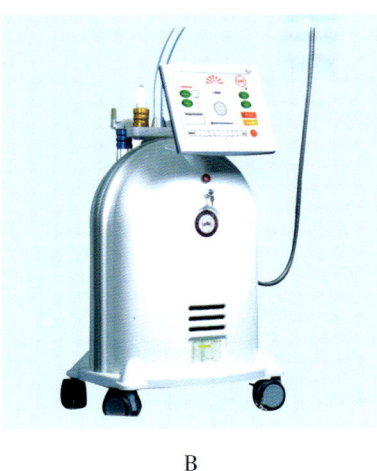 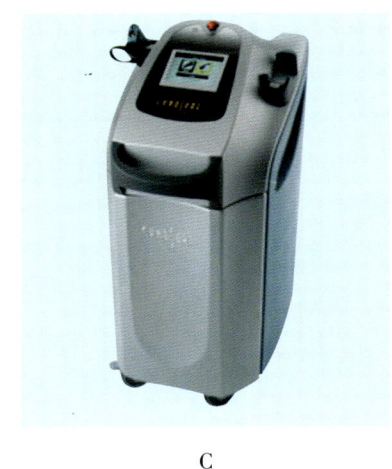

A　　　　　　　　　　　　B　　　　　　　　　　　　C

图 4-23　非剥脱性点阵激光器

A. Fraxel SR 系统　B. Fractional™ Sellas1550 系统　C. Cynosure Affirm™ 双波长点阵系统

症反应等的发生率较传统剥脱性激光明显减少。剥脱性激光设备主要有 Pixel 2940、Profractional、Ultrapulse 点阵激光。另外,Alma 公司、Reliant 公司、Palomar 公司和 Fotona 公司分别生产有 Pixel CO_2 点阵激光、Re:Pair Fractional CO_2 点阵激光、Starlux 2940nm 点阵铒激光和 Frac 3D 点阵铒激光。还有 Cutera 公司生产的 Pearl Fractional 点阵激光,采用 2790nm 波长(YSGG),适用于中重度光老化,光点直径 300μm,一次扫描可去除足够的组织。常见的剥脱性点阵激光设备实物见图 4-24。

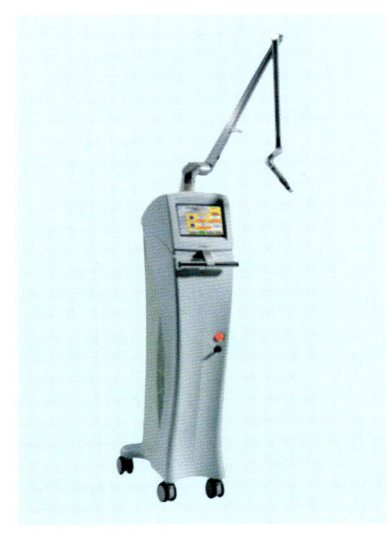 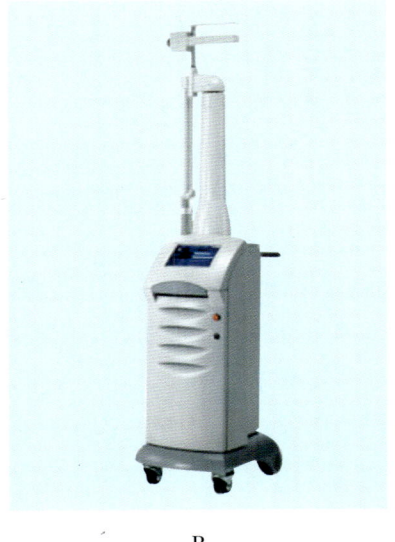 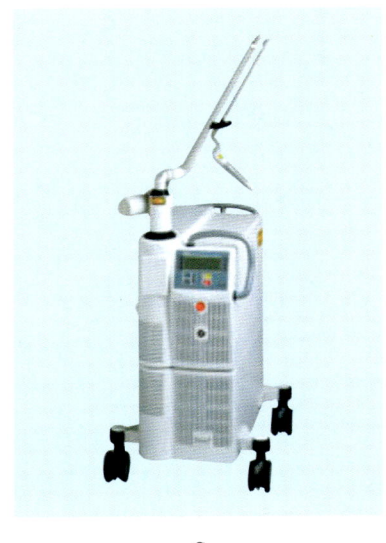

A　　　　　　　　　　　　B　　　　　　　　　　　　C

图 4-24　剥脱性点阵激光器

A. Alma Pixel CO_2 点阵激光系统　B. Lumenis Ultrapulse Encore CO_2 点阵激光系统
C. Fotona Frac 3D 点阵铒激光系统

铒激光波长为 2940nm,正好位于水吸收峰,能精确汽化表皮,对表皮具有一定的嫩肤治疗作用。但是铒激光一次扫描的热损伤深度仅数微米至十多微米,对真皮的热刺激作用明显不足,致胶原收缩和除皱的效果欠佳。因而,许多生产厂家开发了 CO_2 点阵激光,因为 CO_2 激光的热刺激性较好,既能汽化表皮,同时热刺激性又较强,穿透较深。从理论上说,它是嫩肤除皱最有效的一种激光。另外一种波长为 2790nm 的 YSGG 激光也已问世,水对这种激光波长的吸收性介于铒激光和

CO_2 激光之间，因而其热刺激性较铒激光更强，对真皮的热刺激作用也更强。Pearl 点阵激光就是 2790nm 的 YSGG 点阵激光，光点直径 300μm，有一定的凝血效果，同时汽化的孔径周围的残余热损伤刺激胶原，达到嫩肤除皱的目的。

剥脱性激光的 MTZ 是从顶到底的，即 MTZ 包括表皮到不同深度的真皮组织，其愈合需要 MTZ 周围正常组织的角质形成细胞的迅速爬行。剥脱性点阵激光术后 6h 和 12h 活检分别可见部分和完全的上皮化，表皮在 24h 内愈合，随着新胶原的产生，后期的真皮重塑范围远超出当时的 MTZ 区域。虽然 2003 年美国 FDA 批准的第一台点阵激光器产生的是非剥脱性激光，但以后出现的剥脱性点阵激光，如点阵 CO_2 和 Er:YAG，均显示了较好的治疗效果及非剥脱点阵治疗类似的安全性。两者均具有恢复时间短的特点，因而显示了独特的优势。

大量研究表明，点阵模式、点密度、微孔大小和微孔的深度直接影响治疗结果，因此，如何控制点阵模式以达到最佳治疗效果是点阵激光技术的重要发展方向。有一些点阵激光生产商利用多孔面具技术（multi-pore mask technology）将普通激光投影到皮肤上以产生点阵的效果，实际上就是在普通激光的输出端加了一个帽式装置，将输出的激光光束分割成细小的光柱。其优点是大大降低了生产成本；缺点是点阵输出比较粗糙，又不能准确地控制点阵输出，临床疗效不佳以及适应证狭窄。最新的点阵输出技术采用电脑智能激光扫描技术（computer intelligent laser scanning technology），透过电脑及精密的光学扫描器，医师可以直接控制点阵激光输出模式，包括点阵大小、密度、距离、形状以及每个微孔的直径和深度，使得点阵激光治疗更加适合患者的需要，增强了治疗效果，大大减轻了副作用。

点阵激光不仅能使面部年轻化，还可用于面部各种皮肤疾病的治疗，包括：①改善面颈部皱纹，达到绷紧皮肤、细化毛孔和改善皮肤质地的作用。②去除色素性病变，包括雀斑、日晒斑、老年斑、色素沉着、黄褐斑等色素异常性病变。其中，黄褐斑以前用各种方法治疗不仅无效，往往还会引起某些副效应。点阵激光是 FDA 批准的唯一可行的治疗方法。但文献报道疗效不一，并非百分之百的有效，其长期疗效还有待观察。③去除或减轻痤疮瘢痕和各种外伤性瘢痕。④治疗酒渣鼻、毛细血管增生等血管性疾病。⑤适用于各种类型的皮肤，包括 Fitzpatrick 型皮肤。⑥除可用于面部外，也可用于颈部、胸部、手部等其他部位皮肤疾病的治疗。

各种仪器的参数设置会有不同，但主要的参数如下：①点能量（mJ/点）：由医师根据患者个体情况具体设置。②点密度（点/cm^2）：多数仪器治疗头的点密度数固定，部分仪器提供了多种治疗头可供选择。③一次治疗扫描次数：部分仪器单次扫描的穿透深度有限，需要多次（8 次左右）在同一部位的重复扫描方能达到有效治疗效果，如点阵铒激光；而 Starlux 1540™ Fractional 一次扫描就可达到 1mm 深。④治疗总点密度：治疗总点密度＝单次治疗点密度×治疗往返次数。⑤覆盖率：覆盖率＝治疗总点密度×点面积/单位面积（%）。⑥治疗总体积：治疗总体积＝治疗总点密度×点面积×穿透深度。⑦治疗间隔：最短 1 周，最长 6 周，根据治疗反应和患者恢复情况而定。⑧总治疗次数。

上述治疗参数彼此间有密切联系，每个治疗点的面积和穿透深度与设置的点能量有关。如能量为 10mJ、密度为 2000 点/cm^2 和能量为 20mJ、密度为 1000 点/cm^2 的治疗有效面积均为 20%，但能量为 20mJ 时形成的 MTZ 的深度是能量为 10mJ 的 2 倍。能量越大，治疗的点面积越大，穿透也越深，直接影响到覆盖率和治疗总体积。总的原则是要因病因人而异，体现个体化原则。对深皱纹和瘢痕的治疗，需大能量、深穿透和低点密度。临床医师须根据患者的疾病特点、要求和对治疗的反应适当调整参数，以最小的损伤达到最佳的效果。

其次，宜选用小光斑、稍低能量和低点阵密度的多次治疗。虽然点阵激光在改善光老化的治疗中即可以接近传统剥脱性激光的效果，又仅产生像传统非剥脱性激光那样少的并发症，但自从2004年首次报道用于面部除皱以来，多数文献均采用高能量和低点阵密度参数，以避免加热的面积过大和不良反应的发生，并通过多次治疗弥补点阵密度治疗的不足。近年来有报道称高能量、重复扫描的单次治疗可获得较理想的效果，但对于亚洲人群中易发生色素沉着并发症者，建议选择小光斑、稍低能量和低点阵密度的多次治疗。对大光斑、高能量点阵激光的应用要谨慎，因为在浅色人种中，虽然大剂量单次治疗的效果较好，但仍存在红斑期较长的问题。

点阵激光治疗需多次重复，一般3～5次为一个疗程，每次间隔1～6周。每次治疗约有20%的治疗部位皮肤成为有效区，但也可因治疗参数的不同而略有变化。治疗后即刻见到皮肤质地改善，皱纹减轻，最佳效果出现在治疗后3～6个月。

第九节 强脉冲光设备

强脉冲光（IPL）诞生于20世纪90年代中期，最早主要用于治疗腿部血管病变；后来经过技术的不断发展，设备的不断更新，目前除了可治疗血管性疾病外，还被临床实践证实在光老化、皮肤表浅的色素性疾病和脱毛等治疗中具有确切的疗效。

最早的强脉冲光治疗设备是Photoderm VL，它由ESC-Sharplan公司（现为Lumenis公司）于1994年首次试用于临床，1995年底被美国FDA正式批准用于治疗腿部静脉病变。有报道经PhotodermVL治疗后，94%的皮损获得50%的消退，瘢痕形成、色素减退及色素沉着等副作用的发生率较低。早期的IPL仅仅是一种原始光源的释放，不能对光脉冲的形态进行有效控制，脉冲发射并不稳定。在开始工作时，由于灯管两端的电流较高，因此发射出来的IPL脉冲能量足、热度高；而在IPL发射的后期，由于灯管两端的电流急剧减弱，因此发射出来的IPL能量随即迅速衰减。即便在同一个脉冲内，其能量的输出实际上也是不稳定的。因此治疗非常不成熟，各种治疗的参数也不十分理想。不稳定的光源和能量输出会给临床治疗的安全性和疗效带来负面影响。

在其十多年的开发和改进过程中，特别是对光子输出控制能力的逐步增强，分别推出了Vasculight（第二代光子机）、Quantum（第三代光子机）和Lumenis One（第四代光子机）。新一代的光子设备增强了对光子能量的控制能力，改变了光子脉冲发射的形态，这一方面使治疗变得随心所欲、安全性增加，同时也拓展了临床适应证。这就是优化脉冲技术（optimal pulse technology，OPT），它是通过计算机精确控制灯管两端的电流，最终对IPL发生、发射的全过程进行控制，获得均匀、稳定的光子和光子能量，保证光子能量的发射完全在控制之中，以提高治疗的有效性和安全性。常见的强脉冲光治疗仪实物见图4-25。

强脉冲光不同于激光，它是指由闪光灯产生和发射的一种波长为500～1200nm的高强度的脉冲光，但其工作原理与激光一样，同样遵循选择性光热作用原理。临床上依据不同的治疗要求，在治疗时强脉冲光可采用不同的滤光镜（即治疗头或手具），滤掉短波长的光源，从而获得不同区间的光进行治疗。

临床上常用的滤光片有515nm、550nm、560nm、570nm、590nm、615nm、640nm、645nm、695nm、755nm等（如用695nm的滤光片，则输出强光波段为695～1200nm），脉宽在0.5～50ms间可调，可选择具不同脉冲间隔期的一种或多种脉冲模式，每次击发选择1～3个脉冲，能量密度3～90J/cm²，多为光纤输出，光斑为8mm×35mm或10mm×145mm等多种。冷却方式有两种，一种是

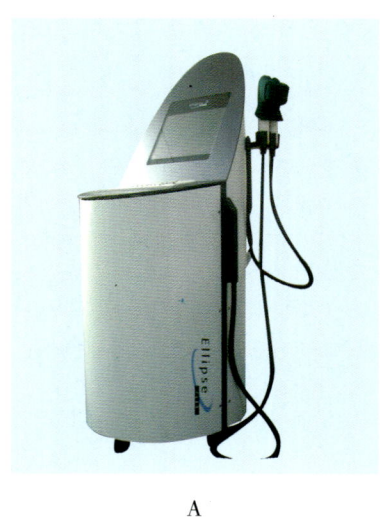 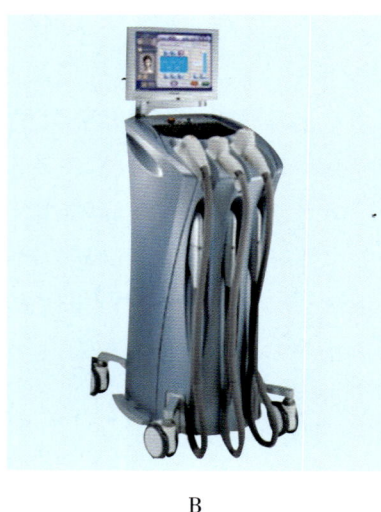 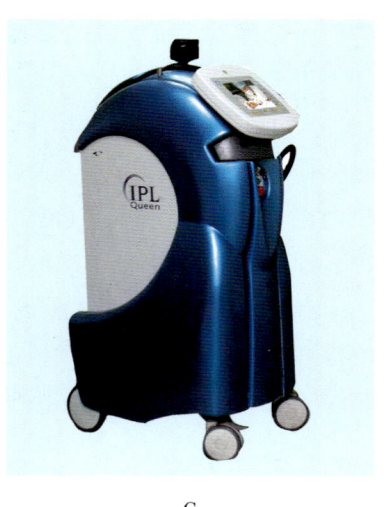

A   B   C

图 4-25　强脉冲光治疗仪

A. 丹麦 Ellipse Flex 光子治疗仪　B. Lumenis One 光子治疗仪　C. IPL Quantum 光子嫩肤仪

用一层厚的透明凝胶耦合在紧贴皮肤的棱镜上，同时冷却皮肤和棱镜，从而保护表皮；另一种是将循环冷却水装置固定在棱镜上，同时冷却皮肤和棱镜，从而保护皮肤。治疗设备通常配合有相匹配的计算机软件，使得光以特定的模式输出，来满足治疗要求。这一点不同于激光，因为大多数情况下，激光的输出模式是难以改变和调整的。强光的这些特点（理想的光源波长、合适的脉冲宽度、大光斑、多脉冲技术）是激光不具备的，因此对色素性、血管性皮肤病的治疗和皮肤质地的改善具有一定的优势。

经过十多年的发展和应用，很多报告认为 IPL 对皮肤具有美白作用，迎合了广大爱美人士的心理，因而具有强大的市场潜力。许多医疗单位和厂家对其进行大量的商业性包装，使得光子嫩肤、彩光嫩肤方法广为普及。

在光子技术发展的这十多年中，临床获得了良好的疗效，治疗范围也扩展到色素、血管、皮肤老化和多毛等皮肤疾病的治疗。除了 Lumenis 公司外，很多其他公司也先后加入了光子治疗设备的生产中，如 Palmar、Cutera、Candela、Syneron、Swansea、Horsholm 和 Alma 等公司纷纷加入了这个行业并推出了他们自己的产品，这使得光子市场出现了空前的繁荣景象。各设备虽然各具特点，但是均有类似的光谱（500～1200nm）或其中的区间光谱，脉冲宽度也非常类似，均为毫秒级。也有的设备能发射多脉冲光，其临床适应证也基本一致。就设备本身而言，主要由电源、控制系统和治疗头组成，不同公司的产品控制系统可能相差很大。

治疗头是与临床医师关系最密切的部件，由灯管和导光晶状体组成。其中滤光镜中的镀膜技术是一种复杂而具有神秘色彩的技术，它不但保证了光的顺利产生和释放，也保证了治疗头的使用寿命。治疗头中镀膜（滤光镜）的目的在于滤掉连续光中（500～1000nm）波长较短的光，来满足不同的治疗要求。如使用 550nm 治疗头治疗，就是将 500～550nm 的光滤掉，而保留 550～1000nm 范围的光进行治疗；如果使用 645nm 的治疗头，就是将 500～645nm 之间的光滤掉，而保留 645～1000nm 的光进行治疗。一般来说，所使用的治疗头滤过的短波长光越多，保留的长波长的光就越多，光对皮肤的穿透就越深，作用也就越深。如 695nm 的治疗头与其他治疗头相比，保留了长波长的光源，而波长低于 695nm 的光全部过滤掉了，因此光线的穿透深度就比其他治疗头明显要深。

一种被称为 I^2PL 的强脉冲光是指双过滤强光。例如，灯管发出的光谱为 500～1200nm，这种设备的治疗头将短波长的光源过滤掉，同时也将长波长的光过滤掉，留下一个区间光源来做治疗，如获得 560~950nm 的光源或者 640~960nm 光源进行治疗,因此 I²PL 本身仍然是强脉冲光,治疗的适应证并没有什么改变。常见的 I²PL 系统见图 4-26。

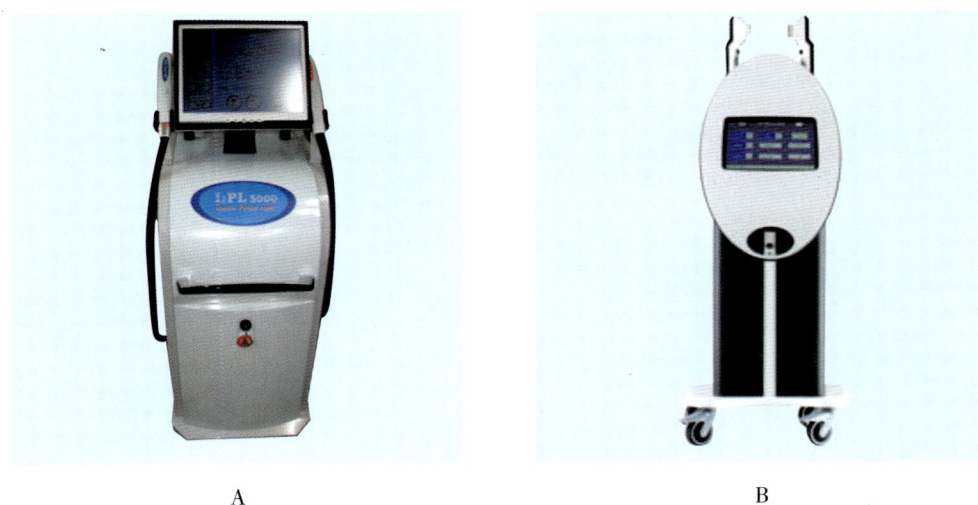

图 4-26 I²PL 系统
A. 韩国 I²PL 5000 系统　B. Ellipse I²PL 系统

在临床应用上,强脉冲光主要用来治疗皮肤光老化。光老化包括 A 类和 B 类损伤,A 类皮肤损伤包括色斑、雀斑、血管性病变,如毛细血管扩张和可观察到的红斑等,红斑的产生包括初期到中期的光损伤或内在疾病变化(如酒渣鼻);B 类皮肤损伤包括真皮和表皮组织结构的改变,如皱纹、毛孔粗大和明显的弹力纤维改变,如鹅卵石斑和红斑样等。相对应的,IPL 嫩肤治疗也有 Ⅰ 型嫩肤和 Ⅱ 型嫩肤之分,前者包括良性血管性病变(毛细血管扩张、酒渣鼻、红斑、红面症)、皮肤异色症、激光去皱后的红斑、日光损伤性色素斑、色素斑、色素沉着、光老化、雀斑,后者包括真皮和表皮结构改变、皱纹、弹性变化、胶原和结缔组织的改变及粗大的毛孔。

IPL 的 Ⅰ 型嫩肤的疗效比较理想,如对雀斑、日光性黑子、脂溢性角化、皮肤表浅的血管扩张等都有非常理想的疗效。过去黄褐斑一直是治疗的禁区,但近年来一些医师开始尝试应用 IPL 来治疗黄褐斑,并获得一定的疗效。另外,新一代的强光脱毛效果也比较理想,可以达到与激光类似的疗效。

单个患者或许存在 A 类和 B 类中任一病变或同时具有两种病变。患有严重的皮肤老化和(或)光老化的患者可能具有两种病变,比如同时具有皮肤色素斑的增加、毛细血管扩张和皮肤质地改变等。只有同时解决这三种皮肤问题,才能获得真正的嫩肤效果。而 IPL 对这三类皮肤损害都有一定的疗效,经过 IPL 治疗后通常会产生色素斑减淡或消除、毛细血管扩张改善或消除、皮肤光滑洁净、细小皱纹消除、轻微的紧致皮肤作用等,其综合疗效非常显著,这也是激光难以企及的。

飞顿 1 号是多功能的美容激光治疗仪,将五种光子、两种激光结合于一体(图 4-27)。AFT570 采用 570~950nm 宽光谱,选择性作用于表皮的异常色素和血管靶组织,同时刺激胶原蛋白增生,具有嫩肤作用;AFT650 采用 650~950nm 宽光谱,作用于毛囊的黑色素,可有效破坏毛囊;UVB320 采用 320nm 高能窄带紫外光子技术,直接作用于白斑部位,刺激黑色素细胞的再生;AFT540 采用 540~950nm 宽光谱,作用于毛细血管中的血红蛋白;AFT420 采用 420~950nm 宽光谱,作用于卟啉,可有效缓解痤疮的症状。该设备综合了嫩肤、脱毛、深层去皱、血管增生、色素及妊娠纹等六类美容应用,可适用于 Ⅰ~Ⅵ 型皮肤。

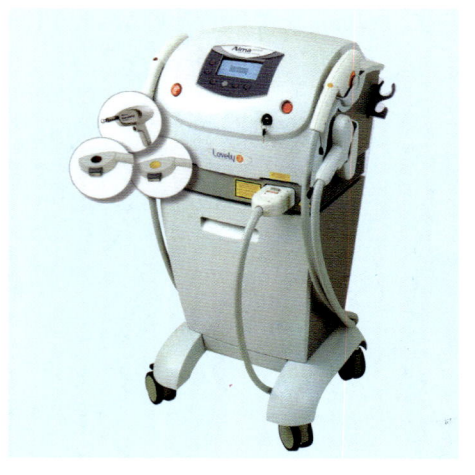

图 4-27　飞顿 1 号美容激光治疗仪

另外，Cutera 公司也推出多种光子设备，适用于多种皮肤光老化的治疗。如 Acutip 采用 500～635nm 波长，用于治疗色素和血管性疾病，短脉宽，能量足够，治疗表皮色素性疾病与 Q 开关激光一样有效。Limelight 采用 520～1100nm 波长，预置三个程序，520 滤光片用于治疗细小的毛细血管扩张和弥漫性红斑，560 滤光片用于治疗毛细血管扩张、弥漫性红斑以及低和高对比的色素性疾病，580 滤光片用于治疗日光性黑子。Prowave 则采用 770～1100nm 波长，用于脱毛。

第十节　射频设备

无线电发射的频率称为射频（RF），射频是介于声频与红外线频谱之间的电磁波，其频率为 $1×10^4$～$3×10^6$Hz，包括高频、超高频及特高频类电磁波。射频在各个领域都得到了广泛的应用，常见的有电台、电视、收音机、手机和其他通信设施（包括卫星通信等），微波炉也是很常见的射频技术在生活中的应用，还有雷达等也是这类技术的应用，在工业中也常利用射频能量来加热包装材料进行封包等。射频电流通过电阻时，将电能转化为热能，与激光、强脉冲光（IPL）等以光能转化为热能的机制不同，由此产生的热能治疗效果也不同。

RF 对于组织的生物学作用是热对皮下组织的刺激作用。当 RF 开始工作时，能在 1s 时间内将生物组织中电场的电极极性改变百万次，处于电场内充电的组织颗粒则以相同的频率改变其极性，真皮组织的天然阻抗对电子运动的作用产生热量，电子运动所引起的这一摩擦使得皮肤深层产生柱状分布的加热效应。体内研究表明，射频引起的这种柱状分布的加热能产生双重作用：在射频治疗即刻主要是改变胶原，当能量破坏分子中的氢键时，能改变胶原分子中的三螺旋结构，从而导致胶原收缩；在胶原发生即刻性收缩后，在整个过程中便会发生可以预料的、由于损伤所引起的更加明显的、渐进性胶原收缩反应，刺激胶原的表达，重新产生新的胶原，导致真皮的重建和增厚。这种胶原合成反应可发生在治疗后的 2～6 个月或者更长时间。

由于电磁辐射场是由电和磁两个场所组成，所以 RF 场能用这两个场来衡量其大小。通常用每平方米的瓦数（W/m^2）来表达和测量电场的大小，而用每平方米的安培数（A/m^2）来表达和测量磁场的大小。另外一个场用来表达 RF 场大小的单位是功率密度，这个单位是用来精确记录一个远离发射源的区域中能量大小的，如每平方厘米的毫瓦数（mW/cm^2）。

人体是一个导体,其中水占体重的70%~80%,许多元素是以离子的形式存在于水中,因而人体内部导电能力较强。当人体成为电路的一部分时,就有电流通过人体,从而引起各种生理效应(包括热效应、刺激效应和化学效应),甚至损伤组织和器官。

在一定的电压下,人体通过电流的大小取决于人体的阻抗大小,而人体的阻抗大小受以下因素的影响:①皮肤的条件:角质层厚薄、干湿度及粗糙程度;②电流的频率:在接触相同电流的条件下,高频率电流对人体的总阻抗小,低频率电流对人体的总阻抗大;③接触条件:接触松紧度、接触面的大小、接触面的清洁度及导电糊的存在;④其他因素:皮肤有无破损等。整个人体阻抗是一个非线性时变网络,外层皮肤导电能力很差,阻抗大小主要取决于角质层,与电流频率有关;皮肤潮湿或有污垢时将使人体电阻大大降低。

目前医用射频常采用200~750kHz,在这样的频率下,电极头与体液接触界面的双面层电容阻抗可忽略,病变组织的阻抗表现为纯电阻性。射频电流通过人体皮肤组织时,将电能转化为热能,通过感应电作用、电解作用以及热效应等对组织产生生物学效应。射频对于组织的生物学作用主要是热学的作用,热作用的程度取决于几个因素:辐射的频率、大小、形态和照射部位的方位(位置)、辐射时间、周围的环境状态、热消散是否有效等。与激光比较,射频电波有如下特点:①选择性电热作用:与激光的作用原理不同,射频转化的热能产生于组织内部,发射极本身不发热,局部作用温度低而热效应高,减轻了对周围组织的损伤和细胞的破坏,特别是皮下脂肪液化性坏死少;②热损伤小:研究发现,射频电波对组织的热损伤深度仅为15μm,而普通电刀>650μm,CO_2激光和钬激光均>500μm;③操作方便:由于电极种类多,且可制成各种形状,工作面可以任意控制,灵巧精确,在身体任何部位均操作方便。此外,多数电极可重复使用,大大降低了成本。

机体有两个器官对RF特别敏感,这就是眼睛和睾丸。因为它们没有足够的血流(血流是机体有效冷却组织的主要机制),所以当RF辐射后所产生的热量无法及时有效地释放出来。实验证明,暴露在较高的RF下能引发白内障,并使精子数量减少、活动能力下降,甚至导致不育症。

如上所述,射频作用于皮肤组织,产生热时,当真皮温度提高到50~60℃时,可刺激皮肤的胶原收缩和胶原蛋白增生,据此设计的射频被用来治疗皮肤松弛。在一项全腹治疗的研究中,免疫印迹法分析显示,组织中Ⅰ型胶原的mRNA的表达在治疗开始后稳步上升,表明在单次治疗后创伤的愈合被启动;胶原损伤所引起的胶原合成发生在治疗后2~6个月或者更长时间,治疗4个月后的组织标本显示,表皮和真皮乳头层增厚,并且有皮脂腺的收缩。

总的说来,射频治疗具有以下特点:①治疗后立刻引起真皮胶原收缩,见效快;②治疗后效果持久,真皮胶原继续增生,多数可持续3~6个月,甚至达18~24个月;③可调控真皮层受热的深度;④治疗后患者无须休息,不影响工作;⑤可调控容量组织热量;⑥为无创伤性的治疗技术;⑦经两次治疗后的效果比单次治疗的效果好,两次治疗间隔时间为1~3个月,根据治疗面积的大小,每次治疗30~60min;⑧能拉紧皮肤,减少皱纹,改善皮肤质地;⑨中、青年人疗效优于50岁以上者。

1996年Thermage公司创新研发出专利性的Thermacool射频技术,2002年11月美国FDA批准Thermacool射频技术在美容医学领域应用,目前射频技术已在世界40余个国家应用。目前自主研发拥有射频技术的公司有以色列飞顿公司、Thermage公司、Syneron公司、Lumenis公司、中国GSD公司等。目前美容外科常用的射频治疗设备有单极射频(monopolar radiofrequency)和双极射频(bipolar radiofrequency),两者均可应用于皱纹和皮肤松弛的治疗。

一、单极射频

在单电极配置中,分散电极位于躯体上的一个远点。单电极皮肤嫩肤系统倾向于产生大体积的热。Thermacool TC 单极射频发射器(Thermage 公司,图 4-28A)是最早被美国 FDA 批准用于皮肤松弛和皱纹治疗的单极射频,也是单极射频的代表,同时是目前市场上被研究并发表报告最多的紧肤设备。它提供 6MHz 交流电,穿过一个特制的单电极发射到靶组织产生柱状分布的热量,一块可随意放置的接受极垫子放在患者的腹侧并接地,以产生一个射频信号通路。该设备有四个主要组成部分:一个射频发射器,一个手具,一个冷却调节器,一个可控制的治疗头。发射器由机器内部一个依赖集成电路块的计算器调节,这个计算器可处理反馈信息,包括治疗头和皮肤之间的温度、使用的压力、组织表面的接触面积,以及皮肤的实时阻抗。这些信息由手具里面的一台微电脑收集,通过一种快速传导的光导纤维束传至发射器。射频能量发射前后及发射过程中,冷冻剂以喷雾的形式喷到治疗头内侧的膜表面,以此提供冷却保护作用,从而保护皮肤不至于过热而产生损害。采用大的单极电极(>1cm×1cm)时,电流在真皮中广泛分布,其效应常较深,即有大体积的皮肤被加热,目的就是均匀一致地加热深层真皮和脂肪,此过程称为容积式皮肤深层加热。根据剂量、电极配置、作用时间和局部皮肤结构的不同,可观察到多种即刻超微结构改变。当射频治疗时,它能在 1s 时间内将生物组织中电场的电极极性改变 600 万次,处于电场内充电的组织颗粒则以相同的频率改变其极性,真皮组织的天然阻抗对电子运动的作用便产生热量,电子运动所引起的这一摩擦便使得皮肤深层产生柱状分布的加热效应。加热的深度取决于治疗头的几何形状以及冷却的持续时间。射频在组织中的穿透深度因治疗头电极的表面积不同而不同,治疗头电极的表面积越大,则穿透的深度越深。其产生的热量大小取决于每一脉冲治疗时组织的阻抗以及所选择的治疗方式。皮肤表面保护的组织深度由冷却时间和强度控制。因此,组织中产生热量的大小和深度可以通过改变治疗头电极的大小、几何形状、发射的能量(与组织的阻抗直接有关)以及冷却参数来决定。目前,新机型 Thermacool NXT(图 4-28B)已上市,增加了计算机化治疗显示屏,操作更简易。

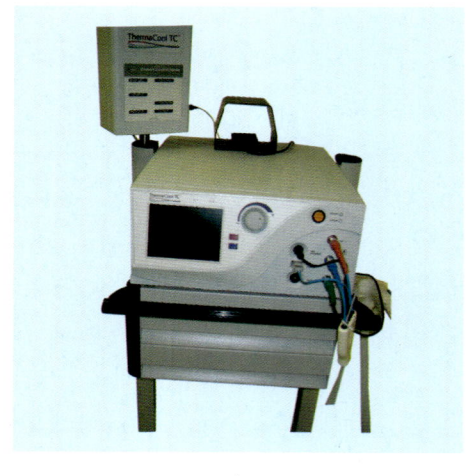 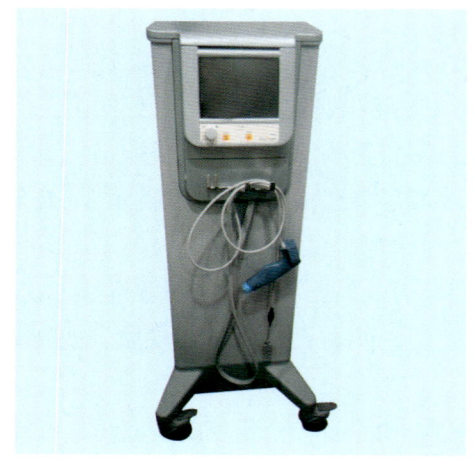

A   B

图 4-28　单极射频系统

A. Thermage 公司 Thermacool TC 单极射频发射器　B. Thermage 公司 Thermacool NXT 射频仪

二、双极射频

在应用单极射频治疗的基础上,近年来诞生了双极射频。在双极射频中,能量沿发射器(或正极)至天线(或负极)的闭合回路运动。电流密度的路径通常非常表浅(电极与电极间阻抗最小的路径,因而温度的上升也就局限于表浅的皮肤)。将电极更分开地放置,电流密度的深度将会增加。能量遇到组织中的阻抗时将产生热量。另外,对组织加热的控制取决于对电极类型、电流大小、功率、冷却时间和靶组织的阻抗。双极结构中,电流仅流经两个电极间很短的距离,无须回路电极。相对单极结构,其主要优点在于电流的分布易于控制。但是在双极系统中,如果电极放置于皮肤表面,那么能量的有效穿透深度局限于电极间距离的1/2,这意味着没有足够的能量到达深层结构,无论发射的能量多高都只能达到表浅的效果。

Lumenis公司的Aluma™双极射频(图4-29)使用了独特的真空负压技术,这种射频结合负压的技术被称之为FACES(functional aspiration controlled electric stimulation)技术,这种射频技术的治疗手柄连接有真空设备(4～28Hg),在治疗时开启真空设备,将皮肤吸引到射频的预置深度的平行电极治疗头中,吸引进入治疗头的皮肤折叠起来,真皮与电极的排列形成直列关系,这样就形成一个相对封闭的环境。临床应用证明,真空负压装置对治疗中的疼痛有显著的缓解作用,同时,真空负压装置可使皮肤组织更贴近电极,因而治疗所需能量更低。治疗时皮肤局部使用导电耦合胶。这样通过负压吸引技术,将射频能量有效控制在治疗部位,将热量有效集中于真皮来进行除皱或紧肤治疗。双极电极位于一次性治疗头的内部,接近治疗头外端。RF治疗头有两种型号:3mm×18mm和6mm×25mm,前者适用于皱纹的治疗,后者适用于皮肤的紧致治疗。治疗头为一次性,但每只治疗头可用于多次治疗。皮肤适当填充治疗头后,电极间以2～10W功率释放出468kHz的射频电流。脉宽通常为1～5s,每脉冲提供2～50J能量。皮肤表面涂抹特殊的导电的耦合胶以增强角质层导电性。治疗头有电安全设计并有一个过滤装置,以防止导电胶进入手柄和主机。在Lumenis公司的产品中,FACES双极射频Aluma™可以是单机,也可以升级安装在Lumenis One的工作平台上,这两种模块都为不同治疗提供了预置参数。

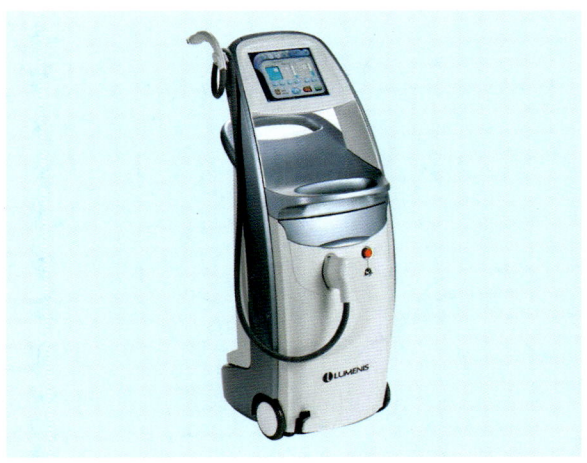

图4-29 Lumenis公司的Aluma™双极射频仪

如前所述,单极射频和双极射频均可应用于皱纹和皮肤松弛的治疗,前者一般能量较大、穿透深、治疗疼痛,可能更适合消除脂肪团和紧肤;双极射频通常能量低、穿透相对浅、控制性好、治疗没有疼痛感,较适合治疗面部皱纹和紧肤。

近来有报道联合光能和射频的优势，其原理是将 RF 和 IPL/激光结合起来进行多种治疗。利用皮肤对光能的选择性吸收引起靶组织和正常皮肤的阻抗差异，在光能强度较低的情况下，强化靶组织对射频的吸收，极大地消除了因光能过程的热效应可能引起的副反应和不适。这就是光电协同（ELOS）技术，简称 E 光。如 Syneron 公司的 Aurora ELOS 将射频和强脉冲光技术组合成新的脱毛系统，适用于各种肤色，特别是深色皮肤、铜色和白色毛发的脱毛，而这正是激光或强脉冲光脱毛的困难之处。对激光脱毛后残留毛发的去除，射频治疗也是一个好的弥补方法。此外，这种 E 光设备可提高皮肤再年轻化治疗的结果，但是需要更多的研究证实这些发现。

Syneron 公司除了推出 Aurora 外，其 Polaris 和 ReFirme 系统（图 4-30）也采用双极射频结合光能量技术（Polaris 采用 780~910nm 二极管，ReFirme 采用 700~2000nm 红外光）。由于射频电极相距极近，因此患者无须接地。结合光和 RF 技术的优点在于，可以用较低 RF 能量激发足够的胶原变性与重建过程，达到理想疗效。对新型 ReFirme 系统的大多数研究主要集中在减少面部细纹、皱纹和一定程度紧肤的功效上。冷却装置安装在治疗手柄内。该技术的最主要缺点是，其 RF 能量不能深入皮肤深层，而且如果操作不当可能造成瘢痕。总的来说，该治疗可为多数患者忍受，且可达到除皱效果。

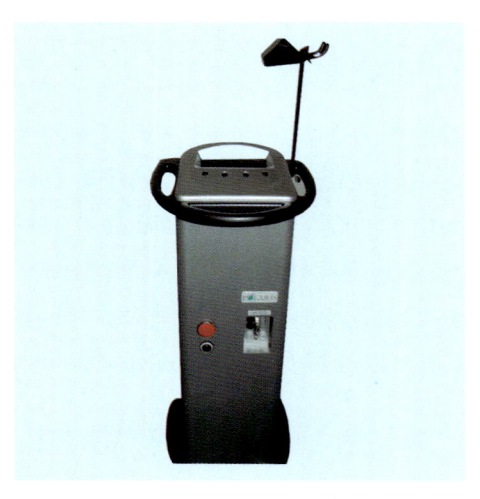
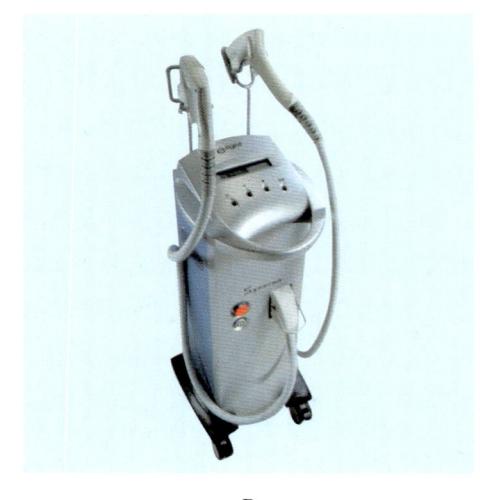

A　　　　　　　　　　　　　　　　B

图 4-30　Syneron 公司的 Polaris 和 ReFirme 系统
A. Polaris E 光产品　　B. ReFirme E 光产品

据相关临床研究文献，Polaris 和 ReFirme 可有效安全地治疗皮肤松弛和皱纹。此外，据最近一项关于亚洲人种的临床研究显示，Polaris 和 ReFirme 对亚洲人种的紧肤和除皱治疗所需光能量值（$10J/cm^2$）显著低于肤色较浅人种所需能量值（Polaris：$32~40J/cm^2$；ReFirme：$30~50J/cm^2$）。

Alma 公司的 Accent 射频系统（图 4-31）同时采用单极和双极射频技术，可将热能传递至不同皮肤深度。其中，双极 RF 传递浅表热，单极 RF 传递较深层热量。此外，Accent 采用回路系统设计，因此治疗时无须专门为患者接地。据第一项公开发表的临床试验显示，Accent 可有效改善脂肪团橘皮样外观，同时还具有紧肤功效。此后，多篇临床报告也进一步证实了 Accent 在细纹、皱纹和皮肤松弛方面的疗效和安全性。Accent 的升级版 Accent XL（图 4-31A）也已上市。此外，Alma 公司还推出了可显著缩短治疗时间的新型单极治疗头 UniLarge（图 4-31B）。

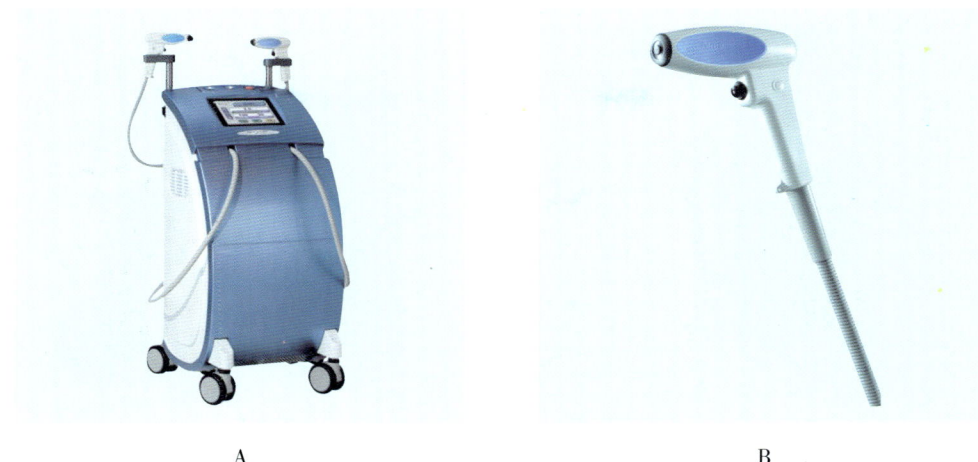

图 4-31 Alma 公司的 Accent 射频系统
A. Alma Accent XL 射频仪 B. Alma 推出的 UniLarge 治疗头

三、三极射频

在 2008 年第八届亚洲皮肤科会议上,以色列 Pollogen 公司展出了一种新的射频,商品名为 Tripollar(图 4-32)。其特点是采用三个电极治疗,三个电极互为发射极和接受极,工作频率为 1MHz。该公司称这种射频为三代射频,能更好地刺激皮肤,达到治疗皮肤松弛、脂肪消融的目的。另外,美国 Sybaritic 公司也推出其三极射频系统——Trio XT,该设备除有三个电极外,尚有一个面部专用的电极(图 4-33)。

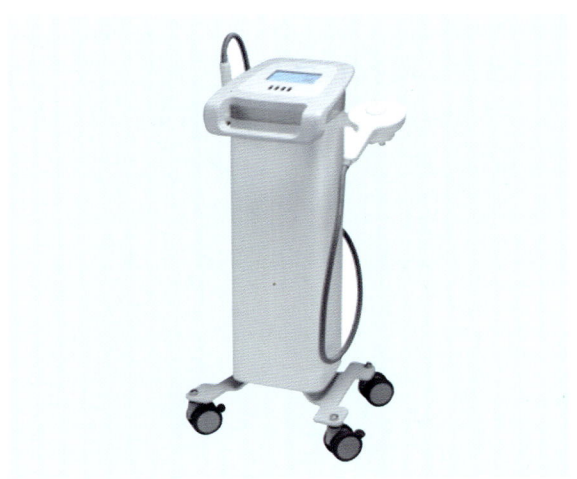

图 4-32 Pollogen 公司的 Tripollar 三极射频仪

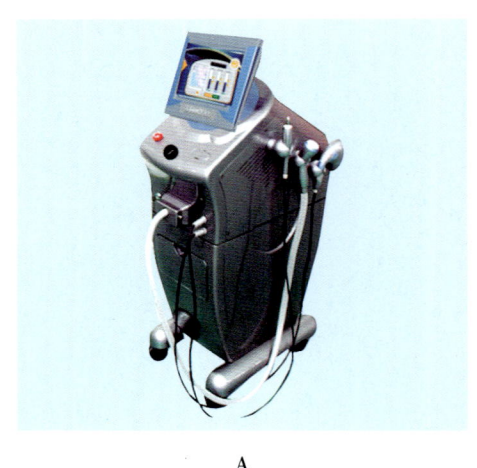 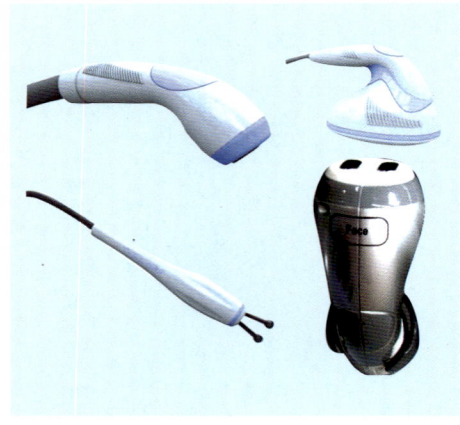

　　　　　　A　　　　　　　　　　　　　　　B

图 4-33　Sybaritic 公司的 Trio XT 三极射频仪
A. 射频仪　B. 电极

第十一节　痤疮治疗激光及光子设备

　　痤疮的治疗虽然已经有多种口服及局部用药可以应用，但多数未能达到预期的疗效且出现各种不良反应。近年来，各种类型的光学仪器在痤疮治疗上的应用得到了较为满意的效果。现在有超过 20 种设备可以进行痤疮的光疗，这些仪器主要有蓝光、红光、紫光、紫外线以及激光，对于减少痤疮皮损的个数有效。与药物相比较而言，光疗法起效快、疗程短、安全、不良反应少。近来，多数以前用来治疗毛细血管扩张和皮肤色素异常的设备被 FDA 批准可用于痤疮的治疗。

　　痤疮丙酸杆菌是光子治疗作用的靶物质，痤疮丙酸杆菌合成和储存大量卟啉，其中大部分是原卟啉和粪卟啉。卟啉是机体内特定的光敏物质，能选择性地吸收特定波长范围内的光能，发生化学变化转变成一种活性状态，产生单态氧，从而引发氧自由基反应，杀伤痤疮丙酸杆菌（图 4-34）。在这一过程中，产生活性卟啉分子的速率、卟啉分子的密度、光子的密度、温度以及光的波长等因素起着决定性的作用。

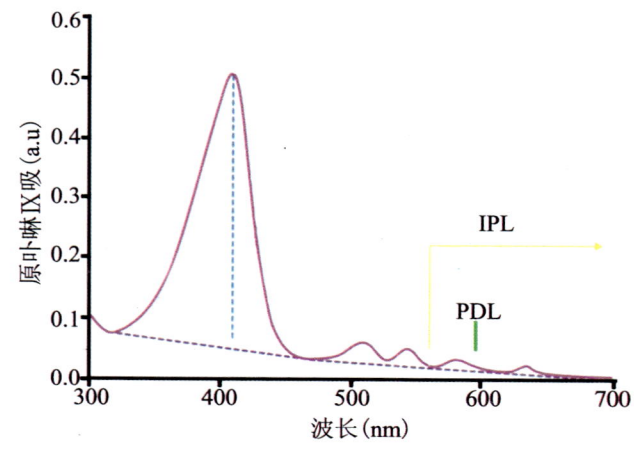

图 4-34　痤疮丙酸杆菌卟啉吸收光谱

在可见光中,卟啉吸收光谱的峰值为415nm,落在蓝光区间,许多光疗设备即选择这一波段的光源对痤疮进行治疗。在可见光谱其他较长的波段(450~700nm)中,卟啉也有较弱的吸收区间,称之为Q带。

低剂量的光化学反应需要使用连续输出的蓝光光源或者更长波长的可见光光源,可以选择单用光疗设备照射或联合使用光敏剂进行治疗。联合使用光敏剂或前体,如氨基酮戊酸(ALA)引发光化学效应可能是治疗寻常痤疮非常有前景的一种治疗。其具体治疗方案是将5%ALA涂抹在患者皮损处,涂药厚度约1mm,避光封包1h,然后采用光源照射,可使用连续波长的光源,如BLU-U光(全脸照射10~15min),疼痛程度与涂抹ALA维持的时间及光照剂量有关。治疗后患者需要远离任何自然光线1天。一般7~10天治疗一次,4次为一疗程。也可采用脉冲光与ALA联合治疗寻常痤疮。常见的副作用发生于对于同种设备使用不当时,比如,脉冲激光的过度治疗可以导致起水疱、色素异常甚至瘢痕形成;使用ALA时不慎可引起光毒性反应。大部分不良反应是在治疗后发生的。

另外,长波中红外激光(1450nm)对皮脂腺有热效应,因为这一光线能被皮脂腺及周围的水所吸收,治疗后导致皮脂腺发生结构的改变,因而对痤疮治疗可能有效。与1450nm功能类似的激光,如波长为1320nm和1440nm激光也许能获得类似的治疗效果。

应用长波紫外线(UVA)和中波紫外线(UVB)治疗痤疮一直存在争议,因为已被证明其对痤疮没有长期效应,UVA效果最差。UVA可以穿透大约60μm的位置,仅能对漏斗上部和表皮有作用,照射可能导致表皮细胞代谢加快和轻度的脱屑。不过,UVB对痤疮可能有一点抗炎作用。约有70%的患者认为日光有利于痤疮的治疗。但长期暴露在UVA下存在灼伤和致癌的危险,且可使皮脂腺增大。

紫光和蓝光(405~420nm)可以引起痤疮丙酸杆菌的光化裂解作用,通过作用于其内的卟啉使之产生光动力反应,杀灭皮脂腺内的细菌。紫光和蓝光较UVA穿透更深(前者为90~150μm,后者为60μm),但由于黑色素细胞的吸收和散射,其强度在组织中衰减很快。所以,即使使用了ALA,且ALA及其产生的原卟啉Ⅸ在皮脂腺内积累到了理想的浓度,到达腺体的光也达不到足够的量。另一方面,光可以激活表皮和漏斗顶端的原卟啉Ⅸ,造成这些区域的损伤,杀灭一部分痤疮杆菌。Lumenis Cleartight光子痤疮治疗仪(图4-35)就是利用了这个原理。

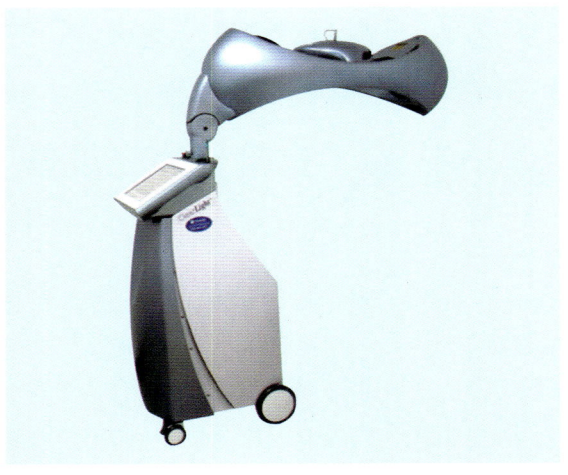

图4-35　Lumenis Cleartight光子痤疮治疗仪
可以提供407~420nm的光,强度为90mW/cm²

蓝光可以有效地抑制痤疮丙酸杆菌,但它的穿透性并不强,红光虽然对卟啉的活化作用较弱,但它的组织穿透性好。有研究比较应用红蓝混合光及单独应用蓝光治疗痤疮的效果,证实红蓝混合光的疗效比单独应用蓝光明显要好,两组的不良反应都很小。

绿光、黄光和红光可以穿透到足够的深度(分别为 280μm、450μm 和 550μm),直接作用于漏斗部的痤疮丙酸杆菌,且随着能量密度的增加(高于 200mW/cm²),还可以直接加热表皮、血管,甚至可能加热与皮脂腺相连的微小着色的毛干。一部分的光也许可以到达皮脂腺,在那里外用 ALA 后可以产生原卟啉Ⅸ。

1064nm 的近红外激光在皮肤主要色基的吸收光谱里有着独特的地位。黑色素和血红蛋白对激光的吸收量不多,但仍有相当的吸收。当脉冲叠加或在较高的能量密度下,水分子也被加热且组织损伤延伸至表皮下数毫米。治疗中,我们仅需对皮脂腺进行适度的加热,否则,在这种(非选择性加热的)情况下,对腺体造成严重的损伤会导致剧烈的疼痛,甚至可能是全层的表皮坏死或瘢痕形成。

中红外激光可因冷却类型、波长、脉冲宽度、能量密度的不同被用来加热表皮下的不同层面。在多数情况下,只能谨慎地使用这些设备设定合适的参数来加热皮脂腺。根据皮脂吸收曲线,在 1320~1540nm 这一区间,皮脂与水相比对激光并没有更高的选择性,所以,只有当包围着皮脂腺的组织液被加热后,才会出现皮脂腺的损伤。如果要设计一种可选择性加热皮脂腺的光源,其波长应在 1.2~1.7μm 之间。然而,即使在这种波长下,水和皮脂对激光的吸收比仍然较小。另一方面,由于皮脂腺较周围皮肤冷却更慢,所以应该优化参数以造成腺体的选择性损伤。

其他低能量密度脉冲染料激光(585nm,1.5 或 3J/cm²,单脉冲)治疗痤疮可获得明显改善,但使用高、低能量密度组间无明显差异,推测这种激光可能可以直接杀灭细菌,并且能改变细菌的免疫应答。高能量密度的 IPL(不联用 ALA)的研究显示,其可减轻皮肤潮红和痤疮样皮疹。另一种情况为在多脉冲时使用较低的能量。较低的能量可能会增加光化学作用,其输出光谱主要为紫—蓝光和(或)绿—黄—红光,可能大部分被原卟啉Ⅸ吸收。例如,使用主要发射绿—黄光的 IPL(Lux G,525~1200nm,Palomar Meditux,Palomar)或主要发射紫—蓝光的紫光 IPL(Lux V,400~700nm 和 870~1200nm),在不联用 ALA 的情况下,每周治疗一次可能会有效治疗痤疮。另一种闪光灯仪器(Cleartouch™,Rasiancy Inc.)使用光谱中的绿—黄光部分来杀灭痤疮杆菌,使用热脉冲来减轻炎症也可能有效。KTP 激光通过选择性地加热色素及血液,以及可能产生的初级 PDT 效应,可以用来治疗痤疮和酒渣鼻。近来报道了一种射频设备(Thermage)对治疗寻常型痤疮也有效。

第十二节　宽带红外光设备

宽带红外光装置(broadband infrared light device,BILD)是一种非常特殊的光子治疗设备,其光谱范围 800~1800nm,不同设备采用的具体波长有所不同。该波段正好位于水的高吸收区域,靶组织为水,色素和血红蛋白在该波段的吸收非常少,因而该波段的光子能极容易地穿透到真皮,达真皮下 1~2mm。真皮层含水最多,可吸收红外光能转化为热能,作用于胶原,像 CO_2 激光和射频技术一样可引发双重作用,一是治疗即刻使胶原纤维收缩;二是作用于纤维母细胞,刺激真皮胶原和弹力纤维的合成。不过后一作用多发生在治疗后很长一段时间内,如 6~8 个月甚至更久,从而达到紧肤和去除皱纹的作用。目前这类设备在美国市场有三大品牌:Titan(Cutera)、Starlux IR(Palomar)及 Skintyte(Sciton)。Titan 治疗仪是美国 Cutera 公司研发的最新技术,也是市场上第一台紧肤光疗系统(图4-36),波长范围1100~1800nm,是水的最佳吸收波长,能量可达50J/cm²。目前在欧洲、加拿大、美国均被批准应用于临床。治疗时的光脉冲宽度通常为1~10s,足以对真皮产生足够的刺激,不过这样一来,就显得治疗速度较慢。Titan的冷却系统位于手柄内,采用接触式冷却,在治疗前后对外层皮肤进行6s以上的冷却,以确保热量只到达胶原纤维所在的真皮深层。研究表明,老年性皮肤松弛者(58~83岁,平均64岁),需治疗3次,每次间隔4周。对Fitzpatrick Ⅳ和Ⅴ类皮肤治疗后,其疗效近90%以上,86%的老年性面部皮肤形成的囊袋获得改善。经483例的治疗结果证明,未见明显的并发症。同时,与RF联合应用可增加疗效。Titan目前有Titan V和Titan XL两种机型。

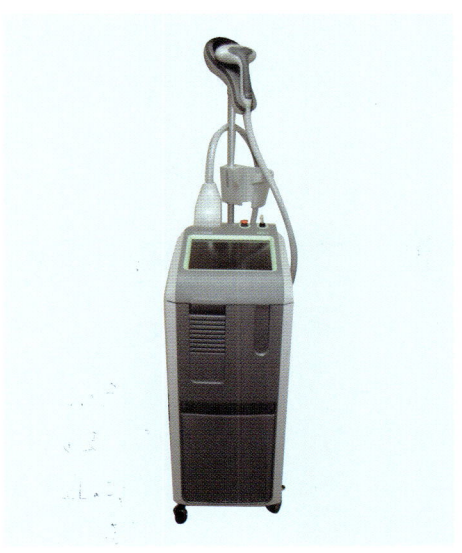

图4-36 Cutera公司的Titan治疗仪

Starlux IR是Palomar公司Starlux平台系统的一个组件,它通过手柄传递点阵能量,以850~1350nm光深入皮肤深层(也以水分子为主要目标载色体)。Starlux IR通过蓝宝石晶状体激发高达120J/cm²的光能量,同时配备冷却系统防止表皮受损。Starlux IR多次治疗可有效形成胶原重建,其紧肤功效目前已被几项临床研究证实。

Skintyte是Sciton公司Profile平台系统(图4-37)的组件之一。Profile超级平台主要由六个功能模块组成,即铒激光微剥脱模块(MLP)、铒激光点阵模块(Profractional)、1064nm Nd:YAG激光模块(Clearscan)、1319nm Nd:YAG激光模块(Thermascan)、红外波紧肤模块(Skintyte),其中Skintyte波长范围在800~1400nm之间。治疗前、中、后期均需使用冷却系统。目前未见关于Skintyte的临床研究文献。

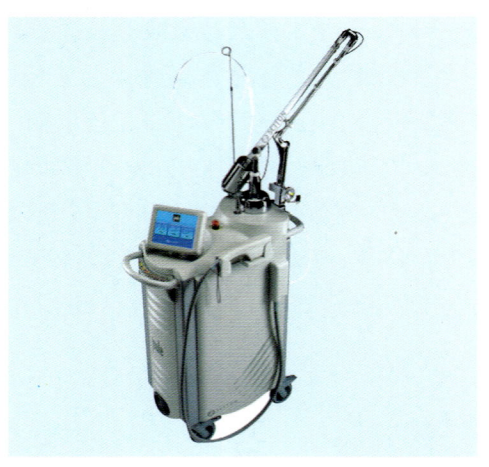

图 4-37　Sciton 公司 Profile 平台系统

第十三节　等离子设备

等离子是物质的一种独特形态,即所谓的第四态,原子失去电子后形成离子化的气体。这种等离子以毫秒级的脉冲把能量传递给靶组织,而不需要和皮肤的色基相作用。等离子皮肤再生(plasma skin regeneration,PSR)技术是一种最新的换肤技术,直到 2007 年只有 Rhytec 公司在推广这种技术。Portrait PSR 是该公司生产的等离子治疗设备,它不同于激光和其他普通光能,国内尚未见文献报道,专业书籍上亦未见有描述,在国外的专著中偶有提及。等离子皮肤美容装置由一个超高频的射频生成器构成,它激活调谐共振器把能量传递给手柄内的惰性气体——氮气。这种激活的电离气体被称为等离子,其发射的光谱峰值在可视区(主要为靛青和紫蓝色)和近红外区。使用氮气作为气源是因为它可以从皮肤表面隔绝氧气,减少了不可预知的热损伤、炭化和瘢痕形成的风险。等离子一旦生成,直接通过石英喷嘴传出手柄形成直径为 6mm 的光斑,脉冲时间为微秒级。治疗时手柄不需要接触皮肤,而是和皮肤保持大约 5mm 的发射距离。当等离子接触到皮肤时,能量立即转移到皮肤表面,并按照一定的可控模式即刻加热皮肤,产生热刺激导致新的胶原合成达到治疗皱纹的目的。它不会对组织产生爆破效应或即刻剥去表皮,一般到新生表皮长出,原来的腐皮才开始脱落。这种技术的优点是治疗简单,而且能在诊所和门诊中进行。它对皱纹的疗效据说是显著的,超过了其他浅表皮肤再生技术,比一次 CO_2 和铒激光扫描或 TCA 化学剥脱的疗效要好。据 Rhytec 公司的资料,其疗效似乎与点阵式激光相似甚至更好,但患者治疗时的疼痛感却明显减轻,可以采用局部麻醉甚至在不用任何麻醉下就能进行治疗,而且治疗后完全不影响患者的工作,无须休假,因此是一种值得关注的治疗技术。PSR 能量对皮肤的穿透不受皮肤中任何色素的干扰,也就是说,色素不会吸收这种能量。在较高的能量设置状态时 Portrait PSR 对皮肤的热刺激深度为 500~600μm,但这种热刺激仍然会在胶原损伤的阈值以下,因此会刺激新的胶原合成。PSR 在 2006 年 9 月被美国 FDA 批准认可,可以用来治疗体表皱纹、表浅的皮肤病损、光化性角化、病毒性乳头瘤、脂溢性角化、眼睑松垂、Hailey-Hailey 病、线状汗孔角化病、痤疮瘢痕等多种疾病。Portrait PSR 是首台推出来的产品,治疗时非常快捷、安全,整个面部单回合的治疗仅需要 10min 左右的时间,重复的低能量治疗对日光性色素斑以及皮肤质地改善非常有效,而要达到这种疗效仅需要 2~

4次的治疗。

Portrait PSR治疗后引起的组织热损伤区只有7～10μm，比铒激光（2～5μm）稍厚，比CO_2激光（20～30μm）薄得多。在治疗即刻可观察到胶原收缩。损伤区周围也是间生态的过渡区，随后，炎症和创伤愈合反应启动，过渡区和周围正常细胞开始修复，在治疗后10天，在紧靠表皮的下方观察到大量的新生组织，充满了细胞成分，成纤维细胞的数量比正常情况要高很多倍，表明产生了新的胶原。而且在第10天，也能观察到完全新生的表皮形成。由此可见，PSR技术不仅对浅表色素斑有治疗作用，还能导致胶原收缩和增生。治疗3个月后，皮肤会呈现出一种更正常的表皮，病理显示皮突增加，光线性弹力纤维变性减少，胶原和正常的弹力纤维增加，表明皮肤的胶原重建确实存在；同时还能观察到成纤维细胞的活跃，从真皮的深层向浅层移动，这可能是胶原新生发生在真皮乳头层的原因；新的弹力纤维也有出现，结果导致皮肤的质地和外观的改善。而且皮肤重建在治疗后的几个月中可持续观察到，因而除皱的作用也是非常明显的。根据厂家临床应用的资料来看，治疗后皱纹的改善可达到50%～70%，皮肤色素症也有明显的改善。治疗后患者的恢复速度要比剥脱性CO_2激光治疗要快。即便是很深的皱纹，当采用高能量的设置时，单一回合的治疗下也会有很好的疗效。色素异常和皮肤质地的改善也较传统的治疗方法好，在长期的随访中患者治疗后所获得的紧肤疗效维持得很持久。

当然，这些资料大多来自厂家，毕竟目前应用这项治疗技术的人不多，缺乏足够的经验，有关等离子治疗技术尚需要进一步考证。如果PSR真能有如此明显的效果，它将是光老化和除皱治疗的一线方法。

第十四节　光调作用光子设备

在光疗设备中，有一类设备相对比较特殊，与一般光学设备机械作用和热刺激作用不同，这种设备比常规光疗设备的能量低很多，并且它是通过所谓的"生物刺激效应"在皮肤内启动亚细胞内信号通路来调节细胞活性的，这种效应对波长和脉冲宽度敏感，这种作用被称为光调作用。在实验研究中证实这类设备可刺激胶原合成。

这一类光疗设备主要是发光二极管（light emitting diode，LED），能发射出波长为510～872nm的连续光谱，但通常光强度较弱。用于医学领域的LED采用高强度半导体，产生毫瓦级的功率输出，据报道被证明对组织有生物学效应。

近年生产的用于皮肤科的生物刺激仪器之一是Gentlewaves LED光调节单元（图4-38），采用590nm的光、高重复频率和低功率密度。该设备输出的光不是单一波长的光，波段比经典激光宽，比IPL窄。LED阵列被组装入一个大的平板内，一次性治疗整个面部。据称，该设备可增加胶原的合成，增强面部的质地，细胞培养研究支持这一观点。早期数据提示如果选择合适的波长和脉冲参数，可以诱导胶原增生而不会带来非预想的组织反应。LED的光调作用机制被认为是发生在线粒体水平上能量开关机制的活化，吸收的能量能活化细胞功能。合适的参数能在临床上产生显著的嫩肤作用，也能在组织学上发生显著改善。LED在改进皮肤质地的同时，能使真皮乳头层胶原合成增加、减少胶原酶等。在包含Fitzpatrick的各种皮肤类型的临床研究中，93例患者应用590nm LED进行治疗，结果显示90%的患者光老化症状改善，大部分患者睑周皱纹改善，Fitzpatrick光老化分级降低，皮肤整体质地得到改善，皮肤潮红、色素斑等显著改善，无副作用，证明LED是一种安全、

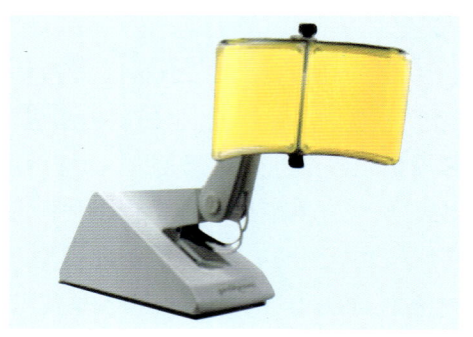

图 4-38　Gentlewaves LED 单元

有效、无痛性、非汽化的治疗方法。

但是，在生物刺激这一研究领域尚需要做更多的工作：①光调作用被认为属于光化学反应一类，但是"生物刺激"一词并没有得到很好的合乎科学的定义。②光调作用的效果评判缺乏客观有效的指标，特别是在临床水平中（高于细胞培养模式）难以评价到底发生了什么，是否发生了生物刺激作用也难以确定。③据称，光调作用是通过低水平的照射来开启亚细胞进程密码的，这是否确实、合理，以及如何开启尚不十分清楚，数十年来一直争议不休。④引起生物刺激效应代表性的能量为 $1\sim10J/cm^2$ 的范围，通常不引起确切的温度上升，有些科学家将生物刺激限定为不存在任何热机制。目前尚不清楚激光的任何特性如相干性、单色性、极性是否与生物刺激确实相关。⑤LED 比常规激光设备甚至 IPL 的能量低得多，因此被称为冷激光。这种光调效应对波长和脉冲宽度敏感，然而两者的相关性尚待进一步的研究。

即便如此，光调作用对皮肤光老化、脱发和创面愈合的治疗作用正受到越来越多的关注。早期研究发现，低能量激光结合高压氧能促进大鼠伤口的愈合；LED 局部照射对治疗脱发有一定的效果，可使脱发区长出正常的头发或推迟、预防毛发的脱落。

第十五节　准分子激光器

准分子激光器是 20 世纪 70 年代末发展起来的一种脉冲激光器，它的主要特点是波长短、功率高。它的工作物质是稀有卤化物，如氟化氩、氯化氙、氟化氙等；输出波长从紫外到可见光区域，有光斑式和扫描式两种能量输出方式。目前临床常用单波长 308nm 的氯化氙光斑式准分子激光治疗白癜风，该波长是紫外光治疗白癜风和银屑病的最佳波长。准分子激光能诱导 T 细胞凋亡，并促进色素的合成，治疗白癜风优于传统的 UVA 和 UVB 疗法。脉宽 30ns，单脉冲能量密度 $2\sim3mJ/cm^2$，局部照射剂量 $25\sim2100mJ/cm^2$。首次照射剂量为最小红斑量的 70%，根据皮肤反应逐渐增加能量，若皮肤红斑反应轻微则继续治疗，出现严重红斑或其他不良反应时即停止治疗。一般每周治疗两次。308nm 准分子激光仅仅是皮损的靶部位暴露于紫外线，因此是高效、安全的。该类激光主要用于皮肤科治疗白癜风、斑块性银屑病。常见的 308nm 准分子激光器实物见图 4-39。

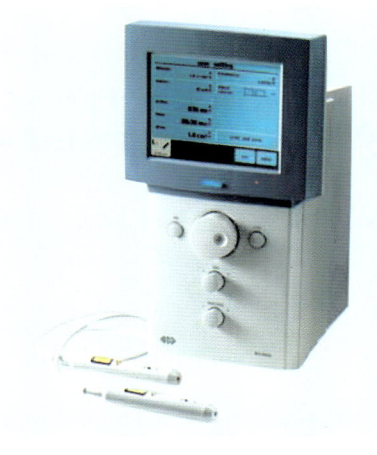 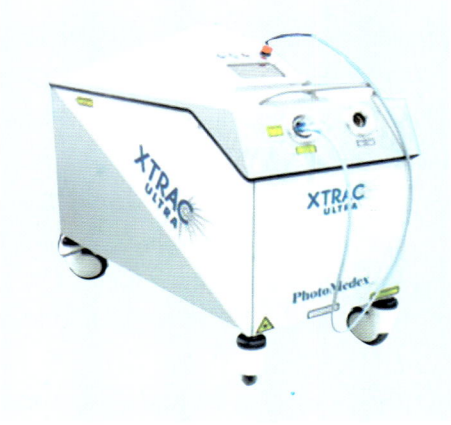

图 4-39　准分子激光器
A. 308nm 准分子激光器　B. 美国 Xtrac 308nm 激光器

（余文林　曾东　李文志）

参考文献

[1] Goldberg D J. Ablative and non-ablative facial skin rejuvenation[M]. London: Martin Dunitz, 2003:9-22.

[2] Goldman M P, Fitzpatric R E. Cutaneous laser surgery[M].2nd ed. New York: Mosby, 1999:179-212.

[3] Fitzpatrick R E, Goldman M P, Satur N M, et al. Pulsed carbon dioxide laser resurfacing of photodamaged facial skin[J]. Arch Dermatol, 1996, 132(4):395-402.

[4] Roy D. Ablative facial resurfacing[J]. De1rmatol Clin, 2005, 213(3):549-559.

[5] Chan H H, Lam L K, Wong D S, et al. Use of 1320nm Nd:YAG laser for wrinkle reduction and the treatment of atrophic acne scarring in Asians[J]. Lasers Surg Med, 2004, 34(2):98-103.

[6] Goldberg D J. Laser and light[M]. Philadelphia:Elsevier Inc, 2005:43-60.

[7] Kushikata N, Negishi K, Tezuka Y, et al. Non-ablative skin tightening with radiofrequency in Asian skin[J]. Lasers Surg Med, 2005, 36(2):92-97.

[8] Weiss R A, McDaniel D H, Geronemus R G, et al. Clinical experience with light emitting diode (LED) photomodulation[J]. Dermatol Surg, 2005, 31(9 Pt 2):1199-1205.

[9] Brazil J, Owens P. Long term clinical results of IPL photorejuvenation[J]. J Cosmet Laser Ther, 2003, 5(34):168-174.

[10] Sad1ick N S, Weiss R, Kilmer S, et al. Photorejuvenation with intense pulsed light: results of a multi center study[J]. J Drugs Dermatol, 2004, 3(1):41-49.

[11] James W D. Acne[J]. N Engl J Med, 2005, 352:1463-1472.

[12] Elman M, Lask G. The role of pulsed light and heat energy (LHE) in acne clearance[J]. J Cosmet Laser Ther, 2004, 6(2):91-95.

[13] Anderson R R, Parrish J A. Selective photothermolysis:precise microsurgery by selective absorption of pulsed radiation[J]. Science, 1983, 220:524-547.

[14] Anderson R R. Dermatologic history of the ruby laser:the long-story of short-pulses

[J]. Arch Dermatol, 2003, 139:70-74.

[15] Svaasand L O, Nelson J S. On the physics of laser-induced selective photothermolysis of hair follicles: influence of wavelength, pulse duration, and epidermal cooling[J]. J Biomed Optics, 2004, 9:353-361.

[16] Goldberg D J. Laser and light. vol. 1[M]. Philadelphia:Elsevire Inc, 2005.

[17] Ross E V, Ladin Z, Kreindel M, et al. Theoretical considerations in laser hair removal[J]. Dermatol Clin, 1999, 17:333-355.

[18] 余文林,李勤,刘宏伟.点阵激光的临床应用及进展[J].中国美容医学, 2009, 18(10):1101-1105.

[19] Trelles M A, Mordon S, Velez M, et al. Results of fractional ablative facial skin resurfacing with the erbium:yttrium-aluminium garnet laser 1 week and 2 months after one single treatment in 30 patients[J]. Lasers Med Sci, 2009, 24(2):186-194.

[20] Yoo K H, Ahn J Y, Kim J Y, et al. The use of 1540nm fractional photothermolysis for the treatment of acne scars in Asian skin:a pilot study[J]. Photodermatol Photoimmunol Photomed, 2009, 25(3):138-142.

[21] Lloyd J R. Effect of fluence on efficacy using the 1440nm laser with CAP technology for the treatment of rhytids[J]. Lasers Surg Med, 2008, 40(6):387-389.

第五章
激光与光子美容治疗的麻醉及冷却

第一节 麻 醉

无论成人还是儿童,激光治疗都可能产生疼痛与不适。一些激光治疗不需要麻醉,而某些激光治疗则可能非常需要麻醉,这都取决于激光治疗的部位、病变的性质与范围、患者的年龄以及配合程度。例如,面部激光皮肤重建治疗的刺激性很强,患者经常会感到强烈的疼痛而难以接受治疗,因而需要进行镇痛麻醉,使患者在无意识状态下获得最佳效果。儿童患者多数难以较好地配合激光治疗,而且患儿的躁动会导致激光光斑的过度重叠甚至双脉冲,从而产生不良的后果,故而多采用全身麻醉,以保证其治疗的顺应性和有效性,同时还可以减轻患儿长期的精神创伤,使其能够轻松、舒适地面对激光治疗。另一方面,麻醉使得患者感觉舒适轻松,从而有利于激光中心工作人员、医师和患者及其家属之间的沟通。

虽然如此,也必须清楚地认识到麻醉存在的缺点与风险,特别是儿童在进行激光治疗时使用麻醉药品仍存在争议,治疗医师必须权衡利弊,慎重使用并选择合适的麻醉方法。以下列出的标准有助于医师选择最合适的麻醉方法:

1. 患者的年龄。
2. 病史。
3. 个人史及家族史。
4. 激光治疗过程的耐受性。
5. 患者及其家属的需求和偏好。
6. 麻醉师对各种麻醉方法的经验和熟练程度。
7. 可以获得的监护设备、药物、急救设备和急救人员。
8. 限制激光仪器附近的氧浓度以防止失火。

激光外科的麻醉与常规外科手术的麻醉并无太大差异,按照给药途径和意识有无消失可分为局部麻醉和全身麻醉。局部麻醉(regional anesthesia)也称部位麻醉,是指在患者神志清醒的状态下,局麻药应用于身体局部,使机体某一部分的感觉神经传导功能暂时被阻断,运动神经传导保持完好或同时有程度不等的被阻滞状态。这种阻滞应完全可逆,不产生任何组织损害。局部麻醉的优点在于简便易行、安全性大、患者清醒、并发症少和对患者生理功能影响小。常见的局部麻醉有表面麻醉(topical anesthesia)、浸润麻醉(infiltration anesthesia)、区域阻滞(field block)、神经传导阻滞

（nerve block）四类。后者又可分为神经干阻滞、硬膜外阻滞及脊麻。静脉局部麻醉（intravenous regional anesthesia）是局部麻醉的另一种形式。整形外科吸脂术中应用的肿胀麻醉（tumescent anesthesia）实际上也是一种局部麻醉技术。全身麻醉按照给药途径不同，又可分为静脉全身麻醉、吸入全身麻醉、基础麻醉及复合麻醉（或称平衡麻醉）。临床上，局部麻醉与全身麻醉往往相互补充，我们不能把这两种麻醉方式完全隔离开来，而应该视之为针对具体患者所采取的具有个性化麻醉方案的一部分。如对于儿童、精神病或神志不清患者，不宜单独使用局部麻醉完成激光治疗，必须辅以基础麻醉或全身麻醉；而局部麻醉也可作为全身麻醉的辅助手段，增强麻醉效果，减少全麻药用量。现将激光外科常用的各种麻醉特点分述如下。

一、局部表面麻醉

将渗透作用强的局麻药与局部黏膜接触，使其透过黏膜而阻滞浅表神经末梢所产生的无痛状态，称为表面麻醉。

表面麻醉使用的局麻药难以达到上皮下的痛觉感受器，仅能解除黏膜产生的不适，因此表面麻醉只能对刺激来源于上皮组织时才有效。黏膜细胞的指状突起与邻近细胞交错形成功能性表面，局麻药容易经黏膜吸收，皮肤细胞排列较密，外层角化，吸收缓慢而且吸收量少，故表面麻醉只能在黏膜上进行。但一种复合表面麻醉配方EMLA（eutectic mixture of local anesthetics）为2.5%利多卡因和2.5%丙胺卡因盐基混合剂，皮肤穿透力较强，可用于皮肤表面，可以减轻经皮肤静脉穿刺和置管的疼痛，也可用于植皮，但镇痛完善需45~60min。

目前应用于表面麻醉的局麻药分为酯类和酰胺类，酯类中有可卡因（cocaine）、盐酸己卡因（cyclaine）、苯佐卡因（benzocaine）、氨苯丁酯（butamben）和高水溶性的丁卡因（tetracaine），酰胺类包括辛可卡因（dibucaine）和利多卡因（lidocaine）。另外尚有既不含酯也不含酰胺的达克罗宁（dyclonine）和普莫卡因（pramoxine）。达克罗宁为安全的可溶性表面麻醉药，刺激性很强，注射后引起组织坏死，只能作表面麻醉用。

混合制剂TAC（tetracaine,adrenaline,cocaine）可通过划伤皮肤而发挥作用，由0.5%丁卡因、10%~11.8%可卡因加入含1:200000肾上腺素组成，在美国广泛用于儿童皮肤划伤须缝合时表面麻醉，成人最大使用安全剂量为3~4ml/kg，儿童为0.05ml/kg。TAC不能透过完整皮肤，但能迅速被黏膜所吸收而出现毒性反应。为避免毒性反应及成瘾性，研究用不含可卡因的替代表面麻醉剂，发现丁卡因-苯肾上腺素的制剂与TAC一样可有效用于皮肤划伤。

临床常用表面麻醉药见表5-1。

表5-1 临床常用表面麻醉药

局麻药	浓度	剂型	使用部位
利多卡因	2%~4%	溶液	口咽、鼻、气管及支气管
	2%	凝胶	尿道
	2.5%~5%	软膏	皮肤、黏膜、直肠
	10%	栓剂	直肠
	10%	气雾剂	牙龈黏膜
丁卡因	0.5%	软膏	鼻、气管、支气管
	0.25%~1%	溶液	眼
	0.25%	溶液	

续表

局麻药	浓度	剂型	使用部位
EMLA	2.5%	乳剂	皮肤
TAC	0.5%丁卡因、11.8%可卡因及1:200000肾上腺素	溶液	皮肤

（一）利多卡因-丙胺卡因

利多卡因-丙胺卡因（EMLA）局麻膏为2.5%利多卡因和2.5%丙胺卡因盐基混合剂，皮肤穿透力较强，1g软膏可用于10cm^{2}的皮损面积。EMLA局麻膏已被证实无毒害，在血液中的含量为其中毒量的1%。22名3~12个月的婴儿使用2ml的EMLA可使15cm^{2}的皮肤麻醉4h。每位患者血浆中利多卡因和丙胺卡因的浓度均低于中毒剂量。

有学者建议将EMLA涂抹得稍厚一些，并用聚氨酯辅料覆盖1h。应注意，任何患者任何时候都不得超过10g的最大用量，小于1岁的患者最大用量是2g。前瞻性双盲随机试验显示，鲜红斑痣的激光治疗中用局麻药比用安慰剂疼痛指数明显下降（$P<0.0001$）。有学者使用氩激光治疗时比较了注射局麻药和涂抹EMLA软膏的麻醉效果。实验对象是成人正常皮肤。有趣的是，使用EMLA软膏1h后，12位受试者有9位痛觉被阻断，剩下的3位所有感觉都被阻断，而且使用EMLA软膏后1h，受试者的无痛并没有随着药膏的去除而立即出现，而是在去除药膏15min后达到最好的痛觉阻断。EMLA的止痛效果会随着用药时间的延长（60~120min）而增强，甚至可达到利多卡因浸润麻醉的效果。在EMLA去除90min后，麻醉效果降到最低。

然而，EMLA软膏的使用有其适应证。曾有研究显示，一些患者使用EMLA可以达到极佳的麻醉效果，对激光治疗毫无感觉，但下一次治疗时患者又对EMLA毫不敏感。因此，EMLA被推荐用于小面积皮损，不适合大面积的、可预知麻醉效果的患者。

（二）利多卡因-丁卡因

另一种常见局麻药是利多卡因-丁卡因。该复合物按照固定组成含1%的利多卡因和3%~4%的丁卡因，其中标准型含3%利多卡因，加强型含4%丁卡因，被用于无伤口的完整皮肤的麻醉。

初步观察显示，利多卡因-丁卡因起效的速度比EMLA药膏快30%~50%，对皮肤影响很小，而且不需要敷料覆盖。其毒性很小，可被组织中血清胆碱酯酶水解而很快代谢，其中毒血药浓度是8μg/ml，而利多卡因的中毒血药浓度是5μg/ml，而且在生理pH下只有5%的丁卡因是游离的或有活性的形式。然而，血浆胆碱酯酶异常的患者因不水解或少量水解酯类局麻药，使体内血药浓度升高而存在很大风险。曾有使用含有丁卡因的局麻药引起过敏反应的报道。

（三）利多卡因离子导入

离子导入法是指通过电流使带电荷的离子通过隔膜的过程。该技术可以使大量药物进入皮肤，包括局部麻醉药。通过离子导入利多卡因可以为治疗表皮层和真皮浅层的病损进行有效的麻醉。这一过程需在聚合物凝胶中添加4%的利多卡因1.5ml和1:50000的肾上腺素，然后通过电极导入，使用最小量电流导入20多分钟即可完成麻醉。这种混合型麻药的麻醉效果可维持60~90min。两项研究分别评估了3例和11例鲜红斑痣患者采用离子导入法进行麻醉的效果。患者自称离子导入麻醉后脉冲染料激光治疗的不舒适感觉明显减轻。

离子导入法的时间大约是12min，通常可产生持续30min的麻醉效果。当患者非常合作而且皮损面积不大时，该方法非常有效。其优点有：①避免皮下注射和静脉注射产生的疼痛；②不会产生口服药物的吸收差异；③不产生首关效应；④半衰期较短的药物可以直接到达组织；⑤药物作用可以迅速停止。该方法最常见的副作用是回路负极电板引起的局部长时间的红斑和皮肤烧灼感；在一些治疗中，电极置于面部，患者可闻到金属气味。这些风险可以通过彻底清洁皮肤、使用适当饱和度的垫子作电极以及确保与皮肤接触等措施来降低。

（四）脂溶性利多卡因

脂溶性利多卡因（LMX）是另外一种表面麻醉药，由脂溶性媒介包含4%～5%的利多卡因组成。研究显示，在密闭条件下应用5%的脂溶性利多卡因60min，可以对激光造成的疼痛刺激进行有效的麻醉。它的效果可以与EMLA相媲美，优于丁卡因。它的脂溶性媒介系统可以使麻醉药更容易渗透入皮肤并持续释放，增加了疗效。最近的研究通过高能量脉冲光源治疗评估EMLA和LMX的效果和起效时间，结果表明在密闭条件下使用LMX 20min后达到最大麻醉效果。但是将LMX用于大面积皮肤并且超过2h后，会出现利多卡因的毒性作用。我们常规使用LMX麻醉，加或不加用神经阻滞麻醉来进行1～2次Er:YAG激光扫描面部皮肤重建治疗，发现使用LMX 20min后可以对1～2J/cm^2的Er:YAG激光进行深达20～40μm的剥脱提供充分的麻醉。

（五）S-卡因贴片

S-卡因表面麻醉贴片使用一次性的、氧激活加热元素增加皮肤通透性，包含易熔的利多卡因和丁卡因底物，按照1:1混合，干燥后形成柔韧的薄膜，可以粘贴密封，并容易去除。研究表明，S-卡因贴片对于刮除活检术、静脉穿刺术和建立血管通道等操作产生的疼痛有效。目前这种贴片由FDA批准正在进行三期临床试验，它在激光外科手术中的应用也正在研究之中。最近关于S-卡因贴片的随机、双盲、安慰剂对照试验，首次将其用于脉冲染料激光治疗的麻醉，应用60min后与安慰剂对比，可以有效减轻疼痛。另有学者比较了S-卡因贴片与EMLA在激光皮肤重建中的麻醉效果，95%的患者认为使用S-卡因贴片的一侧在激光治疗过程中基本没有疼痛，只有20%的患者认为使用EMLA麻醉基本无痛。然而当进行较小的皮肤手术，如刮除活检或浅表组织切除，使用S-卡因贴片与使用安慰剂相比，没有显著的统计学差异，表明S-卡因贴片的麻醉深度是很表浅的。

（六）其他

倍他卡因-LA是包含利多卡因、丙胺卡因和一种血管收缩药的另一种表面麻醉药。曾有部分初步研究表明这种麻醉药比EMLA效果更好，但尚需进一步的对照试验来证实。倍他卡因-LA目前还没有被FDA批准使用。此外，4%的丁卡因凝胶是一种复合麻醉药，在磷脂酰胆碱凝胶中含有4%的丁卡因，在欧洲被广泛使用，但尚未被FDA批准使用。研究表明，丁卡因可以有效减轻脉冲染料激光治疗时的疼痛，可能的副作用包括红斑、瘙痒和水肿。另一种表面麻醉药是陀匹卡因，在凝胶微乳剂中含4%的利多卡因。研究表明陀匹卡因起效快，效果持久，该产品已经被FDA批准使用，推荐的作用时间是密闭状态下30～60min，在激光脱毛中广受欢迎，其副作用包括红斑、色素减退及水肿。此外，局部冷却麻醉也是一种简单易行的措施，术前使用冰袋或喷雾式冷冻剂可以将激光治疗术中及术后的疼痛降到最低，然而，冷却血管会提高激光达到有效治疗所需要的能量，因此，术前冰敷应限制在几秒内，然后在治疗结束后继续冰敷。有关皮肤表面冷却方面的内容，我们将在本章第二节加以详述。

二、局部浸润麻醉

局部浸润麻醉是将局麻药溶液沿手术切口线分层注射入皮下或手术视野附近的组织，使局部神经末梢麻醉。根据需要可在溶液中加少量肾上腺素，以减缓局麻药的吸收，延长作用时间。浸润麻醉的优点是麻醉效果好，对机体的正常功能无影响；缺点是用量较大，麻醉区域较小，在做较大的手术时因所需药量较大而易产生全身毒性反应。根据手术时间长短，选择应用于局部浸润麻醉的局麻药时,可采用短时效(普鲁卡因或氯普鲁卡因)、中等时效(利多卡因、甲哌卡因或丙胺卡因)或长时效局麻药(布比卡因或依替卡因)(表 5-2)。

表 5-2　临床常用局麻药

		普通溶液			含肾上腺素溶液	
		浓度(%)	最大剂量(mg)	作用时效(min)	最大剂量(mg)	作用时效(min)
短时效	普鲁卡因	0.5～1.0	800	15～30	1000	30～60
	氯普鲁卡因	1.0～2.0	800	15～30	1000	30～90
中时效	利多卡因	0.5～1.0	300	30～60	500	120～360
	甲哌卡因	0.5～1.0	300	45～90	500	120～360
	丙胺卡因	0.5～1.0	500	30～90	300	120～360
长时效	布比卡因	0.25～0.5	175	120～240	225	180～410
	依替卡因	0.5～1.0	300	120～180	400	180～410

实施局部浸润麻醉时,取 24～25G 皮内注射针,针头斜面紧贴皮肤,进入皮内以后推注局麻药液,形成白色的皮丘后,取 22G 长 10cm 穿刺针经皮丘刺入,分层注药。若需浸润远方组织,穿刺针应由上次已浸润过的部位刺入,以减少穿刺疼痛。注射局麻药液时应加压,使其在组织内形成张力性浸润,与神经末梢广泛接触,以增强麻醉效果。

需要注意的是:①注入局麻药要深入至下层组织,逐层浸润。筋膜面、肌膜下和骨膜等处神经末梢分布最多,且常有粗大神经通过,局麻药液量应加大,必要时可提高浓度;而肌纤维痛觉神经末梢少,只要少量局麻药便可产生一定的肌肉松弛作用。②穿刺针进针应缓慢,改变穿刺针方向时,应先退针至皮下,避免针干弯曲或折断。③每次注药前应抽吸,以防局麻药液注入血管内。局麻药液注毕后须等待 4～5min,使局麻药作用完善,不应随即切开组织致使药液外溢而影响效果。④每次注药量不要超过极量,以防局麻药毒性反应。⑤感染及癌肿部位不宜用局部浸润麻醉。

局部浸润麻醉常见的不良反应(包括毒性反应及过敏反应)如下:

(一) 毒性反应

局麻药的剂量或浓度过高或误将药物注入血管时可引起全身的毒性反应,主要表现在中枢神经系统和心血管系统方面。

1 中枢神经系统　局麻药对中枢神经系统的作用是先兴奋后抑制。中枢抑制性神经元对局麻药比较敏感,由于中枢神经系统的兴奋、抑制的不平衡,中枢神经系统脱抑制而出现兴奋症状。局麻药引起的惊厥是边缘系统兴奋灶向外周扩散所致,静脉注射地西泮可加强边缘系统 GABA 能神经元的抑制作用,可防止惊厥发作。

2 心血管系统　局麻药对心肌细胞膜具有膜稳定作用,吸收后可降低心肌兴奋性。多数局麻药可使小动脉扩张,血压下降,因此在血药浓度过高时可引起血压下降甚至休克等心血管反应。

(二) 过敏反应

过敏反应较为少见,表现为少量用药后立即发生类似过量中毒的症状。一般认为酯类局麻药比酰胺类发生变态反应多,是由于其代谢产物对氨基苯甲酸引起的。

局麻药的不良反应应以预防为主,掌握药物浓度和一次允许的极量,采用分次小剂量注射的方法。小儿、孕妇、肾功能不全患者应适当减量。询问患者有无变态反应史和家族史,麻醉前做皮试,用药时可先给予小剂量,若患者无特殊主诉和异常再给予适当量。另外,局麻前给予适当的巴比妥类药物可使局麻药分解加快。一旦发生毒性或变态反应,应立即停药。轻度的毒性反应多属一过性的,一般无须特殊处理即能很快恢复,但吸氧可使患者的主观感觉明显改善。有时患者极其紧张甚至烦躁,可给予镇静剂如地西泮静注。如发生惊厥应面罩吸氧或人工呼吸,静注硫喷妥钠即能终止惊厥。对惊厥反复发作者可用硫喷妥钠和短效肌松药行气管插管人工呼吸。维持循环稳定主要靠补充血容量和使用血管收缩药,糖皮质激素(如地塞米松)的应用宜早、量大,抗组胺药(如异丙嗪)也可选用。

三、神经阻滞麻醉

神经阻滞麻醉是将局麻药注射到外周神经干附近,阻断神经冲动传导,使该神经所分布的区域麻醉。阻断神经干所需的局麻药浓度较麻醉神经末梢高,但用量较小,麻醉区域较大,可选用利多卡因、普鲁卡因和布比卡因。为延长麻醉时间,也可将布比卡因和利多卡因合用。

激光外科治疗中常用的神经阻滞麻醉方法如下:

(一)眼睑部神经阻滞

上睑受眶上神经及滑车上神经支配,下睑受眶下神经支配。

1 眶上神经和滑车上神经阻滞 眶上神经标志点为眶缘中内1/3交界处的眶上切迹或眶上孔,滑车上神经在眼眶上鼻角处出眶,距中线1.7cm,两条神经均位于骨膜浅面。操作时左手拇指保护眶缘,左手食指扪及眶上孔处,垂直进针至骨面,有异感或针进入眶上孔后注入1%利多卡因1.5ml,注药后稍压迫局部。退针至皮下,沿眶缘向内侧进针至眼眶上鼻角处,注药1ml阻滞滑车上神经,或在眶缘上鼻角处穿刺注药阻滞滑车上神经。

2 泪腺神经阻滞 标志点为外眦正上方,眶壁与眼球之间。在外眦上方的眶上缘处进针至骨面,再将针尖贴骨面向眶壁深部推进约0.5cm,注入1%利多卡因0.5~1ml,注药后稍压迫局部。

3 眶下神经及牙槽神经阻滞 眶下神经起源于上颌神经,标志点为眶下管,由外上向内下走行,其开口眶下孔在眶下缘下部0.6~0.8cm处。操作时左手食指扪及眶下孔,在鼻翼外侧0.5~1cm处进针,与皮肤成45°刺向眶下孔方向,针刺入眶下孔0.5cm,注入1%利多卡因1~2ml阻滞眶下神经。

4 鼻旁神经和滑车下神经阻滞 鼻旁神经在鼻骨下缘近中线的凹陷部分与侧鼻软骨交界处穿出至皮下,滑车下神经在内眦部偏上的眶缘处出眼眶至皮下层。操作时左手食指扪及鼻骨下缘凹陷处,在鼻翼侧面进针,针在皮下上行至鼻旁神经穿出点注入1%利多卡因0.5ml阻滞鼻旁神经,稍退针后继续上行至内眦部偏上眶缘处,注入1%利多卡因0.5ml阻滞滑车下神经。

(二)头皮神经阻滞

支配头皮的神经为三叉神经及颈神经的感觉支。前额受额神经及颧颞神经支配,颞部受三叉神经颧颞支及耳颞支支配,枕部和顶部受颈神经分支枕大神经和枕小神经支配。通过阻滞深筋膜下的头皮神经,就可麻醉颅骨、颅骨膜、筋膜、皮下组织及皮肤,在阻滞完善时,这一区域的分布呈帽状分布。

1 颧颞神经阻滞 颧颞神经从颧颞孔穿出后进入颞窝,在颞肌前缘距颧弓上方2cm处穿出至颞浅筋膜。在颧颞神经经皮穿刺点垂直进针约0.5cm深,注入1%利多卡因4ml。

2 耳颞神经阻滞 外耳腹面受耳颞神经支配,其标志点为耳颞神经主干。在耳屏以上2~3cm范围内颞浅筋膜下层是与颞浅动脉伴行的。左手食指扪及颞浅动脉搏动,在动脉后侧进针,刺入深度约0.5cm,至深筋膜浅层注入1%利多卡因。

（三）上颌神经阻滞

上颌及颊部区域的手术要阻滞三叉神经的第二分支即上颌支，其标志点为卵圆孔。阻滞法有前径路法及外侧径路法。

1. 前径路法　以耳屏向鼻侧 3cm 颧弓下一点进针，稍退针后对准眼外眦进针，注药。
2. 外侧径路法　自乙状切迹进针，在翼板前进入蝶上颌孔中，针头向前推进 1.5cm，注药。

（四）鼻部神经阻滞

鼻部皮肤的感觉神经为滑车神经、眶下神经及鼻神经外支。司鼻腔黏膜感觉的神经为蝶腭神经分支及鼻腭神经。阻滞相应神经可产生满意的麻醉效果。

（五）下颌神经阻滞

在颧骨下、下颌骨冠状突及髁突之间垂直进针，到达蝶骨大翼底部，略退针再向后上方推进，遇异感或骨质感，推药。

（六）下牙槽及颏神经阻滞

左手食指触摸颏孔，在颏孔后上方向前下方穿刺，进入颏孔后注入 1% 利多卡因 1ml。

此外，肋间神经、颈丛神经、臂丛神经等神经阻滞多用于外科手术，较少用于激光治疗过程中，此处不再赘述。

四、全身麻醉

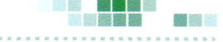

麻醉药经呼吸道吸入、静脉或肌内注射进入体内，产生中枢神经系统的抑制，临床表现为神志消失、全身痛觉丧失、遗忘、反射抑制和骨骼肌松弛，称为全身麻醉。对中枢神经系统抑制的程度与血液内的药物浓度有关，并且可以控制和调节。这种抑制是完全可逆的，当药物被代谢或从体内排除后，患者的神志及各种反射可逐渐恢复。近些年来随着人们对药代学和药效学认识的深入、新型麻醉药的推陈出新，特别是给药技术的进步，全身麻醉的实施出现了日新月异的变化。鉴于已有诸多专著阐述麻醉药理学及全身麻醉药物，本章仅简要介绍在激光外科治疗领域中经常涉及的静脉全身麻醉、吸入全身麻醉及复合麻醉实施的一些技术和方法。

（一）静脉全身麻醉

静脉全身麻醉是指将一种或几种药物经静脉注入，通过血液循环作用于中枢神经系统而产生全身麻醉的方法。按照给药方式的不同，静脉麻醉可分为单次给药法、分次给药法和持续给药法。

静脉麻醉有许多优点，如诱导迅速、对呼吸道无刺激、患者舒适、苏醒较快、不燃烧、不爆炸、无污染、操作方便以及不需要特殊设备，其中无需经气道给药和无污染是跟吸入麻醉相比最为突出的两个优点。但静脉麻醉也一直存在着某些局限性：一些静脉麻醉药对血管及皮下组织有刺激性而引起注射时疼痛；静脉麻醉的可控性也不如吸入麻醉药明显，当药物过量时不能像吸入麻醉药那样通过增加通气方便地纠正，而只能等待机体对药物的代谢与排除；不能连续监测体内静脉麻醉药物的血药浓度变化，对麻醉深度的估计往往依赖于患者的临床表现和麻醉医师的用药经验，而缺乏像监测体内吸入麻醉药浓度那样直观的证据。此外，静脉麻醉药的个体差异大、代谢受到肝肾功能影响等因素也使得静脉麻醉在临床上使用受到限制。但是近年来，随着一些新型静脉麻醉药物的问世以及给药方法和技术的革命性发展，静脉麻醉的安全性和可操作性已经得到了极大的改善。

1. 麻醉维持时应强调联合用药　完善的麻醉在确保患者生命体征稳定的前提下，至少应该做到意识消失、镇痛完全、肌肉松弛以及自主神经反射的抑制。为了实现这四个目的，显然单靠某一类麻醉药是行不通的，这就需要麻醉药的联合使用。联合用药不仅可以最大限度地体现每类药物的药理作用,而且还可减少各药物的用量及副作用,这也是平衡麻醉所倡导的原则。完善的静脉全身麻醉主要涉及三大类药:一是静脉全麻药,如异丙酚、咪唑地西泮等;二是麻醉性镇痛药,如芬太尼、哌替啶等阿片类药物;三是骨骼肌松弛药,如去极化肌松药琥珀胆碱及非去极化肌松药维库溴铵、泮库溴铵等。

2 联合用药时各成分的调节 静脉全麻药合用时可产生明显的协同作用(如异丙酚与咪唑地西泮),这就要求每种药物的用量应小于单独使用时可达到同样效应的剂量。阿片类药物之间也能产生类似的协同作用,但程度非常小,这可能跟它们都作用于阿片受体有关。应用较低浓度的阿片类药物(类似于术后镇痛)可以明显减少维持麻醉所需的异氟醚和异丙酚浓度,但是当阿片类药物浓度升高至一定程度(如芬太尼 3~4ng/ml)时,其减少异氟醚或异丙酚用药量的能力降低,此称为阿片类药物麻醉作用的封顶效应(ceiling effect)。这就提示在联合用药时,如果芬太尼浓度低于 3~4ng/ml,可以通过增加镇痛药物或剂量来保证足够的麻醉深度;反之,则最好增加镇静催眠药的剂量。维持镇静药与阿片药合理的血药浓度比值,不仅有利于确保麻醉过程的平稳,还能使患者得到最快的恢复。以异丙酚与芬太尼联合应用的互相影响为例,输注 60min 时异丙酚及芬太尼的最佳血药浓度为 3.42μg/ml 及 1.26 ng/ml,停药后最短可在 12.4min 内清醒;偏离这种最佳浓度比例,如异丙酚及芬太尼分别维持在 9μg/ml 及 0.36 ng/ml,虽然也可以达到满意的麻醉深度,但恢复时间却大为延长,达 17.8min;同样,当芬太尼浓度增加而异丙酚浓度降低时,患者的苏醒时间也会延长。当异丙酚与芬太尼实行最佳血药浓度比例时,在不同持续输注点停止后,从麻醉状态到患者清醒,效应室异丙酚浓度降低 50%~55%,而芬太尼仅降低 13%~20%。正因为效应室异丙酚浓度降低比芬太尼快,清醒的恢复主要取决于异丙酚浓度的降低。所以麻醉维持中如果需要临时加深麻醉,以增加异丙酚浓度为宜。

(二)吸入全身麻醉

吸入麻醉是指挥发性麻醉药或麻醉气体经呼吸系统吸收入血,抑制中枢神经系统而产生的全身麻醉的方法。在麻醉史上,吸入麻醉是应用最早的麻醉方法;而在今天,吸入麻醉已经发展成为实施全身麻醉的主要方法。吸入麻醉药在体内代谢,分解少,大部分以原形从肺排出体外,因此吸入麻醉具有较高的可控性、安全性及有效性。

(三)静脉吸入复合麻醉

对患者同时或先后实施静脉全麻技术和吸入全麻技术的麻醉方法称为静脉吸入复合麻醉技术,简称静吸复合麻醉。其方法多种多样,如静脉麻醉诱导,吸入麻醉维持;或吸入麻醉诱导,静脉麻醉维持;或者静吸复合诱导,静吸复合维持。由于静脉麻醉起效快,诱导平稳;而吸入麻醉易于管理,麻醉深浅易于控制,因此静脉麻醉诱导后采取吸入麻醉或静吸复合麻醉维持在临床麻醉工作中占主要地位。

1 静脉麻醉诱导 与静脉全身麻醉的麻醉诱导并无明显区别。可以用单次静脉注射静脉全麻药(如异丙酚)来实现,也可利用 TCI 技术来完成,但重要的是根据患者的实际情况来选择麻醉药物和给药方式。麻醉诱导应辅以镇痛药和肌松剂。整个诱导过程应力求平稳迅速,对循环功能影响小,并尽可能降低气管插管时的应激反应。

2 静吸复合麻醉维持 静脉诱导完成后,应安全、平稳地过渡到静吸麻醉维持阶段。单次剂量的异丙酚以及琥珀胆碱产生的麻醉作用非常短暂,而挥发性麻醉药在这段时间内尚未达到有效的麻醉浓度。处理的措施包括:①静脉诱导时予以充足剂量并包括适量镇痛药;②插管后如果患者出现应激反应,应积极处理;③增大新鲜氧气流量和挥发性麻醉药的吸入浓度;④诱导时选择作用时间稍长的静脉全麻药或应用低血气分配系数的吸入药以利于快速建立有效的肺泡浓度,术中维持麻醉可以低流量吸入挥发性麻醉药并合用镇痛药、肌松剂。

3. 注意事项

（1）实施静吸复合麻醉应充分掌握各种麻醉药的药理特点，根据患者的不同病情和手术需要，正确选择不同的静吸麻醉药的配伍和组合，尽可能地以最小量的麻醉药达到完善的麻醉效果，并将各种麻醉药的毒副作用减少到最小。

（2）为确保患者安全，实施静吸复合麻醉时必须行气管内插管。

（3）严格监测术中麻醉深度，遵循药物的个体化原则，适当增加或减少不同麻醉药的用量，合理调节静脉麻醉药的输注速度和吸入麻醉药的吸入浓度。

（4）肌松药可以提供满意的肌肉松弛，并减少麻醉用药量，但其本身无麻醉作用，不能代替麻醉药，因此应用肌松药必须维持一定的麻醉深度，以避免术中知晓和痛苦。

第二节　冷　却

一、冷却的意义

表皮冷却在激光外科治疗过程中是一个保证皮肤安全性非常重要的环节。在脱毛、光子嫩肤和血管性病变等的治疗过程中，除了皮肤病变中的色素以外，表皮中的黑色素也强烈吸收激光光能，如果不对皮肤进行防护，有可能灼伤皮肤，引起不必要的损伤。当使用波长位于黑色素的强吸收谱线范围的激光来处理深色皮肤时，对表皮造成热损伤（色素减退、瘢痕、烧伤等）的危险会更大，在使用大能量密度的激光时这种现象尤为显著。为了减少这种危险，现在的激光医疗系统普遍采用皮肤冷却的方法，使得表皮在治疗的同时保持在一个安全的温度范围内。

激光作用于要破坏的细胞或色素颗粒，就要发生不可逆的损伤，同时要保证对其他组织细胞无破坏或破坏很小，这样就能在治疗疾病的同时不会留下瘢痕或者色素。根据选择性光热理论，进行激光治疗时要注意选择：

1. 激光的波长　病变组织的性质决定激光的波长，例如鲜红斑痣需通过加热红细胞而破坏内皮细胞，血红蛋白最易吸收 532nm、585nm 的光，但是为了增加穿透性，减少表皮黑色素的吸收，现在多用 595nm 激光。

2. 激光的脉冲宽度　脉冲从几纳秒到几十毫秒不等，这取决于要作用的靶颗粒的大小，目的是将激光的能量局限在要清除的组织内。

3. 合适的能量密度　只有合适的能量密度才能达到清除相应靶细胞而不损伤正常组织的目的。

表面冷却的首要目的就是保护表皮，对表皮基底细胞层的无意加热能导致空泡形成、结痂，有时形成瘢痕。其次，表面冷却还可以传输更高的能量密度到达预期的靶组织（如毛球或隆突或表皮下的血管）。通常靶向治疗毛发或表面下血管可用的最高能量密度受限于表皮的加热。通过表皮冷却，就可能采用更高的能量密度，从而使真皮中的靶结构达到更高的温度。表面冷却的另一个好处就是止痛，几乎所有的冷却方法均能缓解一定的疼痛。不论采用何种激光，全身各部位的疼痛强度不一，冷却系统可减轻部分疼痛。

有效的冷却方式主要是表皮冷却，冷却既可以保护表皮，增加患者治疗时的舒适感；也可以适当提高治疗能量密度,减少并发症,提高治疗效果。

二、冷却的方法

现在所使用的皮肤冷却方法都是在皮肤的表面上使用某种低温介质。需要的冷却深度由于目标组织的位置不同而不一样,对于表面的鲜红斑痣,需要对表皮冷却;对于深层的目标组织,比如毛囊或者腿部的静脉,就需要对表皮和上真皮冷却。当目标组织分布很密集时,为了减少皮肤热损伤,还需要大面积的冷却。比如,使用脉冲宽度长于几毫秒的激光处理浓密的胡须时,如果不能很好地冷却,就有造成热损伤的危险。低温介质同皮肤接触的时间决定了冷却的深度,例如,表皮在几十毫秒内就可以冷却,而大面积的真皮冷却则需要几秒的接触时间。表皮冷却减少了激光对表皮的损伤,这样就可以使用高于通常能量密度的激光脉冲。

目前激光和强脉冲系统通常采用的冷却方式主要有以下几种:

(一)冷却头接触传导制冷

冷却头接触传导制冷是一种较早的皮肤冷却方法,是在使用激光治疗之前,先用一个温度很低的金属块在要治疗的皮肤表面拖动,皮肤温度的降低取决于金属块在皮肤表面的停留时间。虽然这种方法可以快速地冷却皮肤,但是它有很多缺点。首先,由于金属块的温度难以保持恒定,皮肤冷却的温度并不好控制。其次,使用这种方法时,仅能在激光治疗前对皮肤加以冷却,当激光脉冲很长时,皮肤组织在脉冲期间的温度可能会上升很高,从而导致热损伤。另外,当治疗时间很长时,将不得不多次中断治疗进行再次冷却,这就影响了治疗的连续性。

(二)冷凝胶被动制冷

在激光治疗前,通常会在皮肤与手具头之间涂抹上冷凝胶(图5-1),其目的在于:①增加光导性:如果不使用这种冷凝胶,手具头与皮肤之间的接触将不会非常紧密,总会产生一定的空气泡,明显影响光的传导;②有利于热的传导,能使皮肤均匀有效地冷却;③有利于手具头在皮肤上的滑动;④有利于手具头的清洁与保护:如果不使用冷凝胶,表皮和毛发等物体会非常容易吸附在手具头表面,不但容易损伤手具头,而且也非常容易烫伤皮肤。冷凝胶不建议重复使用,以免影响光的传导。建议治疗时在皮肤上涂抹一层冷凝胶后,手具头自然地接触皮肤,既不要刻意抬高手具,也无须下压手具,使皮肤与手具保持一个自然的接触状态即可。

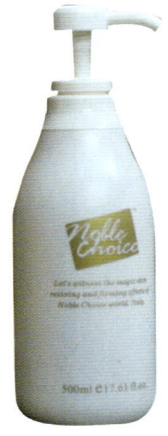

图 5-1 冷凝胶

(三) 使用强冷风的空气制冷

对流空气冷却的方法，通常是采用强冷风的空气制冷，例如 Zimmer 通过激光治疗头上的出风口将-10℃的冷空气以 1000L/min 的速度吹向皮肤，从而达到皮肤冷却效果。该系统提供了很好的大体积冷却，但冷却的空间定位较差。其冷却效率取决于空气温度和喷嘴出风的速度，与冷凝胶接触式冷却效果接近。

(四) 循环冷却水主动制冷

动态冷却设备(DCD)目前已成为激光冷却的主流装置，其优点在于可随治疗的时间、部位、范围同步提供安全、稳定、有效的皮肤冷却保障。这种方法使用一个动态冷却的接触窗口，这个窗口的制造材料是光学透明的，并且有很高的热导率，通常都选用人造蓝宝石。在使用的时候，窗口要紧贴皮肤，由于它是光学透明的，激光可以很好地透过它。这个接触窗口将由循环液体一直冷却保持恒定温度，这样在激光作用的过程中皮肤一直被冷却，而且它可以产生汇聚光束，从而使得激光脉冲可以更深地穿透到深层真皮。这种冷却方法使得医师可以有效地控制皮肤的温度，从而保护皮肤的正常组织。波长短的激光脉冲的透射深度比较浅，在使用这种接触式窗口时可以加以适当的压力，通过挤压皮肤也可以缩短激光到达真皮中的目标组织的距离。典型装置有 Versapulse 的蓝宝石冷却装置(图 5-2)，它能降低表皮黑色素吸收激光所产生的过多热量。该装置由双层蓝宝石片组成，中间有 5℃左右(4~6℃)的水循环流动，激光通过它和表皮后照射到毛细血管，可将表皮黑色素吸收激光的热带走而防止表皮损伤。其优点是：①蓝宝石窗按压皮肤，能更有效地对合患处，减小光能在界面间的损耗。因为治疗时需一定的血液来吸收激光能量，才能凝固血管，所以不要用力按压使血管内的血大部分或全部流出，以免影响疗效。②冷却皮肤，减小黑色素吸收的热量，避免皮肤损伤。③冷却还有轻缓的麻醉作用。注意：冷却器结雾时要用特殊的防雾清洁剂擦拭，治疗时冷却头的皮肤碎屑应及时清除，如冷却头下有毛发，激光将使毛发脱落。

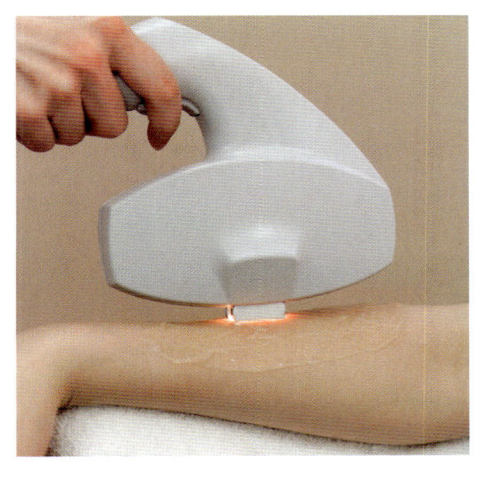 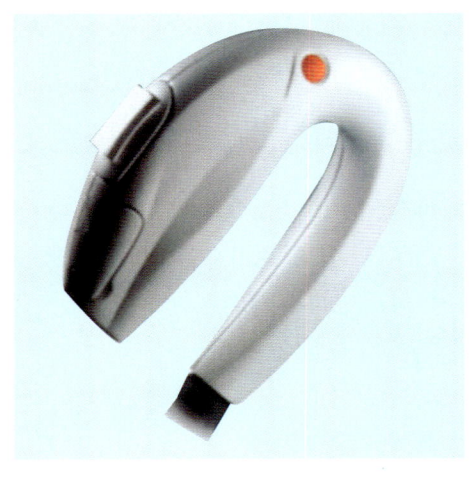

A   B

图 5-2　蓝宝石冷却装置

(五) 冷却剂喷雾主动制冷

另外一种动态冷却的方法是通过一种可控的螺旋管将一种冷却剂喷射到皮肤上，通过制冷剂吸收皮肤表面热量后蒸发以达到制冷目的，保护表皮免受热损伤。这种冷却剂名为四氟乙烯，沸点为-26℃，无毒，不含氟利昂，适用于各种环境。在每次发射激光脉冲前，制冷剂通过电磁阀快速喷射至皮肤表面，喷出的制冷剂量与喷口直径大小成比例。喷射冷却剂可以迅速全面地对表皮进行冷却,但是由于使用的冷却剂的沸点很低,如果冷却过重或者冷却时间过长都会造成表皮损伤。当表皮冷却时,它的光学特性也会改变,这种变化会使得表皮对入射激光的反应发生变化。如果空气中的水汽过多,在冷却剂喷射过的表面就会出现小的冰晶层,冰晶层也会反射很大一部分的激光,从而降低治疗的有效能量。配备此类冷却装置的激光器很多,例如 Cynosure 公司的 Gentlelase 755nm 激光脱毛机(图5-3),使用效果令人满意。

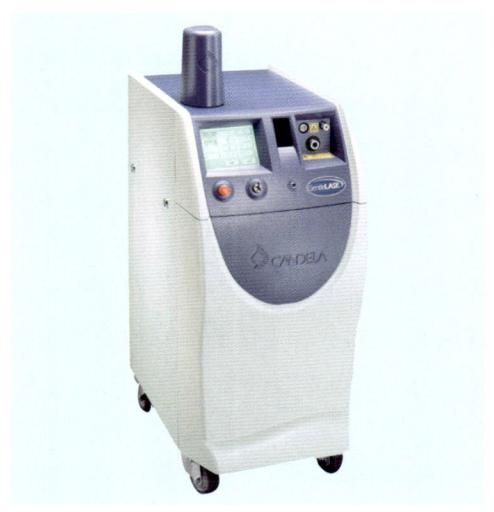

图 5-3　Gentlelase 755nm 激光脱毛机

(六)其他

最简单的是冰袋冷却,实用且成本最低,在没有其他冷却设备时可考虑使用。在激光脱毛、鲜红斑痣治疗、激光换肤、光子治疗以及一些美容手术后有明显减轻疼痛、减轻肿胀、减轻皮肤副反应的作用,对防止并发症具有一定价值。

三、冷却在激光和整形美容中的应用

(一)激光脱毛

如毛发的毛囊单位吸收了足够的能量,一般在 3～5min 后毛囊周围出现水肿或红斑,并且只是轻度充血、水肿。如不出现这种状况,可在安全范围内增加能量密度。如毛发很细,颜色很浅,即使能量调到最高,反应也可能很轻。如表面不作冷却,皮肤外表的黑色素细胞会起反应,产生色素沉着。

(二)激光祛斑和嫩肤

据一项最新研究显示,在点阵式光热解(fractional photothermolysis)治疗中使用皮肤冷却技术,将影响对表皮区域的微型热破坏作用,从而可能影响治疗效果。该项研究实验由 Dieter Manstein(哈佛医学院皮肤科系讲师)主持,采用设备为 Reliant 公司的 Fraxel SR 750(全球第一款面市的点阵式换肤设备)。实验结果表明,点阵光热损伤点的直径与皮肤冷却相关,皮肤越冷,损伤越小。因此,Manstein 指出,在对点阵式换肤设备进行比较时,不仅要比较所使用的能量和曝光参数,还必须比较所采用的冷却量。而 Henry H. Chan(中国香港大学皮肤科系副教授)也表示,冷却是影响激光换肤效果的一个独立因素,因此,他在治疗时会同时记录激光参数和冷却参数。

（三）注射填充美容

随着生物材料的开发、应用，中胚层注射美容成为求美者的新宠，如透明质酸（玻尿酸）、胶原蛋白和肉毒素注射等微创美容治疗越来越流行。大多数注射美容是可以耐受的，少部分求美者觉得这些注射是疼痛、令人不适的，如何减轻这些治疗过程中的不适是广大医师和求美者所关注的。多数研究者已经证明用局部麻醉药如EMLA（丙胺卡因＋利多卡因）等可以明显缓解A型肉毒素注射的疼痛，但也有很多研究者报道用冰或其他冷却剂来减轻肉毒素注射时的疼痛。低温通过降低痛觉神经纤维的神经传导速率和阻断疼痛传导到脊髓来减轻不适感。

（四）烧伤的早期处理

皮肤冷却是小面积浅度烧伤早期处理的常规方法，多采用凉水或者冰袋冷却。它简便易行，疗效显著，可以迅速减轻疼痛。实验研究表明，烧伤后早期冷疗可以减轻组织氧耗，降低琥珀酸脱氢酶含量和Schiff碱含量。

（五）其他

在治疗鲜红斑痣、太田痣、雀斑等血管性或者色素性疾病时也常使用表皮冷却。在穿刺注射时使用皮肤冷却可减轻疼痛。

在表皮冷却可用之前，治疗的有效性和表皮损伤的能量密度阈值是有限的，可见光技术（特别是黄绿光源如IPL/KTP激光和PDL）在激光外科非常普及，它们也是表皮损伤常可能发生的波段范围。在皮肤激光应用中，表皮是一个无害的旁观者，而预期的靶组织如毛囊或血管均位于真皮。表皮黑色素吸收光后导致表皮加热。黑色素分布于表皮全层，但尤其浓聚于基底细胞。黑色素对可见光的吸收导致黑色素小体加热，通过热扩散，随后损伤整个表皮，绿黄色光尤其如此。这种选择性的真皮表皮交界处来源的表皮细胞损伤风险可扩展至1064nm这样长的波长。总而言之，更短波长对皮肤表面的风险更大，因为表皮与真皮加热的比例更高，其原因在于：①黑色素对短波长的吸收更高；②光子散射的倾向限制了短波长的穿透能力。这导致了能量在近真皮表皮交接的部位积聚。

除了用于可见光（绿、黄和红）光源，表面冷却也用于近红外光（NIR）和中红外光（MIR）。对于近红外光激光，表面冷却很重要，不仅是因为真皮表皮交界源性的表皮加热，并且深的光束穿透力可能引起灾难性的大体积的加热。对于中红外光激光，其色基为水，由此得知即使采用极低的能量密度，表面冷却也是必需的，如果不采用冷却，由于水在皮肤中广泛存在，激光将引起从顶到底的损伤，不存在独立的加热。所有的技术都易受使用者的误操作和机器故障的影响，由此得知，如果医师过分依赖冷却设备，任何不正确的操作均将引起冷却的不利一面。

与激光脉冲相关的冷却时间很重要，可在脉冲前、脉冲中及脉冲后进行冷却。这三个冷却时间均很重要，冷却后可防止逆行性的加热（即从血管返回到表皮）损伤皮肤表面。Anderson博士提出一个冷却防护系数（CPF）概念，他将CPF比拟成评判防晒霜中的防日晒系数概念。冷却防护系数是指有和没有表面冷却下的能量密度之比，可通过下面的方程进行估算：

$$CPF = \frac{Tc - Tic}{Tc - Ti}$$

该方程中，Tic和Ti分别是激光照射前有冷却和无冷却时的基底层温度，Tc是发生热损伤的临界温度。如果皮肤的初始温度为30℃，接触式冷却将基底层的温度降至约20℃。如果Tc假设为60℃（实际上对此分析的短暂激光照射时间来说略偏高），那么$CPF = \frac{60-20}{60-30}$或1.33。与此类似，冷却剂冷却可将温度降至约0℃，那么CPF值为$\frac{60-0}{60-30}$或2.0。总之，冷却剂喷洒冷却和接触式冷

却的 CPF 值分别被预测为 2.0 和 1.33。

除了保护表皮真皮交界处免受色素被不友好波长损伤外,大体积冷却有时也是需要的,因为被加热的体积较多,存在大体积过度加热和灾难性瘢痕形成的风险(多为 1064nm 激光)。在某些情况下冷却也可能没有太多好处,当波长强烈地被水吸收(即 Er:YAG 和 CO_2 激光),其冷却和加热区域是重叠的,所以无法对表皮实施活力保护;当采用 532～1064nm 范围的 Q 开关激光时,冷却可减轻疼痛,但只能轻微地减小由这些超短脉冲在黑色素和外源性文身颗粒中产生的高峰值温度。

表面冷却的首个目的就是保护表皮,对表皮基底细胞层的无意识加热能导致空泡形成、结痂,有时形成瘢痕。皮肤组织在没有冷却时,由于色素和血红蛋白对激光的吸收,激光照射后在表皮和真皮血管处形成两个温度升高峰值;而使用表面冷却后,表皮和真皮都得到良好的保护,表皮的温度峰值明显降低,发生不良反应的可能性也大大降低。

表面冷却的第二个相关目的就是可以传输更高能量密度到预期的靶组织,即毛球和(或)隆突或表皮下的血管。通常靶向治疗毛发和(或)表面下血管可用的最高能量密度受限于表皮的加热,通过冷却表皮,就可能采用更高的能量密度,从而在真皮靶结构中达到更高的温度。选择性表皮冷却技术使得激光治疗时可使用更高的能量密度,特别适合治疗深色皮肤患者并能降低治疗过程中的不适感。由于激光的作用目标位于表皮下或表浅的真皮层,需要采用较高能量以传输足够的光子到预定目标。亚洲人群表皮黑色素水平较高,会有效地降低达到真皮层的光子数量。由于瘢痕形成与过多热量的产生有关,这种热量在皮肤表面或接近皮肤表面处最高,因此冷却皮肤的表浅层可安全地使用较高能量密度治疗,并将表皮热损伤减到最低。当表皮和(或)表浅真皮在激光照射之前或照射期间被选择性冷却后,这些位点的峰值温度不足以造成不可逆的热损伤,而位于更深层的靶组织却没有被冷却,故能达到成功治疗所需的热阈值。

因此,降低皮肤表面的温度成为选择性控制激光或光源减少皮肤中的产热深度的一种方法。已证实表面冷却可产生临床疗效,并将激光治疗过程中造成的表皮损伤降到最低。冷却激光的作用深度可增加并允许使用更高的能量密度,故使得疗效得以提高。

表面冷却的另一个好处就是止痛,几乎所有的冷却方法均能缓解一定的疼痛,从而增加激光治疗过程中患者的顺应性和舒适性。

比较不同冷却方式的研究表明,治疗时采用冷却剂喷雾冷却和蓝宝石窗制冷水动态冷却,随后采用制冷空气、冷却水冷却,最后用冷凝胶或冷却冰块这种组合方式可为激光治疗提供最有效的表皮保护作用。

(熊杰)

参考文献

[1] White P F. Textbook of intravenous anesthesia[M]. Baltimore:Williams & Wikins, 1997:10-26.

[2] Miller R D. Anesthesia[M]. 5th ed. 北京:科学出版社, 2001:377-411.

[3] White M, Kenny G N. Intravenous propofol anaesthesia using a computerised infusion system[J]. Anaesthesia, 1990, 45(3):204-209.

[4] White M, Schenkels M J, Engbers F H, et al. Effect-site modelling of propofol using auditory evoked potentials[J]. Br J Anaesth, 1999, 82(3):333-339.

[5] Drummond J C. Monitoring depth of anesthesia: with emphasis on the application of the bispectral index and the middle latency auditory evoked response to the prevention of recall[J]. Anesthesiology, 2000, 93(3):876-882.

[6] Hughes M A, Jacobs J R, Glass P S. Context-sensitive half-time in multicompartment pharmacokinetic models for intravenous anesthetic [J]. Anesthesiology, 1992, 76(3):334-341.

[7] Milne S E, Kenny G N. Future applications for TCI systems[J]. Anaesthesia, 1998, 53(1):56.

[8] Lin C Y. Uptake of anaesthetic gases and vapors[J]. Anaesth Intensive Care, 1994, 22(4):363.

[9] Broadway J, Broadway E S. Nasal intubation and pharyngoplasty—a word of warning[J]. Anaesthesia, 1992, 47(9):882.

[10] Foy J. Anesthesia for cleft lip and cleft palate patients[J]. Facial Plastic Surgery, 1993, 9(3):219.

[11] Sigston P E, Jenkins A M, Jackson E A, et al. Rapid inhalation induction in children:8% sevoflurane compared with 5% halothane[J]. Br J Anaesth, 1997, 78(4):362.

[12] Lin Y C, Moynihan R J, Hackel A. A comparison of oral midazolam, oral ketamine and oral midazolam combined with ketamine as preanesthetic medication for pediatric outpatients[J]. Anesthesiology, 1993, 70:A1177.

[13] Cray S H, Dixon J L, Heard C M, et al. Oral midazolam premedication for paediatric day case patients[J]. Paediatr Anaesth, 1996, 6(4):265.

[14] Woolley A L, Hogikyan N D, Gates G A. Effect of blood transfusion on recurrence of head and neck carcinoma[J]. Ann Otol Rhinol Laryngol, 1992, 101(9):724.

[15] Williams A R. Accidental middle turbinectomy: a complication of nasal intubation [J]. Anesthesiology, 1999, 90(6):1782.

[16] Nelson J S, Majaron B, Kelly K M. Active skin cooling in conjunction with laser dermatologic surgery[J]. Semin Cutan Med Surg, 2000, 19(4):253-266.

[17] Majaron B, Kelly K M, Park H B, et al. Er:YAG laser skin resurfacing using repetitive long-pulse exposure and cryogen spray cooling: I. histological study[J]. Lasers Surg Med, 2001, 28(2):121-130.

[18] Majaron B, Kelly K M, Park H B, et al. Er:YAG laser skin resurfacing using repetitive long-pulse exposure and cryogen spray cooling: II. theoretical analysis[J]. Lasers Surg Med, 2001, 28(2):131-137.

[19] Svaasand L O, Randeberg L L, Aguilar G, et al. Cooling efficiency of cryogen spray during laser therapy of skin[J]. Lasers Surg Med, 2003, 32(2):137-142.

[20] Nahra H, Plaghki L. Innocuous skin cooling modulates perception and neurophysiological correlates of brief CO_2 laser stimuli in humans[J]. Eur J Pain, 2005, 9(5):521-530.

[21] Jia W, Aguilar G, Verkruysse W, et al. Improvement of port wine stain laser therapy by skin preheating prior to cryogen spray cooling: a numerical simulation[J]. Lasers Surg Med, 2006, 38(2):155-162.

[22] Alexiades-Armenakas M. Nonablative skin tightening with a variable depth heating 1310nm wavelength laser in combination with surface cooling[J]. J Drugs Dermatol,

2007, 6(11):1096-1103.

[23] Jia W, Svaasand L O, Nguyen T B, et al. Dynamic skin cooling with an environmentally compatible alternative cryogen during laser surgery[J]. Lasers Surg Med, 2007, 39(10):776-781.

第六章
激光光电设备的安全性

第一节 激光安全标准

随着激光技术的日新月异、激光用途的不断开发,越来越多的人接触和使用激光。激光具有方向性强、单色性好、相干性好等特点,在医疗行业有着广泛的应用,为临床医师提供了一个新的知识领域,也为患者提供了新的治疗手段。激光可以为人类造福,但若没有适当的安全防护措施也会对人体造成伤害,激光安全问题越来越多地受到人们的关注。

眼是一个重要器官,最容易受到光辐射的损伤。激光对皮肤也能造成损伤,但相对于眼损伤要轻得多。大功率的激光器还可造成人体其他脏器的损伤,如心血管系统、神经系统等。另外,激光器引起的电击和火灾等,也对人类造成了威胁。

为了安全使用激光器,各国相继制定了激光安全标准。激光安全标准又叫激光最大容许照射量或最高容许照射水平(maximum permissible exposure,MPE),其数值是损伤阈值被安全系数除所得的商。

国际上制定和管理激光安全标准的组织是国际电工委员会(IEC)。IEC 成立于 1906 年,是世界上最早的国际标准化组织,1947 年作为一个电工部门并入国际标准化组织(ISO),1976 年又从 ISO 中分立出来。IEC 负责起草和公布所有电工、电子和相关技术领域的国际标准。IEC 共有 63 个成员国,包括所有世界主要贸易国及越来越多处于工业化进程中的国家。IEC 总部设在日内瓦,我国于 1957 年加入 IEC。1980 年的 IEC 第 45 届年会上,中国首次当选为 IEC 执委会委员。1990 年 10 月,中国首次在北京承办了 IEC 第 54 届年会。1994 年 IEC 理事会通过未来技术主席顾问委员会(PACT)成员组成名单,原国家技术监督局局长王以铭作为唯一的发展中国家成员入选。目前,国家认证认可监督管理委员会(CNCA)主任王凤清为 IEC 中国国家委员会主席、IEC 理事局(CB)成员。许多国家和地区都设立了自己的激光安全标准协会,如中国国家标准化管理委员会(SAC)、美国国家标准协会(ANSI)、英国标准协会(BSI)、德国标准协会(DIN)、法国标准协会(NF)、意大利标准协会(UNI)等,这些机构负责本国和本地区的各项标准,包括激光安全标准的制定、监督和管理。

在各国制定的激光安全标准中,ANSI 制定的 Z136 标准应用范围最广。Z136.1(激光的安全使用)标准在 1971 年开始酝酿,初稿出来后,经过几次修改和变动,1972 年年底初步定稿公布。1976 年和 1980 年,ANSI 根据所属组织多年来的研究成果,又对标准进行了两次补充和修改,公布了 Z136.1-1976 和 Z136.1-1980 标准。在 1984 年有两个新的条款被列入 Z136 标准中,分别是 Z136.2 和 Z136.3,Z136.2 规定了二极管激光安全标准,Z136.3 对卫生保健领域中激光的使用提供了安全标准。经过了不断的修改和补充,最新的 Z136 标准是在 2000 年公布的,它的内容已扩展为六个部分,除了以上三个部分外,还有Z136.4(激光辐射测量方法的标准)、Z136.5(激光安全标准的普及机构)和Z136.6(室外环境下的激光安全标准)。与以前的标准相比,Z136-2000主要在下面四个方面进行了修改:①最大允许照射剂量;②激光指示器的安全使用;③激光安全标志;④与IEC制定的标准进行协调统一。Z136.1是美国的国家标准,由于其内容比较全面,论据也比较充分,因此被许多国家和机构所借鉴。Z136.1的主要内容有:①对激光安全标准进行定义;②将激光器根据光辐射的不同进行分级;③拟定了分级管理措施;④规划了激光安全机构和组织;⑤制定了医学监督方案;⑥建立了眼睛和皮肤的最高容许照射标准;⑦规定了激光参数测量的程序和误差范围。

我国在激光安全方面已经制定了以下几个标准:①GB 7247-87《激光产品的辐射安全、设备分类、要求和用户指南》:国家标准局1987年2月9日发布,1987年10月1日实施;②GB 10320-88《激光设备和实施的电气安全》:国家技术监督局1988年12月30日发布,1990年1月1日实施;③GB 10435-89《作业场所激光辐射卫生标准》:卫生部1989年2月24日发布,1989年10月1日实施;④国家行业标准JB/T 5524-91《实验室激光安全规则》:机械电子工业部1991年7月16日发布,1992年7月1日实施。

我国关于激光安全方面标准涉及的内容包括:①激光产品的安全标准;②激光防护设备的安全标准;③激光安全标志的标准;④激光作业场所的安全标准;⑤激光参数、激光术语等与激光相关的标准。

不同地区不同民族的人,眼睛、皮肤的颜色深浅差别颇大,受同样程度激光的照射,造成的损伤也不同,故每个国家和地区需要制定自己的激光安全标准。从另一个方面来说,标准是通过意见一致的,并经一个公认机构批准的,以在给定的范围内达到最佳秩序为目的,对各种活动或其结果提供共同的和重复使用的规则、指导原则或特性的文件。标准的一致性是非常重要的,它表明了参与该标准的提出者、起草者、使用者、消费者和有相关兴趣的团体的普遍观点,所以各国和各个机构在制定各自的激光安全标准的同时还要有所统一。

我国的激光安全标准研究比国外起步晚,故必须借鉴国外成熟的经验。未来我国激光安全标准的研究方向可归纳为以下几点:①标准简单明了,便于使用者掌握;②对影响激光致伤的各种因素加以充分研究和讨论;③加强实验研究,积累临床资料。

总之,我国的激光安全标准仍需不断修改和完善,并做好推广和普及工作,保障激光的操作安全,让激光更好地为人民服务。

第二节 围手术期安全措施

一、激光危险性评估

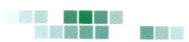

激光危险性评估的目的是评估所有与激光有关的危害,并制定必要的控制措施。

(一)根据激光的危险性,可将激光分为四级

1 1级——安全激光 这是最低的激光能量等级,多指红外激光或激光二极管产生的不可见激光辐射(辐射波长大于1400nm),辐射功率通常限制在1mW。在正常操作下被认为是没有危害的,甚至输出激光由光学采集系统聚焦到人的瞳孔也不会产生伤害。

2 2级——低功率可见激光 2级激光被称为低功率或者低危害激光。2级激光产生波长

400～700nm 的连续或脉冲可见光辐射,辐射功率一般较低,连续光的辐射功率通常限制在 1mW。这类激光一般不会产生伤害,只有操作者克服对强光的自然避害反应并盯住光源看,才会产生伤害,故应贴上标签,警告人们不要盯住光束看。

3 3 级——中等功率的激光和激光系统 中等功率或中等危害是指在避害反应时间(通常眨眼时间为 0.25s)内能对人眼产生伤害。正常使用 3 级激光不会对皮肤产生伤害并且无漫反射危害反应。使用 3 级激光需要控制措施来保证不要直视光束或通过镜面反射的光束。3 级激光通常分为 3a 级和 3b 级,3a 级代表用肉眼注视激光极短的时间不会产生危害,3b 级代表直视可产生危害的激光和激光系统。这类激光通过镜面反射和光束内观察都会产生危害。除了高功率 3b 级激光以外,其他的 3b 级激光不会产生有害的漫反射。

4 4 级——大功率激光和激光系统 4 级激光为平均功率超过 500mW 的连续或可重复脉冲激光,单脉冲输出的激光能量在 30～150mJ,激光波长是可见的或不可见的。这是最高功率的激光,具有最大的潜在危害并且可以燃烧,不但可以通过直视和镜面反射产生伤害,还可以通过漫反射产生危害,需要采取限制措施和警告。

(二) 使用各级激光应采取不同的安全措施

1 使用 1 级激光器的管理 由于 1 级激光器是无害免控激光器,因此不需任何控制措施。激光器不必使用警告标记,但须避免不必要地长久直视 1 级激光束。

2 2 级激光器的使用安全措施 2 级激光器为低水平激光器,如偶尔照射到人眼还不至于引起伤害,但连续观察激光束时能损伤眼睛,因此,不能长时间地直视激光束,这也是对 2 级激光器最重要的控制措施。此外,还应该在安放 2 级激光器的房门上和激光器的外壳及其操作面板上张贴警告标记(图 6-1)。

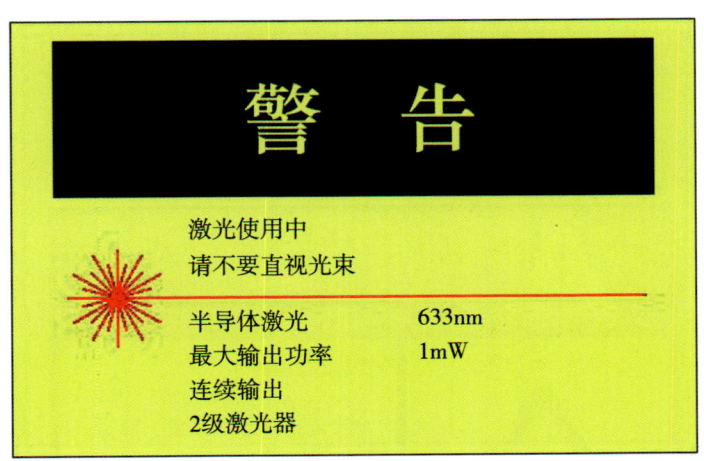

图 6-1 2 级激光器警告标记

3 3 级激光器的使用安全措施 由于 3 级激光器是中等功率激光器,可能对眼睛有损伤,必须对这一级激光器定出措施,确保安全。

(1) 对操作激光器的工作人员进行教育和培训,使他们明白操作此级激光器时可能出现的潜在危险,并对他们进行恰当的激光安全训练,学会出现危险时的紧急处理方法。由于激光对眼睛的损伤均为不可逆性,通过培训教育了解和掌握激光器的安全运用实属必要。

(2) 管理使用激光器必须由专业(职)人员来进行,未经培训教育的人员不得擅自开启使用激光器。如激光器的触发系统上装设联锁钥匙开关,应确保只有用钥匙打开联锁开关以后才能触发启动,拔出钥匙就不能启动。安放激光器的房间要有明亮的光线,人在有明亮光线的环境中瞳孔缩小,在激光光束射入眼睛时可减少透射到视网膜上的进光量。对于安放激光器的高度,激光束路径应避开正常人站立或坐着时的眼睛的水平位置,视轴不能与出光口平行对视。

(3) 在存放使用激光器的房间内不要无故地把激光束对准人体,尤其是眼睛。因为激光对眼睛的损伤均为永久性损害,要恢复极其困难,而且每个人的一生中只有一双眼睛。大家务必时刻牢记,在开动激光器之前,必须告诫现场人员可能出现的危害,并戴上安全防护眼镜。在有强激光器的工作区内外明显的位置上及激光手术室、实验室的房门上应张贴危险标记。

(4) 3级激光器必须在一定的区域内使用,并按一般要求设立门卫及安全的弹簧锁、联锁等,以确保外人与未受保护人员不得进入受控区;即使门被意外打开时,激光器的激励也能立即停止。房间应不透光,以阻止有害激光束泄漏出去。同时设立紧急开关,使得处于危险情况下时激光器能停止发射。

(5) 激光器的使用人员必须了解激光器的结构、安全防护方法,在经过考核后可以发给3级激光器使用执照,领有执照的工作人员才有资格操作激光器。同时,必须严格禁止与工作无关的人员进入激光控制区。参观人员须得到监督人员的许可,并使其了解此类激光器的潜在危险性,再采取必要的防护措施后才能进入。非工作人员更不能随意在未经允许后进入激光控制区开启设备。

(6) 调试激光器的光学系统时应采取严格的防护措施,保证人的眼睛不受到原激光束及镜式反射束的照射,即视轴不与原光束及镜反光束同轴。

(7) 如使用双筒镜、显微镜、望远镜等光学仪器观察激光束,激光对眼睛损伤的可能性将大大增加,故用此类光学仪器时必须经过严格的安全计算,添加滤光器和适当的联锁类防护设备,以保证人眼所受到的照射量低于激光的安全标准值。

(8) 采取以上措施以后,人眼还可能受到超安全标准值的激光照射时,必须根据激光器的波长选用光密度合适的保护眼镜加强保护眼睛。

(9) 在激光手术室的门上、激光器外壳和操作面板的显眼位置张贴警告标记,并根据激光器的具体危害程度采用"危险"或者"注意"作为标记,以醒目为好(图6-2)。

图6-2 3级激光器警告标记

4 4级激光器的使用安全措施 由于4级激光器功率输出最高,而且光波非肉眼所能感受到,所以是最危险的激光器,对人体的损害机会最多,其严重程度也最大,不仅激光的原光束和镜式反射光束可以伤害人体,而且漫反射光束也能伤害人体。因此必须对4级激光器采取更为严格的控制措施,须增加一些特殊管理才行。

激光室内要尽可能地把全光路完全封闭起来,即尽可能把原光束、镜式反射光束和漫反射光束都封闭起来。外罩应装联锁开关,以确保人员安全健康。对于4级激光器,只允许具有正确操作知识且持有执照,并有专管钥匙的工作人员才能启动激光器。必须有"危险"字样的警告标记(图6-3)。

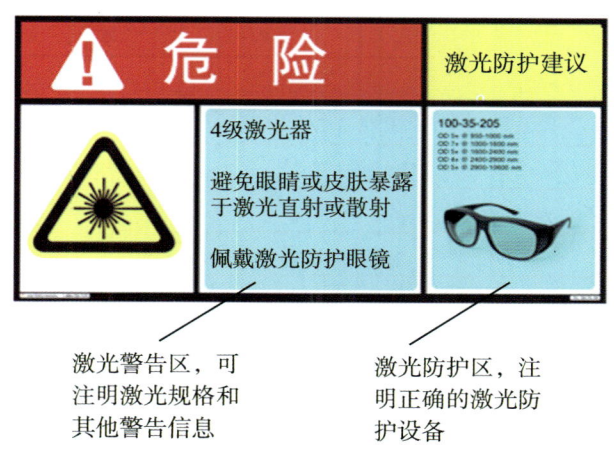

图6-3 4级激光器警告标记及防护眼镜

由于红外激光和紫外激光都是不可见的激光,对于这两类激光器,除以上所述的一些控制措施外,还必须严格操作管理程序。在激光手术室内,一旦启动激光器,随时都有触发激光输出的可能性,因此手术人员必须增强责任心,严格遵循操作程序,因为很多意外事故往往是由于不严格控制、不按程序操作引起的。手术前,只允许接受激光手术治疗的患者进入,其余非受术者及非工作人员不得进入激光室。

二、激光光束性危害

光束性危害是与激光光束直接相关的危险。激光是一种密集、定向性强的光束,使用不当可能非常危险。若激光直接或集中作用于一个目标,则能产生不可逆性损害,包括从轻微的皮肤损伤到永久性的眼和皮肤损伤。

激光光束性危害是通过热效应、声效应、光化学效应产生的。组织吸收了激光能量后会引起温度的突然上升,这就是热效应,热效应损伤的程度是由曝光时间、激光波长、能量密度、曝光面积以及组织的类型共同决定的。声效应是由激光诱导的冲击波产生的,冲击波在组织中传播时会使局部组织汽化,最终导致组织产生一些不可逆的伤害。光化学效应能诱发细胞内的化学物质发生改变,从而对组织产生伤害。

激光的最大危害是对人眼睛的潜在危害。眼睛是对光最敏感的器官,在激光聚焦的过程中,类似于放大镜聚焦太阳光烧灼纸张,人眼可由于入射光的聚集而烧灼视网膜。角膜是眼的最外层,是眼重要的调焦部位,损伤了角膜表层比较疼痛,但易于修复;若破坏角膜深层将造成永久性损伤。可以穿透眼睛到视网膜的光波长范围是400～1400nm(可见光和近红外光),这个范围被称为视黄醛区域。在可见光和近红外光谱时,激光对视黄醛存在最大的潜在性损伤,因为角膜和晶状体对这个波长的光是通透的,若晶状体聚焦高辐射的激光,视网膜就可能受到伤害。暴露在激光中最需要关注的是在400～1400nm波段的光,可能危害视网膜。氩和YAG激光就是在这一范围工作的,它

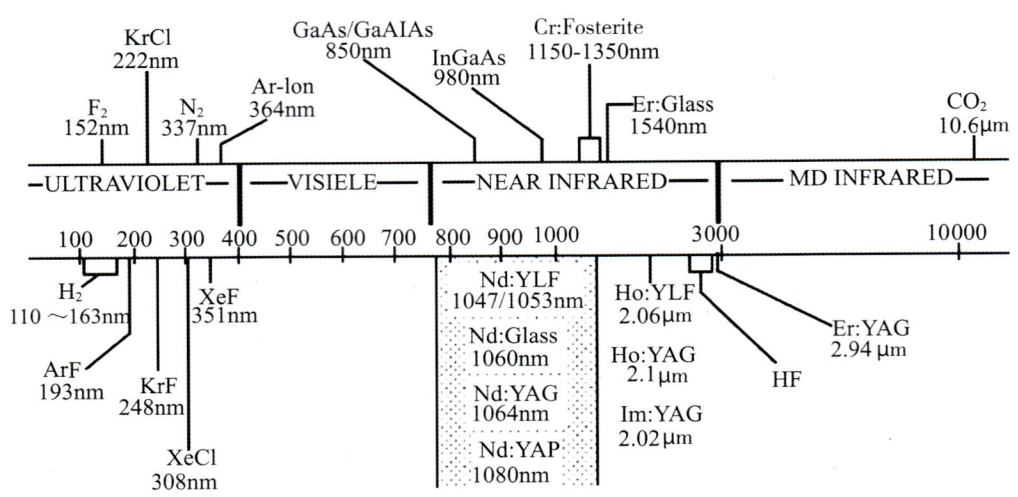

图 6-4　不同激光仪器对应的波长

们是对眼睛最危险的激光(图 6-4)。

造成眼睛损害的程度取决于以下几个因素：①波长：决定激光的能量；②脉宽：脉宽越短，损伤的概率越大；③瞳孔的大小：瞳孔越小，损伤机会越小；④皮肤黑色素含量：皮肤越黑，吸收热量越多；⑤激光束的光斑大小也是眼睛损伤的重要因素，光束直径越小，能量密度越大。

眼睛被激光损伤后会出现一些相关症状。若激光损伤的部位是中央凹(此处视敏性最高)，会立即失去视力；若损伤发生在周边，几乎对视力没有影响或影响很小。角膜损伤可能出现沙砾样感觉。其他症状包括头痛、水泡眼、视物模糊等。

一些特殊激光会对眼睛造成特殊的影响：暴露在 CO_2 激光下会导致角膜和巩膜的烧灼样疼痛；暴露在可视激光束下，会感到此可见光的明亮闪光点及其互补色的残像。若视网膜视锥损伤，则不能分辨蓝色和绿色，眼底检查会发现视网膜有色素沉着。

激光辐射可对皮肤造成损伤，其机制主要是产生光化学损伤和热损伤。表皮吸收最多的光波长为中或远紫外线区。短时间暴露在紫外线区，会出现皮肤发红、水肿，甚至起水疱；随着暴露时间的延长，将增加黑色素瘤和非黑色素瘤皮肤癌以及皮肤过早老化的风险。暴露在激光下，皮肤的热损伤低于其光化学损伤。当激光波长增加时，热损伤概率增加。

另外，一些患者的义齿牙釉质若被激光照射后会出现裂缝或颜色改变，在牙齿上覆盖湿纱布或其他已被证实有保护作用的防护物，可以起到保护牙齿的作用。强烈的激光辐射通常会干扰人体的生物钟，导致人体生态平衡紊乱和神经功能失调。

三、非光束性危害

激光除了直接对人体器官造成损伤外，还有很多与激光应用相关的其他损伤，这就是非光束性危害，包括电击伤、空气污染物、火灾、化学损伤等。

电击伤是激光使用过程中最常见的非光束性危害。激光安装、保养维护和正常使用时都可能发生电击伤，可造成轻微损伤甚至死亡。使用防护措施并掌握基本常识可以避免事故发生，如检查所有可视的电源、保险丝、电路、电闸和插头；激光维修前确保机器断电；激光工作时，所有使用工具都要带绝缘柄；不要把设备放在潮湿的地板上，当手、脚或身体有水时不触摸设备；学会基本的电击抢救措施等。

激光产生的烟雾颗粒包括炭、血液、病毒、细菌和毒性气体等，这些物质被美国国家标准协会（ANSI）称为激光生成的污染物（LGAC）。在使用某些特殊激光仪器尤其是高能量激光（如 CO_2 激光）时容易产生 LGAC。当使用 Q 开关 Nd:YAG 激光、红宝石激光及 Er:YAG 激光时都会造成组织热损伤及组织剧烈的微爆破，相应组织飞溅造成污染物在空气中传播。激光烟雾及其危害和管理成为感染控制的重点，并引起相关部门的注意，因为空气质量会影响人类的健康。为了滤除空气传播的污染物，高过滤式口罩在所有时候都要佩戴，应大小合适，捆扎密封；壁式吸引器要使用线内滤器保护，线内滤器置于墙壁进气孔和地板之间，从而阻止壁式吸引器内的微粒和碎片的累积；所有用于收集和处理外科烟雾的器材都有公共危害，要根据感染控制条例进行处理。工作人员必须戴口罩、护目镜、手套并及时更换过滤器，把所有使用过的物品放在生物学危害袋中。

激光导致高强度的热量聚集，可能点燃易燃材料，引起火灾，易燃材料包括喷雾剂、凝胶乳、指甲油、干海绵、毛巾、沼气、氧、塑料、苯、乙醇等。为了防止这些危害，必须把易燃物质放置在远离手术部位和激光束经过的地方，而且需要配置消防设备，如灭火器、开放式水池、灭火毯和不易燃的无反射性的绝缘材料。使用 CO_2 激光时要提高警惕，因为 CO_2 激光在汽化皮肤病变时会在皮肤表面生成一层炭化组织，如不及时清除，激光束不能穿透组织而被皮肤上的炭化层吸收，使广泛的周围组织被加热，当炭化的温度超过 1000℃时，炭化层会产生火花，从而起火并引起烧伤，因此应及时用盐水清洗掉炭化层以避免危险发生。激光的反射会导致工作区着火或人员烧伤，因此要将未被防护的金属表面用湿纱布覆盖，避免使用塑料材料。

化学损伤通常指激光系统中使用的压缩气体和溶剂造成的危害。压缩气体池会导致严重的物理损伤，激光染料或溶剂具有毒性和致癌性。使用激光仪器时佩戴手套和防毒面具，并在良好的通风环境下工作可以起到保护作用。

第三节　激光安全的实施

一、激光危害的分类

激光可以为人类造福，但是，若没有适当的激光防护措施，激光也会对人类造成危害。

（一）激光对人体的伤害

激光对眼睛的伤害机制为：①热效应；②光化效应；③漫性照射；④其他现象。眼睛的损伤程度取决于以下因素：①激光波长；②眼组织对各种光线的吸收、反射和透射；③激光束照射的强度；④受到照射的面积；⑤照射的时间；⑥瞳孔大小；⑦视网膜损伤的位置。

不同波长的激光会损害眼睛的不同结构，其对眼睛的损害程度也不同。可见光以及近红外光（400～1400nm）的激光辐射会损伤视网膜；400nm 以下的紫外激光辐射大部分被角膜吸收，其致伤机制主要是光化学效应；而眼屈光介质对 1400nm 以上的中远红外光辐射一般不透过，几乎完全被角膜吸收，其中 99%集中在角膜前部 100μm 的上皮层和基质上，其损伤机制主要为光热效应。1 级激光目前还没有其对视力有害的报道；2 级激光是低功率的激光，只产生 400～700nm 的可见光，通常在小于 0.25s 的作用时间内不会对人眼造成伤害；若迎着光路观察，3 级特别是 3b 级激光有可能严重地损伤眼睛；4 级激光会对眼睛产生严重损伤。

激光对皮肤的伤害是达到一定能量密度时会出现皮肤发红、气泡、烧焦，若低功率长期照射会加速皮肤老化，引起皮肤癌。1 级、2 级和 3a 级激光不会对皮肤产生伤害，3b 级和 4 级激光对皮肤会有不同程度的伤害。暴露于 250～380nm 波长的激光中会发生皮肤灼伤、皮肤癌和皮肤加速老化等现象，尤其是 280～315nm 紫外到蓝光波段的激光对皮肤的伤害最严重；暴露于 280～400nm 波长的激光中皮肤会加速色素沉积；暴露于 310～600nm 波长的激光中会使皮肤产生光敏反应；暴露于 700～1000nm 波长的激光中会使皮肤灼伤或角化（表 6-1）。

表 6-1　不同波长的激光对眼睛的损伤部位和特异性生物效应

光谱带	吸收处	眼球图示	特异性生物效应	注释
远红外线 （IRB 和 IRC） （1.4～1000μm）	角膜		●最小的角膜损害 ●角膜透明度下降 ●增加辐射度可以产生更严重的损害	最小角膜损害只是在角膜上皮上有一小的白斑，表面不肿，照射 10min 后出现，24h 内痊愈，无可见瘢痕
短紫外线 （UVB 和 UVC） （100～315nm）	角膜		●过量紫外照射可能产生红眼、流泪 ●蛋白或其他分子（如 DNA、RNA 等）的光化学变性而引起的角膜上皮损害	角膜上皮损害可能是光化学作用而不是热引起的
近紫外线 （UVA） （315～400nm）	主要是晶状体		●晶状体发荧光 ●极高剂量可能引起角膜和晶状体浑浊 ●最轻微的反应仅是发红	
可见光 （400～700nm） 近红外线（IRA） （700～1400nm）	视网膜和脉络膜		●视网膜最小或阈损害 ●增大视网膜辐射度可能产生较大损害，如炭化、出血以及气体形成、视网膜破裂和眼结构的物理变化	视网膜最小损害是用检眼镜能看到的最小可见变化，常发生于照射后一整天，而且是像凝固那样的小白斑

另外，强烈的激光辐射会干扰人的生物钟，导致人体生态平衡紊乱和神经功能失调，出现头痛、乏力、困倦、激动、记忆力减退、脱发、心悸、心律失常和血压失常等症状。

激光辐射对脑和神经系统的影响表现为松果体素分泌减少、节律紊乱，产生一系列临床症状。激光辐射还可以损伤细胞膜，影响儿童发育，造成妇女经期紊乱以及男性性功能减退，甚至导致男性精液中精子骤减或无精子。

（二）非激光束的危害

非激光束的潜在危害主要有：①触电：进行激光活动时触电。②气载污染物以及生物污染物：气载污染物是指金属烟雾和尘埃、金属氧化物烟雾、化学和气体蒸汽等（表 6-2）；生物污染物是激光照射烧灼癌组织时产生的烟雾，可能把活的癌组织散布到空气中。③噪声污染：指大容量激光器电容放电时产生的噪声。④电离辐射：当功率管的电压≥15kV 时，可能产生 X 射线。⑤紫外线：泵浦灯和激光放电管都可能产生有危害的紫外线。⑥火灾：激光束和电器部分都有起火的潜在危险。

激光仪器的危险性可分为四个等级，具体见本章第二节前半部分。

表 6-2　气载污染物

气载污染物	污染源	污染许可接触水平	
		8h 加权平均量	许可的浓度上限
石棉	靶后障	2 根纤维(长于 5μm/ml)	10 根纤维(长于 5μm/ml)
溴	激光物质	$0.1/1000000(0.7mg/m^3)$	
二氧化碳	激光物质	$5000/1000000(9g/m^3)$	
一氧化碳	激光物质	$50/1000000(55mg/m^3)$	
铜雾	金属靶	$0.1mg/m^3$	
溴化氢	激光器放电管	$3/1000000(10mg/m^3)$	
碘	离子激光物质		$0.1/1000000(1mg/m^3)$
氧化铁雾	金属靶	$10mg/m^3$	
镍	金属靶	$1mg/m^3$	
二氧化氮	液态氮	$5/1000000(9mg/m^3)$	
臭氧	闪光灯	$0.1/1000000$	
硒化合物	液体激光物质	$0.2mg/m^3$	
钽	线靶	$5mg/m^3$	
氧化锌雾	靶	$5mg/m^3$	

二、激光危害的控制

激光是有危险,但只要我们不麻痹大意和掉以轻心,严格遵守安全操作规则,就能无害地使用激光治疗。激光危害的控制包括制定及时更新的标准操作规程、应急措施和激光安全标志,并提供《激光安全措施手册指南》。另外还包括定期进行视力检查、正确保护皮肤和进行操作人员安全培训等。

我国的 GB 7247《激光产品的辐射安全、设备分类、要求和用户指南》是国家最基本的保证激光安全防护的标准,等同于国际的 IEC825 标准(为各国公认的激光安全防护方面最基础、最权威的国际标准)。GB 7247 标准主要包括:①应用范围、目的及定义;②对制造者的要求、设计的要点、必要的规定,包括激光标志、检验和分类;③对激光操作者的安全防护措施要求。

激光设备的管理分为四类:①1 级激光不需要过多的控制措施,只需要放置警示标志使人们注意到正在使用激光;②2 级激光的控制措施多于 1 级激光,在使用场所强制放置警示标志,使用非反射性的工具和粗糙表面来减少激光束的反射;③3 级激光的控制措施是在工作场所放置"注意"和"危险"的标志,工作人员佩戴护目镜和定期接受眼科医师的检查;④4 级激光可能引起最严重的危害,故工作人员必须经过培训,所有进入工作区的人员必须佩戴护目镜,并采取防火措施,使用反射性小、具有防火性能的材料,还要安装有效的通风装置以减少空气污染。

使用设备防护措施包括标志、标签、护目镜、灭火器、不易燃性床单、通风设置等。激光器应尽可能地封闭起来。激光束除接近目标外不应外漏。激光束不应和眼在同一水平。激光束应止于无反射及防火物质。脉冲激光应有安全闸以防止激光爆炸。每一次应用,都应该使用能达到目的最低辐射水平。激光室的墙壁不可涂黑,应用浅色而漫射的涂料,以减少镜式反射和提高光亮。室内应光亮以缩小瞳孔。还应通风良好,使二甲苯、四氯化碳(清洗用)、氮(冷却用)、臭氧等在空气中的浓度不超过准许值。室内家具应减到最少,家具表面应粗糙。无关人员不准入内。应设置障碍,使人不能走近激光器。像X线机一样,大功率激光器工作时应有红灯标示。激光器应远离操纵者,特大功率激光器的操作人员应在隔壁房间操纵。

所有室内人员应戴相应的防护眼镜,切忌一镜多用。对眼睛的安全防护不能完全依赖防护镜,即使佩戴了防护镜也不能直视光线。在使用功率非常高的激光产品时,唯一的选择是采用工具设备来阻止激光直接照射人体。工作人员应穿工作服和戴手套,要像对待枪支那样对待激光,严禁直视激光束,尽可能远离激光束。重视高电压的操作规则以防电击(国外报道受电击伤害者的数量多于受激光伤害者)。定期检查眼睛。对初参加工作者应加强激光防护教育。

较好的皮肤保护措施包括:①穿长袖的由防燃材料制成的工作服;②激光受控区域安装由防燃材料制成并且表面涂覆黑色或蓝色材料的幕帘和隔光板,以吸收紫外辐射并阻挡红外线。

三、教育与培训

医学激光设备的作用对象是人,决定了其操作和维护必须在安全的前提下进行。所有操作者必须接受医疗激光安全课程班培训,取得资格证书后方可上岗。培训包括理论和实践两部分,包含以下内容:激光基础理论、激光的操作方法、激光的分类、激光的生物学效应、激光的光束性和非光束性危害、激光的控制措施和防护、激光的适应证和禁忌证等。

邀请专家及厂家技术人员对激光操作者及相关人员进行培训、演示,使操作者熟练掌握激光的相关知识、操作步骤、故障识别及排除、风险应对急救措施等。

四、防护设备

激光的防护控制措施主要包括:①激光器与实验台固定要牢靠;②激光光学元件能阻挡杂散光;③激光束与眼睛不应在同一水平线上(光束的高度不能与坐着或站立的操作人员的眼睛在同一水平线上);④光束应该被封闭;⑤用滤光片降低光束能量密度;⑥高能激光束采用光纤传输;⑦避免激光光路中存在反射材料;⑧对4级激光应该控制漫反射的危害。以上的基本条例可以使用于所有安全等级的激光,但随着激光潜在危害的增加,各条例要求的苛刻程度也在增加。2级和3a级激光不会超过最大许可的辐射量,因此要设置"注意"标志,而3b级和4级激光需要设置"危险"标志。详见国外激光安全标志的示例(图6-5)。

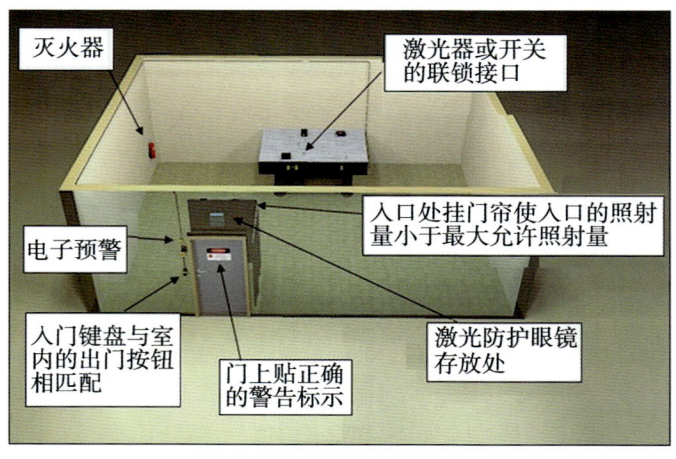

图6-5 激光室内设置

激光的防护设备主要有激光防护镜、滤光镜、屏蔽板、挡板和观察窗等。

激光防护镜通常采用有色滤光玻片或多层介质复合滤光片结构(图6-6),要求光密度高,适合几个激光波长,对可见光谱带的总透射比高,耐激光辐射和紫外辐射,不受气候变化的影响。对激光辐射的衰减依赖吸收、反射或两种兼有。复合滤光片的最大允许辐射量在可见光范围比普通滤光片高出几个数量级,因而对其光密度的要求也相应降低。复合滤光片的优点是能抗机械擦伤、抗化学侵蚀。

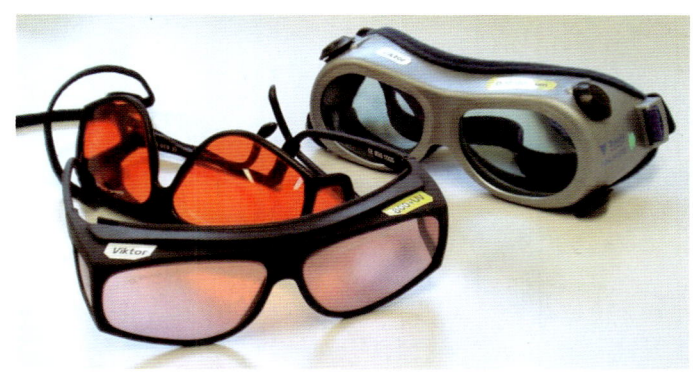

图6-6　激光防护镜

激光防护镜可以保护眼睛不受激光的物理和化学伤害,选择时要参考以下因素:激光输出波长、多波段操作的可能性、需要防护的最低辐射等级、曝光时间、最大允许辐射量、防护角度、佩戴时对可见光的透过率、舒适度等。

选择激光防护镜的过程包括:①确定激光的波长:激光防护镜对眼睛的保护是依赖激光波长的,对脉冲染料激光能提供保护作用的镜片对YAG激光没有作用。②估计最大的观察时间:观察时间可分为三类,对于可见波段(400~700nm)意外的曝光时间大约为0.25s,对于近红外波段(700~1000nm)意外的曝光时间大约为10s,其他类型的激光意外的曝光时间大约为600s或者激光器运转时间达到8h。③确定眼睛可承受的最大辐射剂量:若出射光线没有聚焦到更小的点上,并且直径大于7mm,出射光线辐射剂量可以认为是进入人眼的最大能量密度;若光束从激光器中出来后聚焦,或光斑直径小于7mm,可以认为所有的激光能量都进入了人眼。④确定防护镜所需的光密度(表6-3):上标a表示激光脉冲重复频率为1Hz,持续时间12ns,20mJ/脉冲;上标b表示最坏情况下使用1mm极限孔径计算紫外和远红外光束得到的OD值;上标c表示小于1.33μm波长的Nd:YAG激光。⑤选择所需的护眼措施:保护眼睛不受激光损伤的措施一般为各种护目镜,镜片可以用玻璃、晶状体滤光物质或者塑料制作。通常推荐使用晶状体镜片和玻璃镜片,因为有时激光使用环境中会有有机溶剂和腐蚀性物质。⑥测试护眼设备:在使用前一定要检查镜片是否完好无损。在高功率密度条件下,滤光物质会褪色或者产生其他形式的退化。功率超过10W的连续光能把玻璃击碎,把塑料点燃。

表6-3　不同类型激光的防护镜的光密度(OD)

激光类型/功率(W)	波长(μm)	OD			
		0.25s	10s	600s	30000s
XeCl/50	0.308[a]	—	6.2	8.0	9.7
XeF/50	0.315[a]	—	4.8	6.6	8.3

续表

激光类型/功率(W)	波长(μm)	OD			
		0.25s	10s	600s	30000s
Ar⁺/1	0.514	3.0	3.4	5.2	6.4
Kr⁺/1	0.568	3.0	3.4	4.9	6.1
He-Ne/0.005	0.633	0.7	1.1	1.7	2.9
Kr⁺/1	0.647	3.0	3.4	3.9	5.0
GaAs/0.05	0.840[c]	—	1.8	2.3	3.7
Nd:YAG/100	1.064[a]	—	4.7	5.2	5.2
Nd:YAG(Q开关)[b]	1.064[a]	—	4.5	5.0	5.4
Nd:YAG[c]/50	1.33[a]	—	4.4	4.9	4.9
CO_2/1000	10.6[a]	—	6.2	8.0	9.7

滤光镜可分为：①基于线性光学原理的滤光镜技术，包括吸收型滤光镜、反射型滤光镜、吸收-反射型滤光镜、相干滤光镜、皱褶式滤光镜、全息滤光镜等；②基于非线性光学原理的有光学开关型滤光镜、自聚焦/自散焦限幅器、热透镜限幅器和光折射限幅器等。

激光对皮肤的伤害比对眼睛的伤害相对要轻一点，因为激光对角膜的伤害会导致永久性的视力丧失，而激光对皮肤的伤害一般是可以治愈的。不过随着紫外激光器和高功率激光器的广泛应用，激光对皮肤的伤害也随之严重起来。1级、2级和3a级激光不会对皮肤产生伤害，3b级和4级激光产品对皮肤会产生不同程度的伤害。暴露于250～380nm波长的激光中的皮肤会发生灼伤、皮肤癌和皮肤加速老化等现象，尤其是280～315nm紫外到蓝光波长的激光对皮肤的伤害最严重。暴露于280～400nm波长的激光中的皮肤会加速色素沉积，暴露于310～600nm波长的激光中会使皮肤产生光敏反应，暴露于700～1000nm波长的激光中会使皮肤灼伤或角化。各级激光仪器的辐射曝光极限和对人体的影响程度见表6-4。

表6-4　各级激光仪器的辐射曝光极限和对人体的影响程度

级别	主要特征
1级	原则上安全，无论什么条件均不会超过最大容许辐射能量。结构安全
2级	可见光（波长400～700nm），脉冲输出以1级激光仪器为准。连续输出时耀眼，眨眼（约0.25s）可获得保护，输出功率上限为1mW
3a级	功率或能量为1级激光器（可见光连续输出时2级激光器）的5倍，对可见光（至5mW）眨眼可获得保护
3b级	波长315nm以上的连续激光发射功率为0.5W以下，脉冲激光，辐射曝光$10^5J/m^2$以下，激光束内观察（含镜面反射）很危险，但反射不聚焦脉冲激光照射的观察无危险
4级	3b级以上，可见光及近红外发射，产生危险的漫辐射，存在皮肤损伤和发生火灾的危险

五、激光安全程序与审核

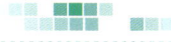

1 专人专职管理激光　使用3b或4级激光（表6-4）需要授权使用人员，被授权者每次使用激光仪钥匙时必须登记签名，使用后记录激光使用情况，如有故障或异常情况应及时汇报及维修。

2 医疗救护　一旦发生激光暴露事件，必须立即报告上级，并在24h内接受眼科医师或皮肤科医师的检查诊治。

3 激光操作中的防护 ①术前:从专柜中取出钥匙,将激光警示牌悬挂于激光室入口,建立激光安全控制区,准备足够数量的激光防护镜,测试激光仪的正常功能;②术中:所有参与激光治疗的工作人员均应戴上防护镜,根据医师的要求操作激光仪,在使用过程中不可离开激光仪,在室内使用无反光的器械;③术后:关机,并将钥匙还回专柜。

4 眼睛保护 激光室内要有足够的照明度,使操作人员的瞳孔处于较小的情况下,以减少激光射入眼底的机会。在进行激光治疗时,佩戴适当功率密度和波长的防护镜,包括患者、医师和所有在场人员。治疗时切勿直接望向激光。选择密封式对应激光波长和有足够过滤力的安全眼罩,在使用前后检查眼罩是否有破损或裂痕及眼罩架、带的完整性。

5 皮肤保护 不能直接将皮肤暴露在激光中。

6 防止反射光、火灾或爆炸 防止使用反光的仪器和器械,避免可燃性气体和材料的使用。

7 电力安全 提供足够电流及妥善接地,不可使用拖板,小心整理电线,保持电线处于良好状态。

8 机器安全 利用一些光路安全联锁装置,使非专业人员不能启动激光电源,并在出现安全故障时能自动切断电源。对于较高功率的连续型和较高能量的脉冲型激光设备,最好采用远距离启动装置。保持激光治疗室通风、干燥。定期维护机器,测试机器性能,保证使用过程中的安全。

9 排除激光所致烟雾 安放抽气管于接近目标位置,戴高效过滤力激光专用口罩。

通用操作准则:①在照明良好的情况下操作激光仪器,这样可以缩小瞳孔,减少对眼睛的伤害;②不佩戴珠宝首饰,因为激光可能通过珠宝产生反射造成对眼睛或皮肤的伤害;③操作激光时,室内避免放置有镜面反射作用的物体;④不直视激光光束;⑤若怀疑激光仪器存在潜在危险,一定要先停止工作,然后让激光安全工作者进行检查;⑥只有1级、2级和3a级激光可用于实验演示。

第四节 其他光电设备的安全性

其他光电设备主要指射频仪器和强脉冲光,这些仪器工作时可能会产生一定的电磁波辐射,特别是单级高频率射频治疗仪。这些电磁波辐射对人体是否有负面影响尚没有可靠的结论。

(曹梁)

参考文献

[1] Sliney D H, Mellerio J, Gabel V P, et al. What is the meaning of threshold in laser injury experiments? Implications for human exposure limits[J]. Health Phys, 2002, 82(3): 335-347.

[2] 李哲,蒋铭敏. 激光安全标准的研究进展[J]. 军事医学科学院院刊, 2004, 28(5): 495-497.

[3] Fry T R. Laser safety[J]. Vet Clin North Am Small Anim Pract, 2002, 32(3): 535-547.

[4] 仝泽峰,张镇西.激光危害与安全标准[J].激光生物学报,2004,13(3):198-201.
[5] 陈日升,张贵忠.激光安全等级与防护[J].辐射防护,2007,27(5):314-319.
[6] 田劲东,马宁,杨俊贤.使用激光产品安全的管理机制与培训平台[J].实验技术与管理,2009,26(6):3-5.
[7] 刘海峰.激光眼损伤研究[J].激光杂志,2003,24(5):87-88.
[8] 马瑛.整形美容中"激光与高频治疗烟雾"的危害及控制[J].中国实用护理杂志,2009,25(3):48-49.
[9] Dudelzak J, Goldberg D J. Laser safety[J].Curr Probl Dermatol, 2011, 42:35-39.

第七章 激光光电整形美容治疗的护理

第一节 皮肤的护理

目前以高能量脉冲激光为代表的新型美容激光正广泛应用于激光美容整形外科。新型激光具有安全性高、创伤小、出血少、痛苦少等优点,但激光在治疗过程中会损伤正常的皮肤结构,影响皮肤的生理功能。如何防治激光术后的并发症,促进皮肤生理功能的恢复尚未得到足够重视,临床医师在处理这些问题时常感到棘手,影响了激光治疗的效果。为了在治愈疾病的同时促进皮肤的再生修复,预防并发症的发生,达到美容效果,有必要了解新型激光对皮肤的损伤及激光术后的皮肤护理。

激光主要损伤皮肤中由皮脂膜、角质层、角质层中类脂和晶状体组成的具有保湿、防护功能的特殊结构("三明治"结构)以及表皮中角质形成细胞、细胞间脂质形成的特殊结构("砖墙"结构),另外还可损伤水通道蛋白、基底层和真皮血管等,影响皮肤的屏障、吸收功能和角质层中黑色素的功能。

一、正常皮肤结构与皮肤美容的关系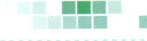

(一)皮脂膜

皮脂膜是覆盖于皮肤表面的一层透明薄膜,又称水脂膜,主要由皮脂腺分泌的皮脂、角质层细胞崩解产生的脂质与汗腺分泌的汗液乳化而成,呈弱酸性。光镜下可见皮脂膜向下渗透,分布于角质形成细胞表面,其主要成分为具有保湿作用的神经酰胺、抗炎作用的亚油酸、亚麻酸、脂质成分以及具有防晒作用的角鲨烯等。因此,皮脂膜具有屏障、保湿、防晒、抗炎作用。

(二)角质层

角质层是皮肤的最外层,主要由角蛋白构成,具有如下功能:

1. 保护 角蛋白能保护皮肤免受外界各种物理、化学因素及微生物的伤害。
2. 防晒 可吸收大量中波紫外线(UVB)和少量短波紫外线(UVC),起防晒作用。
3. 保湿 角质层中的脂质、天然保湿因子使角质层保持一定的含水量,稳定的水合状态是维持角质层正常生理功能的必需条件。角质层能保持经皮水分丢失(TEWL)$2\sim5g(h\times cm^2)$。
4. 吸收 角质形成细胞的最外层是磷脂,其表面又有皮脂膜覆盖,因此根据相似相溶原理,皮肤容易吸收脂溶性物质,如维生素A、维生素E、脂溶性化妆品等。
5. 美学 角质层的厚薄及皮肤表面的散射现象可以影响肤色。

(三）角质层中类脂和晶状体的特殊结构

角质层中类脂和晶状体组成了一种特殊的结构，被形象地描述为"三明治"结构，其厚度约为13nm，由三层组成。第一层及第三层由晶状体网格结构组成；中间是液相，由类脂构成，主要含有不饱和脂肪酸及胆固醇。由于存在少量流动的长链饱和烃链，靠近液相的晶状体结构具有缓慢的流动性。层状结构形成过程中，神经酰胺与胆固醇起着很重要的作用；而在其横向堆积中，脂肪酸起主要作用。"三明治"结构在角质层的保湿、保护方面具有非常重要的作用。

（四）表皮中角质形成细胞及细胞间脂质的特殊结构

表皮中角质形成细胞及细胞间脂质的关系就像是砖块和灰浆的关系。角质形成细胞被形容为砖块，由表皮基底层的角质形成细胞不断增生分化而来。角质形成细胞膜是一种脂质双层结构，具有封包膜的作用，可防止保湿因子丢失，并通过调节皮肤的水平衡而达到TEWL，维持皮肤水合状态的稳定。角质形成细胞间隙中的脂质被形容为灰浆，包括甘油三酯、脂肪酸、蜡酯、胆固醇酯等。颗粒层树状突起释放一定量的水解酶，如酸性磷酸酶、蛋白酶、脂肪酶家族、糖苷酶家族等，将脂质分别转变成具有保湿作用的神经酰胺（50%）、脂肪酸（10%～20%）、胆固醇（25%）及具有防晒作用的角鲨烯。角质形成细胞间隙中的脂质将角质形成细胞紧密地连接起来，形成皮肤稳定的结构，具有维持皮肤正常屏障、光保护、保湿以及吸收的功能。

（五）水通道蛋白3

水通道蛋白3（AQP3）是水通道蛋白中的一种，在角质形成细胞中是一个完整的跨膜蛋白通道。由于AQP3的存在，细胞才可以快速调节自身体积和内部渗透压，而且也能转运尿素和甘油等物质进出皮肤，是维持皮肤水合作用的一个关键因素。AQP3与细胞的迁移以及皮肤创伤的愈合有密切的关系，还与脂质和水分的渗透有重要的相关性。

（六）基底层

基底层是皮肤的生发层，其作用有：①决定皮肤自我修复和更新；②与瘢痕形成有关，基底层受损较轻时，仍具有表皮再生修复能力，一般不会遗留瘢痕；如大面积受损时，只能由结缔组织修复，皮肤会遗留瘢痕。

（七）真皮血管

真皮血管构成皮肤的微循环，是一个复杂的动力系统，对皮肤颜色、温度调节、皮肤代谢和表皮营养具有非常重要的作用。

二、激光对正常皮肤结构的破坏

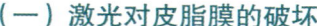

（一）激光对皮脂膜的破坏

激光的热效应及光化效应可影响糖基化神经酰胺合成酶的活性，影响神经酰胺的生成，导致保湿功能下降，皮肤易变得干燥、脱屑、敏感。激光还会破坏皮脂膜中的亚油酸、亚麻酸及脂质成分，降低皮肤的抗炎作用，故激光术后易发生感染。

（二）激光对皮肤角质层的破坏

激光产生的热效应可使角质层中的角蛋白变性，破坏角质层的正常结构，使角质层丧失对皮肤的保护、防晒功能，日晒将直接促使黑色素细胞产生黑色素增多，易形成色素沉着。角质层的吸收、保湿功能下降，TEWL增多，皮肤易变得干燥、敏感。激光还可破坏角质层类脂和晶状体的特殊结构——"三明治"结构，从而影响皮肤的正常生理代谢，使皮肤的保湿、屏障功能下降，出现干燥、感染、色素沉着。

（三）激光对皮肤"砖墙"结构的破坏

激光的热效应可引起酶蛋白变性，影响酶促反应，导致保湿因子、脂质生成代谢障碍；破坏表皮中角质形成细胞及细胞间脂质的紧密结构——"砖墙"结构，从而降低皮肤对外界刺激的抵御能力，使其容易受环境因素如紫外线、气候及微生物的影响，出现色素沉着、易感染等问题。

（四）激光对水通道蛋白的破坏

水通道蛋白维持分子空间构象的次级键键能比较低，且不稳定，容易受物理、化学因素影响，破坏其空间构象，使其理化性质发生改变、稳定性降低并失去生物学功能。激光的热效应可使水通道蛋白变性，失去皮肤水合作用，使皮肤变得干燥、脱屑、敏感。

（五）激光对基底层的破坏

当激光光束达到皮肤的基底层，使基底层受损的程度超过其自身的修复能力时，可引起瘢痕形成。

（六）激光对皮肤微循环的影响

皮肤受到激光照射后，由于吸收了激光能量而使被照部位温度升高，当温度达到43～44℃时皮下微血管扩张充血、出现红斑；当温度升至47～48℃时，皮肤真皮血管周围有炎性细胞浸润，表皮出现细胞内及细胞间水肿，产生红斑、肿胀，甚至水疱。总之，激光通过对皮肤不同结构的损伤，多方面影响皮肤的屏障功能、表皮黑色素细胞的防晒功能、皮脂膜的保湿作用以及其他一些类脂的抗炎作用，从而引起皮肤红斑、水肿，甚至渗血、色素沉着、瘢痕形成，使皮肤变得干燥、脱屑、易感染。

三、激光术后皮肤的护理

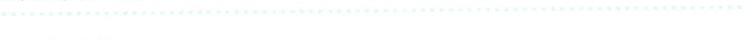

（一）减轻术后皮肤反应

激光术后，应根据皮肤的即刻反应进行冷湿敷或用毛巾包裹冰块冰敷术后皮肤。如治疗后皮肤颜色泛白，冰敷时间约为30min；如只是充血、红肿，冷湿敷时间为15min，在此过程中应避免摩擦皮肤。如红斑、肿胀、渗血明显，可用3%硼酸溶液湿敷。

（二）预防感染，减轻炎症反应

为了预防术后皮肤感染，必要时用庆大霉素针剂湿敷或莫匹罗星软膏（百多邦）等薄薄地外涂于创面。如治疗面积大、炎症反应重，可口服泼尼松10mg，每日3次，连服3日，以加强抗炎作用。

（三）促进创面愈合

碱性成纤维细胞生长因子（bFGF）是重要的促有丝分裂因子，能促进新生血管形成，促进创伤愈合与组织修复，促进组织再生和参与神经再生。有报道bFGF可促进烧伤创面愈合，改善愈合质量，并可配合自体表皮移植术治疗白癜风。因此，激光术后若有表皮破损，可用bFGF喷于创面，促进愈合。

（四）促进皮肤再生与修复

由于激光可不同程度地损伤皮肤的皮脂膜、角质层、"砖墙"结构、水通道蛋白、基底层等皮肤结构，故激光术后应促进皮肤的再生和修复。在治疗后3～6个月，使用合适的医学护肤品进行有效的皮肤护理（保湿、防晒，减轻局部皮肤红斑、刺痛、灼热等炎症反应，修复受损的皮肤）是非常必要的。医学护肤品与传统护肤品不同，是介于药品和护肤品之间的特殊护肤品，既有药品的辅助治疗作用，又有护肤品的安全、稳定、舒适和有效等特点。

(五) 防晒

1 由于激光术后容易引起色素沉着，因此要选用安全性高且防晒效果佳的防晒产品。目前市场上的防晒剂大致分为化学性紫外线吸收剂、物理性紫外线屏蔽剂和生物性防晒剂。因为物理防晒剂主要通过反射、散射紫外线达到防晒目的，成分主要为高岭土、二氧化钛、氧化锌、滑石粉等，均比较温和，无毒，不被皮肤吸收，不易引起过敏，因此，激光术后首选物理防晒剂。激光术后所选择的防晒剂应该是 UVB 防晒指数（SPF）＞30、UVA 防护系数（PFA）＞＋＋、R 指数较大的物理防晒剂。

2 外出戴太阳帽、穿棉质长袖上衣及长裤，撑遮阳伞，最好选用防紫外线伞等。

3 避免在每天日光照射最强烈的时间（10:00～16:00）长时间暴露在日光下。

(六) 饮食

饮食对皮肤的修复作用是不可忽视的。蛋白质、脂肪和糖类均是皮肤所必需的营养成分，维生素和微量元素能影响皮肤正常代谢及生理功能，如 B 族维生素、叶酸可使色素增加，维生素 C、维生素 A 可使色素减退，某些微量元素（如铜）可促使黑色素生成。因此，激光术后应避免进食含铜、B 族维生素的食物，少吃辛辣食物；而应多进食富含维生素 C、维生素 A 的食物（如水果、蔬菜）以及含铁、锌等微量元素较多的食物（如瘦肉、鱼、豆类、大白菜、萝卜等），并注意多饮水，以促进皮肤的修复。

第二节　全身麻醉的围术期护理

由于在治疗过程中激光的光热作用使患者产生剧烈疼痛，无论成年人还是儿童均难以忍受。成年人给予 5% 的利多卡因乳膏涂抹 40min 常可有效减轻疼痛；但儿童对疼痛的忍耐性差，对治疗、环境的极度恐惧会导致配合困难，为确保激光治疗的安全及疗效，儿童的治疗需在全身麻醉下进行。

一、术前护理
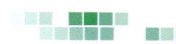

(一) 心理护理

大多数家长对患儿将要进行的手术表现出恐惧、焦虑心理。护士应向家属讲解手术前的准备工作及术后的注意事项。由于环境的改变和部分年龄较大的患儿对手术存在恐惧心理，常有抑郁、胆怯和不合作的心理行为。为了确保患儿手术期的安全，护理人员应该给患儿留下热情、耐心、亲切的良好印象，可与患儿进行一些简单的交流，与其一起玩玩具，消除其陌生感。同时要多与患儿家长沟通交流，取得患儿家长的信任，使其主动配合治疗及护理，为手术的成功打下良好的基础。

(二) 呼吸道准备

术前应注意根据天气冷暖给患儿适当添加衣物，防止患儿感冒、咳嗽，避免呼吸道分泌物增加。应做好患儿的口腔护理，对于有自理能力的儿童应嘱其坚持每日早晚刷牙、饭后漱口，防止口腔内细菌带入下呼吸道而引起肺内感染。如发现有呼吸道感染者，应通知医师暂停手术，待症状好转后再进行手术，避免呼吸道分泌物增多引起窒息而发生意外。

(三) 胃肠道准备

择期手术的患儿麻醉前应常规禁食 12h，禁饮 4h。对于急腹症患儿，入院后立即禁食禁饮，以排空胃内容物,防止术中及术后食物反流、呕吐、误吸、肺部感染或窒息等意外的发生。择期手术的患儿手术前日晚餐进食不宜过饱,应以易消化的半流食为主,如粥、面条、鸡蛋糕等,禁忌牛奶、豆浆等不易消化的饮料。

二、术后苏醒期的护理

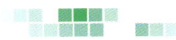

(一)吸氧

由于全麻患儿气道阻力增加,自主呼吸减弱,通气量下降,易造成主动脉血氧分压下降,从而导致组织细胞(主要为脑组织细胞)缺氧。为纠正缺氧,促进患儿麻醉的苏醒,术后应常规吸氧,氧流量一般为2~3L/min,用氧时间一般为患儿完全清醒后30min。

(二)保持呼吸道通畅

由于患儿全身麻醉后喉反射尚未完全恢复或反应迟钝,不能清除呼吸道分泌物,容易引起呼吸道阻塞。对于此类患儿应及时吸痰,保持呼吸畅通非常关键。吸痰应在充足用氧和应用激素的情况下进行,动作要轻柔,时间要短,负压要小。尽量从口腔内吸痰,勿从鼻腔内吸痰,以减少对气道的刺激,防止气道痉挛的发生。一旦发生气道痉挛应保持镇静,停止吸痰,通知医师及麻醉医师共同进行处置。患儿舌体大、颈短,易发生舌后坠,可放置口咽通气道或正确托起下颌,以缓解舌后坠造成的气道痉挛。患儿在呕吐前常有恶心、唾液分泌增加、吞咽动作及痉挛性呼吸等先兆症状,一旦发现,应将患儿的上身体位放低,头偏向一侧,使呕吐物容易引出,避免进入呼吸道,同时应用纱布吸引器将口、鼻腔内食物残渣清除干净,防止误吸而引起窒息。

(三)保持静脉通道通畅

由于小儿水代谢快,不易耐受脱水,应依患儿治疗过程中渗血渗液的情况给予补液。

(四)防止意外伤

麻醉苏醒期患儿通常出现明显的兴奋、意识模糊、躁动、烦躁不安,相应地带来许多安全隐患,易发生坠床,导致不必要的损伤。术前向家长介绍手术及麻醉后的注意事项,术后必须有专人守护,做好安全防护工作。为防止患儿自行抓挠伤口而造成伤口延迟愈合或愈合不良、出血等意外损伤,应制作小儿专用约束夹板,并将约束夹板包绕在肘关节部位,松紧一般以可塞进1~2指为宜,再将棉质绷带在约束夹板上绕圈打结即可,这样可以限制患儿肘关节的活动度,无法触碰到伤口。

三、麻醉清醒后的护理

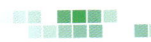

(一)心理护理

术后患儿麻醉清醒后往往伴有哭闹、躁动、挣扎,对较小的患儿,可分散其注意力来缓解情绪;对较大的患儿要用语言激励、鼓励,也可通过做游戏、讲故事或听音乐来转移其注意力。让家长陪伴可增加患儿的安全感,保持良好的心理状态。

(二)术后饮食

由于激光治疗时间短,麻醉药用量少、代谢快,一般麻醉完全清醒后30min即可进食少量温开水。若患儿无不适、呕吐,可进流食或半流食,以减轻患儿的饥饿感,真正做到人性化的服务。

第三节 儿童激光术后的护理特点

随着时代的快速发展，人民群众的观念不断转变，对健康保健的需求日益增高，护理工作所面临的挑战非常严峻。为使护理工作不断满足人们快速增长的健康保健需求，提高患者的满意度，对不同人群应进行个性化的护理，并规范服务言行，增强护理人员的服务理念和护理质量。

南丁格尔曾说过："护理是一种艺术，它不仅表现在护士优雅的举止、整洁的仪表、轻盈的动作，给人以美感，更重要的是护士要针对千差万别的每个患者，提供不同的护理模式，使其恢复到最佳状态，这本身就是一种艺术。"个性化护理模式是把常规的医疗护理工作与患者自身的个性特征相结合，制定出灵活、贴切、有针对性的护理服务措施，以满足患者的不同需求。也就是一切以患者为中心，重视患者的个性及心理需求，细致入微地关心患者，了解患者的心理动态，在不违背医疗原则的前提下，尽量满足患者的心理需求，服务于患者开口之前。当患者来到医院就医，就成为医院整个服务工作的中心，医护人员所做的一切工作都应围绕着患者服务，让患者满意是工作的最终目的。

由于患儿面部血管性疾病与色素性疾病发病率高，且对患儿的心理发育有着明显影响，因此对患儿激光治疗术后的护理显得尤为重要。

婴儿出生后需要得到安全感和可依性，从而获得信任感。1~3岁的儿童，开始具有喜欢自己动手做一些事情以试探自己能力的倾向，如果允许儿童按自己的方式去做力所能及的事，并以灵活的态度认可儿童所表现的行为，将会使其获得自主感而快乐。3~6岁的儿童，由于日益增强的语言和运动能力，开始主动探索周围的世界，敢于有目的的影响和改变环境。6~11岁的儿童所追求的是自己的学习和活动获得成绩，从而得到成年人的认可和赞许，并从中获得乐趣。12~18岁已进入青春发育期，青少年关注自我，探究自我，非常需要得到别人的尊重。而生病的儿童，由于需要接受痛苦的治疗护理，住院后与伙伴、同学分离，不仅影响学业，可能还会表现出退缩、恐惧、抑郁、自卑、分裂、焦虑、多动、交往不良等心理问题，对儿童的心理成长和人格完善产生负面影响。儿科患者的特点是年龄小，对疾病缺乏认识，心理活动多并随治疗环境而迅速变化。因为他们的注意力转移较快，情感表露又比较直率、外露和单纯，只要依据其心理活动特点进行护理，易于引导他们适应新的环境。个性化的护理就是根据儿科患者的心理需求及心理活动特点采取各种措施，使患儿减轻痛苦和不良情绪的影响。

儿童进入医院后，要让他们在视线能及的位置看到各种儿童画、卡通画以及他们喜爱的小动物形象。墙壁宜选用粉色、浅绿、浅蓝等颜色。注射室、治疗室、诊察室等门楣设计成草莓形、月亮形等形态各异的样式。护士服装以粉色、果绿色等色彩为宜。婴幼儿如果能得到护士的合理照顾、哺育、关心与爱抚，会使他们感到世界的安全和可依赖。首先应给婴幼儿一个温馨和谐的环境：室内温湿度适宜，小床上方悬吊着彩色球和小玩具，床边允许放置一些患儿喜爱的故事书、小玩具等。护理操作应做到敏捷、熟练、轻巧，以减轻刺激。对婴幼儿也要时常使用安慰性、赞许性以及表示抱歉的语言。对于患儿，不仅要给他们一个温馨和谐安全的环境，还应根据不同年龄段儿童的心理特征，采用治疗前让接受过治疗的儿童谈感受、治疗时鼓励孩子勇敢面对、治疗后加以赞许或赠送小贴画等方法，让儿童产生自豪感而忽略治疗带来的痛苦。住院期间，如遇儿童的生日或节日，要组织儿童进行联欢庆祝活动，让他们展示各自的才艺，并颁发小礼物。尊重每一个儿童，满足他们的合理需要,他们自己想做又能做的事情尽量让他们自己做,如刷牙、洗脸、叠衣服等(重症患者除外),不要随便拒绝儿童的参与要求。也可以根据儿童的病情和能力,组织适合他们的活动,例如评选"最勇敢宝宝"等。个性化的护理需要家长的配合,因此做好家长的工作也很重要。树立良好的医护人员形象,使家长不再用"护士""打针"等作为压力源来刺激"不听话"的孩子。帮助家长克服因儿童患病而出现的焦虑不安等不良情绪,加强护患沟通,尊重家长的权利。

传统激光术后护理理念指导下的护理,强调的是安全和效果,忽视了护理过程给患儿心理造成的伤害,使患儿对医院和医护人员的恐惧超过了对疾病的恐惧,痛苦无助伴随疾病的全过程,即使疾病痊愈,心中的创伤依存,甚至影响儿童心理品质的成长。个性化护理的开展满足了患儿的心理需要,使患儿的心理趋于健康,意志更加坚强,有利于其疾病的康复。

开展个性化护理应做到以人为本,不能只重形式而忽视内涵。创造让患儿快乐的环境和氛围,首先要从患儿的实际需要出发,做到因年龄而异,因病种而异,因性格而异,因家庭背景而异等。创造快乐环境和氛围的人自己也要快乐,应培养护士的修养,上班前调整好情绪,保持童心不泯,努力使每一个人都成为个性化护理过程中的和谐音符。转变观念,把护理工作当成快乐的奉献,发自内心地同情患儿,关心患儿,还要懂得患儿,才能为他们创造出快乐的个性化护理。

通过实施不同人群个性化护理服务管理,为患者提供便捷、舒适、全方位的服务,可营造一种充满人性、充满人情味、尊重患者、关爱患者、以患者利益和需求为中心的人文环境,变被动服务为主动服务乃至感动服务,使护士的价值得以体现,使护士深刻认识到只有与患者建立良好的互动关系,服务才能不断创新,打造优质护理品牌,提升医疗护理服务质量。

第四节 激光治疗常见的心理问题及其干预

求美者在激光美容治疗前后存在各种不同的心理状态,医护人员应当掌握激光治疗患者的心态及动机,根据不同的心理状态施以适当的心理治疗,以达到提高疗效、减少或避免失误及医疗纠纷的目的。现将激光治疗患者术前术后的心理状态进行分析,并针对不同类型的心理障碍采取相应的心理护理措施。

一、术前心理障碍分析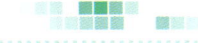

激光美容患者的心理状态是多种多样的,可将其分为六型,即矛盾犹豫型、焦虑不安型、敏感猜疑型、恐惧紧张型、缺乏自信型和期望过高型。

(一)矛盾犹豫型

一方面希望通过手术改变外貌及形体,另一方面又害怕激光治疗的疼痛等不适,对手术过程、术后效果及并发症尤为关心。术前表现出一种矛盾和犹豫不决的心态,甚至请医师代为决定手术与否。医护人员应热情鼓励患者的美容愿望,对其所担心的问题不厌其烦地给予解答及指导,帮助患者解除思想顾虑,使患者对手术过程、术后效果有系统、全面的了解,最终轻松、果断地接受手术。

(二)焦虑不安型

担心爱美心理不被理解、受到嘲笑议论等。患者渴望美,又怕受到周围人的不理解,常假借种种理由或有功能障碍而不愿讲实情。焦虑是没有客观对象和具体内容的提心吊胆和恐惧,伴有显著的自主神经症状、肌肉紧张以及运动性不安。有文献报道接受激光治疗前57.5%的患者表现为不同程度的焦虑,接受激光治疗后的焦虑发生率为30%。焦虑的产生与性别、年龄、经济状况等有关,女性高于男性,中青年人高于老年人,自费者高于公费者。医护人员应以诚相待,充分理解和尊重患者的求美心理,掌握其求美动机,根据其接受激光手术的决心程度,积极耐心地给予解释和疏导,以消除其心理压力。

(三)敏感猜疑型

有些胎记患者常担心爱美心理得不到周围人的理解,更怕被人嘲笑,因此,激光美容术前术后都有种种顾虑,特别注重周围人的反应,对人们的言谈话语、颜面表情反应敏感,好猜疑,哪怕是无意中不恰当的表情神态都可使之误解,从而改变主意,更不喜欢不相干的人在场议论。因此,医护人员在征求意见、美容设计时态度要认真严肃,避免其他患者和无关的工作人员在场。只有医患之间相互理解,激光手术密切配合,才能获得满意的效果。

(四)恐惧紧张型

因为激光治疗的目的纯粹是为了美容,而且以往从未有过激光治疗经历的患者,担心术后留下色素沉着或瘢痕等后遗症,术前处于一种紧张不安的状态,但激光治疗的态度是坚决的。医护人员应同情和理解患者的紧张心情,耐心地倾听他们的主诉,给予他们精神上的安慰和开导,针对其惧怕治疗的心理,认真地进行术前教育,使其了解激光治疗的安全性,从而消除紧张不安的心理。

(五)缺乏自信型

大部分胎记患者因不良外观,常常遭到周围人群异样的眼光,从而产生自卑心理。这类患者对周围人际环境极其敏感,医护人员应积极同患者沟通,热情关心他们的生活,主动介绍美容知识,给予激光患者强有力的心理支持,帮助其树立自信心,坦然对待激光治疗。

(六)期望过高型

有些患者幻想激光手术能天衣无缝,希望激光术后出现奇效或与正常人一样的美观。一旦激光治疗后或多或少出现不够满意的情况,甚至是治疗后的正常并发症,也会使患者由期望过高转变为悲观抑郁,从而产生治疗失败、毁容等想法。心理学家对抑郁的看法是一致的,抑郁起源于愿望的不满足。激光治疗过程中的疼痛体验对患者都是严重的心理应激,患者往往表现为恐惧、抑郁、绝望。毁容和功能丧失是患者抑郁反应增高的原因之一。有些患者面临医疗费用的压力,为自己成为家庭的负担而不安,这类患者往往容易产生抑郁心理。医护人员应耐心细致地向患者讲解医学及激光美容的基本常识,将激光术后达到的效果及局限性与不足之处告诉患者,使其自动打消不切实际的念头,将过高的期望值降低,从而积极地配合激光治疗。

二、术后的心理障碍分析

(一)激光治疗因素

寻求激光治疗的患者中有相当部分存在各种严重影响面容美观的疾病,长期的心理社会应激,增加了个体、家庭所承受的来自生活、工作、社会等各方面的压力,甚至导致了生活方式的极大改变。有研究表明,不同部位、面积、颜色的皮肤疾病,患者的焦虑评分比较差异均有显著意义。头面部、手部等裸露部位涉及患者的自我形象改变和五官、手部相关重要功能损伤,其焦虑评分高。激光治疗期间的疼痛体验与创伤后应激障碍的发生发展有密切关系。疼痛贯穿于整个激光治疗过程中,作为一种强而持久的应激源会严重干扰患者的睡眠,导致患者心理上的疲劳,甚至引起机体病理改变。

（二）个体因素

激光治疗过程往往需要反复多次的治疗,且对于相当一部分疾病的治疗效果十分有限。面对激光治疗前后个体体验的突然改变,会使患者的身心处于一种危机状态,然而是否产生心理压力取决于个体的素质。许多研究发现,个性特征、既往的精神障碍病史、个体的应对方式、周围环境的支持及主观对创伤的感受程度在心理应激的发生中起着重要的作用。

（三）家庭社会因素

在寻求激光治疗的患者中,疾病导致家庭冲突尤其是配偶间冲突、子女及老人受虐待是常见原因。在此类患者中,精神障碍的发生率明显高于对照组。社会家庭支持不足、家庭功能退化、过重的压力都会导致激光治疗后精神障碍发生率大大提高;而那些在治疗康复过程中受到社会支持的患者相对于没有社会支持的人拥有更好的身体意识和个人价值,他们会更积极地投入治疗,而且有着更高的自尊和较少的沮丧。

（四）激光术后的心理障碍

在现实面前,患者容易发生不适应性心理焦虑,患者对术后局部肿胀、渗血、渗液、结痂等治疗恢复过程常产生急躁情绪,对于术后需要忌口及防晒等注意事项感到麻烦。因此,除术前要详细交代外,术后要多加解释,要认真对待每一次换药,认真解答激光患者提出的每一个问题,帮助其解除心理上的种种顾虑,使激光治疗获得完美成功。

三、心理干预方法

1. 提高激光美容从业者的自身素质　日新月异的激光美容新技术、新理念和蓬勃发展的激光美容市场需求要求我们不断学习,提高专业理论和技术水平,提升专业形象素质,具有一定的美学知识和审美能力,把握时尚感。

2. 治疗前的告知　向求美者介绍激光治疗方式、可以达到的效果、治疗所需的时间,有无治疗危险、出血、并发症、疼痛程度、麻醉方式等。应告诉他们激光治疗会有条件地改善身体外观,但不可能与他们的期望完全吻合,要有一定的心理准备,坦然接受激光美容医师精雕细刻的结果。

3. 进行充分的沟通　接诊开始就要尊重激光美容者,尤其对于身体缺陷者不能取笑或讥讽,更不能以缺陷名代称患者名,防止对患者的心理造成进一步伤害。对那些自卑、抑郁的求美者应同情他们,开导他们,通过仔细交谈取得他们的信任,了解其激光美容的真正动机和期待达到的效果。激光美容技术作为一种医疗手段,并非万能,只能客观地、有条件地对求美者的外观进行改善,要充分考虑治疗本身的效果能否与求美者的期望相符合。对部分心理问题严重者应进行心理治疗,至少应推迟激光治疗时间。患者多由家人陪同,由家人或朋友代替他们与医师交谈,决定治疗方案,此时,激光美容医师就应与其家属或朋友做好交流与沟通,增强激光美容者的信心。

4. 具有高尚的职业道德　在工作中,常会了解到激光美容者的隐私,包括心理的和生理的。激光美容从业者应具有高尚的职业道德、高度的责任心,严守秘密,尊重他人,做一个美丽使者。

5. 耐心开导　激光美容工作者应具备良好的沟通交流技巧,表现出对激光美容者的真诚关心,让他们有踏实可靠之感,并用丰富的专业知识和真诚热心的态度使他们消除心理障碍,同时向他们耐心解释,介绍激光的有关知识,待其对激光治疗有明确认识后再进行治疗。

6. 药物治疗　对于有明显的心理应激症状,如焦虑抑郁、恐惧、烦躁不安的患者可使用5-羟色胺再摄取抑制药及苯二氮䓬类药物。对出现精神病性症状(幻觉、妄想)的患者可以使用少量抗精神病药物。

7. 认知行为干预　认知行为干预是根据认知影响情绪和行为的理论,通过认知和行为技术来改变患者的不良行为认知,从而矫正不良行为的一种心理治疗方法。激光治疗患者及家属在整个治疗过程中,由于缺乏对疾病的认识,很容易造成不知所措、思维混乱,增加患者的负性情绪。医护人员通过主动关心,鼓励他们表达心声,了解他们的想法及行为,并深入浅出地给他们讲述有关疾病的知识,利用录像、图片、画册提供有关的治疗信息,让患者及其家属掌握一些相关的知识,有助于患者进行自我护理,缓解和消除因认知缺乏导致的心理问题。

8 音乐治疗 通过和谐优美的音乐,对患者的心理和生理活动进行多重调节。音乐治疗能通过产生情感效应、心身效应来调整人的精神状态和心理状态。可以选择旋律优美、欢快活泼或清新典雅的音乐。

9 放松疗法 放松疗法是从行为医学领域发展而来的一种干预方法,它通过一些固定的程序使人的身体放松,从而达到心理上的松弛。放松可以降低应激所致的焦虑心理反应。具体方法有静默松弛反应、渐进式放松等。

10 宣泄疏导 部分患者对未来、对家庭考虑较多。医护人员要善于观察和发现患者的情绪变化,当患者有不良情绪时,医护人员要善于疏导,让患者把不良情绪发泄出来,并给予理解、支持和关心,启发患者运用循序渐进的方式接受现实,以积极的心态面对人生。

11 治疗后的随访 患者在院治疗期间,主要的心理支持源有护士、主管医师、精神心理医师及家庭成员,而治疗间歇及结束后最主要的心理支持源是家庭。出院后患者或多或少会存在一些心理或情感的问题,并希望能得到医务人员的帮助。绝大多数患者担心会加重家庭成员的负担而迫切寻求其他的支持与帮助(如心理咨询、个人访谈等),其中医务人员所提供的追踪个别访谈与心理咨询是患者乐于接受和最有效的两种方式。

每个人都有获得美、享受美的权利和自由,不仅需要美丽的服饰,更需要健康的心态和靓丽的肌肤。激光美容医师有责任、有义务去满足他们的需求,为求美者抹去颜面的瑕疵和心灵的创伤。

(陈葵 肖强 唐建兵 熊杰)

参考文献

[1] 何黎,刘流.皮肤科医师推荐皮肤保健与美容[M].北京:人民卫生出版社,2007:7-8.

[2] Marks R. Seeing through the stratum corneum[J]. Keio J Med, 2000, 49(2):80-83.

[3] Tagami H, Kobayashi H, Zhen X S, et al. Environmental effects on the functions of the stratum corneum[J]. J Investig Dermatol Symp Proc, 2001, 6(1):87-94.

[4] Bouwstra J, Pilgram G, Gooris G, et al. New aspects of the skin barrier organization[J]. Skin Pharmacol Appl Skin Physiol, 2001, 14(1):52-62.

[5] Rawlings A V, Matts P J. Stratum corneum moisturization at the molecular level: an update in relation to the dry skin cycle[J]. J Invest Dermatol, 2005, 124(6):1099-1110.

[6] Nakagawa N, Sakai S, Matsumoto M, et al. Relationship between NMF (lactate and potassium) content and the physical properties of the stratum corneum in healthy subjects[J]. J Invest Dermatol, 2004, 122(3):755-763.

[7] King L S, Kozono D, Agre P. From structure to disease:the evolving tale of aquaporin biology[J]. Nat Rev Mol Cell Biol, 2004, 5(9):687-698.

[8] Choi E H, Man M Q, Wang F, et al. Is endogenous glycerol a determinant of

stratum corneum hydration in humans?[J]. J Invest Dermatol, 2005, 125(2):288-293.

[9] 岳学状,朱文元.皮肤微循环的测量[J].中华医学美学美容杂志,2006,12(6):380-381.

[10] 朱文元,陈力.2005美容皮肤医学新进展[M].北京:人民卫生出版社,2005:21-24.

[11] 周展超,吴余乐.皮肤美容激光[M].南京:东南大学出版社,2000:17-19.

[12] 沈林南,魏东芝,俞俊棠.碱性成纤维细胞生长因子的研究[J].生物工程进展,1999,19(1):25-28.

[13] 郭西华.重组人碱性成纤维细胞生长因子治疗Ⅱ度烧伤临床观察[J].现代诊断与治疗,2006,17(4):215-216.

[14] 董娜.自体表皮移植术加碱性成纤维细胞生长因子治疗白癜风59例[J].临床皮肤科杂志,2003,32(8):441.

[15] 潘炜华,廖万清,温海.雅漾舒护活泉水对过敏性皮肤病治疗作用的初步观察[J].中国美容医学,2004,13(1):24.

[16] Goldman P.皮肤与美容激光外科[M].李勤,余文林,苑凯华,译.北京:人民军医出版社,2009:23-36.

[17] 周致富,辛慧,陈斌,等.激光手术喷雾冷却中单个液滴蒸发特性[J].中国激光,2008,35(6):952-956.

[18] 马丽,吴润达,劳建萍,等.冷却式1320nm除皱仪治疗面颈部皱纹150例[J].临床皮肤科杂志,2003,32(12):715.

[19] Cassuto D, Mollia J F, Scrimali L, et al. Right-left comparison study of hydrogel pad versus transparent fluid gel in patients with dermo-cosmetic lesions undergoing non-ablative laser therapy[J]. J Cosmet Laser Ther, 2009, 11(1):45-51.

[20] 晏泽,刘春利,李勤,等.持续冷却对激光脱毛处皮肤的保护作用[J].现代康复,2000,4(3):447.

[21] Engel S J, Afifi A M, Zins J E. Botulinum toxin injection pain reliefusing a topical anesthetic skin refrigerant[J]. J Plastic Reconstr Aesthet Surg, 2010, 63(9):1143-1146.

[22] Bechara F G, Sand M, Altmeyer P, et al. Skin cooling for botulinum toxin A injection in patients with focal axillary hyperhidrosis:a prospective, randomized, controlled study[J].Ann Plast Surg, 2007, 58(3):299-302.

[23] 李迟,于东宁,李明山,等.冷却疗法治疗烧伤的临床与实验研究[J].中华医学杂志,1997,77(8):586-588.

[24] 张纪庄.表皮冷却方式对585nm激光治疗鲜红斑痣疗效的影响[J].中国激光医学杂志,2008,17(6):443.

[25] Chan H H, Lam L K, Wong D S, et al. Role of skin cooling in improving patient tolerability of Q-switched Alexandrite (QS Alex) laser in nevus of Ota treatment[J]. Lasers Surg Med, 2003, 32(2):148-151.

[26] Seo D W, Hong J P. The use of a topical skin cooling device to achieve relief of injection-induced pain[J]. Plast Reconstr Surg, 2009, 123(3):111-112.

[27] Nelson J S, Majaron B, Kelly K M.Active skin cooling in conjunction with laser dermatologic surgery[J]. Semin Cutan Med Surg, 2000, 19(4):253-266.

[28] 吴凡伟,凌莉.建立优质服务标准化与创新模型提高顾客满意度[J].医院管理

论坛,2004,11(3):44.

[29] 赵惠霞,王欣.个性化护理模式的构建与实施探讨[J].护理研究,2005,19(4):642-643.

[30] 曾锦霞,李桂珍,陈佩莲.实行人性化护理服务管理提高病人满意度[J].齐鲁护理杂志,2008,14(17):19-29.

第八章 激光与光子治疗的禁忌证及并发症

第一节 禁忌证

随着激光医学的不断发展,激光与强脉冲光治疗的适应证不断拓宽,可供选择的治疗方法也越来越多,使激光与强脉冲光的治疗既安全又有效。但是任何治疗都存在风险,治疗过程中都可能出现可以预知或不可预知的并发症,因此在进行治疗前必须明确相应的禁忌证及可能发生的并发症,做到防患于未然。

避免并发症发生的第一步是了解患者。在对患者接诊的过程中,必须清楚他们的治疗动机及期望值。通过询问病史,包括现病史及既往史、个人史、家族史,了解患者的基本情况。通过皮肤情况的检查及体格检查,明确皮肤的类型及患者机体的一般情况,判断激光治疗过程中或治疗后可能出现的反应。综合分析之后为患者制定一系列治疗方案,其中也包括治疗的时机、术前术后的护理,并且尽量与患者沟通并达成共识,让他们了解治疗过程的每一个步骤及可能出现的一些不良反应,尽量让他们有充分的思想准备。在与患者沟通的过程中,医师应对就诊的患者做一个初步的筛选。对于期望值过高的患者,医师需要对其进行纠正,如仍无法达成共识,那么尽量避免治疗。对于有癫痫病史者及孕妇应禁忌治疗,因治疗过程中的紧张及疼痛有可能诱发不良反应的发生。

治疗前要让患者明白,即便是最高明的医师,即便应用目前最先进的高科技设备,也不可能解决所有的医学问题,因为任何治疗都有其局限性,有些治疗仅能改善症状,而无法完全消除缺陷,如瘢痕的激光治疗;有些治疗则可能带来不可预知的并发症,如光子治疗黄褐斑后出现色素沉着等。对于这些局限性,患者必须了解清楚并正确面对。医师在与患者沟通后需要以书面的形式记录下来,这就是知情同意书。如果患者不能理解,并且拒绝签订知情同意书,医师就不应对其进行治疗。

治疗后,患者通常对数月前自己的皮肤状态已经遗忘,容易产生治疗无效或症状加重的错觉,并因此而产生纠纷。因此,目前整形美容科都会设有自己独立的照相室,在治疗前,用相机在同等光照及角度下,对患者的治疗部位进行详细的拍照,再次来诊时也进行相应的照相记录,以方便对比术前术后的状态,进行疗效的判断及评估,也可避免一些不必要的纠纷。再则,这些照相记录也可以作为法律依据。对于拒绝术前照相的患者,也要避免对其进行治疗。另外,医师应向患者解释清楚,照相只用于医学用途,不会暴露其隐私。

治疗前对患者进行详细的询问是相当重要的,包括了解其过去和现在的一些医疗情况,比如过去是否曾有过外科手术史或外伤史,伤口的愈合情况如何,是否遗留增生性瘢痕或瘢痕疙瘩。如果是瘢痕体质,那么应避免进行有创治疗,如是微创或无创治疗也应谨慎;如果患者有光过敏病史,或近期曾口服光敏性药物、维 A 酸类药物等,就会增加治疗中光毒性反应或色素改变的风险,要避免进行光子或大面积的激光治疗;如果患者患有系统性疾病,如糖尿病等,其皮肤愈合就会延迟并且容易发生感染;对有心脏病、高血压的老年患者在进行有疼痛性的治疗时也应谨慎。综上所述,激光与光子治疗虽然安全可靠,但是在一定的特殊情况下也有可能出现风险,如果在治疗前了解清楚情况就可能避免其发生。以下总结大部分激光治疗的相对禁忌证,提醒医师要特别注意对以下患者进行治疗的风险,谨慎评价和衡量治疗对患者的风险及疗效,从而选择合理的方法进行治疗。

1. 拒绝签订知情同意书的患者或未满 18 周岁而家属反对其治疗的患者。
2. 对治疗期望值过高、过分挑剔的患者。
3. 拒绝进行术前照相的患者。
4. 有瘢痕体质、色素异常体质或精神类特殊体质的患者。
5. 妊娠或哺乳期女性。
6. 严重的系统性疾病或免疫性疾病患者。
7. 光敏性皮肤病、系统性红斑狼疮、卟啉病患者或服用维 A 酸、磺胺类等光敏性药物者。
8. HIV 抗体阳性者。
9. 有凝血功能障碍或使用抗凝药物者。
10. 活动期白癜风和银屑病、天疱疮等疾病患者。
11. 术区或其周围有活动性感染或皮肤肿瘤的患者。
12. 治疗前 1 个月内有日光暴晒史或人工晒黑史的患者。
13. 皮肤类型在Ⅵ型以上的患者。
14. 有恶性黑色素瘤病史而要求去痣治疗的患者。

第二节 并发症

20 世纪 60 年代第一台医疗激光器引入临床,它是发射 694nm 的连续红宝石激光,随后一系列的连续及半连续激光投入使用。虽然这些早期的激光可以破坏组织中的色基,但由于其能量不仅被靶目标吸收,还可以传导到周围组织,使附近周围组织产生非特异性热损伤,从而导致明显的副作用和并发症发生,限制了它们的应用。根据选择性光热作用理论原理设计的脉冲激光和 Q 开关激光作用更明显,风险更低,靶目标暴露激光的时间短于它的热弛豫时间时,特异的色基或靶目标能在组织热损伤最小的情况下被选择性地破坏,但是这些激光也有它们独特的并发症,有引起色素改变、表皮损伤、皮肤纹理改变的可能。总之,任何激光在使用不当的时候都可以引起明显的组织损伤。激光的重复频率过高、光斑间的过多重叠、过高的能量设置及患者的特殊体质都可能使治疗产生副作用。以下将对使用各类激光后出现的并发症进行详细的介绍。

一、连续波和半连续波激光

（一）连续波 CO_2 激光

CO_2 激光是通过光导纤维臂或光纤输出的远红外激光，波长为10600nm，其主要生物效应较强，可切割、凝固和汽化组织。连续波 CO_2 激光（continuous wave CO_2 laser）是最早用于治疗光老化的磨削工具，然而，这一治疗方法的风险太大，其90%的能量作用于0.1mm厚的皮肤层上，而热弥散所致的热凝固可深达1mm，大量的热弥散可导致严重的组织损伤、焦痂形成、色素改变和纤维化，最终在创面形成明显的瘢痕。研究发现，当激光能量密度使组织汽化的速度远高于热量扩散的速度，或脉冲间隔短至能将切除深度控制在每个脉冲10μm时，组织中水分的高吸收系数可产生组织的精确切除，减小滞留的热损害。脉冲 CO_2 激光的脉宽短于1ms，能量密度超过 $5J/cm^2$ 时，对皮肤组织的穿透深度仅为20μm，而热损伤则控制在100μm的组织之内，远比连续 CO_2 激光损伤少，因此脉冲 CO_2 激光很快取代了纯粹的连续波 CO_2 激光。

（二）氩离子激光

连续波氩激光（continuous wave argon laser）也称氩离子激光（argon laser），是最早应用于血管性病变治疗的激光。氩激光波长为488（蓝色）～514nm（绿色），靶目标是氧合血红蛋白，但是该激光也能被表皮中的黑色素所吸收。20世纪70～80年代，氩激光被广泛用于治疗鲜红斑痣、草莓状血管瘤、血管纤维瘤、血管角皮瘤和Kaposi肉瘤等。氩激光治疗鲜红斑痣的有效率达60%～80%，对浅颜色皮损和儿童的皮损疗效较差。实际应用中，为达到临床疗效，激光照射时间为30～200ms或者更长，这可使部分热能从血管内透出而波及周围组织，加上光能有一部分被黑色素竞争吸收产热，因而氩离子激光治疗后皮肤常出现水疱并结痂，且易发生瘢痕、永久性色素减退或脱失等并发症。近年来氩激光只偶尔用于治疗管径较粗的毛细血管扩张、血管淋巴样增生、Kaposi肉瘤和化脓性肉芽肿等，或在光敏剂的配合下应用于鲜红斑痣的光动力学治疗。

（三）氩-泵可调染料激光

氩-泵可调染料激光（argon-pumped tunable dye laser，APTDL）是一种以荧光性染料作为激光介质、以氩激光作为能量补充的激光，它能产生连续波的光束，能释放577～595nm范围的激光，可通过快门开关装置使释放的激光照射时间控制在20ms。与氩激光相比较，APTDL更具血管选择性和较深的穿透力，其中波长为577～585nm的黄光能被血红蛋白显著吸收，同时黑色素的吸收相对减少。APTDL被用来治疗面部毛细血管扩张、酒渣鼻性毛细血管扩张、Civatte皮肤异色症和其他血管性病变等。由于APTDL仍是一种半连续波激光，术后形成瘢痕的风险较高，其他的副作用还包括色素减退、色素沉着等，目前临床上已较少应用。

（四）氪激光

氪激光（krypton laser）可产生波长为568nm的黄光和波长为520～530nm的绿光，在治疗鲜红斑痣时可滤去绿光而仅使用568nm的黄光。通过快门装置可以半连续波方式释放激光，临床治疗结果是皮损变白以及皮肤轻度的红斑和水肿。对氪激光治疗其他血管性皮损的临床研究较少，然而可以推测它可能的副作用与上述的半连续波激光相似。

（五）铜蒸气和溴化铜激光

铜蒸气和溴化铜激光（copper vapor and copper bromide laser）输出的为混合光，包括511nm的绿光和578nm的黄光，绿黄光的比例大致是2:1。应用滤光玻璃可分别获得上述两种光波，前者可被血红蛋白及黑色素吸收，后者在血红蛋白吸收峰值附近，用于治疗血管性病变。铜蒸气激光的输出方式是半连续的，因此也被称为半连续激光或准连续激光。此激光脉宽为20ns，短脉冲以一组极快速的脉冲链(6000~15000Hz)的方式释放出来。因这些脉冲相互间非常紧密,照射组织后所产生的结果与连续波激光非常相似,故常将此类激光归为连续激光。这种激光照射时可见皮肤即刻或数分钟后转灰白色或黑紫色,自觉轻度疼痛(疼痛可持续1天),数小时至数日后可出现红肿,甚至出现水疱,2~3天后红肿慢慢消退,3~5天水疱吸收,干燥结痂,约2周后脱痂。铜蒸气激光适合于治疗管径较大的血管性损害(这些血管热弛豫时间长),如面部毛细血管扩张、黏膜部位的静脉扩张、草莓状血管瘤或蜘蛛痣、血管角皮瘤、化脓性肉芽肿等。激光照射后,皮肤不会发生紫癜。铜蒸气激光总体上来说仍不符合选择性光热作用原理,因此术后瘢痕、色素减退等副作用的发生率较高。近年来铜蒸气激光已很少单独用于治疗鲜红斑痣,只在光敏剂的配合下应用于鲜红斑痣的光动力学治疗。

(六) 连续式 Nd:YAG 激光

连续式 Nd:YAG 激光(neodymium-doped:yttrium-aluminum-garnet laser)发射波长1064nm,功率一般在10~80W。该输出波长位于近红外区,虽位于血红蛋白较低的吸收峰,但由于波长较长、能量高,可穿透皮下5~6mm,对于皮损较厚或较深的血管瘤具有显著的疗效。连续式Nd:YAG激光在皮肤组织中主要产生热效应,导致皮肤组织汽化、炭化、凝固。因在皮肤组织中穿透深,凝固作用强,选择性不高,热损伤范围较大,因此较容易引起瘢痕(图8-1)。

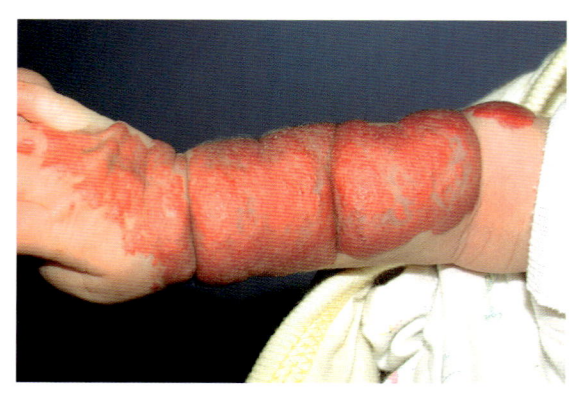
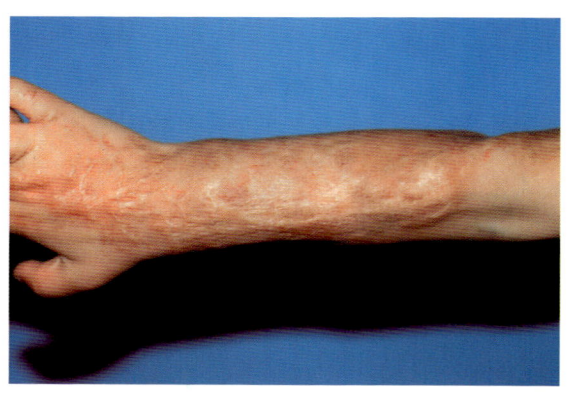

A   B

图 8-1　连续式 Nd:YAG 激光治疗后瘢痕
A. 右前臂血管瘤术前　B. 术后出现瘢痕

二、脉冲激光和 Q 开关激光

(一) 染料激光

目前在美容外科中常用的染料激光(pulsed dye laser)是脉冲585nm及595nm两种波长的激光,基于选择性光热作用原理,两种波长均可被氧合血红蛋白较好地吸收,且可穿透至真皮。激光能量为氧合血红蛋白吸收后,通过热效应使血红蛋白及血管壁凝固,从而封闭血管。相对而言,血红蛋白对585nm的波长吸收更强,而595nm的波长穿透更深,因其脉宽与微血管的热弛豫时间相吻合,因此临床上用来治疗鲜红斑痣、毛细血管扩张、蜘蛛痣等,术后萎缩性和增生性瘢痕形成率很低;但若治疗后出现继发感染,或操作能量密度过大,光斑过多重复可能产生局灶性增生性瘢痕。在使用高能量密度时,据报道会产生暂时性皮肤凹陷,经过1~2个月可自发恢复。部分患者治疗区域发生色素沉着,常与日晒有关,且多发生于肤色较深的患者,部分是毛细血管破碎后外溢并沉淀在皮肤中的含铁血黄素所致,多是暂时的、可逆的,经3~6个月会消退。其他的治疗反应包括水疱、结痂等,一般7～10天可消退。

治疗过程中患者会有疼痛等不适感,以儿童为甚,一般成年人可以很好地耐受,这种感觉被描述为如同橡皮筋弹在皮肤上,治疗结束后这种感觉也会很快消退。

脉冲染料激光治疗后可发生即刻的皮肤紫癜,通常在7～10天可以完全消退,局部的水肿改变一般1～2天就可以消除。

(二) 超脉冲 CO_2 激光

普通 CO_2 激光治疗仪的脉冲宽度一般为几十毫秒,这么长的脉宽远远超过人体组织的热弛豫时间,激光的持续作用时间越长,对靶周组织的热损伤范围与程度就越大,产生瘢痕、色素沉着的风险也越大。人体皮肤组织的热弛豫时间为1ms左右,为了降低靶周组织的温度,脉冲间隙时间必须大于热弛豫时间,在不同的输出功率情况下,脉冲间隙时间还需要是可以调节的。超脉冲 CO_2 激光(ultra pulsed mode CO_2 laser)治疗仪就是按这样的要求研制的。目前使用的超脉冲 CO_2 激光脉宽较短,一般在1ms以内,小于皮肤的热弛豫时间,这样在治疗时从治疗部位向周围组织传导的热量相当少,形成的坏死带小于0.1mm,可更精确地消融目标组织,从而较好地避免周围组织的损伤,起到皮肤磨削作用,而且还有一定的止血和真皮收缩效应。但是我们也知道,尽管采用了新的技术,这种以水分子为靶目标的激光也并非完全无损伤的,它也可能发生浅表瘢痕、皮肤质地改变、色素改变、感染或其他的副作用,一些特殊体质的患者还可能出现增生性瘢痕或瘢痕疙瘩。

(三) Q开关翠绿宝石激光

Q开关翠绿宝石激光(Q-switched alexandrite laser)由光纤输出,发射755nm的光波,脉宽50～100ns,短于黑色素小体的热弛豫时间,故对周围正常组织无明显损伤,对皮肤穿透深,皮肤内的黑色素或黑、蓝、绿色异物颗粒对其吸收较好,可用于去除文身、文眉、文眼线等文饰及表浅的咖啡斑、老年斑、雀斑和深层的太田痣等各种良性皮肤色素性病变。由于755nm激光对真皮表浅部和中部的色素均有治疗作用,表皮的黑色素也能吸收部分激光能量,因此,治疗后有可能发生色素减退或比较少见的色素沉着(图8-2),特别是对深肤色患者的治疗。这种暂时性的色素减退或色素沉着一般不需要特殊处理,2～3个月可自行消失。治疗过程中也可出现点状渗血、组织飞溅,尤其是在使用高能量密度进行治疗时。对于皮肤组织较薄的部位,如面部的眼睑、眉区等部位,治疗后可出现明显的水肿(图8-3)、紫癜或点状渗血,但一般不会留下瘢痕。

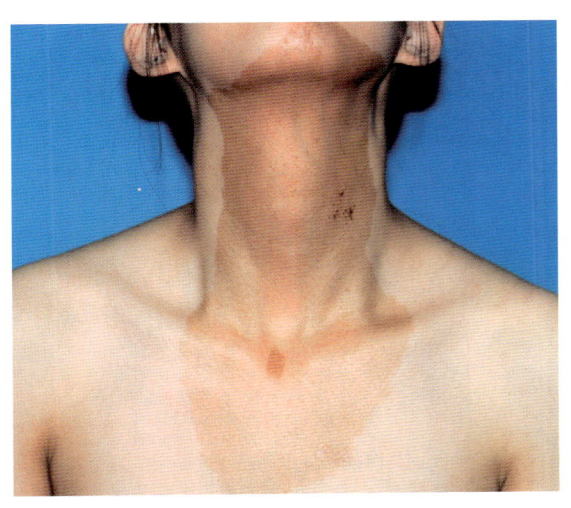
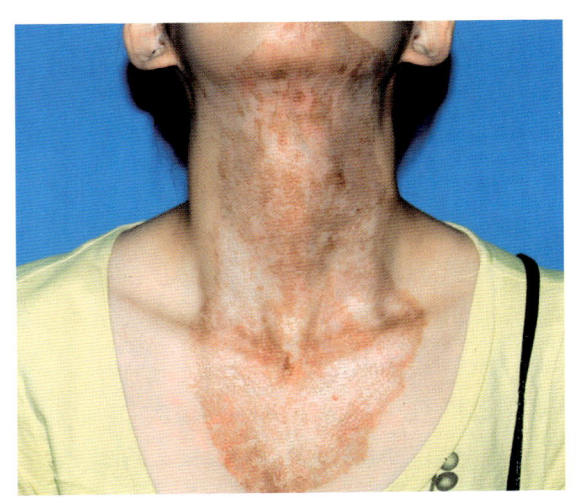

A   B

图8-2　Q开关翠绿宝石激光治疗后色素沉着及色素减退
A. 术前颈前、胸前咖啡斑　B. 术后出现色素沉着及色素减退

(四) Q 开关 Nd:YAG 激光

Q 开关 Nd:YAG 激光(Q-switched neodymium-doped:yttrium-aluminum-garnet laser)调 Q 模式下脉宽为 5~40ns,用于治疗蓝色、黑色文身及太田痣、颧部褐青色痣。Q 开关 Nd:YAG 激光治疗后皮肤即刻变白,随后皮肤水肿,在治疗太田痣时可以有组织飞溅、点状渗血,因此恢复的过程中会有厚厚的结痂。红斑、肿胀、渗血是治疗中较为正常的副反应(图 8-4),患者的疼痛感也要较其他调 Q 激光强。部分患者可出现色素沉着,特别是用低能量治疗黄褐斑时,一般于治疗后 3~6 个月可消退。Q 开关 Nd:YAG 激光引起的并发症通常与患者的皮肤类型、治疗参数设置、全身状况、治疗部位、日晒等因素有关。操作中激光能量过大,特别是皮肤较嫩的部位或儿童,易产生浅表性瘢痕。盲目增大激光能量及拉高治疗手具(手具抬得过高可使激光产生聚焦而造成局部能量过高)是引起术后点状萎缩性瘢痕和永久性色素减退的主要原因。去除文眉、文身时,部分患者可出现变色现象,常见的为黄色或棕红色,对于新产生的颜色可用相应的激光进行治疗。该激光治疗过程中,患者真皮和表皮因受到激光冲击波的作用造成机械损伤,该损伤可造成皮肤部分纹理发生变化,不过绝大多数患者在术后 4~6 周内恢复正常。

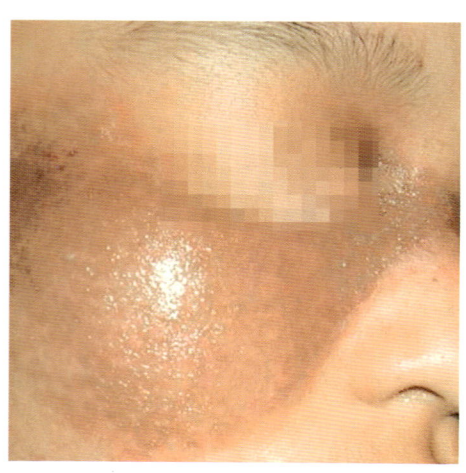

图 8-3　Q 开关翠绿宝石激光治疗后肿胀

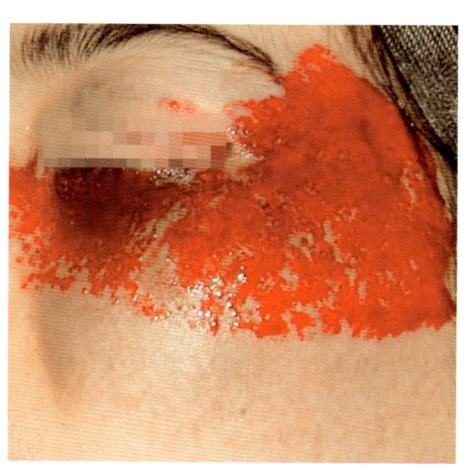

图 8-4　Q 开关 Nd:YAG 激光治疗后肿胀、渗血

(五) 倍频 Q 开关 Nd:YAG 激光

倍频 Q 开关 Nd:YAG 激光(frequency-doubled Q-switched neodymium-doped:yttrium-aluminum-garnet laser)波长为 532nm,系 Nd:YAG 激光经特殊晶状体倍频后所得。调 Q 模式下脉宽一般为 5~10ns,临床上主要用于治疗浅表性色素性疾病如雀斑、咖啡斑,对红色文身也有较好的效果。532nm 能被黑色素较好地吸收,同时也能被血红蛋白吸收,因此这种激光的副作用包括轻度红斑、紫癜、色素减退(图 8-5)、色素沉着、水疱、皮肤纹理改变,这些都是暂时的,而永久性瘢痕很少见。治疗过程中会有烧灼感,一般 1~2 天可消退。

(六) 强脉冲光

强脉冲光(intensive pulsed light,IPL)系宽谱光,可为血红蛋白及黑色素所吸收,此外还可通过热效应刺激胶原纤维的合成,达到除皱嫩肤的目的。强脉冲光发射的脉宽为数毫秒或数十毫秒,是决定热损伤的重要因素,因此,选择合适的脉宽对于破坏靶组织是非常重要的。如果脉宽不适当地延长,光与组织的作用时间过长,则会造成更大的损伤。对表皮富含色素的东方人来说,过长脉宽产生的热积累必然会导致局部的损伤,然而,由于脉宽太短增大了作用强度,同样也会造成损伤。

光子治疗即刻反应会有红斑、轻微的水肿,经过冰敷后一般数小时可以消退。能量设置过高时红斑持续时间较长,部分患者局部发生水疱,可出现暂时的色素沉着。少数情况下可能出现色素减退(图8-6)、浅表瘢痕及痤疮加重、皮肤敏感等,后者可能与皮肤的屏障功能减弱有关。

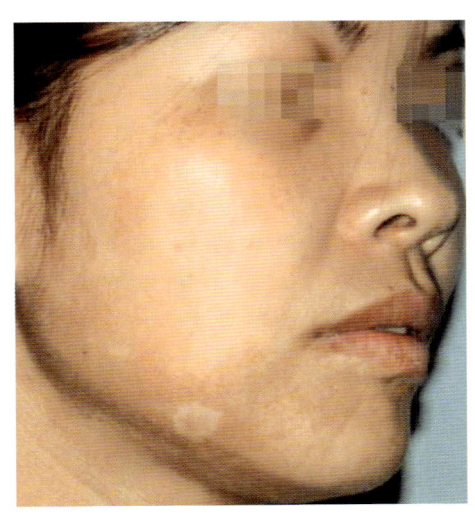 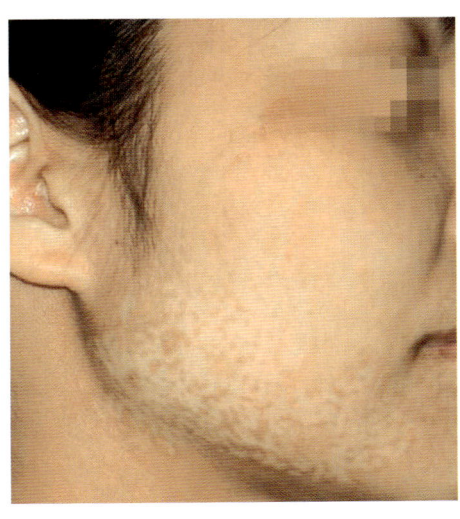

图8-5　倍频Q开关Nd:YAG激光治疗后出现色素减退
A. 术前右面部咖啡斑　B. 术后出现色素减退

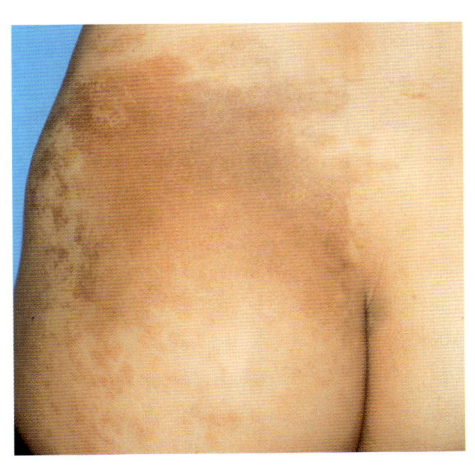 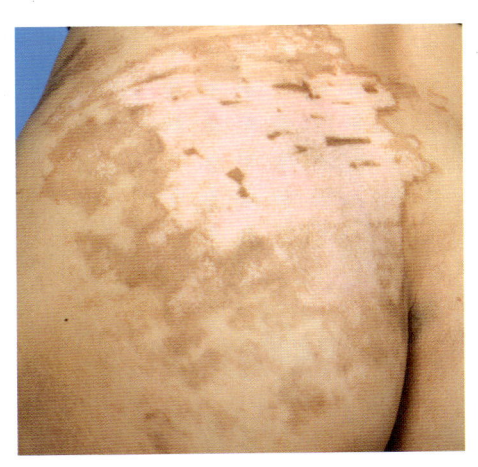

图8-6　强脉冲光治疗后出现色素减退
A. 治疗前臀部贝克痣　B. 治疗后出现色素减退

三、各种治疗的并发症

(一) 皮肤血管性疾病的治疗

脉冲染料激光根据选择性光热作用原理,特异性针对皮肤血管性病变,其所伴随的热损伤及瘢痕形成的风险最小,因此被证实是目前为止最安全的血管特异性激光,被广泛应用于鲜红斑痣、血管瘤、蜘蛛痣和酒渣鼻等的治疗。但其所产生的副作用,国内外文献也陆续有报道,尤以鲜红斑痣报道较多。术后即刻副反应包括紫癜、水肿(图8-7)等,继发性副反应包括色素沉着(发生率为7.7%~21%)、暂时性色素减退(发生率为1.3%~3.0%,见图8-8)、萎缩性瘢痕(发生率为3.2%,见

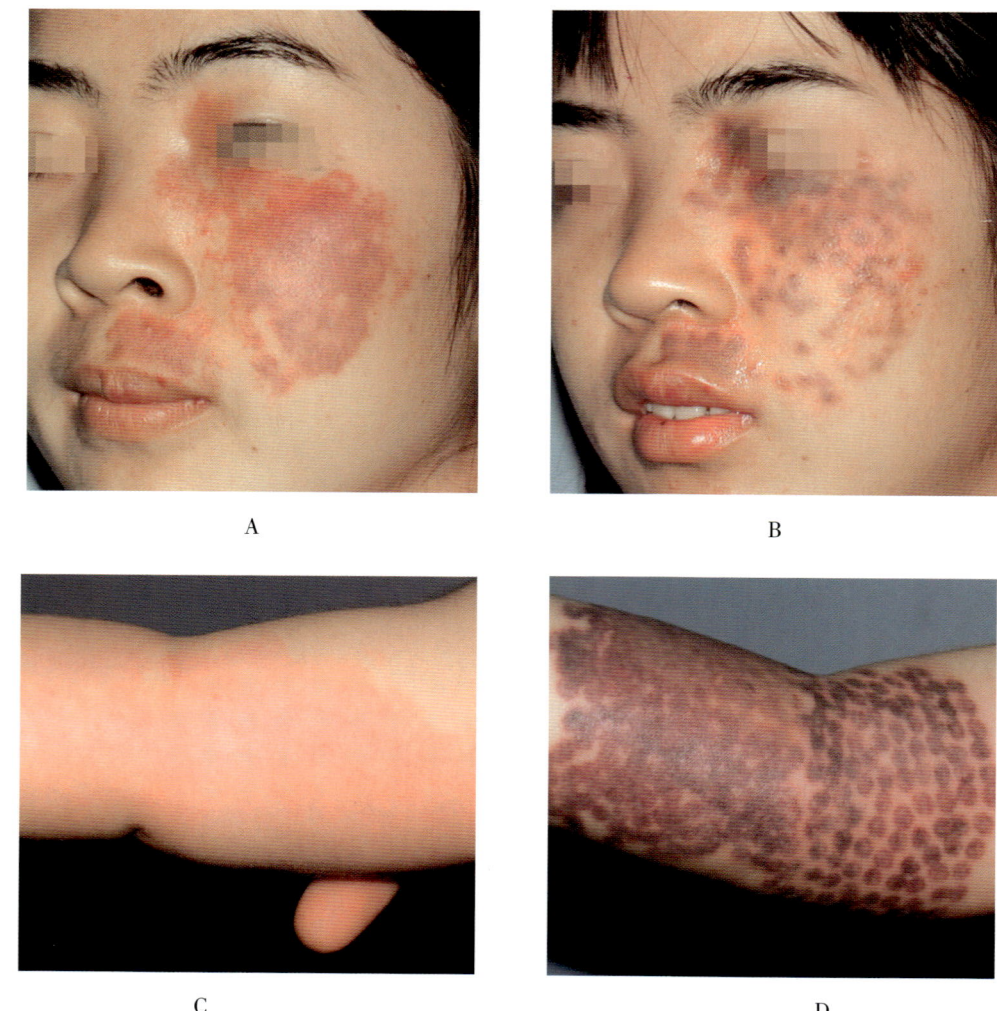

图 8-7　脉冲染料激光治疗后出现紫癜、水肿
A. 治疗前左面部鲜红斑痣　B. 治疗后出现紫癜、水肿　C. 手臂鲜红斑痣　D. 治疗后出现紫癜、水肿

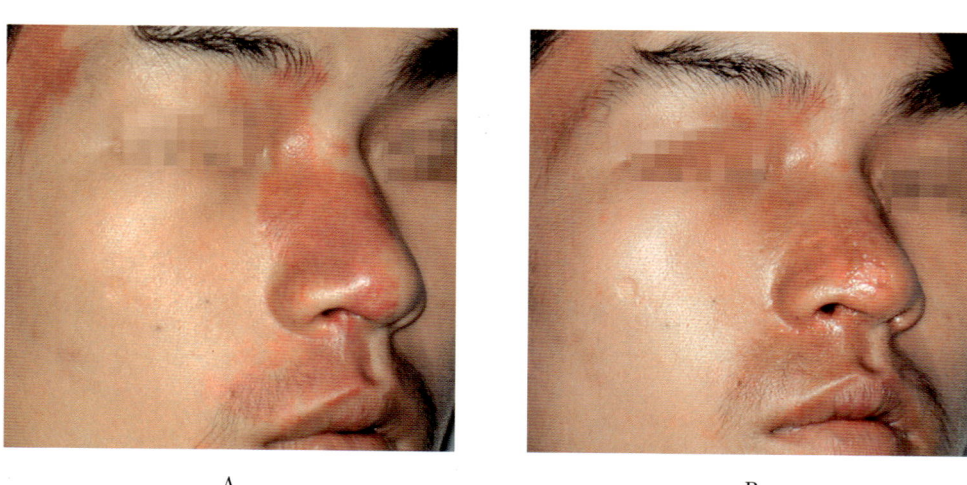

图 8-8　脉冲染料激光治疗后出现色素减退
A. 治疗前鼻背、上唇鲜红斑痣　B. 治疗后出现色素减退

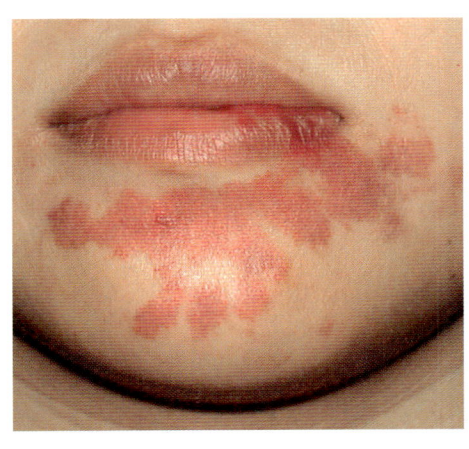 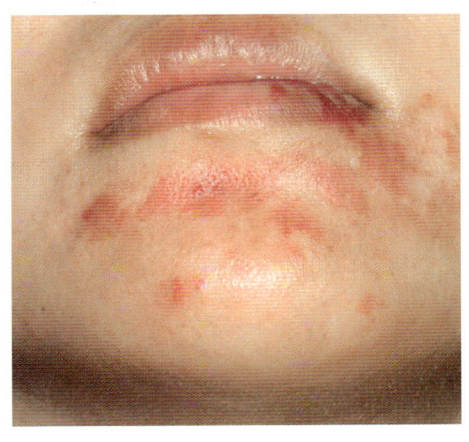

图 8-9 脉冲染料激光治疗后出现瘢痕
A. 治疗前下颏部鲜红斑痣　B. 治疗后出现瘢痕形成

图 8-9)、增生性瘢痕(发生率约为 0.4%)。分析发现副反应发生与治疗次数无关,与治疗能量及疾病种类有一定关系。多脉冲重叠造成萎缩性瘢痕的概率也大大增加。

(二) 皮肤色素性疾病的治疗

用于治疗皮肤色素性疾病的大多为调 Q 开关激光,其中波长较短的激光治疗时出现水肿、起疱、紫癜是其共同特点,引起暂时性色素减退(图 8-10)、色素沉着的可能性大;而波长较长的激光治疗时容易出现疼痛、点状渗血、组织飞溅等,引起皮肤质地改变及浅表瘢痕的可能性大些。

太田痣是治疗较为成功的色素性疾病之一,发生并发症的比例很低,随着时间的推移,近年来部分患者出现皮疹复发的远期并发症(图 8-11),这也是需要予以注意的。红色文身、文唇线用红宝石激光或倍频 Q 开关 Nd:YAG 激光治疗后,部分患者颜色变黑或加深,推测是由于文刺色素中含有的铁从氧化铁形式还原成氧化亚铁,继续用红宝石或 Nd:YAG 激光治疗可以使部分颜色褪去。激光在去除文眉时,部分人的眉毛有一过性脱落,再生时间为数周至数月不等,选择的能量密度越大,再生时间就越长,所以能量密度不要一味增大。对于文眼线,由于眼睑的皮肤极为薄弱,最易出现表皮剥脱和渗血,增加了形成瘢痕和感染的危险性。

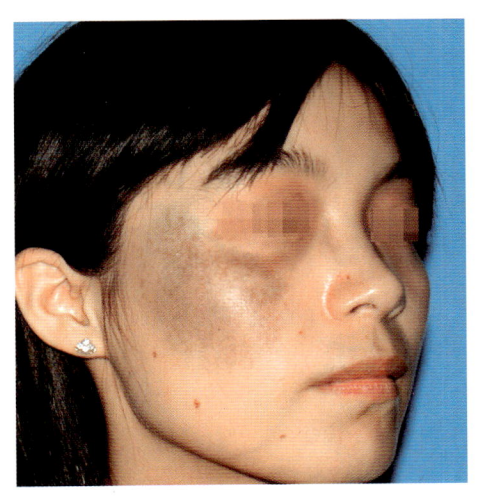 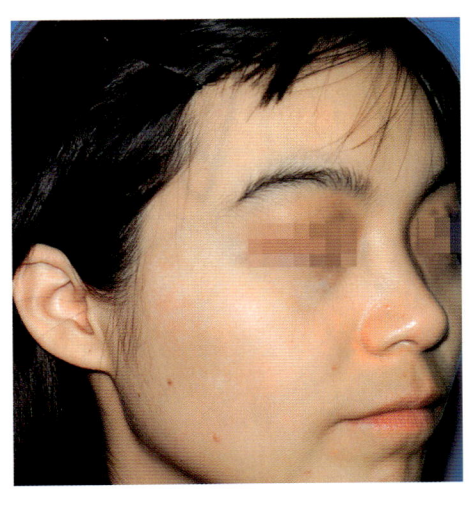

图 8-10　Q 开关翠绿宝石激光治疗后出现色素减退
A. 治疗前右面部太田痣　B. 治疗后出现色素减退

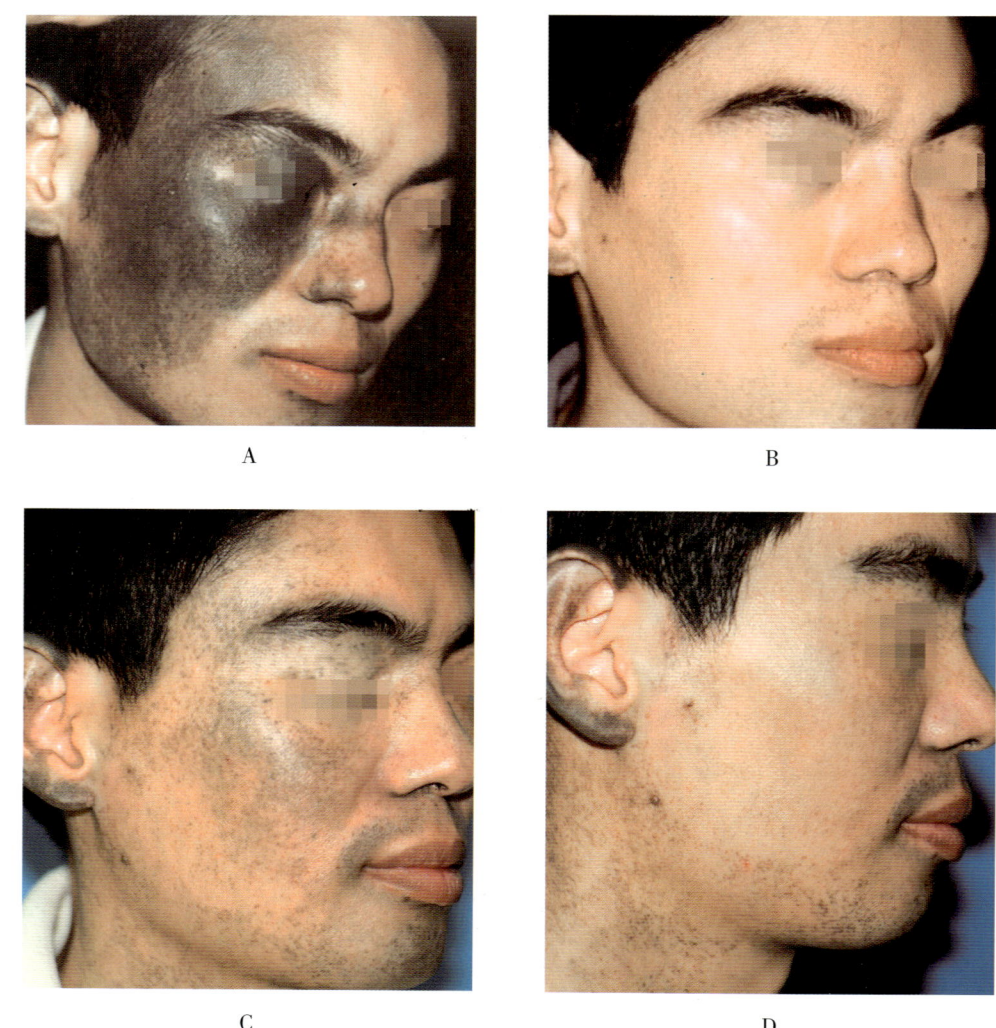

图 8-11 太田痣复发后经 Q 开关激光治疗
A. 治疗前右面部太田痣 B. 经过 5 次治疗后基本治愈 C. 治愈 6 年后出现太田痣复发
D. 复发后经过 2 次 Q 开关激光治疗

(三) 激光和强脉冲光脱毛

目前用于脱毛的激光包括长脉宽红宝石激光(694nm)、长脉宽翠绿宝石激光(755nm)、长脉宽半导体激光(800nm、810nm)、调 Q 和长脉宽 Nd:YAG 激光(1064nm)、强脉冲光。由于治疗以毛囊、毛干中的黑色素为靶目标,选择性破坏毛囊,因此对黑色素含量较少的毛发效果不佳,同时表皮的色基也部分吸收激光的能量,增加了对表皮的损伤。激光脱毛时保护表皮相当重要,主要通过各种方式进行表皮冷却,包括接触式冷却、冷冻剂喷雾冷却、外用冷凝胶,带走表皮热量导致皮温降低。术后常见的并发症有暂时性红斑、毛囊周围水肿、皮肤干燥及瘙痒,部分肤色较黑或近期有日光暴晒史的患者也可以出现水疱、结痂、暂时性色素沉着(图 8-12)甚至瘢痕形成。单纯疱疹暴发在口周脱毛患者中也时有发生。毛囊炎可发生于出汗或运动过多的部位,若治疗期间游泳或治疗区周围泡热水澡,则此风险将进一步加大。据报道,有少数深肤色女性患者激光脱毛后,毛发反而增粗,这种情况的发生机制有待于进一步研究,处理措施主要是继续治疗。

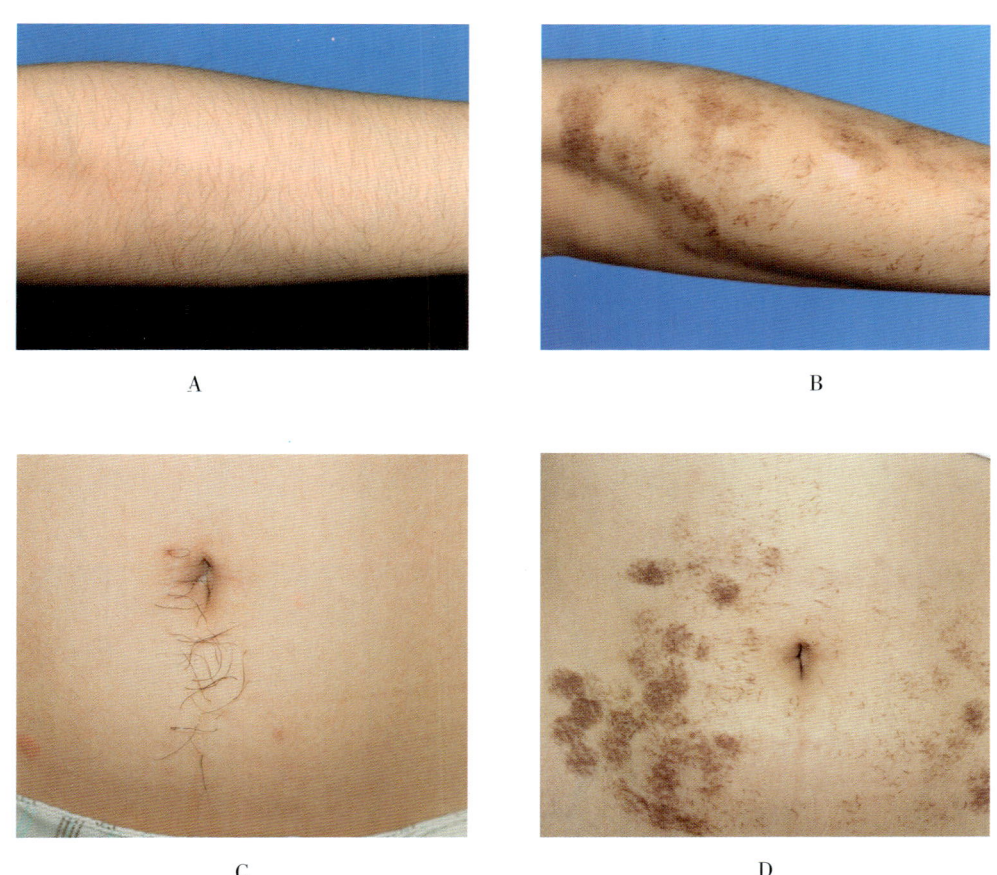

图 8-12 长脉宽翠绿宝石激光治疗后出现色素沉着
A. 治疗前前臂多毛　B. 术后出现色素沉着　C. 治疗前腹部多毛　D. 术后出现色素沉着

（四）光动力治疗

外用光敏剂进行皮肤肿瘤、癌前病变或皮肤赘生物的光动力治疗常见的不良反应有局部烧灼感、刺痛感，疼痛一般在治疗结束后持续 1～24h 不等，由于治疗可能对表皮神经根造成损伤，有些患者可能会感觉轻微的、一过性的浅感觉迟钝。治疗后另一常见的不良反应是短暂的红斑和日晒伤样反应，后者一般 4 周内缓解。部分患者还会出现轻度表皮糜烂，偶尔会出现溃疡、感染，遗留轻度瘢痕、局部色素改变和毛发缺失。痤疮光动力治疗的主要光源是蓝光和红光，要求患者既往没有光过敏史，近两周没有服用光敏性药物。仅 10% 患者出现皮肤干燥、瘙痒，有部分患者主诉轻微烧灼感、针刺感，大多数患者可以耐受，可在治疗区出现水肿型红斑。3～4 天后，局部可出现薄痂、脱屑和色素沉着，一般 10～30 天内完全缓解，且不留瘢痕。

对于应用静脉给药途径给予光敏剂治疗鲜红斑痣的光动力治疗，大部分患者术后出现水肿性红斑，一般 1 周后消退。部分患者伴有水疱（图 8-13）、暂时性色素沉着。照射剂量过大、术后防护不当均为局部产生瘢痕的危险因素。

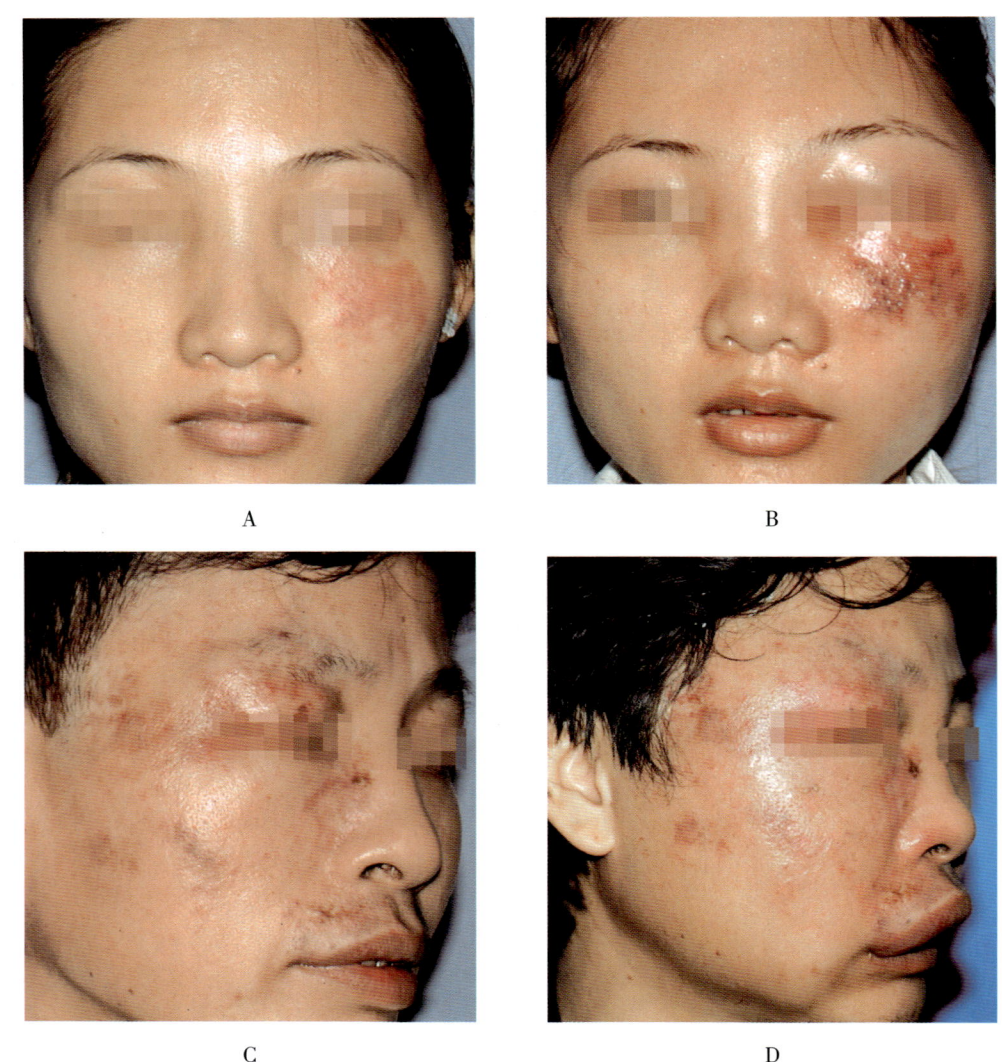

图 8-13 光动力治疗后出现水肿

A. 治疗前右面部鲜红斑痣　B. 治疗后第二天出现肿胀、水疱、结痂　C. 治疗前右面部鲜红斑痣伴有浅表瘢痕　D. 治疗后出现严重的皮下组织水肿

(五) 汽化型激光皮表重建

铒激光和超脉冲 CO_2 激光的适应证除了除皱嫩肤外还可以用于皮肤赘生物的去除和瘢痕的修复改善。用剥脱性皮表重建去皱及治疗光老化主要适用于白色人种,因为他们的皮肤很少发生色素沉着。对于包括中国人在内的黄色人种,凹陷性或轻度隆起的瘢痕的治疗是其主要适应证,同时还广泛应用于皮肤良性肿瘤、皮肤疣的治疗。局部水肿、渗出、疼痛不适、结痂等在皮表重建术后一般都会出现,主要发生在术后 1~10 天内。红斑是伤口愈合及创面修复过程中必然出现的,延迟性红斑通常可持续 6~12 周。色素沉着在夏季和日照充分的地区更常见一些,有色人种的色素沉着更为严重,通常会在数月内消退,个别可持续 2 年以上。一些患者治疗后可出现痤疮样损害,尤其是有痤疮病史的患者。有些人在皮表重建术后上皮再生期间外用保湿剂会导致毛囊口的堵塞,皮肤形成粟丘疹,术后完全封闭、使用油性药膏和纱条可加重腺管的堵塞。感染一般较少发生,当出现创面明显疼痛,尤其是跳痛、点状疼痛或延迟愈合提示伤口可能发生感染,感染可能的致病原为细菌和病毒(主要是疱疹病毒),很少见真菌感染。瘢痕形成常见于剥脱较深、术后感染、较早强行将创面痂皮或油纱条揭开引起新生表皮再损伤,口周、颏部、下颌和颈部更易形成瘢痕。

第三节 并发症的处理

激光治疗的临床疗效取决于患者的选择、病变的性质、所选择的激光及治疗参数,以及操作者的专业知识、操作技术与经验,同时,认识和避免不良反应的发生,对并发症的正确处理也是确保取得良好疗效的重要环节。

(一) 术中出现的疼痛不适感

脱毛治疗过程中的轻微刺痛感一般是可以耐受的。对于一般的色素性疾病和皮肤血管性疾病,局部麻醉可以减轻不适,外用复方利多卡因乳膏等透皮吸收较好的表面麻醉药,同时封包以提高麻醉疗效。对直径较大的皮肤赘生物可以局部注射一定的利多卡因溶液以达到麻醉的效果。对疼痛较为敏感的患者,也可用2%利多卡因局部浸润麻醉或神经阻滞麻醉(眶上神经、眶下神经、滑车上神经、耳颞神经、颏神经等)。对较为不合作的儿童可选用静脉全身麻醉,以增加治疗的安全性。治疗过程中适当的表面冷却既可以保护表皮也可以减轻疼痛。现在的冷却技术基本分为三大类别:接触式冷却、冷空气冷却和制冷剂喷射冷却。

(二) 术后皮肤反应

激光脱毛术后在治疗区立即出现红斑和毛囊性丘疹,通常在数小时内自行消退。色素性疾病及皮肤血管性疾病激光术后,会在治疗区出现水肿,进行冷敷可以改善症状,建议冷敷的温度以4℃左右为宜,以免冻伤皮肤。部分色素性疾病术后可出现渗液、渗血,一般外用抗生素软膏或者凝胶防止感染,1~3天能干燥结痂,同时避免搔抓和强行揭开痂皮。

(三) 术后红斑

大部分激光治疗术后即刻都有红斑反应,热反应消退后,红斑也可以消除。后期红斑是伤口愈合过程中较常出现的,痂皮脱落后可有或轻或重的皮肤红斑,消退需4周到数月,部分患者红斑消退后呈现色素沉着的表现,可以按色素沉着给予相应的处理。在红斑期,暴露部位必须做好严格防晒,以防色素沉着发生。

(四) 术后感染

激光治疗后术区感染发生率并不高,多发生于较大、潮湿的创面,而感染发生后一般都会形成瘢痕。因此,当激光治疗创面较大、较深,炎症反应较重时必须给予适当的预防感染的措施。可以口服抗生素,同时局部外用抗生素制剂,较干燥的创面可以外用软膏,较潮湿、有明显渗出的创面可以用溶液湿敷。对激光治疗后单纯疱疹复发者,使用抗疱疹病毒药物进行干预。

(五) 色素异常

激光治疗后容易引起色素沉着,但一般都是暂时性的,大多可在4~6个月内消退。Q开关激光治疗皮肤色素性疾病所导致的色素沉着发生率大约是7%,该并发症的出现与疾病种类、治疗次数无关,与治疗能量有关。因此,在对皮肤色素性疾病的治疗过程中,应根据患者的皮肤厚薄、肤色、治疗部位选择合适的能量,脉冲重复不宜过多。脉冲染料激光治疗皮肤血管性疾病产生的色素沉着也与激光的治疗能量及疾病种类有一定的关系。铒激光磨皮术治疗黄种人面部皱纹时,色素沉着率高达37%,主要出现于肤色较深的患者。对出现色素沉着者,可给予3%氢醌霜外搽及大剂量维生素C静脉滴注。此外,术后防晒也是重要的一个环节,可外用SPF30以上的防晒霜。色素减退的发生率次于色素沉着,为1.3%~3.0%,大部分为暂时性的,3~6个月可以消退,也可试用表皮生长因子外用制剂,在色素减退未消退之前应推迟下一次治疗的时间。

(六)瘢痕形成

萎缩性瘢痕或增生性瘢痕形成的发生率为0.2%～3.2%,其发生与激光剂量过高、术后感染有关。当出现瘢痕形成已经是较为严重的并发症,主要以预防为主,包括适当的激光参数设置、术中和术后冰敷、预防感染、不强行揭开创面的结痂等。对于较为轻微的皮肤质地改变可以不予特殊处理,而较为明显的瘢痕则按瘢痕的治疗原则进行。

(七)痤疮和粟丘疹

治疗痤疮和粟丘疹可常规口服抗生素,外用维A酸、α-羟酸和行皮脂剔除术。合理安排生活、加强创面的局部护理对预防痤疮和粟丘疹在术后复发是有益的。

(翁伟丽)

参考文献

[1] 周展超.皮肤美容激光与光子治疗[M].北京:人民卫生出版社,2009:128-137.

[2] 谭颖,周国富,杨立倩.浅谈皮肤激光美容纠纷的防范[J].川北医学院学报,2004,19(4):223-224.

[3] 卢忠.皮肤激光医学与美容[M].上海:复旦大学出版社,2008:117-118,13-16.

[4] 孙林潮,高天文,和娟,等.强光治疗及光子嫩肤[J].中国美容医学,2004,13(1):114-116.

[5] Adamic M, Troilius A, Adatto M, et al. Vascular lasers and IPLS:guidelines for care from the European Society for Laser Dermatology(ESLD)[J]. J Cosmet Laser Ther, 2007, 9(2):113-124.

[6] Trelles M A, Allones I, Velez M. Non-ablative facial skin photorejuvenation with an intense pulsed light system and adjunctive epidermal care[J]. Lasers Med Sci, 2003, 18(2):104-111.

[7] Nanni C. Complications of laser surgery[J]. Dermatol Clin, 1997, 15(3):521-534.

[8] 孙林潮,高天文,王艳春,等.皮肤血管性病变的激光治疗[J].中国美容医学,2003,10(5):552-554.

[9] Asahina A, Watanabe T, Kishi A, et al. Evaluation of the treatment of port wine stains with the 595nm long pulsed dye laser:a large prospective study in adult Japanese patients[J]. J Am Acad Dermatol, 2006, 54(3):487-493.

[10] Bernstein E F. High energy 595nm pulsed dye laser improves refractory port wine stains[J]. Dermatol Surg, 2006, 32(1):26-33.

[11] 赵文斌,叶建州,杨恩品,等.Q开关Nd:YAG激光治疗色素性皮肤病5000例疗效观察[J].中国美容医学,2009,18(1):86-87.

[12] 刘津,朱平,于中学.超脉冲激光皮肤磨削术应注意的几个问题[J].中华医学美容杂志,2000,6(3):140-142.

[13] Chan H H, Kono T. Nevus of Ota:clinical aspects and management[J]. Skin Med, 2003, 2:89-98.

[14] Aurangabadkar S.QYAG5 Q-switched Nd:YAG laser treatment of nevus of Ota:an Indian study of 50 patients[J]. J Cutan Aesthet Surg, 2008, 1(2):80-84.

[15] 王开,顾瑛,刘凡光,等.HMME PDT治疗鲜红斑痣238例临床疗效分析[J].中国美容医学,2003,12(5):476-478.

[16] 顾瑛,刘凡光,王开,等.光动力疗法治疗鲜红斑痣1216例临床分析[J].中国激光医学杂志,2001,10(20):86-89.

[17] 孙林潮,高天文,苏玉兰,等.激光除皱术[J].中国美容医学,2003,12(6):667-669.

[18] 彭国红.光子嫩肤技术(PHOTOREJUVENATION)——强脉冲光子非剥脱技术[J].中国美容医学,2001,10(3):208.

[19] 孙林潮,高天文.现代激光美容存在的问题与对策[J].中国美容医学,2005,14(5):604-606.

[20] 孙祺琳.黄褐斑光学治疗后并发症的预防及处理[J].中国美容医学,2009,18(7):1043-1045.

临床应用篇

第九章 血管性皮肤疾病

第一节 血管性疾病的分类

一、概述

血管性疾病是指包括血管性肿瘤和先天、后天获得性血管畸形在内的所有病变的统称,同时一般将由系统性疾病继发的血管疾病和血管分布异常、血管增生等病变(脉管炎、红斑狼疮、银屑病)排除在外。

血管性疾病主要分为血管肿瘤和血管畸形两大类。而血管肿瘤又有良性和恶性之分,即血管瘤和血管肉瘤。其中血管瘤最为常见,是一类临床上发生于新生儿和婴幼儿的良性肿瘤;血管肉瘤临床上极为罕见,以中老年患者为主。血管畸形则是另一种发生于胚胎和后天的以血管(动脉、静脉、毛细血管等各级血管)形态异常为特征的病变,先天性血管畸形常常伴有多个器官累及的综合征表现。

目前关于血管性疾病的分类在不同的学科有不同角度的版本,如皮肤学分类和外科学分类。国内外学者对血管性疾病的分类也有所不同。直到1982年,美国整形外科医师Mulliken和Glowacki首次提出了新的分类学说,依照生物学行为特征的分类方法,将不具备内皮细胞增殖的血管病变归为血管畸形,而将由血管内皮细胞增殖引起的血管病变定义为血管瘤。这一从生物学角度着眼的分类方法从本质上区分了两类不同性质的疾病,为临床治疗方法的研究奠定了基础。1995年Waner和Suen提出了脉管病变的新分类,得到了国内外学者的一致认同。具体分类如表9-1、表9-2所示。

表 9-1 血管瘤和脉管畸形的 Mulliken-Glowacki 分类法

血管瘤(hemangioma)	旧分类	脉管畸形(vascular malformations)
←	毛细血管瘤(capillary hemangioma)	
←	草莓状血管瘤(strawberry hemangioma)	
	鲜红斑痣(port-wine stain) →	微静脉畸形(venular malformations)
	毛细血管海绵状血管瘤(capillary-cavernous hemangioma) →	静脉-微静脉畸形(venous-venular malformations)
	海绵状血管瘤(cavernous hemangioma)	静脉畸形(venous malformations)
	淋巴血管瘤(lymphangiohemangioma) →	混合畸形(mixed malformations)
	淋巴管瘤(lymphangioma)	淋巴管畸形(lymphatic malformations)
	蔓状血管瘤(racemose hemangioma)	动静脉畸形(arteriovenous malformations)

表 9-2　头颈部血管瘤和脉管畸形的 Waner-Suen 分类法

微静脉畸形（venular malformations）	中线微静脉畸形（midline venular malformations）
	微静脉畸形（venular malformations）
静脉畸形（venous malformations）	
淋巴管畸形（lymphatic malformations）	大囊型淋巴管畸形（macrocystic lymphatic malformations）
	微囊型淋巴管畸形（microcystic lymphatic malformations）
混合畸形（mixed malformations）	混合静脉淋巴管畸形（mixed venous-lymphatic malformations）
	混合静脉微静脉畸形（mixed venous-venular malformations）
动静脉畸形（arteriovenous malformations）	

2000 年国际脉管瘤组织又重新定义了血管瘤和血管畸形的新分类方法，如表 9-3 所示。

表 9-3　国际脉管瘤组织 2000 年分类法

血管瘤（hemangioma）	婴儿血管瘤（infantile hemangioma）
	先天性血管瘤（快速退化、非退化）（congenital hemangioma, RICH and NICH）
	丛状血管瘤（伴或不伴 Kasabach-Merritt 综合征）（tufted angioma, with or without Kasabach-Merritt syndrome）
	Kaposi 型血管内皮瘤（Kaposi form hemangioendothelioma）
	梭形细胞血管内皮瘤（spindle cell hemangioendothelioma）
	其他罕见血管内皮瘤（other rare hemangioendothelioma）
	上皮样（epithelioid）
	复合型（composite）
	网状（retiform）
	多形性（polymorphous）
	鞋钉样肿瘤（Dabska tumor）
	淋巴内皮瘤病等（lymphangioendotheliomatosis, etc）
	皮肤获得性血管肿瘤（dermatologic acquired vascular tumor）
	化脓性肉芽肿（pyogenic granuloma）
	靶样血管瘤（targetoid hemangioma）
	肾小球样血管瘤（glomeruloid hemangioma）
	微静脉血管瘤（microvenular hemangioma）
脉管畸形（vascular malformations）	低流速脉管畸形（slow-flow vascular malformations）
	毛细血管畸形（capillary malformations）
	鲜红斑痣（port-wine stain）
	遗传性出血性毛细血管扩张症（hereditary hemorrhagic telangiectasia）
	血管角质瘤（angiokeratoma）
	静脉畸形（venous malformations）

续表

脉管畸形 (vascular malformations)	复合散发静脉畸形(composite sporadic venous malformations) Bean 综合征(Bean syndrome) 家族性皮肤黏膜静脉畸形(familial cutaneous and mucosal venous malformations) 球静脉畸形(glomuvenous malformations) 血管球瘤(glomangioma) Muffucci 综合征(Maffucci syndrome) 淋巴管畸形(lymphatic malformations) 高流速脉管畸形(fast-flow vascular malformations) 动脉畸形(arterial malformations) 动静脉瘘(arteriovenous fistula) 动静脉畸形(arteriovenous malformations) 复杂-组合型血管畸形(complex-combined vascular malformations)

二、病因病理

血管瘤发病原因尚未完全明了,但是众多基础研究还是为我们提供了大致清晰的分子机制层面上的发病原因。正常的血管和淋巴管形成与血管内皮细胞生长因子和受体的表达与调控相关(图 9-1)。

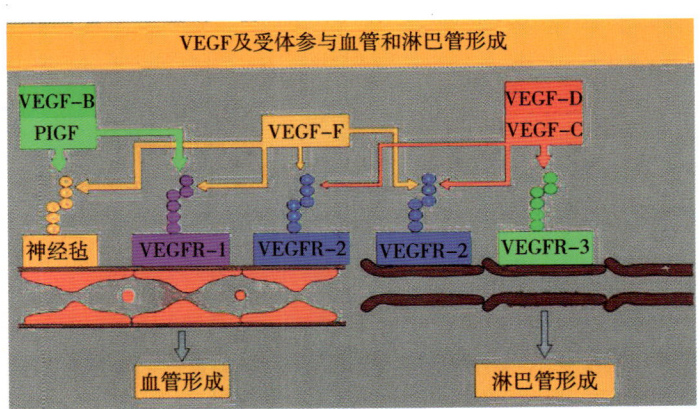

图 9-1 血管和淋巴管形成的细胞分子调控模式图
VEGF:血管内皮细胞生长因子;PIGF:胎盘生长因子;VEGFR:血管内皮细胞生长因子受体

血管是由血管内皮细胞生长因子 B/F 和 PIGF 在血管内皮细胞生长因子受体 1、2 和神经毡的作用下形成的(图 9-2),而淋巴管则是由血管内皮细胞生长因子受体 2、3 在血管内皮细胞生长因子 C/D 的作用下形成的。即由休眠期血管在血管内皮细胞生长因子 F 存在的情况下被激活,从而形成血管,在血管内皮细胞生长因子 F 缺乏的情况下发生内皮细胞的凋亡。

最新的研究表明,血管瘤的血管内皮细胞形成与肿瘤发生过程中的新生血管形成机制有某种相似,即血管瘤的内皮细胞形成与一种特定的微生态有关。这种微生态是一种为肿瘤细胞和种子细胞提供寄宿和生长的土壤。

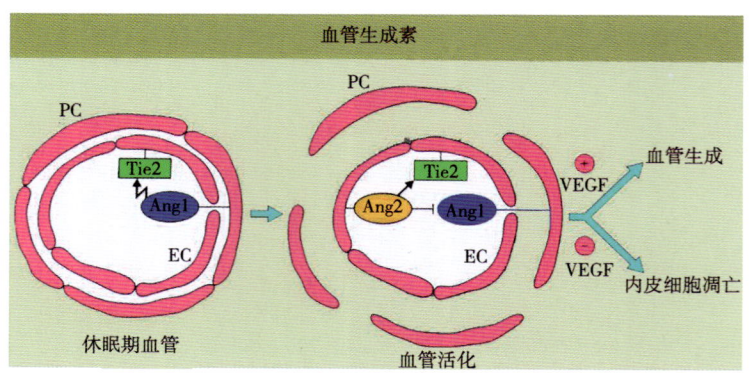

图 9-2 血管内皮细胞生长因子和受体的作用模式图
PC：内皮祖细胞；EC：血管内皮细胞；Ang：血管生成素；Tie：酪氨酸激酶受体、Ang2 的受体；VEGF：血管内皮细胞生长因子

经过对胎盘的研究发现，血管瘤的血管内皮细胞发生和形成与肿瘤新生血管的形成一致。而有关人类血管瘤与脉管畸形发生基因的研究揭示了人类 9 号染色体 21 条带区的基因表达异常是这类疾病发生的原因（图 9-3）。

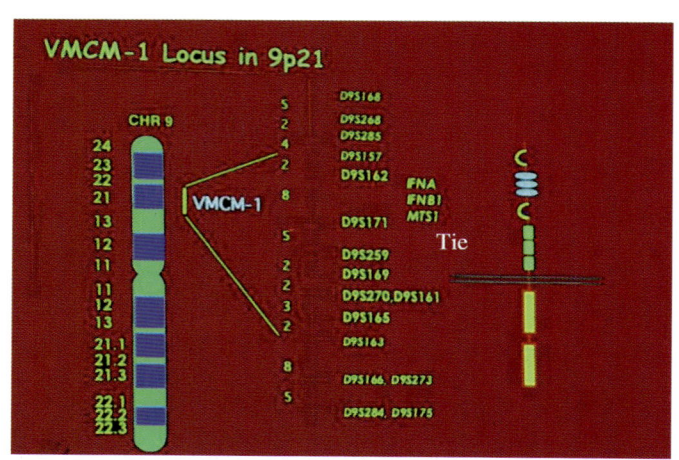

图 9-3 人类 9 号染色体 21 条带区的基因表达异常

当然，血管瘤和血管畸形发生的分子机制有待进一步探索，以早日用于产前诊断和摸索根本的治疗方案。

三、各型血管瘤和血管畸形的临床特征

（一）血管瘤

血管瘤临床主要表现为出生后数天、数周发生的皮肤、黏膜和肌肉层面的红色斑点、红色斑丘疹样病灶，或者表现为红色、蓝色或无色包块，或者表现为浸润块、僵硬瘢痕块、皮炎湿疹样斑块。其临床特征是：首发出现枕后头皮的分散状红斑，犹如鲜红斑痣样，不高出表面，压之可褪色。第二个重要表现是在枕后红斑的基础上再伴发面部毛细血管扩张，以眼睑、额部、口唇部最为常见，同时皮肤和黏膜的突出状红色斑点、斑块迅速扩展，几天或几周后发展成较大解剖区域的鲜红色斑点融合样病灶，外形犹如草莓状。发生在面部腮腺、耳屏前、颈部和下颌下区的病灶以皮下的实性包块为特点，往往表面皮肤没有累及，此种病灶具有短期快速增长的特点。第三个表现是由于血管

瘤发生的组织、器官的不同而出现不同的临床表现。其临床特点概括如下：

1 鲜红斑痣状血管瘤 该种类型的血管瘤酷似鲜红斑痣，初期病灶并不高出皮肤和黏膜，但是数周以后即表现出快速增长的特点，即病灶扩大，并非按照原先的解剖图形有比例地扩增。同时原本平整的病灶出现斑丘疹样突起，或者出现斑点样突起的红色病灶（图9-4）。

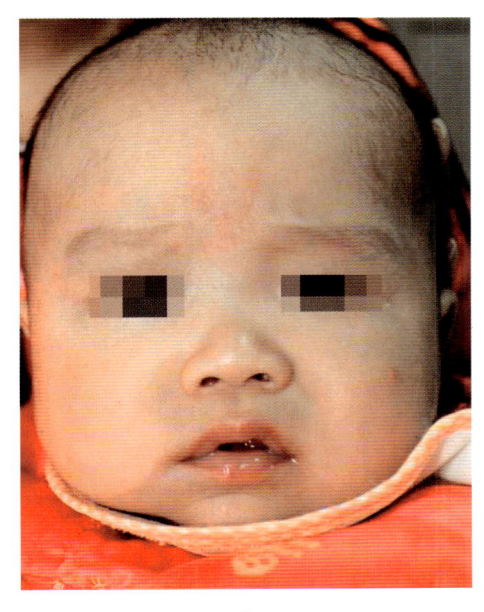 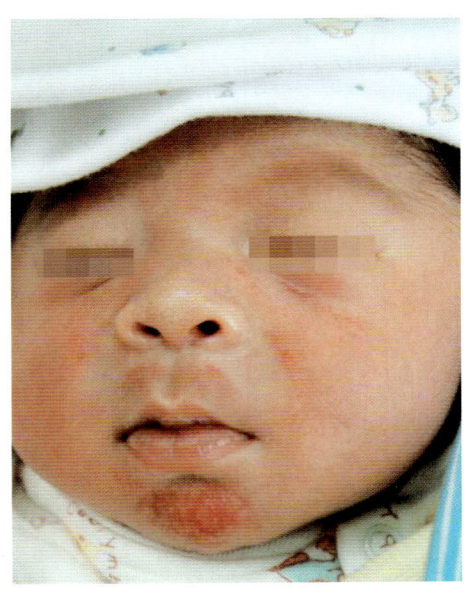

A   B

图 9-4　鲜红斑痣状血管瘤
A. 额部鲜红斑痣样病灶　B. 口鼻周围的鲜红斑痣样血管瘤

2 草莓状血管瘤 该类型血管瘤的特点是先有针尖样大小的红色病灶，随后病灶迅速扩增为丘疹样的红色斑块，由多个小斑块和斑点融合而成，形成酷似草莓状的临床表现（图9-5）。

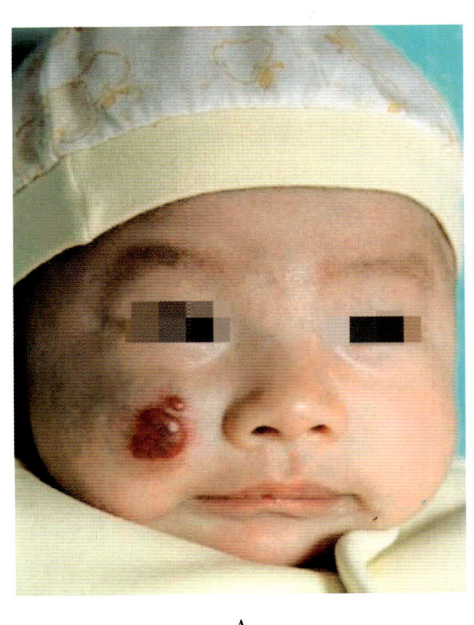 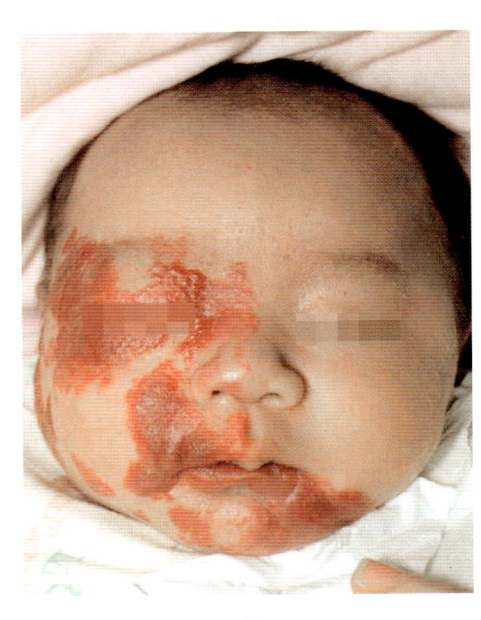

A   B

图 9-5　草莓状血管瘤
A. 右面颊部草莓状血管瘤　B. 右面中部和下颌部草莓状血管瘤

3. 肿瘤状血管瘤 该型血管瘤的特点是早期没有红色斑点和斑块，代之以皮下和黏膜下的实性包块，与一般良性肿瘤的临床表现完全相同。仔细观察可以发现皮下和黏膜下的肿块为红色病灶，并且也具有短期快速增长的特征（图9-6）。

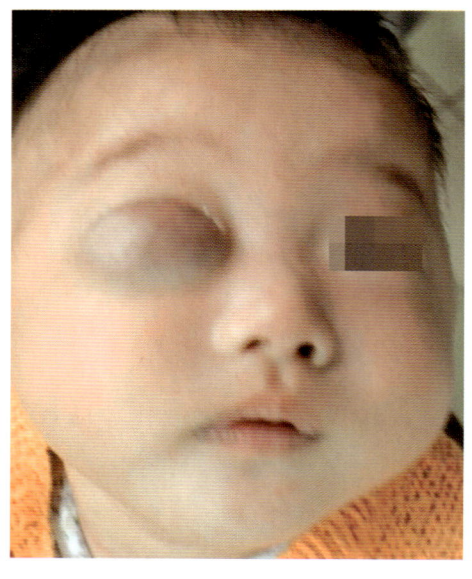
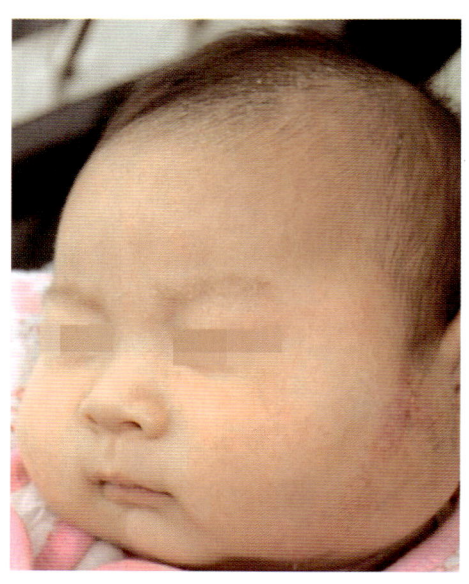

A　　　　　　　　　　　　　　　　B

图 9-6　肿瘤状血管瘤
A. 右下睑肿瘤状血管瘤　B. 左侧腮腺区肿瘤状血管瘤，伴表面皮肤的鲜红斑痣样血管瘤

4. 溃疡状血管瘤 溃疡状血管瘤的特点是患儿就医时血管肿瘤呈现火山口样的坏死性溃疡，这是由于在肿瘤状血管瘤的基础上快速发生中央缺血，软组织坏死，形成结痂和溃烂伴发臭的表现，常伴有中性白细胞升高、炎症反应、体温升高、体质虚弱等表现（图9-7）。

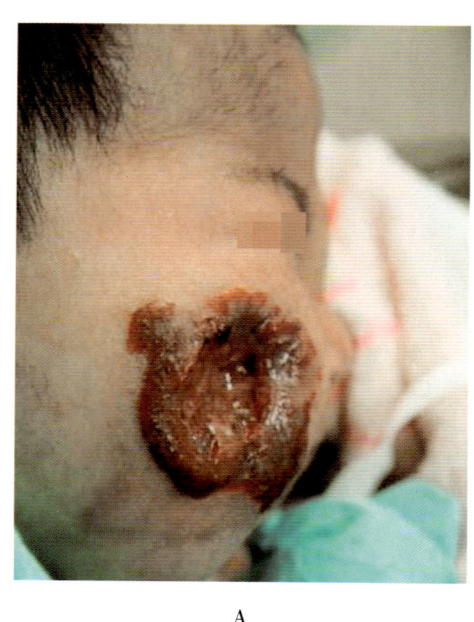
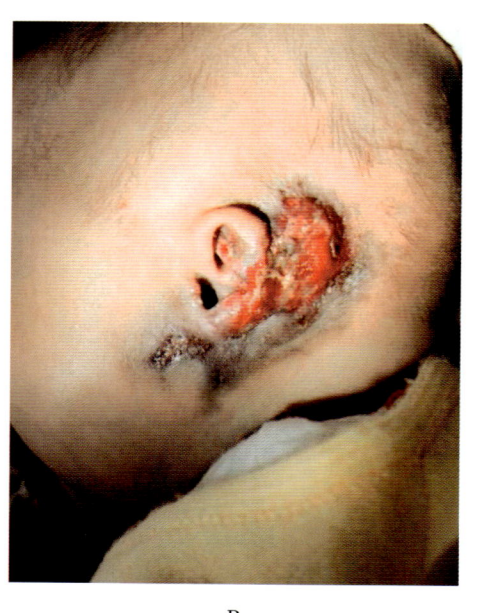

A　　　　　　　　　　　　　　　　B

图 9-7　溃疡状血管瘤
A. 右面颊部溃疡状血管瘤，表明软组织已经坏死形成火山口样溃疡　B. 左侧腮腺区溃疡状血管瘤，肿瘤部分坏死并致左耳中下部坏死缺损

5. 瘢痕状血管瘤 该类型的血管瘤最容易和瘢痕混淆,发生在皮下的患者较多见,体表往往没有血管瘤特有的红色特征,仅表现为皮下或者肌肉的萎缩性僵硬斑块。没有明显的外伤史和快速生长的特点是诊断该型血管瘤的主要依据,而口服激素十分有效是明确诊断的重要判断依据(图9-8)。

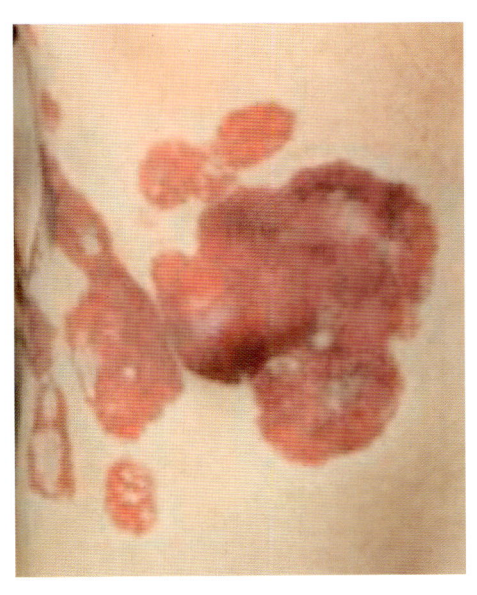 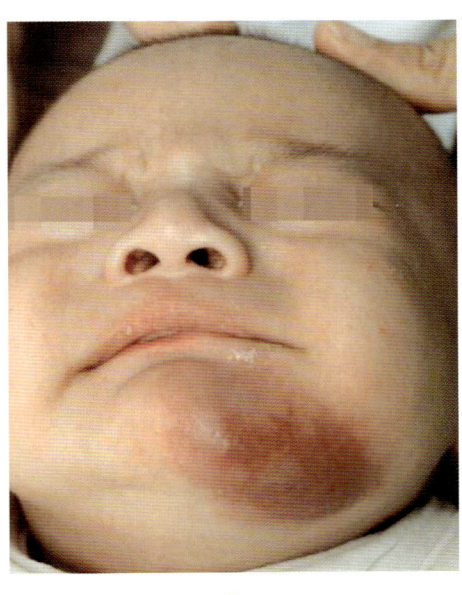

图 9-8 瘢痕状血管瘤
A. 左外侧胸壁和后背部瘢痕状血管瘤　B. 左侧颊部瘢痕状血管瘤

6. 皮炎湿疹状血管瘤 该类型血管瘤的初期表现非常类似皮肤的湿疹样表现,但是按湿疹对症治疗往往无效。最重要的特点是具有快速增长的病史,口服激素治疗非常有效是诊断的重要依据(图9-9)。

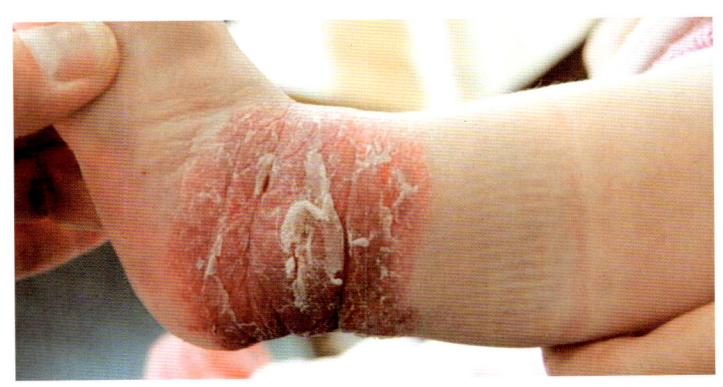

图 9-9 左脚踝部皮炎湿疹状血管瘤,表面有鳞屑样痂皮

7. 其他复合病变状血管瘤 这一类型的血管瘤既具有上述类型中的某一型的表现特点,又具有邻近解剖部位的血管畸形,或者伴有其他远处部位的血管和淋巴管畸形的表现。特别需要注意的是,临床上往往容易作出混合性血管瘤的诊断,即表面的病灶是草莓状血管瘤,其底下是海绵状血管瘤的描述。以作者多年的临床经验体会,这样的情况非常罕见。一般是一处表现为草莓状血管瘤,在身体的其他部位表现为海绵状血管瘤(静脉畸形的传统名称)。最方便的鉴别诊断是当对

病灶实施触压诊时,肿块没有退缩和再充盈的表现,同时体位移动试验呈阴性。

8　综合征样状血管瘤　即血管瘤病灶表现出如鲜红斑痣样伴有多器官累及的特征,如Sturge-Weber综合征样的颅内三叉神经分布区的特征表现。

(二) 血管肉瘤

血管肉瘤临床极为罕见,好发于老年患者,表现为众多暗红色或黑色瘤样结节融合成的坚硬肿瘤。肿瘤周围可见广泛的毛细血管扩张,犹如鲜红斑痣。头面部常见,以疼痛和出血为主要症状。生长迅速,远处转移较早,预后较差(图9-10)。

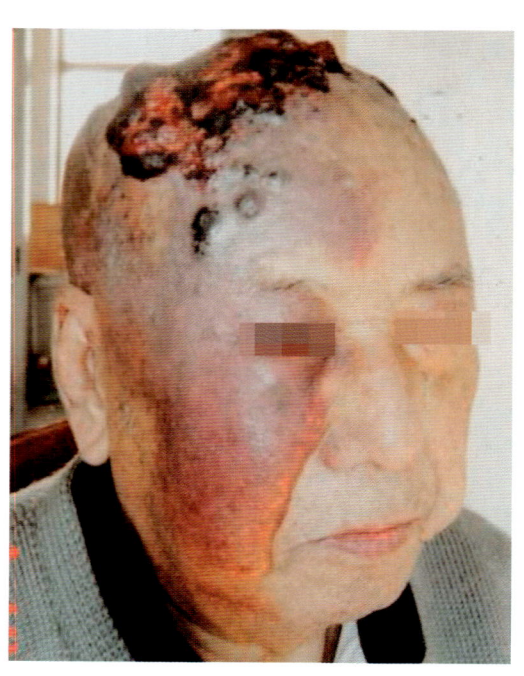

图9-10　右额顶部血管肉瘤,表面有陈旧性血痂及结节形成

(三) 血管畸形

血管在各个不同组分上均可发生畸形,因此便有了毛细血管畸形、毛细血管后微静脉畸形(即鲜红斑痣)。

1　鲜红斑痣　是好发于头面部的先天性胎记,表现为出生即有的红色色斑,高出皮肤,以后随着年龄的增长,病灶的几何形状不变,但大小可成比例增长。病变的颜色可随着时间的推移而发生变化,此点明显有别于血管瘤的临床表现。比较常见的颜色变化是由幼年时的淡红色逐渐变化为鲜红色→深红色→紫红色→暗红色。另外的增龄性变化是原本平坦的病灶可逐渐发展成混合结节状的红色病灶,或者由平坦变成突出的红色斑块状病灶(图9-11)。

2　结节状鲜红斑痣　这类鲜红斑痣往往是在一类早期鲜红斑痣中间有点状细小血管痣的基础上发展而来。随着年龄的增长,细小的血管痣发展成芝麻状、绿豆状结节,再进一步发展成赤豆状、葡萄状结节,后期可伴有结节出血症状(图9-12)。

3　小静脉畸形　是非常常见的面部和四肢好发的后天性静脉畸形,往往是由于局部皮肤长久日晒、干燥或者局部炎症刺激,或者皮肤屏障功能的破损造成(图9-13)。

4　静脉湖　是一类局部静脉不规则扩张融合而成的静脉窦样病灶,实际上是细小的海绵状静脉畸形的表现,体位移动试验呈阳性反应(图9-14)。

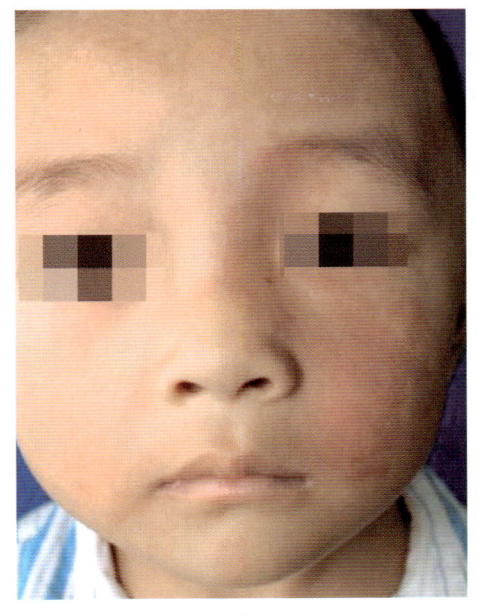
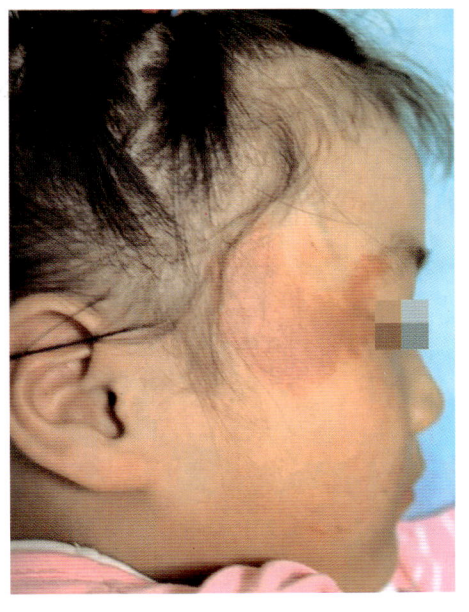

图 9-11 鲜红斑痣
A. 左面部鲜红斑痣沿三叉神经第一、二支分布　B. 右颞部鲜红斑痣

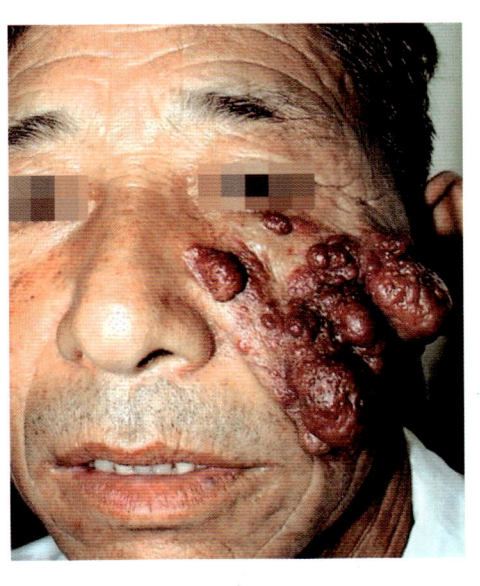
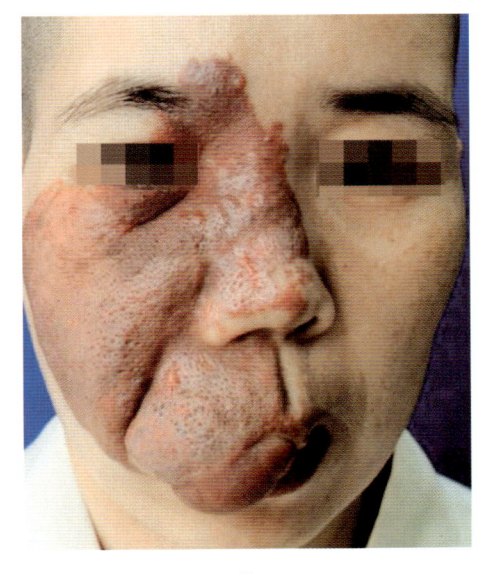

图 9-12 结节状鲜红斑痣
A. 左面中部结节状鲜红斑痣　B. 右面中部 Sturge-Weber 综合征,伴部分结节形成

5 海绵状静脉畸形　该类静脉畸形占静脉畸形的绝大多数,表现为一团或者数团静脉融合形成的紫色软组织肿块。病灶的特征是随着年龄的增长而有所增大。早期的病灶质地均匀单一,年长后可伴有静脉石和血栓形成,可扪及坚硬的静脉石或者质地中等的血块块(图 9-15)。

6 血管角质瘤　这是一种累及皮肤及皮下肌肉层的静脉畸形,临床表现为皮肤外生性多个结节样、棘皮样外观的红色斑块状畸形包块,常常有角质层增厚(图 9-16)。

7 蜂窝状静脉畸形　这类静脉畸形往往见于四肢,体表没有阳性病症。手术中可见畸形的静脉是由较细小的蜂窝状异常静脉组成,静脉血窦由纤薄的结缔组织分隔,较容易出血(图 9-17)。

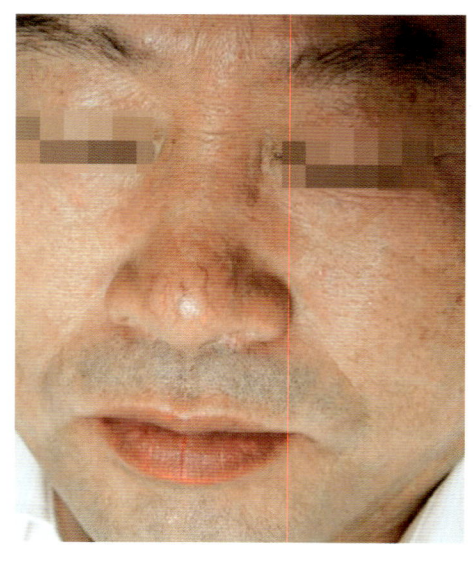
A

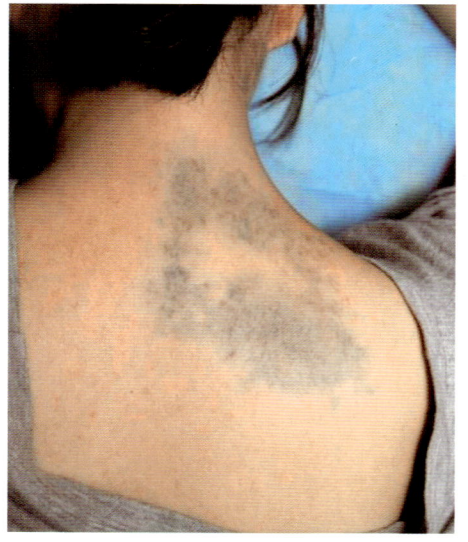
B

图 9-13 小静脉畸形
A. 鼻背部细小静脉扩张　B. 右肩部小静脉曲张呈粥样改变

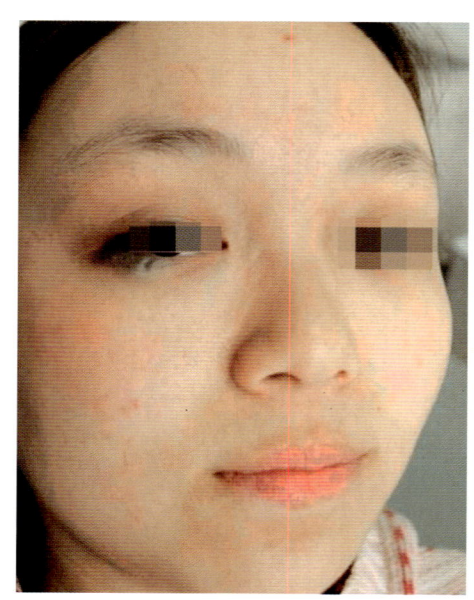

图 9-14 右下眼睑静脉湖

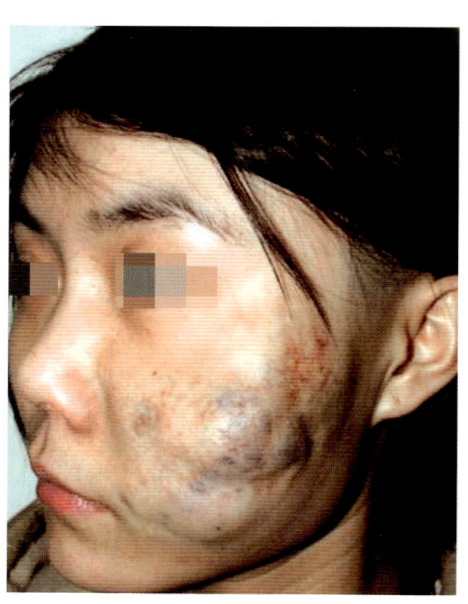

图 9-15 左面中部海绵状静脉畸形

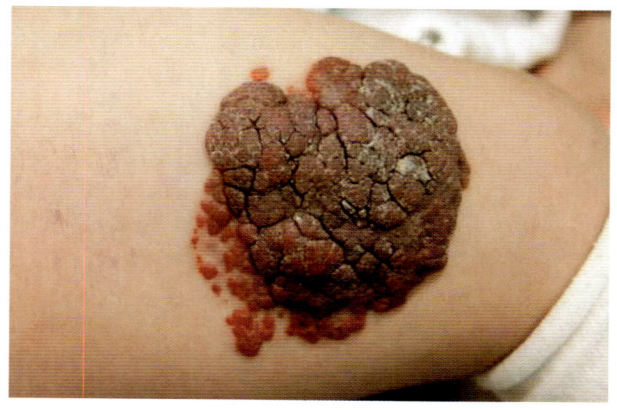

图 9-16 右大腿近膝部血管角质瘤红色棘皮样外观

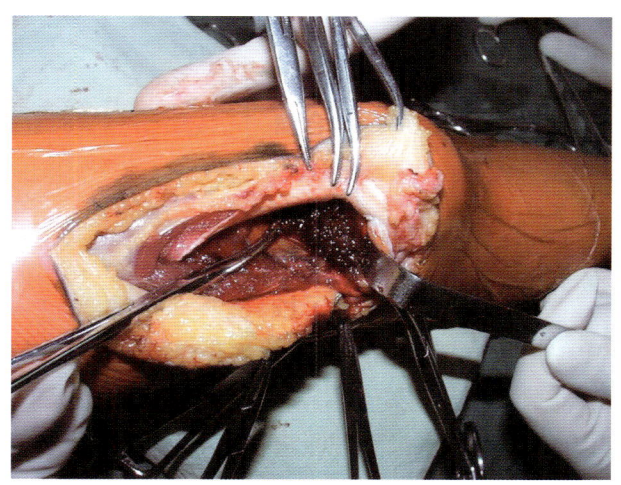

图 9-17　右膝部蜂窝状静脉畸形术中外观

8　球静脉畸形（血管球瘤）　这是一类静脉呈团状、球状屈曲畸形表现的脉管畸形，主要好发于甲部。患者主要的症状是局部疼痛，临床可见患侧指甲下有红色血管异常分布，局部可有指甲发育不良和弯曲畸形（图9-18）。

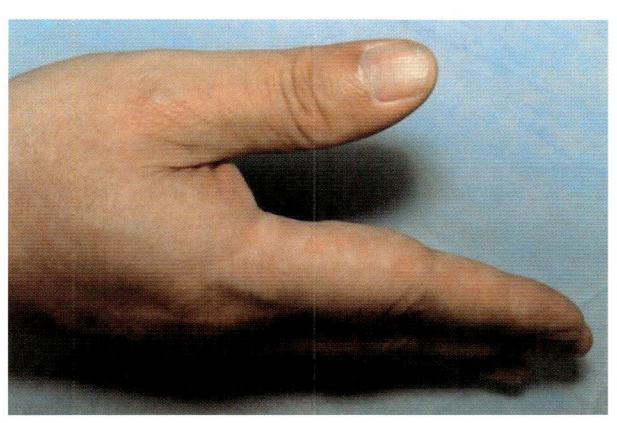

图 9-18　右手大拇指指甲下球静脉畸形

9　微动静脉畸形（类鲜红斑痣）　该类型动静脉畸形常常容易误诊为鲜红斑痣，主要的区别是组成红斑的血管以微动脉为主，因此表现出动脉性特征，即可见水纹状动脉血管纹理，皮温可高于正常皮肤。仔细扪诊可感受轻微的动脉搏动（图9-19，图9-20）。

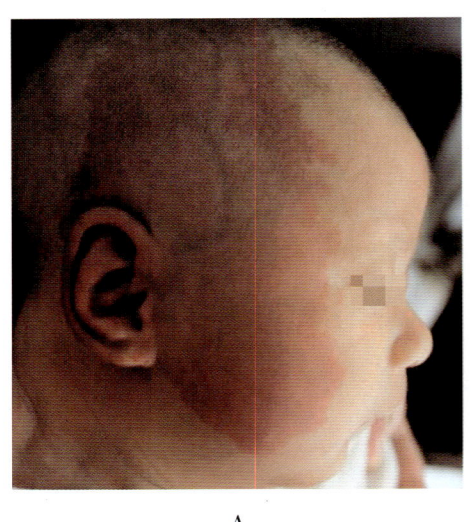
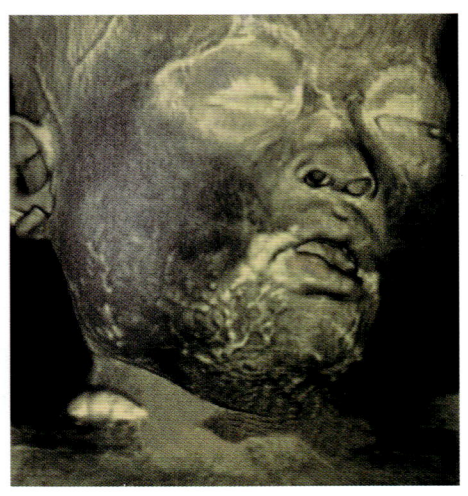

A　　　　　　　　　　　　　　　　B

图 9-19　微动静脉畸形

A. 右颞面部微动静脉畸形，可见皮下深蓝色静脉扩张分布　B. 三维 CT 软组织成像显示右面部面动脉迂曲扩张

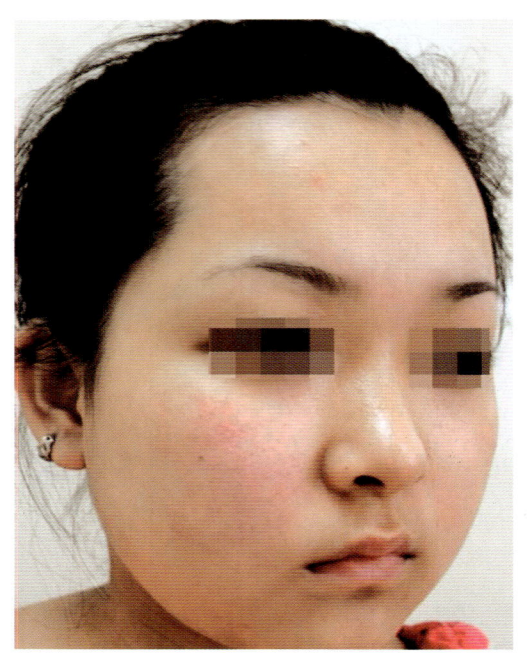

图 9-20　右面中部微动静脉畸形，可见皮下桃花色微动脉呈水纹状扩张分布

10 动静脉畸形　动静脉畸形也比较常见，主要特征是病变由桃红色、暗红色斑块构成，表面不甚平整。扪诊可触及明显的动脉搏动，且病灶的皮温明显高于正常皮肤的温度。随着年龄的增长，病灶有所增厚，体征愈加明显，患者甚至可自行感知到病灶区跳动的脉搏（图 9-21）。

11 淋巴静脉复合畸形　淋巴静脉复合畸形也比较常见，它是由微囊型淋巴管畸形和细小静脉畸形混合而成的畸形，表现出好发于黏膜的倾向。病灶以片状细小透明的结节为主，同时夹杂着小静脉畸形的附着，血管呈现出紫色的外观（图 9-22）。

12 血管畸形综合征　该畸形（图 9-23～图 9-26）往往累及多器官。

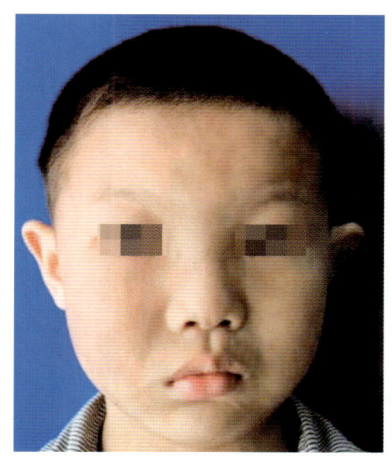
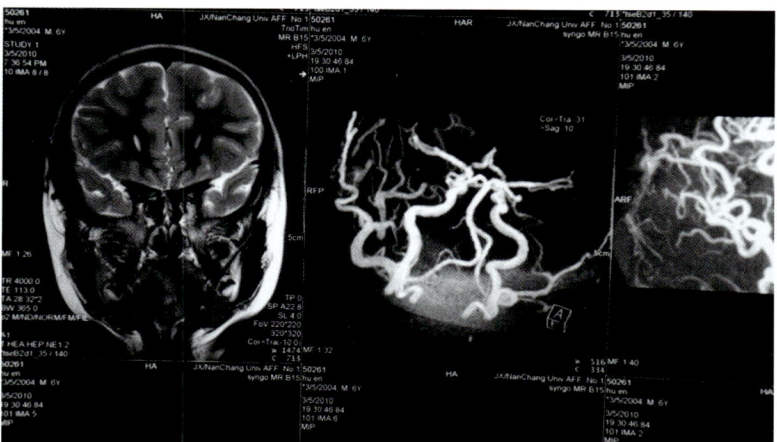

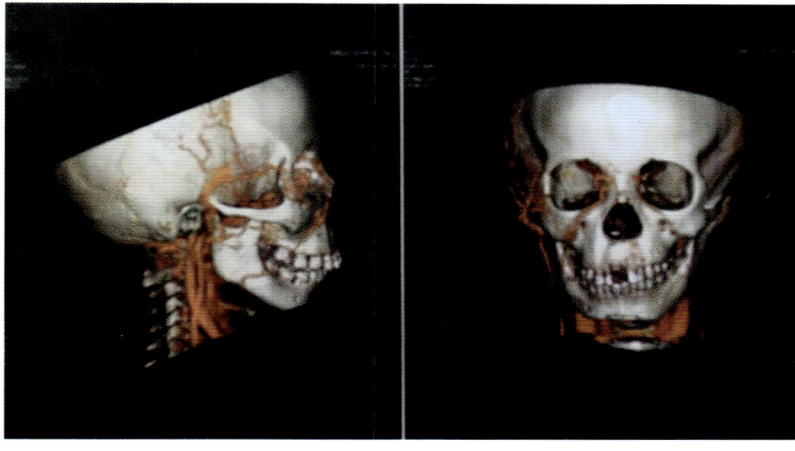

图 9-21 动静脉畸形的表现
A. 右面中部微动静脉畸形患儿 B. 患儿的MRI血管重建影像,中图显示右侧面中部动脉明显扩张增粗,分支扩张呈树枝状,明显多于左侧正常的血管分布 C. 同一患儿右颞面部微动静脉畸形,三维CT软组织成像显示右面部面动脉迂曲扩张明显多于左侧正常的动脉分布

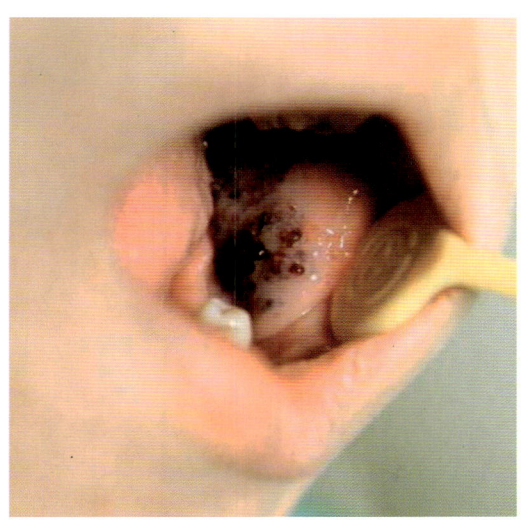

图 9-22 左侧颊黏膜淋巴静脉复合畸形,均由微囊型淋巴管和小静脉融合而成

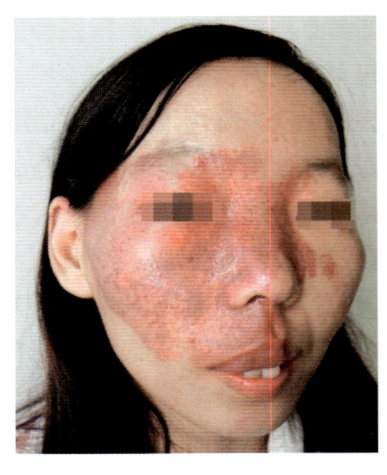 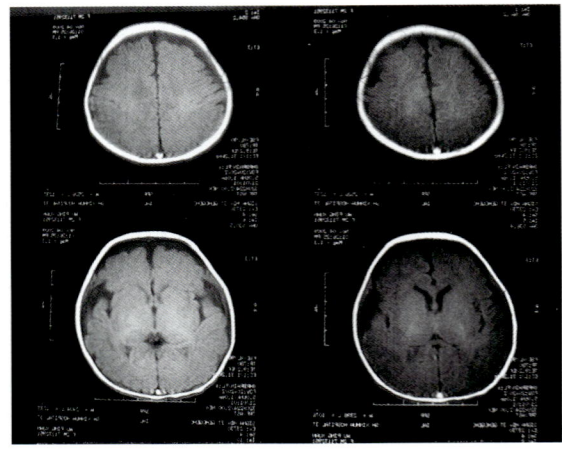

图 9-23　鲜红斑痣伴 Sturge-Weber 综合征

A. 右面中上部鲜红斑痣伴 Sturge-Weber 综合征　B. 患者的大脑额叶和颞叶有先天性发育不足，脑实质明显萎缩

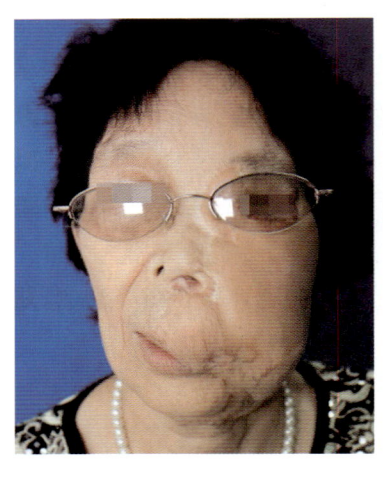 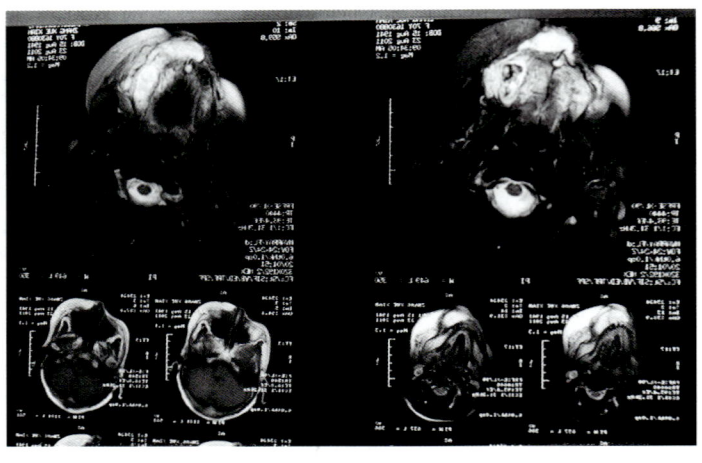

图 9-24　面部三叉神经分布 Ⅰ、Ⅱ 区海绵状静脉畸形

A. 左面部三叉神经分布 Ⅰ、Ⅱ 区海绵状静脉畸形外观　B. 患者左侧上颌骨前方 T2 高信号外观

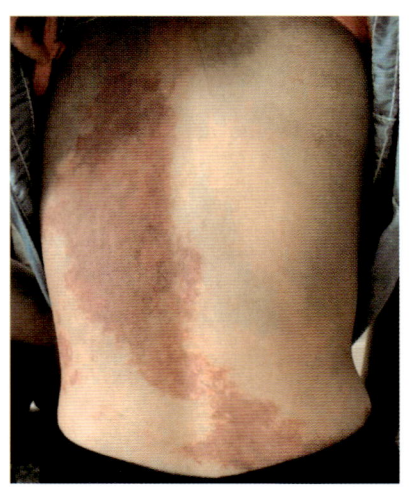

图 9-25　左侧背部鲜红斑痣伴整个后背蒙古斑

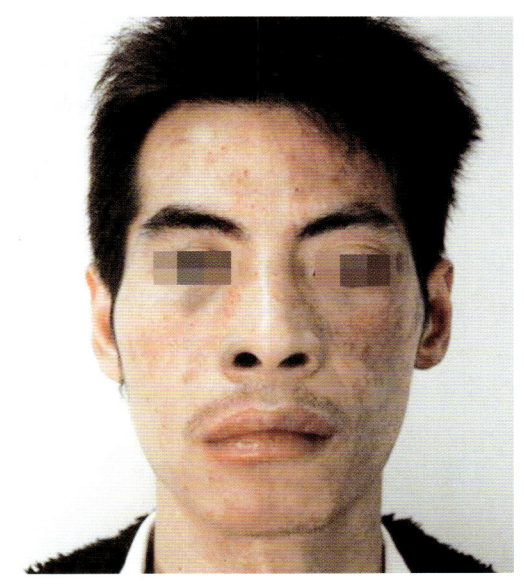

图 9-26　双侧太田痣和 Sturge-Weber 综合征

第二节　血管性疾病的激光治疗

血管性疾病的传统治疗方法为冷冻、电灼、放射性核素贴敷、化学剥脱及皮肤磨削等。这些非特异性的治疗手段在去除病变血管的同时，正常皮肤组织也同样被破坏，而遗留瘢痕及色素改变等并发症，给患者造成更大的身心负担（图 9-27）。外科手术切除植皮也难以达到理想的美容治疗效果。

激光治疗血管性病变最早开始于 20 世纪 60 年代初期，当时使用的是 694nm 的红宝石激光，

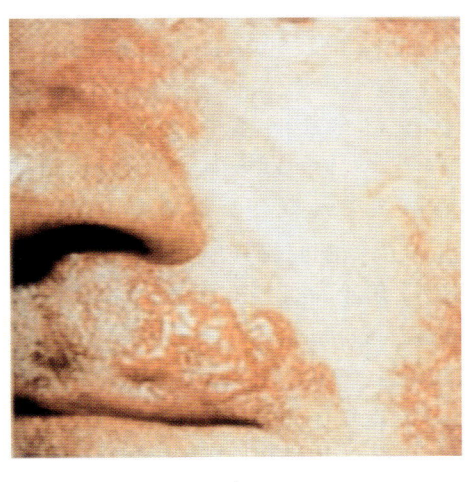
A

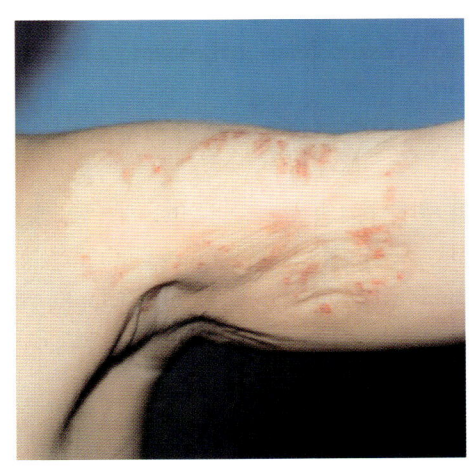
B

图 9-27　激光治疗后遗留的瘢痕
A. 上唇鲜红斑痣氩离子激光治疗后出现增生性瘢痕　B. 幼儿毛细血管瘤连续 Nd:YAG 激光治疗后残留的萎缩性瘢痕，并有血管组织残留

由于治疗后瘢痕较多,不久就被氩离子激光代替,由美国皮肤美容外科的 Goldman 医师最早应用于鲜红斑痣的治疗。氩离子激光发出波长 488~514nm 的蓝绿光,接近血红蛋白的吸收峰,但皮肤黑色素也能较强地吸收此波段的激光能量,引起永久性的色素改变。此外,早期氩离子激光的能量释放方式是连续性的,周围组织会因非选择性的热损伤而产生增生性瘢痕。CO_2 激光汽化也曾一度用于治疗鲜红斑痣,但这种以水分为靶组织的激光仍然不适用于血管性疾病的治疗。从治疗的安全性和有效性考虑,激光技术在皮肤血管性疾病中的应用仍受到限制。

1983 年美国的 Anderson 和 Parrish 医师提出了选择性光热作用理论(selective photothermolysis theory),该理论首次阐明了不同的激光波长被不同的靶组织吸收,造成该靶组织的选择性破坏。血红蛋白是激光作用的靶组织之一,其吸收峰为 418nm、542nm 和 577nm。此外,激光能量的分布不仅由吸收的波长决定,也与激光作用的时间有关,即激光能量在靶组织内的作用时间(即脉宽)。衡量不同组织的光热特性,可用"热弛豫时间"的概念。热弛豫时间(thermal relaxation time,TRT)指的是靶组织吸收光子产生热量并向周围组织扩散,使靶组织的热量减少 50% 所需的时间。如果激光对靶组织的作用时间小于其热弛豫时间,周围正常组织即可避免热损伤,从而达到理想的美容治疗效果。上述三种传统的激光治疗均不符合选择性光热作用原理,由于并发症较多而没有在临床广泛应用。红宝石激光的波长为 694nm,血红蛋白对该波长吸收较弱,因此要达到去除病变血管的目的,势必会对正常的皮肤组织造成非特异性的热损伤而遗留瘢痕。氩离子激光发出的以 488nm 为主的波长,能被血红蛋白特异性地吸收,但由于其脉宽为数十至数百毫秒,接近连续输出,血管病变周围的正常组织热损伤明显,增生性瘢痕等并发症发生率高。波长为 10600nm 的 CO_2 激光的靶组织为水分,而不是血红蛋白,同样由于非特异性损伤,瘢痕形成较普遍。选择性光热作用理论为血管性疾病的激光治疗开创了一个新的纪元,这其中包括脉冲染料激光、KTP 激光、长脉宽 Nd:YAG 激光等。这些激光从根本上减少了血管性疾病治疗的并发症,达到了美容治疗的效果。

选择性光热作用理论的诞生以及随后的脉冲染料激光的应用是鲜红斑痣治疗的一次飞跃,至今仍是国际上鲜红斑痣的一线治疗方法。此外,长脉宽 Nd:YAG 激光和强脉冲光在鲜红斑痣的治疗中也得到应用。对于长脉宽 Nd:YAG 激光,虽然这种波长的激光能量不能被血红蛋白很好地吸收,但由于 1064nm 波长比 585nm 波长有更理想的穿透深度,故临床上用来治疗结节增厚型鲜红斑痣,但由于非特异性热损伤的存在,瘢痕等的副作用有发生的可能。治疗时需注意激光参数的掌握和冷却的使用。

一、闪光灯泵浦脉冲染料激光

闪光灯泵浦脉冲染料激光(flashlamp-pumped pulsed dye laser,FPDL)最早使用的是波长为 577nm 的黄光,正好是氧合血红蛋白的第三个吸收峰值(图 9-28),为了增加其穿透深度,减少其他色基的吸收,波长被增加至 585nm、590nm、595nm、600nm。因为不同管径的血管有不同的热弛豫时间(表 9-4),为了对增厚型的病变有更好的光热解作用,其脉宽也由 450μs 增为 40ms(长脉宽)。新型脉冲染料激光(V-beam Perfecta 595nm)创新地设置了子脉冲技术,以 8 个均匀的子脉冲瞬间发射,每个子脉冲都低于紫癜发生量,在提高有效能量的同时使治疗更安全。新型脉冲染料激光采用了大光斑技术,其光斑大小为 2mm、3mm、5mm、7mm 和 10mm,增加了治疗深度,使治疗更有优势。

表 9-4　血管直径与热弛豫时间的关系

血管直径(μm)	热弛豫时间(ms)
30	0.86
40	1.54
50	3.40
100	9.60

(一)适应证

FPDL 的主要适应证是儿童型鲜红斑痣及除增厚型以外的成人鲜红斑痣,还有一些获得性血管性病变,如毛细血管扩张、血管角皮瘤。

(二)治疗方法

根据血管性病变的不同选择合适的激光治疗参数,通常选择能量密度为 $3\sim10J/cm^2$;对深肤色的患者,要取得同样的疗效,须增加能量密度;对前胸部及眼周等皮肤较薄的部位,须减小能量密度。光斑通常选择 5mm,光斑之间重叠 10%~20%,以保证治疗区均匀而不遗漏,但不能过度重叠,以防瘢痕形成。对于每位患者应根据病变部位、病变程度、患者的肤色及年龄等因素选择个体化的治疗参数。可在相对隐蔽处做数个光斑的试验性治疗,选择最小紫癜量进行全部病灶的治疗。FPDL 的并发症低于 1%,主要为凹陷性瘢痕,几乎无增生性瘢痕,偶见色素沉着,随时间可自愈,不需特殊治疗。

(三)表皮冷却

表皮冷却的作用:①能增加有效光热作用的穿透深度,提高激光能量而不会增加并发症;②能减轻治疗时的疼痛感;③能减少非靶组织的热损伤。因此,表皮冷却是血管性疾病治疗中不可缺少的环节。

目前常用的冷却方法有风冷(air cooling)、接触式冷却(contact cooling)和动态喷雾冷却(dynamic cooling)。风冷设备有 Smartcool 和 Cryo 5(Zimmer Elektromedizin,Ulm,Germany),可产生一个连续的 500~1000L/min 的冷风,最低温度可达-30℃,冷风流量有 1~6 级可调。在 6 级水平,冷却 8s 后,皮肤表面温度为-15℃。接触式冷却是通过金属或蓝宝石直接接触皮肤的一种冷却方式,长脉冲 Nd:YAG 激光手具上配备可装卸的蓝宝石窗冷却装置,治疗时可通过蓝宝石窗看清血管对激光治疗的反应。美国 Beckman 激光中心发明的一种在激光治疗前后喷雾冷却剂的方法,称为动态冷却法,冷却剂为四氟乙烯,分别在激光治疗前后喷洒 20~80ms 的冷却剂,精确控制组织各层的温度,使在表皮层得到充分保护的同时,靶血管不会因温度的改变而影响激光作用的效应(图 9-28)。

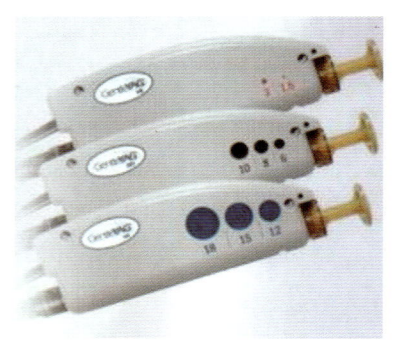

图 9-28 带动态喷雾冷却装置的激光治疗手具

二、钛氧磷酸钾激光

钛氧磷酸钾激光（KTP）是一种倍频的掺钕：钇铝石榴石激光。Nd:YAG 激光光束通过 KTP 晶状体，将波长经过倍频转换成波长为 532nm 的绿色光，该波长更接近血红蛋白的第二个吸收峰（418nm、542nm、577nm），能被血红蛋白很好地吸收，但黑色素也可以选择性吸收这一波长的光线，通过使用蓝宝石接触式冷却，并相对延长脉冲持续时间，可使表皮得到保护。脉冲宽度为 2～50ms 可调，冷却装置的温度为 4～5℃，照射能量为 9～24J/cm²，光斑大小为 3～6mm，重复频率为 3～6Hz。KTP 532nm 激光与脉冲染料激光相比，由于脉宽增大，可使血管缓慢加热，而不会导致血管破裂出现紫癜。KTP 激光尤其适合于治疗面部毛细血管扩张。在一项研究中，面部毛细血管扩张患者宁愿接受重复的 KTP 激光治疗，也不愿接受一次的 FPDL 治疗，这是由于 FPDL 治疗后的紫癜和可能出现色素沉着。

三、掺钕：钇铝石榴石激光

掺钕：钇铝石榴石（Nd:YAG）激光为波长 1064nm 的红外光，分连续输出和脉冲输出两种形式。连续 Nd:YAG 激光为早期生产的用于治疗黏膜血管瘤的传统激光设备，因连续激光的非特异性热损伤，该激光治疗皮肤的血管瘤易出现瘢痕，且不适于治疗鲜红斑痣。新型长脉冲可调脉宽 Nd:YAG 激光（Gentle YAG，Candela）以脉冲方式输出，且脉宽 0.25～300ms 可调，分单脉冲、双脉冲和三脉冲三种形式，激光能量为 10～600J/cm²，带有喷雾动态冷却设备（DCD），避免了连续激光的非特异性热损伤，同时比脉冲染料激光的作用更深，因此可以用于更深的静脉畸形和增厚型鲜红斑痣的治疗，对婴幼儿毛细血管瘤和毛细血管扩张也有疗效肯定和副作用小的优点。

四、强脉冲光

强脉冲光（IPL）发出波长 500～1200nm 的复合光谱的强脉冲光，通过 515nm、560nm、590nm、615nm、640nm、695nm、755nm 的滤光片截取该波长至 1200nm 范围的复合光，治疗鲜红斑痣通常选用 515nm、560nm、590nm 滤光片。该系统可选用单脉冲、双脉冲和三脉冲治疗，并配有不同的脉冲间隔，治疗头为 15mm×35mm 和 15mm×8mm 的蓝宝石冷却光导晶状体，治疗冷却同步进行。

第三节 鲜红斑痣

一、概述

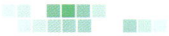

微静脉畸形(鲜红斑痣)在1765年由英国学者发现并命名,是一类好发于面部、四肢、躯干的先天性微静脉畸形。早期由于认识水平的局限性,常常将其归入毛细血管畸形和毛细血管瘤;后来随着科学研究的深入,证实这是一种位于毛细血管之后的称之为后微静脉的血管畸形。目前有关该病的病因和病理生理有一个较清晰的认识,这是由于胚胎形成时位于9号染色体21条带区基因突变导致的微静脉血管异常分化、发育异常。针对血管和神经支配分布比例的组织研究发现,鲜红斑痣微静脉畸形处的微静脉和神经分布的比例低于正常皮肤和黏膜区的其他微静脉和神经分布的比例。最常见的单纯性鲜红斑痣仅累及皮肤和黏膜。但是,如果在胚胎形成时9号染色体21条带区基因突变的同时又伴有致胚胎中枢神经系统发育异常的染色体特定条带区的基因突变,就会形成综合征样鲜红斑痣,临床主要报道和多见的有七大综合征:

1 Sturge-Weber综合征　又称颅内三叉神经血管瘤综合征,主要表现为三叉神经分布区的微静脉畸形;脑膜静脉畸形,脑实质的部分发育延迟;眼球内静脉畸形引发的青光眼,甚至眼球肿大形成牛眼症;上颌骨和鼻骨血管畸形所致的骨骼连续增生,形成患侧的颅颌面骨膨胀、隆凸,牙颌发育畸形。患者可有不同程度的感觉神经异常、运动神经异常,如肌肉不协调、癫痫、智力障碍,甚至夭折。

2 Kippel-Trenaunay综合征　是一种先天性肢体静脉曲张伴血管瘤、骨皮质及软组织肥大症候群,又称血管-骨肥大综合征,1900年由法国医师Kippel和Trenaunay首先报告。1907年Parkes和Weber报告了类似的病例,其血管改变为静脉曲张伴动静脉瘘,伴有骨质及软组织肥大,称为Parkes-Weber综合征。

3 Von Hippel-Lindau病　是一组家族性、多发性、多器官的良恶性肿瘤症候群,为常染色体显性遗传性疾病。临床特征为全身多脏器的肿瘤或囊肿,如视网膜血管瘤、小脑或血管细胞瘤、肾肿瘤、脊柱成血管细胞瘤、嗜铬细胞瘤以及肾、胰腺和附睾等的囊肿。

4 Rubinstein-Taybi综合征　是一种多重先天异常的症候群,患者常有脸部外观特殊、拇指和脚趾宽大、身材矮小等异常,并往往合并有智障,这种情况常在5岁以后才表现出来。本病与第16对染色体短臂13.3位置上(16p13.3)的CREBBP基因(CREB-binding protein)以及第22对染色体长臂13(22q13)位置上的Ep300基因(E1A-binding protein)发生突变有关。

5 Beckwith-Wiedemann综合征　是一种过度生长综合征,导致身体的全部或者部分生长得比正常的大。其过度生长与身体过度生长(大的出生体重、身高、头围)导致巨人症、巨舌症(大的舌头)、半身不对称(身体的一侧全部或者部分生长得比另一侧更大)、腹壁闭合不全、脐疝和直肠分离、大内脏、超龄骨、小头、不对称、性腺缺失、肌肥大、膈异常等,以及一些特定类型的肿瘤和其他生理特征相关。

6 Cobb综合征　是一种先天性疾病,胚胎时节段性后外侧动脉发育不良,影响动脉供血范围内皮肤、肌肉、椎体、脊髓甚至内脏发生血管畸形。主要具备皮肤血管瘤、椎体血管瘤和脊髓血管畸形三大症状。

7 Coat 病 是一种良性毛细血管扩张,常见于脸部、胸部、关节和甲床。

因此鲜红斑痣临床上要注意鉴别有无合并综合征,因其治疗和预后是截然不同的。

鲜红斑痣的发病率国外不完全统计有 0.3%～0.5%,其中 10%～15%伴有上述综合征。男女发病之比为 1:4～1:3。临床上合并有综合征的患者如果其他症状不突出,往往被认为是难治性、顽固性鲜红斑痣。

鲜红斑痣最经典的病理分型是 James L.的四型分类法,即根据微静脉管径的扩张程度分为收缩型、扩张型、中间型和卵石型(图 9-29)。

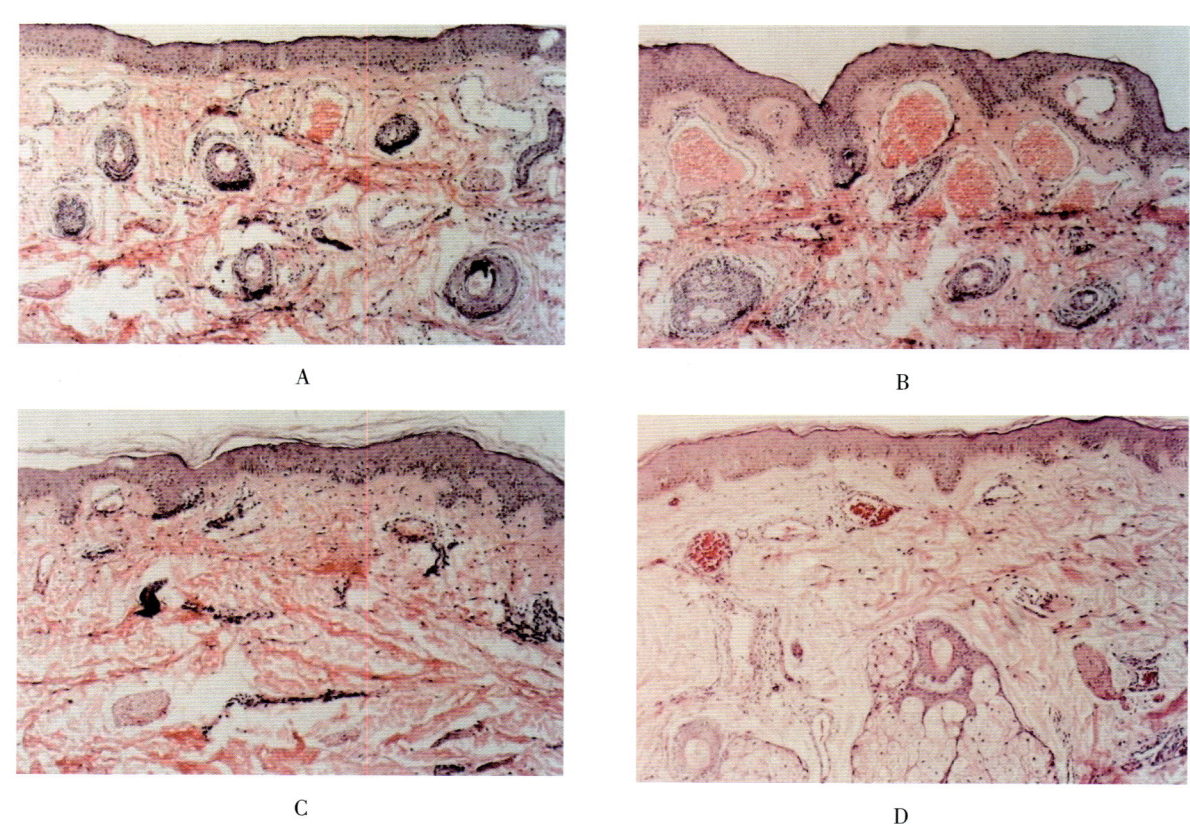

图 9-29 鲜红斑痣皮肤活检 HE 染色切片光镜下的表现
A. 收缩型 B. 扩张型 C. 中间型 D. 卵石型

临床上鲜红斑痣的颜色常常表现出粉红色、鲜红色、紫红色。综合上述病理图片和国内外的相关研究,作者认为造成这一颜色差异的可能机制是:①颜色的差异与畸形扩张的微静脉内所富含的氧合型和还原型血红蛋白的量有关,前者占多数时,颜色偏鲜红色;后者占多数时,颜色偏紫色;②由于构成微静脉畸形的血管疏密程度等空间三维结构上的千差万别,以及微静脉管腔内红细胞充盈程度的区别,就构成不同状态下病灶的不同颜色,并且可以随着季节、情绪等因素的变化而改变。同一患者的病灶颜色也不是固定不变的,而是随着年龄的增长,鲜红斑痣的颜色有加深的表现。另外,对于伴有综合征的患者,随着年龄的增长,幼年时原本平坦的皮肤可以出现增厚和血管结节的增生。

伴发有 Sturge-Weber 综合征的女性患者,在其怀孕期常常好发牙龈的纤维血管瘤样增生,由于牙龈肿瘤引起的继发出血和无法正常咬合时有发生,此时急需颌面外科的激光手术切除治疗。

鲜红斑痣患者就诊的首要目的是希望获得正常肤色的褪色效果。据国外研究表明,患者的主要障碍是心理影响,约占总患者人数的98%。作者的临床体会是国人的情况相差不大,确实也遇见有少数患者认为鲜红斑痣是美观的而希望保留,不想接受治疗,但是对于发生在面部的患者都希望早期治疗。作者发现国人的心理影响表现在成人后的压力,如各种面试选拔,甚至有因鲜红斑痣而被录取的高校拒收的典型病例,也有高校毕业后因用人单位拒绝接受而萌发轻生的病例。

鲜红斑痣对求偶的影响仍然是接受治疗非常重要的动力。不过,临床上综合征性鲜红斑痣患者出现了不少心理上的积极进取的动力,学业特别出众的比比皆是。如前苏联领导人戈尔巴乔夫、中国的围棋世界冠军和不少高考的省状元等等。所以鲜红斑痣给患者带来的心理影响有负面和正面的两种,不能简单地一概而论。

鲜红斑痣的临床诊断比较容易,但是在婴幼儿期要注意与血管瘤鉴别,成人患者要与微动静脉畸形鉴别。目前,非损伤性皮肤检查手段只有皮肤镜、精细的超声检查和皮肤相干光学成像技术(OCT)。皮肤镜只能提供表面的血管纹理和形态的鉴别;精细的超声检查无法获得理想的微静脉图像;OCT技术对于色素的表面层皮肤有良好的鉴别和诊断意义,但无法对血管进行精确的分析;而常规的活检技术受到面部美容的限制,无法普遍应用。美国最新的光生物成像研究已经可以结合激光光源和超声用于无创的精细分辨率的成像,因此不久的将来便会有相应的检测设备问世,这将大大有助于临床对于鲜红斑痣的疗效观察评价和鉴别诊断。目前仍然是依靠临床检查、临床经验和结合病史的综合分析判断。

鲜红斑痣和血管瘤的主要鉴别是:鲜红斑痣是出生时即有,红色斑片不高出正常皮肤,一般不伴有或极少伴有枕后红斑,病灶增长缓慢,随年龄增长有比例地增长;而血管瘤的红斑有明显的短期形态改变,表现为扩散样退化或明显扩大,增厚呈草莓状斑丘疹样突起。皮肤镜下前者表现为细小的血管纹理;后者是细小点状集合血管颗粒样外形,血管样结构不明显。

二、脉冲染料激光治疗

微静脉畸形曾先后尝试用多种方法治疗,如冷冻、文身、手术切除后植皮、核素(^{32}P、^{90}Se)、磨削等。激光问世之后,各种激光均被试用于治疗。在探索激光治疗微静脉畸形的历程中,比较重要的事件有:前苏联学者提出鸡冠作为微静脉畸形的动物模型概念;1983年美国学者Anderson和Parrish提出选择性光热分解理论,并创立脉冲染料激光治疗。脉冲激光治疗鲜红斑痣目前是国外的经典模式。自从选择性光热分解理论诞生以来,不同波长的脉冲激光都被用于治疗鲜红斑痣的研究,其中的倍频532nm激光应用最早。以后美国学者应用计算机生物物理模型建立了鲜红斑痣的光学吸收曲线,发现577nm激光是治疗人类鲜红斑痣最佳的波长,因此铜蒸气(578nm)脉冲激光一时成为治疗鲜红斑痣的最佳选择。随着临床研究的深入,确立了脉冲染料激光治疗鲜红斑痣的"金标准",选择的波长为580nm、585nm、590nm、595nm,治疗剂量为6~9J/cm^2,临床应用获得了较为显著的疗效。脉冲染料激光治疗鲜红斑痣的机制是激光的能量转化为血管壁的热效应和光声压效应,造成血管壁的损伤并进而造成血管内的血栓形成,从而破坏畸形的微静脉结构,达到褪色的目的(图9-30)。

国外有学者报道应用红外影像的方法测量了不同脉冲激光剂量的能量密度,发现不同深度范围内微静脉血管及周围组织的升温,因此建议根据不同管径的血管选择不同的激光剂量。另外,一种动态冷却技术被用于激光治疗微静脉畸形中以减少皮肤的灼伤。

自1998年起,作者先后应用不同的脉冲激光进行鲜红斑痣的临床治疗研究(图9-31)。

采用的激光分别是:①脉冲染料激光(585nm):由美国Cynosure公司生产,治疗的激光参数是能量密度(f)=6.0~8.0J/cm^2,脉宽为0.45ms;②脉冲染料激光(595nm):由美国Candela公司生产,

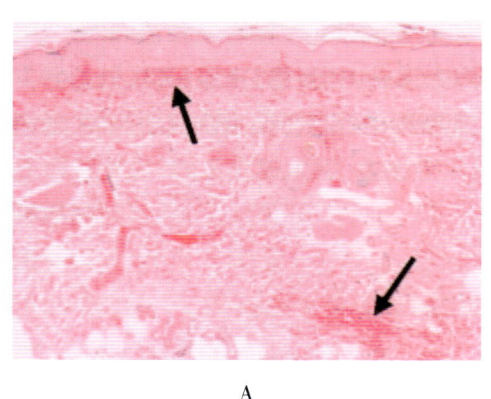 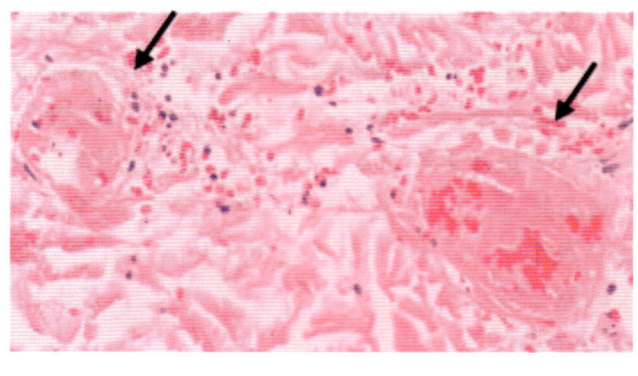

　　　　　　　A　　　　　　　　　　　　　　　　B

图9-30　鲜红斑痣病变微静脉血管经脉冲染料激光照射后的组织学变化
A. 箭头所指为激光所致血管破坏后闭塞　B. 高倍镜下显示血管壁破坏后红细胞外渗,箭头下方血管内血栓形成

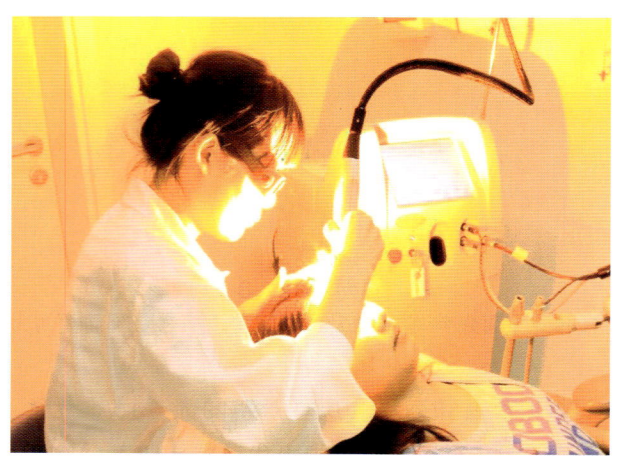

图9-31　脉冲染料激光 Candela V-beam perfect 595nm 激光治疗鲜红斑痣

治疗激光参数是能量密度（f）=7.0～8.25J/cm²，脉宽为0.45～1.5ms；③长脉冲Nd:YAG激光（1064nm），由美国Candela公司生产，治疗参数为能量密度(f)=150～200J/cm²，脉宽为20～40ms，应用动态冷却设备（DCD）。

激光照射家兔耳静脉处理前和处理后即刻的皮肤镜40×的镜下观见图9-32。

临床治疗的即刻终点是以皮肤轻微紫癜为宜，尽量避免术后结痂(图9-33，图9-34)，否则容易导致皮肤的轻微萎缩，并常常伴有术后结痂，容易继发感染并有瘢痕发生的风险。

同时脉冲染料激光的光斑应尽量减少重叠，以防止多个疗程治疗后皮肤因激光热效应的累积而产生不可逆的损伤，导致皮肤纹理改变甚至瘢痕形成。因此激光治疗鲜红斑痣始终要坚持的原则是安全和有效并重，如果肉眼分辨觉得没有把握，建议多多应用皮肤显微镜来帮助确定治疗的即刻终点(9-35)。

上述患者大体的即刻皮肤反应是轻微的紫癜，但是在皮肤镜下却是非常明显的紫癜形成；反之，如果即刻皮肤反应为肉眼非常明显的紫癜，则皮肤镜下即可见皮肤的挛缩，其原因为治疗所用激光剂量过大。如此多个疗程后，患者的治疗区会有不同程度的皮肤损伤，留下永久性不良反应和并发症，并且这些不良反应会导致病灶的消除更加困难，我们建议应尽量避免。

作者的体会是适应证略窄，主要适用于浅表和中等程度的鲜红斑痣。激光治疗时的曝光剂量

A　B　C　D　E　F

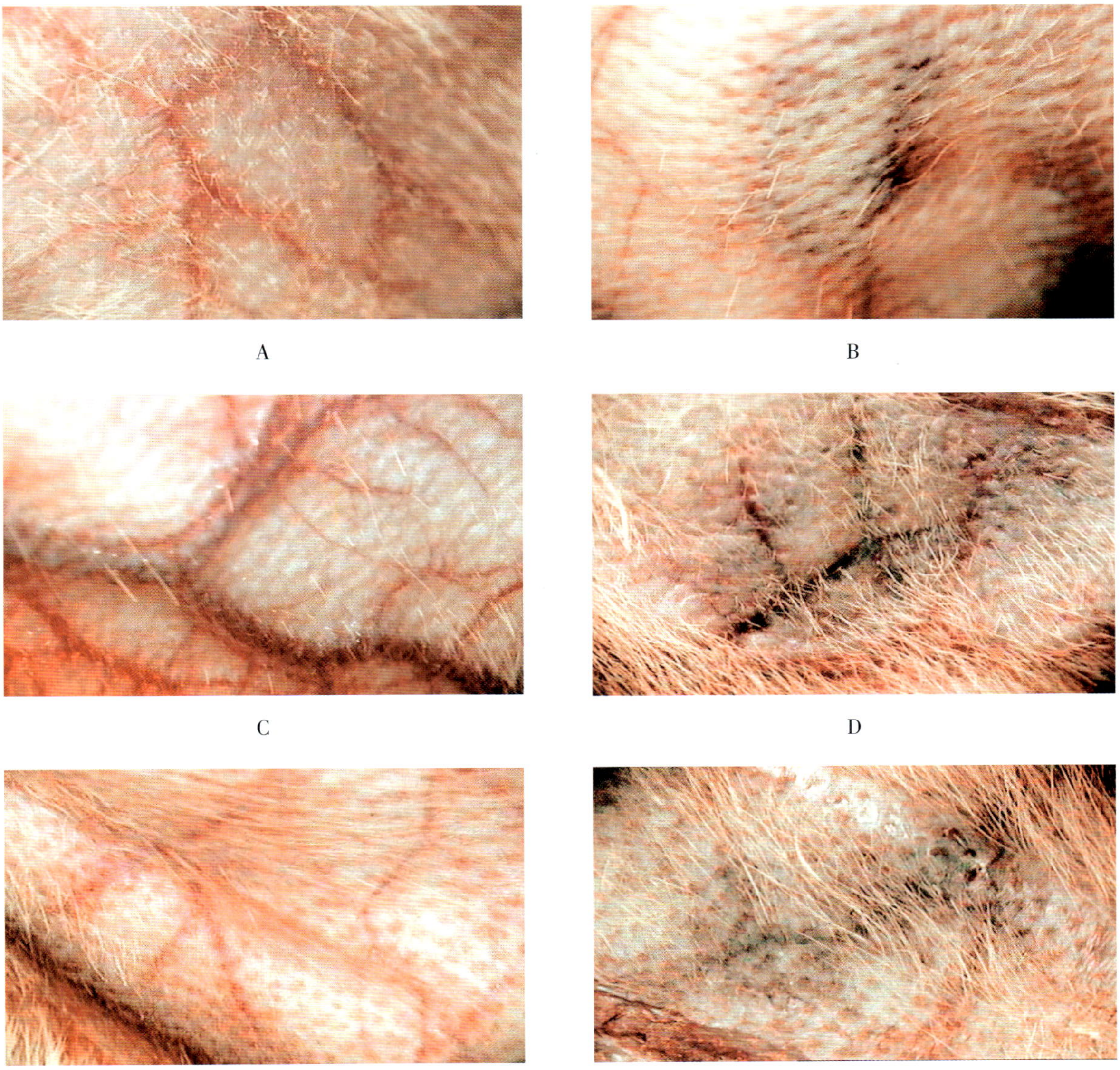

图 9-32　脉冲染料激光照射家兔耳静脉处理前后

左侧为未照激光的对照侧，右侧为脉冲染料激光处理侧

A，B. 6.0J/cm² 脉冲染料　C，D. 7.0J/cm² 脉冲染料　E，F. 8.0J/cm² 脉冲染料

A　B

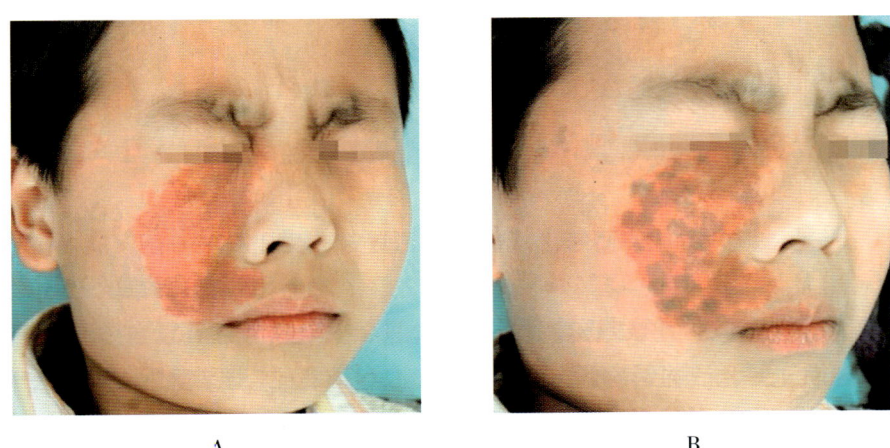

图 9-33　脉冲染料激光 Cynosure Cynergy 585nm 激光治疗鲜红斑痣

A. 治疗前　B. 治疗后即刻适宜剂量所致的皮肤紫癜

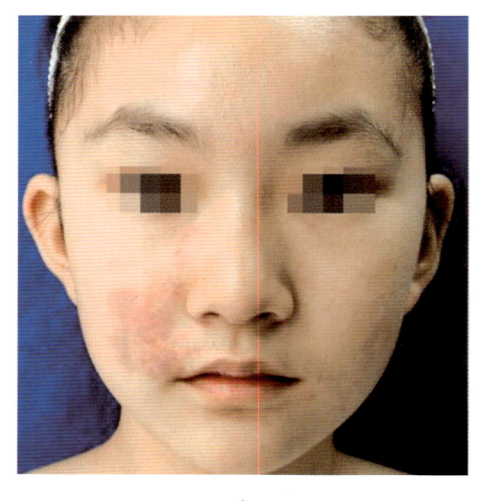 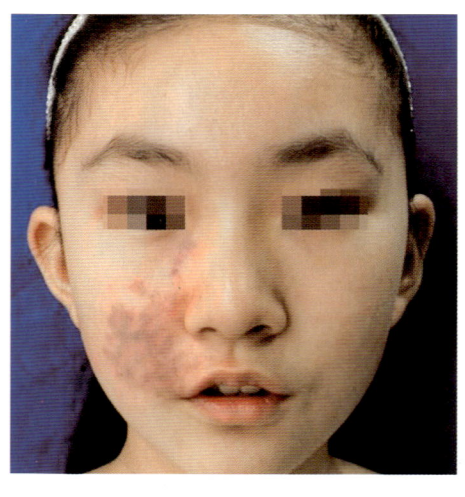

A   B

图 9-34 　脉冲染料激光 Candela V-beam perfect 595nm 激光治疗鲜红斑痣
A. 治疗前　B. 治疗后即刻适宜剂量所致的皮肤紫癜

 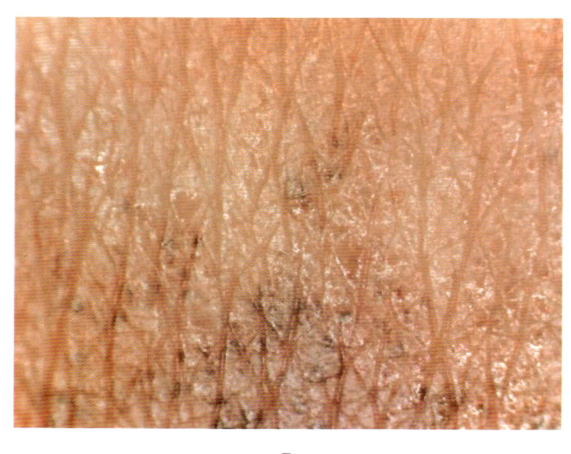

A   B

图 9-35 　脉冲染料激光治疗鲜红斑痣后即刻适宜剂量的紫癜在皮肤镜下的表现
A. Candela V-beam perfect 595nm PDL 激光治疗后　B. Cynosure Cynergy 585nm PDL 激光治疗后

精度要求较高，否则容易出现伴随的色素沉着、色素脱失、皮肤纹理改变，甚至瘢痕产生而中断疗程。

即使采用较低的激光能量参数也无济于事，这是该项国外流行的技术在中国的普及应用受到较大制约的原因。

作者分析原因是中国人的皮肤属于 Fitzipatrick Ⅳ、Ⅴ 型的较多，为光敏感型，与白种人的肤色不同，对光的吸收更强，容易产生血管周围皮肤结构的损伤。同时由于血管病变的血液流动性，将部分激光产生的热能带走，降低了疗效，而增加激光治疗参数将面临更多的皮肤风险。因此跟脉冲激光治疗静止性病灶如太田痣、咖啡斑等不同，在疗效和风险上相差甚远。总体上脉冲激光治疗中国人鲜红斑痣的治愈率为 25%～35%，而大量的鲜红斑痣采用脉冲染料激光技术可获得基本满意的结果（图 9-36～图 9-38）。而临床治愈鲜红斑痣的要求促使我们进行激光光动力治疗的研究。

三、光动力治疗

激光光动力治疗微静脉畸形的设想是由我国学者首先提出的。1984 年我国学者马宝章开展连

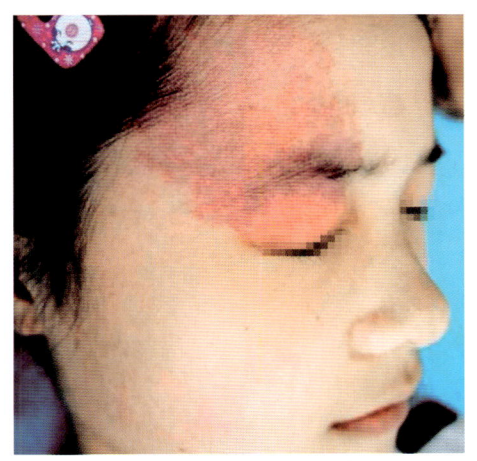 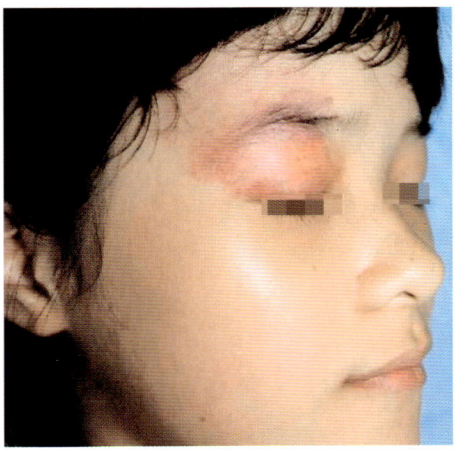

图 9-36　脉冲染料激光 Cynosure Cynergy 585nm PDL 治疗鲜红斑痣
A. 治疗前　B. 治疗 3 次后的效果

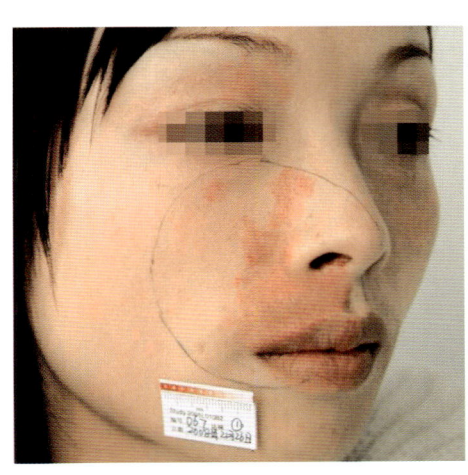 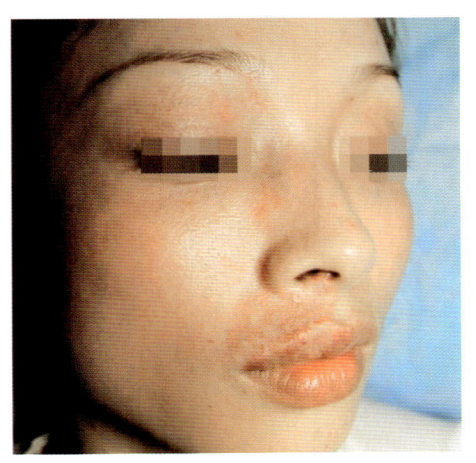

图 9-37　脉冲染料激光 Candela V-beam perfect 595nm PDL 治疗鲜红斑痣
A. 治疗前　B. 治疗 3 次后的效果

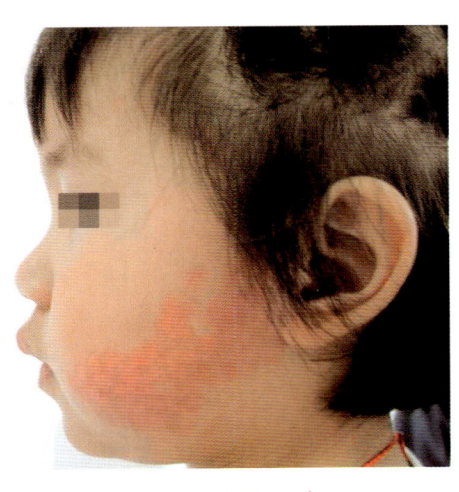 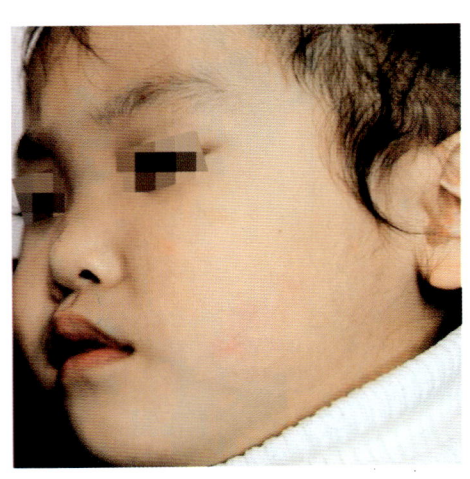

图 9-38　脉冲染料激光 Candela V-beam perfect 595nm PDL 治疗儿童鲜红斑痣
A. 治疗前　B. 治疗 6 次后的效果

续氩激光泵浦染料激光光动力治疗微静脉畸形——鸡冠模型实验研究获得成功。当时的治疗理念是应用600nm范围可调波长的连续染料激光，希望达到较深组织的光穿透，以获得最佳的治疗效果。而早期光动力疗法主要是针对恶性肿瘤的治疗探索，因此治疗鲜红斑痣延续了这一波长的模式。

1987年美国学者率先报道临床治疗膀胱肿瘤患者伴发的微静脉畸形获得成功；1992年我国学者顾瑛、李峻亨等报道应用氩激光光动力治疗微静脉畸形获得成功，随后又提出应用铜蒸气激光开展光动力治疗，取得较好的疗效，并在国内推广。

其间作者进行的氩激光泵浦染料激光(600nm)、氩激光(488nm、514.5nm)光动力治疗研究发现的问题是：产生治疗有效的激光剂量往往造成皮肤的渗出、结痂，瘢痕形成也时常发生，即激光光动力治疗时存在热效应。为克服这一严重的不足，1999年作者提出激光匹配光敏剂的设想，尝试用非热效应光动力治疗微静脉畸形，应用氪激光413nm波长开展光动力治疗获得成功。

非热效应激光光动力治疗利用了激光匹配光敏剂的原理，使得在较低的光能下获得较高的光动力效应，在取得临床疗效的同时避免了激光热效应造成的皮肤损伤，成为目前治疗微静脉畸形的最佳选择。临床治疗时采用静脉注射光敏剂（血啉甲醚PsD-007或血啉单甲醚），浓度为3～5mg/kg（图9-39），即刻采用激光照射，功率密度为150～200mW/cm²，每个光斑照射10min左右。术后避光1个月，3个月后可重复一个疗程。经过一定疗程的治疗可以获得病灶彻底消失的正常皮

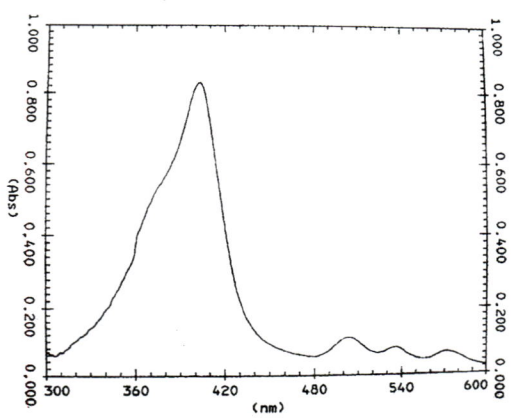

图9-39　光敏剂血啉甲醚PsD的紫外分光光度仪的波谱分析曲线（图中Soret Band位于408nm左右）

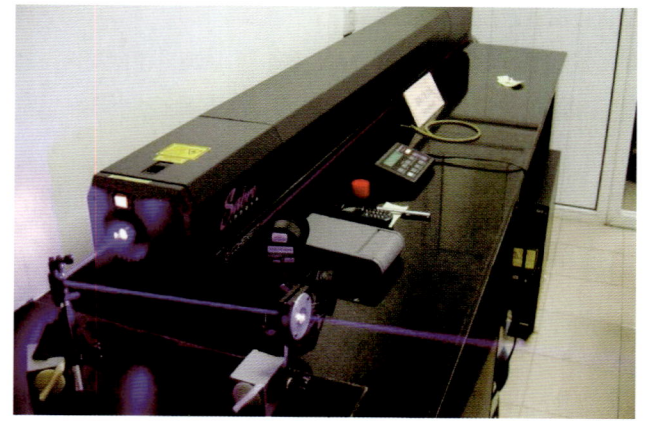

图9-40　氪离子激光413nm波长光发射时的情形

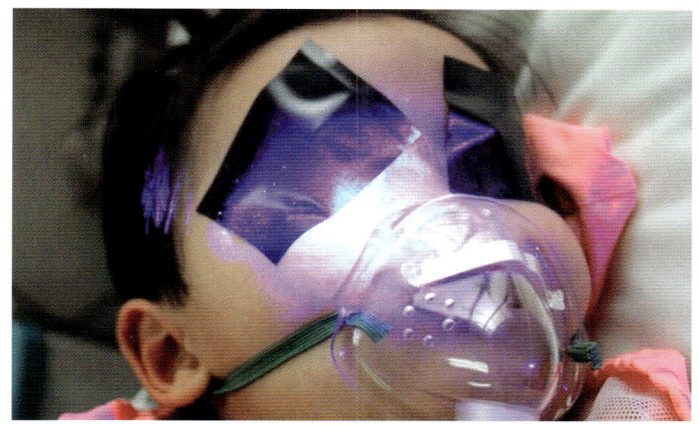

图 9-41 氪离子 413nm 波长激光光动力治疗儿童鲜红斑痣时在静脉分离麻醉下照射右面部病灶的情形

肤外观,克服了鲜红斑痣治疗中容易形成瘢痕的难题(图 9-40,图 9-41)。

作者在 1999 年 6 月～2005 年 7 月期间,开展氪离子激光非热效应激光光动力治疗各类鲜红

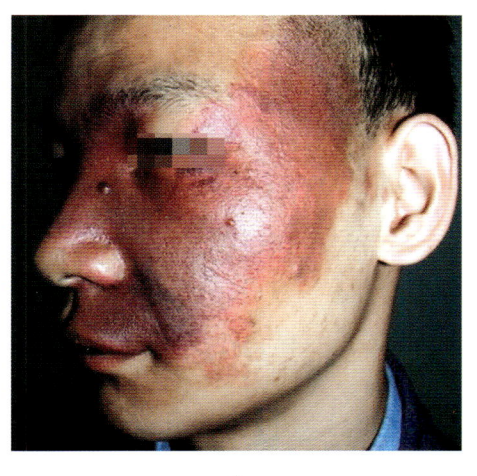
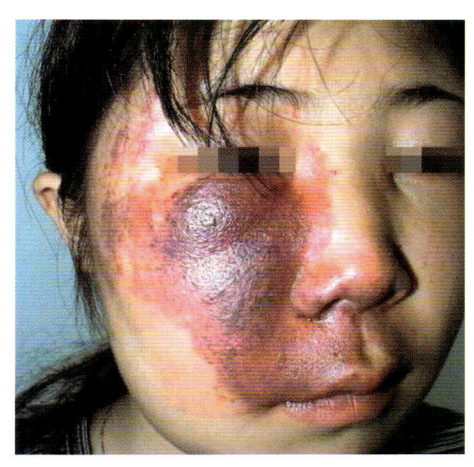

A   B

图 9-42 氪离子激光光动力治疗鲜红斑痣术后 3 天
A. 左面部皮肤有紫癜反应,但没有结痂、渗出表现　B. 右面部皮肤有紫癜反应,但是没有结痂、渗出表现

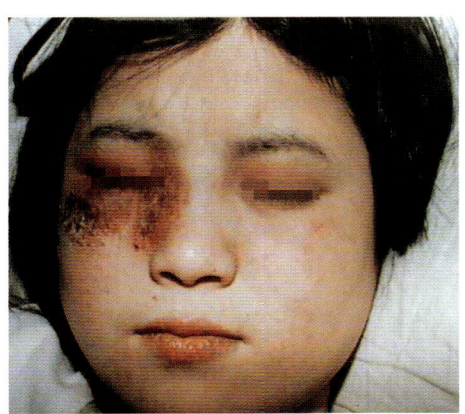
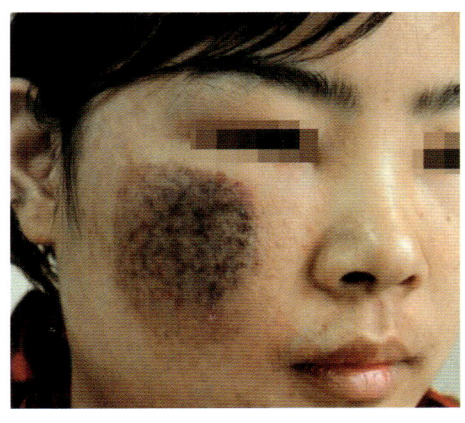

图 9-43 氩离子激光光动力治疗鲜红斑痣术后 3 天(右眶下病灶区明显有结痂和渗出)

图 9-44 KTP 532nm 激光光动力治疗鲜红斑痣术后 3 天(右眶下病灶区明显有结痂和渗出)

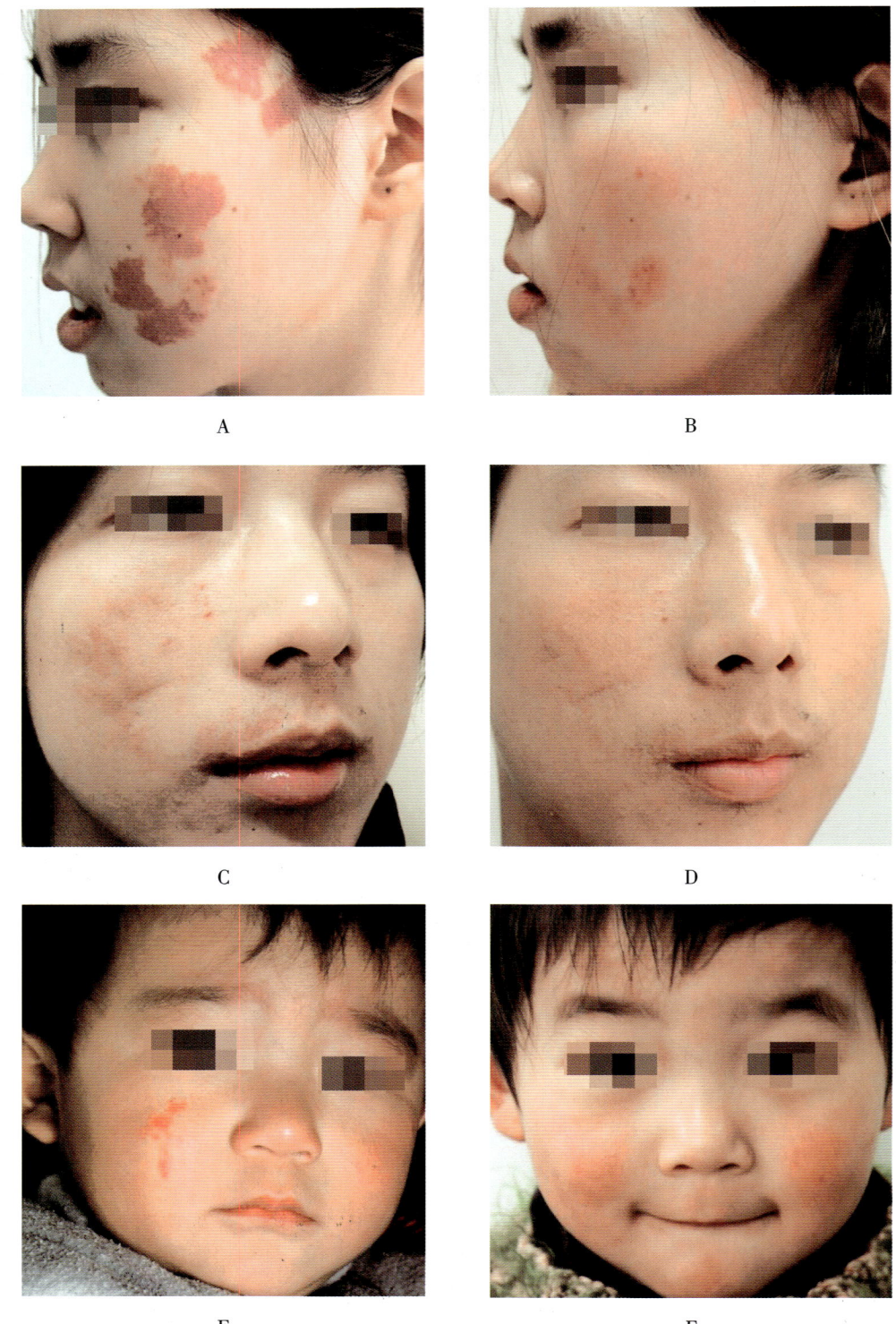

图9-45 氪离子激光光动力治疗鲜红斑痣不同患者的对比,疗效显著,没有瘢痕
A、C、E. 术前 B、D、F. 术后

斑痣938例(图9-42~图9-45),平均4~8个疗程,743例病灶消除率大于75%,占79.21%;155例病灶消除率为50%~74%,占16.52%;40例病灶消除率为25%~49%,占4.26%。938例中有2例因超时照射部分光斑发生术后水疱、继发感染而产生局部瘢痕,占0.21%;其余936例均无永久性不良反应。有42例患者出现暂时性皮肤光敏反应所致的色素沉着,在治疗完成后1~2天内消失。

5 例志愿者的组织病理切片显示，经氪离子激光光动力治疗后，表皮和真皮层之间的微静脉破坏明显，红细胞普遍外渗，周围的皮肤组织结构完好无损，表明这是真正的选择性光动力破坏微静脉的治疗方法。进一步的研究将针对大面积病灶和深部病灶的光动力治疗方法的探索。

目前，激光光动力治疗鲜红斑痣的新药研究已取得突破。由复旦张江生物制剂有限公司研发的光敏新药海姆泊芬经由作者所在单位（上海交通大学医学院附属第九人民医院）及国内的其他多中心科研人员的共同努力，已经获得国家 SFDA 的正式批号，即将投入量产。该药物具有中国自主知识产权，由于是纯化的分子结构，因此具有避光期极短、安全有效的优点，将造福广大患者。在国内多中心的临床新药光动力治疗鲜红斑痣的研究中所采用的激光光源是 532nm 波长的绿色 KTP 激光，照光方法基本同上述氪激光治疗方法，术后的注意事项同氪激光光动力疗法。需要注意的是，532nmKTP 激光光动力治疗后，患处应避免水洗 1 周，局部应涂抗生素油膏 3～5 天；同时该方法对于毛发周围和口周、颈部容易造成瘢痕，应尽量避免照射。

作者的体会是由于 532nm 波长激光与光敏新药海姆泊芬的匹配没有氪激光的优点，因此无法获得临床不结痂的皮肤反应，所以今后的研究方向是新型激光光源的研制以及新型光敏制剂的研究。

四、其他激光及光子设备的应用

除了国际上推崇的金标准即脉冲染料激光治疗以外，强脉冲光以及脉冲 Nd:YAG 激光也可以用来治疗一部分鲜红斑痣（图 9-46），其中主要的光谱是 595nm、1064nm、1100nm 的可见光及近红外光波长。

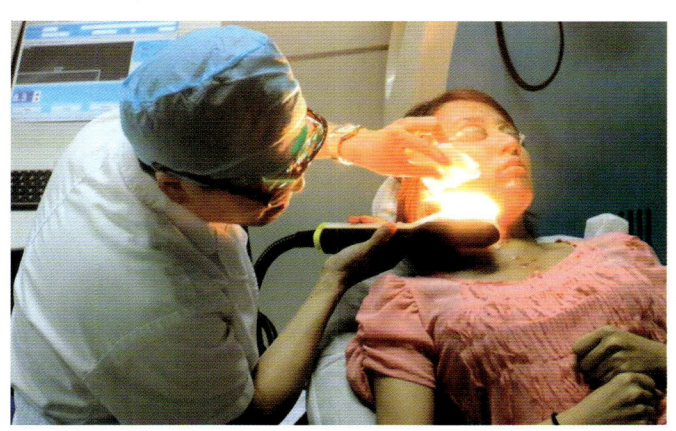

图 9-46　新型红外光子治疗仪治疗鲜红斑痣的情形

这些强脉冲光和脉冲 Nd:YAG 激光治疗的机制都是利用了鲜红斑痣内畸形微静脉富含的血红蛋白对于上述波长的较强吸收作用，在合适的能量模式下发挥选择性光热凝固作用，从而破坏畸形的微静脉，达到封闭血管、消除病灶颜色的治疗目的（图 9-47）。

采用强脉冲光新型红外波长 1100nm 的 Cutera 公司的 Titan 手柄，作者选择治疗了少量增厚性鲜红斑痣患者。无需局部麻醉，将医用冰冻凝胶涂布于患者脸面部患处。调节输出剂量至 26～30J/cm²，在患者面部患处作连续扫描照射。即刻反应以稍有苍白为宜。两次治疗的间隔以 1～2 个月为好。一般经过 3～4 次治疗，可以取得明显的疗效（图 9-48）。但是这类红外光源治疗不宜多次采用和作为常规治疗手段，因为多次凝固性治疗容易损伤周围的正常皮肤，从而增加瘢痕等并发症的发生，毕竟脉冲染料激光和光动力疗法才是治疗鲜红斑痣的首选方法。

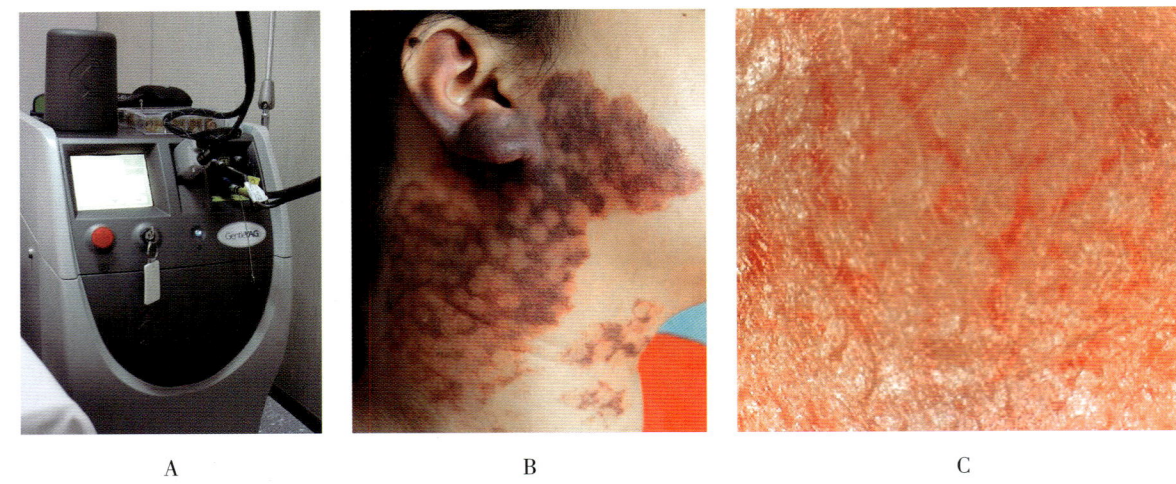

图 9-47　应用 Candela Gentle YAG 1064nm 激光 10mm 手柄治疗鲜红斑痣
A. 激光设备　B. 治疗 1 次后的褪色效果　C. 治疗 1 次后的病灶在皮肤镜下 80× 的效果

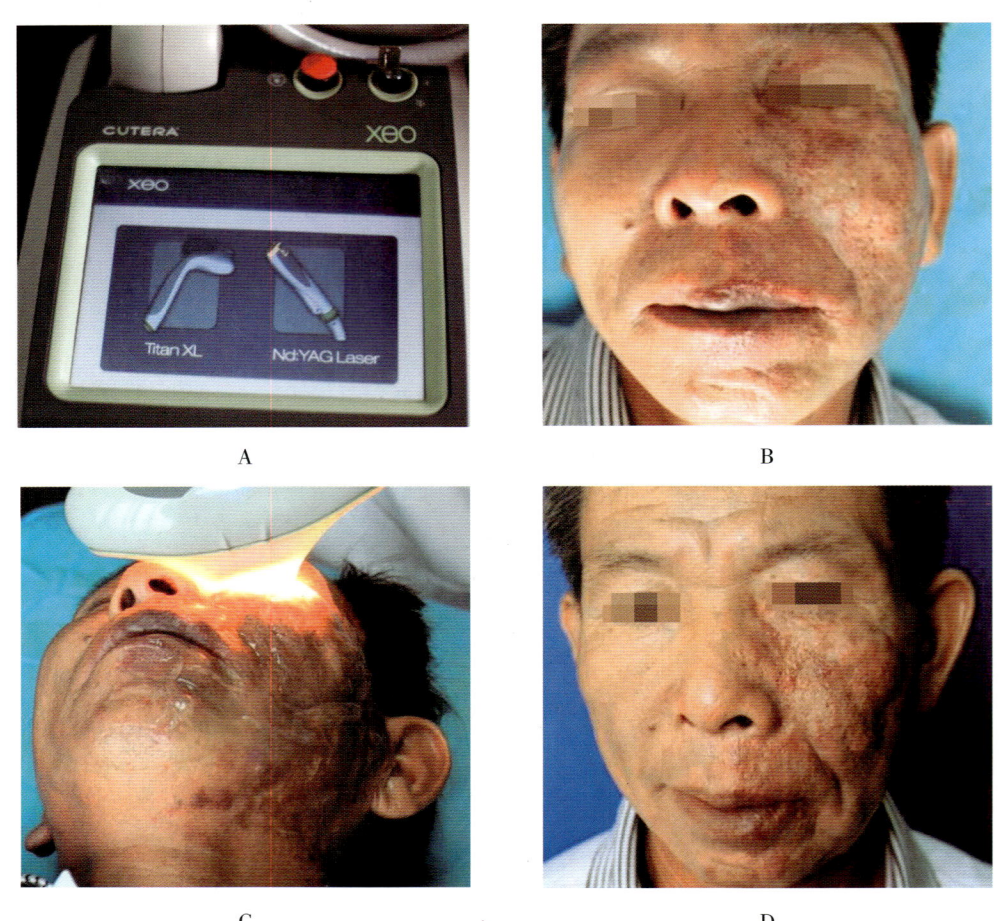

图 9-48　红外宽谱强光治疗仪（Cutera Titan 手柄）治疗鲜红斑痣
A. 治疗设备　B. 治疗前　C. 治疗过程中　D. 治疗 3 次后的病灶褪色效果

五、CO_2 激光治疗

CO_2 激光可以治疗增生性鲜红斑痣，主要分为治疗局部增生性血管结节和治疗整个病灶的增厚。具体方法是：采用局部浸润麻醉和局部阻滞麻醉，麻醉药物可用 2% 利多卡因或复合局麻药碧蓝麻。先将 CO_2 激光选择连续模式，在焦点平面对病灶结节行汽化切割，功率以 5～10W 为宜。再在超脉冲模式下进行精细切割修正，以减少深面皮肤或黏膜损伤，避免瘢痕形成（图 9-49）。

A　　B

C　　D　　E

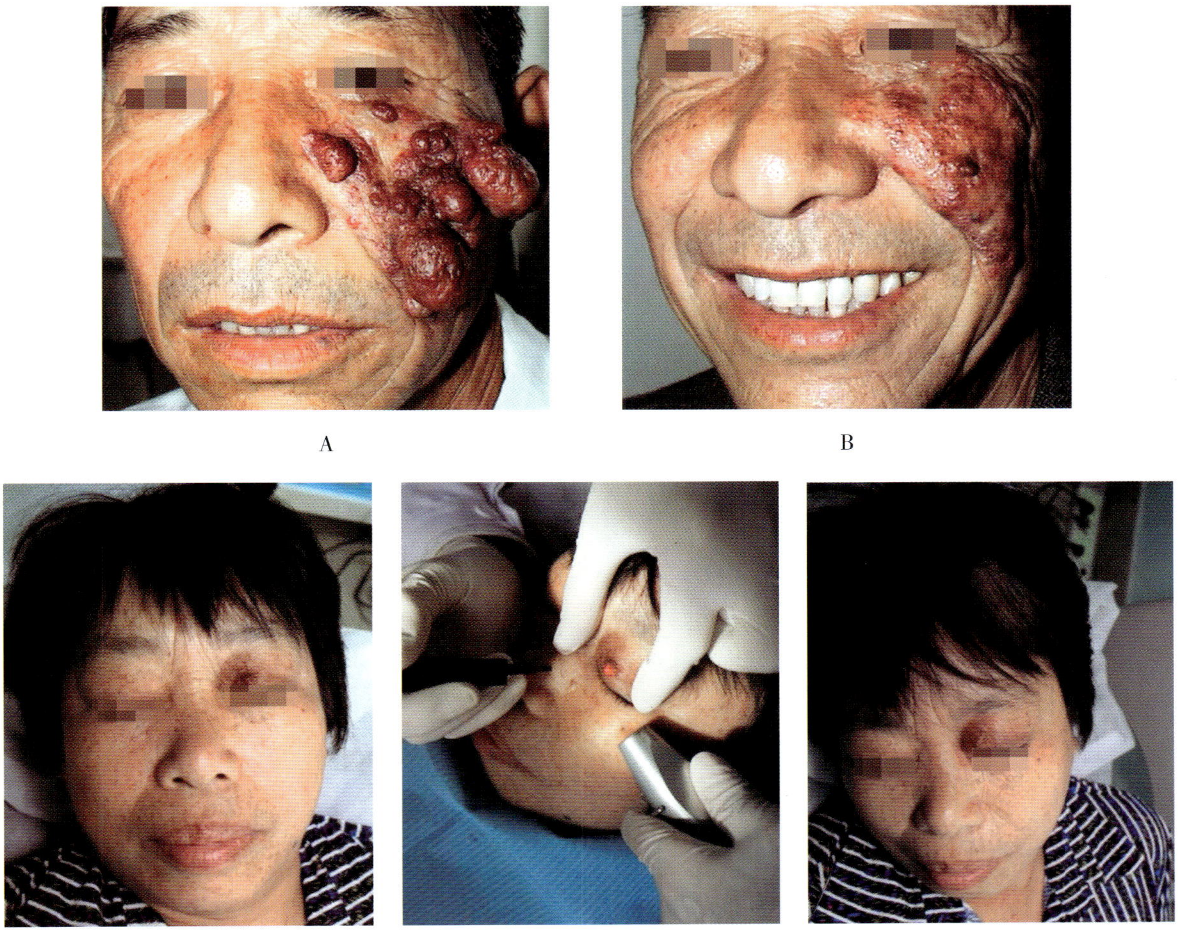

图 9-49　应用 CO_2 10600nm 激光手柄治疗结节状鲜红斑痣

A、C. 治疗前　B、E. 治疗后　D. 治疗过程中

另一种方法是采用 CO_2 激光光刀行局部软组织整形术，如厚唇变薄术（图 9-50）。

A　　B

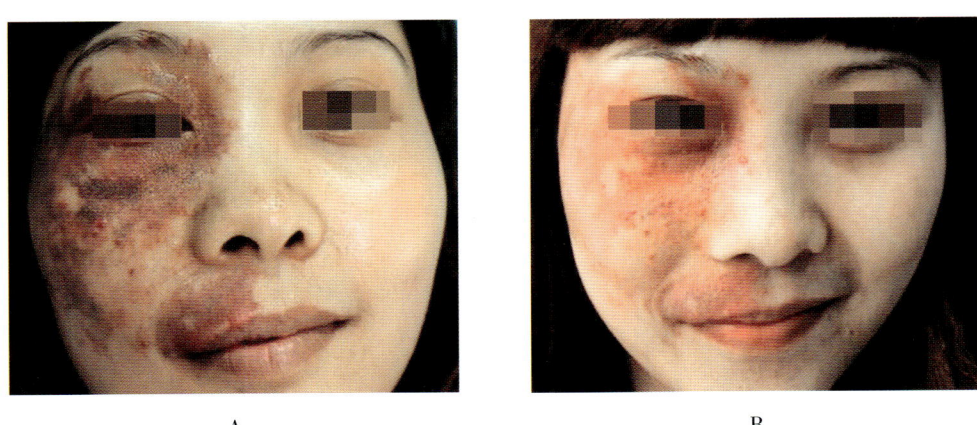

图 9-50　应用 CO_2 激光光刀行右上唇厚唇变薄术

A. 治疗前　B. 治疗后

六、疗效的影响因素

(一) 病变的部位与大小

影响鲜红斑痣疗效的因素较多，从逻辑上来说病变的部位和大小跟疗效是无关的，但是由于在不同的解剖部位往往存在病灶的畸形血管分布密度的不一，而客观上表现出治疗效果的差异。例如眶周和口周往往是综合征型病灶的好发部位，在病理上多表现为全层皮肤的累及，在治疗上需要更多的疗程，因此被认为是疗效不佳的部位。而病灶大小与治疗效果没有任何相关的关系。另外，在有毛发的部位用脉冲染料激光治疗微静脉畸形时会产生损伤毛囊的副作用，因此临床上会避开眉毛等部位，常常将此处的病灶遗留下来不作处理。一般的激光光动力治疗因为设计要求往往有结痂形成，因此在毛发部位无法实施光照，从而影响了毛发部位病灶的有效治疗。但是作者在实施光源与光敏药物匹配的非热效应激光光动力治疗（如氪激光413nm激光光动力治疗鲜红斑痣）时就没有结痂，同时在口周和颈部也不会形成瘢痕。所以关于病灶部位与疗效的影响问题具体取决于选择何种治疗方法，不能一概而论。作者的临床体会是采用光动力治疗鲜红斑痣时病灶的部位与疗效没有显著的相关性。

(二) 病变的颜色

病变的颜色对疗效的影响主要表现在单纯的脉冲染料激光疗法上，这是由于激光的能量转换是被动性地依靠畸形的微静脉内血红蛋白对激光的吸收程度。如此，血管的管径大小、血管在单位皮肤内的分布密度等均能影响到疗效。所以临床上常常是紫红色的病灶对脉冲染料激光的疗效反应最好，其次是鲜红色和粉红色。作者的体会是不管何种颜色的病灶，只要采用合适的激光能量的照射，均可达到血管内血栓形成的目的而获得较好的疗效；相反，如果治疗的激光能量过高过强时，容易造成皮肤组织结构的破坏，轻者容易有纹理的改变，重者瘢痕的形成会影响以后的激光穿透性，即影响以后的治疗效果。说明激光光动力治疗本身对病变的颜色没有明显的疗效差异性。

(三) 多次治疗

通常习惯性的思维是觉得多次激光治疗后会影响疗效，其实，只要是在没有产生瘢痕等副作用的前提下，脉冲染料激光和激光光动力疗法均不会影响后期的疗效。但是对于综合征患者，必须经过非常多的疗程才能获得较理想的效果，因为这种患者皮肤病灶内的毛囊干细胞有分化新生血管的作用，因此会有一定比例的血管病灶复发而直接影响疗效，造成治疗上的困难，甚至动摇患者继续治疗的信心。

(四) 顽固性病变

鲜红斑痣患者中约有10%~15%存在难治性、顽固性的病变，通常患者在经过多次脉冲染料激光和激光光动力治疗后其视觉改善并不明显。这时患者的家属往往会有担忧和埋怨，作为医师，我们也常常觉得棘手。国外学者将这些患者归类于难治性、顽固性病变。作者多年的临床实践体会是，这种情况多见于综合征患者，由于其病灶可累及多种组织和器官，从而造成多种器官的发育延迟和畸形逐年加重，使得临床治疗变得较为困难和棘手。但是在采用激光光动力治疗的情况下，这种情况并不突出。

(五) 鲜红斑痣的复发

国外学者的研究揭示，在一部分鲜红斑痣患者中，其患处皮肤的毛囊干细胞具有分化诱导产生新生血管的功能，在经过脉冲染料激光有效治疗1年后病灶复发。

对此，美国学者Staurt Nalson根据诺贝尔奖获得者Fockman博士的理论和建议，采用激光联合肿瘤新生血管抑制剂雷帕霉素开展动物实验和临床早期试验获得成功。

对小鼠背部毛细血管扩张模型采用激光处理和激光联合雷帕霉素处理,并将两者相比较,发现采用单一脉冲染料激光处理的毛细血管有部分再生,而采用激光联合雷帕霉素处理的毛细血管破坏后没有再生现象。

随后的临床早期试验获得了相同的结果。目前正在研发人皮肤可耐受性雷帕霉素制剂,并已取得初步满意的效果。临床多中心的试验效果及安全性也正在进一步探索中,有望彻底解决鲜红斑痣治疗中的血管再生问题,以避免复发。

七、并发症和不良反应

单纯性激光治疗鲜红斑痣的并发症最容易发生,主要是增生性瘢痕、萎缩性瘢痕、皮肤纹理改变、病灶部位毛发脱失(图9-51,图9-52)。最常见的不良反应有皮肤水疱、渗出、结痂、重度紫癜、皮肤挛缩、炎症后色素沉着(PIH)、色素减退、色素脱失、带状疱疹。

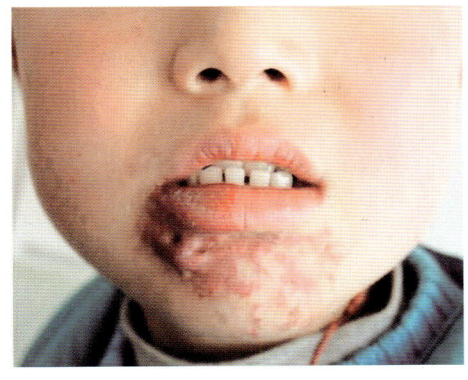

图9-51 Cynosure Cynergy 双波长激光治疗鲜红斑痣剂量过强造成的颏部增生性瘢痕

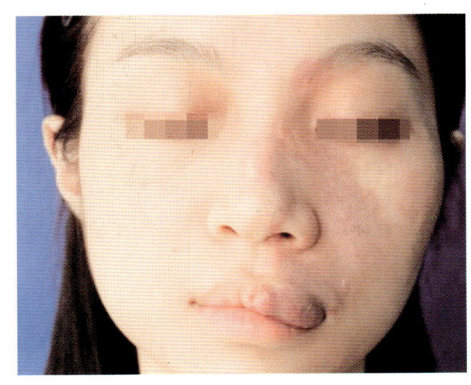

图9-52 没有动态冷却的脉冲染料585nm 激光治疗左面中部鲜红斑痣2次造成的萎缩性瘢痕

激光光动力治疗鲜红斑痣的并发症有增生性瘢痕、萎缩性瘢痕和皮肤纹理改变,常见的不良反应有水肿、多毛、暴露部位光敏性皮炎、炎症后色素沉着(PIH)、色素减退、色素脱失等(图9-53~图9-55)。

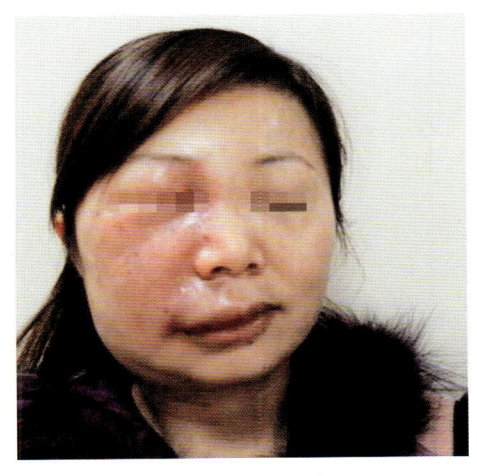

A

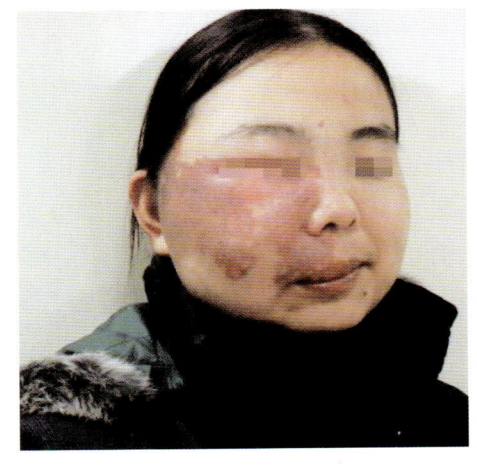

B

图9-53 激光光动力治疗鲜红斑痣3天后出现普遍的面部肿胀

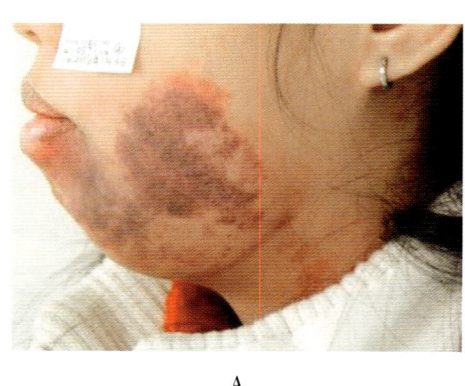
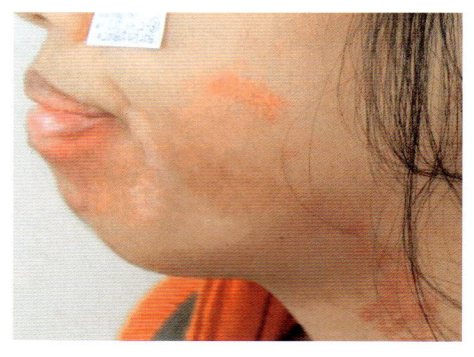

图9-54　KTP 532nm 激光光动力治疗后致结痂、渗出，皮肤有PIH、色素脱失和轻度萎缩性瘢痕

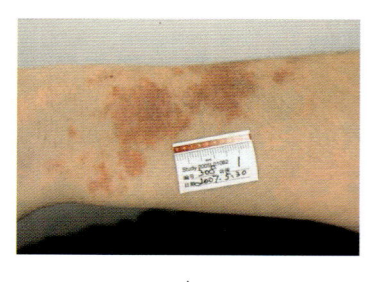
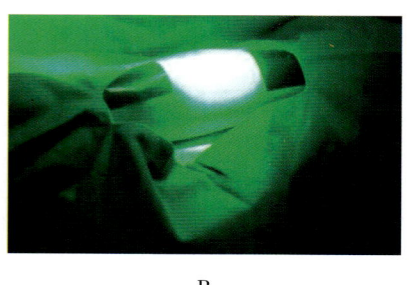
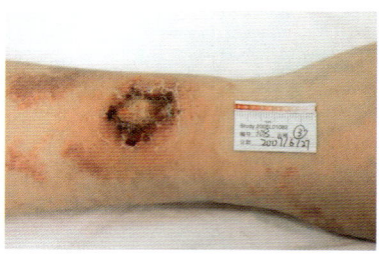

图9-55　532nm KTP激光光动力治疗后前臂结痂形成
A. 治疗前　B. 治疗过程中　C. 治疗后结痂形成

第四节　血管瘤

一、概述

血管瘤的定义前面已有描述，草莓状血管瘤只是其中的一种临床类型。本节重点介绍各种血管瘤的临床特点、激光治疗及其他治疗。

血管瘤在新型的细胞生物学分类法中定义为有血管内皮细胞增生的血管源性肿瘤，在新生儿中的发病率为2%～3%，在早产儿和低体重儿中的发病率可高达22%～30%，男女发病之比为1:5～1:3。血管瘤可发生于全身各处，约60%发生于头面部。其自然病程是出生后1周左右出现，初始为似蚊子叮咬的小红点，后发展为界限清楚、不突出皮肤的红斑，2～3个月后开始快速增长进入增生期（proliferative phase），瘤体红点增多，互相融合，面积增大，呈膨胀性向外生长或潜伏性向内生长，形成高出皮肤的红色分叶状肿物或潜入皮下的皮肤隆起，生长过快的血管瘤常合并溃疡、出血等。多在1岁前后不再增生而进入消退期（involuting phase），血管瘤的颜色由鲜红色转为暗红色，从瘤体中心出现纵横交错的暗紫色或灰白色纹理，逐渐扩大至整个瘤体，使之软化、缩小。大约2岁后，瘤体以每年10%的消退速率缓慢地消退，通常在5～9岁进入消退完成期（involuted phase）。有部分先天性血管瘤不能退化而持续发展，称为不消退型先天性血管瘤（non involuting congenital hemangioma, NICH, 图 9-56); 快速消退者则称为快速消退型先天性血管瘤(rapid involuting congenital hemangioma, RICH, 图 9-57)。

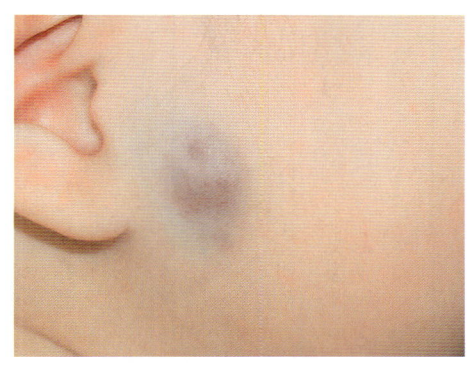
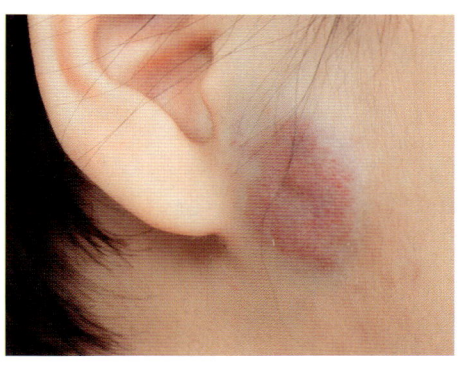

图 9-56　不消退型先天性血管瘤(NICH)
A. 15 个月出现面部血管瘤　B. 30 个月出现面部血管瘤

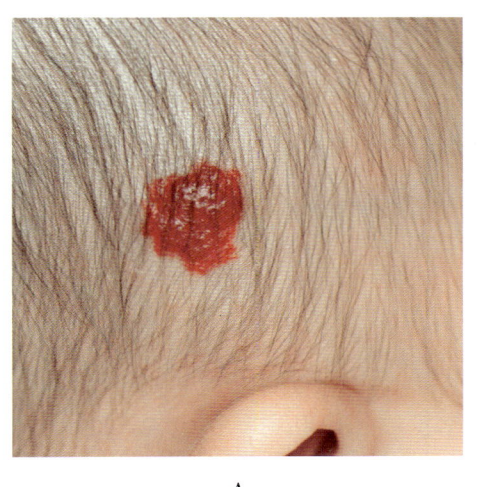
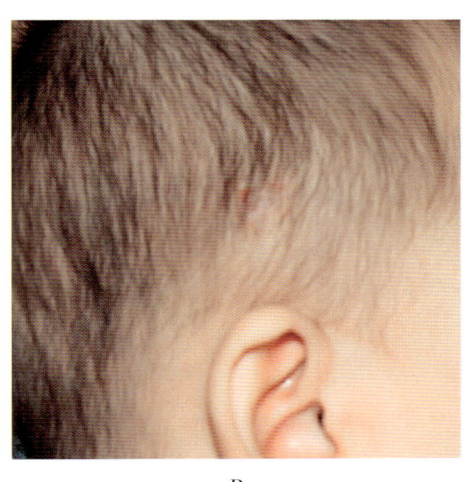

图 9-57　快速消退型先天性血管瘤(RICH)
A. 出生后颞侧血管瘤　B. 3 个月后血管瘤自行消退

血管瘤是婴幼儿最常见的良性肿瘤之一,发病率为 10%。由于血管瘤发病率高,可能造成个体生理和心理方面的多种危害。其治疗方法众多,但均存在一定的不足或不良反应,尤其是对部位特殊、类型特殊的血管瘤的治疗处理,一直是临床和研究的热点。

血管瘤的临床特征为:绝大多数在枕部先出现一个或者多个散在红斑,病灶酷似鲜红斑痣,不突出于皮肤,然后在眼睑和口鼻处也可出现类似红斑。枕部和眼周、口鼻处的红斑往往不会发生增生(图 9-58)。

典型的表现是头面部或者身体其他部位出现红点或红色小斑块,一般出现在出生以后的数天、数周,少数一出生就有。与国外专著描述的区别是:我国血管瘤的早期表现是一个红色斑点、斑块,而不像西方人的白色斑块。临床最早的表现是婴幼儿枕后的散在红斑。据作者所在科室对门诊新就诊的 130 名新生儿血管瘤患者的随机统计调查发现,枕后红斑在血管瘤患者中约占 90.77%。随后,临床发现血管瘤早期好发部位是眼睑皮肤,表现为细小的毛细血管扩张,呈红血丝样改变。

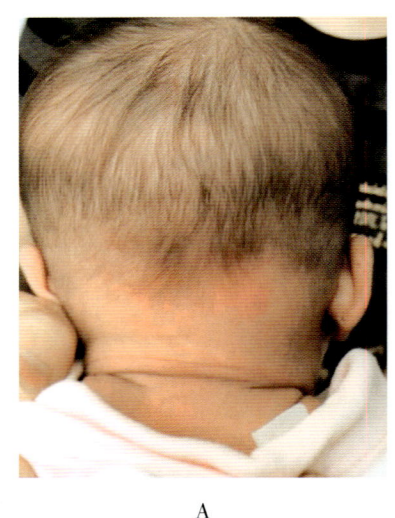 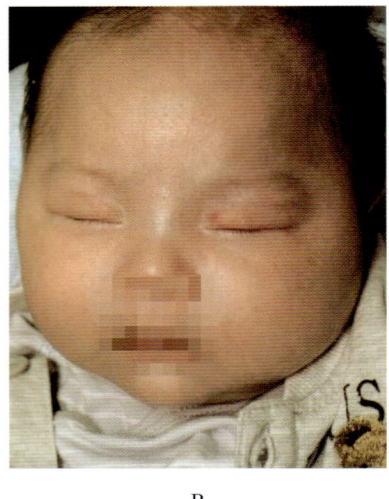 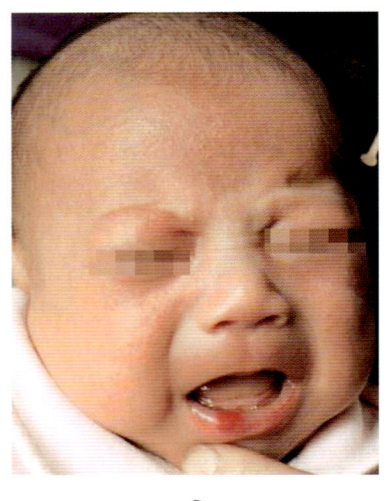

图 9-58　新生儿血管瘤早期表现
A. 枕后红斑　B. 上睑红斑　C. 下唇红斑

一般同时伴有枕后和眼睑部位红斑的患者可以确诊为血管瘤。大部分血管瘤几乎可以完全自然消退，只要定期随访即可。

真正发展成如本章所要阐明的需要积极处理的各型血管瘤是在上述表现的同时伴有其他部位的病灶（作者将其称为血管瘤的主要病灶）。主要病灶的特点是发生在身体的一处或者多处，与枕后、眼睑的红斑不同，这种病灶往往增生迅速。在随后的数周或数个月中发展迅速，即进入快速生长期。与西方人的血管瘤不同的是，我国的血管瘤绝大多数仅有一个快速生长期，而非两个生长期。血管瘤的临床特征是表现出略高出皮肤的红色斑块，早期是一个或多个红色病灶融合而成的红色斑块，扪诊有质地偏中等、类似风团的感觉。进入快速生长期时，病灶的体积迅速增大，扪诊会有质地较以前变硬的感觉，部分患者的病灶处有皮温的升高。临床上血管瘤以头面部好发，但是往往伴有四肢和躯干部位的病灶。血管瘤进入快速生长期后往往表现出生长过快而导致的中央坏死、溃疡（图 9-59）。

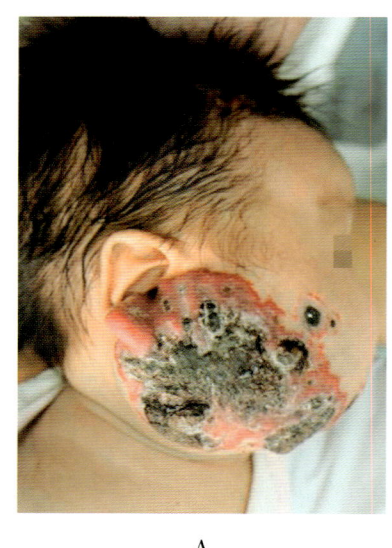 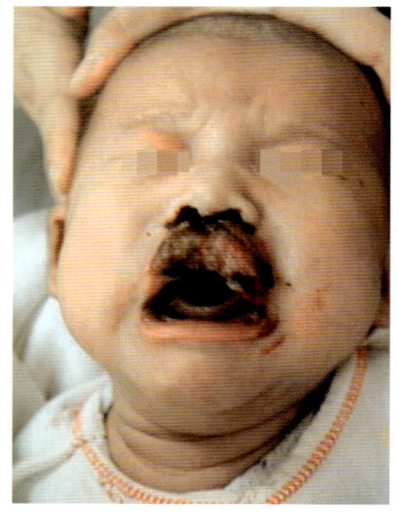 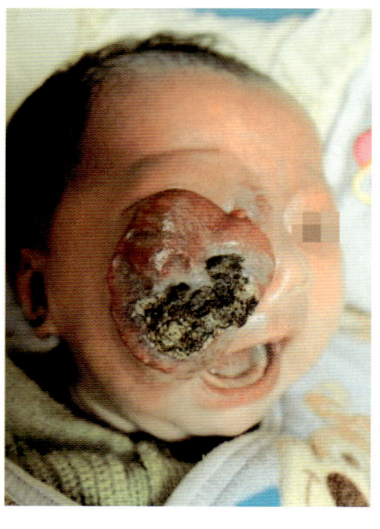

图 9-59　新生儿肿瘤状血管瘤坏死表现
A. 右腮区软组织坏死　B. 上唇坏死缺损　C. 右面中部部分软组织坏死

根据国外相关研究表明,由于血管内皮细胞增长过快,在肿瘤的中央区会造成供血严重不足,于是产生了中央部分细胞的坏死,在坏死区往往因为继发感染而加重溃烂。血管瘤的坏死和继发感染常常导致受累部位的软组织缺损,如继发性唇裂、梨状孔暴露等,并且常常伴有继发性出血。位于深部的血管瘤首诊的主述往往是某区的肿块,临床常见的有腮腺区的肿块,表面的皮肤有绛紫色的团块,扪诊时肿块质地中等偏硬,周围常常有皮肤充血的泛红色改变。此时患儿因触痛而拒按,或表现为烦躁不安。偶尔也有血管瘤和血管畸形同时并存的情况。

经历了快速生长期以后的血管瘤便逐渐进入到消退期,这一时期的时间长短不一,有的历时数月,大多数耗时数年。消退期的改变是肿块体积持续增大,但是质地变软,临床观察可见红色病灶范围有所扩大,往往表现出许多新生的红色小结节,肿块范围内出现正常的皮肤条带;有的表现为半侧病灶红色斑块消退,另半侧病灶红色斑块仍然残留的外观(图 9-60);有的表现出中央正常皮肤浮现,周围新生红色斑点增生;也有的表现为棕色皮肤的皱褶上面点缀着零星的红色斑点。深部的病灶在超声检查时也会有点状低回声信号的小血管影像。约有 83%~92%的血管瘤具有自然消退的倾向(图 9-61,图 9-62)。

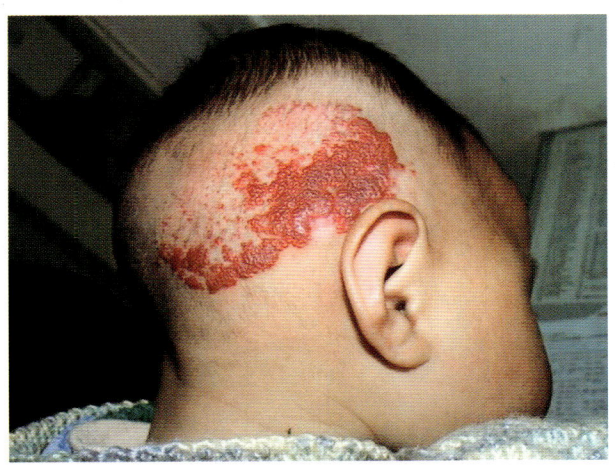

图 9-60　幼儿枕后血管瘤消退期的表现

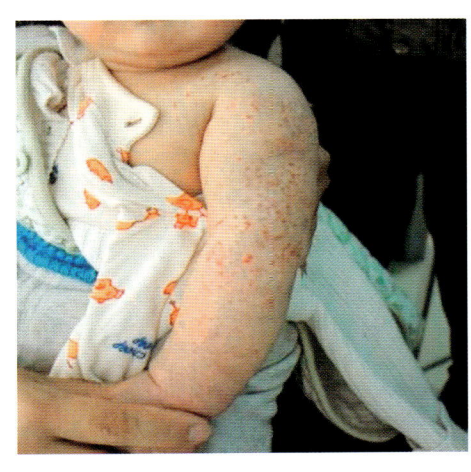
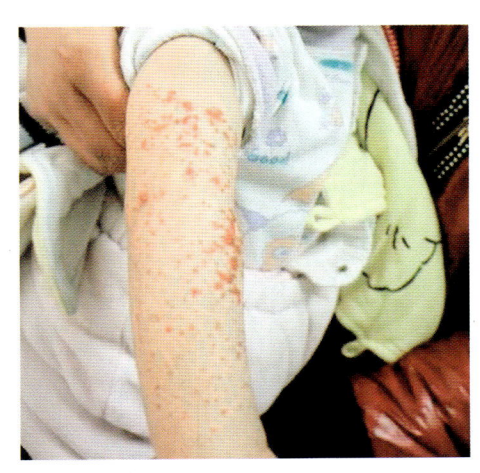

图 9-61　幼儿上肢血管瘤消退期的表现
A. 上肢血管瘤　B. 消退期的表现

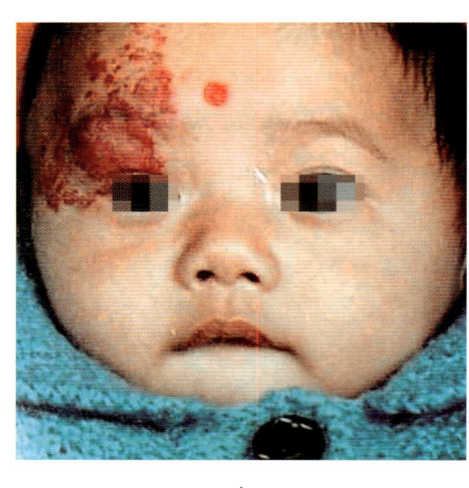 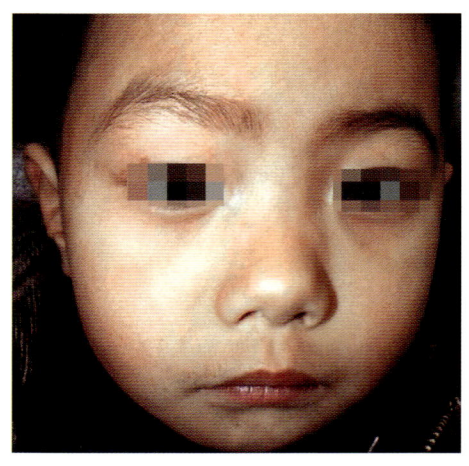

图 9-62　幼儿面部血管瘤完全自然消退前后
A. 消退前　B. 消退后

但是消退过程中发生缺血性坏死的概率为 20%～30%,坏死引起组织缺损的占 60%～85%,另外也有 35%在消退中产生遗留色素改变或皮肤纹理改变。

血管瘤的发生率女性患儿显著高于男性患儿,两者之比为 4:1～5:1。临床观察也提示血管瘤和鲜红斑痣一样具有少量的家族发病的倾向,可表现为母亲患有鲜红斑痣,女儿患有血管瘤,反之亦然。另外,作者观察到近年来血管瘤患儿有明显增加的现象,其中包括作者的学生和亲属的新生儿。结合有关国内江河水生鱼类中检测到雌激素普遍升高的报告,是否具有一定的相关性,非常值得做临床大样本的流行病学调查研究。同时目前越来越多转基因食品的问世,也是值得关注的问题。但是鲜红斑痣的发病状况似乎没有显著的变化。

此外,血管瘤还常是某些综合征的表现之一,如 Kasabach-Merritt 综合征(KMS)、PHACE 综合征。

(一) Kasabach-Merritt 综合征(KMS)

KMS 在 1940 年由 Kasabach 和 Merritt 首先报道,国内亦称巨大血管瘤伴血小板减少综合征、血小板减少血管瘤综合征,是小儿血管瘤的严重并发症。起病急,进展迅速,多在新生儿期及小婴儿期发病,通常见于 6 个月以内的婴儿,表现为巨大的血管瘤并发血小板减少、局部血管内凝血、凝血因子缺乏、贫血,可发生于颌面部、四肢、躯干、腹膜后隙及肝脾等脏器。患者的主要死亡原因是出血,其次是消耗性凝血障碍,如弥散性血管内凝血(DIC)。如未得到治疗,其死亡率高达 10%～37%。活检可见小血管内被血小板和纤维蛋白构成的血栓所充塞。本病多发于新生儿期或小婴儿期,发病最早为出生后 24h 即出现症状,胎龄及体重最小为孕 26 周、出生体重 978g 者。血管瘤大小不等,瘤体直径一般大于 5cm。其常见的组织学形态是:46%卡波西样血管内皮瘤(Kaposiform hemangioendothelioma,KHE),31%丛状血管,另外 23%显示为婴儿血管瘤。

有关 KMS 的病因及发病机制目前尚不十分清楚,有人认为可能是血小板大量积蓄在血管瘤内,血管瘤内皮细胞存在缺陷,不能合成前列环素,由凝血酶调节蛋白等活性物质来执行抗凝功能,从而激活血小板形成小血栓,继发凝血因子和纤维蛋白原消耗,纤溶亢进,导致凝血障碍、出血而危及生命。

KMS 的治疗目前尚缺少单一有效的方法,手术完全切除是最有效的治疗措施,可迅速纠正凝血障碍,使血小板计数恢复正常。但临床上因血管瘤巨大,多发生于深部组织,供血血管多,手术难度大,危险性高,加之有弥散性血管内凝血(DIC)的存在,使治疗变得很棘手。国内外多采用综合疗法,具体分为支持疗法、药物治疗和非药物治疗。支持疗法是少量输注血小板悬液、浓缩红细胞、新鲜冰冻血浆、纤维蛋白、冷沉淀或凝血因子复合物等,药物治疗有糖皮质激素(GC)、干扰素(IFN)、血管瘤硬化剂、免疫抑制剂(如长春新碱、环磷酰胺、放线菌素)、抗纤溶制剂、抗凝药及血小板聚集抑制剂等,非药物方法包括放射疗法、压迫治疗、瘤体栓塞等,也有报道口服普萘洛尔治疗取得良好的效果。

(二) PHACE 综合征

PHACE 综合征是一种神经皮肤异常的症候群,是指出现巨大面部血管瘤(H)的同时,出现下列一种或多种病变:后颅窝畸形(P),脑、颈部动脉异常(A),主动脉狭窄或心脏病(C)以及眼睛(E)异常,五种病变的英文首字母组成 PHACE 综合征。临床表现多种多样,如小脑发育不全、颈动脉发育不全、面部血管瘤、小颌畸形等,其中面部血管瘤的分布区域具有特征性,常呈斑片或斑块分布在额颞区、上颌区、颞下颌区等。

二、发病机制

血管瘤的发病机制尚不清楚,分子生物学方面的研究进展提出了血管瘤的可能发生机制有以下几种:

(一) 非内皮细胞在血管瘤发病中的作用

血管瘤中包含了大量的非内皮细胞,从血管瘤中提取的基质细胞能释放血管内皮生长因子(VEGF),它是一种多肽,属于血小板源性生长因子(PDGF)家族,亦称为血管渗透因子(vascular permeability factor,VPF),是一种分子质量为 40~45kDa 的分泌性糖蛋白。将这些基质细胞移植到裸鼠体内,能诱导血管形成。目前已发现内皮细胞表面有 VEGF 受体,与血管瘤的发生相关。有研究发现血管瘤 VEGF 的转录和表达在增殖期明显高于消退期,且增殖期血管瘤 VEGF 及其邻近 VEGF 表达明显高于远处上皮细胞的 VEGF,提示在病变部位 VEGF 的高表达是增殖期血管瘤内皮细胞异常增殖、瘤体快速增长的原因之一。

(二) 肥大细胞在血管瘤发病中的作用

在增殖期血管瘤中,肥大细胞计数明显高于血管畸形及正常皮肤组织,并在血管瘤的管腔中成列分布。在消退期血管瘤中,肥大细胞计数减少。在快速增殖期,肥大细胞能分泌成纤维细胞生长因子 2(fibroblast growth factor 2,FGF2),它是一种血管生长刺激多肽。另外,肥大细胞也能分泌 VEGF 和生物活性物质来刺激内皮细胞增生。在消退期,它还可合成或释放凋亡调控因子 clusterin/apolipoprotein J(Clust/Apo J),它是一种多功能糖蛋白,当血管瘤从增殖期向消退期和消退完成期过渡时,Clust/Apo J 的转录及表达水平均升高,提示 Clust/Apo J 参与了血管瘤血管内皮细胞凋亡的上调,促进其萎缩。

(三) 内皮祖细胞学说

内皮祖细胞学说是一个经典的假说,血管瘤是胚胎期全能成血管细胞即血管内皮祖细胞(endothelial progenitor cells,EPC)分离发育而来的。根据这种理论,血管内皮祖细胞来自原始基质,它未能与正常脉管连接而自行发育成血管瘤。也可以说血管瘤来自一种原始的细胞,该细胞可以分化成不同的细胞。研究表明血管瘤细胞表面有着不同的抗原标志,LYVE-1 是淋巴管所特有的分子标志,CD34 是血管内皮细胞所特有的分子标志,研究发现这两种分子标志在血管瘤增殖早期有共同的表达。Dadras 等研究发现,CD31、LYVE-1 在增殖期血管瘤中有表达,在消退期这两种标志明显减少,而其他脉管肿瘤中不表达,并推断增殖期血管瘤的内皮细胞有不成熟的免疫组织表达,这些不成熟的表现导致其快速增殖。AC133/CD133是内皮祖细胞特有的分子标志，KDR、VEGF受体是内皮细胞的分子标志，在增殖期血管瘤细胞中这些标志均有共同表达，从而说明内皮祖细胞在血管瘤的发病机制中扮演了重要的角色。Yu等应用Northern杂交、PT-PCR、流式细胞仪研究CD133、KDR、CD34在血管瘤不同时期的表达，发现CD133只存在增殖期血管瘤组织中，因此认为内皮祖细胞的存在是血管瘤早期快速增殖的根本原因。CD14抗原是单核细胞的分子标志，CD83抗原是树突状细胞的标志，这些标志在增殖期血管瘤中的内皮细胞中也有表达，因此认为血管瘤内皮细胞是单核细胞的来源。

（四）胎盘来源学说

葡萄糖转运蛋白（GLUT1）对葡萄糖具有高度的亲和性，它能为细胞的代谢增殖提供能量。在正常组织内，GLUT1的表达仅限于具有血液-组织屏障功能的微血管上皮中，如中枢神经系统、胎盘滋养层、视网膜，而在正常皮肤、皮下组织的血管系统中不表达。国内有学者研究了CD133和GLUT1在婴儿毛细血管瘤和血管畸形中的表达情况。North对143例血管瘤标志行免疫组化研究，发现97%的病例中内皮细胞GLUT1染色阳性，而在其他脉管肿瘤、反应性脉管增殖或血管畸形中没有GLUT1的表达，这可能是血管瘤内皮细胞的内在特征。而胎盘的其他抗原在血管瘤中也被发现，因此，North等认为血管瘤内皮细胞可能由绒毛膜绒毛脱落进入胎儿血液循环，在胎儿体内进行克隆增殖形成血管瘤。Burtonll等在1995年发现，在胎儿9～12周时接受绒毛膜取样（chorionic villus sampling）的患儿血管瘤发病率达21%，是正常人群的3～4倍，从而推测绒毛膜取样手术造成胎盘局部的损伤，使内皮细胞从绒毛膜上脱落进入胎儿血液循环。而经腹壁羊膜穿刺术不会引起胎盘损伤，因此，血管瘤的发病率与正常人群一致。Barnes等通过利用DNA芯片技术发现增殖期血管瘤和胎盘的内皮细胞有着相似的基因表达，从而支持了血管瘤是胎盘来源的学说。

（五）血管生成紊乱学说

Folkman认为血管瘤的形成是生成无节制或血管生成因子和抑制因子不平衡所致。血管生成因子在血管瘤的形成中具有重要作用。在血管瘤生成因子中，关键因子是VEGF和bFGF（碱性成纤维细胞生长因子），VEGF和bFGF在血管生成的生理学中，例如在胚胎发育、生长发育、伤口愈合、胎盘形成等过程中扮演着重要角色。在增殖期血管瘤中，VEGF和bFGF的mRNA无节制。E-选择素是一种内皮细胞特有的细胞黏附因子，在血管的生成中也具有重要作用，在血管瘤增殖期和消退期的对比中，E-选择素在增殖期具有高表达。国内学者通过对Ang 1、Ang 2和Tie 2受体表达的研究，发现它们在复杂血管瘤的发生中起重要作用。类胰岛素生长因子在增殖期血管瘤中也有高表达，它是有丝分裂和凋亡的抑制因子，它在血管瘤发病中的确切作用不十分清楚，但它可能在VEGF和GLUT1的表达中起作用。

（六）基因突变学说

在双胞胎的调查研究中没有显示遗传因素在血管瘤发病中具有作用。但Blei等通过对血管瘤病变家系分析，发现常染色体显性遗传在血管瘤病变中起一定作用。在3例血管瘤家族的分析中发现致病基因位于染色体5q31-33上，从而认为基因突变在血管瘤的发病中起一定作用。Beda认为血管瘤组织内染色体5q存在杂合体丢失，存在抑制血管瘤形成的基因，基因的杂合性丢失将导致其突变，使血管瘤内皮异常增殖，从而形成血管瘤。还有其他基因被认为与血管瘤的增殖有关，其中包括诱导基因、FGFs、VEGF、内源性血管生成抑制剂血管抑素、内皮抑素等。目前认为，正常条件下血管形成促进因子和抑制因子严格调控血管的形成，两者处于平衡状态，血管瘤的发生是由于基因突变导致这些平衡打破，导致血管生成不规则，内皮细胞不正常增殖所致。血管瘤及血管畸形的类型较多，其确切的发病机制仍不十分清楚，它可能是多因素调控下的复杂过程。随着对其研究的深入,其形成机制将被揭秘,从而有助于研发新的治疗药物,开辟新的治疗途径。

三、治疗

大多数婴幼儿毛细血管瘤不危及生命且有自然消退的演变规律,国外有学者对未治疗的血管瘤进行随访研究发现,大多数血管瘤可以完全消退并达到美容效果。因此,对隐蔽部位和非功能位的血管瘤、不危及生命的体积小的增殖期血管瘤和处于消退期的血管瘤可以定期随访观察。当出现以下情况时应积极进行治疗:①血管瘤快速增长;②大面积血管瘤伴出血、感染、溃疡;③伴有某些严重综合征的血管瘤,如 Kasabach-Merritt 综合征;④位于重要器官如眼睑、鼻、口腔、耳道、尿道、肛门及关节等处的瘤体,影响视力、呼吸、进食、听力、排泄、运动等重要功能;⑤合并全身重要脏器功能衰竭者,如合并心力衰竭的重症血管瘤;⑥长时间不消退的血管瘤,如不消退型先天性血管瘤(NICH)。

血管瘤的治疗应根据瘤体的部位、范围(面积大小和深浅)、分期、对功能的影响等因素选择不同的治疗方法。

1 治疗原则 ①选择符合血管瘤发生规律的治疗方法,在适当的时机,以创伤小、副作用小、幼儿能接受的治疗手段,达到外观和功能的恢复,使治疗效果优于自然消退的结果;②避免选用不正确的治疗或过度治疗所造成的医源性并发症;③注意血管瘤综合征的全面综合治疗。

2 治疗目的 ①抑制增生期瘤体的快速生长,促进其向稳定期、消退期过渡,以缩短血管瘤的自然消退周期;②避免血管瘤自然消退所残留的永久性改变,如毛细血管扩张,皮肤萎缩、粗糙、无弹性,纤维脂肪残留等;③预防瘤体增长过快出现的感染、溃疡、出血,减少感染后瘢痕;④预防和治疗严重的、危及生命和影响功能的相关并发症;⑤减轻患儿及家属的心理压力。

3 治疗方法 目前婴幼儿血管瘤常用的治疗方法有激光治疗、药物治疗、血管硬化治疗、放射治疗和手术治疗。

4 治疗时机 关于治疗时机的选择原则是早期发现,早期处理(图 9-63)。

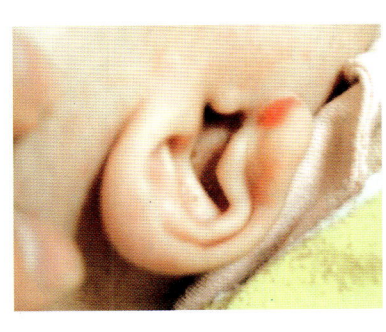
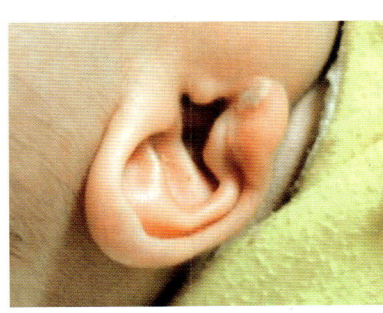
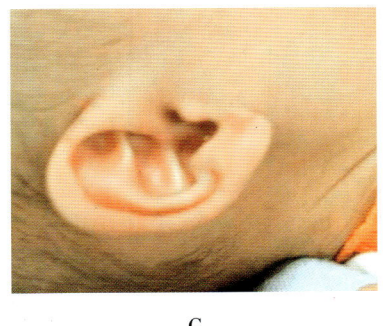

A B C

图 9-63 幼儿右耳早期血管瘤的长脉冲 1064nm 激光治疗
A. 治疗前 B. 治疗中 C. 治疗后

在确诊为血管瘤的同时,临床上最为关心的问题即是血管瘤的转归和预后。治疗和干预的目的在于尽早促使血管瘤进入消退期。因此,如何判断血管瘤是否进入消退期是关键。

血管瘤消退的判定:临床上主要依据临床表现、实验室检查和影像学检查来进行确定。作者的临床体会是,几乎所有血管瘤的病程都经历了快速生长期、相对静止期和最后的消退期,只是不少由于种种原因耽误治疗的血管瘤处于自然发展的阶段。因为基因表达强度的不同,靶细胞生长情况的不同,发生部位的解剖位置不同,造成千差万别的各种无法预测的预后转归变化。如果将血管瘤的发生发展和退化的过程比作一座火山,这样就可以帮助理解血管瘤的各种转归。作者推测血管瘤的退化是由于维系肿瘤内皮细胞生长的细胞调节因子的基因表达受到控制,因此当胚胎发育到新生儿再到婴儿期、幼儿期、儿童期,基因表达水平的变化影响了靶组织内血管瘤内皮细胞的生长和退化的调控,最终出现了血管瘤的临床退化。各种临床治疗方法的目标就是控制血管瘤内皮细胞的生长和促使其向退化进程的发展。由于尽早的干预能使血管瘤退化,进而在原有的肿瘤部位引导正常组织的发育,因此治疗越早,组织形态的恢复程度就越接近正常,否则各种组织延迟发育后的畸形外观和功能异常就难以根治,形成死火山一般的表现。

  临床检查可以判断血管瘤开始消退的迹象有病灶颜色变浅,如局部有红色的轻度消退,变成苍白色表现;或者病灶周围又有大量新生的红色小点、小结节形成;病灶质地变软,由原来的中等硬度变为质地较软;有时可以看到血管瘤病灶呈现出淡黄色脂肪组织和纤维组织的外观。实验室检查在血管瘤生长期可测到较高的雌二醇水平,在消退期雌二醇水平明显下降。超声检查可在消退期观察到动静脉频谱回声信号的密集程度分散。作者及董敏俊开展的磁共振波谱检测临床诊断小儿脉管瘤和脉管畸形的研究提示,应用磁共振波谱检测,即检测弥散曲线和波谱测量可以区分血管瘤和血管畸形。在血管瘤的生长期可检测到乳酸波和磷酸肌酸波,这是由于肿瘤内部细胞快速增殖,有丝分裂速度快,肿瘤生长旺盛;而对于消退期的血管瘤只能检测到脂质波,因为消退期血管瘤内充满脂肪纤维成分(图9-64)。

  另外采用三维成像的CT技术也可以获得血管瘤退化的影像,即犹如连续拍摄显示植物开花

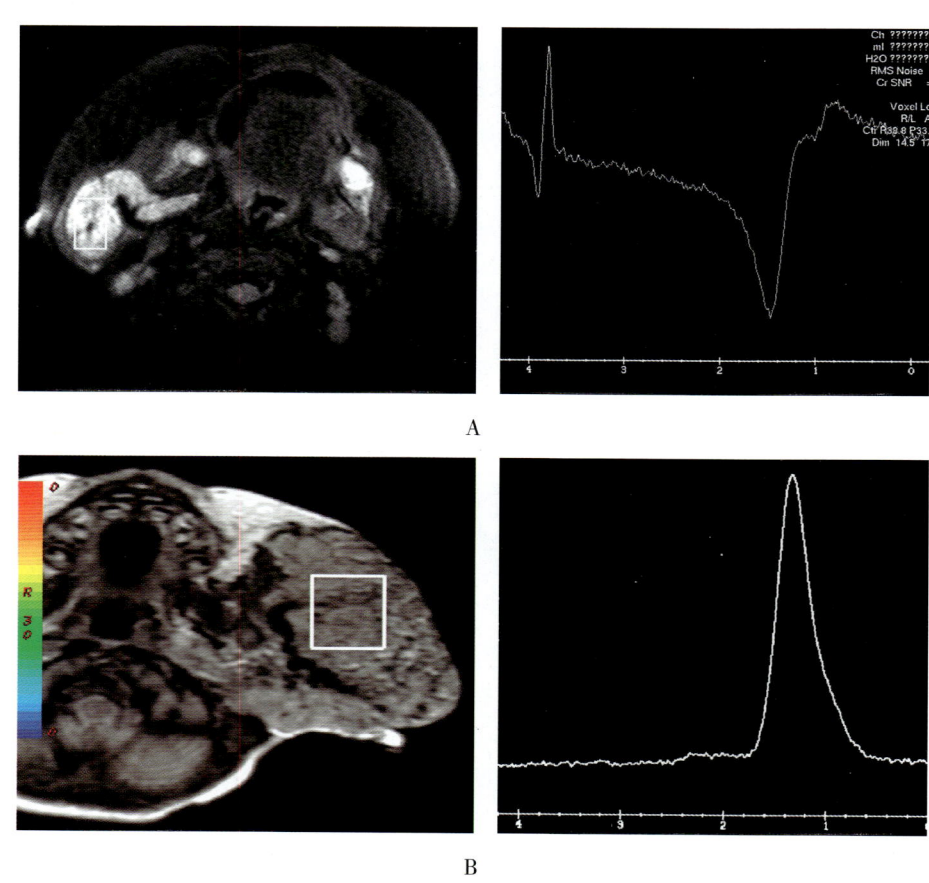

图9-64 血管瘤生长期及消退期MRI波谱测定对比

A. 右腮腺区生长期血管瘤的MRI波谱测定,可见右侧的乳酸波和磷酸肌酸波　B. 左腮腺区消退期血管瘤的MRI波谱测定,仅可见右下方的脂质波

结果的一个时刻的图像,因此只能提供临床参考,并结合临床检查来综合评价(图9-65)。

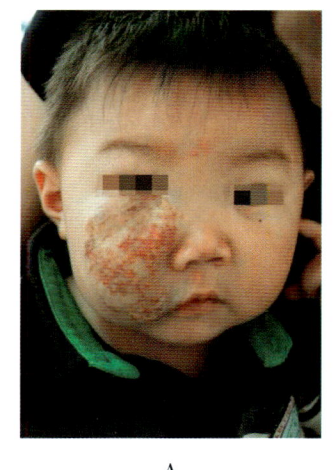 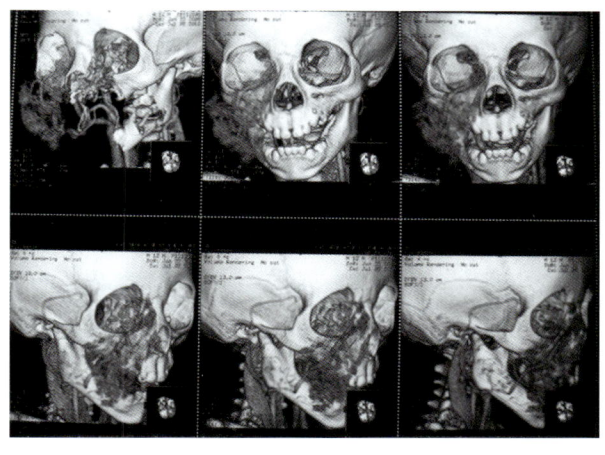

图 9-65　血管瘤消退期三维 CT 成像
A. 右面颊部消退期血管瘤的肉眼观,表面尚有未完全退化的血管病灶　B. 三维 CT 显示血管瘤内细胞融合团块的消退呈积雪融化样改变

图 9-66 中患儿的三维 CT 显示右面部血管瘤的内部细胞融合团块的明显消退,如积雪融化样,但无法告诉我们确切的消退信息。因此,今后的组织功能测定方法的影像学研究发展是血管瘤诊断的重要研究方向。

(一)激光治疗

激光治疗血管瘤是通过选择性光热作用使氧合血红蛋白凝固,从而达到破坏血管、消除瘤体的治疗目的。早期用于治疗血管瘤的激光主要有氩离子激光、CO_2 激光,由于其对组织的非特异性热损伤,瘢痕及色素沉着等并发症高发,限制了其在血管瘤治疗中的应用。取而代之的是脉冲染料激光(pulsed dye laser,PDL)、KTP 激光、Nd:YAG 激光、点阵激光等,各种激光均有不同的适应证。

1　脉冲染料激光　浅表的血管瘤可选择脉冲染料激光(flashlamp-pumped pulsed dye laser,FPDL,580~595nm)进行治疗,激光能量为 6~9J/cm², 30~40ms 脉宽比较合适。由于患儿往往只有几天和几个月大小,激光治疗的时间极其短暂。激光过程中疼痛为间隙性,持续时间极短。如果采用局部麻醉,则容易因麻醉药的局部推注而造成血管瘤组织内血液流失形成血管瘤的脱色,减少目标靶对激光的吸收,从而导致疗效下降。当然,采用全麻来进行激光治疗也是西方国家的常规模式,治疗时患儿体位固定,容易操作;缺点也非常明显,患儿在接受激光治疗过程中没有反应,一旦发生周围组织的误伤也不容易被发现。在美国已有报道,在对婴儿的眼睑血管瘤实施激光全麻手术中发生了角膜损伤的事故。因此我们一般不建议采用任何麻醉措施。染料激光的能量要严格掌握,可根据患儿皮肤病灶组织的即刻反应来确定。

脉冲染料激光治疗血管瘤后,病变即刻为暗紫色反应,3~5 天后结痂,7~14 天结痂脱落,血管瘤明显变薄,经过数次治疗后可彻底消除。治疗次数因血管瘤的厚度不同而有所不同(图 9-66~图 9-68)。

染料激光治疗血管瘤的组织反应机制是在细小的毛细血管内形成微血栓,造成血管内皮细胞损伤,达到抑制和治疗血管瘤的目的。这一选择性光热分解原理的原初设计并非针对血管瘤,而是主要用来治疗鲜红斑痣。

由于 580~595nm 染料激光的组织穿透极为表浅,一般为 0.5mm 左右,因此无法用来治疗已经

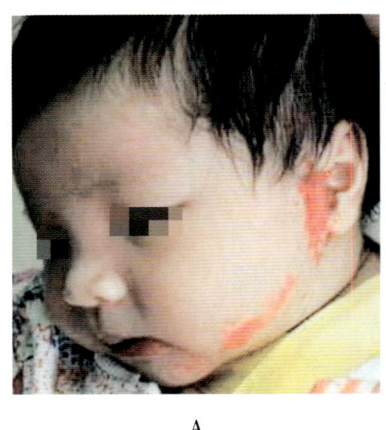 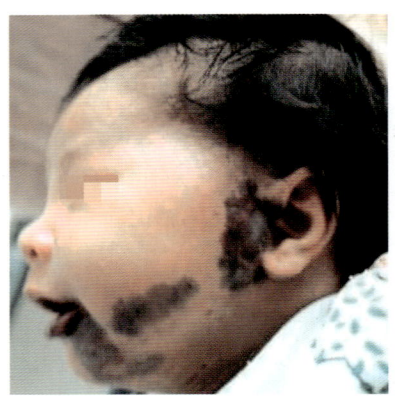 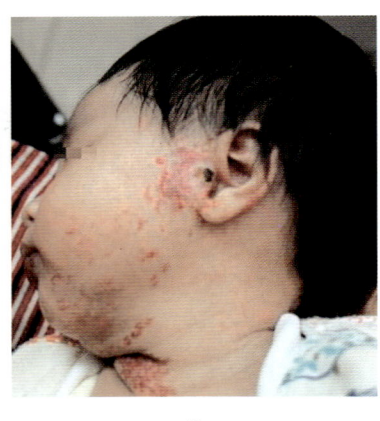

A B C

图 9-66　脉冲染料激光治疗鲜红斑痣状血管瘤
A. 治疗前　B. 治疗 1 次出现即刻紫癜　C. 1 个月后部分消退

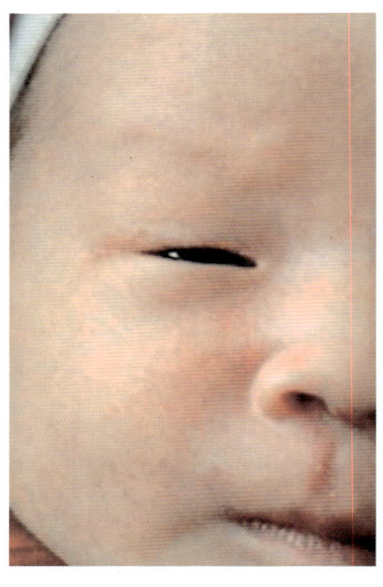 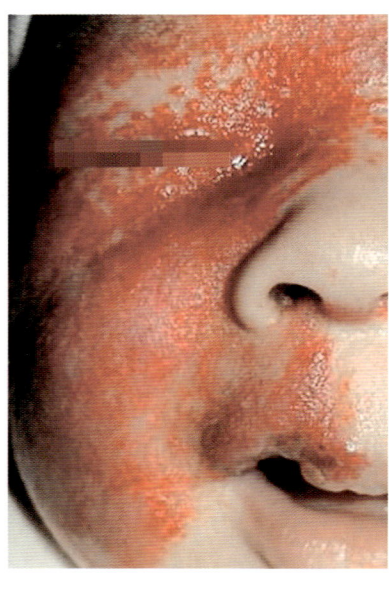 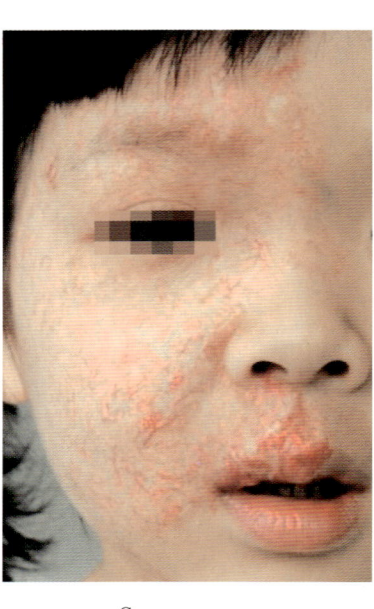

A B C

图 9-67　脉冲染料激光治疗快速增长的鲜红斑痣状血管瘤
A. 出生 1 个月时右眼周围早期血管瘤　B. 经 1 次脉冲染料激光治疗后未控制并明显快速增长　C. 经长脉宽 1064nm 激光 4 次治疗联合口服泼尼松 3 个疗程后显效的 6 年后随访观

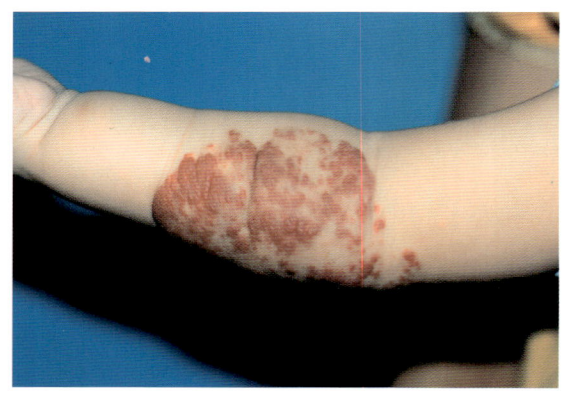 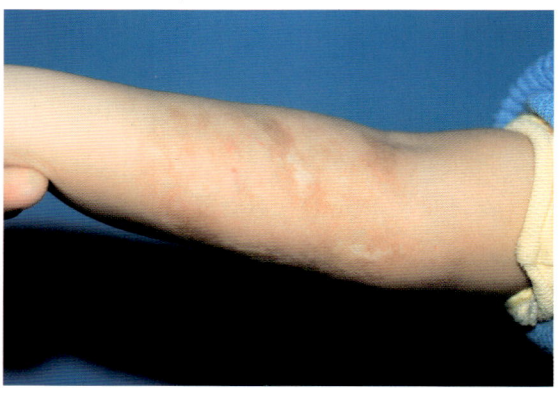

A B

图 9-68　脉冲染料激光治疗丘疹样血管瘤
A. 治疗前　B. 治疗 3 次后（波长 585nm，脉宽 0.45ms，能量密度 6.0J/cm²）

成为斑丘疹样增厚的病灶,临床工作者对此应有足够的认识,否则往往造成血管瘤得不到有效控制(图9-70),又对患者造成激光无效的假象。

2 532nm 激光　非常表浅的血管瘤也可以选择应用532nm激光来治疗。治疗血管瘤的激光虽然有532nm和1064nm的波长,但都不是指Q开关模式的激光器,务必请读者注意不要混淆,否则应用了Q开关的激光只会造成血管破裂,而没有临床疗效。

该法仅限于只有该种激光器的医疗单位,如果有染料激光的,应尽量选择脉冲染料激光。临床治疗的即刻终点是皮肤血管瘤病灶有轻微的紫癜反应,过量的激光治疗非但无法获得更好的治疗效果,反而容易造成皮肤的轻微瘢痕。

3 Nd:YAG(1064nm)激光　1064nm 波长的 Nd:YAG 激光治疗血管瘤的机制是选择性光热凝固作用,即利用血管瘤组织中富含的血红蛋白对1064nm波长的近红外激光有较大的吸收,而周围正常的皮肤组织结构对此波长的激光吸收较少,激光的光能主要集中在病灶组织中,产生热凝固作用,从而达到治疗血管瘤的目的。另外,重要的因素是1064nm波长光在组织中的穿透深度为1.5cm左右。优点是对于大多数血管瘤可以获得有效的治疗,缺点是容易造成超剂量而致皮肤瘢痕形成。连续模式Nd:YAG激光治疗血管瘤的方法早年是由我国学者马宝章、卓瑞鹏首先提出,曾经治疗了成千上万的患者,取得了较为有效的结果。但是由于当时激光治疗的理念仅注重于治疗肿瘤而轻视皮肤美容的层面,加上当时的激光设备简陋,无法获得血管瘤治疗有效而不留瘢痕的理想要求。

我们提出和建议采用1064nmNd:YAG激光治疗血管瘤的思路主要是利用这种近红外波长的激光可以有选择性地凝固并破坏血管瘤组织中的肿瘤血管内皮细胞,并促使其向自然消退方向发展。脉冲染料激光(PDL)的发明者Aderson曾撰文表明其发明PDL不是用于治疗血管瘤而是用于治疗鲜红斑痣的微静脉畸形。由于PDL的光声效应和较浅的组织穿透深度,因此仅对鲜红斑痣有疗效。作者在志愿者身上进行的PDL 585nm、595nm和1064nm激光自身对比研究表明,1064nm激光的有效作用深度远远大于前两种PDL激光(图9-69,图9-70)。

现代激光技术的飞速发展和治疗理念的提升要求我们在有效治疗血管瘤的同时应尽量避免皮肤瘢痕形成。伴随着动态冷却技术的专利发明,新一代长脉宽1064nm波长Nd:YAG激光的问世,作者于2004年首先探索应用该种激光治疗婴幼儿血管瘤,获得了预期的理想效果(图9-71),

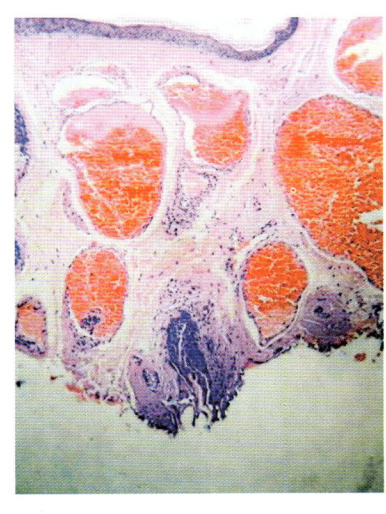
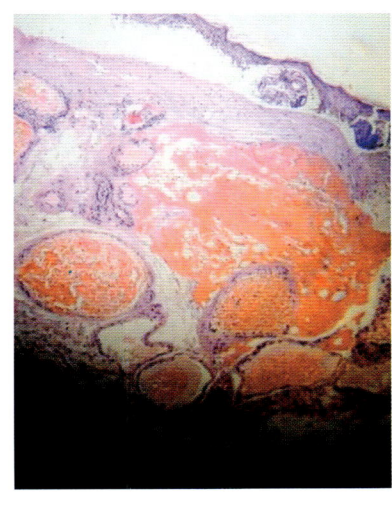
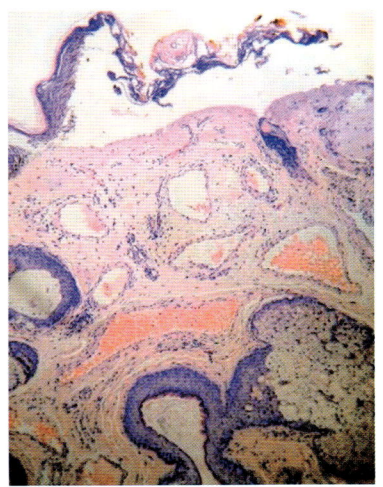

　　　　A　　　　　　　　　　　　　B　　　　　　　　　　　　C

图9-69　脉冲染料激光治疗同一志愿者鲜红斑痣病灶术后1周的组织病理片
A. 585nm激光治疗　B. 595nm激光治疗　C. 长脉宽1064nm Nd:YAG激光治疗

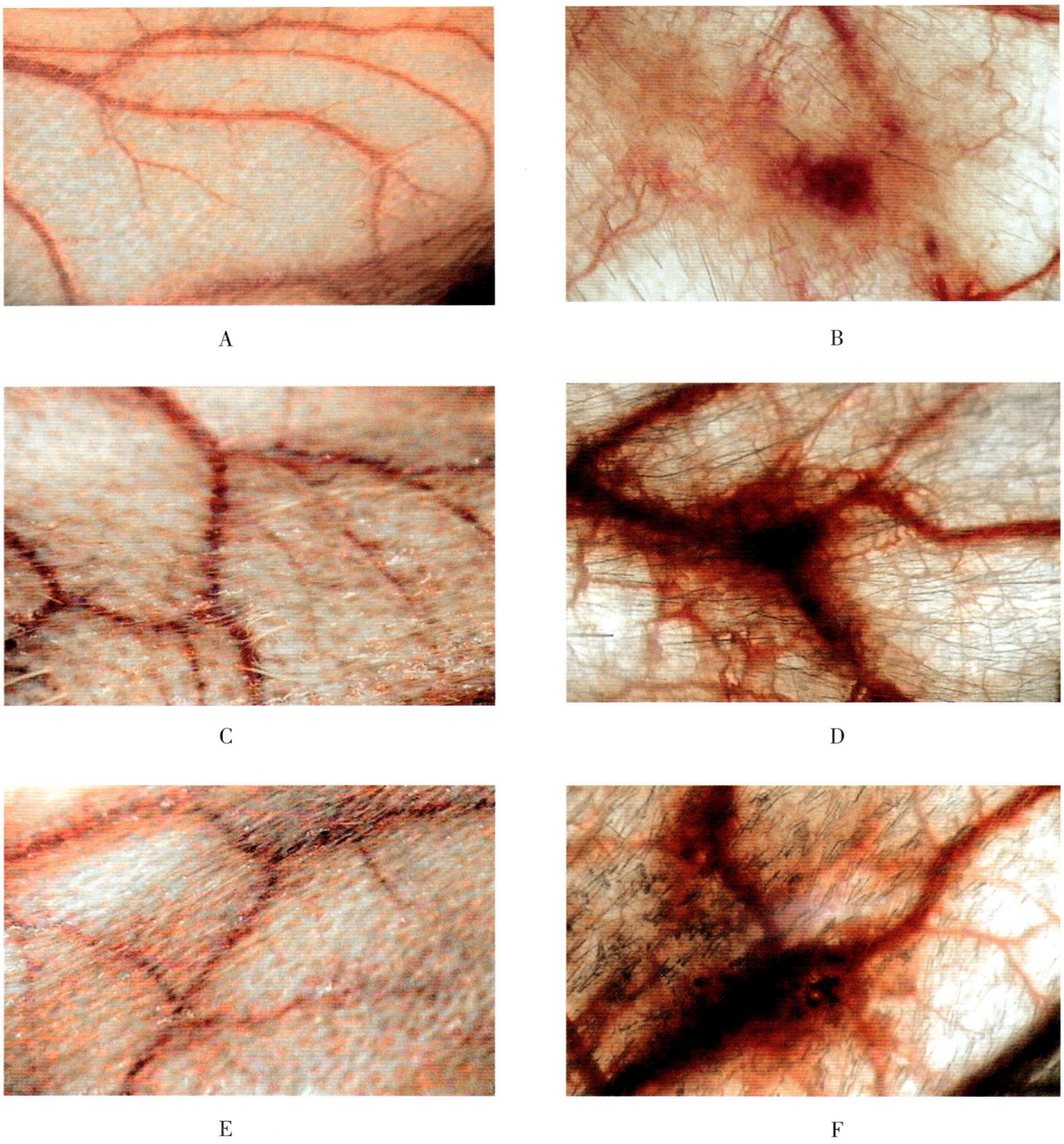

图 9-70　1064nm Nd:YAG 激光处理家兔耳静脉血管模型

A.C.E 对照组　B. 140J/cm² 激光照射后皮肤镜下 80×观　D. 160J/cm² 激光照射后皮肤镜下 80×观　F. 180J/cm² 激光照射后皮肤镜下 80×观

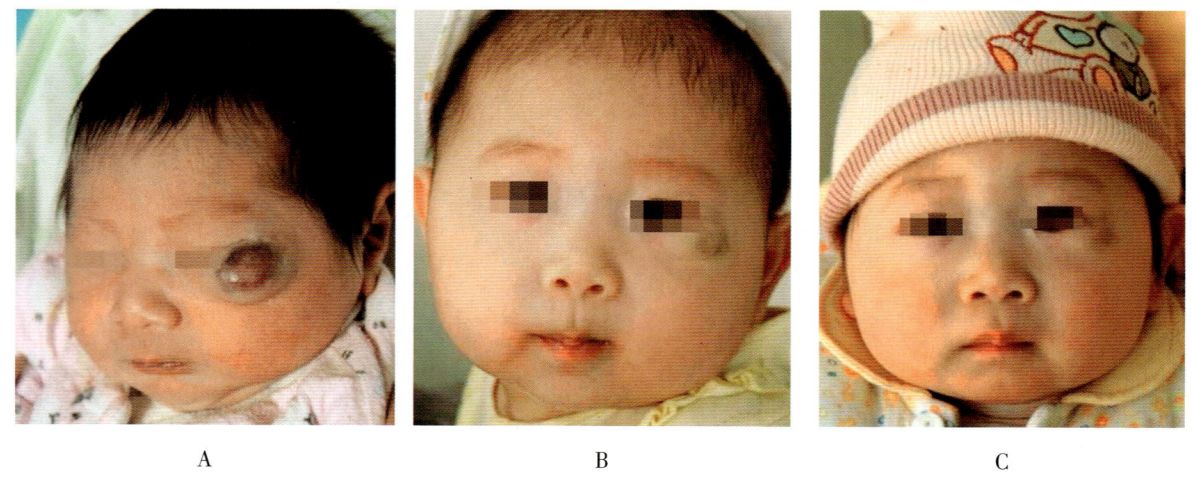

图 9-71　左眼眶外侧血管瘤经长脉宽 1064nm Nd:YAG 激光治疗前后

A. 治疗前　B. 治疗 1 个月后　C. 治疗 3 个月后

并于2008年在国际会议上报告,陆续成为目前激光治疗血管瘤的主要方法。

Nd:YAG(1064nm)激光由于生产厂家的不同,其冷却装置也有区别,有风冷和制冷剂动态喷射两种,因此实际治疗的激光参数是完全不同的。对于风冷制冷的Nd:YAG(1064nm)激光器,建议的参数是:40~60J/cm², 30~40ms脉宽。临床治疗终点以皮肤病灶出现略为苍白和萎缩即可(图9-72)。

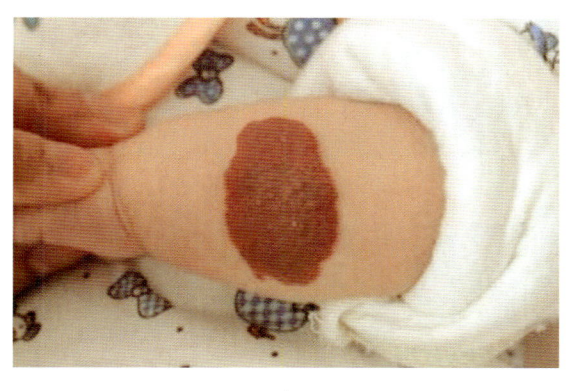 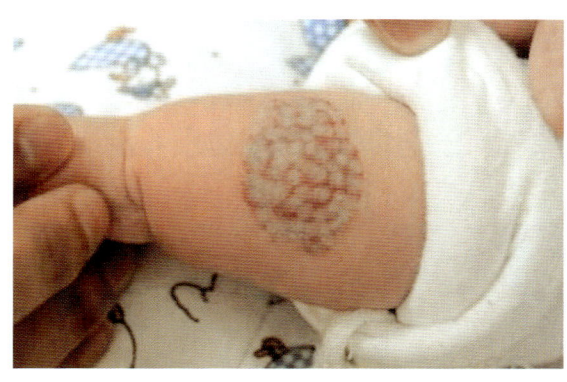

图9-72　左前臂血管瘤经长脉宽1064nm Nd:YAG激光治疗前后
A. 治疗前　B. 治疗1次即刻观

采用动态冷却设备(DCD)的Nd:YAG(1064nm)激光治疗,建议的参数是:140~220J/cm², 30~40ms脉宽,DCD设置为20ms激光前,20ms间隔,20ms激光后。临床治疗终点以即刻皮肤病灶略有反应为宜,即浅表红色病灶有褪色和清除样改变;对于表面没有异常、病灶位于皮下者,即刻扪诊可感受到肿块轻微变软,表面微微平坦(图9-73)。

长脉宽1064nm波长的Nd:YAG激光治疗血管瘤是利用了该红外激光有较深的软组织穿透能力,能够有效达到血管瘤的一般累及深度。虽然结合了动态冷喷技术的手柄有效地预防了周围皮肤组织结构的热损伤,但是激光照射的曝光剂量仍然需要高度重视。临床上必须严格掌握治疗激光的尺度,以肉眼可见即刻皮肤组织的微微苍白和轻度收缩为宜,必要时可结合皮肤镜观察(图9-74)。

对于早期耽误治疗而发展较大的血管瘤,虽然单一的激光治疗疗效有限,但是联合口服激素治疗却不失为最佳的方法(图9-75)。

4 双波长激光　Cynergy双波长激光器应用了Multiplex技术,可以将585nm和1064nm两种激光经同一传输系统,以精确时间间隔按顺序相继发射。其治疗机制为:首先发射585nm的PDL可使氧合血红蛋白转化成高铁血红蛋白或血凝块,并可以增加随后发射的1064nm Nd:YAG激光的吸收3~5倍,以产生累计效应破坏靶组织,同时减少副作用。两种脉冲之间的延迟取决于治疗的病损及其血流量,如面部毛细血管瘤血流速度高,应选择短延迟;而鲜红斑痣血流速率低,应选择中或长延迟。我科在实际应用中发现,该仪器对草莓状血管瘤显效率可达95%以上,而且最长治疗次数只有5次,如果坚持多次治疗,效果十分满意。显效率的增高除了与激光各种治疗参数有关外,还与患者的年龄、皮损颜色、深度、病变部位有关,因此术前应与患者家属加强沟通,坚持多次治疗。

5 半导体(980nm)激光　半导体激光治疗血管瘤是应用其近似1064nm的红外波长,具有近似Nd:YAG激光治疗的效果。因此,半导体(980nm)激光(图9-76)被选择用来开展某些部位血管

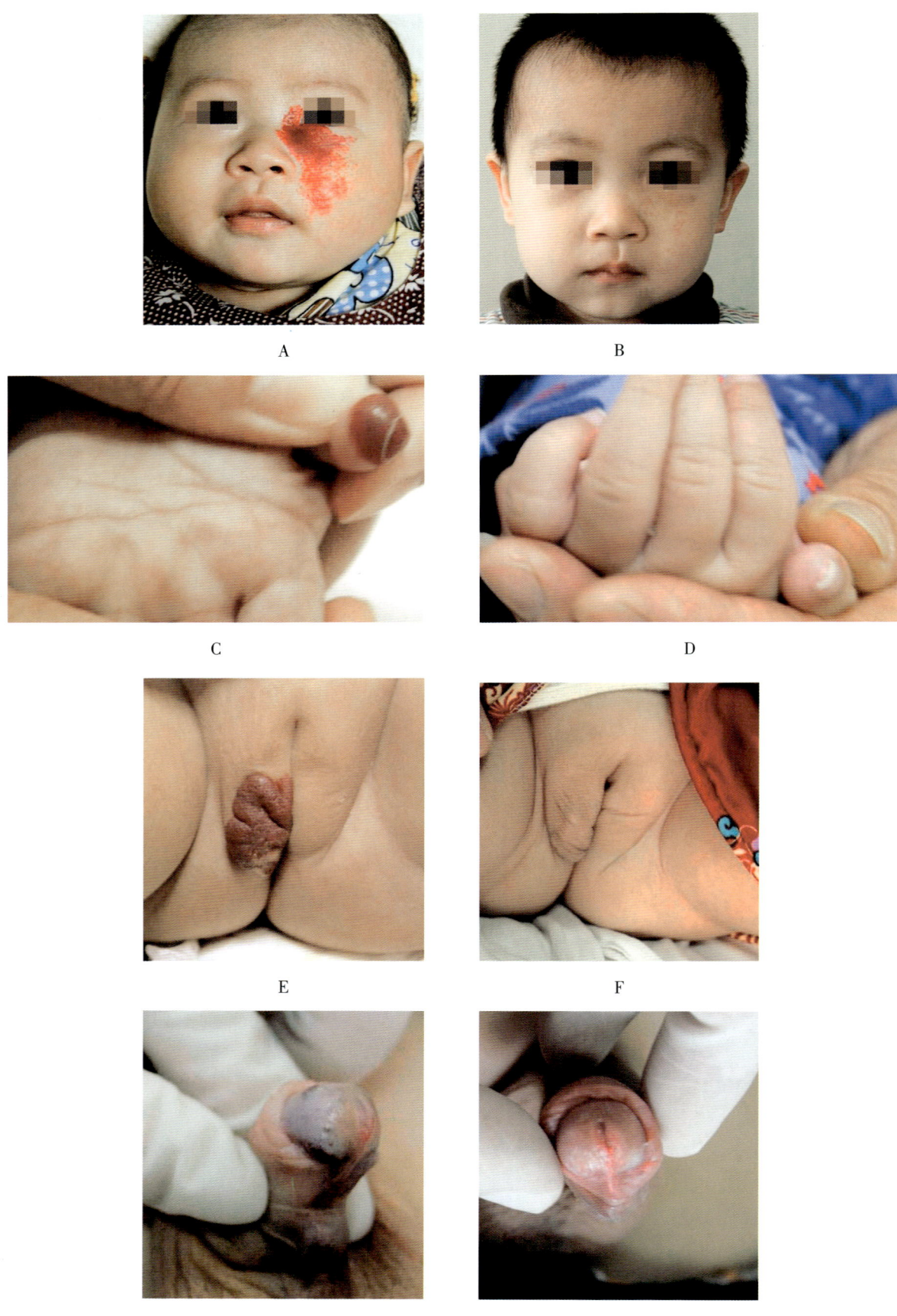

图9-73　长脉宽1064nm Nd:YAG激光治疗血管瘤疗效观察

A. 左面部血管瘤　B. 治愈后　C. 左手拇指血管瘤　D. 治愈后　E. 右侧外阴部血管瘤　F. 治愈后　G. 阴茎部血管瘤　H. 治愈后

A

B

C

D

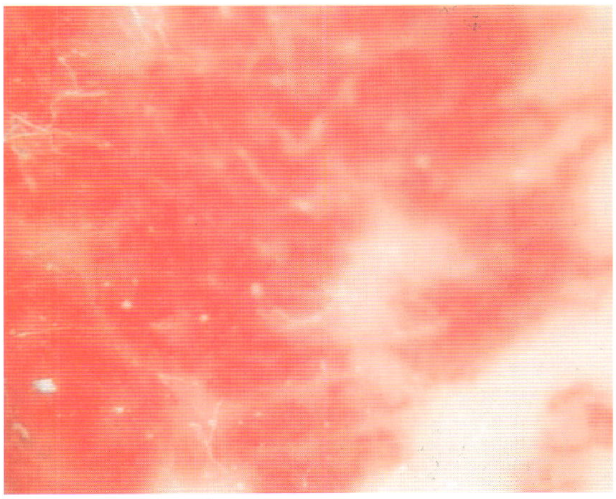

图 9-74 血管瘤经长脉宽激光治疗前后皮肤镜观察对比

A. 治疗 1 次的皮肤镜下观 B. Candela Gentle Nd:YAG 1064nm 激光治疗即刻皮肤镜下观 C. 治疗 1 次的皮肤镜下观 D. 长脉宽 Cynosure Cynergy Nd:YAG 1064nm 激光治疗即刻皮肤镜下观

A

B

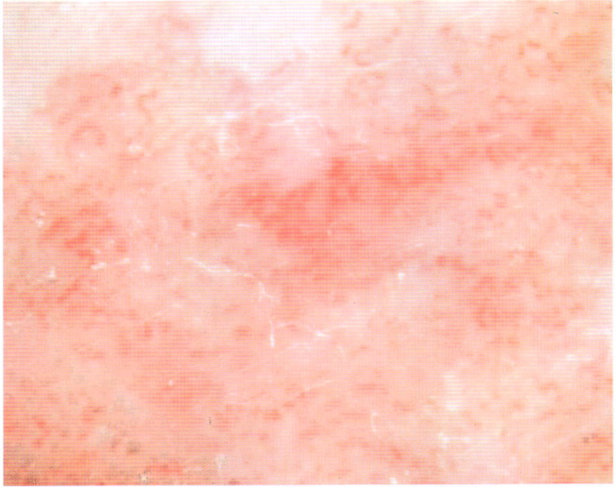

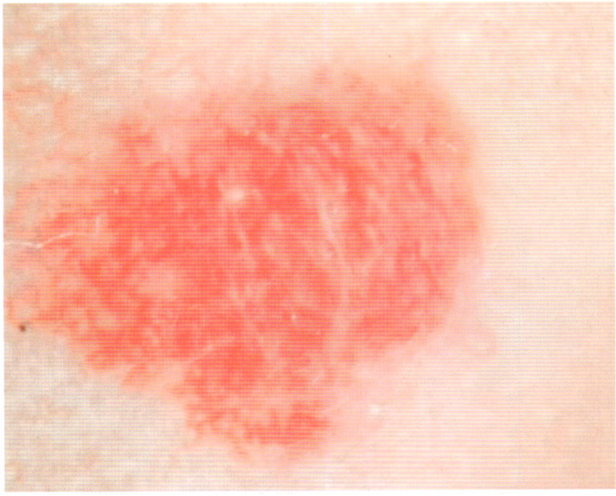

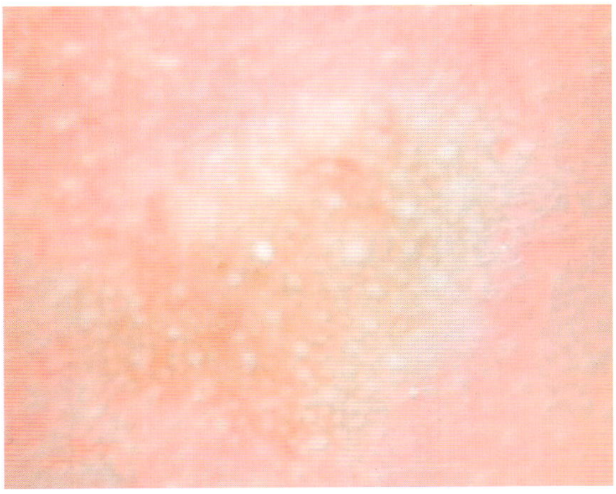

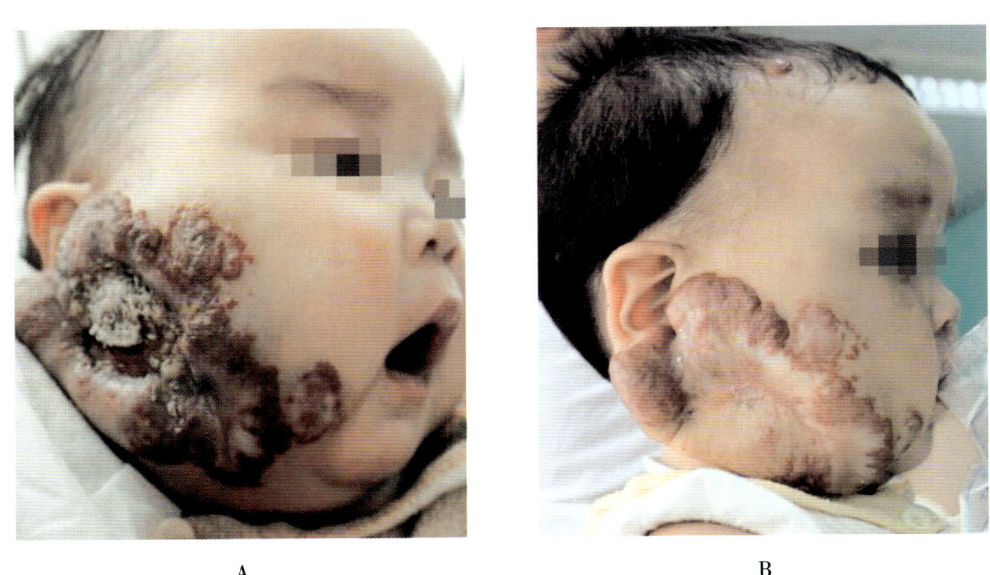

图 9-75 右侧腮腺肿瘤状血管瘤经激光及口服激素联合治疗

A. 治疗前 B. 经 Candela Gentle Nd:YAG 1064nm 激光治疗 3 次联合泼尼松 3 个疗程后的显效情形

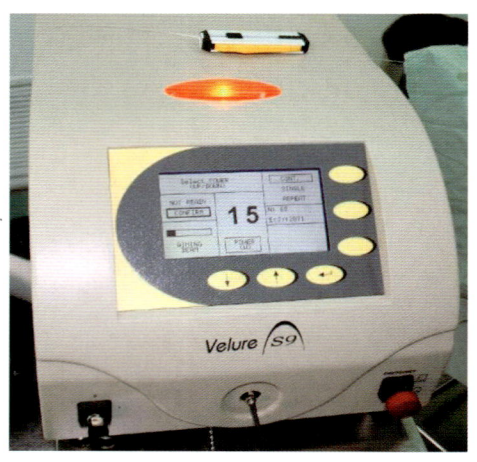

图 9-76 半导体（980nm）激光器 Lasering 产品

瘤的治疗。半导体激光的优点是体积小巧,多数是便携式;激光输出功率稳定;可经光纤传输;可以弯曲,将激光传导至腔道内,有利于临床上开展眼周、口鼻腔内病灶的处理。其不足之处是不具备大型激光设备设计的多功能手柄,没有动态冷却技术,因此无法满足头面部和体表皮肤部位的病灶治疗和美容要求。作者建议用于腔内部位的血管瘤治疗,如口腔部位的病灶治疗（图 9-77）。

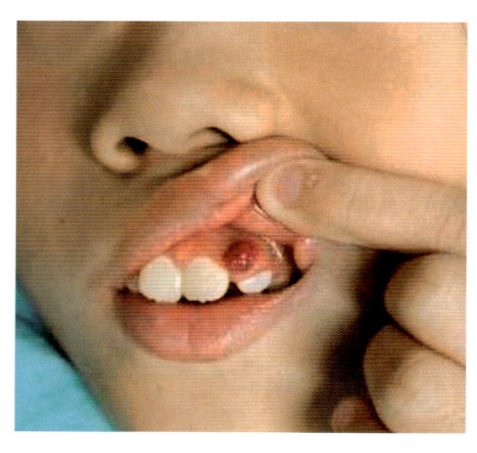
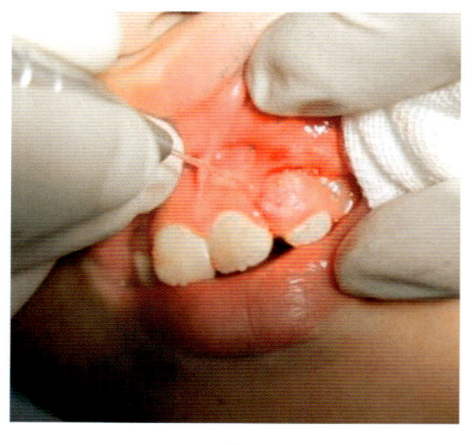

A   B

图 9-77 左上前牙牙龈血管瘤经半导体（980nm）激光治疗前后
A. 治疗前　B. 治疗即刻

6 点阵激光（fractional laser）　对于血管瘤自然消退后永久性的纤维脂肪残留以及皮肤萎缩、粗糙、无弹性等改变,可用剥脱性点阵激光治疗,主要有 CO_2 激光和 Er:YAG 激光两类。点阵激光产生阵列样排列的微小光束作用于皮肤,皮肤组织水吸收激光能量后,形成多个柱形结构的微小热损伤区,继而引起一系列的皮肤生化反应,达到增加皮肤弹性、纤维细胞重组等表皮重建的功效。新型的点阵激光与传统的剥脱性激光相比,有副作用小、恢复时间短、疗效显著的优点。

7 CO_2 激光　CO_2 激光主要是利用汽化和切割效应。血管瘤患者主要是婴幼儿,如采用剥脱性治疗方法会导致出血和明显的创面,因此 CO_2 激光不适合用于血管瘤的治疗。对于血管瘤病灶,仅处理表面病灶而遗留皮下和黏膜下病灶是远不能达到有效治疗目的的,所以 CO_2 激光不是治疗血管瘤的选择。

激光治疗血管瘤的机制主要有两类,其一是选择性光热分解作用原理,如脉冲染料激光治疗浅表的血管瘤;其二是选择性光热凝固作用原理,如长脉宽红外激光治疗大多数血管瘤,两者无不例外地依赖了激光致热的光热效应。虽然对于血管瘤内的目标靶组织血管内皮细胞有良好的破坏作用,并且加入了动态冷却技术对皮肤的保护,但是对于瘤体病灶周围正常组织还是有或多或少的损伤,所以激光治疗会带来一定程度的副作用和并发症,主要有瘢痕形成、组织坏死所致的缺损、继发溃疡、继发感染等(图9-78)。

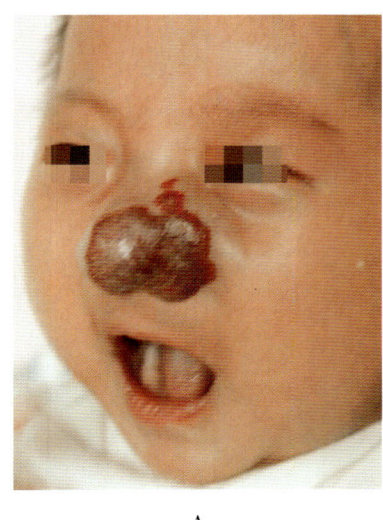 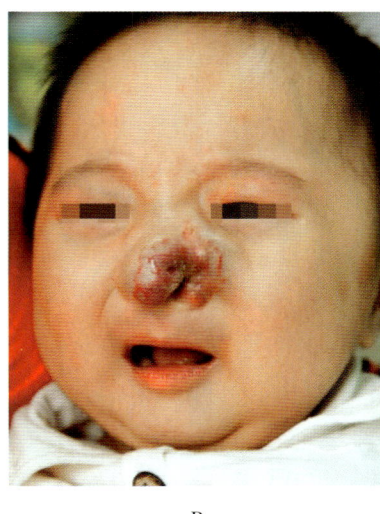 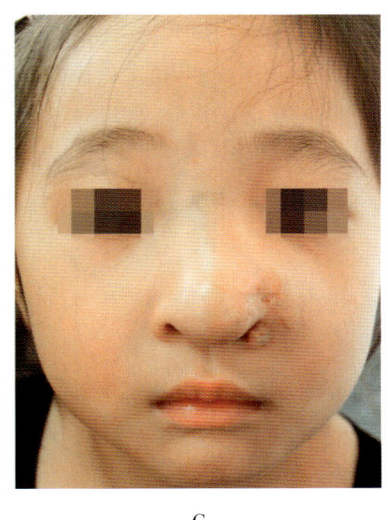

A　　　　　　　　　　　　　B　　　　　　　　　　　　　C

图 9-78　长脉宽红外激光治疗左鼻血管瘤的并发症
A. 左鼻血管瘤　B. 经1次长脉宽1064nm激光治疗后发生鼻翼穿孔　C. 经换药处理并自行愈合5年后

关于并发症的预防措施,作者在大量的临床实践中总结出如下的经验:对于较大的病灶,在每次治疗时可以采用部位性治疗的方法,即采用类似点阵激光的方式,进行逐个脉冲激光光斑的随机点阵样扫描照射,保留一定间隔的血管瘤病灶皮肤,等1～2个月后的下个疗程再治疗遗留的病灶,这样可以有效防止局部组织坏死和缺损的形成。大致的机制推测为:由于遗留了部分病灶,而其内部的血管结构未被破坏,因此可以防止整个治疗野的皮肤坏死。建议临床上推广应用。同时也要注意外科换药,防止继发感染发生。局部生长因子、抗生素油膏的应用以及术区1周内严格避免水洗等都是预防感染的有效措施。

(二) 药物治疗

药物治疗适用于全身多发性的、快速增殖的、累及重要器官并伴有严重并发症或危及生命的血管瘤。皮质激素、抗肿瘤药物(平阳霉素、环磷酰胺、长春新碱)、干扰素-α,新近研究的咪喹莫特外用和普萘洛尔口服均可用于血管瘤的治疗。

针对血管瘤的发病机制,临床上应用血管发生抑制剂是理想的治疗药物,目前有待开发的抑制血管生成的化学药物有血管抑素(angiostatin)、内皮抑素(endostatin)、贝卡普勒明等。血管抑素是肿瘤源性的肿瘤血管抑制因子,可与只存在于内皮细胞表面的特异性受体如整合蛋白相互作用,阻断由其介导的VEGF、bFGF、TGF-α等促内皮细胞增生和血管生成作用的共同通路,从而抑制新生血管的形成,达到治疗血管瘤的目的。内皮抑素对内皮细胞有高度的特异性抑制作用,它直接作用的靶点为新生毛细血管的内皮细胞,可引起内皮细胞凋亡。贝卡普勒明可使bFGF受体下调,阻断bFGF和VEGF与其受体结合,从而抑制内皮细胞的增殖。咪喹莫特是近期用于临床的局部外用血管瘤抑制药物。另外,法国学者偶然发现普萘洛尔也具有抑制血管瘤的作用。以上药物均有广泛的临床应用前景。

1 糖皮质激素 应用激素治疗婴幼儿血管瘤历史较早,也是临床上较为行之有效的方法。作者所在单位也有数十年的应用历史,结合自己 25 年的临床体会总结如下:激素并非对所有的血管瘤类型有效,根据疗效的优良等级排列依次是肿瘤型、溃疡型、瘢痕型、皮炎湿疹型、草莓型。同时对于生长期血管瘤的主要病灶有效,非主要病灶如枕后红斑型和草莓型效果不佳。因此目前激素治疗血管瘤的适应证首选肿瘤型,其次是联合激光(如长脉宽 1064nm 激光)用于瘢痕型、皮炎湿疹型;对于草莓型和处于激光控制的各型均不适合激素治疗。对于出生后 1 个月以内的新生儿均首选激光治疗,绝大部分可以根治和有效控制,少数瘤体巨大的患者才需要联合激素治疗。因此对于早期患者采用激光物理方法可有效治疗和控制血管瘤的快速增长,是有望彻底摒弃激素治疗的最佳选择。

(1)治疗方法:给患儿口服泼尼松,每千克体重 4~5mg,隔天早晨顿服 1 次,14 次为一个疗程。后 3 天应连续递减一半的药物,直至停药。如一个 5kg 体重的婴儿,应隔天晨服 5 片泼尼松,28 天共服 14 次药物,第 29 天服 3 片,第 30 天服 2 片,第 31 天服 1 片后停药。第二个疗程应在休息 1 个月后酌情应用。建议的原则是:如果一个疗程后肿瘤明显缩小,扪诊肿块明显软化者即自动停药结束疗程;如遇首个疗程后肿瘤明显好转,但是仍然可扪及有所缩小的肿块,有部分软化,但是缩小程度在 1/3 左右,必须进入第二个疗程,方法同上。是否服用三个疗程判断依据同上。典型病例如图 9-79~图 9-81 所示。

(2)并发症:婴幼儿血管瘤激素治疗常有一定的并发症,但并不是非常严重。按照发生的频度作者所观察到的依次为腹泻、便秘、发热、体重增加、体重减轻等。通常腹泻可为一日 3~4 次,严重者为 5~7 次,一般无须停药,可自然恢复。便秘者约占腹泻者的 1/4~1/3,可以是 2 天一次或 3~4 天一次排便,也无须停药等自然恢复。发热者更为少见,一般体温在 38~39℃,在体温高于 38.5℃ 时需要药物辅助降温,否则不需处理。

2 咪喹莫特(imiquimod) 咪喹莫特是一种咪喹啉胺类化合物,作为免疫调节药物被广泛用于尖锐湿疣、皮肤基底细胞癌、光化性角化病、恶性雀斑样痣等疾病的治疗,其作用机制是通过产

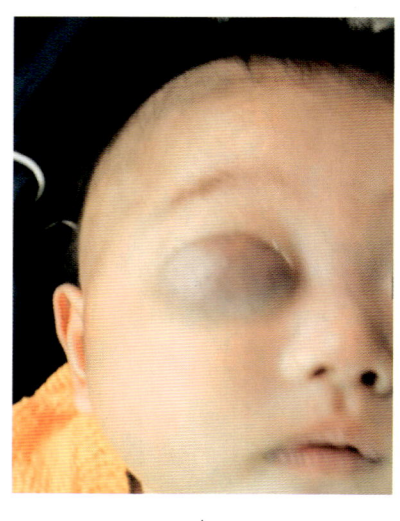
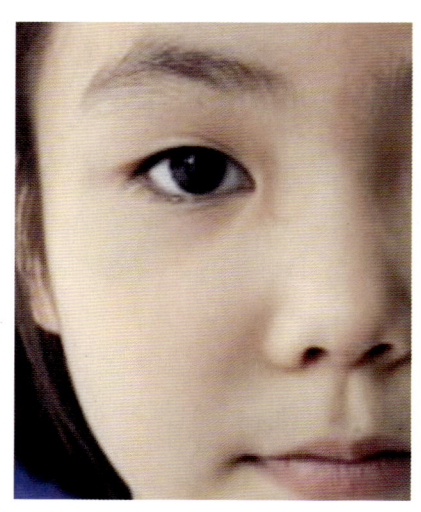

A B

图 9-79 左眶下肿瘤型血管瘤经过激素 3 个疗程单独治疗的效果
A. 治疗前 B. 10 年后随访

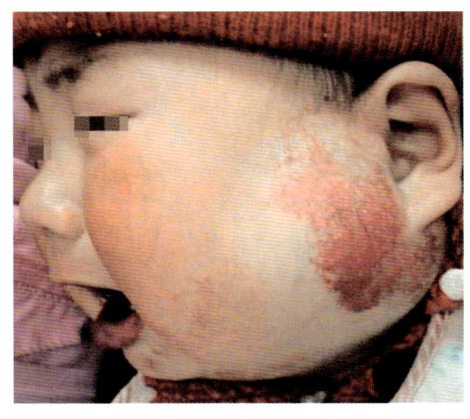
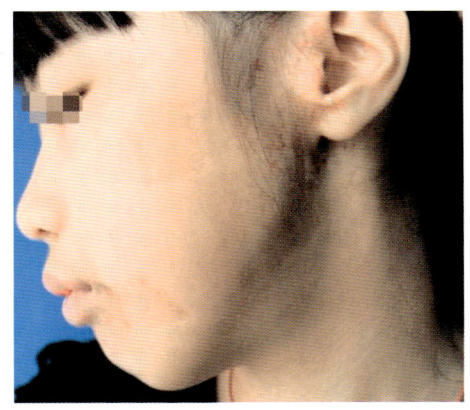

图 9-80　左腮腺区肿瘤型血管瘤经过激素 3 个疗程单独治疗的效果
A. 治疗前　B. 9 年后随访

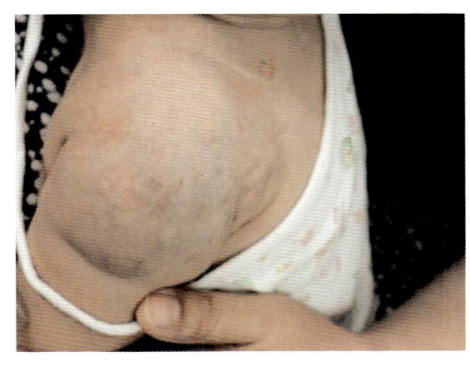
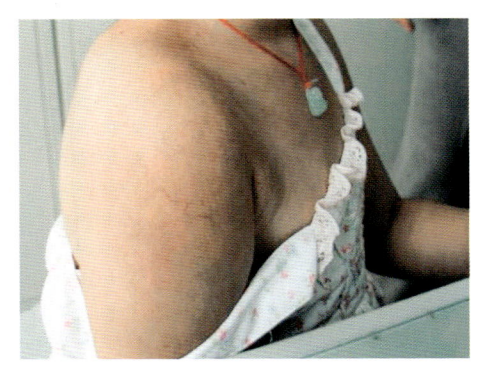

图 9-81　右上臂肿瘤型血管瘤经过激素 3 个疗程单独治疗的效果
A. 治疗前　B. 6 年后随访

生大量的细胞因子,增强局部的免疫反应,并抑制新生血管形成。2002 年 Martinez 等首次尝试应用咪喹莫特治疗婴幼儿血管瘤,取得了较为理想的效果。在老鼠血管瘤模型中,5% 的咪喹莫特诱导了退化的细胞因子,如增加 TIMP-1 的表达,降低 PCNA 表达。咪喹莫特也能诱导抑制血管生成的细胞因子(如干扰素 IFN-α、β、γ,白细胞介素 IL-12、IL-18,肿瘤坏死因子-α 等),局部增量调节内源性血管生成抑制因子(IFNs、IP10、TIMP、TSP-1),局部减量调节促血管生成因子(bFGF、MMP-9)。咪喹莫特是通过上述各种因子的作用抑制血管内皮细胞,从而达到抑制血管生成的治疗目的的。

具体用法为 5% 咪喹莫特软膏局部涂抹于血管瘤表面,隔日 1 次,1 个月为一个疗程,休息 2 周后开始第二疗程,通常治疗 3～5 个疗程后瘤体可完全消失。外用咪喹莫特治疗血管瘤少见全身不良反应,国外仅有个案报道出现暂时性的发热反应。局部并发症多为程度不等的炎性反应,皮肤较薄的皱褶处常因反应明显而出现瘤体表面糜烂、溃烂、结痂等。

3 普萘洛尔(propranolol)

(1) 普萘洛尔治疗血管瘤的提出:口服普萘洛尔治疗血管瘤首先由 Léauté-Labrèze 等发现,他们在使用普萘洛尔治疗 2 例出生不久的婴儿心脏疾病的同时,2 例婴儿所患血管瘤颜色变浅、范围缩小。此后,他们应用普萘洛尔治疗 9 例颜面部血管瘤患儿显示,用药 24h 内血管瘤颜色变浅,且治疗过程中未见严重的不良反应,仅个别出现血压偏低。这种方法一经文献报道,迅速引起各国学者的关注,从而引发了一系列关于普萘洛尔治疗婴幼儿血管瘤的临床应用和基础研究。一些较严重并危及生命的婴儿血管瘤应用普萘洛尔治疗后,病情迅速得到控制。Mai Thy Truong 等报道了用普萘洛尔治疗危及生命的声门下及纵隔血管瘤,患儿出生5周出现气喘、呼吸窘迫和进食困难,经喉镜及MR等检查确诊为声门下及纵隔血管瘤。经过系统激素及内镜下激光及手术等多种方法治疗后症状不断反复,并对激素治疗无反应。在气管切开缓解气道阻塞症状后,给予口服普萘洛尔2～3mg/(kg·d),2天后喘鸣症状缓解,并能进食,1周后 MR 显示声门下瘤体消退了50%,2～5个月后随访瘤体未增大。患儿使用单一的普萘洛尔口服疗法效果明显,停药后症状未复发,且未见不良反应。随着对普萘洛尔临床应用研究的深入,近来发现外用普萘洛尔也能诱导部分血管瘤的退化,能明显改善眼周血管瘤的预后。Pope 等报道了应用噻吗洛尔(timolol,用于治疗青光眼的选择性β受体阻断剂)凝胶对6例头面部表浅血管瘤(包括眼周血管瘤)患者进行治疗,取得了良好效果。Guo 等报道了局部使用β受体阻断剂溶液(噻吗洛尔溶液)治疗1例左上睑巨瘤的患儿,治疗数周后血管瘤显著改善。如果这种治疗方法确实有效并得到应用发展,必将给威胁视力的眼周血管瘤提供一个很好的解决方案。国内上海第九人民医院郑家伟教授及山东临沂肿瘤医院秦中平教授采用小剂量普萘洛尔治疗了51例婴幼儿血管瘤,用药量为1.0～1.5mg/(kg·d),连续服用并随访1～5个月,临床效果及不良反应情况与国外专家相同,认为普萘洛尔治疗血管瘤安全有效,不良反应远低于激素等其他药物和其他疗法。目前普萘洛尔多用于大面积血管瘤、混合型血管瘤、危及生命的重症血管瘤激素治疗不敏感者,以及血管介入、手术治疗风险较大者,并有望成为危及生命的重症血管瘤的一线治疗药物。

(2) 治疗前检查:我科自2009年12月起采用普萘洛尔治疗了100余例婴幼儿血管瘤,治疗前征得了所有患儿父母的同意并签署知情同意书。经儿科超声心动图证实患有心血管疾病,或近期有喘息发作以及忌用普萘洛尔的患儿均被剔除。服药前对患儿实施了临床评估,内容包括拍照、测量血管瘤大小、彩超测量病灶最大厚度,同时进行心电图、肝肾功能、电解质及血常规检查。

(3) 治疗方法:所有患儿均住院(4～5天)治疗。口服剂量为<3个月者1mg/(kg·d),≥3个月者2mg/(kg·d)。考虑到普萘洛尔的半衰期较短(3h),每日分3次给药。在治疗开始之前和服药后最初3h内每小时测量一次血压和心率,服药后3天未发现不良反应的情况下,让患儿在家中继续接受治疗,30天后重新接受评估。每月的评估内容包括血管瘤的照片评估和瘤体测量、治疗的依从性和耐受性(心率和血压),并称量体重以调整用药剂量。连续服用4～10个月,随访6～12个月(图9-82～图9-89)。

(4) 普萘洛尔治疗血管瘤的机制:普萘洛尔是非选择性β肾上腺素受体阻断药,可阻断心脏β_1和β_2受体,具拮抗交感神经兴奋和儿茶酚胺作用,能降低心脏的收缩力与收缩速率,同时抑制血管平滑肌收缩,降低心肌耗氧量,抑制肾素释放及降低心排血量,还有明显的抗血小板聚集作用,主要用于治疗心律失常、心绞痛、高血压等,这主要与药物的膜稳定作用及抑制血小板膜Ca^{2+}转运有关。普萘洛尔口服后,胃肠道吸收较完全,广泛地在肝内代谢,生物利用度约为30%,用药后1～1.5h达到血药浓度峰值,消除半衰期为2～3h,血浆蛋白结合率为90%～95%,在心、肺、脑、肾血药浓度较高。个体血药浓度存在明显差异,表观分布容积为(319±610)L/kg。经肾脏排泄的主要为代谢产物,小部分(<1%)为母体药物,不能经透析排除。普萘洛尔治疗血管瘤的机制迄今尚不清楚,推测可能为多因素作用的结果,例如用药后48h内瘤体颜色变浅,触诊质地变软,可能系血管收缩的原因;下调血管瘤增殖因子碱性成纤维细胞生长因子(bFGF)和血管内皮生长因子(VEGF),同时加速毛细血管内皮凋亡;选择性抑制基质金属蛋白酶(MMP)及人脑微血管内皮细胞(HBMEC)表达,影响血管形成等。

另外,普萘洛尔作为非选择性肾上腺素β受体阻滞剂,能阻断心脏β_1、β_2受体,研究显示,婴幼

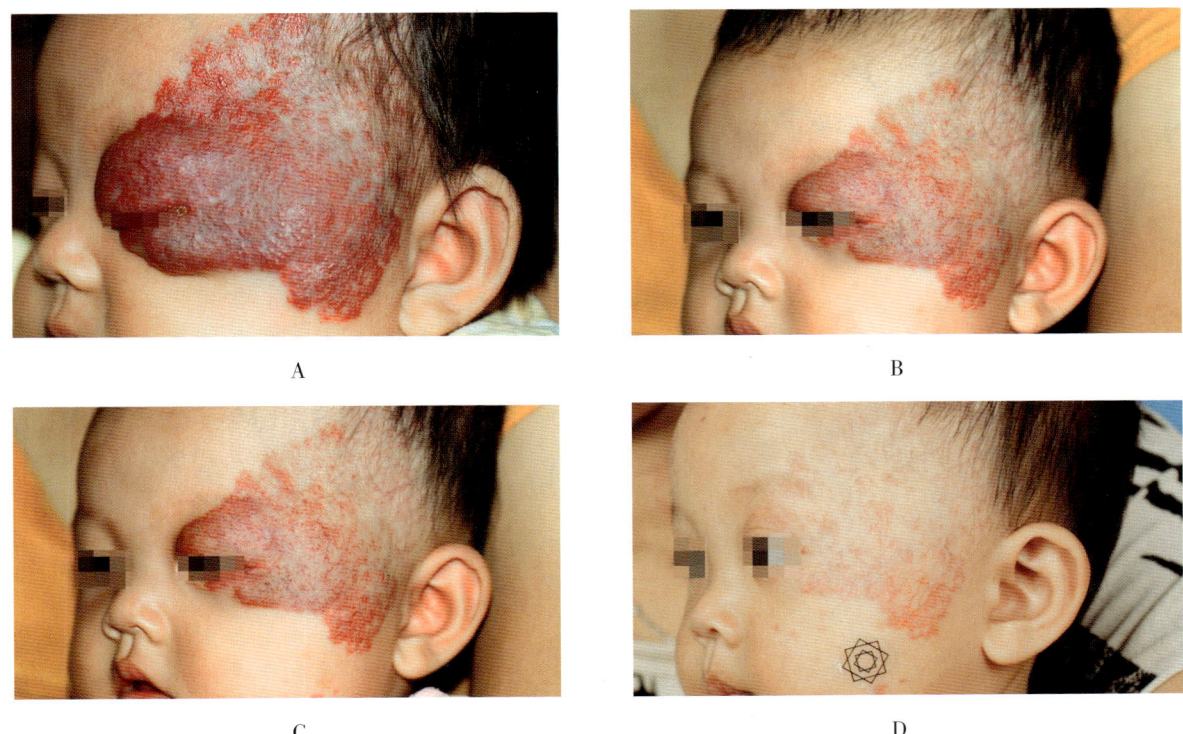

图 9-82　左颞部血管瘤普萘洛尔治疗效果

A. 患儿 5 个月，服药前　B. 口服普萘洛尔 2 mg/(kg·d)，2 个月后　C. 口服普萘洛尔 2 mg/(kg·d)，3 个月后　D. 口服普萘洛尔 2 mg/(kg·d)，6 个月

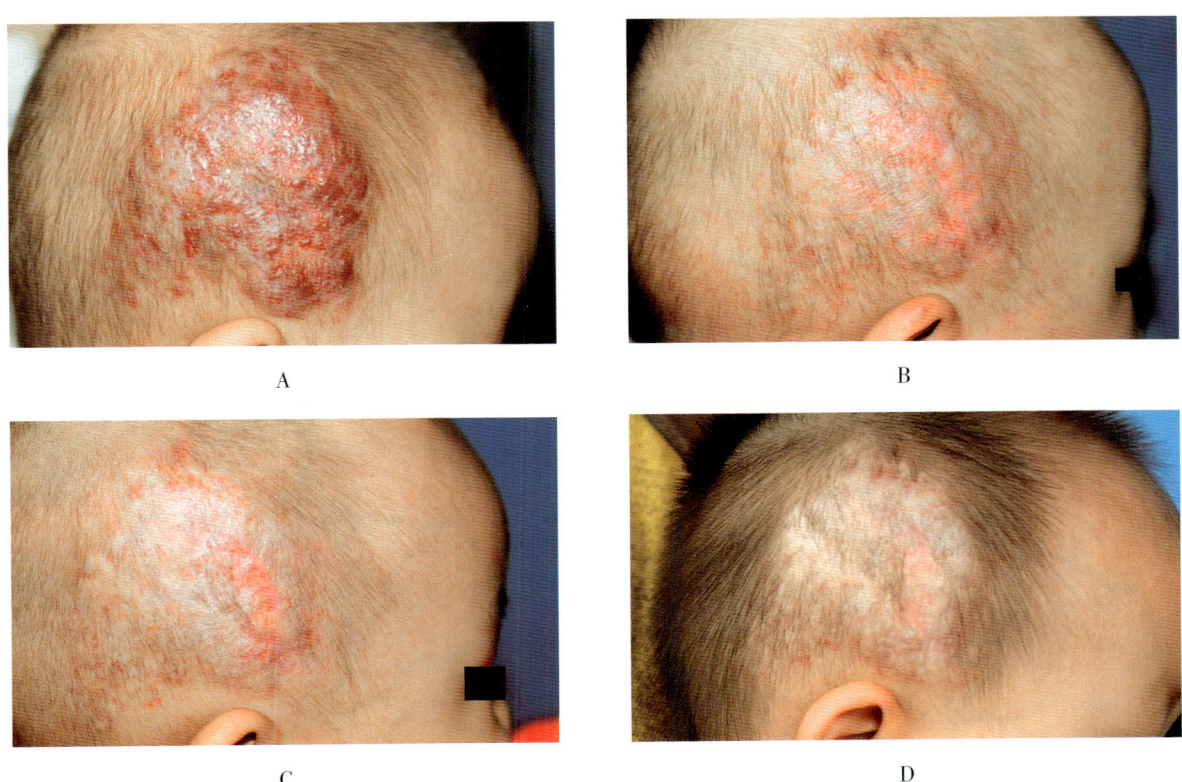

图 9-83　右侧额部血管瘤普萘洛尔治疗效果

A. 患儿 4 个月，服药前　B. 口服普萘洛尔 2 mg/(kg·d)，2 个月后　C. 口服普萘洛尔 2 mg/(kg·d)，4 个月后　D. 口服普萘洛尔 2 mg/(kg·d)，6 个月

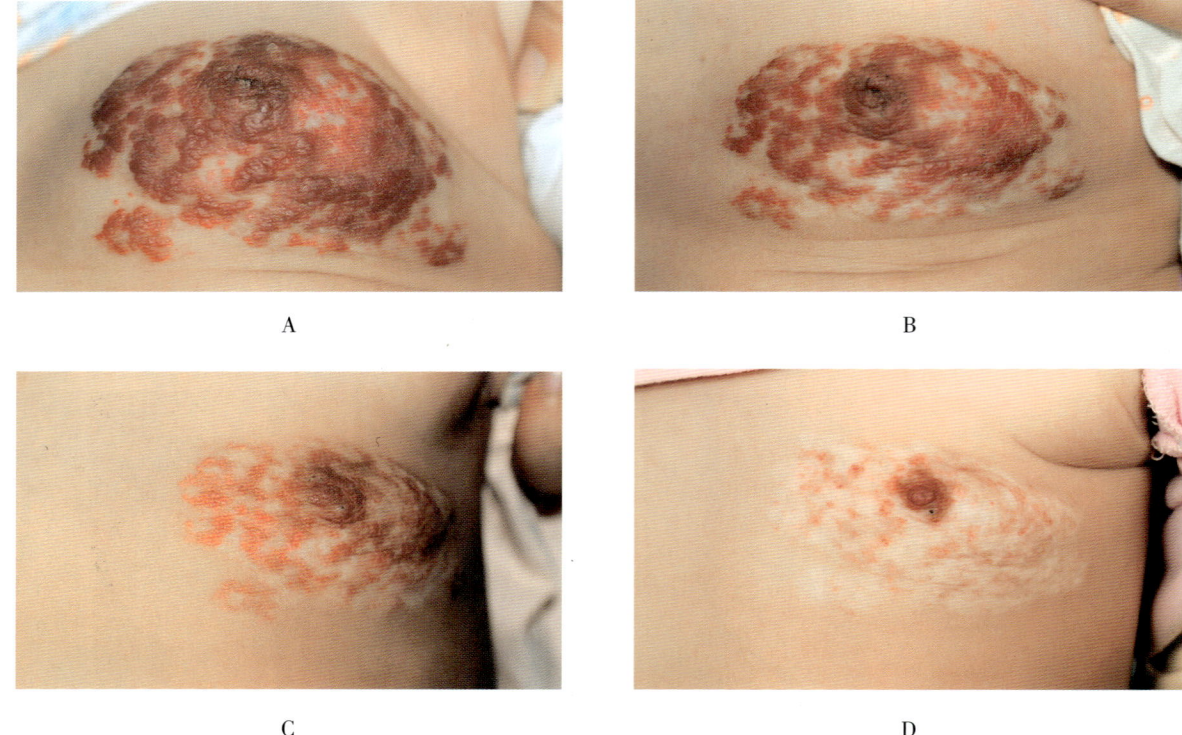

图 9-84　左乳部血管瘤普萘洛尔治疗效果

A. 患儿 3 个月,服药前　B. 口服普萘洛尔 2mg/(kg·d),2 个月后　C. 口服普萘洛尔 2mg/(kg·d),5 个月　D. 口服普萘洛尔 5 个月,激光术后 1 个月

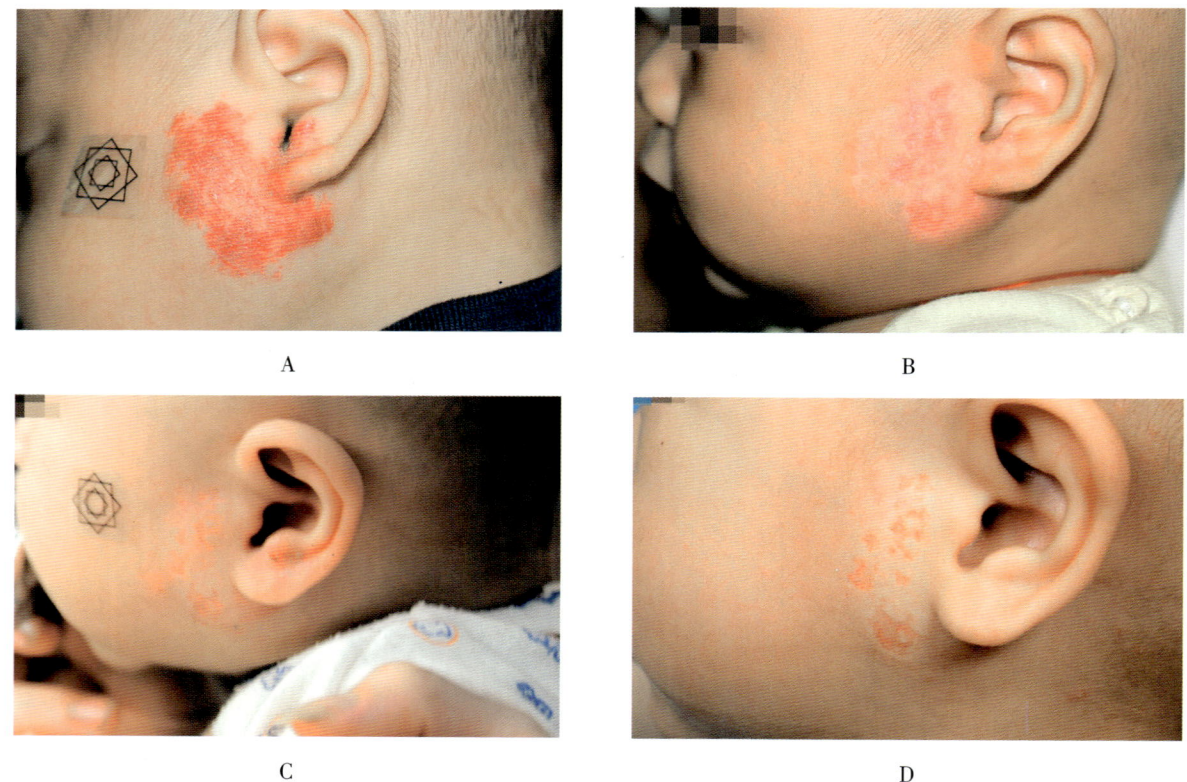

图 9-85　左耳前血管瘤普萘洛尔治疗效果

A. 患儿 3 个月,服药前　B. 口服普萘洛尔 2mg/(kg·d),2 个月后　C. 口服普萘洛尔 2mg/(kg·d),4 个月后　D. 口服普萘洛尔 5 个月,激光术后 1 个月

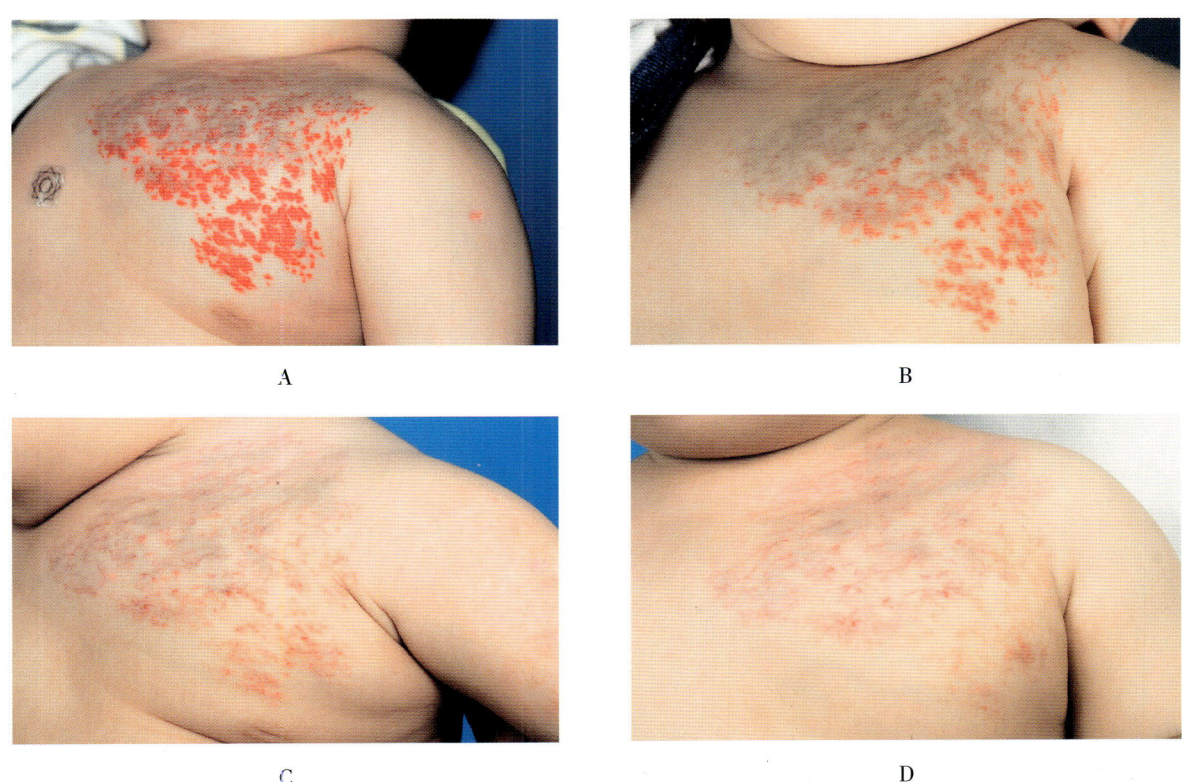

图 9-86 左胸部血管瘤普萘洛尔治疗效果

A. 患儿 4 个月,服药前　B. 口服普萘洛尔 2mg/(kg·d),2 个月后　C. 口服普萘洛尔 2mg/(kg·d),4 个月后　D. 口服普萘洛尔 2 mg/(kg·d),7 个月

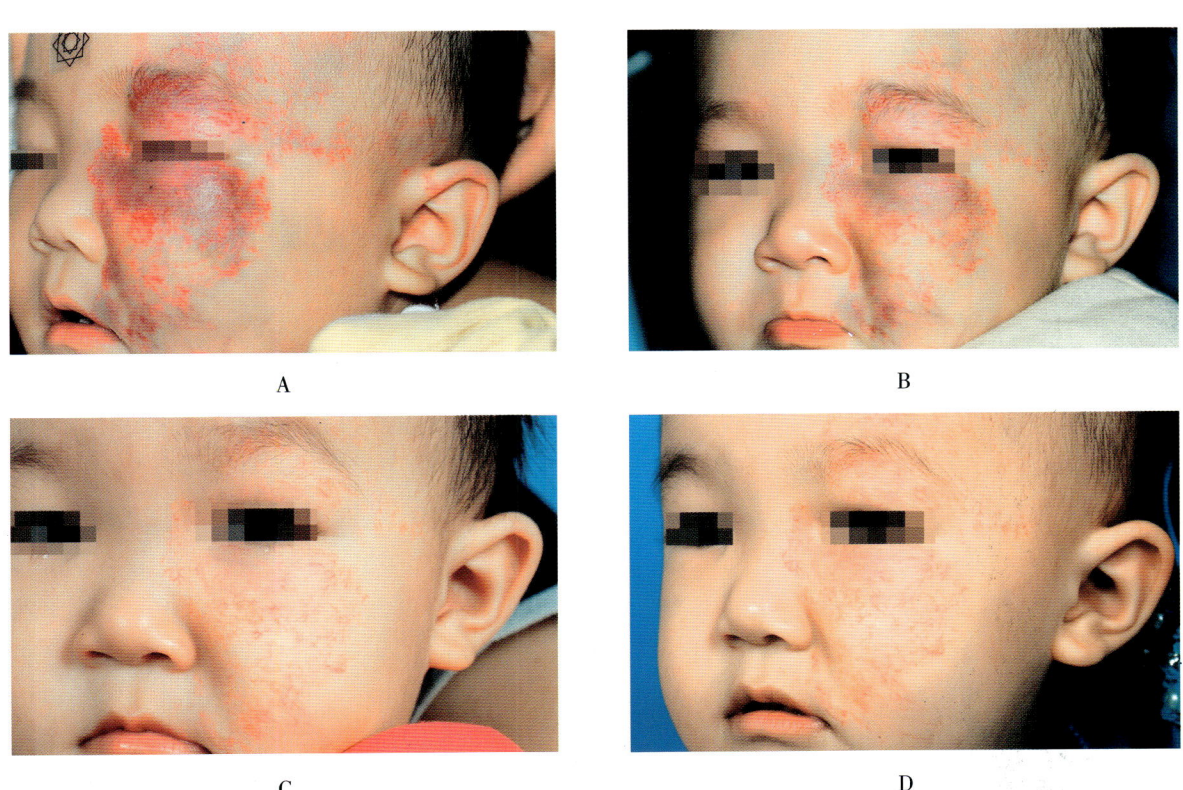

图 9-87 左面部血管瘤普萘洛尔治疗效果

A. 患儿 5 个月,服药前　B. 口服普萘洛尔 2mg/(kg·d),1 个月后　C. 口服普萘洛尔 2mg/(kg·d),5 个月后　D. 口服普萘洛尔 5 个月,激光术后 1 个月

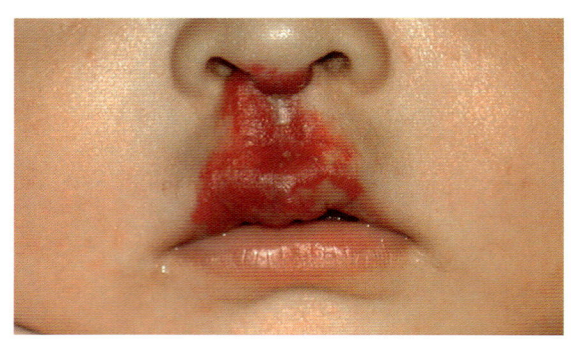 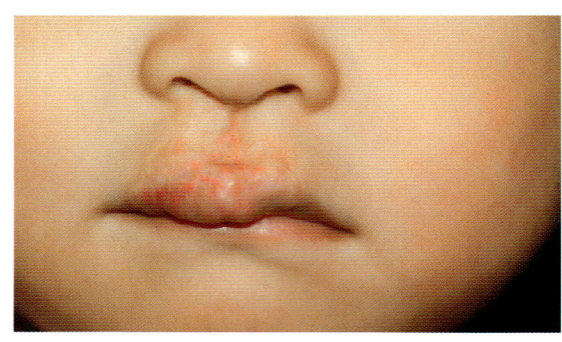

图 9-88　上唇部血管瘤普萘洛尔治疗效果
A. 患儿 3 个月，服药前　B. 口服普萘洛尔 2mg/(kg·d)，2 个月后

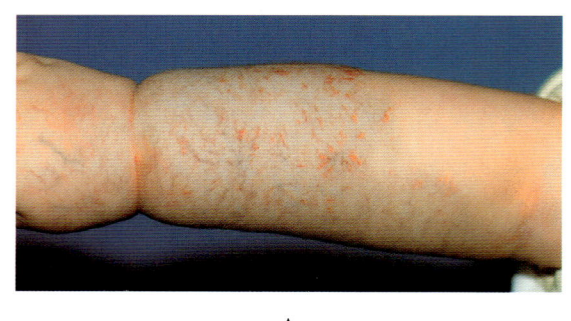 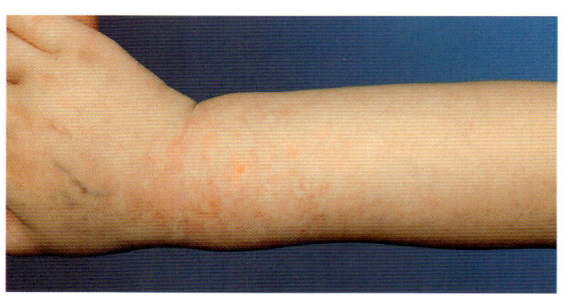

图 9-89　右臂血管瘤普萘洛尔治疗效果
A. 患儿 5 个月，服药前　B. 口服普萘洛尔 2mg/(kg·d)，6 个月后

儿毛细血管瘤的内皮细胞表面也有同样的肾上腺素 β_2 受体表达，并在其不同的生长时期有不同的表达量。此肾上腺素 β 受体属于 G 蛋白偶联受体，对儿茶酚胺类药物起作用，可提高环磷酸腺苷（cyclic adenosine monophosphate，cAMP）的水平，通过阻止受体辅助因子-1（Raf-1）阻止促进细胞分裂的蛋白激酶的信号通道，抑制 VEGF 和 bFGF 的表达，从而抑制血管内皮细胞的增殖。另一项临床研究显示，用肾上腺素 β 受体阻滞剂卡维地洛（carvedilol）治疗心肌肥大，可以降低乏氧诱导因子-1α 和乏氧诱导因子-2α，此因子在增殖期血管瘤的内皮细胞中高表达，并可诱导 VEGF 表达增高。此外，肾上腺素 β 受体阻滞剂能够诱导毛细血管内皮细胞凋亡。

（5）并发症及不良反应：普萘洛尔治疗血管瘤存在一定的并发症，因此，对于如何安全有效地使用普萘洛尔一直是临床医师需要关注和解决的问题。Lawley 等用普萘洛尔治疗血管瘤时有 2 例发生了并发症。1 例 8 周大的女婴对糖皮质激素治疗反应差，用普萘洛尔 2mg/(kg·d) 治疗 2 次后，出现了昏睡和低体温，收缩压低至 60mmHg，脉率低至 87 次/分，被迫停止了普萘洛尔治疗。另 1 例 36 天大的女婴患有全身性的血管瘤，给予 2mg/(kg·d) 普萘洛尔治疗 10 天后，病灶已停止生长，生长发育良好，但出现了低血糖，因为无明显症状，没有终止治疗，也没有随访进行血糖检查。出现以上不良反应后，经过一个阶段的探索，根据以往的临床经验，Lawley 等建议普萘洛尔治疗婴幼儿血管瘤时应该注意监测基础生命体征、血糖水平、心电图和超声心动图。大于 3 个月的住院治疗的婴儿，治疗起始剂量为 0.17mg/(kg·d)，每 8h 给药一次（每日 3 次），每次用药后 1h 监测生命体征和血糖。如果两次用药后患儿没有出现并发症和低血糖症状，用药剂量可加倍，改为 0.33mg/(kg·d)、0.67mg/(kg·d)，然后持续以 2mg/(kg·d) 的剂量治疗，可以不再密切监测生命体征和血糖，直到停药。小于 3 个月的婴儿发生低血糖的风险大，应该尽量不用普萘洛尔；即使要用的话，剂量升级也应该减慢。门诊治疗的婴幼儿,开始剂量为 0.17mg/(kg·d),初次用药后 1h 监测生命体征和血糖,如果未见异常,升级也应减慢,每 3 天剂量加倍一次,且每次加倍后都应该监测生命体征和血糖,直至患儿耐受 0.67mg/(kg·d)的用药剂量。此时和大于 3 个月的住院治疗的婴儿一样,可以不再密切监测生命体征和血糖,直至停药。普萘洛尔不能突然停药,应该缓慢减量。停止普萘洛尔 24~48h 后,可能会出现心脏高敏反应,尤其是停药后 4~8 天,应注意监测生命体征。经过再一次的两次用药,普萘洛尔剂量可再次翻倍,直至达一般中国人对普萘洛尔的耐受能力。中国人对 β 受体阻断药的敏感性较白种人至少高 2 倍,因此,临床应用普萘洛尔治疗血管瘤的剂量应较国外小。

对于一些特殊的血管瘤患儿,如患有粟粒状血管瘤或巨大血管瘤的婴幼儿,因存在高输出性心脏病的风险,普萘洛尔有可能掩盖早期心功能衰竭的临床症状并降低心脏功能,因此使用时要密切监视心功能状况。随着普萘洛尔在血管瘤治疗上的应用,其不良反应的发生也相应增多。对循环系统的影响有心动过缓、不同程度的房室传导阻滞、低血压、心源性休克,因此,有充血性心力衰竭、房室传导阻滞、心动过缓的血管瘤患儿绝对禁止使用普萘洛尔。对呼吸系统的影响有支气管痉挛、哮喘及肺水肿,因此,哮喘和阻塞性肺气肿患者也绝对禁忌使用普萘洛尔。另外,患过敏性鼻炎的患者要慎用该药,以免加重病情。对内分泌和代谢的影响有低血糖、高血钾及甲状腺功能减退。由于普萘洛尔能减少脂肪合成,导致糖原分解,并减少糖异生,容易使患者发生低血糖,并能掩盖一些 β 交感神经有关的低血糖症状,尤其是出生后 1 周的婴幼儿,食物摄入少,摄入的奶没有达到生理需要量,此时使用普萘洛尔容易发生自发性低血糖,因此,这个时期不应该大剂量使用普萘洛尔治疗。对精神、神经系统方面的影响有头痛、眩晕、疲倦、耳鸣、视力减弱、感觉异常等,这些不良反应的出现与用药剂量有关,一般用药剂量下虽可发生,但症状轻微,不影响治疗。对肌肉、骨骼的影响有肌无力、重症肌无力加重。对消化系统的影响有恶心、腹泻、腹部不适、便秘或腹胀等,还可能出现假性血清转氨酶升高,但这些症状大都是一过性的,且表现轻微,一般在 1 周内消失,不影响治疗,饭后服药可减少这些不良反应的发生。对血液系统的影响有粒细胞缺乏症、血小板减少。对皮肤的影响有荨麻疹、剥脱性皮炎。上述疾病是使用普萘洛尔的相对禁忌证。虽然有应用普萘洛尔后出现严重副作用的报道,但它用于治疗婴幼儿心血管疾病 40 余年,并没有发生致命的并发症,因此,大多数婴幼儿血管瘤患者在临床上使用普萘洛尔是安全的。但是,我们仍需要大量的临床研究来确定普萘洛尔治疗婴幼儿血管瘤的疗效和安全性。

(6)目前存在的问题:自从 Léauté-Labrèze 报道普萘洛尔治疗血管瘤的疗效后,相关文献报道日益增多。但 Léauté-Labrèze 报道的使用普萘洛尔治疗的血管瘤患儿中,约 1/2 曾接受糖皮质激素治疗,部分患儿的观察周期长至数月;Bigorre 等及 Denoyelle 等报道应用普萘洛尔治疗血管瘤获得显著改善患儿中,在治疗前也曾全身应用过激素治疗,因此,其有效性及机制尚待进一步研究证实。因为血管瘤患儿同时或之前曾接受过激素治疗,其效果究竟是激素作用还是普萘洛尔的作用不能明确。多数血管瘤本身可自然消退,而这些观察周期长至数月,血管瘤停止生长或消退是使用普萘洛尔的作用还是本身的自然进程亦不能明确。而且最初提出普萘洛尔治疗血管瘤,主要是指用于严重的较大面积或头面部的病灶,而非针对任何类型或部位的血管瘤。因此,目前应用普萘洛尔治疗婴幼儿血管瘤还需严格掌握指征,谨慎探索,并且需积极研究其作用机制。

(7)参考用量:结合国内外的临床研究,普萘洛尔的参考用量为:第一天按 0.5mg/kg,分 3 次口服,连用 2 天,无明显低血压、低血糖、心率明显改变等副反应,第三天按 1mg/kg,分 3 次口服,连用 2 天,第五天按 2~3mg/kg,分 3 次口服,如无上述不良反应,则按此剂量服用 1 个月。复诊行超声等检查观察瘤体变化情况,并给予第二个疗程。通常连用三个疗程。服药初始需监测生命体征并做血常规、肝肾功能、心肌酶谱、心电图等相关检查。

4 硬化治疗 适应证为深部血管瘤、混合型血管瘤、重要脏器周围的血管瘤以及较大的瘤体。多采用经皮穿刺术(percutaneous puncture technique)瘤内注药硬化治疗,常用的硬化剂为平阳霉素、鱼肝油酸钠、无水乙醇和聚桂醇。平阳霉素主要抑制血管内皮细胞DNA的合成和细胞有丝分裂,影响血管内皮细胞代谢,使细胞回缩、破碎、血小板黏着、变性坏死并纤维化,导致血管腔闭塞,最终使血管瘤消退,临床上主要适用于中小型血管瘤的治疗。给药方式以瘤内局部注射最常用,如有明确的供血动脉则可行动脉插管给药。按0.1～0.2mg/kg给药,每10～14天注射一次,总用量不超过40mg(图9-90)。对于中小型瘤体,3～5次可明显缩小;较大的瘤体由于平阳霉素的用量有限,难以有效控制,需联合其他方法治疗。对血流速度较快的瘤体,需在介入诱导下与超液化碘油混合注入瘤体,可在射线下观察瘤体血供及静脉回流情况,并能增加平阳霉素在瘤体内的作

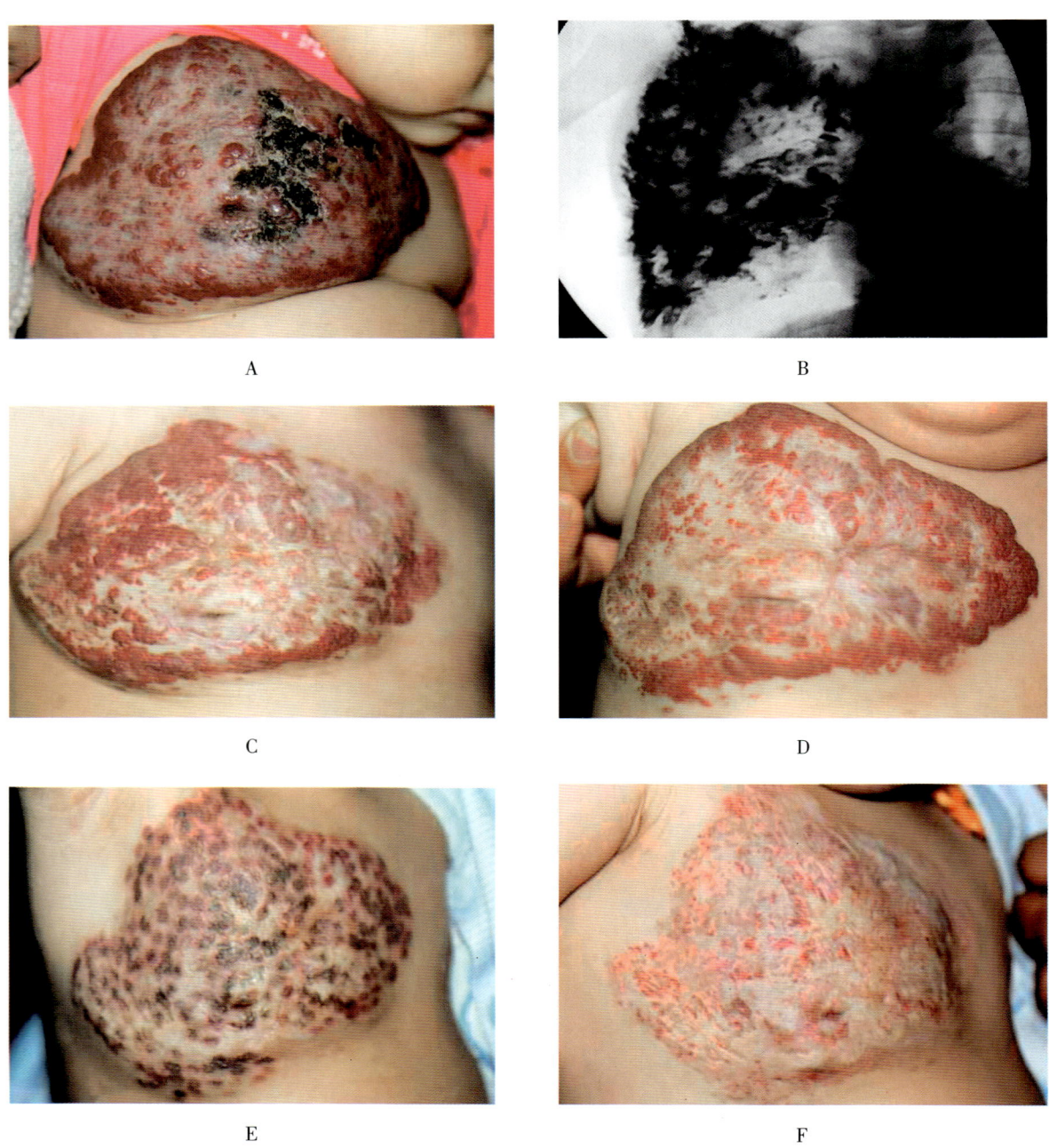

图9-90 硬化治疗巨大混合性血管瘤
A. 前胸部巨大混合性血管瘤 B. 经皮介入治疗显示平阳霉素均匀进入瘤体内 C. 2次介入治疗后 D. 4次介入治疗后 E. 瘤体变平后行脉冲染料激光治疗 F. 2次脉冲染料激光治疗后

用时间。

对于大中型的血管瘤,无水乙醇通过瞬间的内皮细胞损伤、血红蛋白变性,可以在几乎所有病例中有效实现不同程度的病灶缩小或完全消退,长期随访未见类似鱼肝油酸钠等硬化剂治疗后的组织硬化表现,且复发率低。文献报道的包括溶血、肺栓塞、肺血管痉挛、中枢神经抑制、死亡等严重并发症,提示意外的发生可能超越严密的监护措施和医师的经验范围。此外,对于可能累及呼吸道的危重病例,为防止治疗后的水肿窒息,需行预防性气管切开并带插管治疗。

除了平阳霉素、无水乙醇外,泡沫硬化剂也逐渐成为血管瘤治疗的新选择。常用的泡沫硬化剂为聚多卡醇和十四烷基硫酸钠,将其与空气或 CO_2 等气体按特定比例混合,可制备出细腻稠厚的泡沫。在注入时可将等体积的血液排挤出血窦,使药物能直接与血管内壁较长时间接触。泡沫硬化疗法在治疗静脉曲张中的有效性和安全性已得到广泛认可,其不良反应与主要注入的气体有关,如头痛、血栓性静脉炎、视觉障碍、肺动脉栓塞等,但发生的概率极低。

(三）联合治疗

对婴幼儿复杂或广泛性血管瘤可能需联合治疗,其目的就是快速控制血管的生长,避免对重要器官和功能的影响。联合治疗的方法有很多,如口服药物、局部注射皮质激素、平阳霉素局部注射、多种激光以及手术联合治疗等。综合性的治疗方法对某些特殊病例效果显著,可根据患儿的年龄、发病部位、血管类型及其生长情况来选择合适的治疗方案。

对于就诊时由于各种原因而造成耽误的血管瘤患儿,如肿瘤发展较快而形成较大肿块、溃疡等严重病例,单一的治疗手段无法取得短期内的有效控制,我们建议采用联合治疗,一般采用激光联合激素等方法即可加以控制。对于溃疡型血管瘤患者,应首先采用外科清创,即用生理盐水湿敷,等坏死性痂皮脱落后再用激光部分性治疗血管瘤病灶,如长脉宽 1064nm Nd:YAG 激光,$220J/cm^2$,脉宽设置为 40ms,动态冷却设为 40ms/20ms/20ms。治疗期间结合低能红光局部照射,配以表皮生长因子等药物(贝复济等)局部涂布,以利创面尽快愈合,再联合糖皮质激素口服治疗,多数患者经过 2～3 个疗程可以获得显著缓解(图 9-91,图 9-92)。

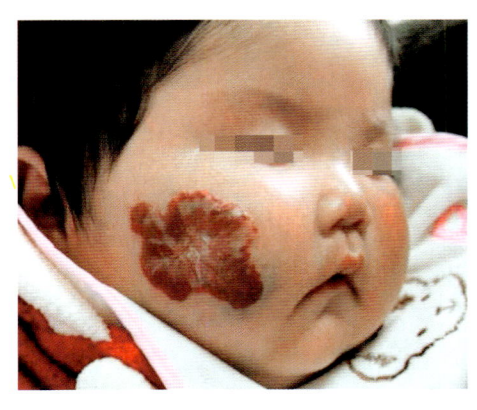 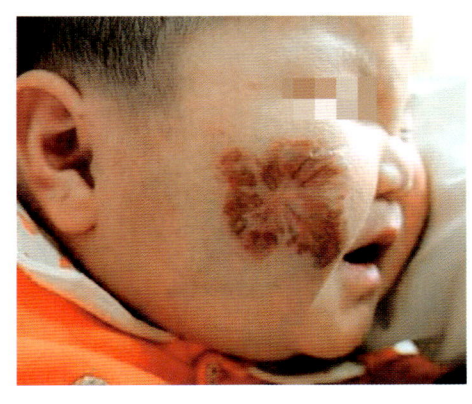

A　　　　　　　　　　　　　　　B

图 9-91　右面中部溃疡型血管瘤联合治疗的效果
A. 治疗前　B. 激光联合激素口服 3 个疗程,治疗后 6 个月

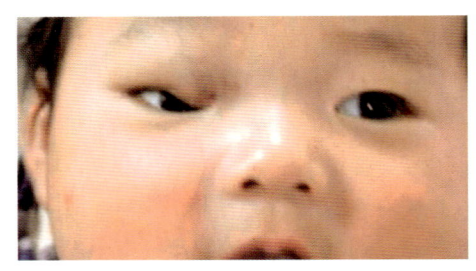 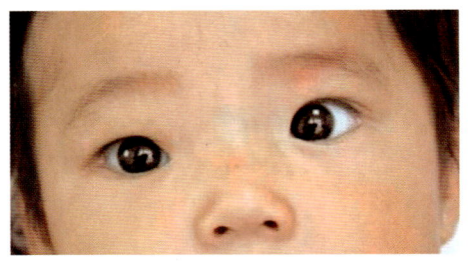

图 9-92　上睑肿瘤型血管瘤联合治疗的效果
A. 治疗前　B. 激光联合激素口服 3 个疗程,6 个月后

第五节　其他血管性皮肤疾病

一、静脉畸形

(一) 概述

静脉畸形是指除鲜红斑痣(属微静脉畸形)以外的各种较大管径静脉发生的先天和后天获得型静脉病变,包括最常见的海绵状静脉血管瘤、静脉湖、面部静脉局部扩张、肢体静脉扩张和曲张、面部粥样静脉畸形、皮肤血管角化上皮瘤、甲床静脉球瘤、化脓型血管肉芽肿、牙龈纤维血管瘤、颈外静脉曲张症、四肢蜂窝状静脉畸形等。除后两种疾病需要采用手术治疗以外,其余都可以采用不同的激光治疗方法或手术翻瓣激光疗法。

其中激光治疗又分激光手术切除方法和选择型光热凝固方法两种,前者适用于化脓型血管肉芽肿和牙龈纤维血管瘤的处理,后者适用于海绵状静脉畸形和静脉湖、面部静脉局部扩张、肢体静脉扩张和曲张、面部粥样静脉畸形、皮肤血管角化上皮瘤的处理。而深部的海绵状静脉畸形应选择手术翻瓣激光疗法为主的治疗方法,部分大型和复杂病例需联合采取硬化剂注射、手术部分切除、射频热凝等多种方法处理。

静脉畸形对患者的影响主要是外观畸形,部分有疼痛、合并静脉石、出血,此外还有部分器官功能如吞咽功能、语言功能、视觉及性功能受到影响等。严重的口咽部静脉畸形患者会导致呼吸睡眠障碍综合征,喉部静脉肿胀会产生更为严重的后果如窒息等,并且这些症状会随着患者年龄的增加而加重。伴有系统多发性静脉畸形的患者常常由于缺乏有效的治疗手段而影响生活质量,希望临床上用多种方法联合治疗。

(二) 连续 Nd:YAG 激光治疗

静脉畸形的激光治疗研究由来已久。Nd:YAG 激光诞生之际就建立了治疗静脉畸形的方法,上海第二医学院是临床较早开展治疗工作的单位之一。激光对静脉畸形病灶的热凝、挛缩、退化作用显著。连续 Nd:YAG 激光治疗静脉畸形是利用红外激光照射病灶,1064nm 激光能被病灶窦腔内还原型血红蛋白较强吸收(65%吸收率),光能转化为热能后对静脉畸形的衬里上皮细胞造成凝固、蛋白变性而致细胞坏死,组织结构的变性、坏死,经吞噬作用等代谢环节产生纤维结缔组织增生,关闭窦腔使血液无法再充盈,达到临床肿块消除的目的。

口腔颌面部浅表的静脉畸形通常好发于舌体、牙龈、软腭、唇颊、口底、磨牙后区等黏膜,病灶可单发或者多发。另一种静脉畸形好发于60岁以上年龄者,表现为发生于唇颊、腭部、舌体的孤立病灶,其实质是一种因外伤而形成的静脉球瘤,常伴有血栓形成。激光治疗可用红外波长的激光如1064nm Nd:YAG激光、半导体(890nm、900nm、980nm)激光。应用连续激光方式照射,功率为15~30W,病灶的蓝色或紫色包块即刻就会挛缩,形成苍白色的黏膜面。绝大部分浅表的静脉畸形经过1~2次激光照射就可治愈(图9-93),较大的病灶可分次激光照射获得治愈。

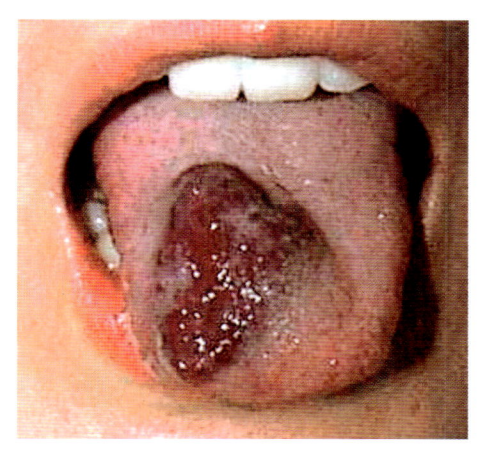
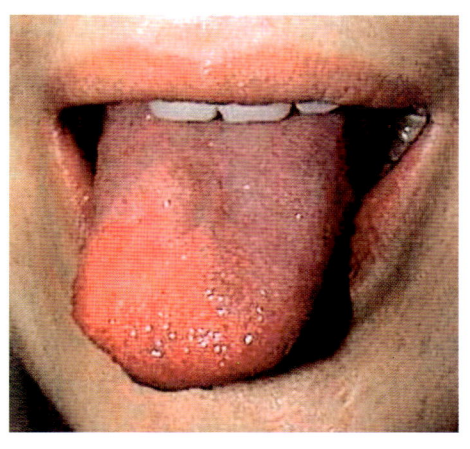

A　　　　　　　　　　　　　　　B

图9-93　连续Nd:YAG激光治疗右舌体海绵状静脉畸形
A. 治疗前　B. 治愈后

(三)长脉宽Nd:YAG激光治疗

累及面部皮肤和黏膜的静脉畸形首选长脉宽Nd:YAG激光治疗,可以应用的设备有Candela激光公司的Gentle YAG激光产品以及Cynosure公司生产的Cynergy激光设备,两者对于面部和体表皮肤的静脉畸形均有良好的治疗和美容效果(图9-94,图9-95)。前者的治疗参数根据病灶静脉管径的大小可以设置为能量选择180~240J/cm²,动态冷却设为20~30ms/20ms/20ms;后者的治疗参数设置为单一Nd:YAG激光治疗模式,激光能量选择20~40J/cm²,脉宽可设为20~30ms,将

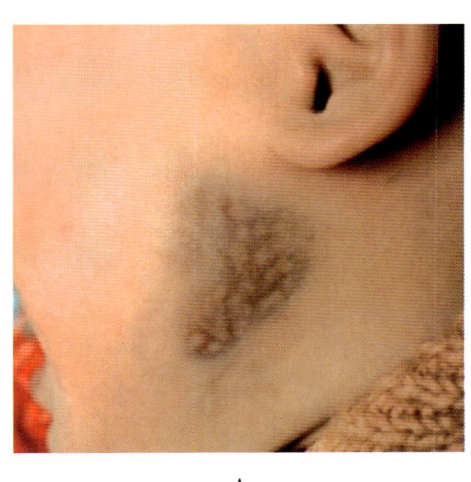
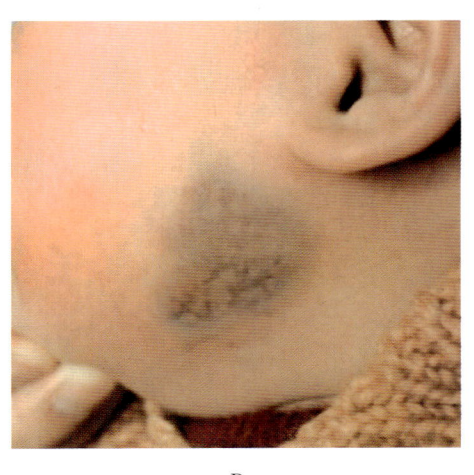

A　　　　　　　　　　　　　　　B

图9-94　长脉宽1064nm激光治疗左面颊部粥样小静脉畸形
A. 治疗前　B. 治疗1次后的效果

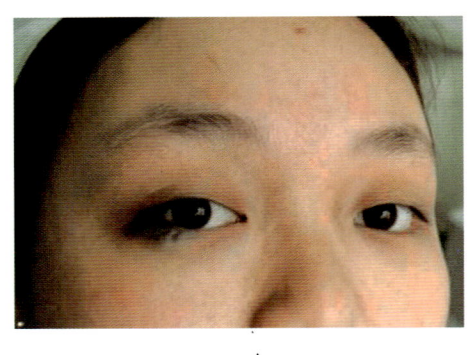
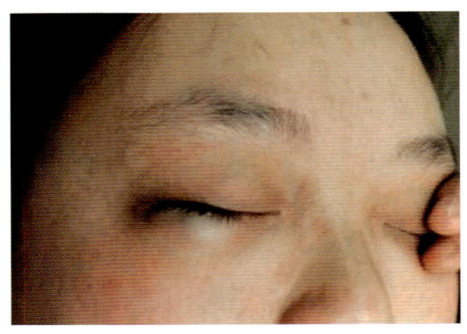

图 9-95　长脉宽 1064nm 激光治疗右下眼睑静脉湖
A. 治疗前　B. 治疗 1 次后效果

冷风机的风冷设为 1～2 级。风冷设置较大时容易造成患者治疗时的不适，如口鼻周围治疗时冷气会有令人窒息的感觉，同时靠冷风降温的效果没有动态冷喷技术精准和舒适。虽然上述两种都是长脉宽 Nd:YAG 激光治疗仪，但是由于生产厂家的不同和冷却方法的差异，临床上产生治疗效果所需激光能量参数却截然不同。如果盲目参考某些所谓的治疗指南，将出现明显的不良反应甚至严重并发症。

（四）980nm 半导体激光治疗

自 2000 年以来，半导体激光的外科应用开始逐渐普及，主要应用的激光波长有 532nm、810nm、980nm 等。作者选择应用其中的 980nm 半导体激光进行静脉畸形的治疗，其主要根据是尽量选择有效穿透较深的波长来实施光凝治疗，否则由于穿透深度的局限会不利于病灶的相对根治。

治疗的方法如同 Nd:YAG 激光治疗一样，先采用 2% 利多卡因行局部浸润或局部阻滞麻醉。近年来由于美容外科的理念需要，局麻药物过渡到损伤较小、止痛较好的碧蓝麻针剂。将 980nm 半导体激光调整为连续模式，光纤输出功率 13～16W。保持光纤末端到病灶 0.5～1.0cm 间距的非接触模式照射凝固静脉畸形，直到病灶有效挛缩和轻微苍白即可（图 9-96）。注意无需重复照射和反复凝固，否则会有术中出血和病灶破裂等剂量过头等不良反应。术后给予预防性抗生素和预防组织术后水肿的药物如激素等，以减少术后疼痛及其他并发症。

（五）CO_2 激光治疗

CO_2 激光治疗静脉畸形主要是应用光刀模式。由于 10600nm 的红外波长光被水分子强吸收，

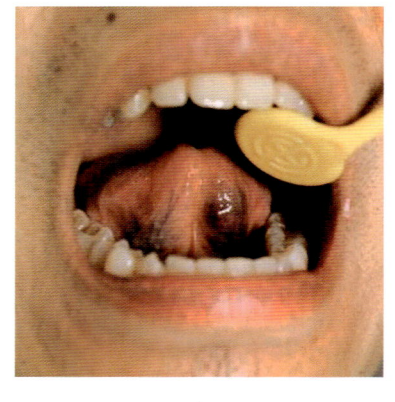
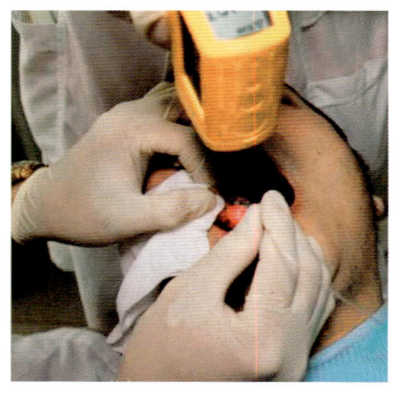
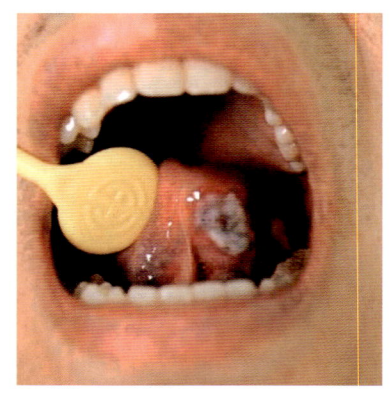

图 9-96　980nm 半导体激光治疗舌腹部静脉畸形
A. 治疗前　B. 治疗过程中　C. 治疗即刻效果

CO_2 激光在人体软组织中的穿透极浅,故而无法到达深层病灶起凝固的作用。但是应用 CO_2 激光治疗静脉畸形的适应证是伴有血栓形成的病灶。

具体方法是在局部麻醉后,采用超脉冲模式下的 CO_2 激光。调节输出功率为 5W,先在黏膜或皮肤表面作切口设计,随后采用 10～20W 功率作聚焦模式的切割翻瓣,暴露病灶边界,仔细解剖,直到将病灶完整暴露并切除,分层缝合关闭创面(图 9-97)。

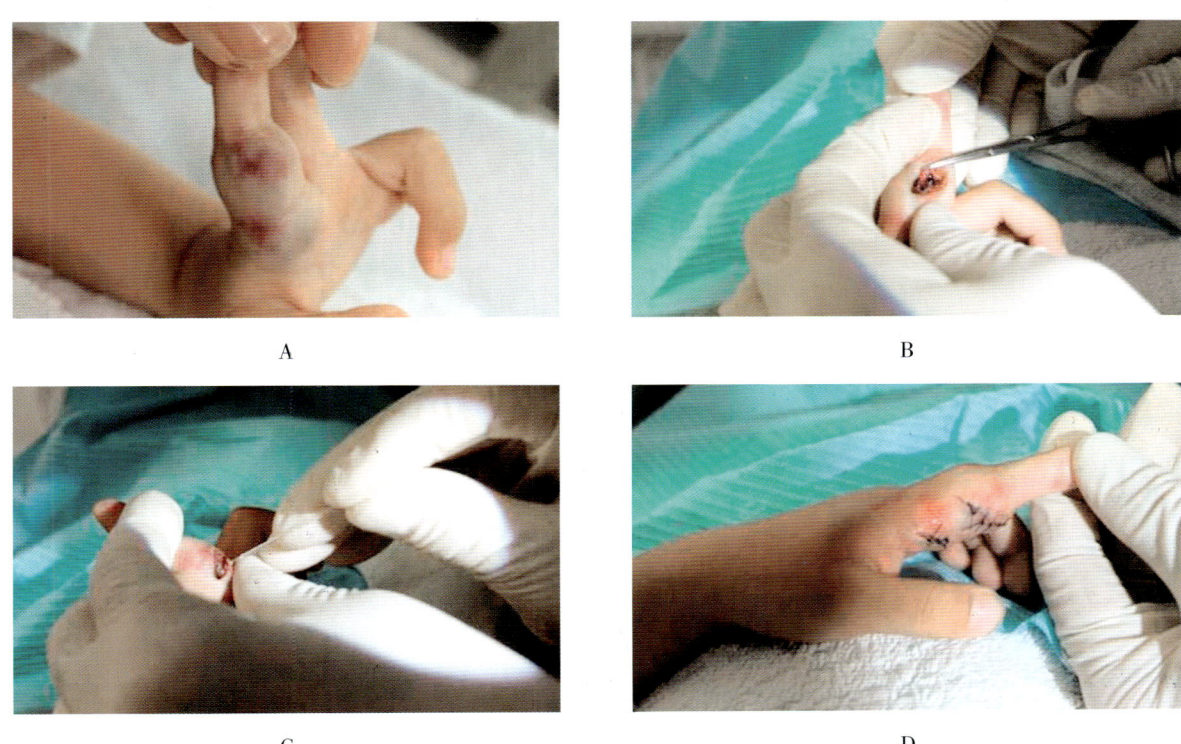

图 9-97　CO_2 激光光刀手术切除治疗左手食指静脉畸形
A. 治疗前　B. 皮肤表面切口设计　C. 激光治疗过程中　D. 分层缝合关闭创面

(六) 手术翻瓣激光治疗

深部的静脉畸形由于表面覆盖正常组织,激光根本无法穿透正常组织到达病灶,因此无法用直接照射来达到治疗目的。传统的治疗方法依赖手术、注射硬化剂、埋入铜针等,治疗的局限性较多,术后容易复发。近年来国内发展的一种微波热凝联合手术切除的方法具有减少出血、增加切除率、增加疗效的优点,临床应用于巨大深部静脉畸形的治疗,特别有助于提高病灶的切除率,具有显著优势。该法是由彭玉田首先提出并报道的。

但是由于微波照射没有组织选择性的特点,因而颌面部重要结构之一的面神经会有受损的风险。曾经有文献报道经该治疗方法的病例中有产生永久性面神经瘫痪的情况。

张志愿和作者等于 1994 年提出手术翻瓣联合 Nd:YAG 激光照射治疗静脉畸形的方法,首先通过对家兔面神经的 Nd:YAG 激光照射实验,初步获得了 Nd:YAG 激光照射家兔面神经的剂量与损伤的关系。实验的检测手段包括家兔的面肌肌电测量、面部表情的分类分级评分、神经染色的组织病理检查等。结果发现,$240J/cm^2$ 的激光功率密度照射可致面神经不可逆损伤,导致永久性面肌瘫痪;而在激光功率为 $70～120J/cm^2$ 时,家兔的面神经可有轻度的变性,经过 3～6 周可逐步恢复。经过对家兔的面肌肌电图的测定,证实了面神经的功能恢复是客观存在的。

随后开展的手术翻瓣联合 Nd:YAG 激光照射治疗深部静脉畸形的临床应用研究获得成功,特别是对于腮腺嚼肌区、颌下区静脉畸形的治疗达到了保留面神经的预期效果。手术翻瓣联合 Nd：YAG 激光方法是：先采用各种手术进路的方式，以设计的切口符合面部美观为要求，然后逐层解剖和暴露静脉畸形，采用激光凝固治疗。激光参数以 70～100J/cm² 为宜。连续的光凝对于深度为 1～2cm 的病灶有彻底的凝固、挛缩作用（图 9-98）。

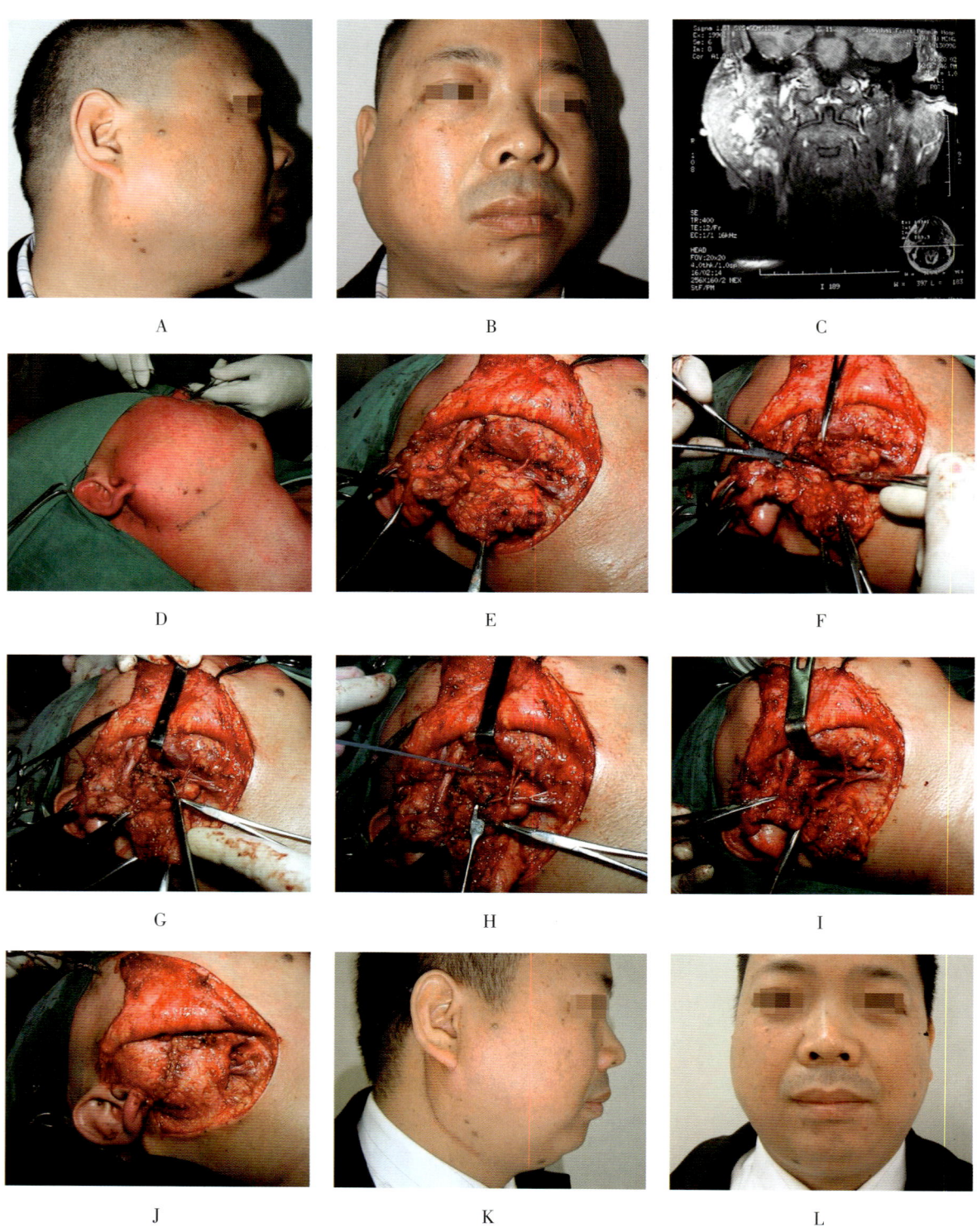

图 9-98　手术翻瓣激光治疗右侧腮腺深部静脉畸形

A、B. 治疗前外观　C. 术前 MRI 片可见右腮腺浅叶和深叶之间的静脉畸形病灶　D. 术中设计手术径路　E、F、G. 解剖腮腺和面神经、颈内静脉，暴露静脉畸形的病灶团块　H. 使用激光光纤照射凝固畸形静脉　I. 激光术毕显示完整的面神经和颈内静脉结构　J. 复位右侧腮腺，关闭创口　K、L. 术后 1 年外观激光光凝时应当用冰生理盐水冲洗面神经及其各个相关分支,能够使神经有效降温而避免激光升温所致的热损伤(图9-99)。

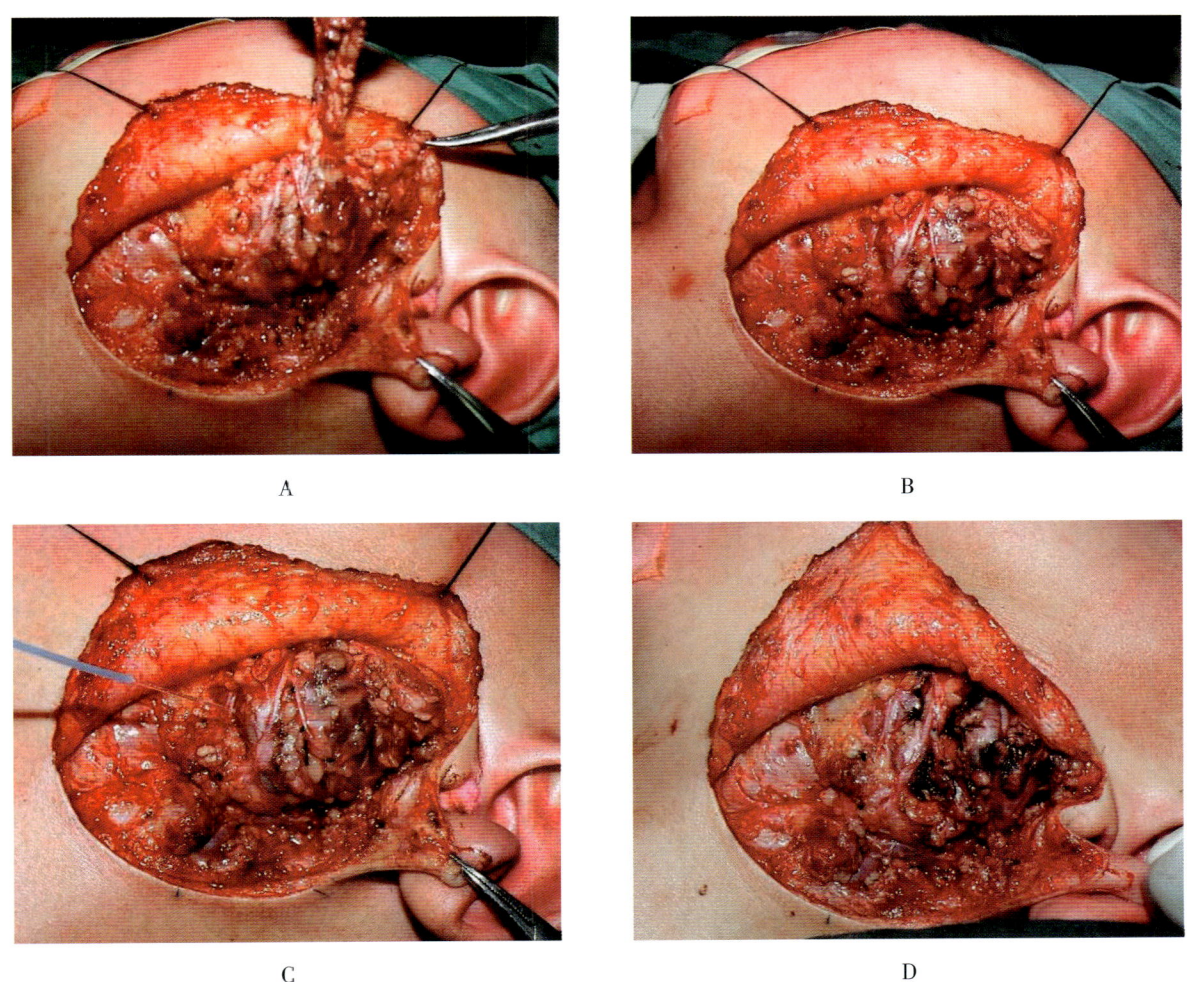

图9-99　手术翻瓣激光治疗左侧腮腺静脉畸形时可以保护面神经不受影响

该治疗方法具有减少术中出血、简化手术操作、保护面神经等显著优点,值得推广(图9-100)。同时我们的经验还提示该方法适合于咽侧、咽后壁、软腭等累及上气道影响通气的难治性静脉畸形和眶周的静脉畸形,术后的通气阻塞症状如鼾症等均可消除或明显改善,眼睛的复视可获得良好的矫正。术后的局部加压包扎是有效控制静脉畸形腔隙张力的方法,有助于病灶组织内机化、纤维化的形成。

我们在1999年6月～2005年7月期间共开展手术翻瓣联合Nd:YAG激光治疗深部静脉畸形362例。其中228例病灶消除率大于75%,占62.98%;112例病灶消除率为50%～74%,占30.94%;22例病灶消除率为25%～49%,占6.1%。15例术后发生暂时性面神经麻痹,占4.14%,术后2～6个月恢复正常。51例在手术翻瓣Nd:YAG激光照射中联合手术部分病灶切除及硬化剂注射和铜针治疗,占14.09%。

我们自2000年起采用半导体980nm激光开展手术翻瓣激光治疗深部静脉畸形的方法,至今已广泛应用到血管外科、骨科、眼科、妇科等外科领域,均获得了良好的治疗效果,同时由于激光外科的非切除方法的模式,有效地保留了静脉畸形周围的正常组织结构和功能,特别是关节和关节

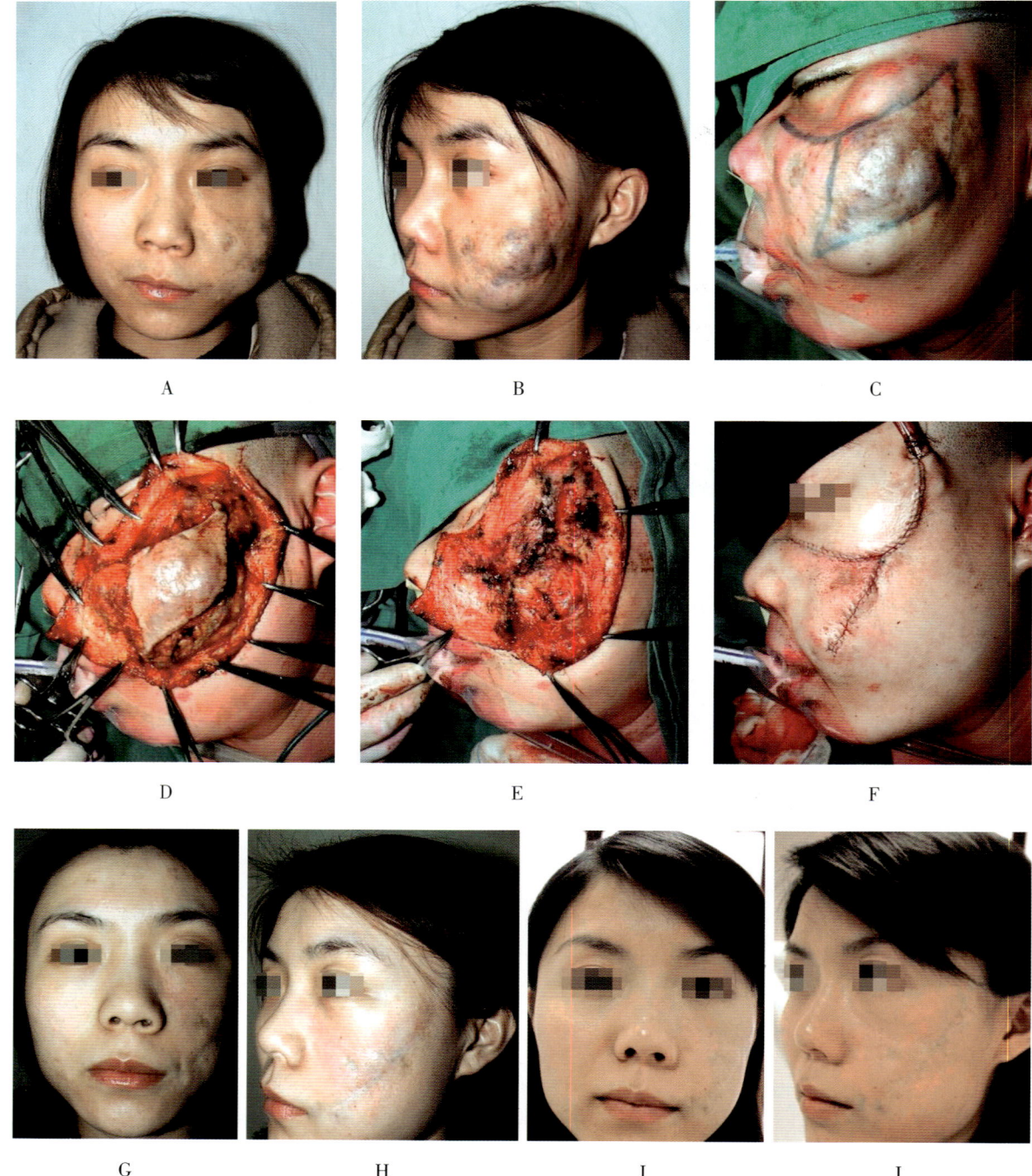

图 9-100　手术翻瓣激光治疗左面中部大型静脉畸形术后仅见手术瘢痕,而没有面瘫的良好效果
A、B. 术前正、侧面观　C、D、E、F. 治疗过程　G、H. 术后正、侧面观　I、J. 6 年随访正、侧面观

周围组织(软骨、滑膜、关节囊等)、肌腱、神经(运动神经、视神经等)、韧带和重要解剖结构如外生殖器、眼球等(图 9-101)。

同时实际治疗中由于红外激光的止血功效,大大地降低了术中出血,既减少了术后并发症,又极大地保持了手术野的清晰,有效提高了外科手术的安全性并减少了手术时间,因此也减少了患者的麻醉用药剂量,降低了手术风险。

在用该方法治疗肢体的深部静脉畸形时,止血带的有效应用非常重要,此举可以显著减少手术翻瓣过程中的出血,同时可以保持术野的干净(图 9-102)。

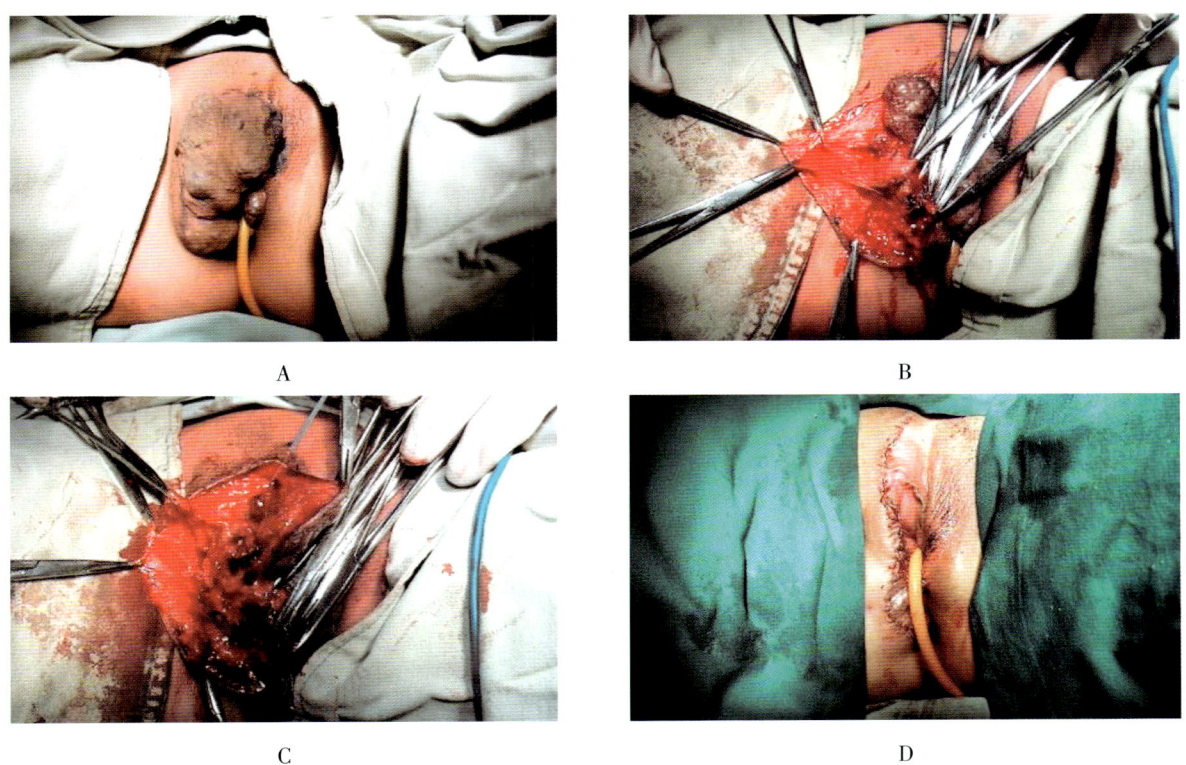

图 9-101　手术翻瓣激光治疗右侧外阴静脉畸形

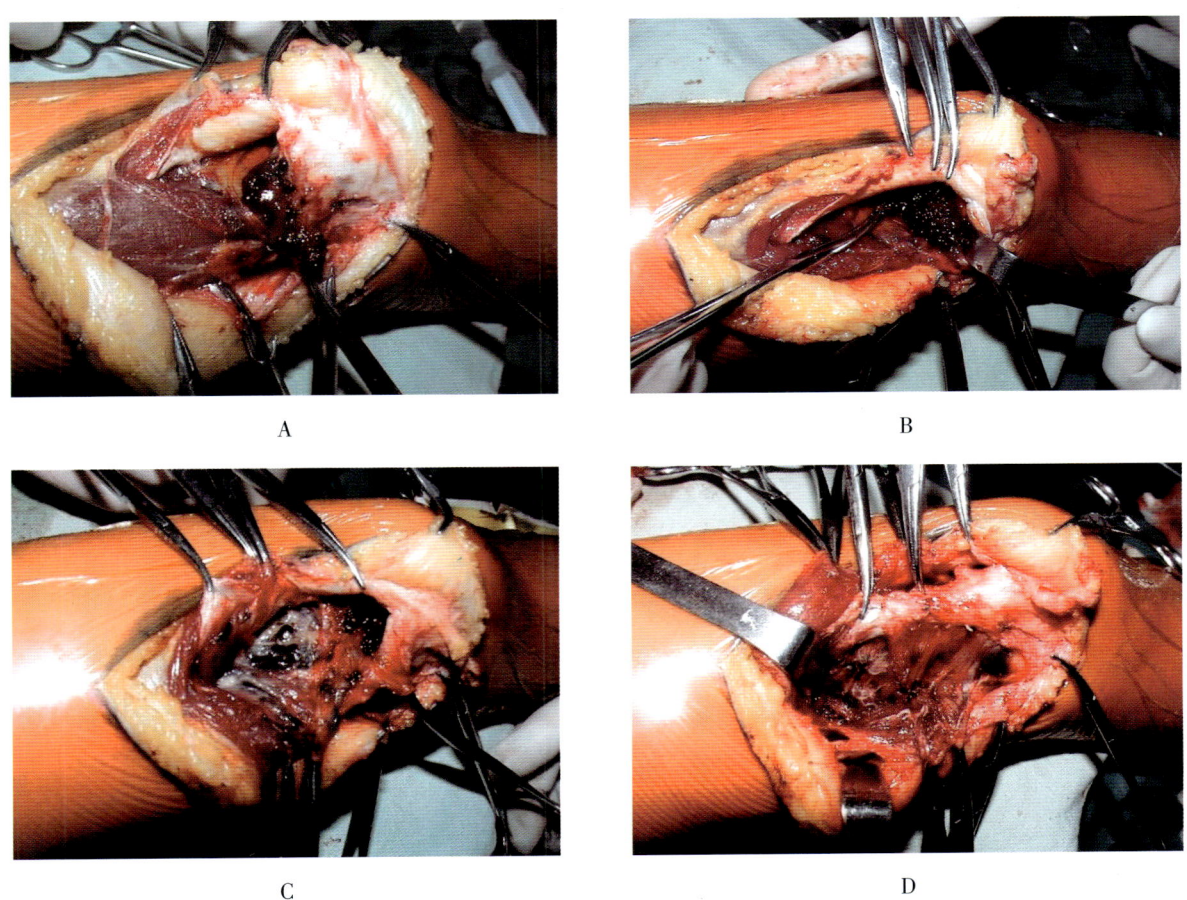

图 9-102　手术翻瓣激光治疗膝关节周围静脉畸形

另外值得注意的是,术前必须评估深部静脉畸形的大小和容量,切忌一次处理大于心脏容量的病灶。

手术翻瓣激光治疗应用于四肢的深部静脉畸形时,应特别注意区分不同的静脉类型。虽然绝大部分静脉畸形都可采用手术翻瓣激光治疗,但对于一类特别的畸形——我们称之为蜂窝状静脉畸形则属禁忌。其实这是一类静脉血窦间间隔结缔组织较为稀少的腔隙较大的畸形,若采用手术翻瓣激光治疗,就会直接暴露进入窦腔,引起术中大出血而无法采用激光凝固。术前通过仔细的MRI影像学检查可以加以鉴别。

我们曾经有过对于上肢大型深部静脉畸形估计不足而致手术翻瓣激光治疗出院不久发生弥散性血管内凝血(DIC)的严重不良反应的案例,患者经抢救后脱险。事后分析原因是由于一次激光凝固治疗时产生了大量的血红蛋白凝固,消耗了大量凝血因子而引发了DIC。因此提醒同行今后开展治疗时应慎重,建议采用分次激光手术治疗大型病灶。

我们总的体会是,手术翻瓣红外激光适合于临床上80%的深部静脉畸形。对于巨大的深部静脉畸形尚无特别有效的治疗手段,采用手术翻瓣激光凝固联合硬化剂注射、手术部分切除、静脉栓塞(无水乙醇)等综合方法,可以有效控制病灶和保留正常组织功能。探索新的治疗手段是今后研究的重点。

静脉畸形激光治疗的主要并发症有:①术后肿胀:一般发生在激光治疗后的24~72h,需要应用药物预防性干预,如口服激素和抗生素等;②病灶溃疡疼痛:通常见于激光术后的1~2周,预防的重点是注意激光治疗时的剂量和即刻的组织反应,一般以静脉畸形病灶有萎缩和轻微苍白为宜;③术后出血:主要发生在术后2周,预防激光照射剂量过强是重要的预防出血的手段。对于年老体弱的患者,预防的重要环节是注意加强术后的营养,防止治疗部位的过度运动。手术翻瓣激光治疗的主要并发症是神经的损伤,重要的是仔细的手术解剖暴露,防止术中出血,保持干净的术野,注意激光照射时的冰生理盐水降温,必要时应用神经探测电极等。其他还有术后渗出过多、死腔形成等,预防的有效手段是术后创面严密加压包扎和合理使用负压引流装置。

二、血管角皮瘤

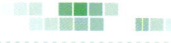

血管角皮瘤(angiokeratoma)是一种以真皮浅层毛细血管扩张和表皮角化过度为特征的皮肤血管性疾病,为常染色体显性遗传病。临床上分为五型,即肢端型、阴囊型、丘疹型、限界型和弥漫型,以前两型最为常见。

(一)肢端型血管角皮瘤

肢端型血管角皮瘤(Mibell血管角皮瘤)常发生于儿童或青年,女性多见。发病前常有冻疮史,好发于指、趾关节背侧面及肘、膝关节伸侧,一般呈对称分布。皮损表现为小米至粟米大小的红色或紫色斑疹或丘疹,表面粗糙、角化,或呈结节状,表面疣状增生,常多发成群集分布,无自觉症状,外伤后易出血。病理表现为表皮角化过度,颗粒层和棘层肥厚,真皮乳头层内毛细血管扩张,部分管腔被下伸的表皮突围绕,在扩张的血管内可见机化的血栓(图9-103)。

(二)阴囊型血管角皮瘤

阴囊型血管角皮瘤(Fordyce血管角皮瘤)好发于中老年人,皮损发生于阴囊上(图9-104),偶发于女性阴唇。是一种较小的多发性血管性丘疹,呈红色、暗红色或紫色,小结节样隆起,表面增厚呈疣状角化,常沿扩张的血管走行。病理表现同肢端型血管角皮瘤。

(三)丘疹型血管角皮瘤

丘疹型血管角皮瘤多发生于年轻成人,下肢常见。损害为鲜红色至淡蓝色丘疹,为单发或多个

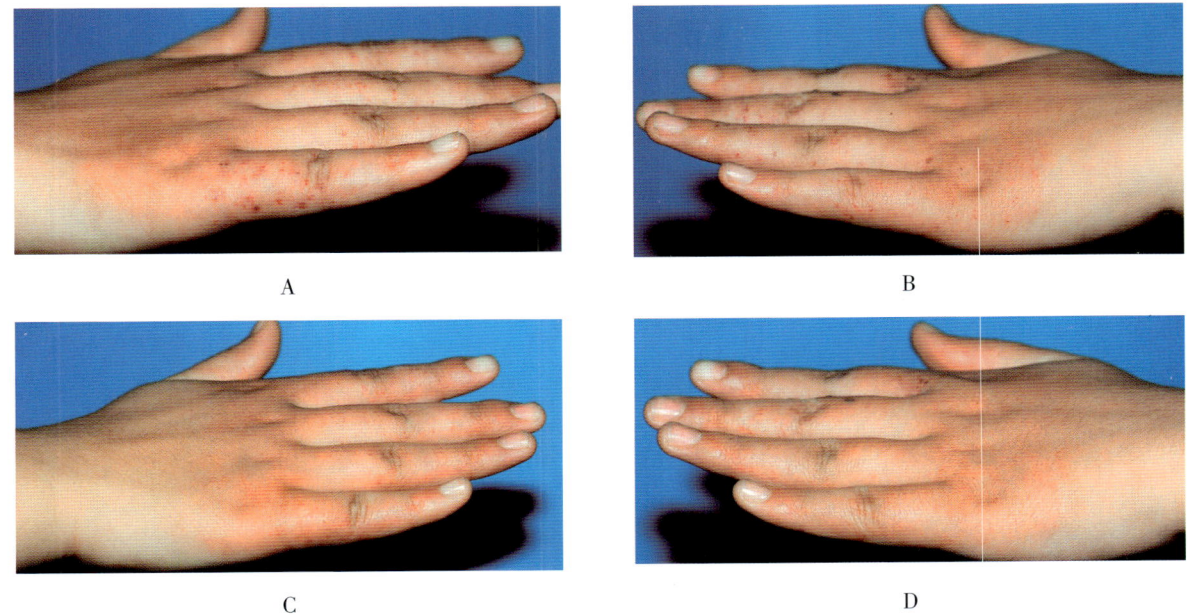

图 9-103　双手血管角皮瘤 585nm 脉冲染料激光治疗前后
A. 右手治疗前　B. 左手治疗前　C. 右手治疗后　D. 左手治疗后

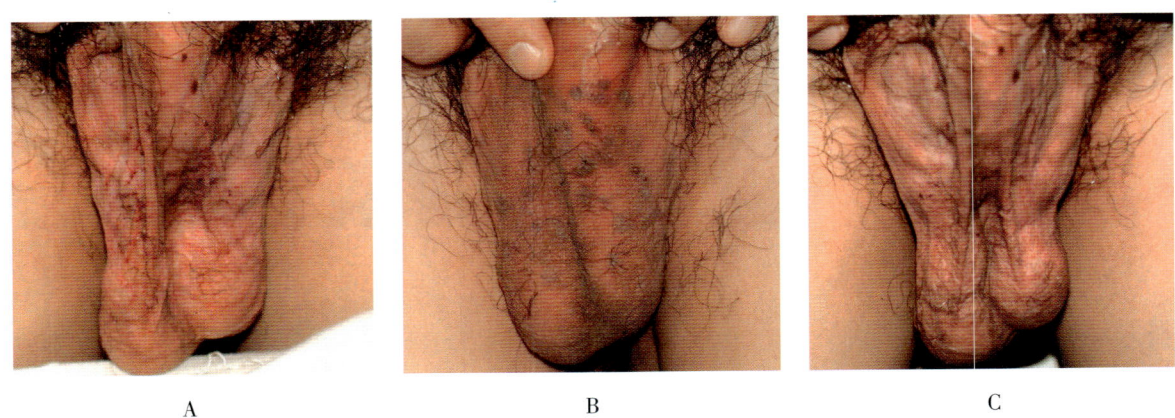

图 9-104　阴囊血管角皮瘤 585nm 脉冲染料激光治疗前后
A. 治疗前，见沿血管走行的暗红色小结节样隆起　B. 585nm 脉冲染料激光治疗后即刻　C. 脉冲染料激光治疗 1 次后 6 个月随访

丘疹结节，直径 2～10mm，质硬，表面角质增厚，早期损害呈鲜红色，以后变成蓝色或黑色（图 9-105）。病理表现同肢端型血管角皮瘤。

（四）限界型血管角皮瘤

限界型血管角皮瘤常在出生时发现，也有到儿童或青年期才发疹。皮损为大小不等的深红色至蓝黑色丘疹或结节，顶部角化过度呈疣状，多聚集排列成线状，好发于小腿和足部（图 9-106，图 9-107），有的与海绵状静脉畸形、鲜红斑痣等并发。治疗主要采用超脉冲 CO_2 激光治疗增厚角化部分病变，深部的静脉畸形采用介入栓塞治疗。

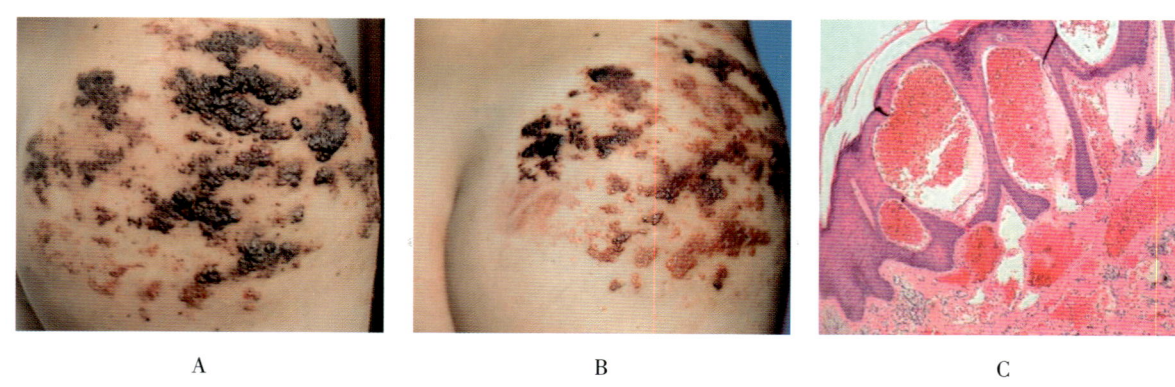

图 9-105　丘疹型血管角皮瘤超脉冲 CO_2 激光治疗前后

A. 右臀部丘疹型血管角皮瘤,患者女性,14岁,出生时一红点,逐渐增大,初为淡红色结节,渐变蓝黑色,结节渐融合,并有破溃　B. 超脉冲 CO_2 激光治疗后,蓝黑色去除,浅色结节不断再生　C. 病理切片显示真皮深浅层血管扩张,表皮颗粒层棘层肥厚(HE×100)

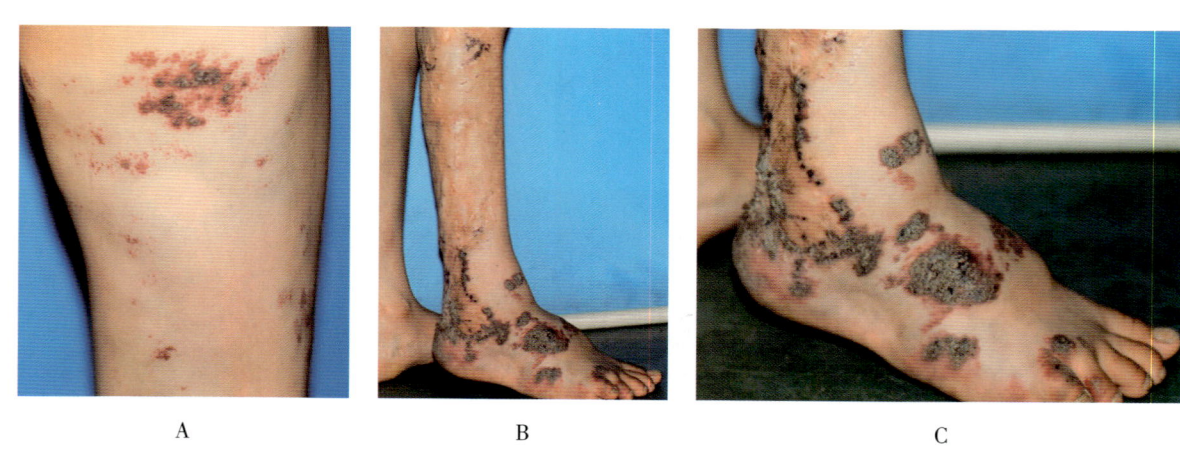

图 9-106　右下肢限界型血管角皮瘤

A. 右大腿后蓝紫色结节,聚集排列成点片状,表面角化　B. 小腿病变外缘切除植皮后　C. 足背瘤体互相融合成片,表面角化,深部合并静脉畸形

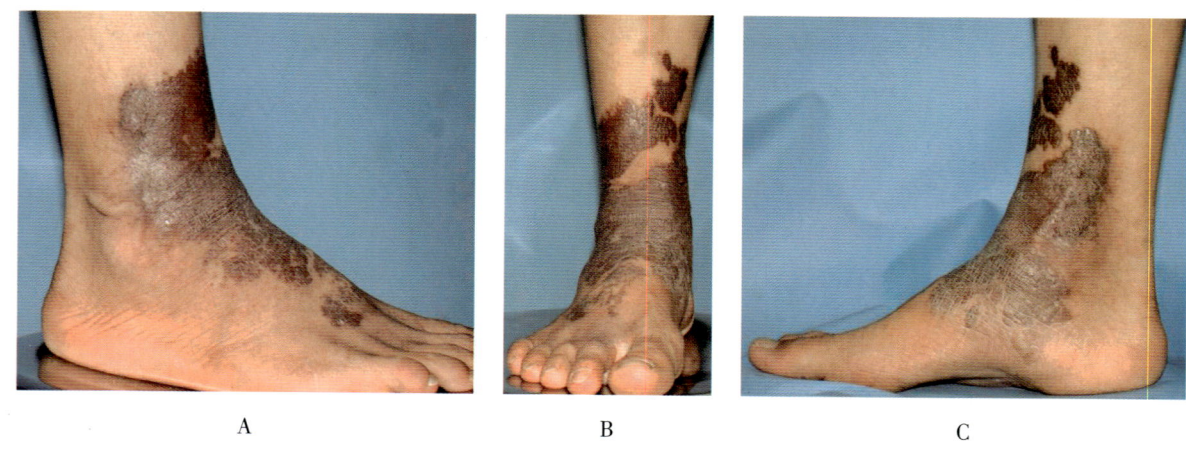

图 9-107　右小腿踝周血管角皮瘤
A. 外侧面　B. 正面　C. 内侧面

(五)弥漫型血管角皮瘤

弥漫型血管角皮瘤(Fabry 病)为少见的遗传性疾病,主要是皮肤和内脏小血管内有脂质沉着,具有特征性皮损:躯干部弥漫发生的血管角皮瘤样损害(图 9-108),伴有心血管、肾脏和眼的损害。

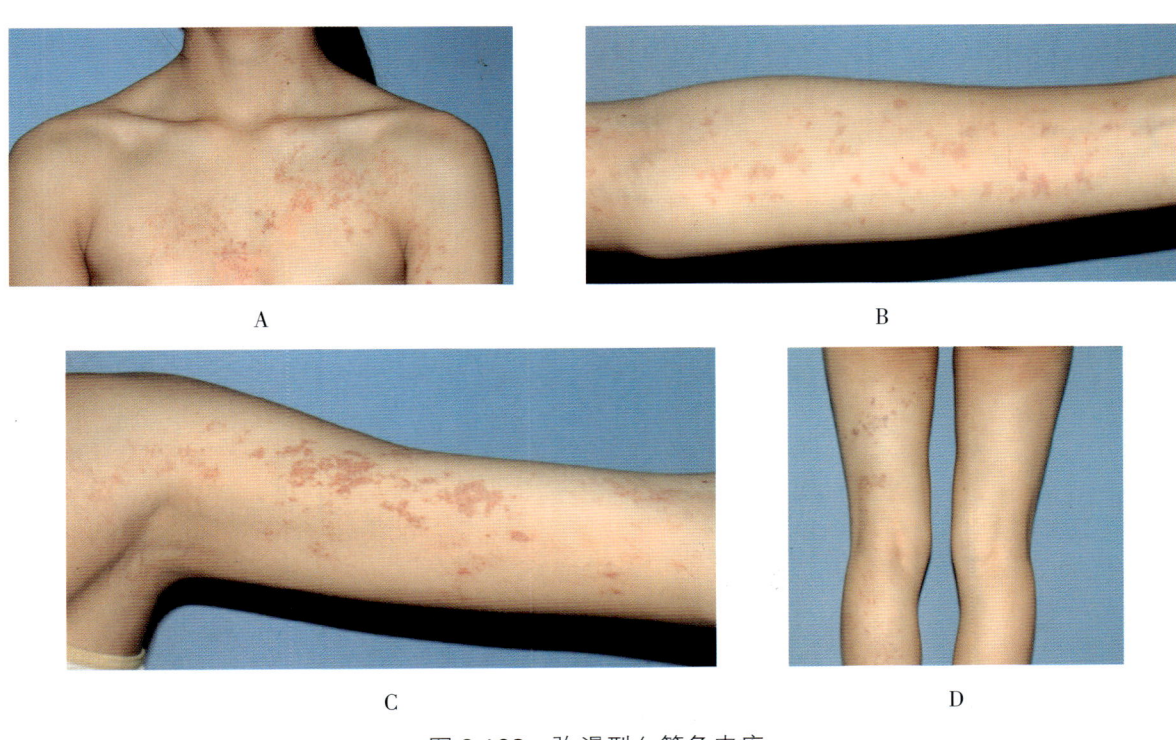

图 9-108 弥漫型血管角皮瘤

三、匐行性血管瘤

匐行性血管瘤(angioma serpiginosum)是一种在扩张的毛细血管内伴有内皮细胞增生的血管性疾病,病因不明,由 Hutchinson 于 1889 年首次报道。患者 90% 为女性,多数在 16 岁以前发病。典型病损为直径 1mm 左右鲜红到紫色血管瘤样小点或小丘疹,稍隆起于皮肤表面,压之退色,群集发生,匐行性发展。随着病情的发展,原病损消退变平,其周围又出现新的皮损,使病变呈环状、线状或网状似窗花格样外观,并可见鳞屑及轻度苔藓化,有浅褐色色素沉着,无自觉症状。全身除掌、跖、黏膜外,身体任何部位均可发生,但以下肢最为多见(图 9-109,图 9-110)。

(一)病理特点

匐行性血管瘤最重要的组织学表现为真皮乳头和真皮上部扩张而弯曲的毛细血管,其管壁增厚,可见内皮细胞增生,血管外偶见以淋巴细胞为主的炎症改变。无出血、含铁血黄素沉着。扩张的毛细血管不显示碱性磷酸酶活性,与正常毛细血管形成对比。

(二)诊断及鉴别诊断

根据临床和组织病理不难诊断,但需与 Schamberg 进行性色素性病相鉴别。后者有辣椒粉样斑点倾向融合和形成弥漫性色素性斑片。毛细血管扩张性环状紫癜为双侧性,并且其特点是急性发作性毛细血管扩张点,并向外周扩展和形成小环。在 Gougerot 和 Blum 苔藓样紫癜性色素性皮病中,原发损害是微小、苔藓样、红褐色丘疹,有时是出血性的,并倾向中央消退而遗留色素沉着。

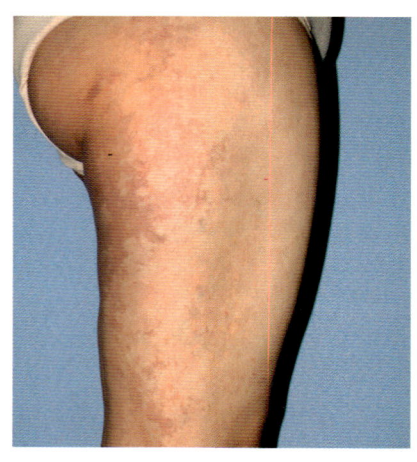

图 9-109 下肢匐行性血管瘤
病损呈小环状、匐行状、网状,部分呈弥漫性红斑,红斑变浅处呈窗花格样外观

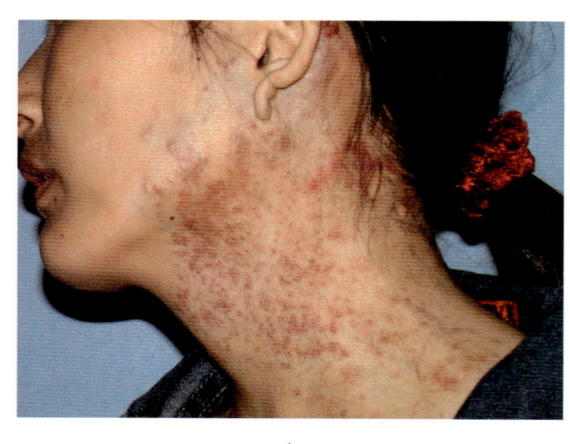   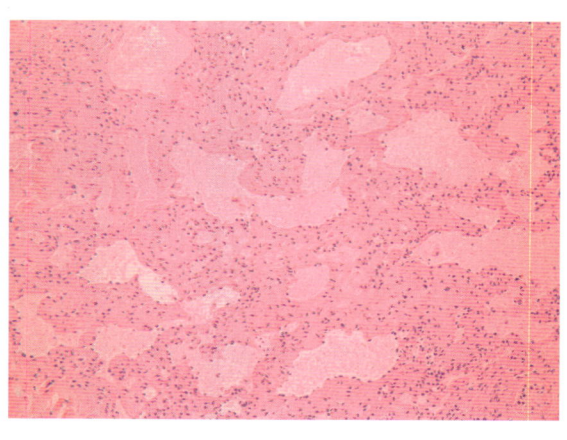

A   B

图 9-110 增生期的匐行性血管瘤
A. 病损为直径 1mm 左右鲜红到紫色小丘疹,稍隆起于皮肤表面,压之退色,表面有鳞屑,用长脉宽 Nd:YAG 激光结合脉冲染料激光治疗 B. 真皮浅层毛细血管扩张,见内皮细胞增多,血管外有淋巴细胞为主的炎性细胞浸润(HE×100)

(三)治疗

匐行性血管瘤病程缓慢,一面消退,一面发生,但是一般不会完全消失。在临床上用脉冲染料激光治疗可改善或减轻这些损害。

四、老年性血管瘤

老年性血管瘤(senile angioma,senile hemangioma)又称 De Morgan 斑,主要发生于成人躯干部,为多发性鲜红色的小血管瘤,1872 年由 De Morgan 首次报告。皮损为直径 1~5mm 丘疹,鲜红或樱桃色,逐渐增大,呈半球状,稍高出于皮面,大小不一,质软,数目多少不定,压之可退色,有时可见瘤体周围有缺血晕。本病亦可发生于青少年,皮损随年龄增长而逐渐增多,主要发生于躯干和四肢近端,偶发于头皮、面部以及四肢远端,但不累及手足。组织病理改变见图 9-111。其治疗手段主要采用脉冲染料激光,安全有效(图 9-112)。

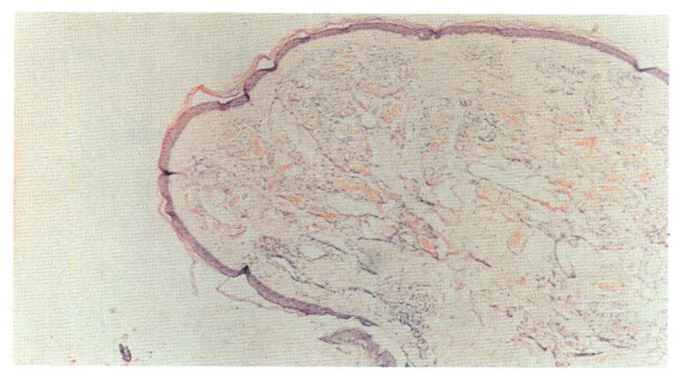

图 9-111　老年性血管瘤的组织病理改变

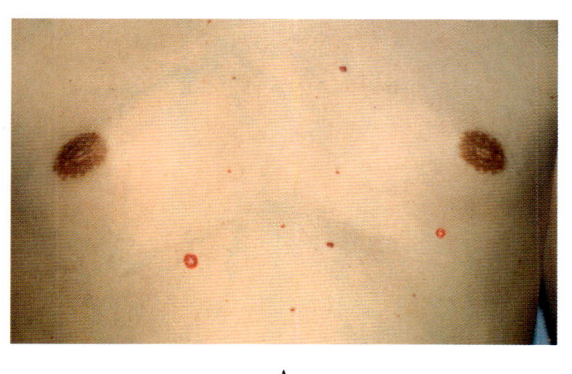

　　A　　　　　　　　　　　　　　　　　　B

图 9-112　脉冲染料激光治疗前胸老年性血管瘤
A. 治疗前　B. 治疗后

五、毛细血管扩张性肉芽肿

　　毛细血管扩张性肉芽肿（granuloma telangiectaticum）又称化脓性肉芽肿（granuloma pyogenicum），其实质上是一种毛细血管瘤，而非化脓菌感染造成的肉芽肿。可发生于任何年龄，常发生于身体易受伤部位，多为皮肤穿通伤后新生成的血管形成息肉状损害。瘤体呈淡红色、深红色至暗红色，直径约2cm，突出于皮肤表面，基底较宽，有的呈蒂状，质软，表面光滑，如反复感染、破溃、出血、结痂后表面可出现乳头状增生，瘤体纤维化变韧。好发于头面部、手足等处，多见于儿童，发病前有轻微外伤史，也可无明显外伤史。无明显症状，常因瘤体反复出血而就医。组织病理学改变见图9-113。采用连续Nd:YAG激光治疗可达到无瘢痕的美容效果，且治疗彻底不易复发（图9-114）。

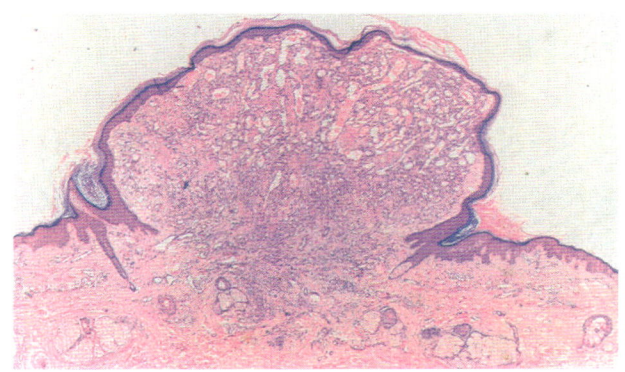

图 9-113　毛细血管扩张性肉芽肿组织病理改变

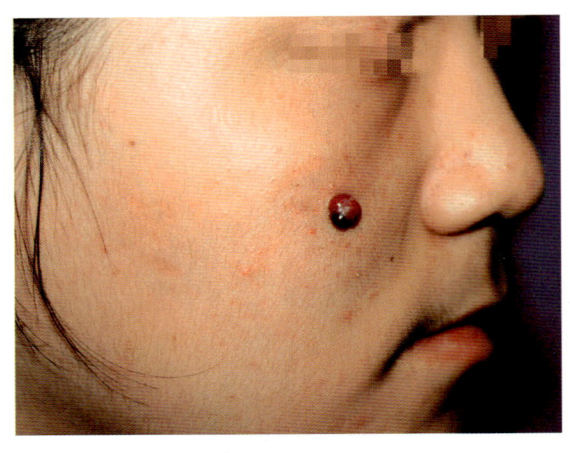 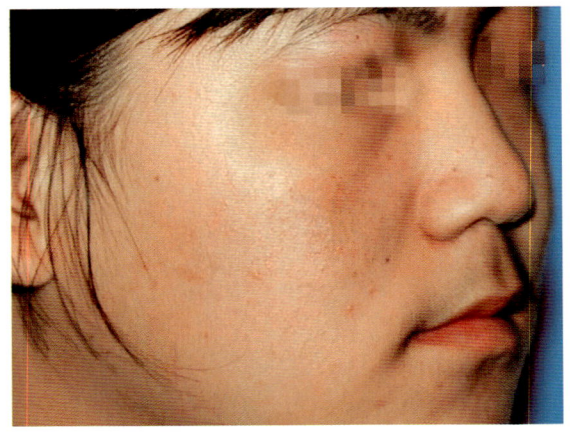

A   B

图 9-114   连续 Nd:YAG 激光治疗右面颊毛细血管扩张性肉芽肿
A. 治疗前   B. 治疗后

六、血管痣

血管痣为局限性毛细血管扩张,表现为点状或小圆球状红色新生物,突出于皮肤表面,有的周围有放射状扩张的毛细血管,形如蜘蛛,故名蜘蛛痣。血管痣常见于儿童,蜘蛛痣可于妊娠或患慢性肝病时增多,其发生原因与雌激素增多有关。治疗以脉冲染料激光治疗为佳,对于较大的血管痣可用连续 Nd:YAG 激光治疗(图 9-115)。

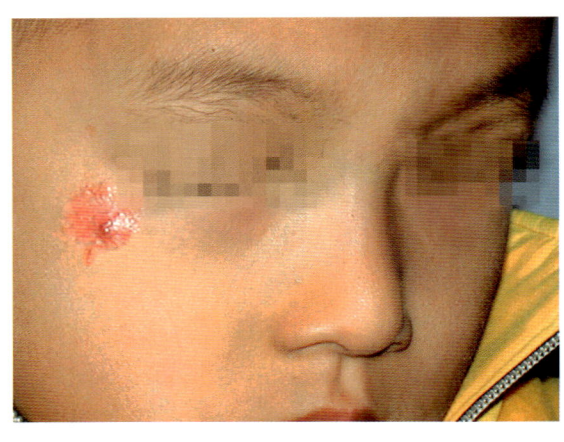 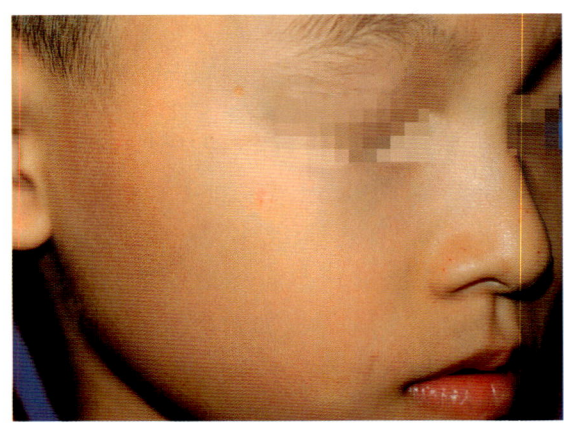

A   B

图 9-115   585nm 脉冲染料激光治疗右面部血管痣
A. 治疗前   B. 治疗后

七、毛细血管扩张

毛细血管扩张(telangiectasis)可作为一些疾病的主要症状,也可继发于一些皮肤病及全身性疾病,有的由物理、地理因素造成,部分健康人也会无任何诱因地出现面部毛细血管扩张。毛细血管扩张有以下几种:①毛细血管扩张的皮肤病:部分皮肤病可出现毛细血管扩张的症状,如酒渣鼻、慢性盘状红斑狼疮、着色性干皮病、放射性皮炎、硬皮病、皮肤异色症、毛细血管扩张性环状紫癜、雷诺病等都可有明显的毛细血管扩张;②毛细血管扩张的全身性疾病:如肝脏疾病、内分泌疾病

(如甲亢、卵巢和脑垂体疾患)、结缔组织病(如系统性红斑狼疮、皮肌炎、全身性硬皮病)、一些心脏病和铅中毒等都可有毛细血管扩张表现;③物理因素所致:长期日光照射、X线照射等都能引起皮肤毛细血管扩张;④地理因素所致:如高原地区引起的高原红;⑤药物因素:如激素性皮炎等;⑥特发性毛细血管扩张(idiopathic telangiectasis)。

除治疗原发病外,可用585nm、532nm激光及强脉冲激光(IPL)治疗(图9-116)。

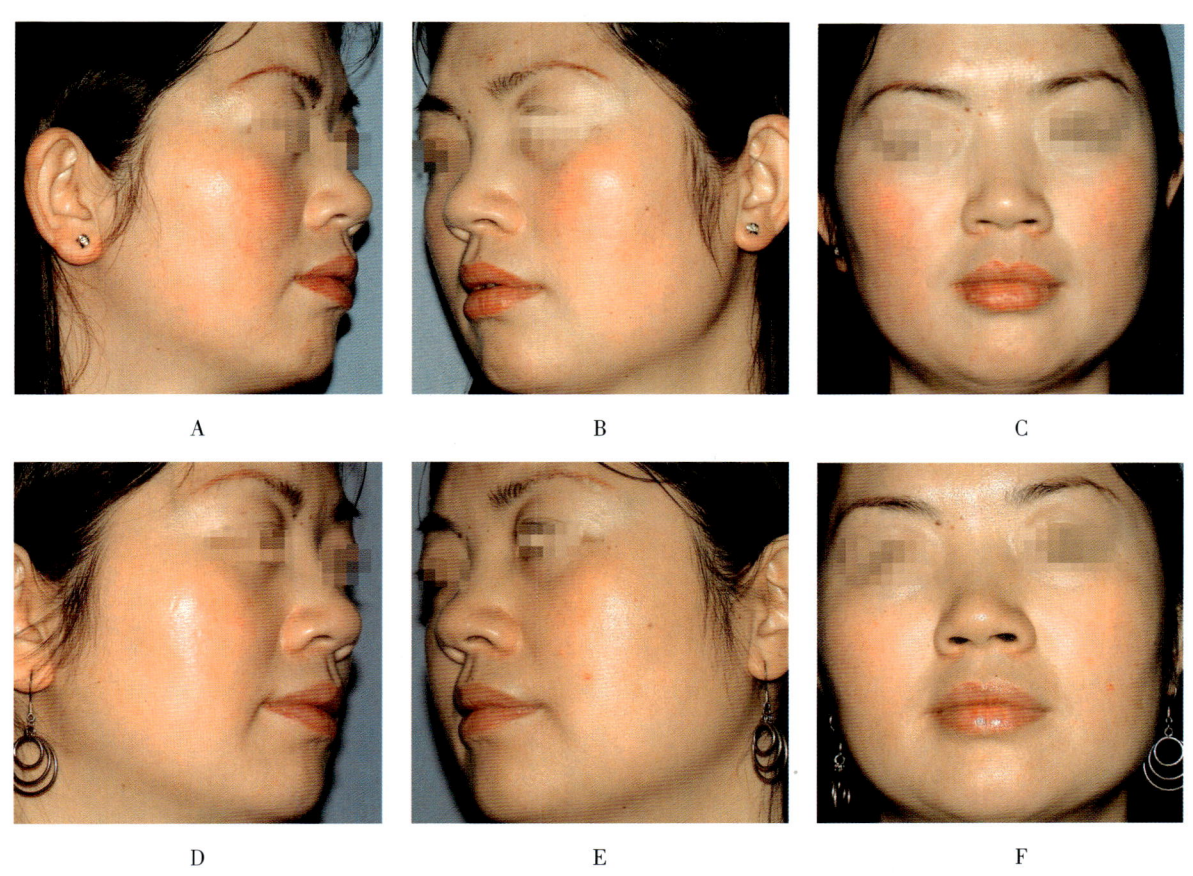

图9-116 双面部毛细血管扩张IPL治疗前后
A、B、C. 治疗前　D、E、F. 治疗后

八、红斑痤疮

红斑痤疮本质上是指皮肤血管功能失调。一般认为它不是一种病,而是许多人呈现的一种体质类型,其特征表现包括毛细血管扩张、丘疹、脓包和肥大性酒渣鼻。有文献研究表明,螨虫在其中起了重要作用。研究已经证明经过IPL治疗后螨虫完全被杀死,这种热破坏正是IPL治疗有效的重要因素。毛细血管扩张是血管化的晚期表现,可能由于真皮浅层机械组织完整性的破坏引起了毛细血管被动膨胀扩张,炎症反应及形成的新生血管最终造成了毛细血管扩张。

脉冲染料激光对红斑痤疮相关的毛细血管扩张和红斑的治疗效果很好,并且具有一定的美容效果。532nm波长的KTP激光也有着不错的治疗效果,唯一的不良后果是顺着扩张的毛细血管走向出现线状结痂。强脉冲光(IPL)治疗酒渣鼻同样有效,它能快速消除血管,并且不留有明显的紫癜和结痂。

九、静脉湖

静脉湖可发生于任何年龄，但好发于中老年人暴露部位的皮肤和黏膜，如头、颈、耳、口唇等。损害为深蓝色至黑色的丘疹，有时类似血泡。

本病的病理改变不是真性血管瘤，而是扩张的静脉，真皮浅层可见高度扩张的血管腔隙，其中充满红细胞，管壁由单层内皮细胞和薄层纤维组织构成。周围真皮常显示明显的老年性弹性纤维变化。

本病使用长脉宽 Nd:YAG 激光治疗效果好（图 9-117），连续激光治疗易遗留瘢痕。

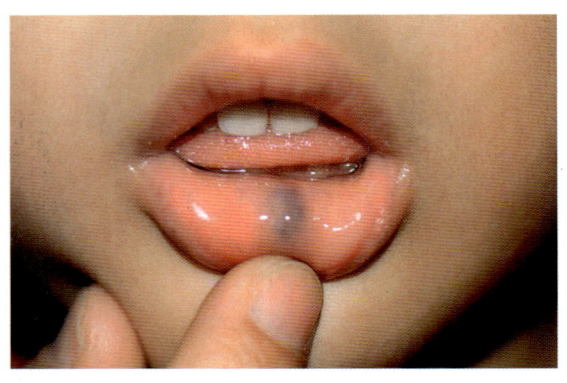 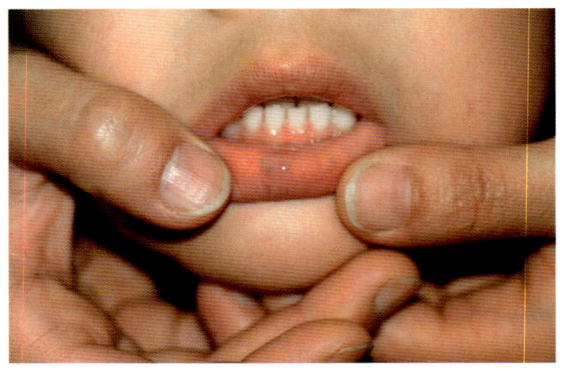

A   B

图 9-117　长脉宽 Nd:YAG 激光治疗下唇静脉湖前后
A. 治疗前　B. 治疗后

十、下肢静脉曲张

下肢静脉曲张在 10%~15% 的成年男性和 20%~25% 的女性中会出现。作为最常见的血管性疾病之一，其发病原因主要是静脉腔内压力增高，静脉壁弹力减退而扩张、迂曲。静脉血逆流和回流障碍均可使静脉腔内压力增高，前者由原发性静脉瓣膜功能不全所致，后者由深静脉血栓形成，加上包括长期站立、遗传、腹内压增高等诱发因素最终导致静脉曲张。

本病主要表现为：下肢可见迂曲扩张的浅静脉，隆起于皮下，以膝下小腿内侧为明显。初始可无特殊不适，随着病情加重，可感觉下肢酸胀、疼痛不适，容易疲劳乏力，久站及午后加重，休息后或抬高肢体症状可好转。部分患者可出现小腿肌肉抽搐、疼痛。病程长时，小腿皮肤可发生营养性改变，表现为皮肤萎缩、色素沉着、脱屑、皮肤瘙痒、淤积性皮炎、皮下硬结和溃疡形成，溃疡可经久不愈。

静脉曲张的治疗包括非手术治疗与手术治疗，前者包括药物、配穿弹力袜、注射硬化剂等对症治疗；后者主要有传统的大隐静脉高位结扎＋抽剥手术，以及静脉腔内激光、射频、电凝和透光直视下刨吸手术。

十一、Civatte 皮肤异色症

Civatte 皮肤异色症是毛细血管扩张症的一个变形，常发生在颈部和上胸，主要是由于紫外线的累计暴露和各种不同化学试剂（尤其是芳香族化合物）的联合光敏作用所致。皮肤异色症的组织学改变包括毛细血管扩张、无规则的色素沉着及皮肤萎缩。组织活检结果和临床表现一致。通过对毛细血管扩张和色素变化的同时治疗,才会取得最好疗效。

治疗上主要采用脉冲染料激光和强脉冲光(IPL)。脉冲染料激光的主要问题是出现大面积紫癜和需要多次治疗。IPL 的治疗效果非常理想,脉冲光系统能够作用于血管、表皮、真皮的黑色素。通常采用多重波长,并首先使用 515nm 滤光器。

患者接受一次治疗后大约可改善 75%。不良反应主要有暂时性红斑及少量紫癜。

(周国瑜　苑凯华　李勤　肖强　熊杰)

参考文献

[1] Schiffner R, Brunnberg S, Hohenleutner U, et al. Willingness to pay and time trade-off: useful utility indicators for the assessment of quality of life and patient satisfaction in patients with port wine stains[J].Br J Dermatol, 2002, 146(3):440-447.

[2] Izikson L, Nelson J S, Anderson R R. Treatment of hypertrophic and resistant port wine stains with a 755nm laser: a case series of 20 patients[J]. Lasers Surg Med, 2009, 41(6):427-432.

[3] Jasim Z F, Handley J M. Treatment of pulsed dye laser-resistant port wine stain birthmarks[J]. J Am Acad Dermatol, 2007, 57(4):677-682.

[4] Chang C J, Hsiao Y C, Mihm M C Jr, et al. Pilot study examining the combined use of pulsed dye laser and topical imiquimod versus laser alone for treatment of port wine stain birthmarks[J]. Laser Surg Med, 2008, 40(9):605-610.

[5] Huikeshoven M, Koster P H, de Borgie C A, et al. Redarkening of port wine stains 10 years after pulsed-dye-laser treatment [J]. N Engl J Med, 2007, 356(12):1235-1240.

[6] Kelly K M, Choi B, McFarlane S, et al. Description and analysis of treatments for port wine stain birthmarks[J]. Arch Facial Plast Surg, 2005, 7(5):287-294.

[7] Yuan K H, Li Q, Yu W L, et al. Retrospective analysis of treatment of port wine stain birthmarks: photodynamic therapy vs pulsed dye laser[J]. Photodiagn Photodyn Ther, 2008, 5(1):50-57.

[8] Waner M. Recent developments in lasers and the treatment of birthmarks[J]. Arch Dis Child, 2003, 88(5):372-374.

[9] Minkis K, Geronemus R G, Hale E K. Port wine stain progression: a potential consequence of delayed and inadequate treatment?[J]. Lasers Surg Med, 2009, 41(6):423-426.

[10] Jia W, Sun V, Tran N, et al. Long-term blood vessel removal with combined laser and topical rapamycin antiangiogenic therapy: implications for effective port wine stain treatment[J]. Lasers Surg Med, 2010, 42(2):105-112.

[11] Randeberg L L, Bonesronning J H, Dalaker M, et al. Methemoglobin formation during laser induced photothermolysis of vascular skin lesions[J]. Lasers Surg Med, 2004, 34(5):414-419.

[12] Evans A V, Robson A, Bariow R J, et al. Treatment of port wine stains with photodynamic therapy, using pulsed dye laser as a light source, compared with pulsed dye laser alone: a pilot study[J]. Lasers Surg Med, 2005, 36(4):266-269.

[13] Suthamjariya K, Farinelli W A, Koh W. Mechanisms of microvascular response

to laser pulses[J]. J Invest Dermatol, 2004,122(2):518-525.

[14] Léauté-Labrèze C, Dumas de la Roque E, Hubiche T, et al. Propranolol for severe hemangiomas of infancy[J]. N Engl J Med, 2008, 358(24):2649-2651.

[15] Bruckner A L, Frieden I J. Hemangiomas of infancy[J]. J Am Acad Dermatol, 2003, 48(4):477-493.

[16] Lawley L P, Siegfried E, Todd J L. Propranolol treatment for hemangioma of infancy:risks and recommendations[J]. Pediatr Dermatol, 2009, 26(5):610-614.

[17] Holmes W J, Mishra A, Gorst C, et al. Propranolol as first-line treatment for infantile hemangiomas[J]. J Plast Reconstr Aesthte Surg, 2011, 64(4):44-51.

[18] Sans V, de la Roque E D, Berge J, et al. Propranolol for severe infantile hemangiomas:follow-up report[J]. Pediatrics, 2009, 124(3):423-431.

[19] Bayliss S J, Berk D R, Van Hare G F, et al. Propranolol treatment for hemangioma of infancy:risks and recommendations[J]. Pediatr Dermatol, 2010, 27(3):319-320.

第十章
皮肤色素增加性疾病

第一节 概　述

一、皮肤色素及其影响因素

（一）皮肤的颜色

皮肤的颜色取决于皮肤组织中所含的色素。这些色素可分为内源性色素和外源性色素两类，前者有黑色素、胆色素、血红蛋白（氧化和还原状态）和胡萝卜素，后者有食物中的胡萝卜素、药物（如阿的平可致皮肤黄染）、重金属（如砷、铋、银、金等沉着症）、异物（如文身、煤末、泥沙、火药等沉着症）等。

皮肤内各种色素的含量与分布状况、皮肤血液内氧合血红蛋白与还原血红蛋白的含量、皮肤的厚度及光线在皮肤表面的散射现象这三个因素共同决定了正常皮肤的颜色。

对正常肤色起决定作用的是黑色素，黑色素小体的数量、大小、形态、分布和降解的不同直接导致种族和民族间肤色的差异。这种肤色的差异可以采用反射比和分光光度计进行客观测量。

皮肤中含有黑色素细胞，可以产生黑色素，黑色素是决定皮肤颜色的主要因素。不同种族的人群色素沉积的程度不同，其差别主要是产生各种黑色素量的不同，而不是黑色素细胞的数目。人类皮肤及头发的颜色不是取决于黑色素细胞的数量，而是取决于黑色素小体的数量、大小、分布及黑色素化程度。不同种族的人皮肤中黑色素细胞的数目大体上相同，黑种人皮肤中的黑色素小体数量多，颗粒也较大，黑色素化程度深，呈棕色、棕黑色或黑色，并且单独分散于整个表皮，降解缓慢；白种人皮肤中的黑色素小体含量较少，颗粒较小，呈圆形，淡红色、黄红色或红棕色，并倾向于聚集在吞噬溶酶小体内，且多分布在基底层，易降解；黄种人皮肤中的黑色素颗粒较黑种人小，较白种人略大，呈浅棕色、棕色或棕黑色。

中国人属黄色人种，其皮肤的颜色还与皮肤内含有的胡萝卜素有关。胡萝卜素呈黄色，多存在于真皮和皮下组织内，以胸腹部和臀部较多，面部较少，因此胸腹等处的皮肤颜色呈黄色。而颜面部肤色受皮肤血液中血红蛋白（血红蛋白）含量的影响呈粉红色。氧合血红蛋白呈鲜红色，在缺氧时（还原血红蛋白）会变成暗红色，皮肤的颜色也随之改变。

肤色还受皮肤表皮角质层、表皮透明层及颗粒层厚薄的影响，若角质层较厚，则皮肤偏黄色；颗粒层和透明层厚，皮肤显白色。在皮肤较薄处，因光线的透光率较大，可以显出下面组织的颜色，在有的人面颊部就可以明显地看出血红蛋白透出的红色来；在皮肤较厚的部位，光线透过率较差，只能看到皮肤角质层内的黄色胡萝卜素，因此皮肤呈黄色。老年人的皮肤由于真皮的弹力纤维变性断裂,弹性下降,加之皮肤血供较差而呈黄色。

(二) 黑色素细胞

黑色素细胞是皮肤的重要组成细胞之一。人类黑色素细胞起源于胚胎神经嵴,在胚胎发育第七周通过间充质逐渐移行进入表皮、毛囊、真皮、脉络膜、虹膜、软脑膜及某些血管周围等处。在胚胎移行中,有少数成为黑色素细胞在中途停滞或转化为无黑色素的静止的黑色素细胞,胚胎时期的黑色素细胞不合成黑色素。黑色素细胞具有形成、分泌黑色素的功能。黑色素细胞属腺细胞,呈树状突起,并通过树突以 1:36 的比例与邻近角质形成细胞相连接,将黑色素转运给角质形成细胞,该黑色素细胞及其邻近相连接的约 36 个角质形成细胞称为表皮黑色素单位,参与黑色素的形成和代谢。即黑色素细胞通过酪氨酸酶的作用形成黑色素小体,经过黑色素化后,经黑色素细胞的树状突起分泌进入邻近的角质形成细胞,随角质形成细胞的代谢(表皮细胞的向上移行),黑色素小体也不断向上转运,逐渐降解,最终脱落于皮面。

黑色素细胞的树状突起实际为一管道,黑色素细胞内所产生的黑色素由此树状管运输到角质形成细胞内,在角质形成细胞溶酶体内降解,随表皮细胞的脱落而排出。表皮角质形成细胞中的黑色素以胶体(无定形)和细胞器(黑色素颗粒)两种形式存在,两者都起着吸收紫外线的滤光片和自由基清除剂的作用,为角蛋白细胞核 DNA、真皮蛋白、胶原蛋白、弹性蛋白提供保护,防止弹力纤维变性所致的皮肤老化,保护 DNA 免受有害因素引起的致突变效应,从而降低皮肤癌的发生率。

在表皮黑色素单位中,黑色素细胞与角质形成细胞之间互相影响。尤其是角质形成细胞,可通过接触及分泌碱性成纤维细胞生长因子(bFGF)、内皮素(ET-1)、神经细胞生长因子(NGF)、白细胞介素 1(IL-1)、白细胞介素 6(IL-6)、肿瘤坏死因子(TNF)等对黑色素细胞的形态、结构和功能产生明显的影响。

正常情况下表皮中的黑色素细胞嵌插在基底层细胞之间和毛球部位,通过电子致密斑固定于基底层上。通过电镜可以观察到,黑色素细胞核呈圆形,胞质清亮,有形成黑色素的膜性细胞器即黑色素小体(melanosome)。

身体各部位黑色素细胞的数量不尽相同,躯干部约 900 个 $/mm^2$,包皮为 2400 个 $/mm^2$,头部为 2000 个 $/mm^2$,四肢为 1150 个 $/mm^2$。

(三) 黑色素

黑色素为高分子生物色素,主要由两种醌型的聚合物——优黑色素和褐黑色素组成。

优黑色素(真黑色素)主要是由 5,6-二羟基吲哚和少量 5,6-二羟基吲哚-2-羧酸通过不同类型的 C-C 键连接构成的聚合物。此外,还存在少量 5,6-二羟基吲哚半醌和羧酸化吡咯,这些少量的组分可能是在黑色素形成过程中过氧化氢裂解的产物。优黑色素呈棕色或黑色,可溶于稀碱中。

褐黑色素是由不同结构和组成的色素构成的聚合物,呈黄色、红色或胡萝卜色。褐黑色素是含硫高(硫质量分数为 10%~12%)的聚合物构成的复合物,主要由 1,4-苯并噻嗪基丙氨酸通过不同类型的键合任意连接而成。

有研究发现,优黑色素与褐黑色素的转换机制主要与酪氨酸酶的活性有关,高水平的酪氨酸酶活性导致优黑色素的产生。

皮肤黑色素的形成过程包括黑色素细胞的迁移、黑色素细胞的分裂成熟、黑色素小体的形成、黑色素颗粒的转运以及黑色素的排泄等一系列复杂的生理生化过程。Fitzpatrick 等将黑色素小体的形成过程分为五期:第一期,酪氨酸酶在胞浆的内质网中合成,同时高尔基体空泡增大,合成蛋白质;第二期,称为前黑色素颗粒期;第三期,称黑色素颗粒成熟期,黑色素主要在这一期合成;第四期,成熟的黑色素颗粒堆积在胞浆内,通过细胞的树突向角质形成细胞转运;第五期,黑色素颗粒的释放,转移到角质形成细胞的黑色素颗粒随着表皮细胞上行至角质层,并随角质层脱落而排泄。

由此得知,黑色素的形成必须有三种基本物质:①酪氨酸:为制造黑色素的主要原料;②酪氨酸酶:是酪氨酸转变为黑色素的主要限速酶,为铜及蛋白质的组合物;③氧:酪氨酸在酪氨酸酶的作用下产生黑色素,此种作用为氧化过程,必须与氧结合才能转变为黑色素。

黑色素形成途径为:酪氨酸→多巴→多巴醌→多巴色素→二羟基吲哚→酮式吲哚→黑色素,形成的黑色素叫优黑色素或真黑色素,皮肤的色素主要由其组成。在黑色素合成中,多巴醌还可通过另一途径经谷胱甘肽或半胱氨酸催化生成褐黑色素。同一毛囊中的黑色素细胞能交替合成两种类型的黑色素。后来发现这种优/褐黑色素转移机制主要与酪氨酸酶的活性水平有关,高水平的酪氨酸酶活性导致优黑色素产生,低水平的酪氨酸酶活性导致褐黑色素生成。高压透射电镜可发现在黑色素细胞内同时存在合成优黑色素的椭圆形黑色素小体和合成褐黑色素的球形黑色素小体。

(四)影响黑色素形成的因素

影响黑色素形成的因素很多,大体上可以分为细胞内的影响因素、细胞外的影响因素以及外源性因素(如紫外线)的影响等几个方面。

1 细胞外的影响因素 皮肤内黑色素细胞、角质形成细胞、朗格汉斯细胞、成纤维细胞、血管内皮细胞、神经细胞等组成交互网络,黑色素细胞生成黑色素的活性受到网络控制。

位于基底层的黑色素细胞与其周围的角质形成细胞有着密切接触。目前认为表皮是一个内分泌器官,许多炎性介质和细胞因子都可由表皮的角质形成细胞产生,表皮的角质形成细胞以旁分泌方式调节黑色素细胞的形态和功能。

在这一网络中,许多细胞因子对黑色素细胞的增殖、分化、树突形成和黑色素合成都有影响。能够促进黑色素细胞生长、存活的因子有碱性成纤维细胞生长因子(bFGF)、内皮素(ET-1)、神经细胞生长因子(NGF)等;而抑制黑色素细胞增殖,使酪氨酸酶活性降低的有白细胞介素-1a(IL-1a)、白细胞介素-6、肿瘤坏死因子等。此外,干细胞生长因子(SCF)能促进黑色素细胞分化及黑色素合成;干扰素(IFN)在一定条件下,能使黑色素细胞发生形态改变、生长抑制;炎症介质白三烯 C4(LTC4)是人黑色素细胞的促分裂原,能引起黑色素细胞快速增生,并对黑色素细胞有趋化作用。

2 细胞内的影响因素

(1)多酶作用:黑色素细胞中决定黑色素合成速率的是细胞内的多种酶。除了酪氨酸酶外,黑色素细胞中还存在其他与黑色素合成相关的物质。与酪氨酸酶相关的两种蛋白 DHICA 氧化酶(TPR1)和多巴色素互变酶(TPR2)在黑色素的合成过程中发挥着重要的作用。这三种酶是由不同的基因表达的,但是具有明显的结构上的相似性,均为嵌在黑色素小体膜上的糖蛋白,后两者除了对酪氨酸酶合成黑色素具有协助作用以外,还具有合成其他不同类型色素的重要作用。

(2)黑色素细胞调控的信号传导途径:许多细胞因子能促进或抑制黑色素细胞的活性,可能是通过黑色素细胞膜表面的受体进入细胞内,经下游信号传导来调控相应的靶点,引起细胞物质(主要是蛋白质)磷酸化或去磷酸化,对黑色素细胞的增殖和分化发挥调节作用。

黑色素细胞调控的信号传导途径主要有二酯酰甘油/蛋白激酶 C 途径、一氧化氮/环磷酸鸟苷/蛋白激酶 G 途径、环磷酸腺苷/蛋白激酶 A 途径、丝裂原激活的蛋白激酶级联途径等。

中波紫外线(UVB)照射所致黑色素细胞生成黑色素与一氧化氮/环磷酸鸟苷/蛋白激酶 G 途径密切相关。在一氧化氮合酶(NOS)催化 L-精氨酸转变为 L-瓜氨酸的过程中,一氧化氮通过活化鸟苷酸环化酶,导致细胞内环磷酸鸟苷水平升高,进而使蛋白激酶 G 活化,蛋白激酶 G 通过磷酸化作用来改变酪氨酸酶活性,使黑色素合成量增多。

环磷酸腺苷/蛋白激酶A信号传导途径是黑色素细胞增殖与黑色素生成的信号来源之一。蛋白激酶A激动剂(双丁基环磷酸腺苷、霍乱毒素、异丁基甲基黄嘌呤)和腺苷酸环化酶激动剂(毛喉素)通过不同的方式激活这一信号传导途径,提高细胞内的环磷酸腺苷水平,促使黑色素细胞分裂,诱导黑色素合成。

许多能刺激受体型酪氨酸激酶的丝裂原肽均能促进体外正常人黑色素细胞的增殖。在丝裂原激活的蛋白激酶级联途径中,丝裂原激活的蛋白激酶2(MAPK2)和转录因子$Ca^{2+}/cAMP$应答元件结合蛋白(CREB)通过蛋白激酶级联反应,使G1期的黑色素细胞进入S期,促进黑色素细胞合成黑色素。

3 外源性因素的影响　紫外线是人体长期接触的一个外界刺激因素,是人类黑色素细胞增殖和皮肤色素沉着的主要生理性刺激。皮肤变黑主要是由中长波紫外线(UVB和UVA)引起的,紫外线能引起黑色素细胞的增殖,促进黑色素产生,出现皮肤色素沉着。有人发现紫外线照射后,花生四烯酸、前列腺素D2、前列腺素E2等物质明显增加,从而表现为黑色素细胞增多,细胞合成黑色素的能力及酪氨酸酶活性增加。紫外线刺激黑色素产生的机制较复杂,可能与NO/cGMP/PKG信号途径调节细胞的增殖与生长有关。紫外线可诱发皮肤的活性氧族,使表皮内的-SH氧化,从而导致黑色素增加。紫外线是一种外源性的促细胞分裂剂,能引起黑色素细胞的增殖及黑色素的产生,但是,照射剂量过大会导致细胞增殖下降甚至停止。

二、疾病分类与激光选择

色素增加性皮肤疾病的病因和确切机制尚不十分明确,可能与遗传性、内分泌性、营养和代谢性、化学性和药物性、炎症性和感染性、新生物性以及其他因素有关,多为黑色素细胞增生和(或)功能旺盛引起的黑色素沉积。因沉积于皮肤的深浅层次不同,如表皮、表皮真皮交界处、真皮等,由于光线的Tyndall效应可引起视觉上的差异而有黑色、褐色、灰蓝色、青色等不同色调。黑色素沉着于表皮时呈黑色或褐色,在真皮上层呈灰蓝色,在真皮深层呈青色。皮肤色素增加性疾病有的表现为黑色素细胞数量增多,有的表现为细胞数量正常,但功能活跃,合成大量黑色素颗粒,有的两者兼而有之。

皮肤色素增加性疾病可分为:表皮色素增加性疾病,如雀斑、咖啡斑、雀斑样痣、交界痣、脂溢性角化病(老年斑)等;真皮色素增加性疾病,如蓝痣、太田痣、伊藤痣等;一些色素性疾病如斑痣、黄褐斑、贝克痣和复合痣在表皮和真皮中均可出现。

(一)激光选择

在色素性疾病的激光治疗中,大多数情况下靶细胞是黑色素细胞中的黑色素小体或整个黑色素细胞;某些色素性疾病的靶细胞是角质形成细胞中的黑色素小体;个别情况下,如真皮痣或复合黑色素细胞痣,相当一部分靶细胞是缺乏足够黑色素含量的黑色素细胞。这就需要含充足黑色素的黑色素细胞吸收激光能量产生热能,并扩散至邻近的缺乏黑色素的黑色素细胞,产生热损伤。这一点类似于激光脱毛毛干产生的热能扩散至毛乳头和隆突部的毛囊干细胞以及治疗血管性疾病中红细胞产生的热扩散到血管内皮细胞。那么根据类似的道理,在这种情况下,毫秒级脉宽的激光也许有一定的治疗效果。实验及临床应用证明,长脉宽激光对于一些Q开关激光疗效欠佳的难治的痣也是一个较好的选择。

激光治疗色素性疾病已有半个世纪的历史。1960年Goldman首次应用激光治疗色素性疾病,采用红宝石激光(694nm)治疗色素痣和文身。随后,注意的焦点转移到采用像CO_2激光(10600nm)

及氩激光(418nm、514nm)的连续波模式的激光,由于这些连续激光缺乏选择性,治疗结果常不令人满意,经常发生瘢痕形成和色素改变等并发症,激光治疗色素性疾病没有取得更进一步的发展。直到 Anderson 和 Parrish 提出选择性光热作用理论,该理论革命性地发展了美容激光外科,依据此理论设计开发的新型 Q 开关激光在临床上推广应用以后,大部分色素性疾病取得了近乎完美的效果。

半个世纪以来,主要有以下几种激光和光源用于治疗色素性疾病:

1 连续波激光 包括氩激光(488nm、514nm)、绿光(532nm)和 CO_2 激光(10600nm)。这些连续激光仅能用于治疗表皮病变,因为用于治疗真皮病变时,治疗伴随的热损伤常导致瘢痕形成。连续波激光治疗的机制是非特异性热损伤,直接破坏病变,随后引起表皮剥脱。连续激光破坏表皮病变后,可伴有红斑及色素性和组织结构的改变,但多能痊愈。不过,在当前应用于美容外科的每一种激光和光源几乎均可治疗表皮性色素增加性疾病,而且效果都还不错。此类连续波激光虽然可用来治疗表皮性色素性疾病,但皮肤质地改变和瘢痕形成的风险较高,目前已基本上被淘汰。

2 Q 开关激光 随着选择性光热作用理论的提出和激光技术的发展,20 世纪 90 年代初期各种新型的 Q 开关激光器相继问世,1990 年 Q 开关红宝石激光开始应用,1991 年 Q 开关 Nd:YAG 激光开始应用,1995 年 Q 开关翠绿宝石激光开始应用,使得色素性皮肤疾病的治疗获得了飞跃发展,在治疗上述色素性皮肤病中取得了尽乎完美的效果,是目前治疗皮肤色素性疾病最有效、副作用最小的方法,Q 开关激光治疗色素性疾病也是现代激光美容外科最为成功的一个领域。

用于治疗表浅色素性疾病的 Q 开关激光有倍频的 Q 开关 Nd:YAG 532nm 激光、694nm 红宝石激光及 755nm 翠绿宝石激光。由于具有纳秒级的脉宽且能为黑色素颗粒强吸收,这些激光成为表浅的和一些黑色素颗粒分布均匀的真皮色素性疾病的极好的一线治疗手段。Q 开关红宝石激光、翠绿宝石激光和 1064nm Nd:YAG 激光可用于治疗深层的色素性病变如太田痣和文身等。1064nm Q 开关 Nd:YAG 激光还可用于治疗深肤色皮肤类型,因为该激光可极大地减少表皮损伤和色素性改变的风险。总的说来,激光治疗后色素减退的发生率,Q 开关红宝石激光要高于 Q 开关翠绿宝石激光,而 Q 开关 Nd:YAG 激光最低,红宝石激光导致的色素减退有时是永久性的。

Q 开关激光能成功治疗色素性疾病是由于这些激光能选择性地靶向破坏位于黑色素细胞和角质形成细胞中的黑色素小体,这种黑色素小体特异性的损伤应归因于其对高能纳秒激光脉冲的吸收。

3 长脉宽激光 长脉宽(毫秒级)激光能更好地破坏毛囊(毛囊是含黑色素颗粒的更大破坏对象)。这些激光系统包括长脉宽红宝石激光(694nm)、翠绿宝石激光(755nm)、半导体激光(810nm)和 Nd:YAG 激光(1064nm)。毫秒级的脉宽与呈簇状分布的黑色素细胞群的热弛豫时间更匹配,间接热损伤可将治疗靶区邻近的那些可能实际上尚不含有黑色素颗粒的黑色素细胞杀死。因为瘢痕形成可能源自于热扩散,治疗时应注意尽量减小对周围胶原的热损伤。在治疗大面积深层色素性病变如大的先天性色素痣时,应特别警惕形成瘢痕。因为大部分的真皮被簇状成群的黑色素细胞占据,广泛的间接热损伤将伤及余下的少量正常真皮组织。

4 色素性染料激光 色素性染料激光是一种常用的闪光灯泵浦脉冲染料激光器,是为治疗表皮来源的色素而设计的,其激光介质是含香豆素的染料,波长 510nm,脉冲持续时间 300ns,为绿色可见光。该波长主要被黑色素或文身颗粒吸收,作用原理与倍频 Nd:YAG 激光相似,用于治疗雀斑、色斑等表皮色素性疾病或文身。然而表皮对这种激光的吸收性太强,因此在治疗表皮色素性皮损时引起色素沉着和浅表皮肤纹路改变的风险较大,限制了其在临床上的应用。

5 剥脱汽化类脉冲激光 主要是超脉冲 CO_2 激光和铒激光,对于许多表皮色素性疾病如斑痣、雀斑样痣、交界痣、脂溢性角化病（老年斑）等有较好的疗效，经过1~2次治疗即可去除病变。近年开发的点阵式剥脱性激光对一些色素性病变，如雀斑、日晒斑、老年斑、色素沉着、黄褐斑等有一定的疗效。特别是黄褐斑，以前用各种方法治疗不仅无效，而且往往还会引起某些负效应。点阵激光是FDA批准的唯一可行的治疗方法，但文献报道疗效不一，并非百分之百有效，其长期疗效还有待观察。

6 强脉冲光 非相干广谱的强脉冲光（intense pulsed light，IPL）亦被证明能有效治疗表皮色素性疾病，并于1997年开始应用于临床。IPL治疗表皮色素性病变，比如雀斑，尤其有效。而且IPL采用双脉冲或三脉冲模式时亦可安全用于治疗深肤色皮肤类型。在双脉冲或三脉冲模式的脉冲间隔期，表皮能得以冷却，发生炎症后色素沉着的风险也较低。但强脉冲光不能用来治疗真皮色素性疾病，可能不能像Q开关激光那样引起黑色素小体的爆破效果。

近年来，出现皮秒级的激光，如钛（蓝宝石激光），其脉宽比Q开关激光更短，可进一步减少损伤，提高疗效。目前尚处于研究阶段。

（二）相对禁忌证

色素性疾病激光治疗前，有如下情况之一者应暂缓治疗：①近期有日光晒黑史；②半年内有口服维A酸的治疗史；③治疗区或附近有单纯疱疹病毒感染史；④近期有使用古铜色化妆品史；⑤有瘢痕疙瘩病史者应慎重；⑥有不典型特征的病变采用激光治疗应慎重；⑦色素性病变周围有色素减退区环绕者多预示机体对异常黑色素细胞的免疫反应，应警惕黑色素瘤相关的白斑病的可能；⑧对于有黑色素瘤或发育不良痣的自身或家庭史的患者，应建议避免对痣进行激光治疗；⑨对先天性黑色素细胞痣的治疗仍存在争议，因为Q开关激光不能治疗更深部位的痣性黑色素细胞，这些细胞是治疗的靶，但通常缺乏黑色素颗粒。有观点认为那些受到亚致死剂量照射的残存黑色素细胞可能被激活，从而可能刺激恶性转化，但尚未见类似报道。另一种观点认为激光治疗可减少痣性黑色素细胞的数量，从而可降低这些细胞恶化的总体风险。

（三）色素性疾病激光治疗原理

激光治疗色素性疾病的机制仍然是选择性光热作用原理。20世纪60年代早期，首次提出将皮肤中的黑色素作为激光治疗的靶色基，采用普通模式的红宝石激光（波长694nm，脉宽500μs）选择性地破坏表皮中的病变。随后的研究发现脉宽为50ns的Q开关红宝石激光的辐照量阈值较普通模式红宝石激光低了10~100倍，表明更短脉宽激光的选择性更强。随后20年中，这一发现被明显忽视，直至Anderson和Parrish提出选择性光热作用理论。该理论促使人们认识这样一个观点：采用特异性的激光参数（波长、脉宽、能量）来治疗特异性的靶或色基（黑色素、血红蛋白）。

波长选择性使得对激光能量的吸收局限于特异性的靶色基，通过控制脉宽小于或等于靶色基的热弛豫时间，使热损伤局限于靶色基。一旦确定了脉宽，可优化激光能量密度的大小以达到理想的治疗效果。根据选择性光热作用理论，可灵活选择多种合适的激光治疗多种多样的色素性疾病，而不至于产生像破坏性的连续波模式激光那样的高并发症和复发率。比如，对于黑色素细胞或含黑色素的角质形成细胞可采用纳秒级的Q开关激光治疗，而脱毛激光的长脉宽则可更好地破坏成群的黑色素颗粒。对于这两种情况，若激光参数的设置合适，极少发生色素异常沉着和瘢痕。

（四）各种色素性疾病的合适激光

为有效地治疗色素性疾病，可根据黑色素分布的深度（表皮、真皮或表皮真皮均有）进行分类，根据分类选择最合适的激光治疗仪器（表10-1）。

表 10-1　不同类型色素性疾病的激光选择

病理学	疾病	首选激光	治疗次数	注意事项
表皮	雀斑样痣	Q 开关 532nm 激光、Q 开关 755nm 激光、IPL	1~3 次	防晒
	咖啡斑	Q 开关红宝石激光(694nm)	多次	50%复发
	雀斑	Q 开关 532nm 激光、Q 开关 755nm 激光、IPL	1~3 次	防晒
	日光性黑子	Q 开关 532nm 激光、Q 开关 755nm 激光、IPL	1~3 次	防晒
	交界痣	长脉宽翠绿宝石激光(755nm)		宜慎重,易恶变
	斑痣	KTP 激光(532nm)	多次	交界或混合痣易去除,但斑难治疗
	脂溢性角化病	Q 开关激光、剥脱激光、长脉宽激光	1~3 次	
表皮、真皮	黄褐斑	Q 开关红宝石激光（694nm）、Q 开关翠绿宝石激光（755nm）、Q 开关 Nd:YAG 激光（532nm/1064nm）、铒激光(2940nm)、CO_2(10 600nm)、IPL、点阵激光	多次	激光不是首选,适用于顽固性黄褐斑,宜先行斑试
	贝克痣	联合两种激光,脱毛激光应适合于皮肤和毛发类型,色素特异性激光有 Q 开关红宝石激光、翠绿宝石激光和 Nd:YAG 激光	多次	宜先行斑试
真皮	先天性痣	激光治疗应谨慎		
	后天性痣	激光治疗应谨慎,Q 开关红宝石激光(694nm)、Q 开关翠绿宝石激光(755nm)、Q 开关 Nd:YAG(532nm/1064nm)激光、长脉宽翠绿宝石激光（LP755nm）、半导体激光(810nm)		
	太田痣/伊藤痣	Q 开关红宝石激光(694nm)、Q 开关翠绿宝石激光（755nm）、Q 开关 Nd:YAG 激光(1064nm)	4~10 次	复发不常见,深肤色人群宜用 1064nm
	文身	Q 开关激光	5~20 次	难以全部清除,易留下文身"魅影"
	Hori 斑	Q 开关 755nm 激光、Q 开关 1064nm 激光	6~8 次	
	炎症性色素沉着	Q 开关 532nm 激光、Q 开关 1064nm 激光	多次	激光作用有限,宜先行斑试
	蓝痣	激光治疗应谨慎,Q 开关红宝石激光(694nm)、Q 开关翠绿宝石激光(755nm)、Q 开关 Nd:YAG 激光(1064nm)	6~8 次	

第二节 表皮色素增加性疾病

一、雀斑

(一)概述

雀斑(ephelides,freckles)是常见于面部的褐色点状色素沉着斑,日晒可促发和加重本病。本病是常染色体显性遗传性疾病。雀斑皮肤黑色素细胞内的酪氨酸酶活性增加,在日光、X线、紫外线的照射后产生大量的黑色素,形成雀斑。有人提出雀斑是由小的自限性突变的黑色素细胞株所致,这种突变与日晒有关。雀斑与日晒关系显著,其色素斑点的数目、大小、颜色取决于吸收阳光的量及个体对阳光的耐受性。夏季雀斑的数目多、形体大,为深褐色,冬季则相反。

(二)临床表现

雀斑在出生时不出现,通常在幼儿期(5~6岁)发病,随着年龄的增长而逐渐增多,青春期最重,中年后逐渐减轻。女性多于男性。本病常发生在暴露部位,特别是面部,尤以鼻部和面颊最为常见,少见于手背、前臂、颈部及肩部。皮损直径3~5mm,为圆形、椭圆形及多角形,边缘不规则的淡褐色、深褐色斑点,境界清楚,孤立而不融合,可疏密不一分布(图10-1)。

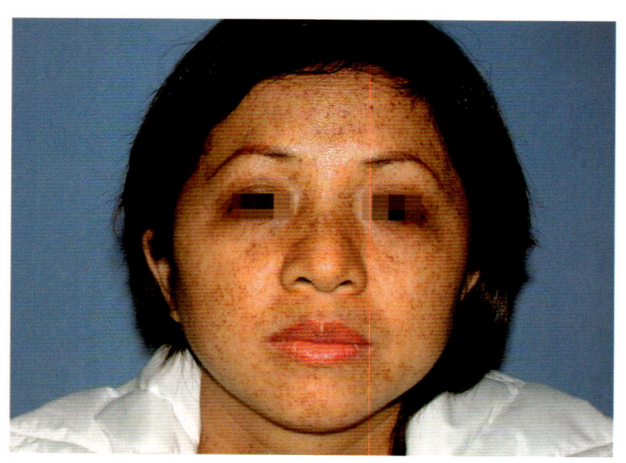

图10-1 全面部雀斑

(三)病理表现

在组织病理学上,雀斑表现为表皮基底层黑色素细胞较正常皮肤中的要大些,树状突起明显,酪氨酸酶活性增加,雀斑损害的黑色素细胞数目没有增多,用多巴染色可见雀斑的黑色素细胞密度较周围正常皮肤减少,但可见雀斑的黑色素细胞较周围皮肤黑色素细胞大而且有更多更长的树突,染色比正常皮肤深。电镜观察示雀斑的黑色素细胞产生大量椭圆形全黑色素化颗粒,相邻正常皮肤的黑色素颗粒量少,轻度黑色素化,两者有明显的差异。

(四)诊断与鉴别诊断

根据皮损发生在暴露部位、呈孤立而不融合的棕褐色小斑点、日晒后加重等特点,易于诊断。主要与雀斑样痣、面正中雀斑痣、早期着色性干皮病及色素斑-肠息肉综合征鉴别诊断。

1 雀斑样痣　颜色较雀斑深,呈黑褐色至黑色,与日晒无关,无夏重冬轻的变化,可发生在任何部位。病理示黑色素细胞数目增加。

2 面正中雀斑痣　罕见,常在1岁左右发病。褐色斑仅集中在面部中央,伴有其他先天性畸形,部分伴有癫痫,智力尚有缺陷。

3 早期着色性干皮病　有雀斑样黑褐色色素斑点,常伴有毛细血管扩张,色素斑通常大小不等,深浅不匀,分布不匀。间有萎缩性斑点,光敏感性极为突出。

4 色素斑-肠息肉综合征　色素斑为黑色,口唇颊黏膜多见,不受日光照射影响,常常伴有息肉。病理显示其表皮基底细胞内黑色素增加,真皮浅层有嗜色素细胞,黑色素细胞亦见增多。不同人种斑点色素可有不同,但没有黑色的,此点可与斑痣鉴别。

(五)治疗

1 一般治疗　避免日晒,可用防晒剂(选择SPF15为好,户外时可选择高SPF的产品)。冷冻治疗可能引起色素减退或色素沉着。化学剥脱相对痛苦耗时,同时对表皮的损伤较大。外用各种祛斑药物疗效较差。

2 激光治疗　雀斑的传统治疗包括外用药物(如氢醌酸、壬二酸、维A酸等)、化学剥脱、冷冻治疗等,但由于它们的非选择性作用而达不到理想效果。20世纪90年代以来,随着激光技术在临床上的应用和发展,选择性光热作用被很好地应用于皮肤色素性疾病的治疗上。用于治疗雀斑的激光包括Q开关倍频Nd:YAG激光(532nm)、Q开关红宝石激光(694nm)、Q开关翠绿宝石激光(755nm)以及脉冲染料激光(510nm),这些激光系统都能有效清除皮损。选用波长为510nm、532nm、694nm、755nm的脉冲激光治疗效果较好。

(1)脉冲染料(510nm)激光:治疗时能量密度的参考值为$2.0\sim3.0J/cm^2$,光斑直径5mm,光斑间不重叠。治疗的即刻反应应该是皮肤呈灰白色改变。重复治疗应间隔6~8周。

(2)倍频Nd:YAG(532nm)激光:治疗时能量密度的参考值为$1.5\sim2.5J/cm^2$,光斑直径1~3mm,脉冲频率1~2.5Hz。与脉冲染料激光一样,治疗时即刻反应是皮肤呈现灰白色改变。重复治疗应间隔6~8周。可调脉宽532nm激光治疗时能量密度的参考值为$8\sim12J/cm^2$,脉冲宽度2ms,光斑直径2mm。使用Q开关532nm激光时,治疗的临床终点通常为皮损出现结霜样改变的最小能量密度(如$0.6J/cm^2$),但不能出现皮肤飞溅或者水疱。当使用长脉冲532nm激光时($6\sim8J/cm^2$,光斑直径2mm,2ms脉宽,versapulse,Coherent),治疗的临床终点为皮损出现暗灰色改变,但以不出现紫癜为度。

(3)Q开关红宝石激光(694nm):治疗的参考能量密度为$2\sim6J/cm^2$,1~2次治疗可以很有效地清除雀斑,治疗的即刻反应为皮肤呈灰白色改变。

(4)Q开关翠绿宝石激光(755nm):治疗的参考能量密度为$4\sim6J/cm^2$,1~2次治疗可以很有效地清除雀斑,治疗的即刻反应为皮肤立刻呈灰白色改变。长脉冲翠绿宝石激光的能量密度$20\sim30J/cm^2$,脉宽3ms,临床终点也是皮损出现暗灰色改变。

(5)强脉冲光(IPL):IPL作为治疗雀斑的首选设备之一,可获得良好疗效。IPL光斑大、效率高、痛苦小,但常需数次治疗。国内采用强脉冲光治疗雀斑,不同作者的报告略有不同,有报道在138例患者中,经过1~3次强脉冲光治疗(Ellipse Flex,530~750nm,$6\sim8J/cm^2$),患者满意率达73.19%,但3例出现局部水肿和水疱。

Moreno等曾使用IPL治疗3例雀斑患者,滤光片为590nm,能量密度$34J/cm^2$,双脉冲,脉冲时间3.8ms,脉冲延迟20ms,每4周治疗1次。2次治疗后,雀斑的清除率即达到76%~100%。Huang等使用Vasculight(ESC-Sharplan,Yokneam,Israel)治疗了36位雀斑患者(台湾),滤光片为550~

590nm,能量密度 25~35J/cm²。单脉冲,脉冲时间 4ms;或双脉冲,脉冲延迟 20/40 ms。如需重复治疗则间隔 4 周。6 个月时由医师进行评价,86.1%的患者治疗效果非常好或很好,患者的满意率(极其满意+非常满意)高达 91.7%。达到这样的效果所有患者的平均治疗次数为 1.47 次(1~3 次)。在观察过程中,只有 1 位患者出现了色素减退,1 个月以内自然缓解。治疗过程中有暂时性红斑和疼痛,1~2 天内消退。皮损处形成的微痂在 1 周内均消失。Kawada 等使用 IPL(Natulight,Lumenis,Tokyo)治疗了 7 例雀斑患者,滤光片为 560nm,能量密度 20~24J/cm²,双脉冲或三脉冲,脉冲时间 2.6~5.0ms,脉冲延迟 20ms,共进行 3~5 次治疗(平均 4 次),治疗间隔 2~3 周,每次提高能量密度 1J/cm²。治疗后,48%的患者获得了 51%~75%的改善率,20%的患者改善率超过 75%,患者对治疗效果非常满意,71%的患者满意率达到 50%以上。无须麻醉,所有的患者都能忍受治疗中的疼痛,治疗后 86%的患者在皮损处出现了微痂,2 周内脱落,局部没有出现炎症后色素沉着(PIH)。我们使用新型 IPL(Lumenis,科医人)治疗了 69 例雀斑患者,滤光片为 560/590nm,脉冲时间 3.5~4.5ms,脉冲延迟 20~30ms,单脉冲或双脉冲,能量密度为 12~17J/cm²。治疗 2 次后,所有患者皮损的清除率均达到了 50%~100%;治疗 4 次后,清除率增加至 75%~100%。医师对治疗的满意率为 90.73%,患者对治疗的满意率为 94.65%,两者无显著差异($P>0.05$)。治疗的副作用仅为轻微的疼痛和红肿,无一例 PIH 发生。

3 激光治疗注意事项

(1) 治疗前应仔细清洁面部皮肤,去掉护肤品及化妆品。

(2) 常规消毒皮肤(建议不要用易燃消毒品)。

(3) 要注意雀斑的类型,通常雀斑明显的患者能获得理想的疗效,而一些雀斑皮损模糊或皮损呈现出针尖状大小时,治疗相对较困难。

(4) 治疗前要对患者交代清楚,由于黄种人的皮肤特点,部分患者在治疗后会有一定程度的色素沉着,少数人会很明显。可以在正式治疗前在不显眼的部位试作一小片的治疗,过 20~30 天再正式治疗。一般来说,波长较长的激光,如 755nm 激光形成色素沉着的可能性要低一些,而短波长的激光如 510nm、532nm 激光形成色素沉着的可能性要高一些。

(5) 防止色素沉着的发生,应在治疗后定期复诊,发现问题及时处理。

(6) 治疗时应按皮肤的即刻反应来调节激光的能量密度。一般来说,如果能量密度太低,即刻反应不明显,此时应将能量密度适当调高;如能量密度过高,局部会发生水疱,此时应下调能量密度。

(7) 治疗后应嘱患者尽量避光,外用抗生素软膏预防感染。皮肤反应的急性期过后(脱痂),仍应避光并适当使用遮光剂。

(8) 愈后雀斑仍有可能会复发。

(9) 术前一般不需麻醉,个别对疼痛敏感者可局部外涂 EMLA 霜约 60min,然后用激光对准皮损逐一照射。以被照射部位即刻变白无出血为度,术后涂抗生素软膏,7~10 天皮损结痂脱落而愈。经 1~2 次治疗即可完全去除雀斑(图 10-2,图 10-3)。

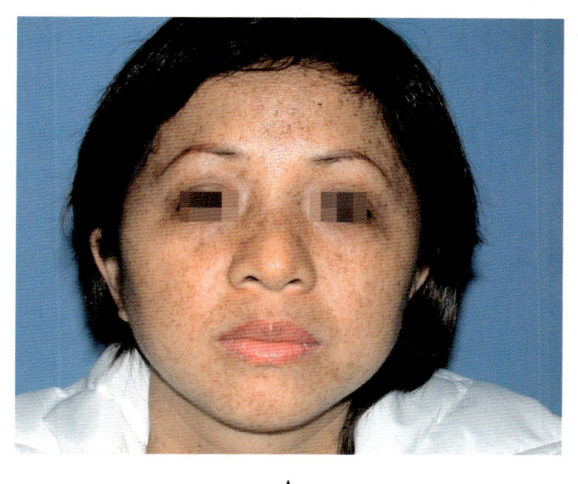
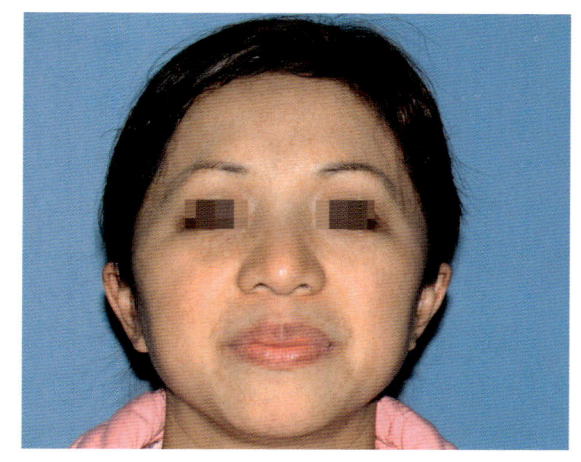

图 10-2　全面部雀斑治疗前后
A. 治疗前　B. 经 Q 开关倍频 Nd:YAG 532nm 激光治疗 1 次后（光斑直径 2～3mm，能量密度 1.5～4.5J/cm²）

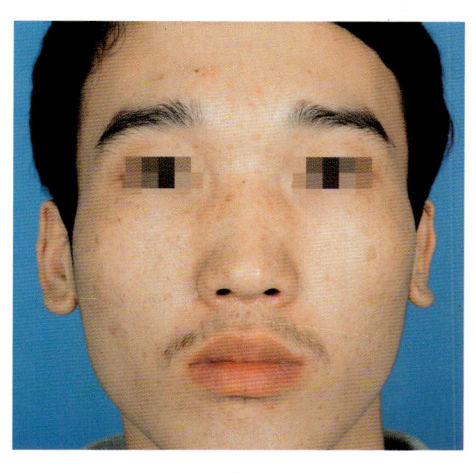
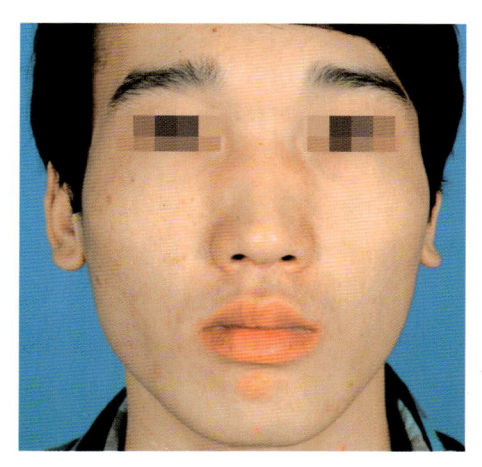

图 10-3　中面部雀斑治疗前后
A. 治疗前　B. Q 开关翠绿宝石 755nm 激光治疗 1 次后（光斑直径 2～3mm，能量密度 5.0～8.0J/cm²，频率 2～5Hz）

二、雀斑样痣

（一）概述

单纯性雀斑样痣又称幼年雀斑样痣（juvenile lentigines），亦称黑子，我国古代书中称为黑子或黑痣。本症很常见，表现为棕黑色的斑点。多发于婴儿、幼儿及儿童期，也可发生于成年期。

（二）临床表现

它可以分布在皮肤的任何部位，以及皮肤黏膜交界处或眼结膜，表现为褐色或黑褐色的斑点，有的略微凸起，呈圆形，一般约为针尖至芝麻大小。皮肤损害多不对称，呈片状或线条状分布于单侧，其大小、形状可有差异，颜色呈一致性的棕色或黑褐色，少数散发，可单发也可多发，但不融合。斑点表面可有轻微的脱屑，但其细致的皮肤纹理没有变化。色素沉着均匀一致，边缘逐渐变淡而接近于正常皮肤颜色（图 10-4，图 10-5）。

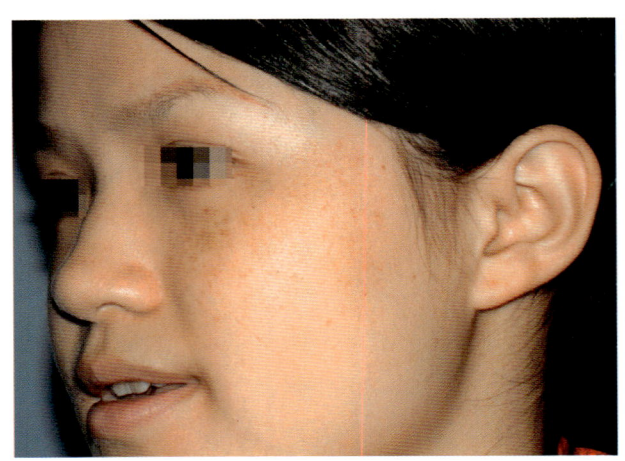

图 10-4　左面部雀斑样痣

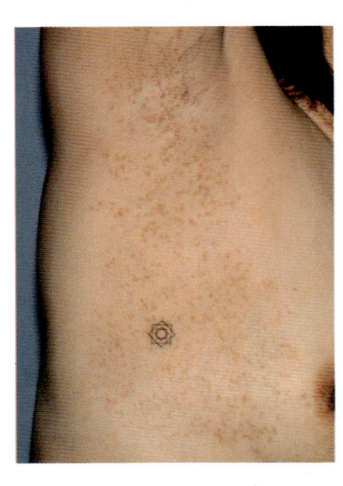
A

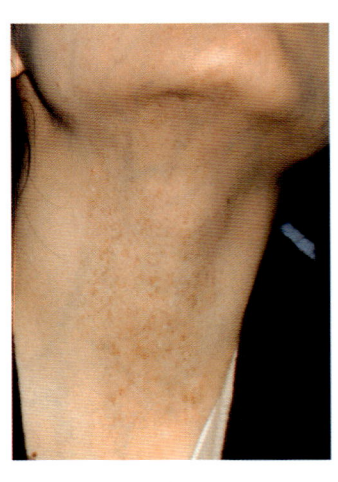
B

图 10-5　雀斑样痣
A. 右腋下及右侧胸壁雀斑样痣　B. 颈正中雀斑样痣

（三）病理表现

病理显示皮损的表皮突稍延长，表皮与真皮交界处黑色素细胞增多，但不成团。真皮乳头及表皮突较为延长，有轻度棘层肥厚。黑色素细胞和基底角质形成细胞内黑色素增加，在真皮上部可见噬黑色素细胞，其间有少量炎性细胞浸润。有时在表皮突下部可见小片痣细胞巢。

（四）诊断与鉴别诊断

本病诊断主要根据临床表现，常需与雀斑相鉴别。后者虽也多于幼儿或儿童期发病，但属常染色体显性遗传。色素斑点分布在日晒部位，尤其是面部、鼻部较多。冬季色浅，数目减少；夏天色深，数目增多。随年龄增加，数目亦增加。雀斑的组织病理也与本病不同，区别在于其基底层黑色素细胞数目不多，反而比正常的少，仅表现为色素增加。

根据典型的临床表现容易诊断，但需与下列疾病相鉴别：

1　雀斑样痣与雀斑鉴别　①雀斑样痣可发生于任何部位，雀斑多见于暴露部位。②雀斑样痣颜色较深，与日晒无关，可融合；雀斑颜色较浅，与日晒关系密切，夏季加重，多不融合。③雀斑样痣可稍隆起，而雀斑表面平滑（图 10-6）。

2　雀斑样痣与斑痣的鉴别　斑痣系在褐色斑的上面有颜色更深的斑点或丘疹存在，而雀斑样痣多无褐色斑(图 10-7)。

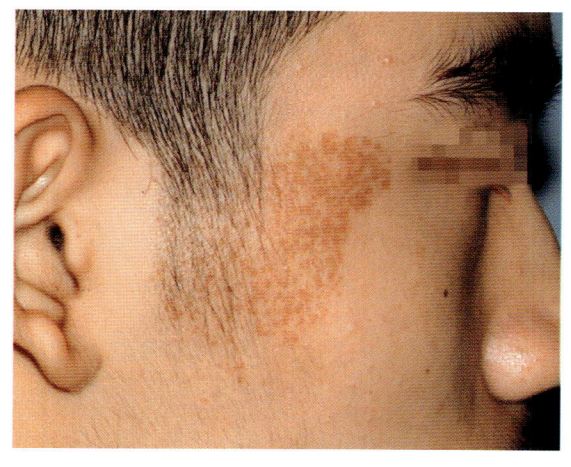
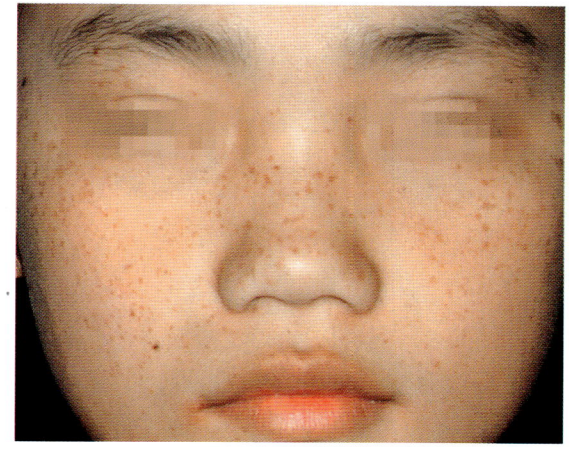

图 10-6　雀斑样痣与雀斑的鉴别
A. 雀斑样痣　B. 雀斑

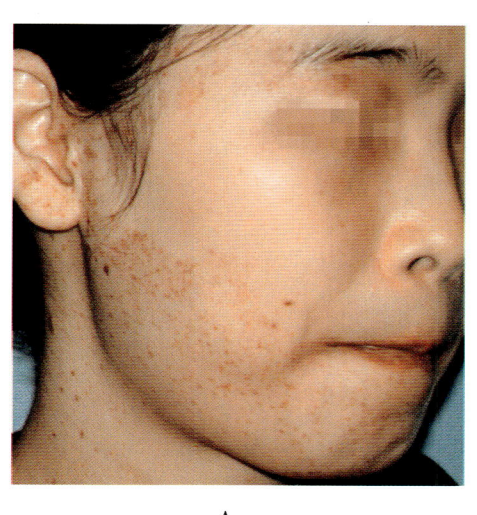
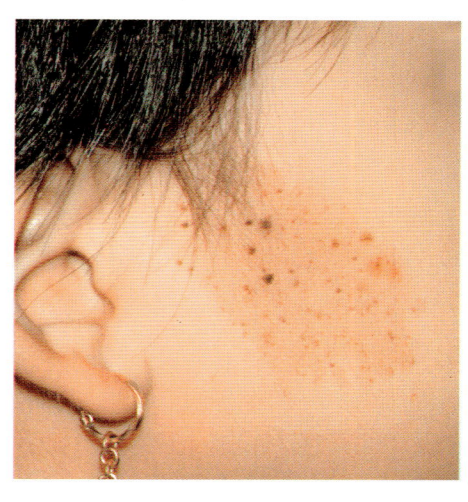

图 10-7　雀斑样痣与斑痣的鉴别
A. 雀斑样痣　B. 斑痣

(五) 治疗

1　一般治疗　本病常持续存在,不能自行消退。但药物治疗通常无效,可试用维 A 酸外用治疗,冷冻及电外科也可能有一定的治疗效果。但多数医师宁可不治疗,因为本病无任何不适,冷冻及电外科治疗可能遗留瘢痕。

2　激光治疗　主要采用 Q 开关激光治疗,对准皮损逐个照射,以被照射部位变白但无出血作为能量合适的标准。一般每个斑点照射 1~2 个光斑,使整个斑点区全部变白,术后涂抗生素软膏。采用 Q 开关 1064nm 激光治疗疗效往往欠佳,注意能量过大易导致凹陷性瘢痕或色素减退(图 10-8)。

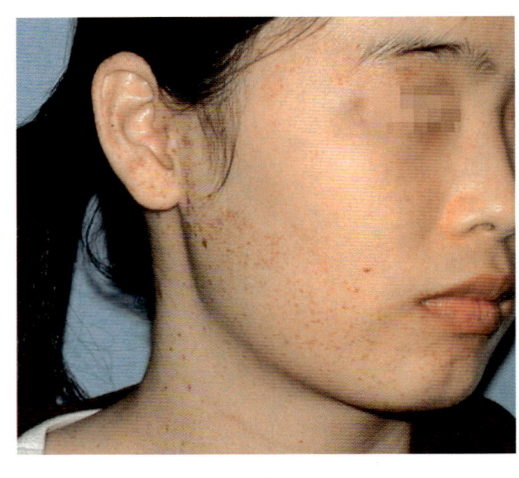 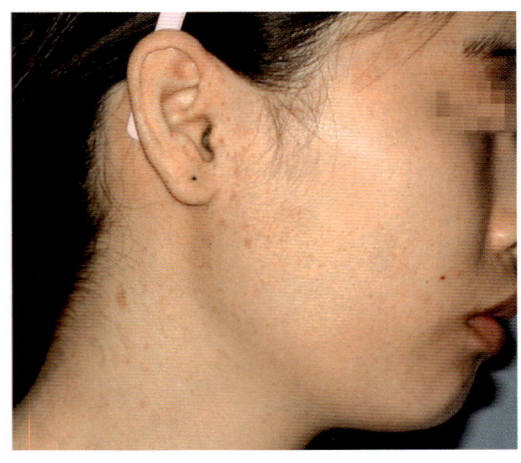

A B

图 10-8　右面部雀斑样痣治疗前后

A. 治疗前　B. 经 Q 开关 755nm 激光治疗 3 次后（能量密度 5～8J/cm², 光斑直径 2～3mm）

三、咖啡斑

（一）概述

咖啡斑（cafe-au-lait spots）是大小不同、边界清楚的持久性色素沉着斑，与日晒无关。咖啡斑可为多系统疾病的一种标志，如多发性神经纤维瘤、结节性硬化病、Albright 综合征、Silver-Russel 综合征、Watson 综合征。

（二）病因

本病为遗传性皮肤病，色素斑处的黑色素细胞和角质形成细胞内黑色素增多，黑色素细胞活性亢进，产生大量黑色素，形成咖啡斑色素沉着。

（三）临床表现

咖啡斑为边缘规则的色素沉着斑，可在出生时出现，亦可在出生后不久出现，并在整个儿童期数目增加。可发生在身体的任何部位，不会消退。咖啡斑为淡褐色或深褐色的均匀色素斑，大小不一，从直径几毫米类似雀斑样斑点至 20cm 或更大，形状为圆形、卵圆形或不规则形，边界清楚，表面光滑（图 10-9）。90% 以上的神经纤维瘤患者有咖啡斑，许多没有神经纤维瘤的人也有咖啡斑，有报告大致 1/10～1/5 的儿童有单一咖啡斑。有人认为出现 6 个或 6 个以上直径为 1.5cm 的咖啡斑时，应高度怀疑神经纤维瘤的存在。

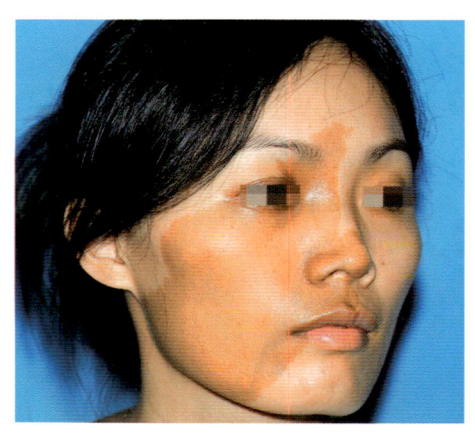

图 10-9　右面部咖啡斑

(四)诊断与鉴别诊断

根据边缘清楚的咖啡色斑片出生即有等特点可作出诊断。本病需与雀斑及单纯性雀斑样痣鉴别:雀斑斑点小,无大的斑片损害,主要发生在面部;单纯性雀斑样痣多为单侧分布。病理亦可帮助鉴别。单一的咖啡斑在正常人群中常见,但是大量咖啡斑提示可能存在遗传性疾病。0.2%~0.3%的学龄儿童存在3个以上的咖啡斑,但没有证据显示其患有多系统遗传性疾病。在正常人群中,0.1%的个体有6个以上的咖啡斑。青春期前咖啡斑面积>0.5cm²时,青春期后咖啡斑面积>1.5cm²是诊断Ⅰ型神经纤维瘤的分界线。

(五)病理表现

组织病理示表皮内黑色素总量增加,有散在的异常大的黑色素颗粒(巨大黑色素小体),基底层黑色素细胞数目增多。光镜下见表皮基底层分布有散在的黑色素,基底上层到角质层有丛状黑色素,表皮突中度延长。真皮层聚集着较多噬黑色素细胞,并有炎性渗出物混合其间。电镜下见黑色素细胞的数目增加,角质形成细胞与黑色素细胞的比例是7∶1,而与正常皮肤的比例为10∶1。黑色素细胞和角质形成细胞的细胞质中都能见到巨大的黑色素小体。黑色素小体直径2~7μm,球形,电子密度均一,并且呈完全黑化、有包膜的颗粒。巨大的黑色素小体见于神经纤维瘤病成人患者的咖啡斑中而不见于儿童患者。正常人和Albright综合征患者的咖啡斑一般无巨大黑色素小体。这些巨大黑色素小体的形成有两种可能:①黑色素代谢的错误产物;②黑色素小体自动吞噬形成。自动吞噬物(堆积的黑色素小体)与溶酶体的融合被认为是大型黑色素小体最可能的来源,其形态学和酶学(如酸性磷酸酶)与溶酶体相似。

(六)治疗

1　一般治疗　本病以往多采用电离子、冷冻、CO_2激光等治疗,但常产生严重的不良反应,如永久性的色素改变或瘢痕形成等,且疗效值得怀疑而渐渐不被患者接受。有人采用外科磨皮治疗,但尚没有成功的临床报告。

2　激光治疗　较早使用激光治疗咖啡斑的报道表明激光可以完全清除咖啡斑,而且没有复发,但是近年来越来越多的医师不同意这种看法。目前可用脉冲激光进行治疗,但疗效无法预料,部分患者可获治愈,但部分患者愈后很快复发,部分患者即使应用各种短波长脉冲激光治疗也无效,原因不明。目前还没有一种激光能达到完全理想的疗效,治疗后的复发率为0~67%。咖啡斑的激光治疗与雀斑类似,对黑色素有效的激光均可用于治疗咖啡斑,如Q755nm、Q532nm或Q694nm激光等,也可用强光治疗。治疗参数及疗效判断同雀斑。咖啡斑需多次治疗,以免附近未受照射的黑色素细胞重新造成色素沉着。治疗后需避光,以降低残留黑色素的活性。从目前我们的临床经验来看,如果治疗停止后6个月内没有复发,说明这类患者的治疗效果相对好一些,甚至很可能最终完全治愈。激光治疗的相关病例见图10-10~图10-17。

(1)脉冲染料(510nm)激光治疗:能量密度2~3J/cm²,光斑5mm,光斑间不重叠。治疗时的即刻反应是组织立刻呈灰白色改变。重复治疗应间隔6~8周。咖啡斑可能需要2~12次的治疗。Alster等曾使用510nm的脉冲染料激光治疗34例咖啡斑患者,平均治疗次数为8.4次,皮损完全清除,1年之内均无复发。

(2)倍频Nd:YAG(532nm)激光治疗:能量密度2.0~2.5J/cm²,光斑1~3mm,脉冲频率10Hz。与脉冲染料激光一样,咖啡斑的治疗反应难以预料。

(3)准连续波铜蒸气激光(511nm)和氪激光(520~530nm)治疗时的参考参数:使用铜蒸气激光时,治疗参考参数为0.16~0.25W,150μm光斑,间隔时间为0.2s;氪激光为700mW,1mm光斑,0.2s脉冲。治疗咖啡斑通常会引起皮肤质地改变或瘢痕。Somyos等发现铜蒸气激光治疗咖啡斑有效,仅需 2 次治疗,16 位患者中有 15 位获得痊愈,观察 22 个月均无复发。

(4) Q 开关红宝石激光(694nm)治疗:能量密度 2～5J/cm²。咖啡斑需要 4 次或更多次的治疗。治疗间隔时间为 1～2 个月,或根据临床来调整间隔时间。Grossman 等报道,20 例咖啡斑同时用 Q 开关倍频 Nd:YAG 激光(波长 532nm,光斑 2mm)和 Q 开关红宝石激光(波长 694nm,光斑 5mm)治疗,其疗效各异,复发情况也各不相同。咖啡斑激光治疗后复发的机制尚不清楚,并且不同的组织学类型并不能预示其激光治疗的结果。

(5) Q 开关翠绿宝石激光(755nm)治疗:能量密度 6～7J/cm²,光斑 3mm,其他同红宝石激光。

(6) 强脉冲光(IPL)治疗:能量密度 20～24J/cm²。一般治疗次数为 1～5 次。Yamnshita 等发现 IPL 治疗后的表皮基底层中的黑色素小体迅速移行到了皮肤表面。IPL 所产生的强脉冲光对基底层及其以上的黑色素去除较彻底。

激光治疗咖啡斑典型案例见图 10-10～图 10-17。

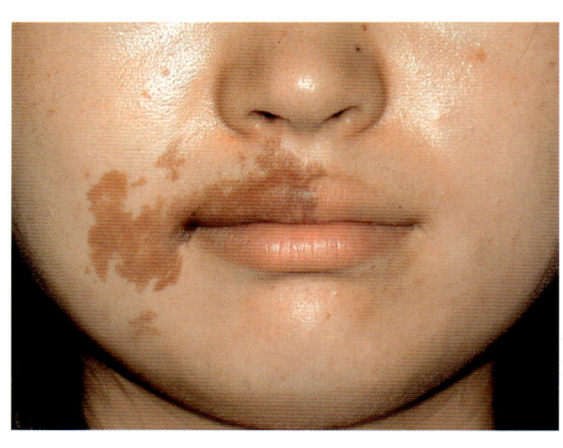
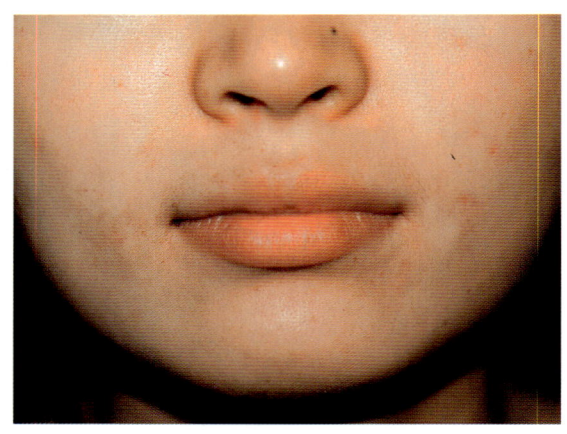

A　　　　　　　　　　　　　　　B

图 10-10　右面部及上唇咖啡斑治疗前后
A. 治疗前　B. Q532nm 激光治疗 2 次后色素明显变淡

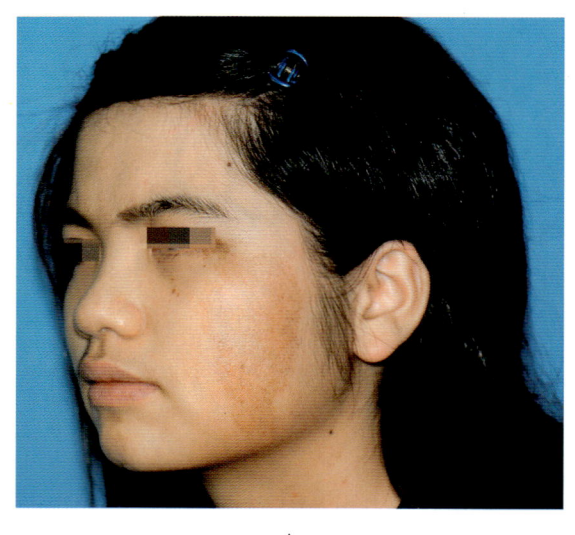
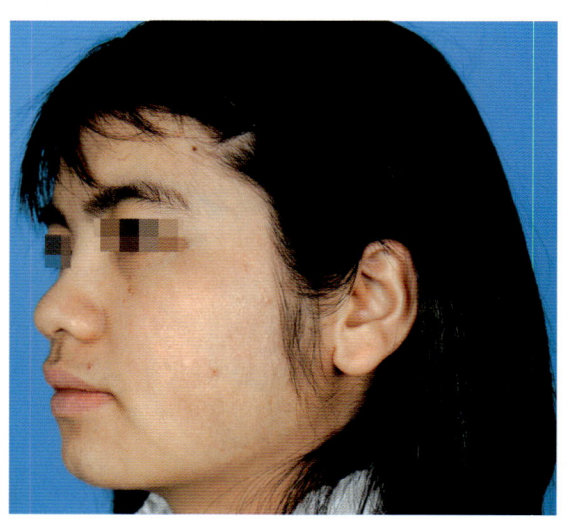

A　　　　　　　　　　　　　　　B

图 10-11　左面部咖啡斑治疗前后
A. 治疗前　B. Q532nm 激光治疗 3 次后色素明显变淡,有点状色素减退

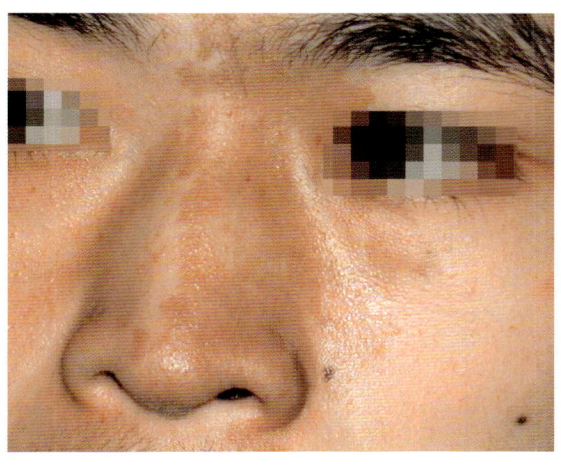 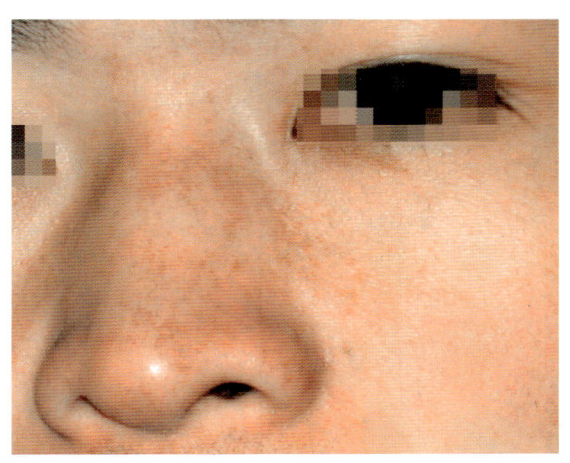

图 10-12　左面部咖啡斑治疗前后
A. 治疗前　B. Q755nm 激光治疗 2 次后色素明显变淡

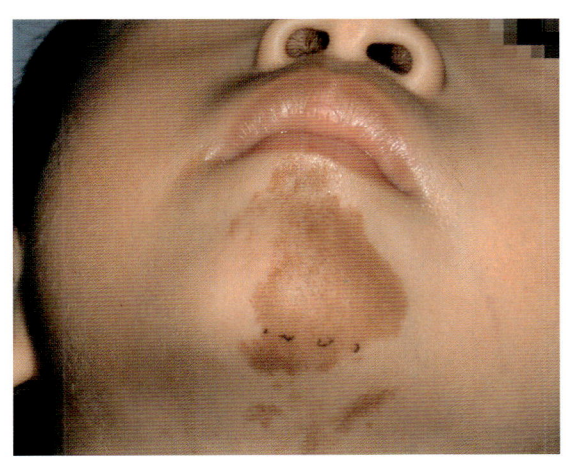 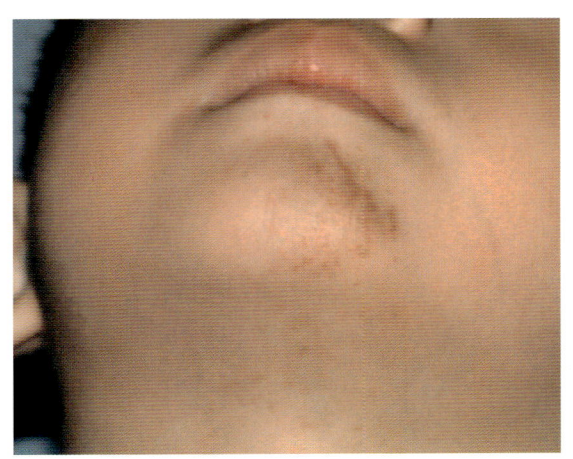

图 10-13　颏部咖啡斑治疗前后
A. 治疗前　B. Q755nm 激光治疗 3 次后大部分色素消退

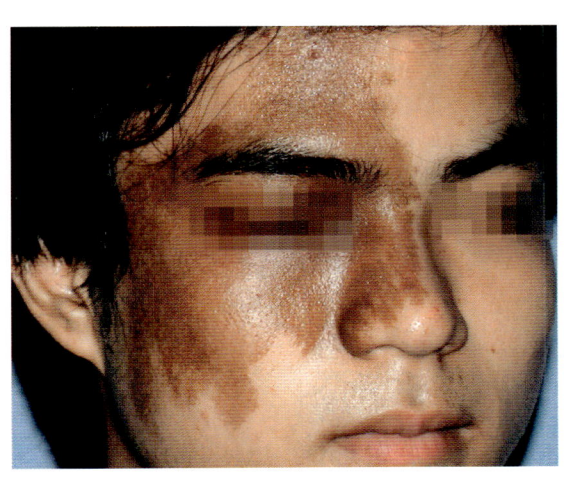 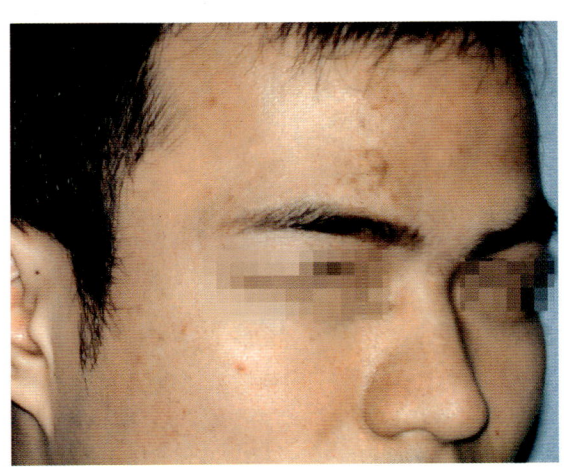

图 10-14　右面部咖啡斑治疗前后
A. 治疗前　B. Q755nm 激光治疗 3 次后色素完全消退，有点状色素减退

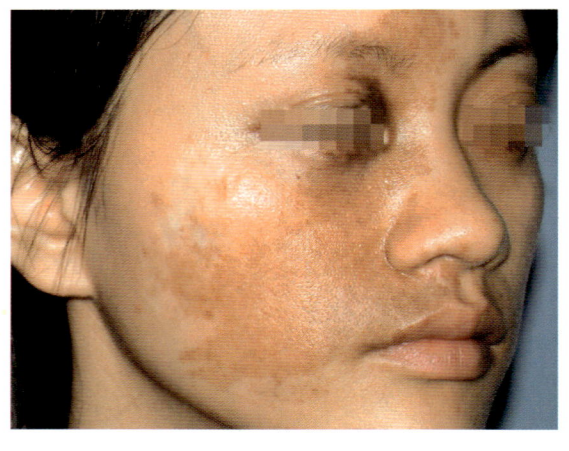
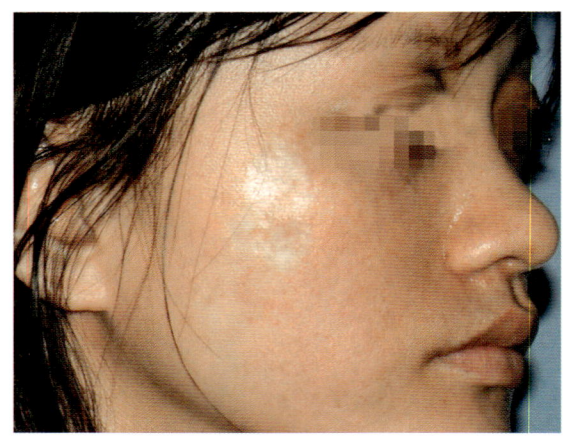

图 10-15　右面部咖啡斑治疗前后

A. 治疗前曾行冷冻治疗，遗留萎缩性瘢痕　B. Q532nm 激光治疗 3 次后（激光治疗参数：光斑直径 2～3mm，能量密度 1.5～4.5J/cm²）

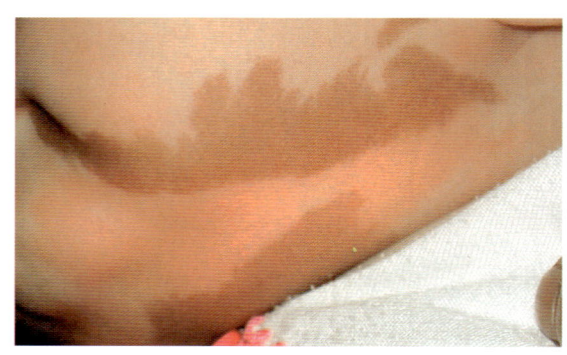
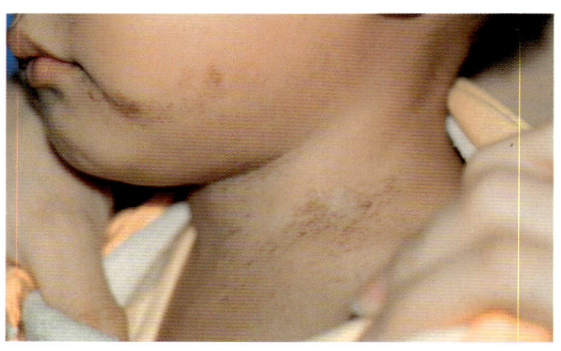

图 10-16　左面颈部咖啡斑治疗前后

A. 治疗前　B. 经 Q755nm 及 Q532nm 激光治疗共 4 次后

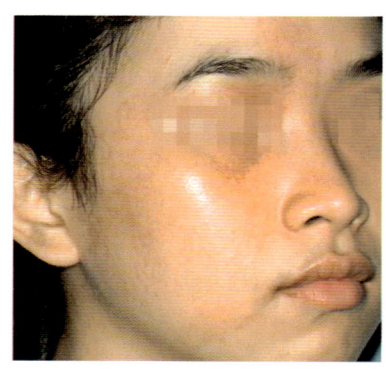
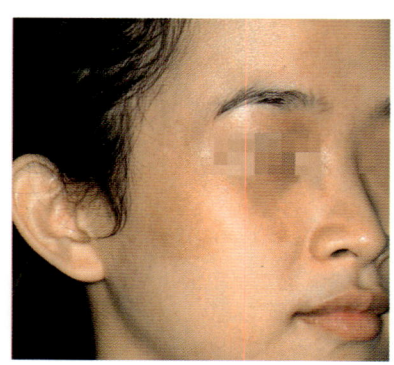
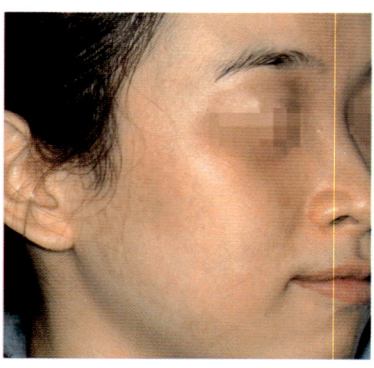

图 10-17　右面部咖啡斑治疗前后

A. 治疗前　B. Ellipse Flex 光子仪治疗 1 次后　C. Ellipse Flex 光子仪治疗 2 次后（治疗参数：标准治疗头，治疗头光斑 10mm×48mm，能量密度 20～30J/cm²；采用 3 个脉冲，脉宽分别为 2.4～2.8ms、3.5～4.5ms、4.6～5.0ms，脉冲间隔为 15～25ms、20～30ms，能量密度 23～27J/cm²）

咖啡斑对不同激光的治疗反应不同,可以分为复发性和非复发性。非复发性咖啡斑对激光治疗反应较好,易于完全清除;复发性咖啡斑一般需多次治疗。应提醒患者复发及治疗后色素沉着的可能性。

3 激光治疗注意事项

(1)治疗前应仔细清洁面部皮肤,去掉护肤品及化妆品。

(2)常规消毒皮肤(建议不要使用易燃消毒品)。

(3)治疗前告诉每一位患者激光治疗的疗效是非常重要的,尤其是当患者必须支付较高昂的治疗费时。

(4)治疗时应先从小剂量开始,逐渐调整到色素区变白为显效剂量,再开始大面积治疗,避免首次用高能量密度治疗,以免形成瘢痕或色素脱失。治疗时应按皮肤的即刻反应来调节激光的能量密度。一般来说如果能量密度太低,即刻反应不明显,此时应将能量密度适当调高;如能量密度过高,会发生水疱,此时应下调能量密度。

(5)有时本病的复发和治疗后色素沉着的鉴别是很困难的,随时观察并使用祛斑药有助于色素沉着的判断。

(6)治疗后避光有助于色素沉着的预防和减少本病的复发,但并不能完全消除这种可能性。治疗后应定期复诊,发现问题及时处理。

(7)治疗后应嘱患者:①外用抗生素软膏每日1~2次预防感染;②皮肤反应的急性期过后(脱痂),仍应避光并适当使用遮光剂;③为防止病变再发或色素沉着,治愈后应避免紫外线直接照射,外出防晒,术后2个月内口服维生素C等。

(8)仅有部分患者能得到完全治愈,部分患者虽然经过各种短脉冲激光的多次反复治疗仍然不能获得理想的治疗效果。

四、色素斑-肠息肉综合征

(一)概述

色素斑-肠息肉综合征(Peutz-Jeghers syndrome)又称口周雀斑样痣病(periorificial lentiginosis),系常染色体显性遗传病,先后由Peutz(1921年)及Jeghers等(1949年)报告。国内常常称色素沉着-肠道息肉综合征(pigmentation-intestinal polyposis syndrome),常有家族性发病,两性均可受累,在出生时或儿童期发病。

(二)病因

本病病因尚不清楚。

(三)临床表现

在口周、唇部(特别是下唇)、口腔黏膜有0.2~7mm大小的圆形、椭圆形褐黑色斑点,在口腔黏膜者较大,境界清楚,无自觉症状。色素斑也可发生在手指、手掌及足趾,较少发生在鼻孔、眼周、硬腭及舌部(图10-18)。色素斑的数目、大小、分布与胃肠病损无关。肠息肉主要在10~30岁时出现,可发生于胃肠任何部位,但以小肠多见,呈间歇性发作。有反复出现腹痛、腹泻、肠鸣、呕吐、便血及肠套叠等,如息肉恶性变可导致死亡。实验室检查可有贫血,大便隐血阳性,提示有胃肠道出血。X线胃肠检查及内镜检查可以证实肠道息肉存在。

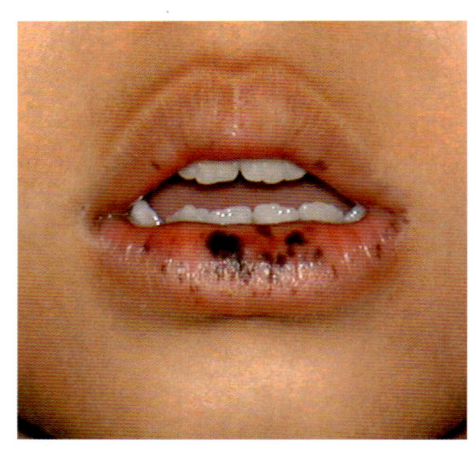
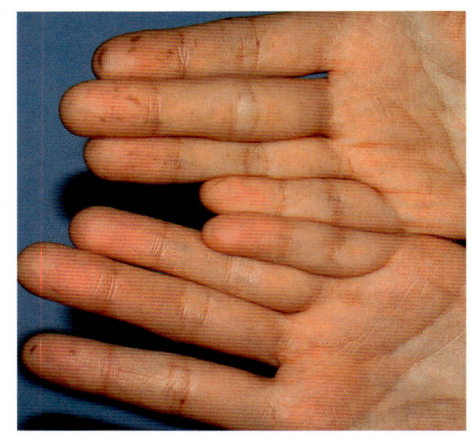

图 10-18　色素斑-肠息肉综合征
A. 口唇色素斑　B. 手指色素斑

（四）病理表现

组织病理检查显示表皮基底细胞内黑色素增加，真皮浅层有嗜色素细胞，黑色素细胞亦见增多。

（五）诊断与鉴别诊断

本病根据唇部、口角色素斑，伴反复发作的腹部症状，结合家族史，做 X 线胃肠检查及内镜检查，必要时行组织活检，可明确诊断，指导治疗。

（六）治疗

1　一般治疗　如胃肠道症状明显，有剧烈腹痛或反复大量出血者有时需手术治疗或选择经内镜高频电凝息肉摘除术。对于胃、十二指肠、结肠等处的息肉，有时可作预防性切除以防恶性变化；一般无须彻底切除，也不宜作广泛肠切除以防发生吸收不良综合征。色素斑可用电干燥、冷冻疗法。2%～3%的患者胃肠息肉可发生恶变。

2　激光治疗　对皮损的治疗同雀斑。由于皮损清晰，通常经过 1～2 次治疗能获得非常理想的疗效。面部口唇皮疹可选择 Q 开关激光治疗，对准色素斑逐个照射，以被照射部位变白但无出血作为合适的能量标准，术后涂抗生素软膏。其他短波长短脉冲激光也很有效，如 510nm、694nm 激光均可选用，方法同雀斑治疗（图 10-19，图 10-20）。

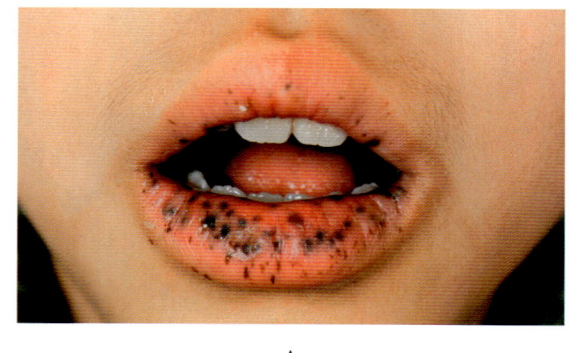

图 10-19　口唇及唇周色素斑治疗前后
A. 治疗前　B. Q532nm 激光治疗 2 次后（激光治疗参数：光斑直径 2～3mm，能量密度 1.5～4.5J/cm²）

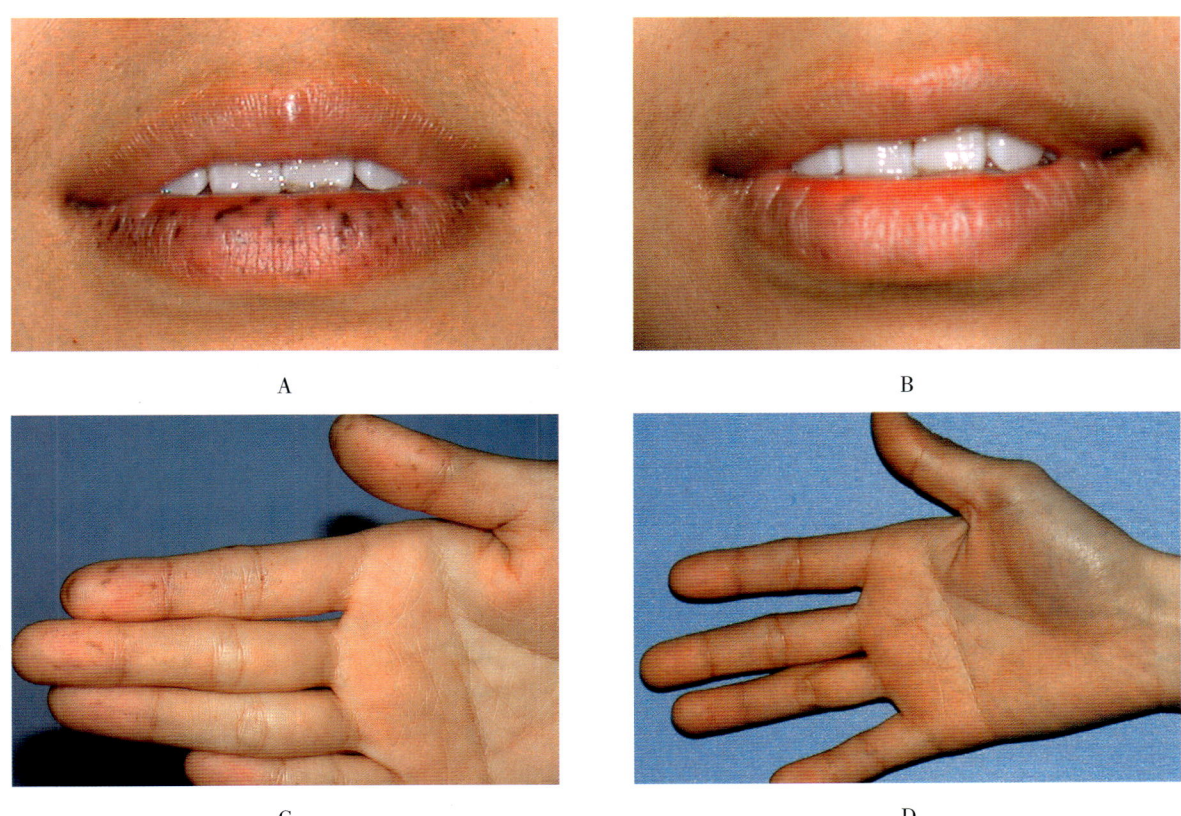

图 10-20　口唇及右手指色素斑治疗前后
A. 口唇色素斑治疗前　B. Q755nm 激光治疗 1 次后　C. 右手指色素斑治疗前　D. Q755nm 激光治疗 1 次后（激光治疗参数：能量密度 5～8J/cm²，光斑直径 2～3mm，频率 2～5Hz）

3. 其他治疗　胃肠息肉视情况选择保守随访，可采用经内镜激光、手术切除或部分肠段切除等治疗。

五、脂溢性角化病

（一）概述

脂溢性角化病（seborrheic keratosis）又称老年斑或寿斑，如皮损有增生也称老年疣（senile wart）、基底细胞乳头瘤（basal cell papilloma），是角质形成细胞成熟迟缓所致的一种良性表皮内肿瘤，大多数发生于 40 岁以后。脂溢性角化病的发病率很高，但恶变者几乎没有。据全世界统计资料表明，在数以万计的患者中，仅 2 例发现癌变；即使恶变，也常为鳞癌，至今没有发现有转移者。

（二）病因

脂溢性角化病是脂褐质色素在皮肤表面沉着的结果，其确切病因不明，与年龄、日光有一定关系，部分与乳头瘤病毒感染有关，皮损较多的病例可能为常染色体显性遗传。人体细胞在代谢过程中会产生一些不饱和脂质过氧化物及其分解产物，这是最终的代谢产物，也是一种不能为细胞排除的废物。随着年龄的增加，这些产物的堆积也会增多，进而普遍存在于人体各组织中，在皮肤上则表现为老年斑。除此之外，人的神经细胞、心肌纤维以及肝脏、肾脏等重要器官的组织内也会有肉眼看不见的寿斑出现。

（三）临床表现

脂溢性角化病多发生于 40 岁以上的中老年人，好发于颜面、手背、足、背部等处，亦见于四肢等其他部位。皮损为淡黄色、浅褐色、褐色甚至黑色的扁平丘疹、疣状丘疹或斑块,表面略呈乳头瘤状,渐渐增大,疣状变得明显,可形成一层油脂性厚痂,色素沉着均匀,可以非常显著,甚至呈黑色。通常多发,大小不一,直径多在 1cm 以内,也有达 2.5cm 者,偶有痒感,无自愈倾向(图 10-21)。

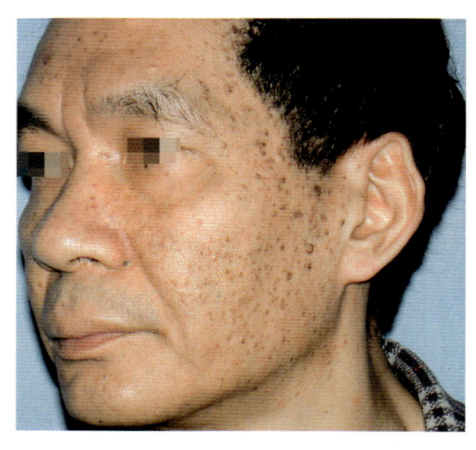 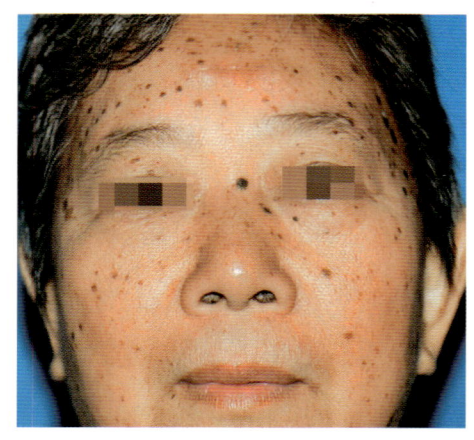

A　　　　　　　　　　　　　　　B

图 10-21　脂溢性角化病
A. 左面部,皮损疣状增生　B. 全面部,皮损疣状增生

(四)病理表现

组织病理表现为角化过度、棘层肥厚和乳头瘤样增生,以此分为三型,但三型常混合存在。角化型示角化过度与乳头瘤样增生,角质内陷,可形成多数假角质囊肿,此型黑色素的量多为正常。棘层肥厚型示棘层显著肥厚,形成粗网状,多数细胞为基底样细胞,有较多的黑色素分布于基底细胞中。腺样型由两排基底样细胞构成的表皮细胞束向真皮伸展,并互相交织,此型色素沉着最为显著。王怀昌(1986 年)分析 90 例脂溢性角化病,其中以棘层肥厚型最多,约占 2/3;角化型次之;腺样型少见。叶庆俏等(1981 年)分析 56 例老年斑病理变化,在增殖的基底样细胞中大都有色素增多,其中色素明显增生者占 52%,黑色素细胞明显增多者占 35.7%。黑色素细胞不仅见于基底层,且在高平面基底样细胞间亦可见到。同时真皮中噬黑色素细胞明显增多,且真皮中多有程度不等的炎症。老年斑受到刺激后,损害常出现角化不全,鳞状细胞有不规则增殖,出现很多由排列成洋葱皮状的细胞所组成的鳞状漩涡,真皮炎症较为显著。

(五)鉴别诊断

本病应与乳头瘤样增生性皮肤病、痣细胞痣、蓝痣等相鉴别。

(六)治疗

1　一般治疗　脂溢性角化病的传统治疗有刮匙刮除、切除、冷冻、电灼、药物腐蚀(外用 0.025%~0.05%维 A 酸软膏)等(图 10-22)。

2　激光治疗　可使用 Q 开关激光或长脉冲 532nm 激光治疗,治疗方法同雀斑;也可使用超脉冲 CO_2 激光治疗。对于外观扁平、无明显增生突起、仅为色素性改变的皮损,可选用 Q 开关激光和强脉冲光进行治疗(图 10-23,图 10-24);如出现增生(老年疣),可选用激光汽化治疗。

治疗时先将突出的瘤体组织汽化(治疗参数:能量 200~250mJ,光斑直径 2~3mm)。逐层汽化后,用生理盐水棉签将汽化后的皮屑擦去,看清楚层次再进行治疗。勿治疗过深,以免损伤真皮,出现瘢痕及色素沉着。如瘤体较厚,则应间隔 3 个月分次治疗。术毕外用金霉素软膏,创面暴露,一般术后 1 周愈合。皮肤增生突起者亦可选用 Er:YAG 激光汽化治疗。

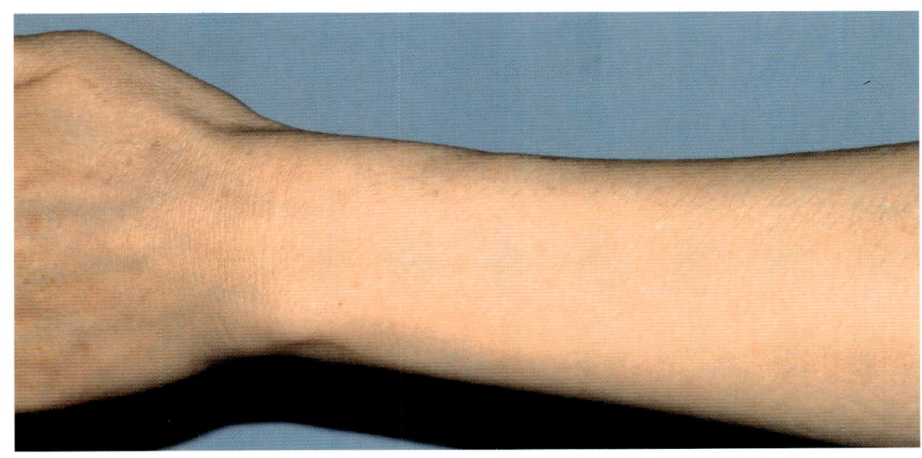

图 10-22　左前臂伸侧老年斑冷冻治疗后,局部遗留点状色素脱失

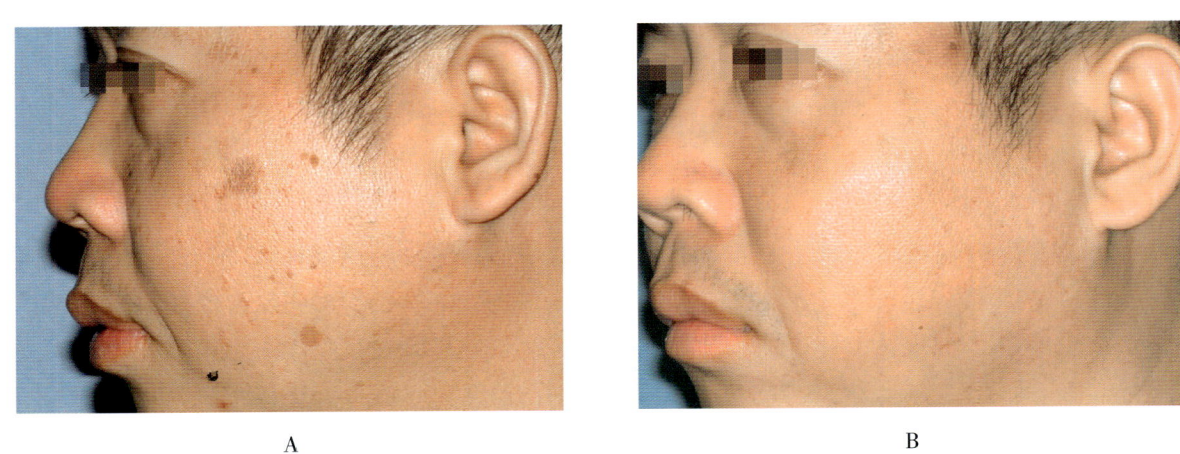

图 10-23　左面部老年斑治疗前后

A. 治疗前　B. 超脉冲 CO_2 激光治疗 1 次后,色素性皮损完全消失(激光治疗参数:能量密度 5～12J/cm²,光斑 2mm)

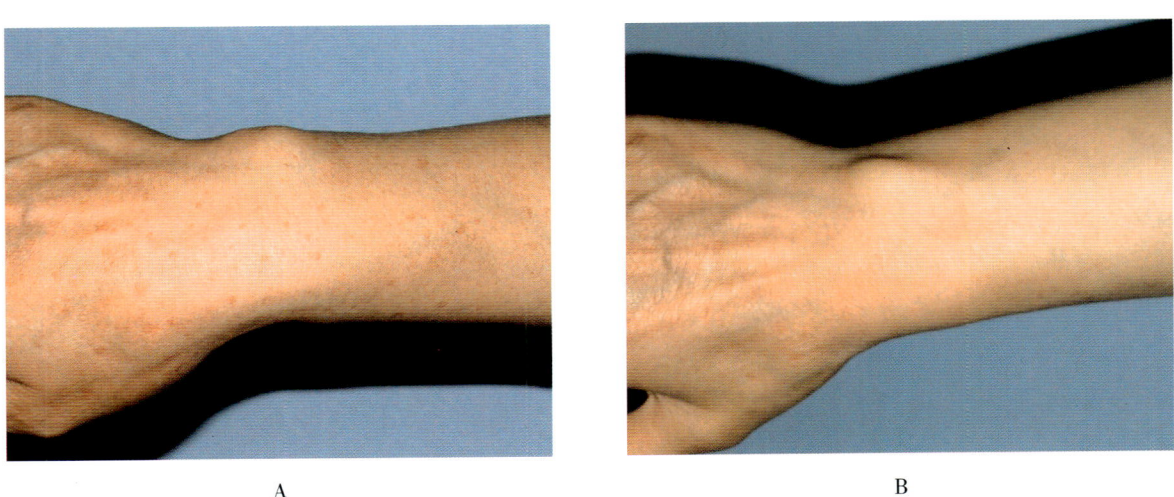

图 10-24　右前臂老年斑治疗前后

A. 治疗前　B. Q755nm 翠绿宝石激光治疗 1 次后,色素性皮损完全消失(激光治疗参数:能量密度 4～8J/cm²,光斑 3mm)

脂溢性角化病采用新型激光治疗效果好,多数病例可一次性去除,少数可能需再次治疗。目前国内普通CO_2激光相当普及,可用中等功率密度进行烧灼,去除皮损,再降低功率均匀扫描创面,达真皮浅层。但普通CO_2激光操作不当易留瘢痕。李燕等使用强脉冲光(IPL)治疗脂溢性角化病取得了很好的疗效。

3 激光治疗注意事项 同雀斑治疗。Q开关激光治疗一次后可能会有部分皮损无效,可反复治疗几次。但是部分患者即使反复治疗仍有可能无效,其原因可能与色素沉着有关。脉冲CO_2激光疗效好,但若治疗过深,愈后会有瘢痕形成。

六、日光性角化病

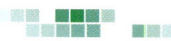

(一) 概述

日光性角化病(solar keratosis)又称光线性角化病(actinic keratosis)、老年角化病(keratosis senilis)、日光性黑子(solar lentigo)、日光性雀斑样痣、老年性雀斑样痣,是一种好发于中老年人的色素增加性皮肤病,常常为光老化改变的一个重要临床表现。多发生于日光暴露部位,如面部、颈部、前臂、手背部,为长期日光暴晒损伤皮肤而引起的癌前期损害。

(二) 病因

与长期日光损伤有关,是皮肤光老化的表现之一。

(三) 临床表现

发病率随着年龄的增长而增加,据调查,50岁以后90%以上的人有此病。病损为多数小色素沉着斑,圆形、椭圆形或不规则形,褐色、棕色、颜色一致,表面光滑,无角化,边缘清楚,排列可密集而不融合,无自觉症状。可见于身体任何部位,特别是暴露部位多见,易发生于中老年皮肤白皙者。损害开始为淡红色扁平小丘疹,表面有鳞屑及结痂,散在;日久可有色素沉着,表面干燥,角化显著,往往与老年皮肤萎缩、干燥等伴发。

Miescher(1936)把本病分为三型,但三型之间可有重叠:①雀斑样的小斑型:此型好发于面、颈、手背、前臂,多发,和青年人的雀斑不同,不受季节的影响;②比指甲大的色素斑的大斑型:此型多发于颜面,很少多发;③白斑型:有弥漫性色素沉着并有大小不等的色素脱失斑,称为白斑黑皮病(leuko-melanoderma)。日光性角化病在临床上分为小斑型(皮损大小不超过1cm)和大斑型(皮损大小超过1cm)两型,可伴发其他老年性皮肤改变,包括老年性白斑、紫癜等。

(四) 病理表现

病理上表现为基底细胞层黑色素细胞增加,多巴反应增强,表皮变薄,表皮突伸长呈杵状,并可吻合成网状。角质形成细胞没有或很少有发育不良;真皮有少量淋巴细胞浸润,其间常见嗜黑色素细胞,无恶变倾向。组织病理表现为角化过度,角化不全。一般无颗粒层,基层细胞发育不良,排列紊乱,部分细胞异型。一部分表皮变化具有老年性黑子的特点,表皮突延长,表皮色素增多。真皮内可见一定程度的胶原变性和弹力纤维变性,小血管周围常有淋巴细胞和浆细胞浸润。

(五) 治疗

1 一般治疗 日光性角化病治疗方法较多,如既往报道的冷冻疗法、局部化学剥脱疗法、外用维A酸、对甲氧酚及维A酸联合对甲氧酚疗法。

2 激光治疗 可应用CO_2激光治疗,但连续波容易产生瘢痕。脉冲激光可最大程度地避免瘢痕形成或减轻瘢痕的程度。光动力治疗是近年来治疗皮肤癌前期改变的一个重要进展。激光治疗包括Q开关Nd:YAG激光、Q开关红宝石激光、Q开关翠绿宝石激光等。上述治疗方法虽然疗效确切,但均为有创的治疗方法,治疗后易引起炎症后色素沉着及色素脱失等不良反应,且恢复时间长,影响患者的日常生活及工作。强脉冲光的出现为日光性角化病的治疗提供了一种安全、便捷的方法。Bjerring 等使用强脉冲光(IPL)治疗了 18 例日光性角化病患者并随访 2 个月,96%的患者皮疹颜色变浅,皮损清除率达到 74.2%。Kawada 等应用 IPL(Natulight,Lumenis,Tokyo)治疗了 45 例日光性角化病患者,治疗参数为:滤光片为 560nm,能量密度 20~24J/cm²,双脉冲或三脉冲,脉冲时间 2.6~5.0ms,脉冲延迟 20 ms。共进行 3~5 次治疗(平均 4 次),治疗间隔 2~3 周,每次提高能量密度 1J/cm²。治疗后有 40%、16%的患者分别达到了 51%~100%、76%~100%的临床改善率。对临床改善率进行了比较,发现小斑型治疗效果最好,而混合型和大斑型治疗效果较差。Myers 等使用 IPL(Lumina,Lynton Lasers Ltd. UK)治疗日光性角化病患者,治疗参数为:滤光片 585nm,能量密度 10~40J/cm²,脉冲延迟 10~40ms。1 次治疗后皮损清除率为 65%~70%。Yamashita 等用 IPL(Quantum SR,Lumenis,Yokneam,Israel)治疗 3 例日光性角化病患者,治疗参数为:560nm 滤光片,双脉冲,脉宽 2.8ms 和 5.0ms,脉冲延迟 20ms,能量密度 23~26J/cm²,治疗间隔 3 周。术后第二天,皮损处形成表皮内微痂,5~7 天后痂皮自然脱落。微痂的形成与色斑的颜色密切相关,第一次治疗后微痂较明显,随着治疗次数的增加,色斑颜色逐渐减淡,微痂也逐渐变浅。

3 激光治疗注意事项　同雀斑治疗。IPL 治疗日光性黑子非常有效,合理的参数设置一般不会出现炎症后色素沉着等副作用。如应用 Quantum SR,选择 560nm 治疗头,采用双脉冲模式,脉冲延迟 20ms,脉冲宽度 2.6~5.0ms,68%的患者获得了显著性的疗效,无一发生炎症后色素沉着。然而 IPL 的治疗设备非常多,不同的设备治疗参数都不同,即便是同一家公司生产的不同类型的 IPL 设备,其治疗参数也不能相互套用。如 Lumenis 公司的 Quantum SR 治疗参数可能为 560nm 治疗头、20~29J/cm²、2.0~6.0ms 脉宽、20~30ms 脉冲延迟。而 Lumenis One 可能是 560nm 治疗头,单脉冲模式,能量密度 13J/cm²,脉冲宽度为 3~10ms;也可采用双脉冲模式,此时可采用 16J/cm² 的能量密度、3.5~5.0ms 脉宽和 10~20ms 脉冲延迟进行治疗。

另外,由于本病可能是一种癌前期病变,故进行外科治疗时应给予一定的重视。

七、面颈毛囊性红斑黑变病

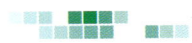

(一) 概述

面颈毛囊性红斑黑变病(erythromelanosis follicularis of the face and neck)是一个独特的侵犯毛囊的红斑性色素沉着病,首先在日本报告,但在高加索等其他地方也有报告。主要在青年和中年男性中发病。

(二) 病因

其确切病因不明。

(三) 临床表现

本病常累及上颌区及耳前,也可由耳周伸展到颈部。为界限鲜明、对称性的色素沉着,有时色素沉着可呈斑点状。也可出现毛囊性丘疹及红斑,褐色色素沉着区可见毛细血管扩张,可有糠秕样鳞屑及轻微痒感。臂及肩部常出现毛周角化病。多数受损毛囊的毛已消失,但头皮及胡须部毛发尚留存。病程长,治疗困难(图 10-25)。

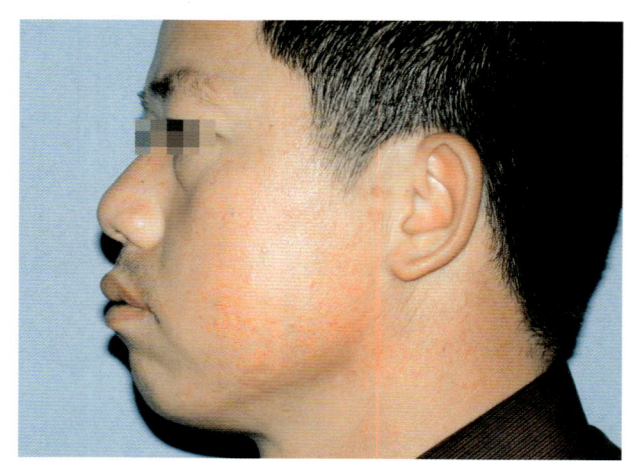

图 10-25　面颈毛囊性红斑黑变病

（四）病理变化

病理显示表皮轻度角化过度,皮脂腺肥大,毛囊扩张,中有层板状角质团块,毛囊上方的表皮变平,含有过多的色素沉着,真皮扩张的血管及皮肤附件周围有淋巴细胞浸润。

（五）诊断与鉴别诊断

根据本病的分布、色素沉着、显著的毛细血管扩张、鳞屑及明显的萎缩易于诊断。注意与眉部瘢痕性红斑、口周色素沉着性红斑、皮肤异色病、各种毛囊角化及面部黑变病鉴别。

（六）治疗

1. 一般治疗　目前无特效疗法。可对症处理,维生素 C、维生素 E 口服或注射可能有些效果。局部可用氢醌酸。

2. 激光治疗　应用短波长 Q 开关激光治疗效果不确定,部分患者可能会有一定程度的疗效,但大多数人可能无效,甚至产生色素沉着。可试用点阵激光进行治疗,但目前尚无成功的报道。

第三节　真-表皮色素增加性疾病

一、斑痣

斑痣(nevus spilus)又名斑点状雀斑样痣(speckled lentiginous nevus),指先天性淡褐色斑片,为一种特殊类型的黑子,出生时或幼年发病,成年后不再发展。

（一）临床表现

患者于出生时或幼年发病,皮损可发生于全身各处,以躯干为多,一般单发,不对称,发生于躯干时皮损一般不超过中线。典型损害为淡褐色斑片,直径数厘米至十余厘米,椭圆形或不规则形,境界清楚,表面有散在的棕褐色斑疹,数毫米大小,皮损处无毛,其外观就如同在一大片褐色的咖啡斑上再撒上一个个黑痣。皮损青春期生长较快,成年后不再扩大。无自觉症状。偶可并发鲜红斑痣(图 10-26)。

（二）病理改变

组织病理示表皮突轻度至中等度延伸、变细,角化过度,棘层肥厚,基层色素增加。黑色素细胞

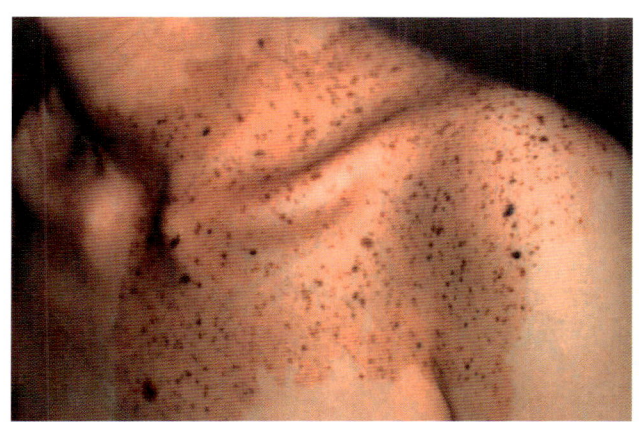
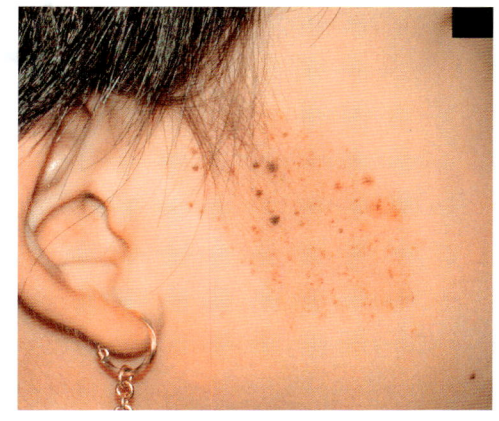

图 10-26　斑痣
A. 左肩颈胸部大片状斑痣　B. 右面颊部斑痣

可增多,在表皮上部或角质层内可见多量黑色素。表皮基底部及表皮突内未见痣细胞巢,真皮浅层有散在噬黑色素细胞和炎性细胞浸润。取材于斑点或斑丘疹时,除上述变化外,常伴有痣细胞或痣细胞巢,有交界痣或皮内痣变化。

（三）诊断与鉴别诊断

本病一般不难诊断,可根据临床症状与组织病理学改变与以下疾病作鉴别:

1 咖啡斑　为淡褐色斑,斑上无深褐色斑点或斑丘疹,可能有神经纤维瘤病的其他临床表现,不呈节段性分布。

2 色素性毛表皮痣　色素斑中不会有深褐色斑点,随年龄增大皮损表面出现粗毛。

（四）治疗

斑痣中的大片似咖啡斑样的皮损可使用 Q 开关 532nm 或 755nm 激光治疗,也有报道采用 IPL 治疗。Q 开关 755nm 激光治疗的能量密度 $7.5J/cm^2$,光斑直径 2.4mm,治疗后 2 个月复诊。一般经过数次治疗可使皮损颜色变浅,但容易出现复发。

斑片中的深色斑点可用 2940nm 铒激光或 CO_2 激光治疗(图 10-27)。

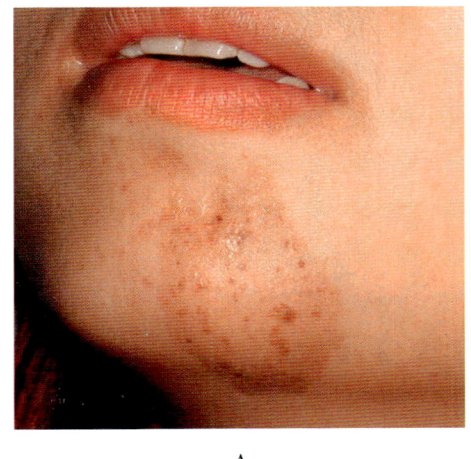
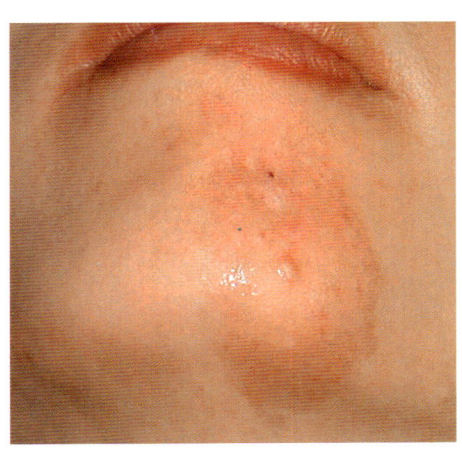

图 10-27　颏部斑痣治疗前后
A. 治疗前　B. Q 开关翠绿宝石 755nm 激光(能量密度 $4\sim8J/cm^2$,光斑 3mm)及超脉冲 CO_2 激光治疗 2 次后

（五）可能出现的问题

1. 色素残留或复发　主要是治疗过浅或不均匀所致，应再次治疗。
2. 色素脱失　表皮色素性损害治疗后易发生，一般在 2~3 个月内恢复。
3. 遗留瘢痕　与治疗过深、术后创面感染及瘢痕体质有关。CO_2 激光治疗后出现的机会较多，应注意掌握治疗深度，术后保持局部清洁、干燥。

二、色素性毛表皮痣

色素性毛表皮痣（pigmented hairy epidermal naevus）亦称贝克痣（Becker naevus），由美国皮肤科医师 Samuel Willian Becker 于 1949 年首次报道。这是一种获得性的色素增加性斑片或轻度增高的丘疹，比较常见。

该病的发病机制尚不清楚，有研究认为与真皮成纤维细胞的雄激素受体的过度表达有关。虽然普遍认为色素性毛表皮痣是后天性的，但也有先天患病及家族遗传的病例报道。

（一）临床表现

本病好发于儿童和青少年时期，出生和生后几个月也可发病。男女发病比例为 5:1。常在暴晒后发生，皮损好发于肩部、上肢、前胸或肩胛部，也可发生于颜面颈部，但较少见。若发生在肩部，多为单侧，而发生于其他处可为双侧。皮损表现为面积较大的不规则的边界清楚的褐色斑片，初发时斑小且淡，随着年龄的增长及日晒后逐渐明显，面积增大，色素沉着加深，也可有新的色素斑出现，斑与斑之间可互相融合而呈大片状，似地图形状。痣中央的皮肤较粗厚和有少许皱褶，而边缘无异常改变。有时痣的表现不明显，需与对侧仔细比较或在阳光下直视方可辨认清楚。经 1~2 年后，在皮损区域或者其周围区域可出现黑毛，少数患者无局部毛发增多。皮损部位还可合并皮内痣或表皮痣。

该病被认为是一个良性的病变，但可伴有其他组织的发育不良，如单侧乳房发育不全、同侧胸大肌发育不全、同侧肢体缩短、同侧脚部变长、脊柱裂、鸡胸、局限性皮下脂肪萎缩、先天性肾上腺增生、多乳等，也称为贝克痣综合征。

色素性毛表皮痣还可以与其他病变并发，如平滑肌错构瘤、扁平苔藓、黑色素细胞痣等（图 10-28）。

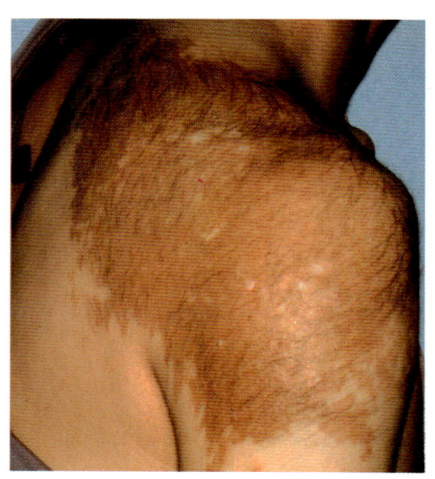

图 10-28　右肩背部色素性毛表皮痣

(二)病理改变

无痣细胞,属于表皮痣,表皮增厚,表皮突和真皮乳头可延长,有轻微角化过度,棘层肥厚,基底层和棘层黑色素增加明显,但黑色素细胞数目正常,真皮中可见噬黑色素细胞。

(三)诊断与鉴别诊断

本病一般不难诊断,临床上有时需与伊藤痣、先天性色素痣相鉴别。早期的色素性毛表皮痣易与色素沉着斑相混淆,先天性的色素性毛表皮痣与先天性的黑色素细胞痣、斑痣很相似,要通过病理组织学检查来鉴别。

(四)治疗

一般认为单纯发生的色素性毛表皮痣是良性的,可以不做治疗;若因影响容貌外观,可采用Q开关激光、点阵激光和脱毛激光来治疗。冷冻和剥脱性激光的治疗效果不令人满意或会产生瘢痕,色素特异性的Q开关激光治疗无明显副作用,但复发很常见。也有用长脉宽红宝石激光、长脉宽翠绿宝石激光、IPL和点阵激光治疗,结果差异较大。

激光治疗及注意事项同咖啡斑,但疗效不确定,仅部分患者有一定疗效,部分患者没有疗效。

1 Q开关激光治疗 Q开关激光可有效消退色素,但复发非常常见。复发率高的原因可能是Q开关激光对深部毛囊黑色素细胞无效;其次可能跟贝克痣的复杂的错构瘤样特性及激素相关性有关,因为贝克痣的雄激素受体活性增强。

2 长脉宽脱毛激光治疗 长脉宽的脱毛激光能有效损伤毛囊,而且脉宽越长,色素性结构越能被加热。同时由于深层毛囊黑色素细胞被有效破坏,激光治疗后色素病变消退的效果可维持得更久。Choi用长脉冲翠绿宝石激光(Gentlelase Plus,755nm波长,3ms脉宽,15mm光斑,25J/cm² 能量,18mm光斑20J/cm²能量,喷洒冷却关闭,2~3个月治疗一次)治疗皮肤类型Ⅲ~Ⅴ型的11例韩国患者。2例完全消退;5例反应良好,消退50%~75%;4例消退20%~50%,这4例平均只治疗2次。所有患者毛发密度也同时减少。部分患者出现轻度暂时性色素减退,1例出现部分性增生性瘢痕。但美容效果较好,随访期间无复发(4~24个月,平均12.2个月)。Lin报道采用长脉宽翠绿宝石激光治疗获得50%的成功率。长脉宽红宝石激光也显示出对贝克痣显著的长期毛发减少和色素改善效果。

3 铒激光治疗 铒激光以组织水为靶目标,治疗时汽化掉全部的表皮和不同深度的真皮。据报道铒激光治疗贝克痣有效,但副作用也明显,如持续性红斑、瘢痕、色素性改变等。Trelles用铒激光治疗1次和用Q1064nm激光治疗3次,随访2年,进行前瞻性及对比研究,结果显示用铒激光治疗1次后54%的患者完全消退,所有的患者皮损消退>50%;而Q开关激光仅1例治疗3次后消退>50%。作者认为两种方法都比较安全,但去除贝克痣色素铒激光的效果优于Q1064nm激光。

4 点阵激光 最近也有人将点阵激光用于治疗贝克痣,但点阵激光通常不能对多毛症起到有效治疗,对于色素和毛发同时存在的贝克痣,长脉宽的色素性激光是最好的选择。

(五)可能出现的问题及处理

1 术后皮肤反应 水肿、水疱、血疱等软组织反应主要见于用532nm波长激光治疗的患者,或由于患者较敏感,或激光治疗能量过高。软组织水肿一般在数天内消退,无须特殊处理。较小的水疱或血疱亦能迅速干燥结痂;较大的水疱或血疱应及时用无菌注射器抽出疱液,处理之后用无菌敷料覆盖,保持创面清洁。

2 病情复发 较少见,有时需反复多次激光治疗。

3 皮肤色素改变

(1)色素脱失:较常见。表皮的色素增加性疾病用脉冲激光治疗,在皮肤痊愈后常发生较正常肤色更浅的色素脱失斑块,一般在 2~3 个月内恢复。

（2）色素沉着:有少部分患者激光术后发生色素沉着反应,有时这种色素沉着斑较原有的病变颜色更深,患者往往较难接受,需耐心解释。可外用 0.025%～0.05%维甲软膏或曲酸、壬二酸霜等加速色素消退(图 10-29～图 10-32)。

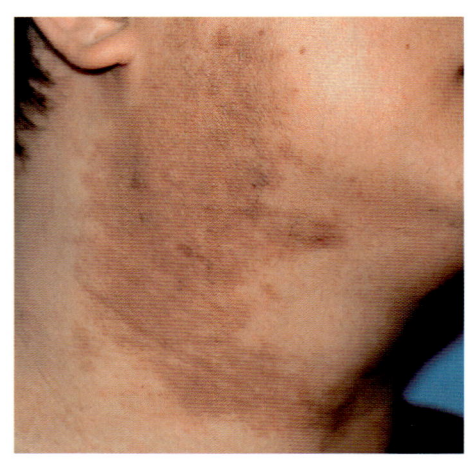 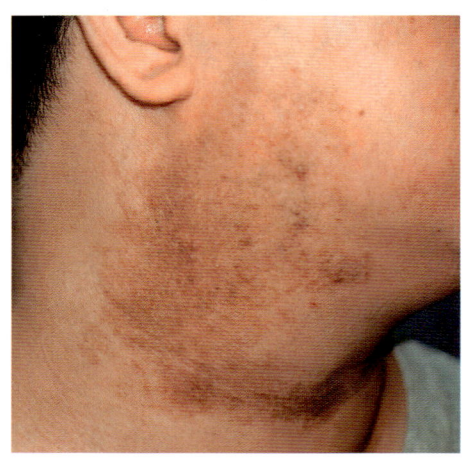

A　　　　　　　　　　　　　　　B

图 10-29　右面颈部色素性毛表皮痣治疗前后
A. 治疗前　B. 长脉宽(3ms 脉宽)755nm 激光治疗 3 次后,色素明显减退

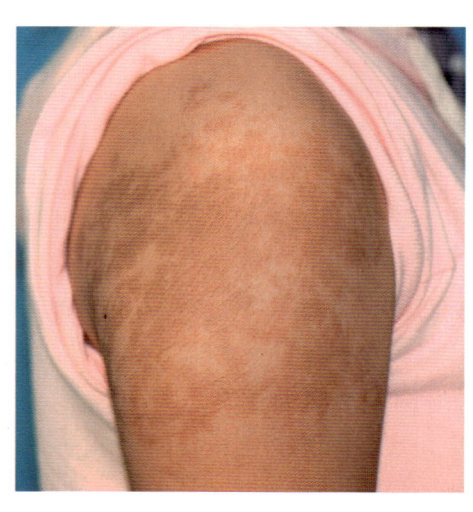 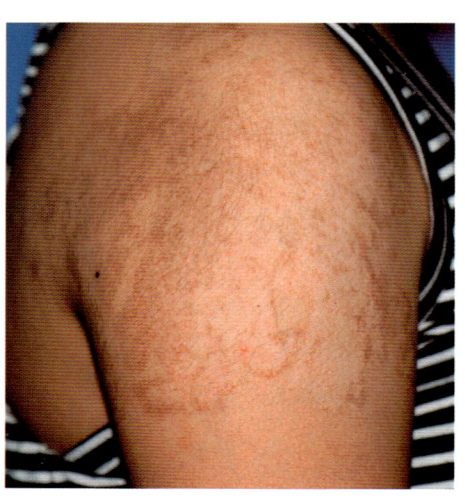

A　　　　　　　　　　　　　　　B

图 10-30　右肩臂部色素性毛表皮痣治疗前后
A. 治疗前　B. 长脉宽 755nm 激光(3ms 脉宽,冷却关闭)治疗 2 次后,色素明显减退

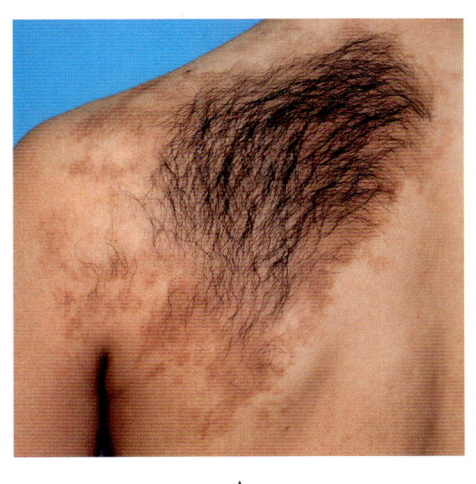
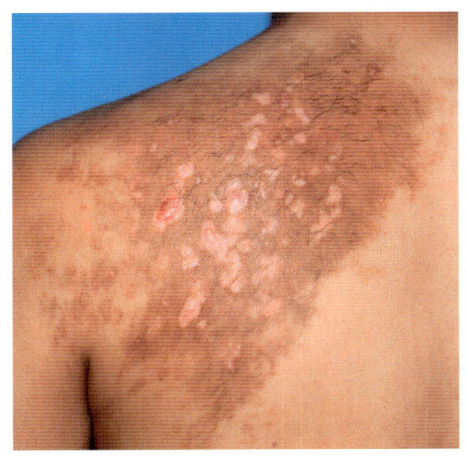

图 10-31　左肩背部色素性毛表皮痣治疗前后
A. 治疗前　B. 755nm（3ms 脉宽）激光治疗 4 次后，毛发基本根除，色素无明显改善，遗留明显的色素减退

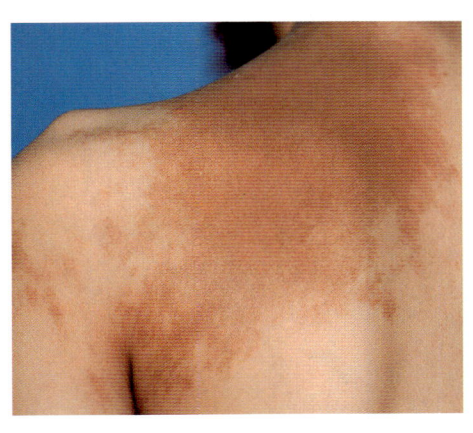
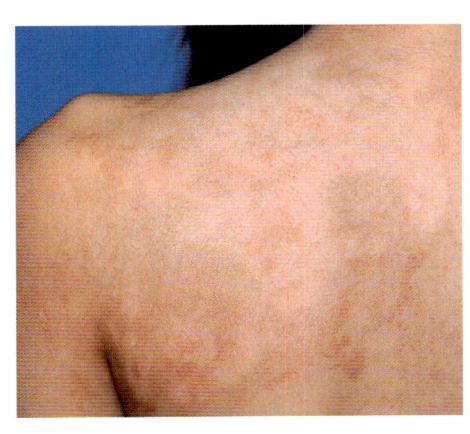

图 10-32　左肩背部色素性毛表皮痣治疗前后
A. 治疗前　B. Q1064nm 激光治疗 5 次后，色素明显改善，遗留片状色素减退

三、黄褐斑

黄褐斑（chloasma，melasma）中医学称肝斑。目前认为黄褐斑可能与妊娠、口服避孕药、某些内分泌紊乱、某些药物、化妆品、遗传、微量元素缺乏、肝脏疾病及紫外线等有关。

（一）发病机制

虽然一般认为黄褐斑的发病原因有体质、紫外线、激素等，但笔者认为这些仅仅是促使黄褐斑加剧的因素，并不是黄褐斑的真正病因，其真正原因是对皮肤过度刺激引起的皮肤屏障破坏。皮肤屏障破坏引起的色素沉着型接触性皮炎是大家熟知的疾病，如使用不当的化妆品后，面颊部倒三角区域出现的色素斑，将过敏原除去并使用激素软膏可以有效治疗。虽然考虑是一种慢性的过敏反应引起的色素沉着，但仔细想想还是不可思议。因为患者并不是把化妆品仅仅涂抹在这个倒三角区域，而是在整个面部都涂抹了这种化妆品，但却仅仅在倒三角区域出现色斑，这该如何解释呢？如果原因是因为这个倒三角区域的皮肤屏障功能低下，就容易说明问题了。

笔者提出了色素沉着型接触性皮炎和黄褐斑属于一类疾病的统一理论（葛西理论），其理由如下：由于患者生活上的问题造成了皮肤一定程度的屏障破坏，该部位的皮肤容易造成过敏，所以出现了色素沉着型接触性皮炎；如果持续出现某种机械性的刺激和持续性的炎症，则会逐渐产生色素沉着而出现黄褐斑。从本质上讲，两种疾病的机制都是皮肤屏障作用的破坏，两种疾病合二为一并称为广义的黄褐斑比较好（图10-33）。

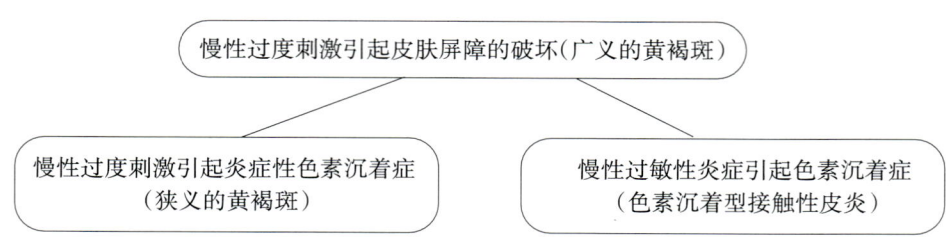

图10-33　黄褐斑和色素沉着型接触性皮炎的关系

两种疾病产生的条件是皮肤摩擦，如果患者停止皮肤摩擦，两种疾病的根治才有可能。基于这种考虑，笔者研究了黄褐斑的保守治疗。

（二）临床表现

黄褐斑对称分布于面部，以颧部、颊部及鼻、前额为主，偶见于颏部和上唇部，一般不累及眼睑和口腔黏膜。皮损呈淡褐色或深褐色斑，大小不一，边缘清楚或呈弥漫性，有时呈蝶翼状。无主观症状。女性多见，多开始于妊娠第2～5个月，分娩后来月经时即渐消失；但也有发生在绝经期妇女、男人和未婚青年女性。黄褐斑随内分泌变化、季节、日晒等因素可稍有变化，部分患者分娩后或停服口服避孕药后可缓慢消退，大多数黄褐斑患者病程难以肯定，可持续数月或数年。

1　临床上根据皮损分布部位，可分为面中型、颊型、下颌型三型。

（1）面中型：最为常见，皮损分布于额、颊和鼻部。

（2）颊型：皮损主要位于双侧颊及鼻部。

（3）下颌型：皮损主要位于下颌，偶累及颈部V形区。

严重者可全面部泛发。

2　亦可用Wood灯检查，根据色素沉着的深浅分为表皮型、真皮型和混合型三型。

（1）表皮型：在Wood灯下色素程度加深，在自然光下呈淡褐色。

（2）真皮型：在Wood灯下色素程度无明显加深，在自然光下呈蓝灰色。

（3）混合型：两型表现均可看到，在自然光下呈深褐色。

（三）病理

黑色素颗粒存在于黑色素细胞、角质形成细胞或真皮噬黑色素细胞中。表皮型的黑色素主要沉积在基底层及上面，偶尔延及角质层，表皮黑色素细胞活跃，但无黑色素细胞的增殖。真皮型真皮中上部可见游离的黑色素颗粒，真皮浅层和中层有含黑色素的噬黑色素细胞，特别是血管周围的噬黑色素细胞，无炎症细胞浸润，在避孕药诱发的病例中血管和毛囊周围可见少量淋巴细胞浸润。混合型的表皮黑色素细胞活跃，真皮有噬黑色素细胞。

（四）诊断及鉴别诊断

根据黄褐色斑，好发于面部，对称而呈蝶翼状，无自觉症状等易于诊断。需鉴别的有：

（1）雀斑：色素斑点小，分散不融合，夏季明显，冬季变淡或消退。临床上往往两病同发者多见。

（2）太田痣：皮损为淡青色、深蓝色或蓝黑色斑片，大多数为单侧性，有的患者结膜、巩膜亦呈青蓝色。多自动发病,不难鉴别。

(3) 瑞尔黑变病:色素斑好发于耳前、颞、耳后、颈,为灰褐色、深褐色斑,上有粉状细薄鳞屑。

(五) 一般治疗

1 病因处理 去除可能的病因,在治疗中均应避光,并使用防晒剂,慎用化妆品,保持乐观的情绪。由避孕药引起的黄褐斑,应停止服用避孕药。

2 局部治疗 广谱防晒霜(紫外线 A+B)、氢醌是最常用于治疗黄褐斑的手段,其他的局部美白制剂如视黄酸、壬二酸和曲酸等,物理和化学治疗如化学剥脱、擦皮、激光和 IPL 治疗均可用于黄褐斑,但有效率和并发症发生率的报道差异较大。

(1) 脱色剂:主要包括以下几类。

1) 氢醌:即对苯二酚,系酪氨酸-酪氢酸酶系统的抑制剂,主要阻断被酪氨酸酶催化的从酪氨酸到多巴的反应过程,抑制黑色素小体形成,并促使其分解,导致黑色素细胞破坏。常用 3% 的浓度,持续应用数月有效。氢醌霜不要涂擦皮损附近的正常皮肤,也不要用得太多,以免使皮肤颜色不均匀。极少数黄褐斑患者涂擦氢醌霜后可发生过敏性皮炎。若制成复方制剂,如 0.1% 地塞米松、5% 氢醌、0.05%~0.1% 维 A 酸霜;或 2% 氢醌、0.05%~0.1% 维 A 酸霜则效果更好,优于单一制剂。

2) 单丙酸对苯二酚酯(MPHQ):由氢醌和丙酶反应制得,是氢醌的一种脂肪酸酯,性能稳定,不易被氧化,无刺激性,疗效好,常用 3% 浓度。

3) 20% 氢醌单苯醚霜:有乳剂或软膏可应用,在皮肤内变成氢醌起相同的作用,对顽固性病例可能有效,应注意易引起过敏和不均匀脱色或永久性脱色。

4) 另外,脱色剂还有 2,6-叔丁基对苯酚霜、10%~20% 壬二酸霜、3% 曲酸霜、复方丝蛋白霜、1%~3% 4-异丙基儿茶酚霜、3% 熊果苷搽剂、0.1%SOD 霜、N-乙酰-4-S-半胱氨酚等,据报道均有一定的疗效。

(2) 维 A 酸制剂:0.05%~0.1% 维 A 酸有减轻色素沉着的作用,其治疗机制不清。起效时间慢,需半年。从低浓度起用,逐渐增加至 0.1%,以免引起红斑刺激现象。也可配制复方制剂:用 0.1% 维 A 酸、0.1% 地塞米松、5% 氢醌霜放入亲水性软膏或配入等量丙二醇乙醇溶液中,每日外用 2 次,连用 4~6 周后可使色素明显减退。

(3) 中药提取制剂:如斑克霜、当归柿叶霜、柿叶祛斑霜、蛇油霜、中药面膜等,均见一定效果。

3 全身治疗

(1) 维生素 C:能使深色氧化型色素还原成浅色还原型色素,并将多巴醌还原成多巴,阻止黑色素代谢的氧化过程,抑制黑色素形成。可口服,1~3g/d;或 2~5g/d 加入液体中静脉滴注,3 周为一疗程。也可采用离子透入疗法。

(2) 维生素 C 和维生素 E:两者合用有协同作用。

(3) 谷胱甘肽:谷胱甘肽是人体内一种重要的抗氧化剂,它能够清除人体内的自由基。治疗黄褐斑时多与维生素 C 合用,还原型谷胱甘肽钠 0.6g 和维生素 C 3g 加入生理盐水静脉滴注,每周 2 次,一疗程 10~20 次,效果良好。

(4) 氨甲环酸:也叫传明酸。氨甲环酸(1,5-二氨基己酸)与参加黑色素代谢的酪氨酸部分结构相似,都有一个羧基,可竞争性抑制酪氨酸酶,进而减少黑色素的形成。可口服或静脉滴注。氨甲环酸 1~1.5g/d 治疗黄褐斑,报道总有效率在 90% 以上。

(六) 激光治疗

黄褐斑色素细胞功能紊乱,任何创伤性治疗均可能使色素异常加重,所以,过去对激光治疗黄褐斑一直持保守态度,因在多数情况下,黄褐斑在激光治疗后会发生明显炎症后色素沉着反应。但激光治疗黄褐斑的努力从来就没有停止过,多种激光被尝试用于黄褐斑的治疗。总体来说,表皮型黄褐斑的激光治疗效果尚可,与外用药物和化学剥脱术治疗效果类似,但是激光治疗后可能迅速复发甚至颜色更深,复发与黑色素细胞的过度活动和激光治疗后的炎症性色素沉着有关。真皮型和混合性黄褐斑的激光治疗效果文献报道差异较大,且常有治疗后色素沉着。

1. **色素特异性激光治疗** Q开关短波长激光如510nm、532nm、755nm激光治疗后仅能获得一过性的色素减淡,但最终均会发生色素加深,结果都令人失望,经常有严重的炎症后色素沉着发生,故不推荐使用常规Q开关激光治疗。因为常规能量的Q开关激光能量高,引起组织反应重,易引起色素沉着或加重黄褐斑;另外光斑小,照射能量高,且穿透浅,也易引起色素沉着。但现在有采用低能量大光斑的Q开关翠绿宝石激光和Q开关Nd:YAG激光治疗,以照射后轻度红斑为止,组织反应轻,避免和减轻了炎症后色素沉着,据报道有一定的临床应用价值。近年推出的新型Q开关激光多采用平顶式脉冲输出,使输出激光光斑的能量密度均匀一致,对表皮的组织损伤降低,避免和减少了治疗后色素沉着的发生,对黄褐斑的治疗更有效。目前运用长波长、大光斑、低能量Q开关激光多次短间隔照射是治疗黄褐斑较快速、有效且副作用小的方法(表10-2)。

表10-2 不同黄褐斑的激光治疗参数

黄褐斑颜色	激光波长	光斑直径(mm)	脉宽(ns)	能量密度(J/cm^2)	频率(Hz)
浅棕色、浅棕灰色	755nm	4	5~10	3~4	1、5、10
棕灰色、棕黑色	1064nm	4	5~10	2~4	1、5、10

2. **低能量密度Q开关755nm激光治疗** 卢忠等观察Q开关755nm激光照射瞬间,含有一定数量的黑色素小体的表皮黑色素细胞受到一定程度的损伤。在光镜下,正常人表皮黑色素细胞的数目在Q开关755nm激光照射后1周即可恢复正常。Q开关激光不能长期抑制黄褐斑皮损区活跃的黑色素细胞功能。Kopera观察Q开关755nm激光照射后人表皮黑色素颗粒爆破,含有多量黑色素的黑色素细胞、角质形成细胞及真皮噬黑色素细胞产生空泡样变,其活性暂时受损;不含或含黑色素少的黑色素细胞活性无影响。Rusciani对3例用Q755nm激光成功治疗黄褐斑的患者随访观察了2年,认为化学剥脱、磨削等治疗只能去除表浅的色素,而该激光能有效去除黄褐斑真皮的黑色素,对于难治性黄褐斑是安全有效的方法,联合用氢醌等可防止复发取得长期疗效。

3. **低能量密度Q开关1064nm激光治疗** 临床应用的报道逐渐增多,多数报道证实该方法疗效确切,但有一定的色素沉着发生率。Polnikorn采用能量密度小于5J/cm^2的Q开关1064nm激光治疗顽固性真皮型黄褐斑,每周治疗1次,连续10次,随访6个月,黄褐斑完全消退,无复发。Cho等对整个面部先用2.5J/cm^2能量密度、6mm光斑扫描两遍,然后黄褐斑区用4~5J/cm^2能量密度、4mm光斑扫描两遍,2周治疗一次,平均治疗7次(5~15次),共治疗25例韩国女性黄褐斑患者。结果显示,11例(44%)有显著的临床改善,7例(28%)接近临床消除,5例中等改善,2例无明显改善,平均治疗2.8次即有临床看得见的改善,2例发生色素减退,但随访时间仅2个月。这种先治疗整个面部再治疗黄褐斑病变区的方法使得整个面部的肤质得到改善,同时使皮损与正常皮肤的过渡更自然。Kim采用类似的方法治疗259例皮肤Ⅳ型的韩国中重度黄褐斑患者(男15例,女244例),2周治疗一次,疗效显著。其中3例韩国女性发生斑点状的白斑,白斑活检显示基底角质形成细胞黑色素缺失,功能性黑色素细胞减少。这种白斑的形成一方面可能是1064nm激光的光毒性对黑色素细胞的损伤,另一方面也可能是1064nm激光对微血管的损伤。Wattanakrai用低能量Q开关 1064nm（3.0～3.8J/cm² 能量密度，6mm 光斑，10Hz 频率）激光治疗 22 例真皮或混合型黄褐斑，每隔 1 周治疗 1 次，治疗 5 次后，随访 12 周，黄褐斑近期得到显著的改善。随访中 4 例出现炎症后色素沉着（PIH），所有患者出现不同程度的复发。作者认为对于亚洲人黄褐斑用 Q 开关 1064nm 激光仅能有暂时的改善，并且有色素减退、黄褐斑复发和色素沉着等并发症。

总结文献和类似的经验，我们认为黄褐斑早期消散可能是由于黑色素颗粒的碎片化和消散，但激光治疗的同时也产生非特异性的真皮损伤和诱导炎症反应，导致噬黑色素细胞迁移。重复的激光治疗可减少或耗竭活化的黑色素细胞，这可能是导致色素脱失斑的原因，因为这种激光治疗后的斑点状的色素脱失是逐渐发生的。这种色素脱失的治疗较困难，外用的美白制剂可能加重色素脱失。另外，低能量 1064nm 激光有可能刺激黑色素化，导致色素沉着。因此我们主张低能量（通常治疗至皮肤轻度潮红即可，能量密度一般为 2～3mJ/cm²）多次（5～10 次）、频繁（每周 1 次）的治疗。多数患者在治疗后皮肤质地和肤色有改善，可能是由于胶原重塑所致，与非剥脱激光治疗光老化皮肤或光学嫩肤的机制一样，因为 1064nm 激光治疗皱纹和萎缩性瘢痕的作用得到了临床和组织学证实（图 10-34）。

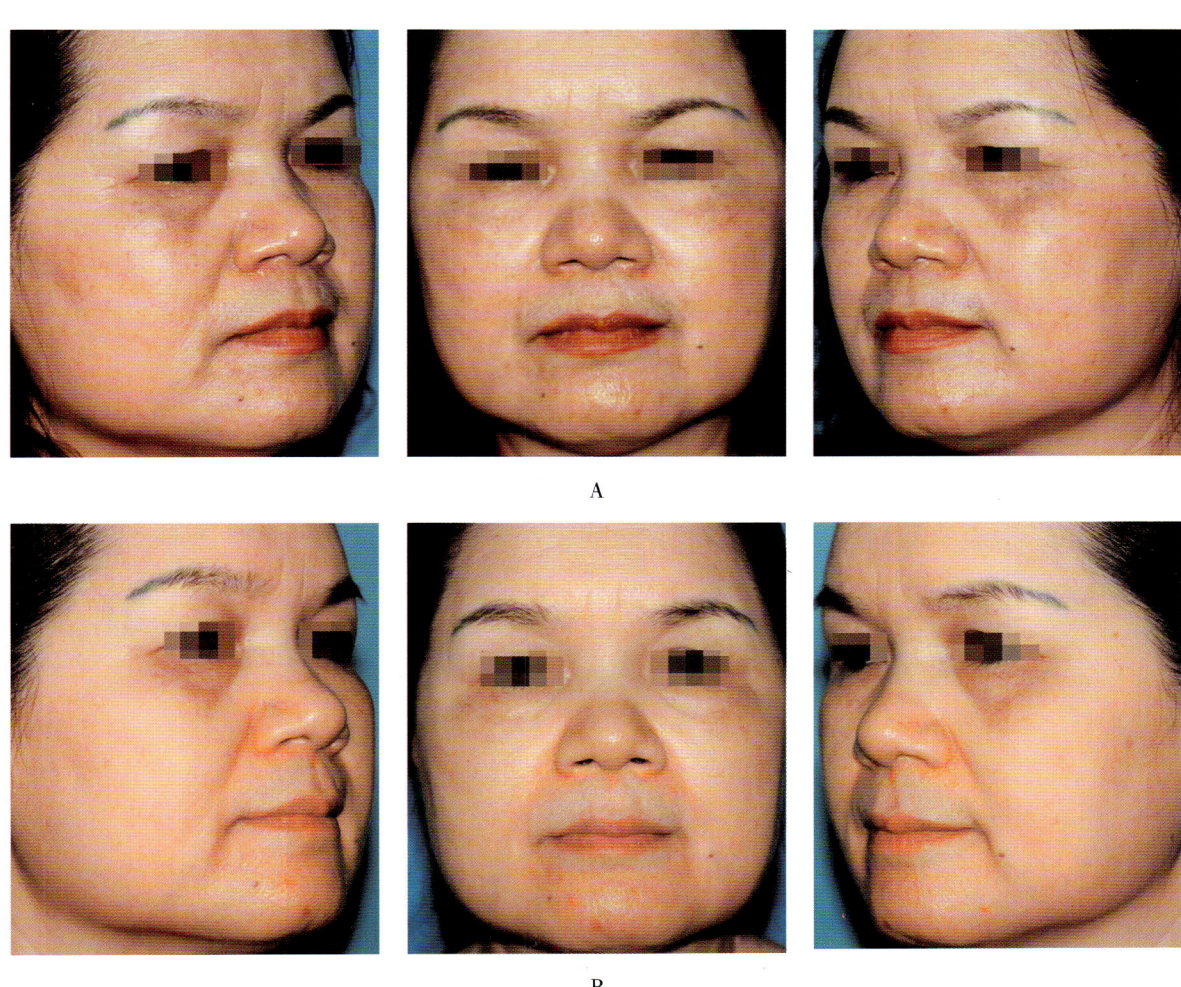

图 10-34　面部黄褐斑 Q 开关 1064nm 激光治疗前后
A. 治疗前　B. 低能量 Q 开关 1064nm 激光治疗 3 次后 3 个月，色素基本消退

4　剥脱性激光治疗　剥脱性激光如铒激光、CO_2 激光治疗黄褐斑术后往往会发生严重的色素

沉着，一度被禁用。Rhesa 等选取了 10 例难治性黄褐斑（Ⅱ～Ⅴ型皮肤），用铒激光（5.1～7.6J/cm²，8Hz）治疗，结果在激光治疗后 4 天黄褐斑有明显的改善，但是在术后 3～6 周所有的患者都有炎症后色素沉着。经过 6 个月每周 2 次 30%～40% 羟基乙酸和每天 1 次遮光剂及 20% 壬二酸治疗后，色素沉着较激光治疗前有显著的改善。Wanitphakdeedecha 采用可变方形脉冲（VSP）的铒激光（7mm 光斑，脉宽 300μs，能量密度 0.4J/cm²，扫描两遍）治疗 20 例泰国女性表皮型黄褐斑患者，1 个月后再治疗一次。随访 4 个月，发现 VSP 铒激光可有效但仅暂时性地改善表皮型的黄褐斑，炎症后色素沉着的发生率仅 17.6%，远低于传统的非方波短脉宽铒激光和 CO_2 激光（近 100%），而且这种色素沉着能在 2 周内逐渐消退，但治疗停止后部分患者有复发。作者认为方波脉冲对周围的组织影响小，可能副作用要小一些。

5 剥脱性激光与 Q 开关激光联合治疗 如铒激光结合脉冲 CO_2 激光，接着用 Q 开关翠绿宝石激光；或超脉冲 CO_2 激光和 Q 开关翠绿宝石激光联合治疗等，这种治疗均需要一段时间停工休息恢复，但炎症性色素沉着的发生率均显著低于单用一种激光。Keyvan 等对 8 例 Fitzpatrick 皮肤类型Ⅳ～Ⅵ型的患者进行治疗，激光治疗前先外用 0.05% 维 A 酸、4% 氢醌、1% 氢化醋酸可的松治疗 14 天。选取 4 例先用脉冲 CO_2 激光（电脑图形发生器手具，脉宽 950μs，能量密度 300mJ/cm²）治疗，然后再用 Q 开关翠绿宝石激光（6J/cm²）治疗；另外 4 例只用同参数的 CO_2 激光。结果联合治疗组中的 4 例异常色素均消退，而 CO_2 激光治疗组 2 例在治疗后有严重色素沉着。Suhattaya 等对 6 例皮肤类型Ⅱ～Ⅴ型的难治性黄褐斑患者治疗，一侧面部先用 CO_2 激光治疗（电脑图形发生器手具：参数为功率 60W，300～350mJ，脉宽 950μs，能量密度 5～6J/cm²，方形扫描模式，光斑 8mm；或者选用标准手具：光斑 3mm，300mJ，功率 5W），然后用 Q 开关翠绿宝石激光（755nm，脉宽 60ns，能量密度 5～7J/cm²，光斑 3mm，频率 5Hz）治疗；而另一侧面部只用相同参数的 Q 开关翠绿宝石激光治疗。在治疗 6 个月时评价效果，联合治疗的一侧有明显改善，而单独用 Q 开关翠绿宝石激光治疗的一侧无显著改善。

6 点阵激光治疗 近几年来，越来越多的报道证实点阵激光给黄褐斑的治疗带来了希望。从机制上讲，点阵激光治疗后，真表皮连接处的色素颗粒可随着表皮微坏死灶（MENDs）经皮脱落，这种脱落可发生在点阵激光治疗后的 1～7 天过程中。这种 MENDs 是点阵激光治疗诱导出的真皮创伤愈合反应，色素小体随 MENDs 排除的机制可能是治疗色素病的机制，MENDs 可能起到了类似载体运输的作用。Rokhsar 用点阵激光（1535nm 和 1550nm 的 Fraxel 激光）治疗 10 例女性顽固性黄褐斑患者，能量 6～12mJ/MTZ，2000～3500MTZ/cm²，间隔 1～2 周治疗 1 次，共治疗 4～6 次。3 个月随访时 6 例（65%）患者完全消退，3 例（<25%）改善，证实有一定的疗效，风险较低，仅 1 例发生炎症后色素沉着，没有色素减退发生，并且停工期缩短。LEE 等采用 Fraxel 激光治疗 25 例韩国女性黄褐斑患者（1550nm，能量密度 15mJ/MTZ，点密度 125MTZ/pass，扫描 8 遍），4 周后 60% 的患者得到明显改善，24 周时 52% 的患者明显改善，3 例（13%）出现色素沉着。Goldberg 等采用 Fraxel SR750 的 1550nm 点阵激光治疗 10 例皮肤类型为Ⅲ型和Ⅳ型的黄褐斑患者，每 2 周治疗 1 次，共治疗 2～4 次，术后 3 个月的活检显示皮肤黑色素细胞较治疗前相对下降，周围角质形成细胞中的黑色素含量明显减少，6 例Ⅲ型皮肤患者有较好改善，4 例Ⅳ型皮肤患者明显改善。Naito 等治疗 6 例中国女性黄褐斑患者，每月治疗 1 次，共治疗 3～4 次，结果 3 例改善 50%，2 例改善 30%，1 例改善 20%。这些报道均显示点阵激光对黄褐斑的疗效明显优于其他激光，点阵激光可能是一种治疗黄褐斑的安全有效的治疗选择，但点阵激光治疗也存在色素沉着和复发的问题，只不过相对较少。另外，这些报道病例数较少，随访时间不长，因此点阵激光治疗黄褐斑还需要大样本、长时间的观察评价（图 10-35）。

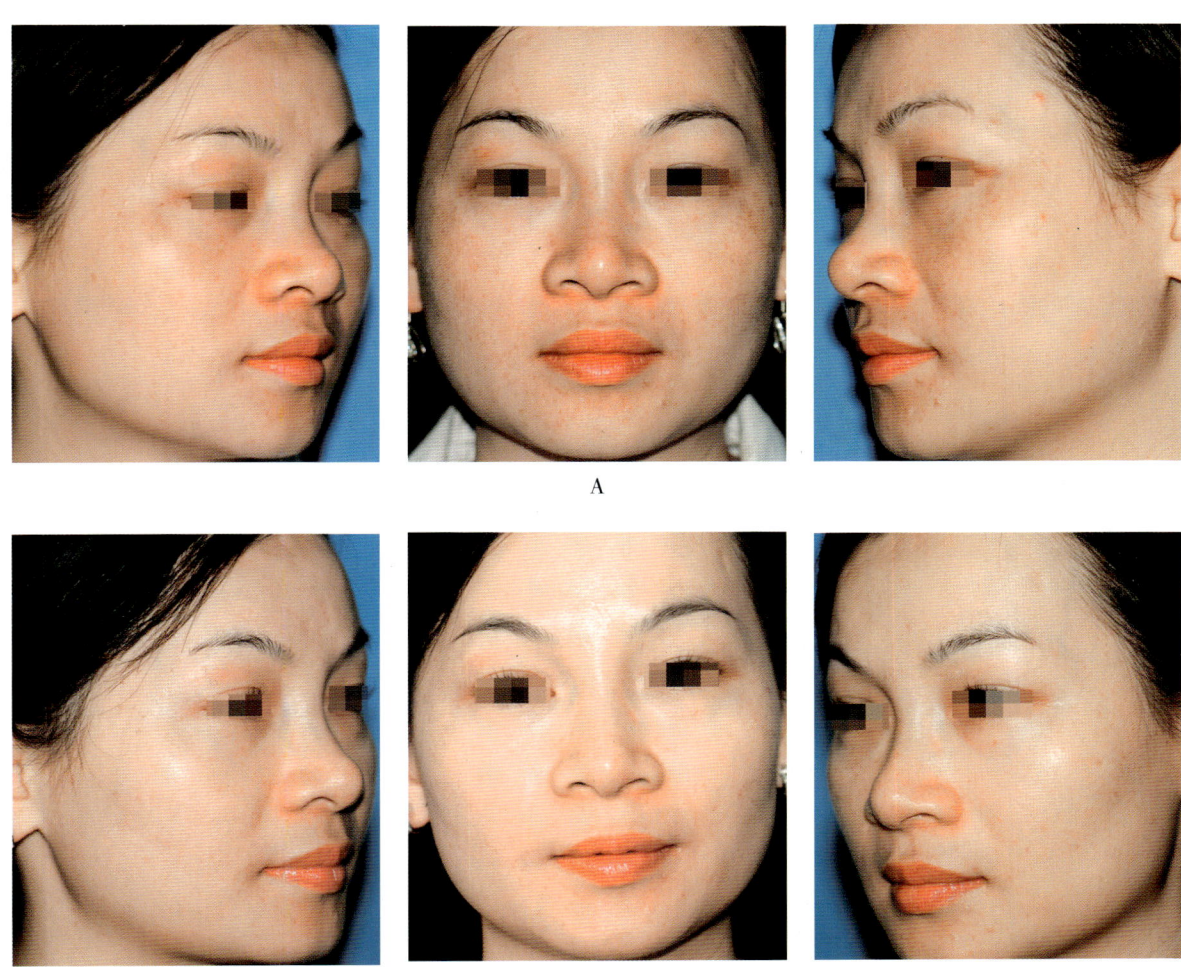

图 10-35　面部黄褐斑点阵铒激光治疗前后
A. 治疗前　B. 点阵铒激光治疗 3 次后 3 个月,色素明显减退

7 强脉冲光治疗　强脉冲光(IPL)通过选择性光热作用治疗,脉宽可调,每次击发可选择 1～3 个脉冲,是毫秒级脉宽光源,不能瞬间集中峰值能量爆破黑色素小体,对真皮的黑色素颗粒作用达不到有效破坏。相比 Q 开关激光,IPL 脉宽长、能量低,不会产生类似 Q 开关激光照射瞬间出现的皮肤发白现象,引起的组织损伤反应小,治疗后色素沉着少。IPL 照射黄褐斑皮损后可出现色斑颜色即刻加深的现象,这是由于表皮基底层的黑色素颗粒迅速上移到皮肤表面,出现有黑色素颗粒聚集的细胞坏死碎片。

第四代 IPL 采用了优化脉冲技术(optimal pulse technology,OPT),脉冲能量控制均一,波形顶端平,没有能量峰值和能量衰减,治疗作用温和,且安全有效。Wang 等选取 33 例皮肤类型 Ⅲ～Ⅳ型的难治性黄褐斑患者,随机抽取 17 例用 IPL 治疗,4 周为间隔,共治疗 4 次,第一次用 570nm 滤光片,此后用 590～615nm 滤光片。在所有治疗中能量密度均为 26～33J/cm^2,双脉冲,第一脉冲 3～4ms,第二脉冲 4～5ms,脉冲延迟 30～35ms。术后给予 4%氢醌和宽谱防晒剂防止炎症后色素沉着。16 例患者作为对照组,只给予氢醌和防晒剂。结果是 IPL 治疗组改善率达 39.8%,而对照组只有 11.6%。但是在 36 周时又出现了色素再沉着,提示维持治疗是必需的。Yamashita 观察 IPL 照射后黑色素细胞不被破坏,可很快恢复活性,认为 IPL 可以暂时去除表皮色斑,但是维持疗效应该加用药物或有效的激光治疗以抑制黑色素细胞的活性。

我们认为IPL对于亚洲人难治性黄褐斑的治疗是安全有效的,而且也具有一定的优势。IPL治疗时和治疗后的红斑和疼痛轻微,一般在1天内消失。大部分患者有轻微结痂,一般在1~2周内脱落。治疗后可立即使用化妆品而不需创面护理,没有感染和瘢痕的形成。IPL治疗后炎症后色素沉着要比Q开关激光和剥脱性激光轻,这种色素沉着可应用氢醌和进一步的IPL治疗来逐渐消退(图10-36)。

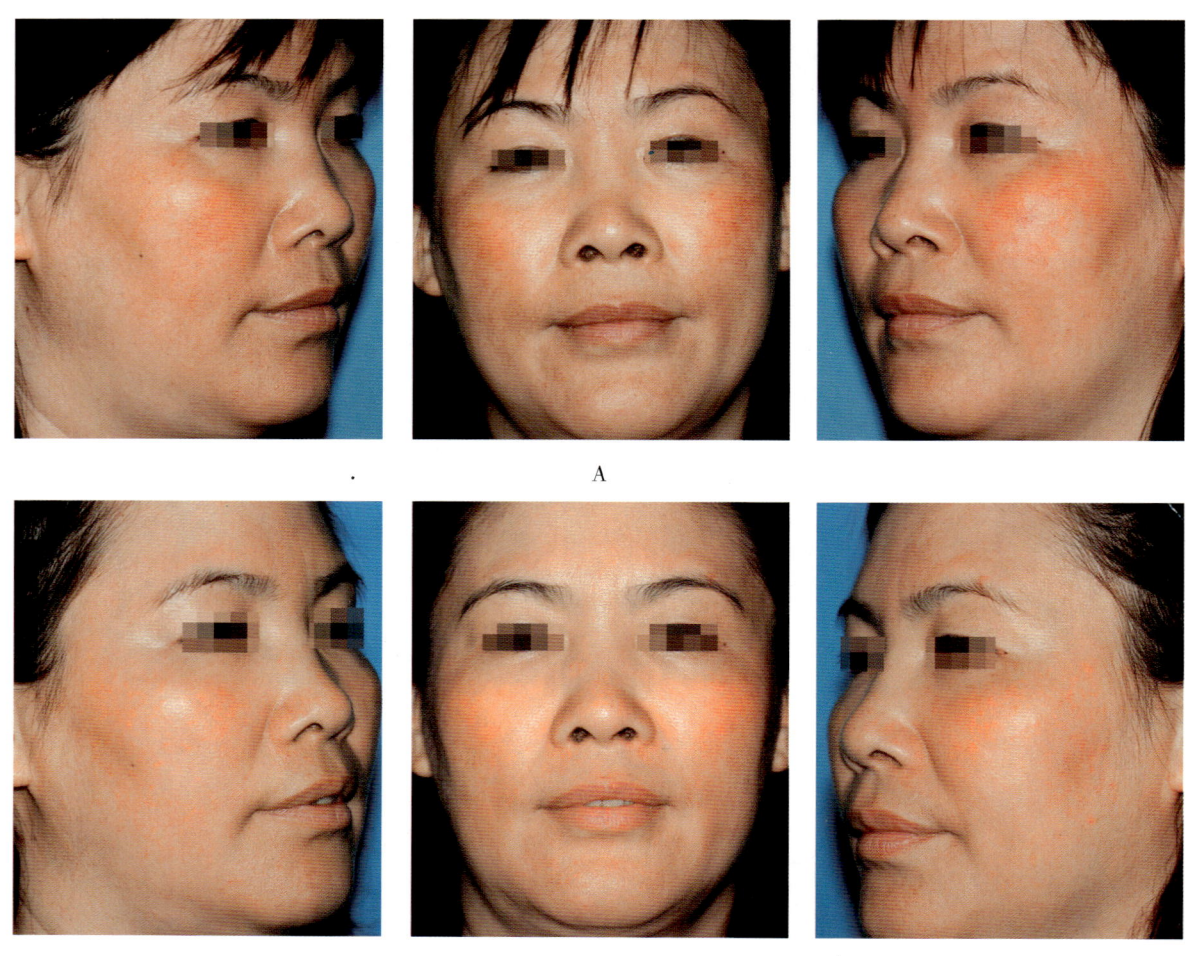

图10-36　面部黄褐斑IPL治疗前后
A. 治疗前　B. IPL治疗3次后4个月,色素明显减退

总的来说,黄褐斑一定要采用综合治疗手段,包括脱色剂、防晒和宽谱的防晒剂。在做好病因处理、外用药、全身用药的基础上,对于一些顽固性的黄褐斑可采用激光或强脉冲光治疗。

(七) 保守治疗

黄褐斑可以发生在面部的多个部位,有些部位比较好发。和色素沉着型接触性皮炎一样,黄褐斑最常见的发生部位也是面颊部的倒三角区;此外,下颌缘附近、上唇、前额、眶外侧等骨骼突起部位也是黄褐斑好发的部位。虽然色素沉着型接触性皮炎和黄褐斑是完全不同的疾病,但皮肤屏障破坏是它们共同的特点,两者之间可能有很大的联系。

根据笔者的临床经验,在此介绍黄褐斑的保守治疗方法。笔者从几十年前就开始使用这种治疗方法,此后经过不断改进,得出了如下首选治疗方案:

1 必要的药品和器械　手术显微镜(倍率为12.5倍,笔者使用TAKAGI OM-5型显微镜)、氨甲环酸口服制剂(每片 250mg),有这两样就可以了。如果再配合皮肤镜(dermoscopy)和电脑系统,可以让患者看到皮肤的放大影像则更好。

2 诊疗步骤

(1) 初诊:嘱患者洗去面部的化妆品,使用显微镜将全面部的色斑逐个仔细观察并作出相应的诊断。也就是说,对面部的不同色斑,如老年斑(SK)、后天性真皮黑色素细胞增多症(ADM)、黄褐斑等,尽可能仔细地加以鉴别诊断。告知患者 SK、ADM、雀斑等各种色斑的最佳治疗方法,同时告知黄褐斑的保守治疗流程:①每月一次来院复诊;②按时规律地服药;③根据每次复诊的皮肤状况,遵医嘱治疗,黄褐斑一定会有明显的改善(笔者一般告知患者,如果能坚持服药 1 年半左右,则 90%的黄褐斑都能够消失)。具体的治疗步骤要预约下一次咨询门诊面谈时告知,嘱患者预约好下一次的咨询门诊。

(2) 第一次咨询门诊:每位患者的第一次咨询门诊时间比普通门诊时间多 30min 左右,慢慢地进行。完全卸妆后,将黄褐斑部位的表皮和正常表皮作比较,可以发现患区的表皮磨得比较薄一些,这个时候如果能够使用皮肤镜系统将图像给患者本人看一下则更有说服力。此时应仔细询问患者每天的皮肤护理步骤,并建议患者不要摩擦皮肤。几乎每一位黄褐斑患者都误认为需要彻底去除化妆品,要告诉她们过度揉搓皮肤是不好的,将患者从上述束缚中解脱出来是治疗的最大要点。要说服患者相信"即使化妆品稍微残留一点也没有关系",真的是很困难。

日晒是否是造成黄褐斑的直接原因尚不得而知(笔者是持否定态度的),但紫外线是导致光老化的因素,为了防止皮肤光老化,可以指导患者避免紫外线照射。但是,很多人认为涂抹了防晒霜就可以随便地暴露在阳光下,他们过分地信赖防晒霜的防晒作用。此外必须注意的是,对于涂抹在脸上难以清洗的防晒霜粗暴地卸妆,会加重对表皮的破坏。

对于各种美白化妆品的使用,原则上是允许的,但是要告诉患者其效果是有限的。其实从减少面部皮肤摩擦的角度考虑,倒不如建议患者不要使用。保湿剂也尽量不要使用,因为皮肤干燥和皮肤屏障的破坏有密切的关系,在皮肤干燥的情况下,可以清楚辨别出过度摩擦的部位,如果使用了保湿剂,就可能掩盖这种皮肤屏障破坏的症状。如果停止摩擦皮肤,该部位的皮肤大约 2 周后就可以恢复,干燥的情况随即就会改善,使患者切实体会到疾病的好转。

此外还要告知患者,在黄褐斑的症状彻底好转之前,禁止一切美容治疗操作,如按摩、面膜、熏蒸、换肤、电子、超声波等等"对皮肤有这样那样作用"的操作都不可以做,因为这类操作可能会损伤表皮而加重皮肤屏障的破坏作用。也许这种全面禁止并不是绝对必要的,其主要目的是为了打破患者对化妆品和美容操作的依赖而进行的一种休克疗法,对所有的患者都要进行这样的指导。此后,给予氨甲环酸口服制剂(每片 250mg),每天早晚各 1 片。也有医师建议每天服用 6 片,而笔者认为一天 2 片已经足够了。

(3) 第二次咨询门诊:治疗满 1 个月的时候。第二次咨询门诊只要在普通的诊疗时间内简单进行,大约 5min 时间就可以了。如果是严格按照医嘱执行的患者,此时被破坏的皮肤屏障作用已经明显改善了,皮肤表面的纹理也应该明显恢复了。纹理的正常使患者会主诉"化妆品变得不容易脱落了"、"化妆品难以剥脱了"、"皮肤变得不容易干燥了"(由于保水性提高了)、"皮肤变得有弹性了"(由于表皮增厚了)、"问题减少了"(由于皮肤的屏障作用恢复了)等等,很多患者会发现黄褐斑的色泽改善了。此时重要的是鼓励患者认真地继续服药治疗,以达到根本的治疗效果。

(4) 第三次咨询门诊:治疗满 2 个月的时候,表皮的屏障作用已经明显改善,半数以上的患者已经切实感到黄褐斑好转。但是,有一部分患者依然没有改正自己用力揉搓皮肤的习惯,所以颧骨突出部位的皮肤依然有摩擦的痕迹,要提醒患者认识并注意到这个问题。由于皮肤的状况已经明显好转,差不多可以开始考虑使用激光治疗 SK 和 ADM,也可以开始治疗黑头了,最好综合性地制定一个皮肤美白的计划。此时,会有很多患者要求进行光子或射频治疗,但是一定要始终坚持这种药物的治疗,如果本末倒置地推崇那些辅助治疗的话,很可能使得患者再次陷入以往依赖美容治疗的病态心理,有再次回到最初状态的危险。

(5) 第四次咨询门诊:治疗满 3 个月以后,请患者每个月来医院复诊一次,仔细地观察患者的皮肤变化,提出一些相应的指导。在炎热出汗的季节,由于一天要洗好多次脸,要提醒患者注意不要用毛巾很用力地洗脸。初秋的时候,酷暑好转,皮脂腺的分泌会显著减少。冬天在浴室里洗热水脸的时候,会出现皮肤急剧干燥的现象。在仔细观察患者皮肤的同时,也要认真地进行问诊,找出皮肤变化的原因,要从生活习惯中解决问题。在这一时段,随着黄褐斑症状的明显减轻,表皮的炎症也会减轻,红脸的症状会相应好转。在黄褐斑减轻的同时,以往并不明显的散在性的 SK、ADM 等就会显现出来,对于这种情况,可以选择各自对应的治疗方法进行治疗。患者也感觉到自己皮肤变白了,皮肤出现透明感了,很容易接受进一步的治疗方案。

3 停药及后期处理 关于药物治疗的持续时间,一般来说是 1~1.5 年,但是并没有一个明确的上限。由于该药几乎没有什么副作用,如果患者愿意,服用几年都没有问题;反过来,如果患者认为已经足够好了,早一些停用也没有问题。

关于治疗停止之后的黄褐斑复发问题,由于没有长期的随访调查而不能妄下结论。笔者认为,患者要注意的是不要陷入破坏皮肤屏障作用的过度揉搓皮肤的坏习惯中去,如果能够维持皮肤良好的状况,就不容易复发。在笔者的临床经验中,也有患者几年之后复发再来就诊的,这些患者都是又陷入了过度揉搓皮肤的坏习惯中。此时可再次开始治疗,二次治疗的效果一般比初次治疗的效果要好一些。可以根据经验告诉患者"按照这种疗法,黄褐斑会迅速好转的",使患者感到安心。顺便提一句,黄褐斑药物治疗结束,症状好转多年后,因为其他原因再来医院的患者也很多,她们都没有复发的现象。这类患者一般都没有回到以前过度揉搓皮肤的坏习惯中去,也许是因为认真地执行了笔者对她们的建议。当我对这些患者说:"黄褐斑没有复发,真幸运呀!"她们一般都会回答:"我至今都一直遵守您当初的吩咐"或"已经停掉各种各样的(美容)操作了!"这个疗法的最大要点是让患者明白"不要给皮肤施加多余的刺激"这个道理。

(八) 典型病例

1 40 岁女性,颊部、上唇黄褐斑,口服氨甲环酸治疗 3 年后好转(图 10-37)。

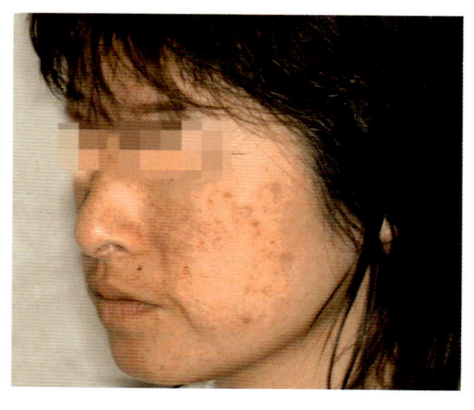 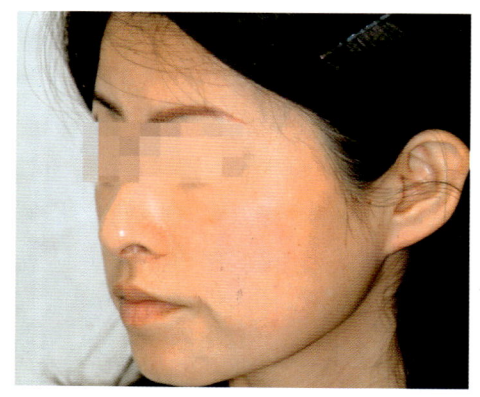

A   B

图 10-37 面部黄褐斑药物治疗前后
A. 治疗前 B. 口服药物治疗 3 年后

2 37岁女性,颊部、上唇黄褐斑,口服氨甲环酸治疗1年半后好转(图10-38)。

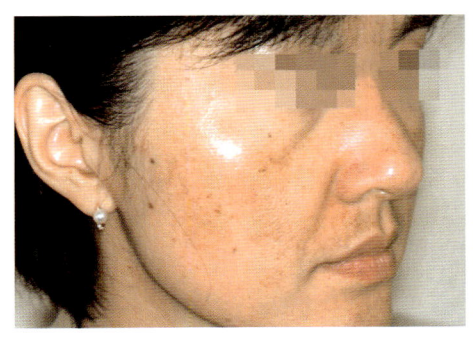
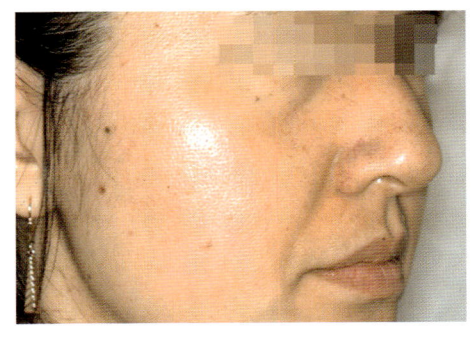

图10-38　面部黄褐斑药物治疗前后
A. 治疗前　B. 口服药物治疗1年半后

四、炎症后色素沉着

炎症后色素沉着(postinflammatory hyperpigmentation,PIH)是皮肤急性或慢性炎症之后出现的皮肤色素沉着,可能是由于炎症反应时皮肤中的部分巯基被除去,使得酪氨酸酶活性增加所致的局部皮肤色素增加。皮肤色素沉着的轻重主要取决于皮肤病的性质。各类皮肤炎症均有可能导致炎症后色素沉着,不当的治疗(如手术、激光或冷冻等)也常引起色素沉着。

(一)临床表现

皮损局限于皮肤炎症部位,呈淡褐色、紫褐色至深黑色不等。在皮炎时较快发生,炎症消失后色素也缓慢消退。历时数周至数月,也有持续不退者。形态和分布与原有皮肤病相关(图10-39)。

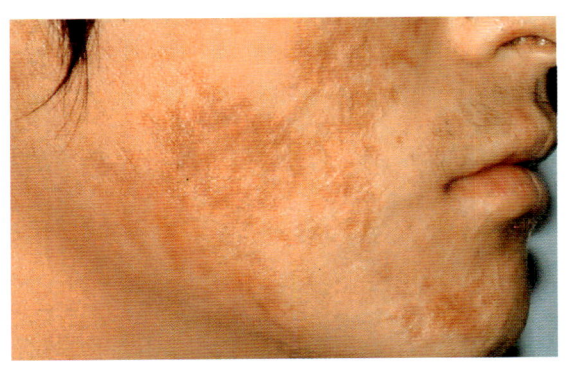
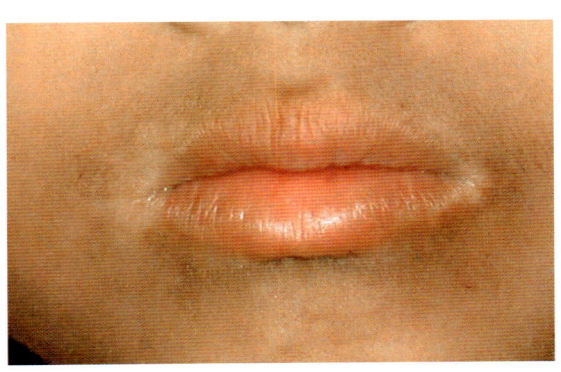

图10-39　炎症后色素沉着
A. 瘢痕性色素沉着　B. 口周疱疹后色素沉着

(二)诊断

根据原有的皮肤炎症史及随后的色素沉着易于诊断。

(三)治疗

针对原先的皮肤炎症进行预防治疗,患处尽量避免日晒和其他各种炎症刺激,局部外用氢醌霜或维 A 酸霜等治疗。

炎症后色素沉着用 Q 开关激光治疗可取得较好的疗效。

也可用 Q 开关红宝石激光,能量密度 2~6 J/cm²,光斑 5mm;或 Q 开关 Nd:YAG 激光,能量密度 5~6 J/cm²,光斑 2~4mm(图 10-40,图 10-41)。

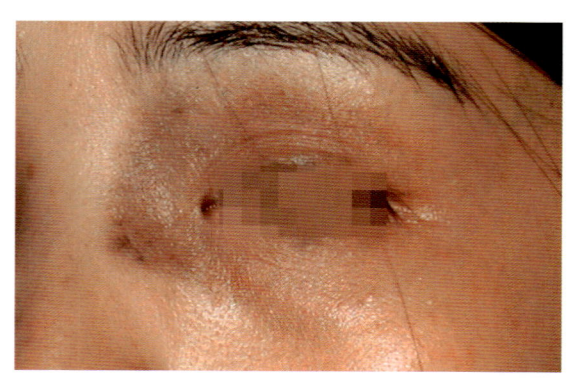
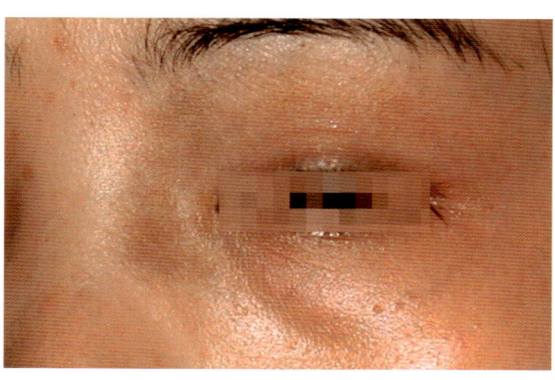

图 10-40　左眼周炎症后色素沉着治疗前后
A. 治疗前　B. Q755nm 激光治疗 3 次后(能量密度 5~8J/cm²,光斑 2~4mm)

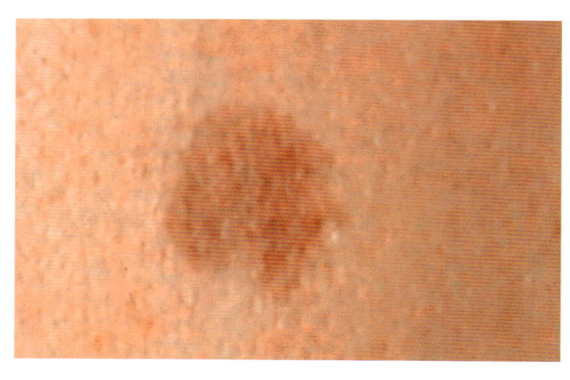
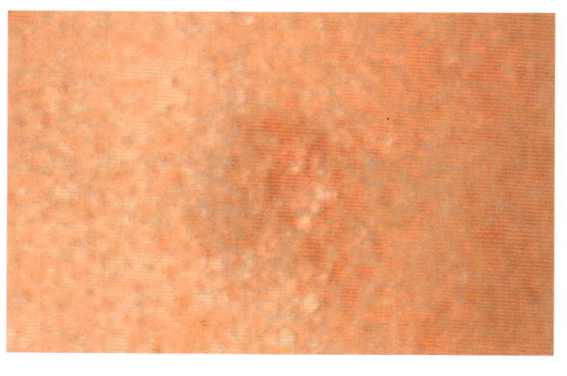

图 10-41　左颧部连续 CO_2 激光烧灼后色素沉着治疗前后
A. 治疗前　B. Q755nm 激光治疗 2 次后(能量密度 6~8J/cm²,光斑 2~3mm)

第四节　真皮色素增加性疾病

一、太田痣

太田痣常见于亚洲人,一般沿着三叉神经第一、二支分布的单侧颜面部分布,偶尔也有双侧性的。发病率大约为 1/500,如果包括小范围(轻度的)的太田痣,发病率可能还要高一些。太田痣和蒙古斑不同,不会随着年龄增长而自然消退。

(一) 病因和病理

病因不明。病理表现为真皮内的黑色素细胞产生黑色素,即真皮性黑色素增多症。

(二) 临床表现

多于出生后1年内或者青春期发病,病灶出现在眼周、面颊、前额、颞部、鼻翼的某一个部位或者所有的部位。婴儿期发病者病灶的色泽比青春期发病者要深,范围要广。病灶的颜色一般呈深蓝或淡蓝色,灰色和茶褐色的病灶需要和扁平母斑进行鉴别。

(三) 诊断

太田痣的本质是原因不明的真皮黑色素增多症,需要和后天性真皮黑色素细胞增多症(ADM)鉴别。虽然有人认为这两种疾病是同一个病种,但由于ADM是青春期以后才发病的,好发于双侧的额部、鼻翼和颊部,呈左右对称状,色斑是点状的而不是弥漫性的,所以笔者认为太田痣和ADM不是同一种疾病。

(四) 治疗

太田痣是真皮黑色素增多症,所以使用可以穿透到真皮的Q开关激光进行治疗,如Q开关红宝石激光(694nm)、Q开关翠绿宝石激光(755nm)、Q开关蓝宝石激光(1064nm),可以破坏黑色素细胞和噬黑色素细胞而获得完全治愈。上述三种激光都可以达到足够的治疗深度,从激光的光斑模式考虑,最好是选用从中心到周边能量均匀的光斑模式,所以笔者一般选用Q开关红宝石激光。1次治疗并不能破坏所有的真皮黑色素细胞,根据病变色泽的浓淡一般需要治疗2~8次。1次激光照射所破坏的黑色素细胞,需要吞噬细胞经过几个月的吞噬并排出体外,治疗效果要3~6个月才能显现出来。此外,激光照射后有时还会出现炎症性色素沉着,治疗部位可能会出现一过性的色泽加深,这种色素沉着最少需要3~4个月、严重的需要半年左右才能消退,所以再次治疗需要有足够的间隔时间。如果在色素沉着没有消退的时候就再次进行治疗,激光会被表皮的黑色素吸收,无法到达真皮而达不到良好的治疗效果,而且会延长色素沉着的时间。如果表皮损伤严重,破坏了表皮层的黑色素细胞,则会出现色素缺失。为了使用尽可能少的治疗次数达到良好的治疗效果,一般需要在两次治疗中间隔4~5个月。按照这样的间隔,儿童需要2~3次治疗、成人需要5~6次治疗即可达到治愈的程度。碰到范围较大的病灶,有人认为一次性全部治疗容易出现各种问题,主张分区分次逐步治疗;而笔者通常都选择一次治疗所有的病变区域(除非面部双侧发病的患者,选用每次治疗一侧)。因为激光治疗后,需要使用软膏纱布外用护理10天,如果分区域治疗,则每次治疗都需要一次这样的术后护理过程,比较麻烦。此外,治疗区域和未治疗区域在边界处会有色泽上的差异,外加治疗后的炎症性色素沉着,最后会在治疗区域上留下颜色不均匀和不干净的感觉。当然,由于年龄、工作、学习等相关因素的影响,有时可能必须进行分区治疗,此时的治疗区域应尽量按照美容单位来划分。需要充分告知患者及家属上述各点,定期来医院治疗及观察,直至病变完全治愈。

1 治疗前的处理 不需要使用美白剂来预防激光治疗后的炎症性色素沉着。日晒斑不但会阻碍激光深入真皮层内的黑色素细胞,还会导致激光治疗后的色素沉着和色素缺失,所以在治疗前最好注意避光或使用防晒霜,以防日晒斑的出现。如果已经出现日晒斑,则须等待晒斑消退后再行激光治疗。

2 麻醉 无麻醉下的Q开关激光治疗,其疼痛并没有达到无法忍受的程度,如果治疗区域使用利多卡因敷贴或利多卡因软膏,则疼痛更加轻微,激光连续发射数个光斑几乎没有疼痛,此后患者对疼痛的耐受性会逐渐增强。如果患者感到非常疼痛,或者因为疼痛而无法使治疗区域保持静止,则会导致无法准确治疗,甚至还会有误伤的危险;此外,如存在病灶范围较大或患者年龄较小等情况，均可考虑在麻醉下治疗。小儿或成人的小范围病灶可以使用局部浸润麻醉或阻滞麻醉，小儿的大范围病灶可选用全身麻醉。对于半侧颜面部的大范围太田痣，可以使用下列神经阻滞麻醉：①眶下神经；②颧神经；③滑车上神经；④眶上神经。面颊部中外侧和上眼睑部位建议使用浸润麻醉。在做眼睑周围的激光照射时，眼内需要滴入表面麻醉药后佩戴金属角膜保护罩，以防止激光伤及角膜。局部浸润麻醉使用27号针头，注入1%的含有肾上腺素的利多卡因，尽量缓慢地注射，每次进针点最好是在前一针浸润麻醉出现效果的部位，以减少疼痛。

3　激光治疗　激光照射的输出能量密度在 $4\sim 8J/cm^2$，以照射部位出现即刻皮肤发白（immediate whitening phenomenon，IWP）为好，不要达到表皮剥离的程度。颜色比较深的部位能量密度调低 $0.5\sim 1J/cm^2$ 比较好。激光照射到刚好皮肤发白的程度，和下一个发射光斑之间稍微空开一点时间间隔，一个光斑一个光斑地照射，光斑之间要有20%～40%的重叠。

4　治疗后的处理　激光治疗后皮肤即会有明显的肿胀，可以冷敷片刻，然后使用凡士林软膏和不粘纱布外用，保持局部的湿润环境7～10天。激光治疗后第二天有时会出现水疱，可以用针刺破，但无须把水疱的薄皮剥除。在创面护理期间一般不会发生感染，不需要特别的消毒，可以洗脸。对于眼睑周围的病灶，治疗后可能会肿胀1周左右，需要告知患者，以免影响日常生活和工作。

5　治疗后的转归　病灶完全治疗之后不需要特殊的处理，而且可以化妆。但是，激光治疗后的新生皮肤比较娇嫩，对摩擦刺激非常敏感，所以要指导患者进行没有刺激的轻柔洗脸和化妆。由于太田痣的女性患者多使用遮盖性化妆品，每天都要进行化妆和卸妆，皮肤常常会有慢性刺激性炎症。激光治疗后炎症性色素沉着时间会比较长，在面部一般会持续3～4个月，如果持续摩擦刺激，则持续时间会更长。激光破坏的黑色素颗粒一般需要3～4个月才能吸收和排出体外，所以太田痣在Q开关激光治疗后需要几个月之后才能判断疗效。在两次治疗的间隔期间，需要使用防晒霜和帽子等遮阳工具防止日晒。

6　再次治疗的时机　Q开关激光治疗后太田痣的色泽会逐渐淡化，激光治疗引起的炎症性色素沉着，小儿大约持续3～4个月，成人持续约4～5个月。如果两次治疗的间隔长一些，则总的治疗次数就可以减少，所以应该耐心等待颜色淡化之后再进行下一次治疗。如果有日晒斑存在，则需要暂缓治疗，因为表皮内的黑色素会吸收部分激光，影响激光进入到真皮层，此外还会引起表皮的热损伤，造成表皮的色素沉着等不可逆的并发症。

7　并发症及预防　Q开关激光治疗是比较安全的治疗，一般不会引起严重的并发症。由于太田痣一般都位于颜面部，所以还是要注意以下几点：

（1）局部麻醉时要注意针头不要损伤眼球：在眼睑周围做局部麻醉时，要注意针头不要扎入过深伤及眼球。如果操作还不够熟练，可以让患者先佩戴角膜保护罩或角膜保护板，再作麻醉注射。

（2）确认在太田痣病灶上没有文身修饰：有的患者为了遮盖病灶，使用白色或肤色的文身刺入皮肤。使用Q开关激光治疗后，肤色的墨汁会变成绿色或青色，给治疗造成麻烦，所以在治疗前要事先确认。

（3）有日晒斑或色素沉着时延期治疗：日晒斑和色素沉着时激光治疗容易产生表皮损伤，导致色素缺失或色素沉着，一般需要等待数月至半年甚至更长时间才会消退，如有特发性皮炎或者是皮肤过敏等慢性皮肤病时，需要使用外用药控制皮肤的炎症症状后再进行激光治疗。

（五）典型病例

1　27岁男性，右侧额、眼睑周围、右颊部大范围的太田痣行激光治疗（图10-42）。

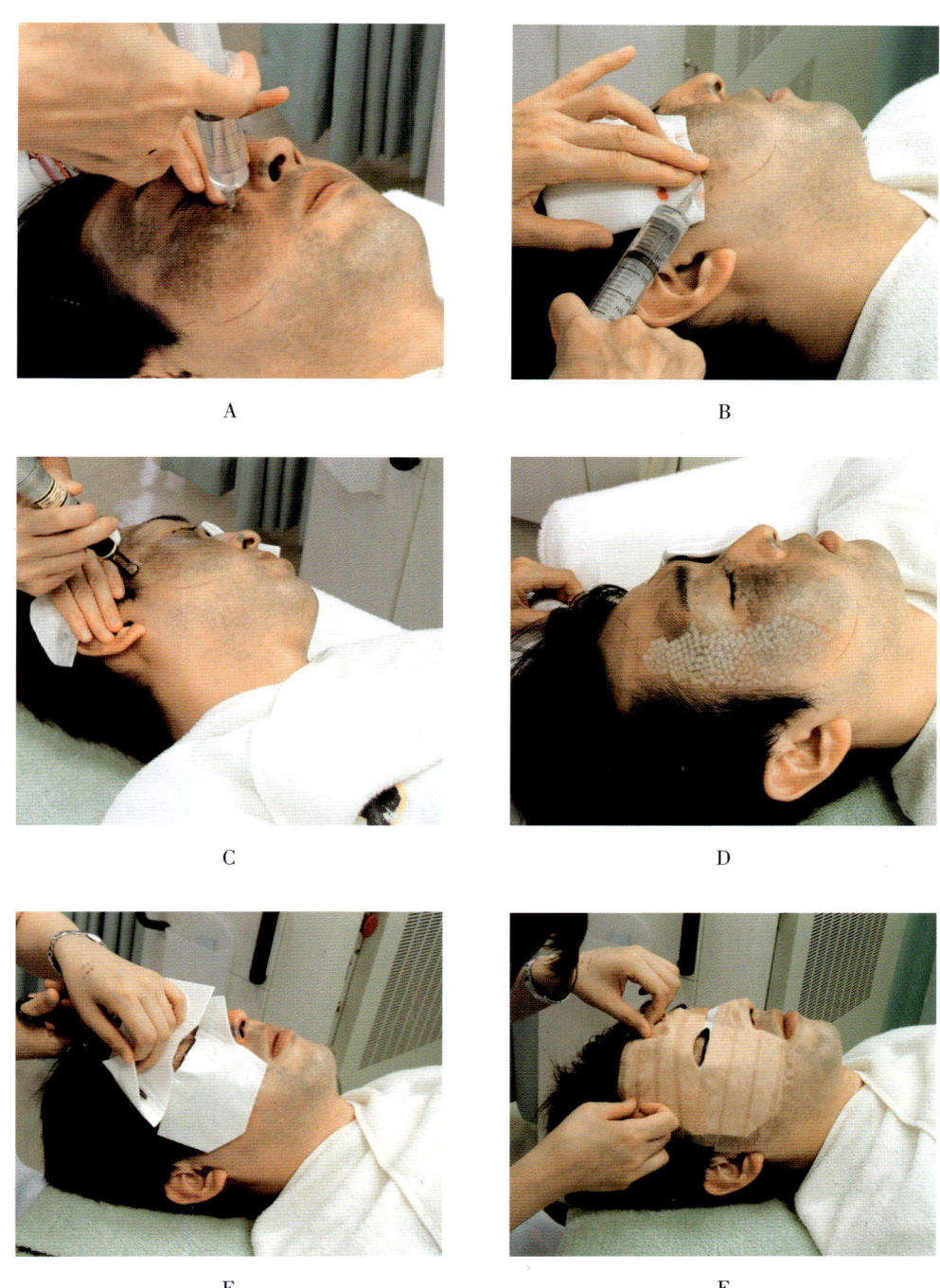

图10-42　面部右侧大面积太田痣的治疗步骤

A. 眶下神经阻滞麻醉　B. 神经组织麻醉达不到的部位作局部浸润麻醉，注射进针部位尽量选在已经麻醉的部位，以最大程度地减轻患者的疼痛　C. 激光治疗　D. 颊部外侧激光照射结束　E. 不粘纱布剪切后覆盖创面　F. 包扎完毕

2 26 岁女性，左面颊部、下眼睑、颞部太田痣。这是笔者 1992 年遇到的病例，当时 Q 开关红宝石激光的输出还不稳定，所以使用的是 Q 开关 Nd:YAG 激光。经过 7 次治疗后，虽然症状明显改善，但在整个区域都有少量色素残余（图 10-43）。因为 Q 开关 Nd:YAG 激光的光斑直径比较小，束流截面（beam profile）模式不均匀，无法将所有的微量残留完全去除。

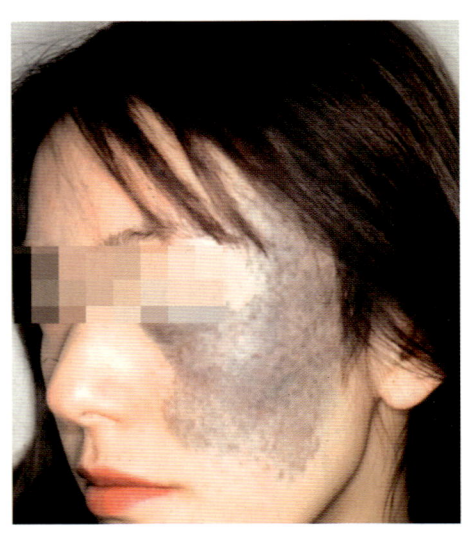 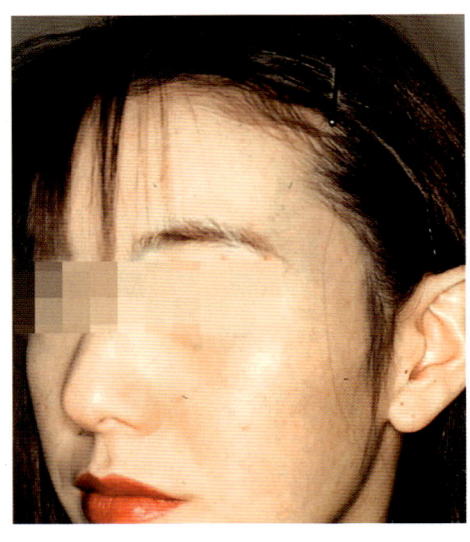

A　　　　　　　　　　　　　B

图 10-43　面部左侧、下眼睑、颞部太田痣治疗前后
A. 治疗前　B. Q 开关 Nd:YAG 激光治疗 7 次后

3 21 岁女性，左侧颜面部太田痣。1998 年以后，笔者改用 Q 开关红宝石激光进行治疗，太田痣可以被完全去除，而且治疗的次数也减少一半。这位患者的色素非常严重，使用 Q 开关红宝石激光治疗了 8 次后才完全治愈（图 10-44）。

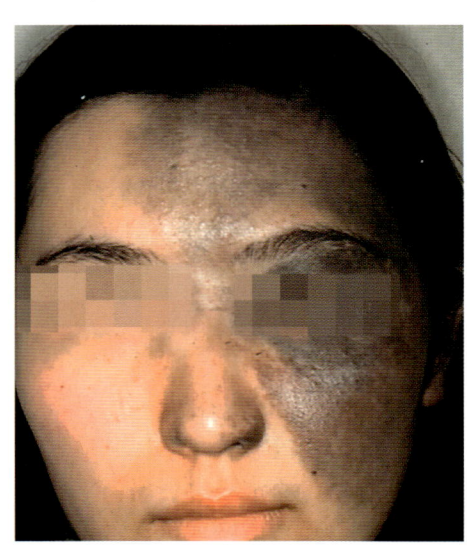 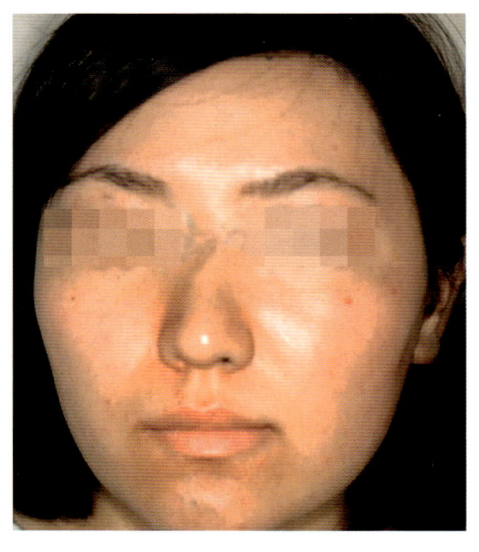

A　　　　　　　　　　　　　B

图 10-44　面部左侧太田痣治疗前后
A. 治疗前　B. Q 开关红宝石激光治疗 8 次后

4 52岁女性,面部左侧太田痣,用Q开关红宝石激光治疗3次后完全治愈(图10-45)。

5 20岁女性,面部左侧太田痣。本例太田痣颜色较浅,需要治疗的次数也较少,Q开关红宝石激光治疗2次即完全治愈(图10-46)。

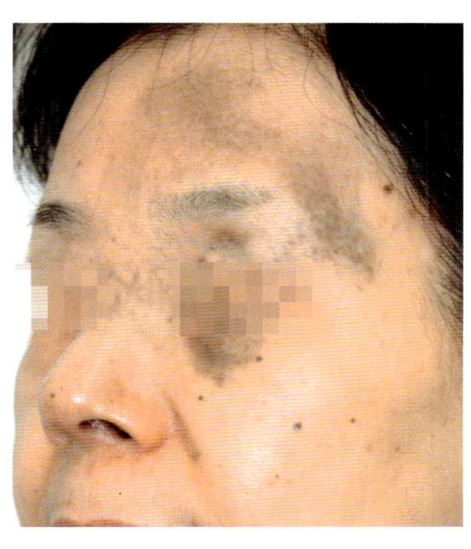 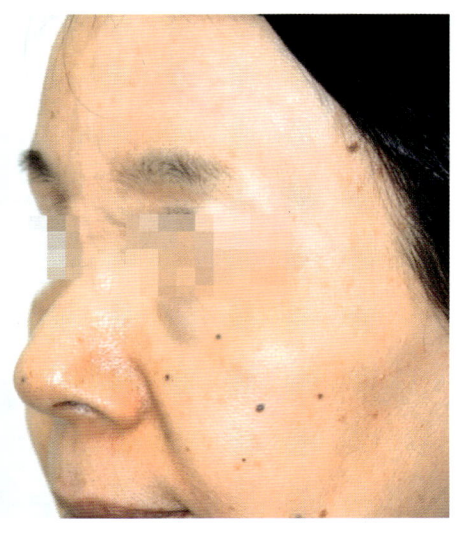

A   B

图 10-45　面部左侧太田痣治疗前后
A. 治疗前　B. Q开关红宝石激光治疗3次后

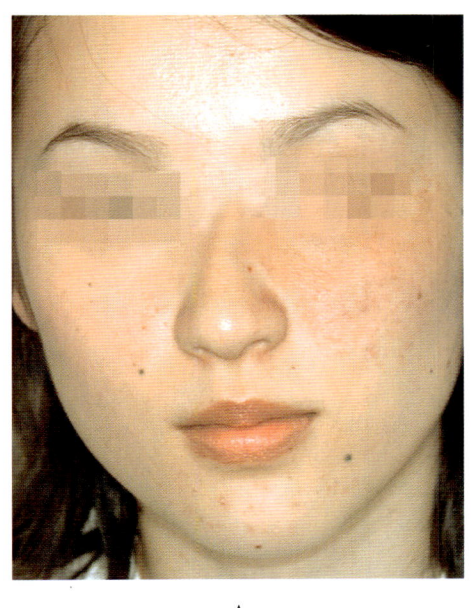 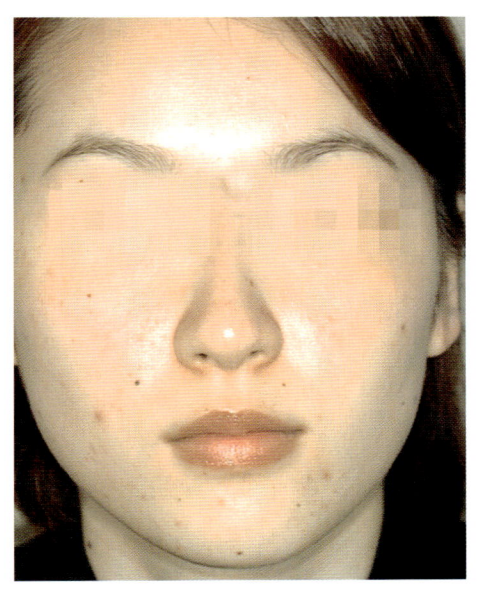

A   B

图 10-46　面部左侧太田痣治疗前后
A. 治疗前　B. Q开关红宝石激光治疗2次后

二、后天性真皮黑色素细胞增多症

有很多患者的面部色斑位于颧骨部、前额部、下眼睑、鼻翼、颞部、鼻根部,这类色斑是由于真皮黑色素细胞增多所致,其特征和其他色斑完全不同。由于其原因是真皮黑色素细胞增多,所以使用 Q 开关红宝石激光可以有效治疗,其他的治疗方法是无效的。从这一点上来看,这个疾病可以称为后天性真皮黑色素细胞增多症(acquired dermal melanocytosis,ADM)、获得性太田痣 ADM 和其他种类的色斑进行鉴别诊断是非常重要的。

ADM 是一个单独的疾病还是太田痣的一种,是有不同意见的。笔者认为太田痣和 ADM 是不同的疾病,目前在日本,支持这种看法的人逐渐占多数,但还是有人认为它们是同一种疾病。帝京大学的渡边晋一医师认为,有一部分太田痣是青春期发病型,即使是婴儿期发病型,出生时一般也看不到病灶,而是出生后逐渐出现的,可以说所有的太田痣都是后天性的。这种推测也许是对的。

对于这个疾病的名称,由于是堀(Hori)最早报道,所以有人称之为堀母斑(Hori nevus),西方的文献中一般称之为迟发性两侧性太田痣样色斑(acquired bilateral nevus of ota-like macule, ABNOM)。笔者也没有深思熟虑,就称这种疾病为 ADM,也许这种叫法并不能确切地反映出这种疾病的本质。沟口认为由于这种疾病最大的特点是面部色斑左右对称性地出现,所以建议大家将此疾病称为对称性真皮黑色素细胞增多症(symmetrical dermal melanocytosis,SDM),这也是一种比较含蓄而深刻的建议。但是,由于极少数患者也确实存在单侧性的 ADM,所以笔者对于"对称性"这一说法不太同意。仔细思考一下,造成这种混乱局面的原因是这个疾病的病因和本质还不清楚。所以,在不断努力弄清楚这些问题的同时,目前暂且认为太田痣和 ADM 不是同一种疾病,使用国际上最常用的名称 ADM 还是一种不错的选择。等到这个疾病的病因和发病机制都搞清楚的时候,自然就会有其正确的名称的。

(一)病因和症状

此疾病的病因不明,组织学显示其真皮内的黑色素细胞产生出色素,就是所谓的"真皮黑色素细胞增多症"。

此疾病的症状是常见部位的两侧对称性的灰褐色色斑,典型的色斑发生于颧部、颞部、鼻根部、鼻翼部、眼睑部、前额部六处。

由于种种原因,笔者认为太田痣和 ADM 不是同一种疾病,但是有些学者认为这两种疾病是一回事,所以在这一点上今后还是有必要讨论的。现在我把我的观点叙述如下:

1. 太田痣的初发年龄一般都是 15 岁以下,而 ADM 的发病年龄都在 16 岁以上。
2. 对于上眼睑的色斑,太田痣患者多位于上眼睑的内侧,而 ADM 患者多位于上眼睑的外侧。
3. 对于下眼睑的色斑,ADM 一般不会扩散到内眼角,而太田痣经常会累及此处。
4. 对于鼻翼部的色斑,ADM 的病变一般都是小片状的,而太田痣一般都是弥漫性的。
5. 99%的 ADM 都是两侧性的,而太田痣病例中只有不到 10%的患者是两侧性的。

(二)诊断

笔者使用下述诊断标准,还可以参考《色斑的治疗》一书中的图 2-1-1。

1. 13 岁以上(大多数是 20 岁以上)开始出现的颜面部的色斑,典型的病变是颧部、颞部、鼻根部、鼻翼部、眼睑部、前额部六个部位的多发性病变。大多数患者是两侧对称的,也有少数是单侧性的。
2. 颜色是灰色、灰褐色、褐色、深褐色。
3. 病理学检查可见真皮层黑色素增多。
4. 病变很少随着时间的推移而发生变化。

其中第一、二条是必要条件,第三、四条是重要参考条件。

（三）治疗

ADM 使用 Q 开关红宝石激光治疗效果很好，1 次治疗即可去除 70% 以上的色素，但是，真皮内破坏的色素颗粒需要大约 6 个月时间的吸收才能消除。此外，激光治疗后最初几个月有可能出现炎症后色素沉着（PIH），可能会加重色斑。在激光治疗后的最初 10 天，需要使用纱布处理治疗区域。要切实做到上述几点，并且把整个治疗过程有计划地分次实施。虽然这种疾病在激光治疗后 PIH 的发生率较高，但一般半年之后就会自然消退。如果患者对于这种复杂的治疗过程无法理解，医师对治疗又没有足够的自信，也可以先对色斑的一部分做一个试验性的治疗。在试验性治疗前必须做好摄影记录，以便清楚地知道激光治疗了哪一部分。最少要半年左右才能评判效果。

1 治疗前的处理 由于 Q 开关激光治疗 ADM 容易产生治疗后的 PIH，为了减少这种情况，可以采用一些治疗前的处理。Momosawa 等人在激光治疗前给患者使用全反式维 A 酸和对苯二酚，可以使治疗效果大幅度提高。笔者的经验是，如果 ADM 同时伴有日晒或黄褐斑造成的表皮黑色素增多症，则经过 Q 开关激光治疗后很容易形成 PIH。并不是所有的 ADM 都会产生这种色素沉着，所以笔者认为并不是所有的患者都必须进行治疗前处理。不管多么严重的 PIH，半年左右都会自然消退的，所以无须担心。但是，患者都是不希望有 PIH 的，所以在治疗部位如果有黄褐斑或者日晒斑，最好等其消退之后再进行 Q 开关激光治疗比较好。此外，在皮肤本身有炎症的情况下，激光治疗后产生 PIH 的可能性也会增高，所以应该把皮肤的湿疹或炎症治好之后再进行激光治疗。

2 麻醉 大部分 ADM 都是在局部麻醉下进行激光治疗的，其理由如下：首先，和老年斑等表皮性黑色素增多性疾病比较，ADM 的病变位于相对较深的真皮层，对于冷敷法或者是表面麻醉法的反应都比较差；其次，和表皮色斑的治疗相比，ADM 治疗时需要的激光参数要大很多，疼痛程度也相对比较重。治疗时如果患者感到疼痛，会使手术医师感到拘束，造成治疗不足和病变复发。特别是眼睑周围，疼痛可以造成患者面部移动，影响到准确的激光治疗。由于上述原因，原则上都要在局部麻醉（1%含肾上腺素的利多卡因）下进行治疗，除非一些特别小的病变或者试验性小斑治疗，可以尝试使用冷却麻醉法。

3 激光照射 一般选择较高的能量密度（$5\sim 8J/cm^2$）的激光，表皮有黑色素增多的患者在治疗后会产生较强的即刻皮肤发白（IWP）效应，而表皮色素较少的患者一般不会产生 IWP。所以对于真皮黑色素增多症的治疗不要以即时发白效应为治疗标准，应该在治疗前预算好治疗需要的能量密度。由于真皮内的黑色素增多，治疗光斑的相互重叠没有坏处。没有色素的部分无须照射；而对于一些淡色斑和小色斑部位，应该做到无遗漏地照射。

4 治疗后的处理 激光治疗部位使用凡士林软膏涂抹，外用单面密封的敷料和胶布保护。嘱患者每天更换敷料 1~2 次，淋雨时避免浸湿敷料，不可撕掉胶布进行化妆，必须维持这样的术后护理达 10 天以上。依据笔者的经验，ADM 激光治疗后产生 PIH 的患者中，90% 以上的人是没有遵循医嘱做好术后护理的。此外，对于首次治疗的患者，要求其在治疗后 7~10 天必须来医院复诊，以确认其是否严格执行了手术后的护理步骤。

5 治疗后的转归 治疗后即时会出现表皮发白的 IWP，1 天后变成褐色的薄痂皮，大约 10 天后痂皮脱落，出现新生的表皮，此时呈现出淡红色的新皮肤颜色。老年斑在 Q 开关激光治疗痂皮脱落后一般不会有色斑的残留，但是 ADM 在激光治疗痂皮脱落后大多会有色素的残留。理由很简单，因为 ADM 是真皮层的黑色素增多，这种色素残留大约需要 6 个月的时间才能慢慢吸收和排除。治疗后 10 天，痂皮脱落后可以允许化妆，但必须注意保护治疗区域新生的皮肤，不要揉搓。揉搓对这种新生的皮肤比较敏感，刺激以后容易产生 PIH。治疗后 1~2 个月是 PIH 发生的高峰期，大约30%～50%的患者会出现轻重不一的PIH。为了尽可能地减少对新生皮肤的刺激，笔者建议激光治疗后的皮肤禁用一切外用药物，化妆水、美白剂当然是不能使用的，如果必须使用防晒霜，也要避开治疗部位。这一点对于患者要进行充分的教育和告知，如果患者对于不可触动患处非常理解和认同，那么一般PIH就比较轻，在1个月左右就会消退；而如果患者对此不理解或者对PIH反应过度，就会陷入"魔鬼怪圈"（出现PIH→非常介意，从而不停地去触摸刺激→PIH越来越严重），给医患双方都造成长期（甚至可长达半年以上）的烦恼。治疗后3个月色斑会出现急速的淡化，6～9个月之后大约70%的患者会出现色斑完全消退。一般单次治疗后色斑完全消退的病例很少出现复发，但是，由于ADM具有一个自然的发展过程，其范围扩大后会在没有治疗过的区域出现新的色斑。所以可以说，激光去除的色斑一般不会复发，但是并不能防止其他部位新的色斑再生长。

6 继续治疗的时机选择 可以选择先治疗病变的一部分，然后再和患者商议下一步的治疗方案。笔者的经验是，70%以上的患者一次治疗就可以去除全部色斑，剩下的30%其色斑也有70%以上的消退，剩余色斑再次使用Q开关激光治疗就可以去除。但是，第二次治疗必须和第一次治疗间隔6个月以上，有色素沉着倾向的患者需要间隔9～12个月甚至1年以上，间隔时间长于规定时间并不会引起不良反应。根据笔者的经验，同一个部位需要3次以上激光治疗的ADM非常少，2次治疗不能去除的病例，需要考虑是否有误诊ADM的可能。

7 并发症及其预防 这种治疗一般不会引起严重的并发症，治疗后6个月左右色斑就会慢慢消退，只是有时会出现炎症后色素沉着。

（1）炎症后色素沉着（PIH）：ADM的好发部位和黄褐斑比较相似，激光治疗后PIH的发生率较高。激光治疗后痂皮脱落的当时会出现漂亮的新生表皮，但立刻就会逐渐发黑，使患者的心理经历从天堂到地狱的落差，影响患者的精神状态。对此，需要在治疗前和患者充分沟通，告知产生PIH的可能性，让其有足够的心理准备。此外，如果出现了PIH，要对患者进行全面的心理辅导和支持，和患者说明PIH是一定会自然消退的，只是需要等待。否则患者会对突然出现的PIH非常吃惊，甚至对医师采取过激的言行。使用对苯二酚（HQ）和全反式维A酸（Tr）可能会有好处，但是也可能出现炎症或者加重PIH的危险，应该慎用，或使用较低浓度的制剂。笔者对于激光治疗后的PIH一般不使用这两种制剂。

（2）部分残留：治疗不熟练的医师有时候会碰到这种情况。因为ADM是散在的大小、浓淡不一的色斑，如果只把看上去比较明显的色斑治好了，其他淡淡的小色斑就会显现出来，患者有时候就会感到色斑没有治好。无论是医师还是患者，都不可能记住治疗前色斑的准确分布，最好是用照片记录下原来的样子。另一个重点是，并不是明显的色斑需扩大范围治疗，而是应该先把治疗范围确定好，而后不管其中的色斑多么轻微，都要全部治疗。

（四）典型病例

1 28岁女性，颧骨部位的ADM，在局麻下进行激光治疗。必须对所有的散在色斑进行无差别的彻底照射，如果激光圆形光斑之间出现遗漏的部分，必须再次补充照射。Q开关激光在同一个部位重复发射一般不会引起什么问题，所以如果在治疗时拿不准是否该再打一枪，最好是再发射一个光斑。为了减轻激光照射引起的炎症，可以在激光治疗后使用冷敷（图10-47）。

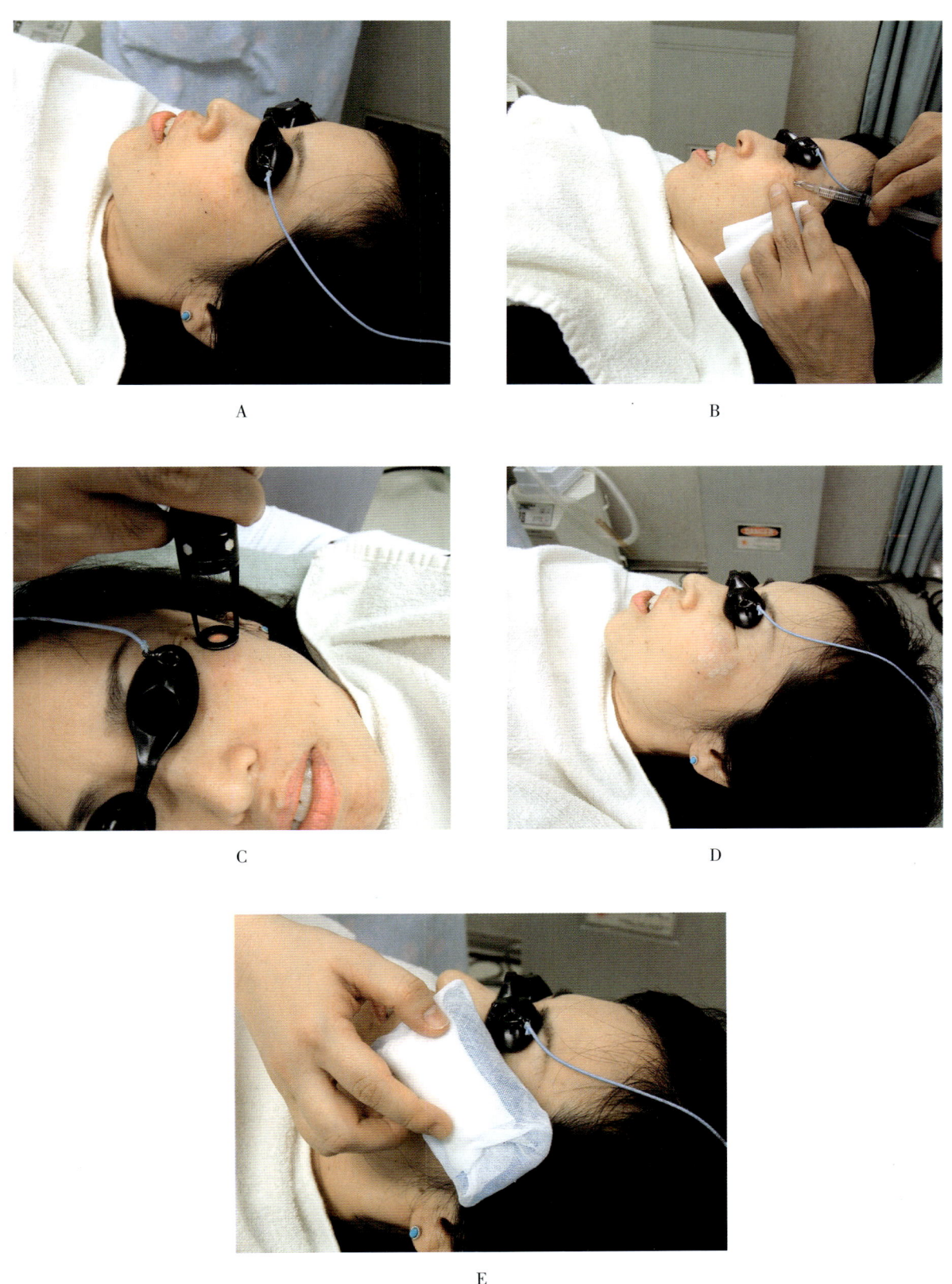

图 10-47 颧部的 ADM 的治疗过程
A. 照射前　B. 局部麻醉　C. 激光治疗中　D. 治疗结束当时　E. 冰袋冷敷

2. 60岁女性，两侧颧部ADM，间隔9个月使用Q开关红宝石激光治疗2次，第二次治疗后6个月色斑完全治愈（图10-48）。

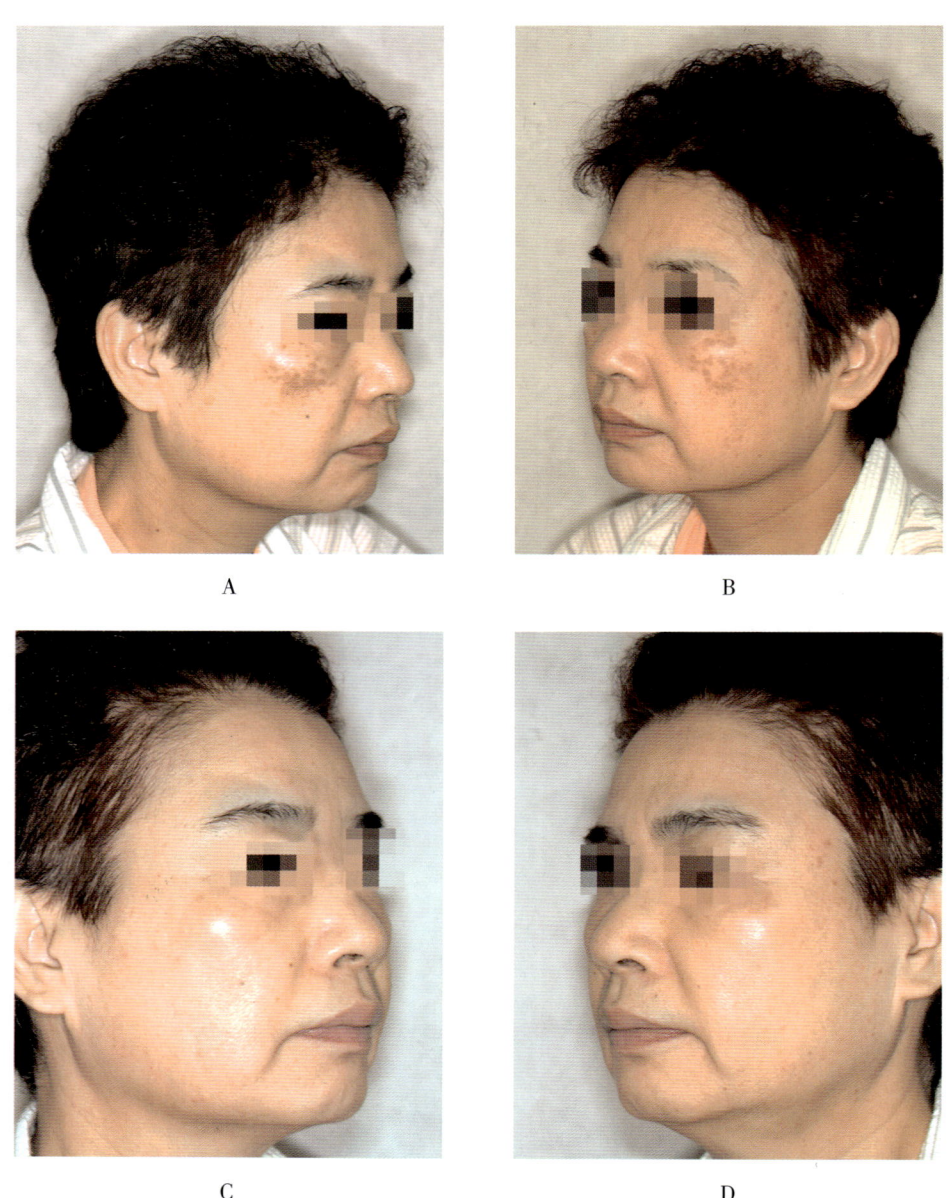

图10-48　颧部ADM治疗前后
A、B. 治疗前　C、D. Q开关红宝石激光治疗2次后6个月

3 48岁女性,两侧颧部ADM。色斑的数目不多,色泽也不深,需要和黄褐斑及老年斑(SK)进行鉴别诊断。如果是黄褐斑而误诊为ADM,贸然使用Q开关激光治疗会使症状加重;如果是SK误诊为ADM,使用Q开关激光治疗不会有什么问题;如果是ADM误诊为SK,使用光子(IPL)治疗则不会有效果。本例患者使用Q开关红宝石激光治疗1次后11个月,色斑完全去除(图10-49)。即使是这种并不严重的ADM,笔者使用Q开关激光时也发射了100个光斑左右。因此,对于这种淡淡的色斑,全面激光治疗是成功的关键。

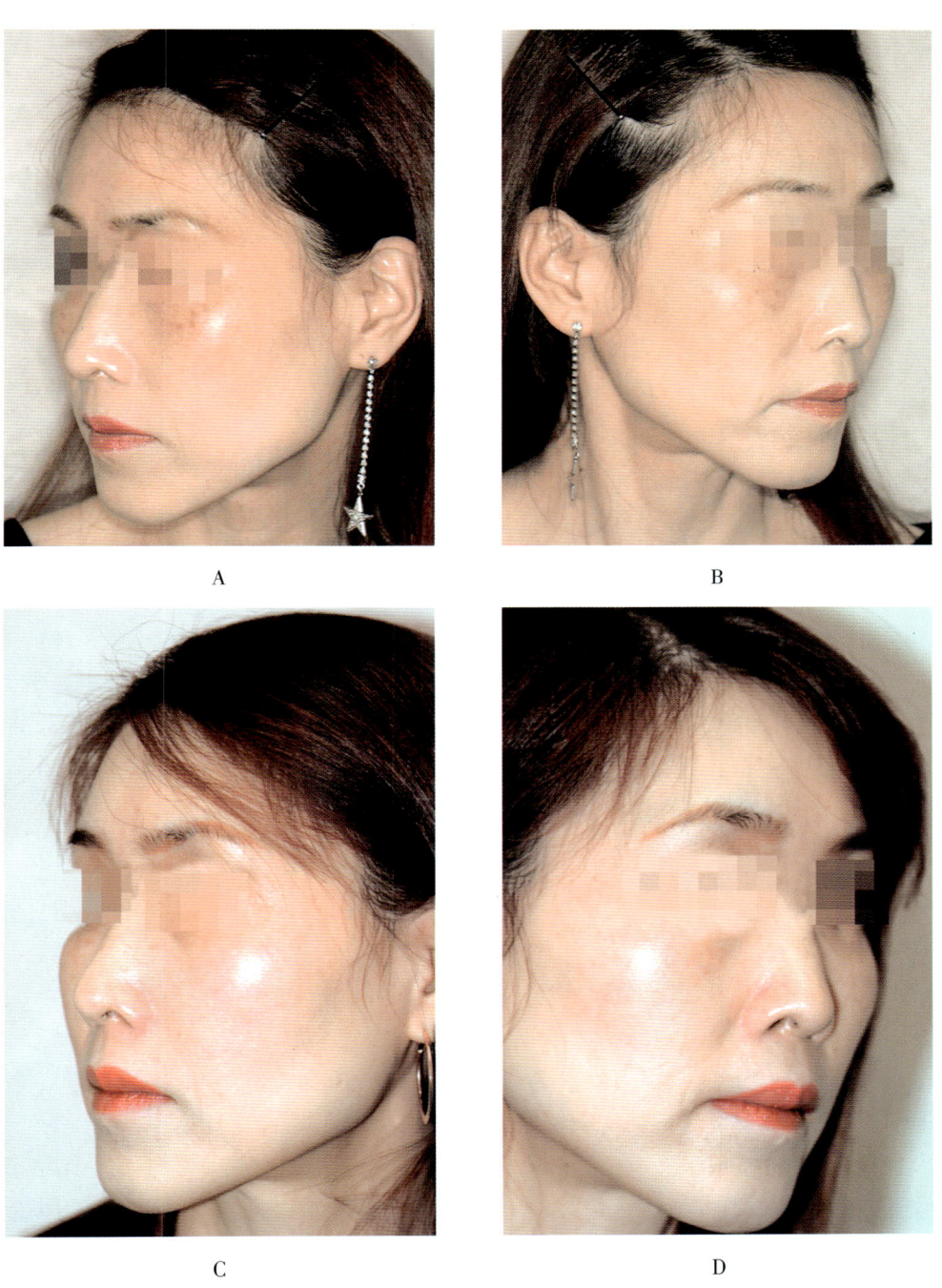

图10-49 颧部ADM治疗前后
A、B. 治疗前 C、D. Q开关红宝石激光治疗1次后11个月

4 22岁女性,颧部ADM,用Q开关红宝石激光治疗1次后9个月,色斑完全治愈。患者在第一次治疗后5年7个月,由于其他原因前来就诊,色斑没有复发(图10-50),这说明ADM治疗后是不会复发的。

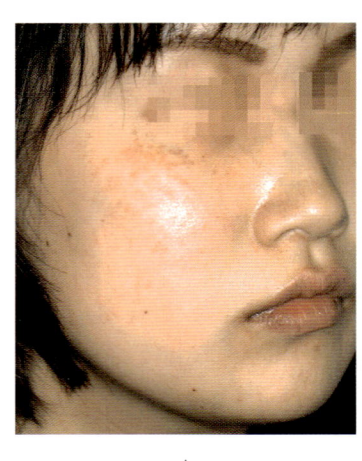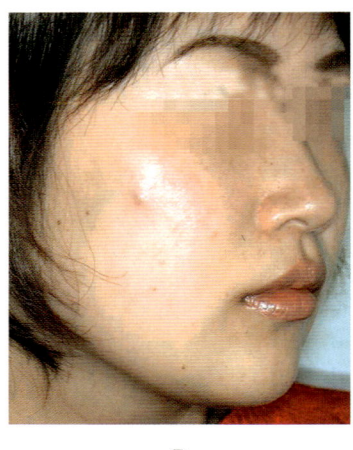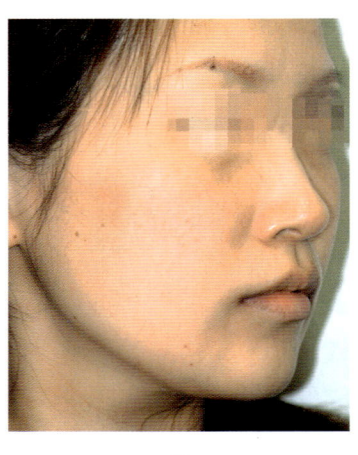

A　　　　　　　　　　　B　　　　　　　　　　　C

图10-50　颧部ADM治疗前后
A. 治疗前　B. Q开关红宝石激光治疗1次后9个月　C. Q开关红宝石激光治疗1次后5年7个月

三、蒙古斑

蒙古斑是指婴儿屁股上的青色斑,在亚洲人中发生率非常高,在90%的新生儿身上可以看到蒙古斑。一般来说随着年龄的增长,颜色会渐渐变淡,在学龄前就会自然消退,不需要治疗。但是,有时候会出现终身都不消退的情况,这种蒙古斑就称之为残存性蒙古斑。另外有一种情况是臀部以外部位的蒙古斑,称之为异位性蒙古斑。异位性蒙古斑也有自然消退的倾向,但和正常部位的蒙古斑相比,不消退的可能性比较高。虽然有人将后颈部、肩部广泛的蒙古斑称做伊藤母斑,而将下颌部的蒙古斑称做樱根母斑,但将它们另外归类的意义并不大。鉴别诊断方面,需要和太田痣、青色母斑进行区别。蒙古斑的特征是随着时间的推移会渐渐淡化,一般不会出现色泽加深。

(一)病因和病理

病因不明,病理学表现为真皮内的黑色素细胞产生色素,导致真皮内的黑色素增多。

(二)诊断

出生后即出现的青色胎记,肉眼观察后即可基本诊断。

(三)治疗

蒙古斑和太田痣一样是真皮内的黑色素增多,所以使用Q开关激光治疗是有效的。此外,由于蒙古斑和异位性蒙古斑都有自然消退的倾向,所以没必要每一例都进行治疗,只要治疗残存性蒙古斑即可。所以对于蒙古斑来说,一般的对策是先耐心等待其消退,对于成年后还残存不退的病例再进行激光治疗。值得一提的是,同样的激光治疗,小儿的治疗效果要比成人好数倍;也就是说,在相同的治疗条件下,小儿需要的治疗次数要明显少于成人。

笔者的经验是,依据患儿的年龄仔细分析蒙古斑的消退程度,如果颜色消退速度正常,则可以继续等待和观察;如果消退速度很慢,估计很可能会残留下较深的颜色,那么就应尽早进行积极的激光治疗。

对于患者和家属,要充分告知蒙古斑的性质和转归,定期观察其变化,在必要的时机进行激光治疗。

1. 治疗前的处理　激光治疗前一般不需要特别的处理，对于日晒斑和色素沉着比较明显的病例，容易出现激光治疗后的色素沉着或者色素缺失，最好等日晒斑褪去以后再进行治疗。

2. 麻醉　成人以及治疗范围较小的病灶可以选择局部麻醉，笔者使用0.5%含肾上腺素的利多卡因进行注射麻醉；小儿则采用门诊（当天可回家）的全身麻醉。即使是全身麻醉下的治疗，也要在治疗区域注射局部麻醉药，这样全麻醒来后疼痛程度会减轻。也有一些机构使用表面麻醉剂，但这种药物难以达到真皮的深层，患者还是会在治疗时感到疼痛。

3. 激光照射　激光照射的方法和治疗太田痣相同，20%～40%的光斑重叠，均匀地照射整个区域。肤色白皙的蒙古斑患者在治疗时会出现即刻皮肤发白现象（IWP），所以根据IWP的程度决定激光功率是比较困难的，一般需要根据自己的经验，应用比平时常用功率略低的治疗参数比较安全。

4. 治疗后的护理　激光治疗后使用凡士林纱布覆盖创面，注意保护创面，一般2周左右可痊愈。激光治疗的第二天有可能出现水疱，可不予处理，如用针头将水疱挑破放水可加速愈合，但注意不要把水疱表面的薄皮撕除。

5. 治疗后的转归和复发　治疗后约2周即可愈合，此后一般不需要特别处理。但激光治疗过的皮肤如果有炎症则会呈现出淡红色以及容易过敏的状态，所以应尽量避免刺激治疗部位的皮肤。真皮内被激光破坏的色素颗粒需要半年左右的时间在体内吸收和排除，所以，皮肤的色泽也需要半年左右才能恢复正常。在此期间，如果出现了比较严重的色素沉着，或者治疗部位的颜色变得更深等，都无须担心，几个月之后一定会消退的，并不是蒙古斑的复发或加深。

6. 后续治疗的时机　一次Q开关激光治疗后，需要等待半年以上才能对治疗效果进行评价。如果大部分病灶的颜色已经消退，则只需继续观察其变化；如果颜色还是很明显，则可以再次治疗，但要和前一次治疗间隔6个月以上，等皮肤恢复到一定的状态后再进行。

7. 并发症的预防　这种治疗是比较安全的，一般不会出现重大并发症，但需要注意以下几点：

（1）局麻药注射时注意针头不要伤及深部脏器。麻醉药应该注射在皮下脂肪层内，不要注入深层，尤其是胸腔和腹腔内，否则会引起气胸和腹膜炎等重大并发症。

（2）要注意激光治疗区域的保护，如果不保护好，刺激以后会引起炎症和色素沉着。

（3）有日晒斑和色素沉着时需延期治疗，如果在日晒斑和色素沉着期间强行进行激光治疗，会出现表皮的热损伤，从而引起色素沉着或色素缺失。虽然这种色素沉着或色素缺失一般会在数月内消退，但反复处理会耗时长久，偶尔还会碰到长期不消退的病例。

（四）典型病例

1. 6个月大的男孩，右手背异位性蒙古斑，由于颜色较深，使用Q开关红宝石激光治疗1次，治疗后6个月颜色明显减轻（图10-51）。此后自然消退的可能性很大，继续观察。

2. 2岁女孩，背部广泛的异位性蒙古斑，使用Q开关红宝石激光治疗颜色较深的部分，经过3次治疗，病灶基本消失（图10-52）。颜色较浅的部分未经激光治疗而自然消退。

3. 5个月大的男孩，左前臂异位性蒙古斑，有明显的色素偏深，自然消退比较难，使用Q开关红宝石激光治疗1次。先用0.5%含肾上腺素的利多卡因进行局部麻醉，再用Q开关红宝石激光5J/cm²进行照射（图10-53）。

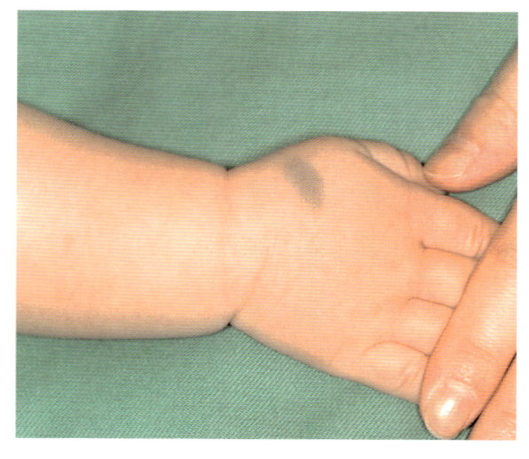
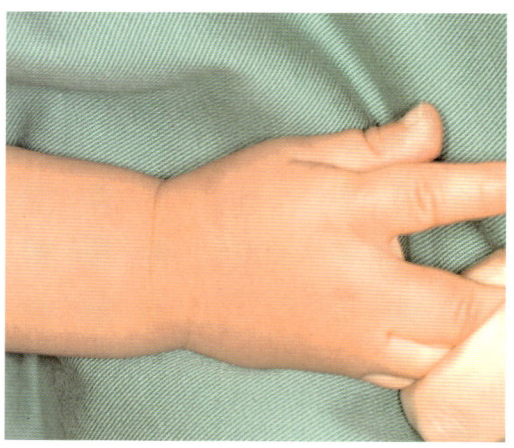

图 10-51 右手背异位性蒙古斑治疗前后
A. 治疗前 B. Q 开关红宝石激光治疗 6 个月后

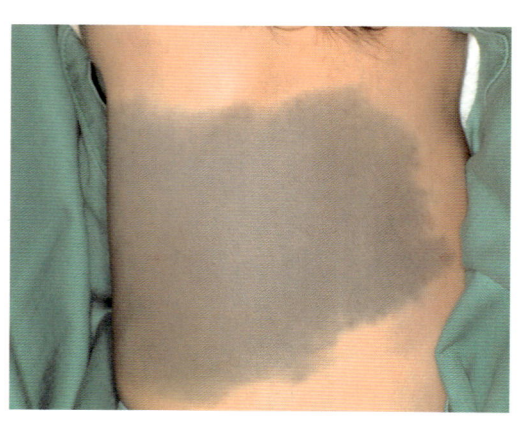
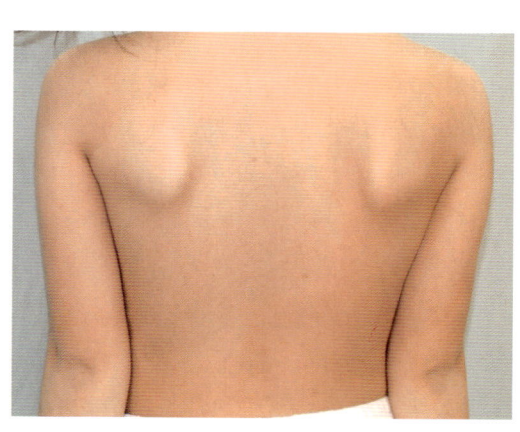

图 10-52 背部异位性蒙古斑治疗前后
A. 治疗前 B. Q 开关红宝石激光治疗 3 次后

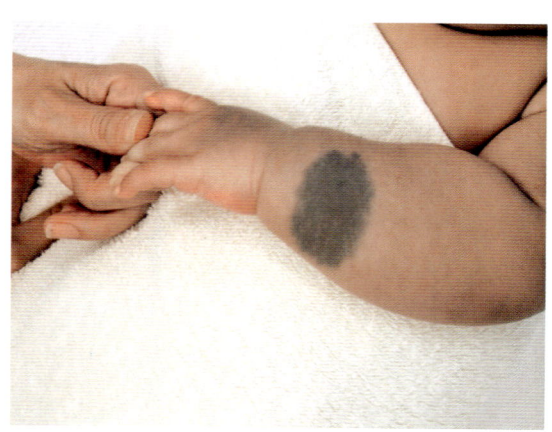
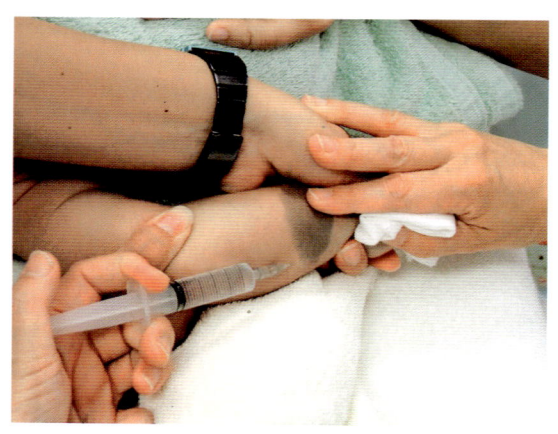

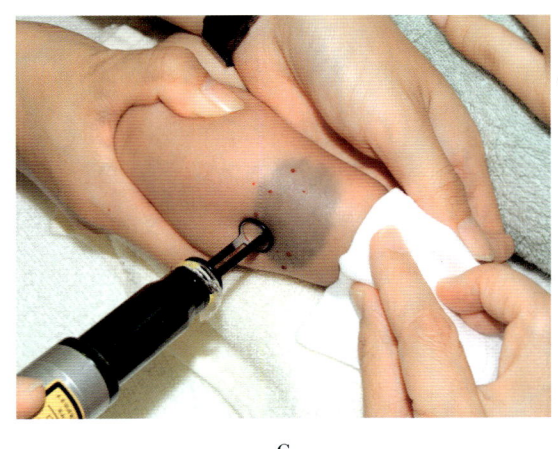
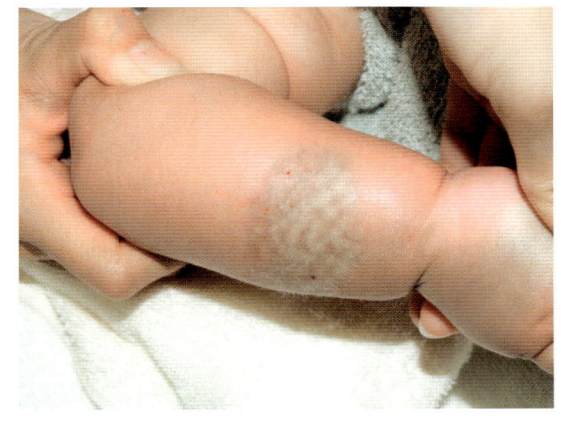

C   D

图 10-53　前臂异位性蒙古斑激光治疗过程
A. 治疗前　B. 在病灶中央部注射局麻药以减轻疼痛　C. 激光照射开始　D. 激光照射结束

四、先天性色素母斑

广义的色素痣包括色素母斑和痣(后天性色素痣),其病变的主体都是痣细胞。痣细胞是低分化的黑色素细胞,其产生的黑色素使病灶呈现出黑色。色素母斑虽然在出生时就表现为黑色的斑点或斑块,但在新生儿阶段色素比较淡,有时甚至呈现出扁平母斑样的褐色。有些患者在出生时色斑颜色非常浅,以至于没有注意到,随着年龄的增大才逐渐被发现。

(一) 病因和病理

病因尚不清楚,组织学表现为独特的低分化的黑色素细胞(痣细胞),位于真皮层内的黑色素细胞团块。

(二) 症状

出生时就能看到黑色的斑点或斑块,有时会有轻度的增厚,表面常常有浓密的毛发生长。

(三) 诊断

通过临床所见即可作出诊断。

(四) 治疗

色素母斑的激光治疗非常困难,并不仅仅是由于治疗次数多及治疗间隔长,而是因为有很多色素母斑无法完全去除,有时候病变虽然完全去除了,但患处的皮肤却不能完全恢复正常。鉴于上述情况,中小病灶应优先选择整形外科的切除术,只是对于那些手术切除困难的巨大病灶和一些特殊部位的病灶,可选用激光进行积极的治疗。

至今为止,红宝石激光、CO_2 激光、Nd:YAG 激光、翠绿宝石激光、脉冲染料激光均适用于色素母斑的治疗,笔者现在使用的方法是 Kono 报道的普通模式的红宝石激光(NR)和 Q 开关红宝石激光(QR)同时重复照射的方法,一般间隔 2 个月左右重复治疗,依据情况可以稍微延长间隔时间。

激光治疗后一般色斑会淡化,但是否能够完全去除没有把握,此外还存在愈合后皮肤质地异常以及母斑复发的可能性,需要对患者充分告知。

色素母斑的病变部位常常长有坚硬的毛发,可以使用激光脱毛,效果良好。由于色素母斑表面的毛发一般都比较粗大,毛囊较深,使用一般的光子(IPL)脱毛或翠绿宝石激光脱毛效果不好,需要使用YAG激光或者半导体激光进行脱毛。

1 麻醉 外用的表面麻醉一般效果不够，需要使用局部浸润麻醉。小儿或者皮损范围较大的患者可以使用全身麻醉。

2 激光照射 首先使用普通模式的红宝石激光（NR）照射，能量密度为 30~50J/cm²。色素母斑组织内的色素较多，其相互结合比较脆弱，NR 照射时病变组织会飞溅出来，如果有残留的病变组织可以用生理盐水棉球轻轻擦去。将所有的病灶区域照射完毕后，再用 Q 开关红宝石激光（QR）照射，可使用较高的能量密度（6~10J/cm²）。无论 NR 照射后是否留下肉眼可见的黑色组织，都要对整个病灶范围进行一次无遗漏地照射，如果 NR 照射后没有黑色组织残留，则对于 QR 照射的反应会弱一些。

3 治疗后的处理 激光治疗后使用凡士林纱布覆盖，以保持创面的湿润。一般 2 周后上皮再生完成，无需特殊的处理，母斑的色泽大约会减轻一半以上。但几个月之后，母斑的色素会加深，甚至会回到治疗前的颜色深度，一般须间隔 2 个月之后再次治疗。如果色斑没有加深，第二次治疗可以延期。

4 并发症及其预防 这种疾病的治疗是非常困难的，在治疗后使色泽减轻的同时需要注意以下几点：

（1）不要使用过高的能量密度，以免产生瘢痕。对于色泽较深的病例，首次治疗时建议使用低一点的能量密度。

（2）治疗后创面护理比较重要，护理不当可以导致创面感染、愈合延迟等，从而造成治疗后的瘢痕。

（3）激光治疗效果不佳的时候，需要及时采取其他的备用方法，比如手术切除。

由于这种疾病的治疗是最困难的，激光治疗的效果也不确定，所以无须因为疗效不佳而感到难过。但是，如果超过了实际需要的治疗时间，导致患者长时间的不便，倒确实应该感到愧疚。对于那些无法按照预定方案进行激光治疗的患者、瘢痕严重的患者、色素消退不明显的患者，最好还是勇于面对，及时改变治疗方案。如果已经激光治疗数次后疗效不佳，仍勉强坚持继续激光治疗，无论对患者还是医师来说都是最糟糕的。

（五）典型病例

1 5 岁的女孩，左前臂色素母斑。首先在局麻下用 NR 对病变组织均匀地照射一遍，将病灶浅层的母斑组织去除后，再使用 QR 照射深部残余的黑色母斑组织（图 10-54）。

第十章 皮肤色素增加性疾病

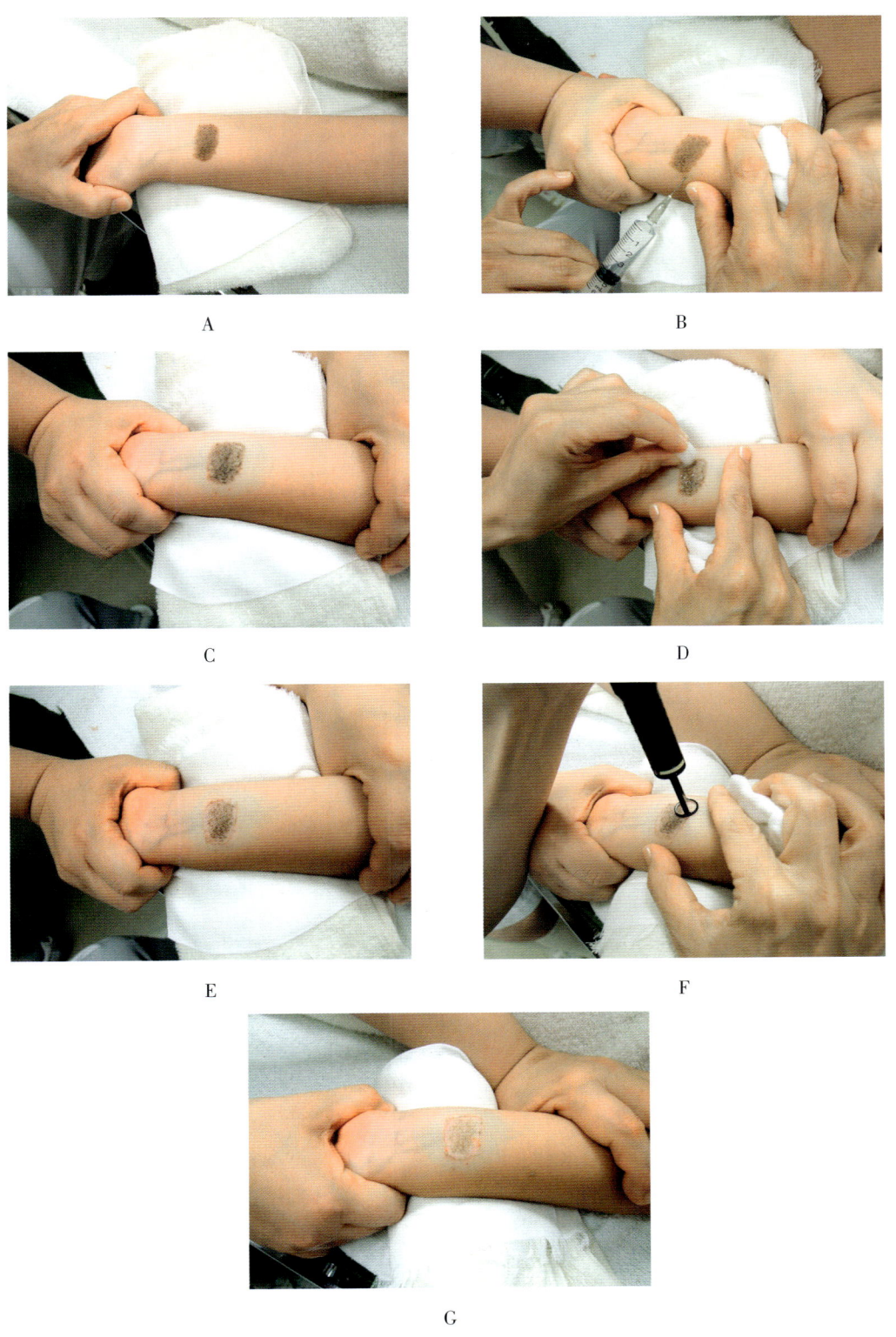

图 10-54　左前臂色素母斑的激光治疗过程
A. 治疗前　B. 局部麻醉　C. NR 激光照射后　D. 生理盐水棉球擦拭　E. 深部母斑组织残留
F. QR 激光照射后　G. 治疗完毕

2 23岁女性,右侧胸部色素母斑。使用NR+QR激光治疗2次后色素开始减轻,6次后效果明显,9次后色素完全去除(图10-55),目前还没有复发。

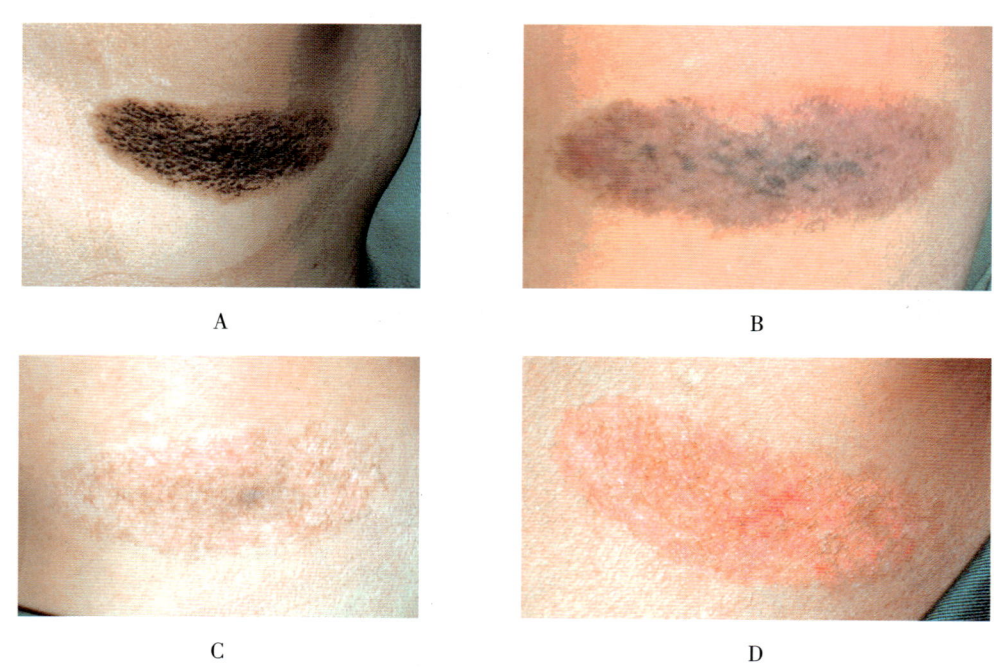

图 10-55　侧胸部色素母斑激光治疗前后
A. 治疗前　B. 2次治疗后　C. 6次治疗后　D. 9次治疗后

3 4岁女孩,胸部及腋窝部色素母斑。在全身麻醉下行NR+QR激光治疗4次,效果良好,色素基本上去除,没有瘢痕挛缩,皮肤质地和正常略有不同。8年后随访,皮肤很柔软,乳房发育没有影响,部分区域有轻度复发(图10-56)。

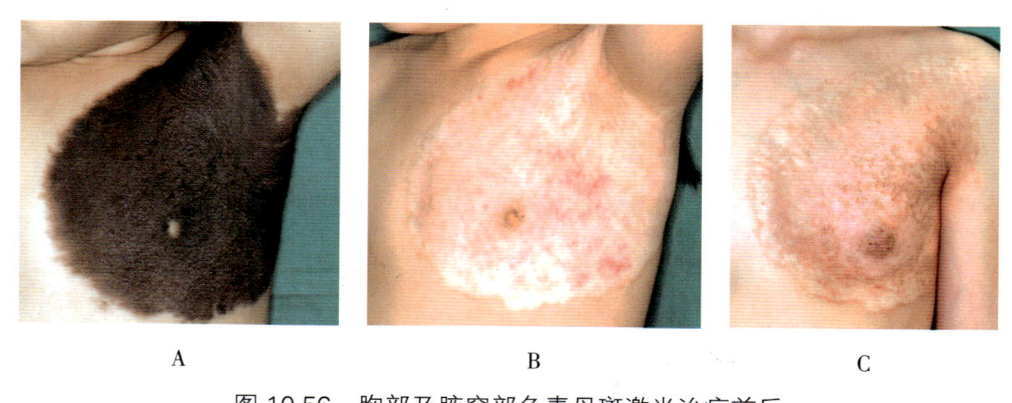

图 10-56　胸部及腋窝部色素母斑激光治疗前后
A. 治疗前　B. NR+QR激光治疗4次后　C. 治疗8年后

五、后天性色素痣

后天性色素痣又称黑子。所谓"黑子",是指身体上出现的黑色小点,并不是正式的医学用语,在这里是指小型的色素痣(色素细胞痣或母斑细胞痣)。一般来说,色素痣依据痣细胞团块(细胞巢)的位置分为交界痣、混合痣和皮内痣三种,没有形成细胞巢的单纯黑子一般归类于其他病种。

Ackerman 建议将后天性色素痣按组织结构特征分成 Unna 痣、Miescher 痣、Clark 痣、Spitz 痣四种，这种分类法很好地反映了痣的组织结构特征，对治疗方法的选择也有良好的指导意义。此外，对于单纯性的黑子，目前认为是色素痣的早期病变阶段。所以说，色素痣的概念正在发生一定的变化。

色素痣的发生和分类问题仍是一个非常复杂的难题，但是作为医师，我们必须尽力去学习和掌握它们。

（一）色素痣的分型

1 **Miescher 痣**　面部的痣大部分都是这种类型，痣细胞巢呈倒三角形、楔形（wedge shape）插入真皮深层内（图 10-57）。所以在使用 CO_2 激光烧灼的时候，要特别将中央部做得深一些。为了防止手术后出现凹陷性瘢痕，烧灼时要向周围扩大，做一个平缓光滑的坡度。如果烧灼得不彻底，痣会复发，年轻患者会出现平坦的痣，中老年患者会出现隆起增大的痣。

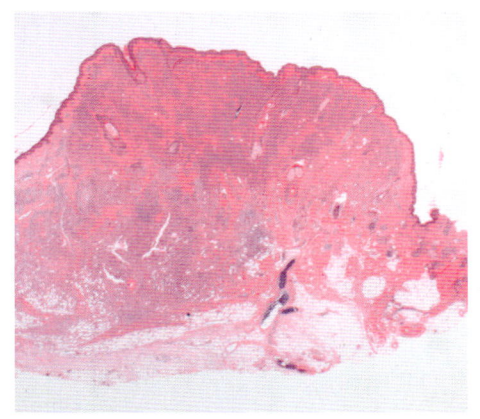

图 10-57　Miescher 痣的组织学变
母斑细胞呈倒三角形、楔形插入中央深部

2 **Clark 痣**　躯干和四肢的痣多为 Clark 痣，痣细胞巢的位置比较浅。虽然 CO_2 激光烧灼时容易看清楚，其实它是最难治疗的痣，因为这种痣的痣细胞产生黑色素的能力很强，容易被刺激，只要有少量残余就会复发。此外，虽然所有的痣细胞都分布在真皮的浅层，但还有少量（一般是中央部）的细胞会沿着毛囊进入较深的层次（图 10-58），激光治疗后经常会出现中央部的点状色素复发。而且由于躯干部创伤的愈合要比颜面部差，所以同样的治疗深度在躯干部容易引起瘢痕遗留。对于 Clark 痣的难治性有了充分了解之后，才能使用激光对其进行治疗。

3 **Unna 痣**　又称为乳头瘤样皮内痣，临床上较罕见。一般出现在颈部、躯干部，呈桑葚样向上堆积，黑色的较少见，一般多为褐色（图 10-59）。这种类型的痣在皮肤表面会有大部突起，痣细胞位于真皮浅层，CO_2 激光治疗的效果非常好，即使是浅浅的削除也很少复发，预后良好。

（二）Miescher 痣的特点

面部的痣绝大多数（95%以上）是 Miescher 痣，其他类型极少见。熟知这类痣的特性和转归才能进行正确的治疗。

1 Miescher 痣刚开始发生的时候都比较小而浅，在逐渐生长的过程中，中央部慢慢向组织内深入。所以，对于发生在 20～30 岁的女性，直径 20～30mm 的外观平坦或隆起的痣，需要考虑到其内部病灶是很深的。这个时期痣细胞处于生长期，对刺激比较敏感，一般选择激光治疗，如果有细胞残留，会很容易复发。要记住，年轻人身上中等大小的痣很容易复发。

2 随着时间的推移，Miescher 痣的生长速度会减慢，不会在水平方向上扩大，但表面的隆起还

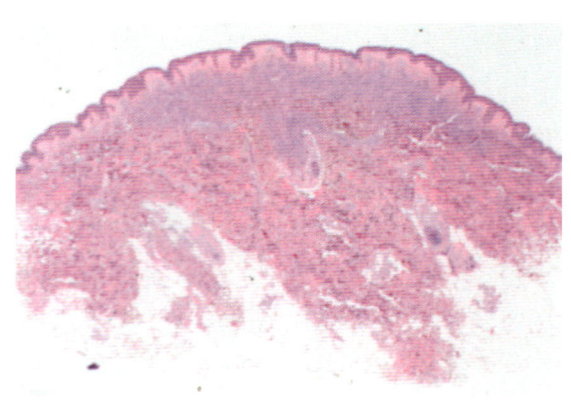

图 10-58　Clark 痣的组织学变化
大部分母斑细胞分布在真皮浅层,中央部沿毛囊进入深部

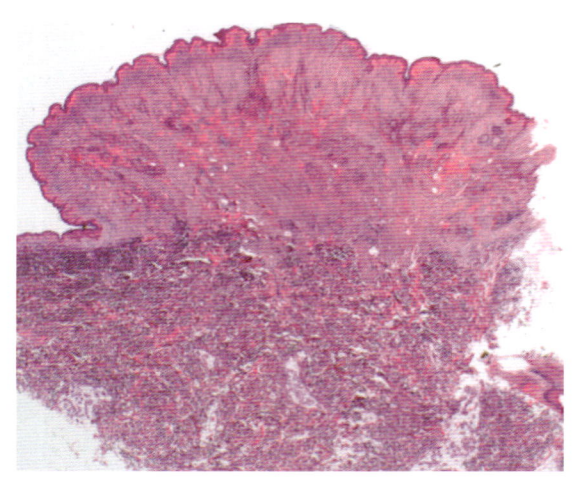

图 10-59　Unna 痣的组织学变化
母斑细胞向浅层突起,深部累及层次较浅

会加重,此时,患者会主诉痣在慢慢长大。实际上这一阶段痣细胞产生色素的能力和对刺激的反应性都已经降低了,如果治疗时有残留,复发的可能性较低。

3　中年以后 Miescher 痣的隆起性生长基本停止,色素减少,逐渐接近正常肤色。这一阶段的 Miescher 痣高大突起,非常醒目,但其产生色素的能力和对刺激的反应性很低,激光治疗后即使有深部痣细胞残留也不会复发,所以治疗比较容易。

（三）诊断

面部痣的诊断比较简单,一般只需肉眼观察即可作出诊断,必要时也可以进行组织切片检查。

（四）激光治疗

面部的痣一般都是 Miescher 痣,痣的中央部会向真皮深层嵌入。需要注意的是,同样大小的痣,高出皮面的比不高出皮面的向真皮内的嵌入更深。为了完全去除痣细胞,需形成倒圆锥形的皮肤缺损。如果不作处理,愈合后会形成凹陷,所以要把周围的正常皮肤边界作扩大的削薄处理。

激光治疗在局麻下进行。为了防止治疗后出现明显的凹坑,需要对痣直径 3 倍范围的皮肤作削薄处理,此点需要和患者说明。为了预防治疗后的色素沉着和瘢痕形成,必须对治疗区域实行 2 周的封闭护理。

1　麻醉　用 1% 的含肾上腺素的利多卡因注射液,在激光烧灼部位作皮内注射。

2　激光烧灼　首先使用激光对所有的痣进行没有遗漏的烧灼汽化,直至色素完全清除。深部有时会有不产生色素的痣细胞块,即使不完全去除,也不太会复发。当然,在仔细观察下把所有的痣细胞都去除更好。接下来,把周围正常皮肤作一个扩大的削薄处理,削薄范围一般要达到痣直径的 3 倍左右,避免留下明显的台阶状边界（图 10-60,图 10-61）。

3　治疗后护理　治疗部位避免绝对干燥,最好使用凡士林纱布密封包扎。如果在干燥情况下形成了痂皮,在痂皮下上皮新生,有形成凹陷的危险。建议患者多次来医院复诊,确认创面保持湿润的状态。如果发现创面呈现出干燥的迹象,应该提醒患者注意创面的护理。如果已经形成了痂皮,可以剥除后继续采用湿润包扎护理。剥除痂皮后可能会延长愈合的时间,但总比留下凹陷漂亮一些。一般 2 周时间就能完成上皮新生。

4　并发症及其对策　创面的淡红色会持续半年左右,过程简单无须担心。万一痣出现复发或有明显的凹陷性痕迹,可以再次使用 CO_2 激光烧灼,但应该在前一次治疗 3～6 个月之后、皮肤的炎症愈合以后再进行。

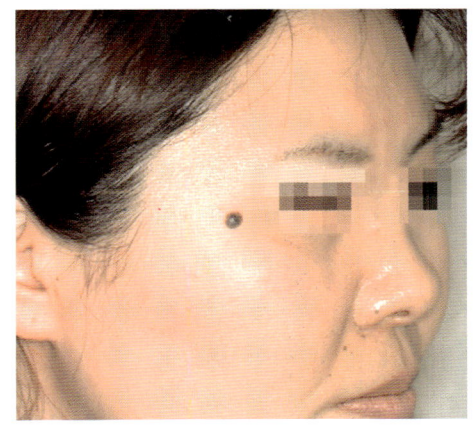 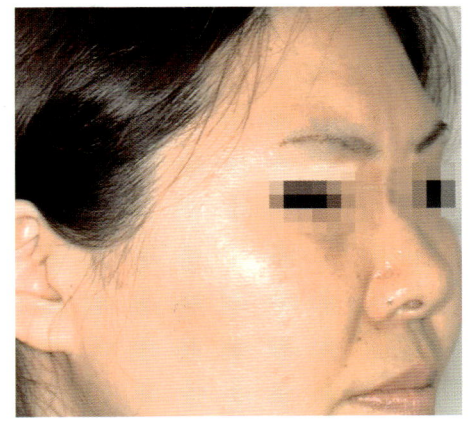

A　　　　　　　　　　　　　　B

图 10-60　颧部痣激光治疗前后
A. 治疗前　B. 激光治疗 2 年后

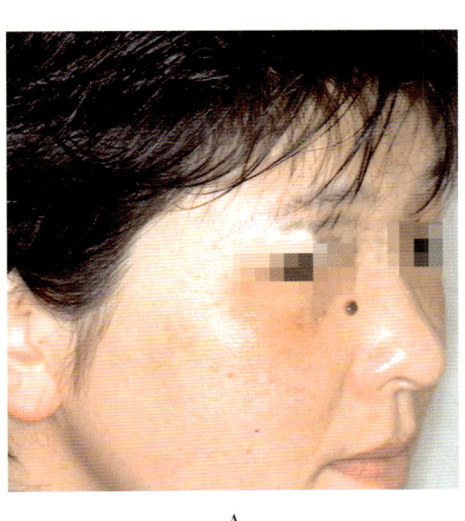 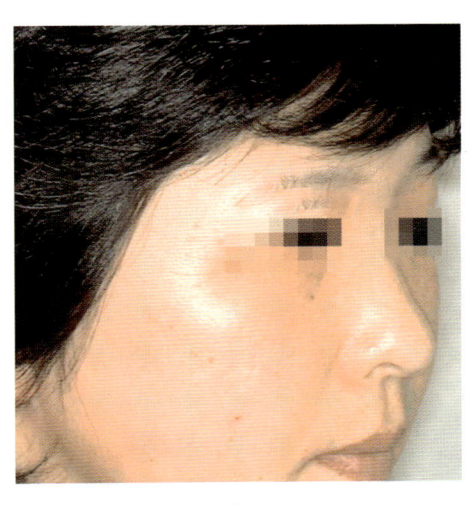

A　　　　　　　　　　　　　　B

图 10-61　下睑部痣激光治疗前后
A. 治疗前　B. 激光治疗 1 年半后

六、蓝痣

蓝痣也是一种真皮性的黑色素增多,理论上讲用 Q 开关激光是可以治疗的;但是实际上由于其黑色素的密度非常高,激光无法根治,只能用手术等方法解决。

(一) 症状

出生时就可以看到的青色斑点或斑块,常见于面部及躯干的皮肤。大多数为单发,大小不一。普通蓝痣一般小如黑痣;细胞型蓝痣面积较大,直径可达数厘米,有可能发生恶变。

(二) 诊断

普通蓝痣需要和色素痣进行鉴别,主要是颜色不同。两者的治疗方法相同,均可使用激光烧灼。较大面积的细胞型蓝痣容易和蒙古斑和太田痣相混淆,蓝痣有特殊的蓝色色泽,有突出皮肤表面的丘疹和结节。病理检查最终可以明确诊断,蓝痣内有较多的黑色素细胞,其真皮内有蓝痣细胞。

（三）典型病例

3岁女孩,细胞型蓝痣被误诊为太田痣,曾经使用Q开关激光治疗23次,没有任何改善而来就诊(图10-62)。由于治疗次数很多,有一些瘢痕遗留。向患者说明,这种情况如果想通过激光治愈,可能需要数百次的治疗,事实上是行不通的。

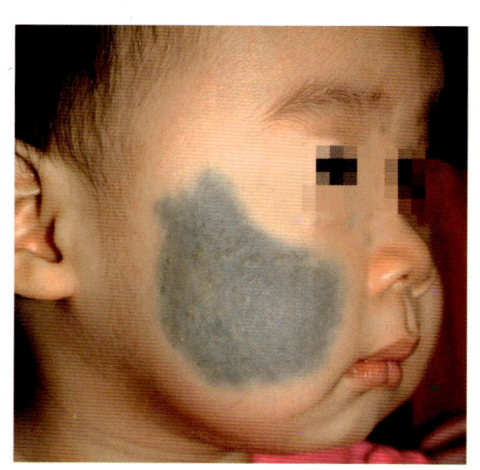

图10-62　右面部细胞型蓝痣

第五节　并发症及其处理

总体说来,色素性疾病的激光治疗疗效往往都不错,特别是Q开关激光治疗的并发症发生率较低,但可能也存在一些问题(表10-3)。首先,不同的色素性疾病治疗次数差别较大,某些疾病的治疗次数可达十数次;即使同一种色素疾病,不同个体所需的治疗次数也不尽相同。其次,对于肤色较深或皮肤晒黑的患者采用Q开关激光治疗后,可能出现暂时性的色素减退或永久性的色素沉着或色素减退。因为表皮的黑色素亦可竞争性地吸收激光能量,表皮吸收能量越多,表皮黑色素细胞被破坏的可能性越大,越有可能发生色素改变的副作用;同时,表皮黑色素吸收能量越多,到达病变靶物质的激光能量就越少,所需治疗次数亦会越多。往往深肤色患者在激光治疗后发生色素改变的危险性较浅肤色患者大。因此,对于某些色素性疾病,在治疗开始前可对皮损中有代表性的小区域进行试验性治疗,俗称"斑试",有助于明确合适的激光波长、能量密度及预测治疗反应。Q开关激光治疗文身和色素性疾病后短暂性的色素减退比较常见,通常能自行恢复。所幸的是,虽然

表10-3　不同色素性疾病对激光和光疗设备的治疗反应

治疗反应	疾病名称
极好	雀斑、色素痣、口唇黑色素斑、脂溢性角化病
好	太田痣、Hori痣、交界性黑色素细胞痣、蓝(黑)色文身
不定	咖啡斑、节段性雀斑样痣、斑痣、蒙古斑
不满意	贝克痣、真皮或混合性黑色素细胞痣、黄褐斑、炎症性色素沉着、彩色(红、绿等)文身
有争议	真皮及先天性黑色素细胞痣

肤色偏黑的患者用Q开关激光治疗后易发生短暂性色素沉着,但通常也能自行消退。Q开关激光治疗色素性疾病后发生的瘢痕通常是萎缩性瘢痕,但发生率很低。

在过去的30年中,美容激光取得了迅猛的发展,特别是根据选择性光热作用理论发展的新型激光和光子设备的使用,使治疗后并发症的发生率较以往连续性激光或非选择性激光大大减少。文献报道激光治疗的并发症发生率似乎很低,然而在实际的临床工作中并不少见。

首先,虽然当前应用的激光和光子设备多为脉冲模式,但仍有连续和半连续激光继续用于临床。连续和半连续激光不是按选择性光热作用原理进行工作的,其选择性小,易于产生非特异性组织损伤,导致色素改变、皮肤质地改变和瘢痕形成。而半连续激光虽然以脉冲模式输出光能,但与连续波激光极为相似,仍会引起非特异性组织热损伤,治疗风险也很高。

其次,虽然脉冲激光、强脉冲光及Q开关激光系统符合选择性光热作用原理,治疗时选择性强,热弥散少,瘢痕形成的风险最小,然而,任何激光均有两面性,操作不当或治疗过度亦可能引起瘢痕和组织损伤的潜在风险。

另外,临床治疗效果和并发症的发生与患者本身的因素也有一定的关系。不同人种(如亚洲人、非洲人、西班牙人、阿拉伯人、地中海人、印度人)的肤色不同,皮肤的光学特性(主要是吸引和散射)必然存在较大的差异,这就要求在激光参数的设置上要充分考虑肤色的具体情况。毫无疑问,深肤色的人治疗时发生各种并发症的风险肯定要大一些。比如CO_2激光皮肤重建极受白种人的欢迎,而对于黄种人来说发生色素沉着的概率高达80%,以至于国内没有广泛开展剥脱性皮肤重建术。另外,对于色素性、血管性疾病及毛发增多的激光治疗来说,治疗深肤色的人时,通常激光或光子治疗的参数要设置得更保守一些,如在脱毛治疗时通常选择长脉冲的Nd:YAG 1064nm激光或长脉宽的半导体激光,嫩肤时选择长脉冲的或微秒级的Nd:YAG 1064nm激光,紧肤治疗则选择红外线激光和射频等。实际上同一人种、不同个体的肤色也可能存在极大的差异,甚至同一个体、不同部位之间也有其特殊性,因而要求治疗参数设置一定要个体化。对于深肤色的人宜选择安全的激光、宽的脉冲宽度、使用皮肤冷却和保守一些的能量密度。

最后,激光治疗师的个人素质也是影响疗效和并发症的重要因素。除了对激光原理与特性、激光皮肤生物学特性和病变皮肤的光吸收特性要有一定的了解外,治疗师的职责因素、认真程度也与疗效极为相关。

2007年美国AAD会议中关于激光治疗的并发症讨论中,认为发生并发症的最常见原因是对激光器的性能和激光-组织间相互作用不了解、治疗技术欠佳、不注意治疗中的各种细节、粗心大意、缺乏控制、不注意皮肤的晒黑反应等。国内的情况与此基本类似。

所以,要想避免在治疗中出现并发症,就要做到如下几点:①熟悉激光器的物理性能、工作原理和参数设置特点,最基本的是要掌握激光仪器说明书,能按部就班地治疗;②充分了解激光与组织相互作用的特点,理解激光或光子在皮肤组织中的传播特性,熟悉病变皮肤的光吸收特性;③在使用任何医疗激光之前都有必要进行激光治疗技术的培训;④除了要对所使用的技术非常熟悉外,对患者的皮肤状况也要非常了解,并熟悉患者所患疾病的特点;⑤在与患者沟通的过程中应该详细介绍激光治疗的疗程、疗效和可能出现的问题,并充分了解患者的心理动态;⑥在治疗中要确保治疗的安全性,密切观察治疗反应和与治疗相关的各个事项,并适时地与患者交流,及时调整激光治疗参数和剂量,真正做到治疗的个体化。

对任何一个就诊的患者,在治疗之前医师应完成以下几个方面的工作:①详细的病史采集:包括既往史、现病史和治疗史;②体格检查:了解患者有无其他基础疾病;③皮肤检查:包括患者的肤质、病变特点、皮肤类型,以判断在治疗过程中可能出现的反应;④了解患者的治疗动机和期望值;

⑤完善病历、术前照相和知情同意书。

以往的连续激光治疗往往易导致瘢痕的形成,现在临床应用较多的是根据选择性光热作用原理而设计的脉冲激光,并发症的发生率要明显减少。在应用中如参数设置不对、操作不当,也会引起并发症,主要是色素改变(色素沉着或色素减退)、表皮损伤、皮肤质地改变、红斑、水肿、结痂、瘢痕形成等。当然,采用不同的设备或者治疗不同的疾病,并发症的发生情况可能不同。

红宝石激光是第一个色素特异性激光,于1961年开始应用。从此,激光治疗师能成功地治疗皮肤中的色素性病变。选择适当波长的激光和合适的脉宽能选择性地作用于色素细胞,裂解外源性和内源性的色素,并保持附近皮肤完好无损。

用激光靶向治疗皮肤色素依赖几个参数,如靶色基(内源或外源性色素)的自然特性、吸收特性,在组织中的分布(细胞内或细胞外)以及在皮肤中的解剖位置(表皮、真皮或皮肤全层)。黑色素是表皮和真皮色素性疾病的主要色基,吸收光谱很宽,从紫外光到可见光再到近红外光谱。在这么宽的吸收波长范围内,任何激光只要能量足够高均可靶向破坏黑色素。为达到最大的临床效果和避免副作用,有必要采用既能避免被皮肤其他色基吸收,又能穿透足够深度的激光。理想的选择性黑色素治疗窗口为630~1100nm,该波段内光的皮肤穿透深,与氧合血红蛋白相比,能优先被黑色素吸收。

色素特异性激光不仅依赖波长,而且依赖于脉宽。尽管激光与色素细胞相互作用的亚细胞特性尚不完全清楚,激光诱导的色素损害主要位点最可能是黑色素小体,它是细胞内合成和贮存黑色素的细胞器。电镜研究显示,短脉宽激光作用可靶向性使黑色素小体膜破裂和内容物结构破坏。黑色素小体的热弛豫时间估计为250~1000ns,主要取决于黑色素小体的大小。为选择性裂解黑色素小体,需要低于纳秒级的激光脉冲(<1ms),因此Q开关激光(脉宽为40~750ns)就可以破坏黑色素小体,但稍长脉宽如毫秒级就不能导致特异性的黑色素小体损伤。作用光谱分析比较了不同激光波长诱导几内亚猪皮肤色素损伤的有效性,发现黑色素小体的变化与人类结果相似,但在能量阈值和穿透深度上存在明显的不同。小于600nm的短波长激光在较低能量密度下就能损伤色素细胞;而大于600nm的长波长激光穿透深度更深,但需要更高的能量密度才能诱导黑色素小体裂解。而且,短波长激光仅能破坏表浅的色素性病变,对深层结构无损伤;而长波长激光可深达真皮的色素病变,如太田痣及多数文身。

由于Q开关激光的应用,色素增加性皮肤病的治疗在近20多年中发生了根本性的改变,一些真皮来源的色素性皮损(如太田痣)获得了几乎100%的清除率,文身的治疗也变得简单和方便,部分先天性小痣也能应用Q开关激光治疗并获得一定疗效。但是尚有一些问题目前还没有解决。

从疾病方面讲,部分太田痣治愈后复发;部分文身的治疗次数过多,且无法完成全清除;咖啡斑以及咖啡色痣性皮损治疗困难,即便部分患者痊愈,但仍无法预防其再次复发(咖啡斑的复发率可能高达68%);雀斑的疗效尽管非常理想,但仍然有部分患者复发;黄褐斑的治疗仍然是一种挑战,尽管部分医师认为低能量密度的Q开关1064nm激光和点阵激光有效,但是能否真正彻底解决黄褐斑尚需时间的检验;而皮肤黑变病目前似乎还找不到一种有效的治疗方法。

从治疗操作方面讲,采用Q开关激光治疗的即刻反应是皮肤灰白变,接下来的是皮肤水肿。Q开关激光治疗可引起组织飞溅、针尖状出血等,多见于Q开关红宝石激光和Nd:YAG激光,尤其是后者,其组织飞溅和点状出血非常常见,而且疼痛感也比较明显。翠绿宝石激光治疗也可出现点状渗血、组织飞溅,尤其是使用高能量密度进行治疗时。所以通常在治疗时需要一定的防护(如负压抽吸、面罩等),既可避免飞溅的组织飘散到空气中,又可避免溅到治疗师身上或吸入患者的气道。其次,红斑和紫癜的发生也较常见,尤其是红宝石激光和Q532nm激光能量密度较高时更容易发生，一些患者口服阿司匹林或抗凝药时也容易发生。532nm激光除了能被黑色素良好地吸收外，也能被血红蛋白吸收，所以易引起红斑、紫癜，但大多数是暂时的（紫癜常可持续1周，红斑可持续4～6周），而且也与能量密度的高低有关。由于表皮色素细胞也能良好地吸收Q开关激光的能量（波长越短吸收越强），因此治疗时也可以引起表皮损伤，导致暂时性的色素减退。据报道，红宝石激光治疗后色素减退的发生率可达25%～50%，翠绿宝石激光治疗文刺时有50%的患者发生色素减退，Nd:YAG激光治疗后7%的患者发生色素减退。所幸的是，几乎所有的色素减退均可在3～6月后消退并恢复正常。肤色较深的患者发生色素减退的趋势更明显，可能是因为深肤色患者皮肤内具有更多的黑色素的缘故。色素减退的风险与治疗的次数也有相关性，治疗的次数越多，治疗区皮肤的颜色更易变浅，较周围正常皮肤白皙。Q开关激光治疗后因炎症造成色素沉着的情况相对较少见，翠绿宝石激光治疗后色素沉着的发生率不到1%；Q532nm激光治疗后色素沉着的发生率可达8%，而且多见于肤色较深的患者。皮肤质地的改变也相对少见，主要是治疗区域表皮的萎缩，如Q开关红宝石激光治疗后有50%的患者发生表皮的萎缩，翠绿宝石激光治疗后皮肤质地改变的发生率可达8%，但发生永久性皮肤质地改变的不到5%。一些作者推测，皮肤质地改变可能与激光的穿透深、对真皮的作用强有关，不过其通常是暂时性的，多在治疗4周后开始逐渐恢复。永久性的瘢痕形成极少见。

（余文林　彭丽霞　葛西健一郎　吴溯帆译）

参考文献

[1] Wang H W, Liu Y H, Zhang G K, et al. Analysis of 602 Chinese cases of nevus of Ota and the treatment results treated by Q-switched alexandrite laser[J]. Dermatol Surg, 2007, 33(4):455-460.

[2] 余文林,李勤,曾东.色素性血管性斑痣性错构瘤病[J].中华皮肤科杂志,2009,42(10):77-78.

[3] Goldberg D J. Laser and light. vol. 2[M]. Philadelphia:Elsevier Sauders, 2005:89-103.

[4] Park J H, Lee M H. Acquired, bilateral nevus of Ota-like macules（ABNOM）associated with Ota's nevus:case report[J]. J Korean Med Sci, 2004, 19(4):616-618.

[5] Ee H L, Goh C L, Khoo L S, et al. Treatmetn of acquired bilateral nevus of Ota-like macules （Hori's nevus）with a combination of the 532nm Q-switched Nd:YAG laser followed by the 1064nm Q-switched Nd:YAG is more effective:prospective study[J]. Deramtol Surg, 2006, 32(1):34-40.

[6] Park J M, Tsao H, Tsao S. Acquired bilateral nevus of Ota-like macules （Hori nevus）:etiologic and therapeutic considerations[J]. J Am Acad Dermatol, 2009, 61(1):88-93.

[7] Park J M, Tsao H, Tsao S. Combined use of intense pulsed light and Q-switched ruby laser for complex dyspigmentation among Asian patients[J]. Lasers Surg Med, 2008, 40(2):128-133.

[8] Kim J S, Kim M J, Cho S B. Treatment of segmental café-au-lait macules using 1064nm Q-switched Nd:YAG laser with low pulse energy[J]. Clin Exp Dermatol, 2009, 34(7):223-224.

[9] Watt A J, Kotsis S V, Chung K C. Risk of melanoma arising in large congenital

melanocytic nevi:a systematic review[J]. Plast Reconstr Surg, 2004, 113(7):1968-1973.

[10] Kishi K, Matsuda N, Kubota Y, et al. Rapid, severe repigmentation of congenital melanocytic naevi after curettage and dermabrasion:histological features[J]. Br J Dermatol, 2007, 156(6):1251-1257.

[11] Danar R, Konig A, Salhi A, et al. Becker's nevus syndrome revisited[J]. J Am Acad Dermatol, 2004, 51(6):965-968.

[12] Trelles M A, Allones I, Moreno-Arias G A, et al. Becker's naevus:a comparative study between erbium:YAG and Q-switched neodymium:YAG; clinical and histopathological findings[J]. Br J Dermatol, 2005, 152(2):308-313.

[13] Li Y H, Chen J Z, Wei H C, et al. Efficacy and safety of intense pulsed light in treatment of melasma in Chinese patients[J]. Dermatol Surg, 2008, 34(5):693-700.

[14] Rusciani A, Motta A, Alfano C, et al. Q-switched alexandrite laser-assisted treatment of melasma:2-year follow-up monitoring[J]. J Drugs Dermatol, 2005, 4(6):770-774.

[15] Polnikorn N. Treatment of refractory dermal melasma with the MedLite C6 Q-switched Nd:YAG laser:two case reports[J]. J Cosmet Laser Ther, 2008, 10(3):167-173.

[16] Wattanakrai P, Mornchan R, Eimpunth S. Low-fluence Q-switched neodymium-doped yttrium aluminum garnet (1064nm) laser for the treatment of facial melasma in Asians[J]. Dermatol Surg, 2010, 36(1):76-87.

[17] Rokhsar C K, Fitzpatrick R E. The treatment of melasma with fractional photothermolysis:a pilot study[J]. Dermatol Surg, 2005, 31(12):1645-1650.

[18] Naito S K. Fractional photothermolysis treatment for resistant melasma in Chinese females[J]. J Cosmet Laser Ther, 2007, 9(3):161-163.

[19] Goldman M P, Weiss R A, Weiss M A. Intense pulsed light as a nonablative approach to photoaging[J]. Dermatol Surg, 2005, 31(9 Pt 2):1179-1187.

[20] 赵辨.临床皮肤病学[M].第3版.南京:江苏科学技术出版社,2002:1002.

[21] 葛西健一郎.色斑的治疗[M].吴溯帆,译.杭州:浙江科学技术出版社,2011:131-138.

[22] 斎田俊明.色素細胞母斑の統一概念[J]. Visual Dermatology, 2003, 2:1128-1136.

[23] 葛西健一郎,酒井めぐみ,山村有美,等.顔面の色素性母斑(黒子)の炭酸ガスレーザー治療における工夫[J].形成外科,2005,48:1262-1265.

第十一章 文身

第一节 概述

文身(tattoo)系外来的不溶性色素刺入真皮而在皮肤内产生的一种永久性的色素斑。一般所指的文身系装饰性文身，是将各种图案事先画在人体上，然后用一些不溶性颜料，如墨汁、蓝靛或朱红等刺入皮内，使其成为永久性的图案。此外，还可因玻璃、金属、泥土或含碳物质等异物高速飞溅射入正常皮肤而引起的外伤性文身。文身的英文单词tattoo源于玻利尼西亚词tatu，意为外伤事件或显示意志获得的皮肤色素颗粒。文身在古代就有，已发现公元前2000年古埃及木乃伊中就有文身。文身在中国的历史起码可以上溯3500年，被用于刑法上，称为墨刑。现代社会美容性文身的兴起，使很多人加入到文身的行列中。据估计，在美国，文身者占总人口的16%左右，全美大约有3400万人拥有文身，但他们当中又有50%的人因文身而后悔，希望将文身消除掉。自20世纪80年代以来，文眉、文眼线、文唇线等美容性文身在中国城乡大为风行，相伴而来的是不良文身术带来的缺陷不断增加。临床上将文身分为专业性、业余性、美容性、外伤性和医源性等类型。

（一）专业性文身

专业性文身是文身师用专业文身器材将一种或多种有机彩色染料注入深度相同的真皮层，表皮中几乎没有色素，颜色边界清楚，染色均匀一致，色彩丰富。专业性文身最多见于手臂，也可见于身体的其他部位。所用颜色成分有：红色为汞剂，黄色为含镉的材料，绿色为含铬的材料，蓝色为含钴的材料。其中红色和黄色较容易随着时间的推移而消退。专业性文身的颜料颗粒一般在理化性质上比业余性文身更稳定（图11-1）。

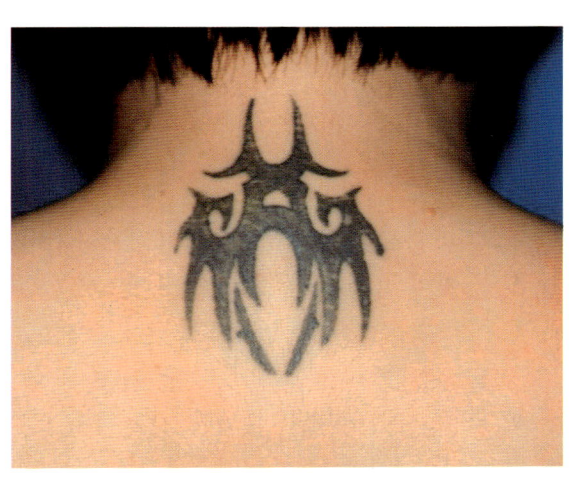

图11-1 专业性文身

(二）业余性文身

业余性文身多由非专业人士施行，一般为灰色或蓝黑色。常用碳素或印度墨水注入真皮，其注入深度不一，颜料分布不均匀，边缘不锐利，颜色图案不鲜亮。国内常用国产墨汁，其色素较印度墨水易破碎（图 11-2）。

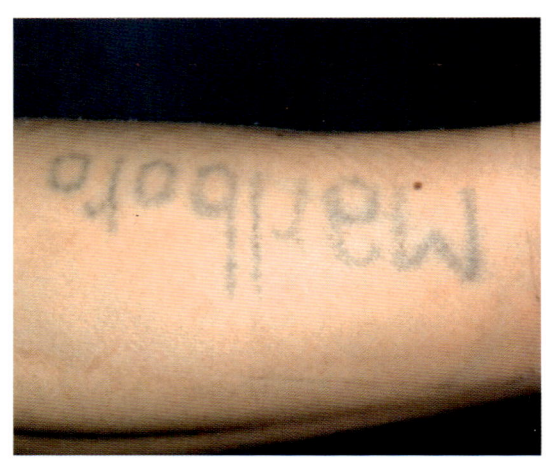

图 11-2　业余性文身

(三）美容性文身

美容性文身以文唇线、文眉、文眼线为常见，在女性中相当多见，多为手工完成，常用的染料为棕色、黑色和红色墨水，墨水中往往含有铁离子或氧化铁（图 11-3）。

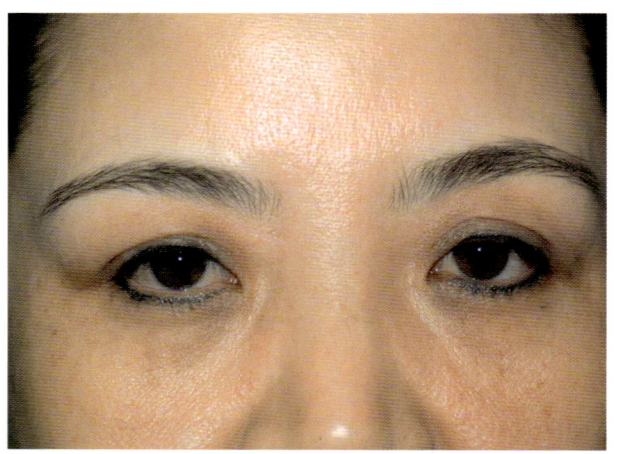

图 11-3　文眼线

(四）外伤性文身

外伤性文身因外伤后异物进入破裂的皮肤内所致。异物的种类较多，包括玻璃、金属、泥土或含碳物质。异物进入皮肤的深度不一，可表现出自灰青至黑色不同的色素沉着，以暴露部位如面、手等处明显（图 11-4）。数月或数年后，某些异物在真皮或皮下组织可包裹成肉芽肿，查体可扪及硬结。

(五）医源性文身

医源性文身是指为了掩饰某些皮肤疾病、损伤或缺陷，在病变局部施行的文身。但由于色料配色很难与皮肤色度达成一致，常导致掩盖色反而成了毁容色。

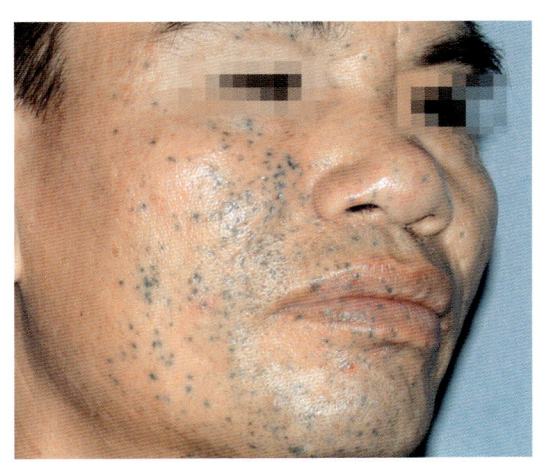

图 11-4　外伤性文身

当今社会,人们愈来愈多地认识到文身的弊端。首先,人体的第一道防线是皮肤,当有色的化学颜料刺入皮肤后,就破坏了这道防御屏障,使人体抵御外界刺激的能力下降,容易导致某些传染性疾病的传播,如结核、麻风、梅毒、寻常疣、扁平疣、脓皮病。其次,针尖刺入皮肤还可能引起某些疾病的同形反应,如扁平苔藓、银屑病、白癜风和盘状红斑狼疮。另外,部分人可能对文身颜料产生异物反应、过敏反应,最常见于汞、铬及钴的化合物,表现为过敏性皮炎或过敏性肉芽肿(文身肉芽肿)。也有报道文身部位发生黑色素瘤、基底细胞癌、鳞状细胞癌等恶性肿瘤。

几个世纪以来,人们尝试用各种各样的方法去掉文身。最早的记载是公元 543 年,希腊医师 Aetius 尝试用盐摩擦皮肤的方法去除文身。近代去除文身技术大多通过机械、化学磨削的方法去除外层皮肤,使文身色素颗粒从皮肤向外排出,同时引起炎症反应,活化巨噬细胞,从而促使其将色素颗粒吞噬而达到治疗目的。这些方法都具有瘢痕形成的高风险,而且容易伴发皮肤感染、术后疼痛等,此外,文身残余色素也是常见的。外科切除曾被认为是唯一有效的去除文身的方法,但是常常导致组织变形和瘢痕形成。在应用激光治疗的早期,人们希望激光器能提供可预测的热诱导组织坏死,同时减少瘢痕的形成。继普通红宝石激光器被用于去除文身后,人们用氩离子激光和 CO_2 激光去除文身,两者均为连续激光,可去除色素颗粒,且损伤的表皮可再生,不损伤皮肤的附属器。但由于这两种激光无光谱吸收的选择性,非特异性热损伤可累及相邻真皮组织,故同外科切除、磨削等方法一样会形成反肤瘢痕。20 世纪 80 年代,Anderson 和 Parrish 的选择性光热作用原理彻底改变了文身的治疗。

不管是专业性文身还是业余性文身,色素颗粒的直径均为 0.5~100μm。Q 开关激光真正的意义为获得的激光脉宽极短,短至几纳秒至几百纳秒,而峰值功率相当高,可使色素颗粒骤然受热而发生瞬间爆破;激光波长的选择性光吸收作用使部分色素颗粒被辐射热解汽化后经表皮清除掉;调 Q 技术可使激光仪在极短的瞬间释放出峰值功率很高的能量,因此治疗中不会损伤周围正常组织,细胞框架可被完整地保留下来。在其后的炎症反应过程中,部分色素颗粒随表皮移行至体表被消除,大部分色素颗粒碎屑被巨噬细胞吞噬,经淋巴系统转运被代谢排出体外;而被清除了色素颗粒的细胞可在较完整的细胞框架的基础上很快得到修复。大部分色素颗粒吸收光能后发生所谓的"内爆破"效应,并逐渐被吞噬细胞清除,从而达到清除色素病变的目的。Q 开关激光在去除色素的同时,也把瘢痕产生的可能性降至最低程度,是目前治疗不良文身最有效、不良反应最小的方法。分析以上因素,调 Q 红宝石激光(694nm)、翠绿宝石激光(755nm)、Nd:YAG 激光(1064nm)、倍频调 Q Nd:YAG 激光(532nm)都可被用来去除文身,但每种激光只能去除某些特定的颜色。

激光去除文身与文刺色素颗粒的化学结构、组成及光波的吸收峰有密切关系,不同颜料的色素有不同的光波吸收峰。为了更好地选择激光及其参数,Wolfgang 等通过对 41 种颜料的结构及光谱的分析,确定了 16 种色素的吸收光谱。调 Q 翠绿宝石激光可去除蓝、黑和绿色文身,但对各种色素去除的效果不同。调 Q Nd:YAG 激光主要作用于文身中的蓝、黑色素,对绿色文身效果较差。绿色脉冲染料激光和倍频调 Q Nd:YAG 激光能去除红色文身,对橙色、紫色、黄色、褐色文身的去除也有一定效果。

治疗前对患者的正确选择相当重要。专业性文身较业余性文身更难去除,因为专业性文身往往由多种颜料组成,染料在皮肤内的深度也差别很大,当前的技术常常不能够完全去除这类文身。所以首先要使患者对治疗效果有一个客观的认识,这样才能使治疗顺利进行。同时要让患者明白文身一般需要多次治疗,并且治疗次数差别很大,治疗间隔为 2~3 个月。在文刺过程中发生瘢痕的情况是很常见的,而一旦去除文身后,瘢痕就会显现出来。这种情况必须在术前检查清楚并告之患者,在与患者沟通并达成一致意见后需要签订术前同意书,并对文身部位进行详细的照相记录。对拒绝签订术前同意书和照相的患者,应该避免进行文身治疗。对肤色较深或者皮肤被晒黑后容易出现色素沉着或色素减退的患者,必须非常小心,因为他们的表皮黑色素会竞争性地吸收一部分激光的能量,表皮吸收的能量越多,表皮内黑色素细胞被破坏的可能性就越大,也越容易发生瘢痕形成或色素减退。另外,表皮黑色素吸收的能量越强,达到真皮靶物质(文身染料)的能量就越少,因此,往往需要更多的治疗次数。越陈旧的文身,对激光的反应就越好;相反,有多种颜色的文身则很难被完全清除。

调 Q 激光治疗有一定的疼痛,术前 30~60min 可以外用复方利多卡因乳膏进行表面麻醉,加以封包。如果需要更快达到麻醉,可使用利多卡因溶液进行局部浸润或神经根阻滞麻醉,一般很少应用全身麻醉。

在应用调 Q 激光进行治疗时,激光对眼睛有一定的损伤,激光治疗时可能出现组织飞溅,因此做好安全防护很重要。治疗者应佩戴防护眼镜、手术帽、口罩,患者应使用眼保护罩。应用 Q532nm 激光治疗文身时,眼睛对激光相对敏感,即使非眼周、面部的治疗也要用眼保护罩保护患者的眼睛,并且治疗室中的其他人员也要佩戴防护眼镜,防止不必要的并发症和纠纷发生。治疗过程中,激光手具应垂直于治疗皮区,尽量用低频率进行,防止光斑过多重叠,使治疗区皮损呈灰白色。有时会有针尖状渗血、周围组织轻微水肿,如果出现明显的表皮碎片飞溅,皮损明显隆起,应该降低能量密度或治疗频率。尽量不重叠治疗,防止能量累积。

术后局部冷却很重要,可以减少术后水疱的发生。局部外用抗生素软膏防止感染。愈合过程中会有痂皮形成,建议患者不要用水洗,保持干燥,待痂皮自然脱落,不可强行揭除。

第二节　文身的组织病理学改变

文身在病理上表现为真皮中形状、密度不一的亚微米大小色素颗粒,分布于巨噬细胞或游离在细胞外,以真皮浅、中层血管周围较多,深度一般小于 0.8mm。电镜下表现为真皮内大量外源性颗粒,吞噬有色素颗粒的吞噬细胞增多。

目前关于真皮内文身颗粒的自然病程所知甚少。研究表明,文身颗粒初期以细小颗粒弥散分布于真皮浅层和针刺部位的垂直病灶内,位于角质形成细胞、成纤维细胞、巨噬细胞和肥大细胞胞浆中的大吞噬体中,表皮、表皮真皮交界处和真皮乳头层均存在文身颗粒,在7~13天汇聚集中呈灶性外观。1个月时基底膜修复重塑,表皮内文身颗粒聚集于基底细胞内,此后,经角质形成细胞陆续自表皮排出体外。在真皮内,含文身颗粒的吞噬细胞(成纤维细胞、巨噬细胞、肥大细胞)沿表皮真皮交界处聚集,由一层胶原包裹,类似肉芽组织。真皮内皮细胞、周细胞、施万细胞、血管和淋巴管腔或细胞外基质中少见或未见色素颗粒。

文身1个月后,表皮基底膜修复重建完成,真皮层中的文身颗粒不再经表皮丢失。2~3个月时文身颗粒仅存在于真皮成纤维细胞中,这些细胞主要位于真皮血管周围,以前的肉芽组织由纤维代替,位于含文身颗粒的成纤维细胞的浅面。这种改变可一直持续到此后数十年。这些文身颗粒主要存在于细胞内,但也有报道存在于细胞外基质中,由单层膜包绕,呈游离状态。文身色素存在于细胞内和细胞外,伴有轻度的组织纤维化,偶有异物巨细胞反应、变应性肉芽肿和肉瘤样反应。继发于文身的皮肤接种性炎症有结核、非典型分枝杆菌、疣和接合菌病。另外,文身标本的组织学检查还发现可同时伴发病变如肉瘤样病、B细胞淋巴瘤、非霍奇金淋巴瘤、假淋巴瘤、黑色素瘤、基底细胞癌和鳞状细胞淋巴瘤。

皮肤中文身色素颗粒的直径为2~400nm,按大小可分为三种:最小的为2~4nm,电子密度稍高,较少见;最大的为400nm,更少见,电子密度呈晶状结构;最常见的为40nm。黑色文身颗粒平均直径为4.42±0.72μm。Taylor发现文身中黑色色素颗粒呈多形性,直径为0.5~4.0μm。蓝绿色和红色色素颗粒比黑色色素颗粒大近2倍。在业余性和专业性文身中,色素颗粒的深度和密度变化较大,但业余性文身的颗粒大小、形状和位置变化更大。尽管文身色素的来源不同,但在光镜和电镜下除了颜色不同外,所有色素的外观均惊人的相似。其次,文身色素颗粒置入人体前后,其大小也可能发生变化,如有报道发现文饰前色素颗粒的平均大小为0.25μm,文刺后不久细胞外基质中颗粒的大小为0.1~1.0μm。在含文身颗粒的成纤维细胞周围有明显的结缔组织网,这些网能有效地捕获并固定细胞。这些成纤维细胞的寿命尚不清楚,可能持续存在,伴随患者的一生。

目前尚不完全清楚真皮文身色素的自然病程。经常见到文身随时间的推移逐渐变得暗淡、更蓝、更不清楚和更模糊,推测可能是文身颗粒通过运动的吞噬细胞的移动向真皮深层迁移的结果。对时间长的文身进行随意性活检发现色素位于真皮深层,而新鲜的文身色素则位于更浅的位置。局部引流淋巴结中会逐渐出现文身色素。

目前认为,Q开关Nd:YAG激光在选择性去除文身色素方面有着独特的优势,目前已在临床上广泛应用。当激光照射到靶作用物质时可被靶物质吸收,如机体的血红蛋白、黑色素以及外源性的文身色素等都可吸收激光光能,其作用效果依赖于波长和物质的结构组成。对去除文身而言,激光波长与激光在皮肤组织中的穿透深度有关,两者之间成正比关系,1064nm的激光比532nm的激光在皮肤组织中穿透得更深。由激光的吸收特性可知,当物质对特定波长的吸收比对其他波长的吸收强时,就产生了选择性吸收。

光致破裂是由光致击穿引起的机械作用,其机制是冲击波的产生和空化的形成。由于Q开关激光将能量在很短的时间内(约10ns)释放出来,形成能量密度很高的巨脉冲,当激光巨脉冲被色素组织吸收后,产生等离子区。等离子区迅速膨胀就会形成局部的冲击波将色素组织击碎,但细胞的框架却能保留下来。光致击穿发生时,光的能量不仅可以被色素沉着的组织吸收,也可以被吸收能力稍弱的周围组织吸收。当激光能量主要集中在色素组织内部时,空化作用就会发生。有学者认为激光照射后色素变性,吞噬细胞内含色素颗粒,吞噬细胞在去除色素中起作用。Q开关Nd:YAG激光两个波长的激光穿透深度均能达到真皮的中上层,而真皮中下层的色素不能被消除。由于激光遇到色素颗粒就被吸收,只有当皮肤浅层的色素颗粒被激光粉碎并去除之后,才能作用到较深层的色素颗粒。因此，真皮深部的色素颗粒可能需要经过多次激光照射后才能完全去除，色素颗粒在真皮中的位置越深，需要照射的次数就越多。

激光治疗后，几个可能的途径最终使文身碎片被清除：①激光治疗后染料颗粒进入到皮肤深层或者周边的真皮层中，从而产生视觉上的清除作用（类似溶液的稀释作用，即稀释效应）；②吞噬过程并通过淋巴回流系统清除；③染料颗粒被更密集的真皮组织覆盖，改变真皮的光散射特征；④染料颗粒被碎裂成细小的颗粒并分散在组织中使肉眼无法识别；⑤在最后表皮剥脱过程中，部分染料随之排出。

第三节　文身的激光治疗

1968年，Laub D. R.等首先报道了用红宝石激光照射治疗人类文身，并进行了组织学观察。1979年Brady S. C.等尝试以CO_2激光治疗文身，取得了一定的效果。1981年，Apfelberg D. B.等应用氩激光治疗皮肤文身病损。1990年Taylor C. R.等以Q开关红宝石激光治疗文身，1991年，他们利用光学和电子显微镜观察，得出色素颗粒的物理改变、再分布和被清除是文身淡化和消失的原因的结论，从理论和实践证实了调Q激光是去除文身既有效又安全的方法。

一、Q开关红宝石激光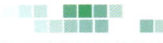

红宝石激光是最早发展的激光，具有694.3nm波长，调Q红宝石激光脉宽为20～40ns，激光能量通过一个关节臂传输，关节臂的端部是一个微透镜组，将激光辐射会聚成一个光强均匀的圆形光斑，通常光斑大小为4～6mm，脉冲重复频率为1～3Hz。由于694.3nm激光远离血红蛋白的光谱吸收高峰，不易为血红蛋白吸收，但可以为黑色素和炭末吸收。且此波长较长，能适度地进入真皮，因此调Q红宝石激光产生的非常短的强脉冲能量只对黑色素起作用，而对周围组织不产生损害。调Q红宝石激光治疗文身较为安全，术后可见轻度肿胀，部分出现淤斑，无须特殊处理，没有开放性伤口，更不会产生肉芽组织。但由于表皮黑色素也能够吸收部分激光能量，因而暂时性的色素减退很常见，需要数月才能恢复。1%～5%的患者会发生色素沉着。调Q红宝石激光对黑色、蓝色和绿色文身疗效佳，对红色和黄色文身相对无效。

Q开关红宝石激光照射后仅引起轻微的疼痛，不需特殊处理，但治疗较大面积的文身，特别是头面部、手背部等较敏感的部位时，可用复方利多卡因乳膏表面麻醉。治疗时术者和受术者需戴上防护眼镜，治疗上下眼睑部皮损及清洗眼线时可向患者眼内放置金属眼罩保护。根据文身部位皮肤的厚薄和文身颜色的深浅调节能量大小，两个光斑的重叠不能超过25%～30%。对头面部、颈部皮肤较薄的部位，第一次用稍低的能量密度，第二次以后要用稍高的能量密度才能达到前次的治疗效果。治疗即刻损害部位立即变灰白，20min后出现红斑、水肿，有烧灼样不适感，持续约2h，可予以冰袋冷敷30min，以减轻灼热和疼痛。部分文眼线、外伤性文身患者可有点状渗血。文眼线患者治疗后眼睑有不同程度的水肿，2～3天内消退。一次治疗间隔8～10周后再行第二次治疗。治疗期间尽量避光，面部皮损外用防晒剂。

二、Q开关Nd:YAG激光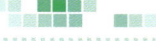

Q开关Nd:YAG激光的波长为1064nm，脉宽5～20ns；Nd:YAG激光通过KTP晶状体后可获得532nm的可见光激光,该两种激光都通过关节臂导出。

Q开关Nd:YAG激光是采用掺钕:钇铝石榴石固体激光器作为光源。利用黑色素细胞、血红蛋白及染料颗粒(文身、文眉)等最佳吸收光谱各异的特点,选择与其吸收峰相对应的激光进行治疗,就能有效地去除色素病变组织,还能尽量避免影响周围的正常组织。在治疗过程中,因1064nm激光波长较长,对人体皮肤组织的穿透力较强,可作用到位于皮肤深层的黑色素细胞及黑色、蓝色染料颗粒,从而去除色素病变组织。正因为它穿透深,对表皮黑色素影响小,因而对调Q 694nm激光及调Q755nm激光治疗效果差的一些患者有较好的疗效,而且引起色素减退的可能性小,常用于深肤色患者的治疗。用其治疗黑色、蓝色、绿色文身效果较好(图11-5,图11-6),对黄色、白色、红色文身效果不理想,清除率不超过25%。调Q Nd:YAG比其他激光更容易引起组织及血液飞溅,在照射之后该区域迅速变成灰白色,随后出现周围红晕、水肿,尤其在高剂量的情况下,常常出现针尖大小的出血点,这与红宝石激光照射后出现的情况相似。在Q开关Nd:YAG激光治疗后进行皮肤活组织检查表明,皮肤中不仅有文身颗粒的改变,还有组织结构的改变,但皮肤纤维化的现象极少。对于去除黑色文身,Q开关Nd:YAG激光和Q开关红宝石激光同样有效,不过后者水肿和疼痛轻,皮肤纹理和颜色的变化也较小。

532nm激光是去除红色文身的最佳激光(图11-7),通常需要4～5次治疗才能产生较理想的疗效。从激光治疗后即刻反应来看,532nm激光比1064nm激光反应相对温和,但由于血红蛋白吸收了激光能量,容易产生紫癜,通常7～10天就能消退。其对表皮的黑色素也同样有作用,引起色素减退的风险较高,有时是永久性的色素改变。

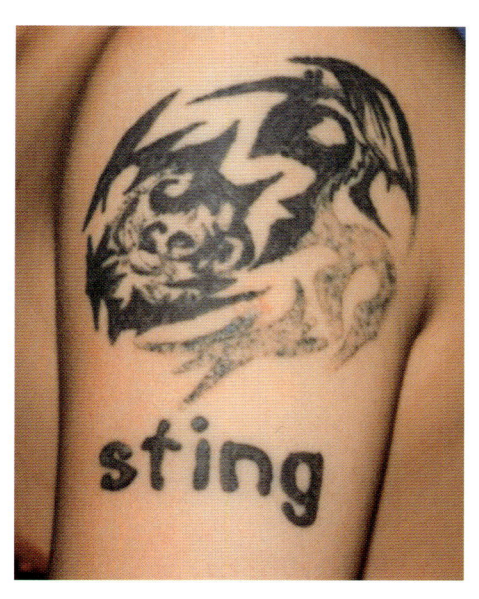 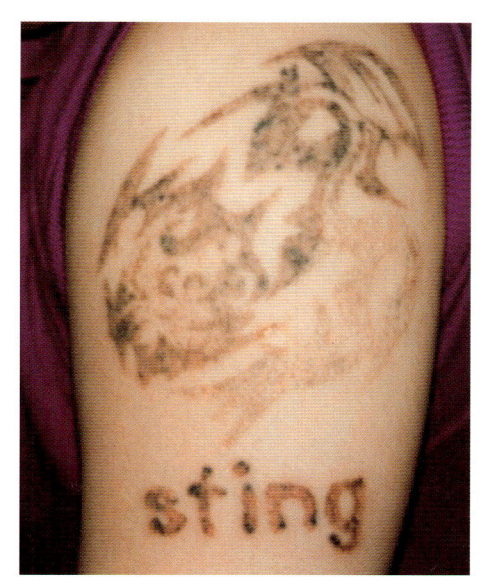

A   B

图11-5 上臂文身激光治疗前后
A. 上臂专业性文身 B. Q1064激光治疗4次后

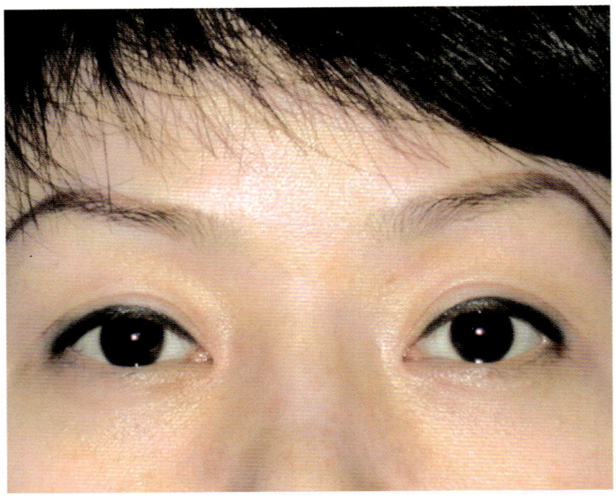

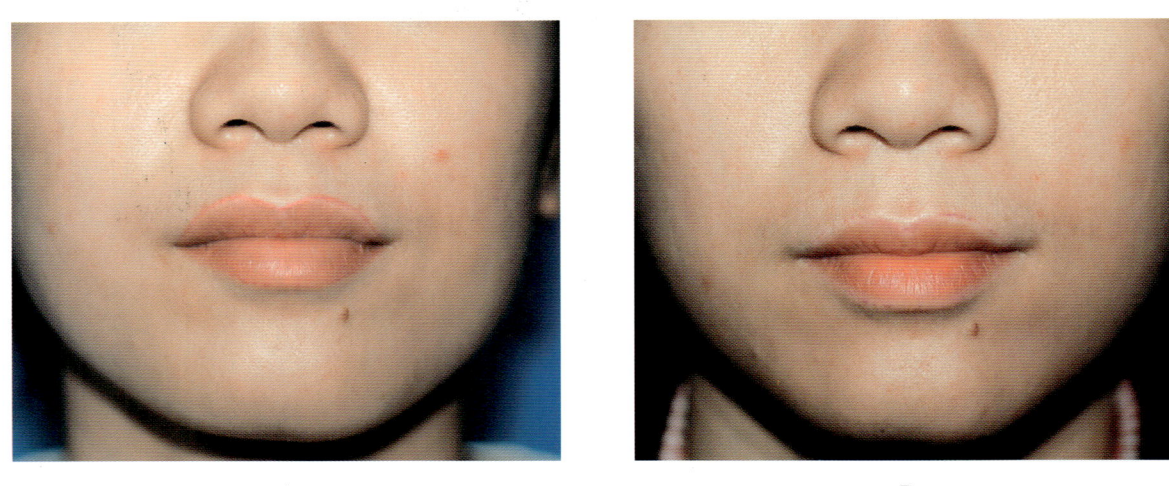

图 11-6 文眼线、文眉激光治疗前后
A. 双侧上睑文眼线治疗前 B. Q1064 激光治疗 3 次后 C. 双侧文眉、下睑文眼线治疗前 D. Q1064 激光治疗 3 次后

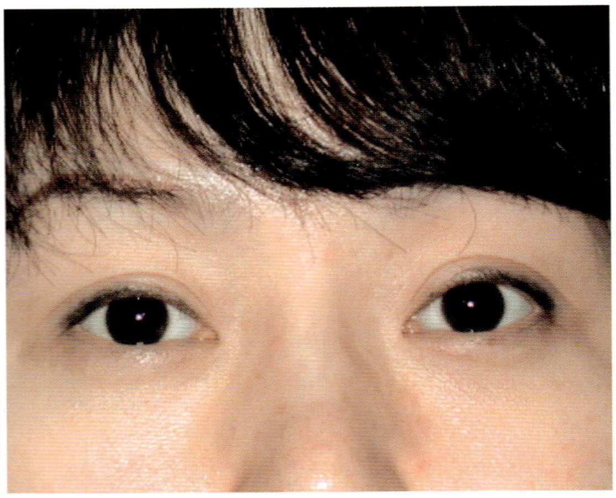

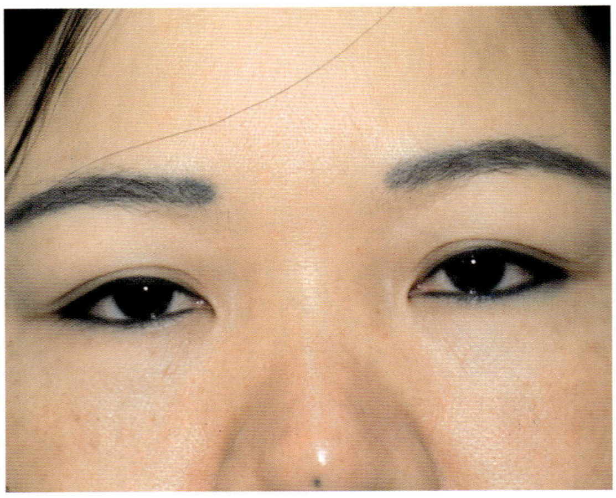

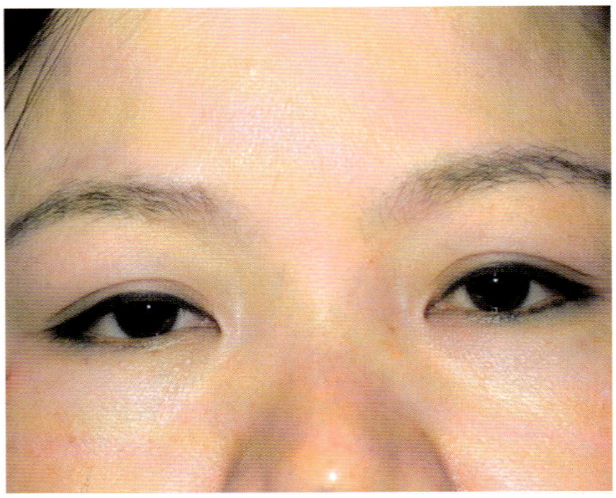

图 11-7 文唇线激光治疗前后
A. 文唇线治疗前 B. Q532nm 激光治疗 4 次后

三、Q 开关翠绿宝石激光

Q 开关翠绿宝石激光是一种固体激光器，通过闪光灯照射含铬离子的固体物质释放出波长为 755nm、脉宽 50～100ns 的激光束，通过光纤或反射关节臂输出。该波长介于 Q 开关红宝石激光波长和 Q 开关 Nd:YAG 激光波长之间，具有皮肤穿透深、皮肤内的自身黑色素对其吸收少的优点。该激光治疗后即刻文身处变为灰白色，随后皮肤出现红斑和水肿。清除黑色、蓝色、大多数绿色文身的效果较好（图 11-8），对红色和黄色文身的效果则相对差一些。Q 开关翠绿宝石激光治疗文身的脉宽较调 Q 开关红宝石激光和 Q 开关 Nd:YAG 激光的脉宽长，治疗时不容易出现出血现象。Zelickson 等在豚鼠皮肤上文制了 14 种色素，比较 Q 开关翠绿宝石激光、Q 开关红宝石激光、Q 开关 Nd:YAG 激光治疗文身的效果，结果显示 Q 开关 Nd:YAG 激光清除红棕色、暗棕色和橙色色素效果最好，Q 开关红宝石激光清除紫色和紫红色色素效果最好，Q 开关翠绿宝石激光清除绿色和蓝色色素最好。三种激光清除黑色色素颗粒都有同样好的效果。

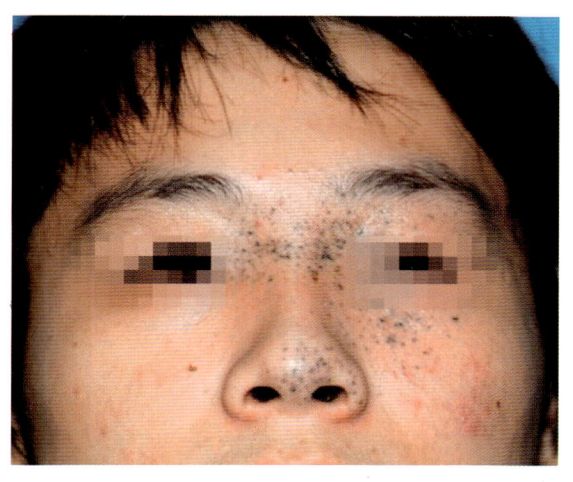
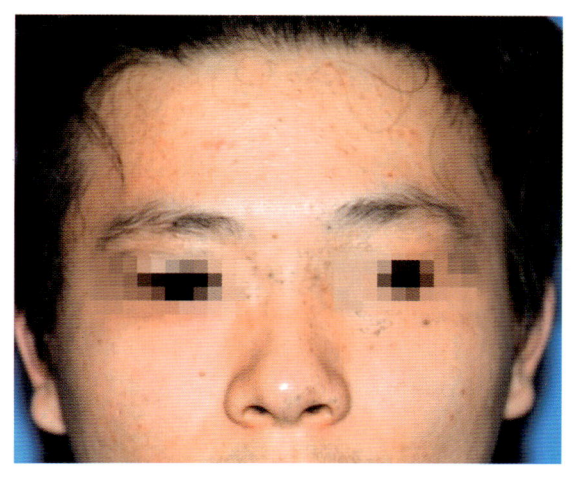

图 11-8　外伤性文身激光治疗前后
A. 外伤性文身　B. Q755nm 激光治疗 3 次后

四、Q 开关激光治疗的影响因素

激光去除文身的效果受多种因素的影响。Kuperman 等观察到文身的颜色、文身的类型、文身的部位、文身存在的时间及激光治疗能量等都能影响激光的去除效果。

（一）文身的颜色

色料成分可直接影响激光治疗的效果。色料的成分以铝、氧、钛、碳及有机物为主，不同物质有不同的吸收光谱。成分的不同显示文身颜色的不同，纯色的文身比复杂的文身更容易去除。对于色素浓度高或有多种色彩的装饰性文身而言，需要多种波长的激光联合治疗，治疗次数有可能会达 10 次以上，还不一定能完全清除所有文身。治疗红色或其他鲜艳颜色的文眼线、文眉等美容性文身后，有可能出现颜色变为黑色、棕色、蓝色等，这种变化多为不可逆的。造成这种变化的原因还不太清楚，可能为色素的三氧化二铁被还原为氧化铁所致。颜色变化可直接影响到文身的激光治疗效果。早期的文身无论是何种颜色，主要采用 Q1064nm 激光，其对黑色、蓝色及绿色文身治疗效果好，而对于红色文身效果较差；后期发现蓝色及绿色文身对 Q755nm 敏感，红色文身对 Q532nm

敏感。

(二) 文身的类型

业余性文身的去除治疗次数较少；专业性文身因含有更多的颜料，颜色更复杂，所需的治疗次数相应多些。掩盖身体某些缺陷而进行的文身及深度较深的文身都需要几次治疗才能达到理想的治疗效果。外伤性文身治疗需要的次数较多，其可能的原因是：①外伤性文身的色素颗粒成分比较复杂，对激光的反应不一；②外伤性文身的色素颗粒直径大，不容易击碎；③外伤性文身的色素颗粒位置比较深。

(三) 文身的部位

文身的色料位于真皮层以上，包括真皮层，其治疗效果是肯定的。而位于真皮层以下的文身，因激光较难达到，故更难去除。由于面部皮肤较薄，尤其是上、下睑部，其美容性文身及外伤性文身也较躯干部位的文身更容易去除。

(四) 文身的时间

时间长、陈旧的文身较容易去除。经过多次文刺和染料着色加强的文身治疗效果较差。

(五) 激光的能量

适当地增加能量密度有利于去除文身，减少治疗次数，但并不能增加激光对色料的敏感性。在选择了一定波长和型号的激光器后，能量密度是唯一可调的影响治疗效果的指标。一般认为能量密度越高，对组织的穿透力越强，对色素颗粒的破坏越大，其疗效也就越好。但能量密度过大可能形成瘢痕或色素脱失。由于东方人皮肤的黑色素多于白种人，对激光有一定程度的竞争性干扰，因此，能量密度应适当提高。

即使是同一部位、同一种颜色、同一种能量密度，治疗效果也会不尽相同，这种差别可能与下列因素有关：①色素颗粒在真皮内堆积的数量和厚度：有些人为了达到文身的持久和色调的深厚，往往经过数次文刺和染料着色加强，这种情况往往需要经过3次以上的激光治疗方可显效；②色素颗粒的大小：色素颗粒过大，激光难以将其完全粉碎，巨噬细胞也难以吞噬，色素会残留；③色素颗粒存在的深度：实践证明，有些文身最初有效，后来进一步治疗无效，可能是色素颗粒位置较深的缘故。激光只有一定的穿透力，超过一定深度即使继续治疗也无法将色素完全清除。总之，通过询问患者使用染料的种类、文身的时间、文刺的次数、有无加强着色等情况，可初步判定该文饰大致的治疗次数和最终效果。

五、不良反应

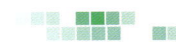

Q开关激光治疗文身比以往的治疗方式相对安全得多，但是也有其不良反应。

(一) 即刻皮肤反应

激光治疗即刻，文身局部变成灰白色，同时轻微隆起，周围组织水肿，有时候可以出现针尖样点状渗血。这种灰白色的变化被认为是因激光作用于颜料颗粒后产生的快速热蒸汽或气体，导致皮肤和表皮的空泡化。而点状渗血是因这种热蒸汽损伤真皮的小血管所致。一般周围组织的水肿和红斑在24h后就会消失，随后文身部位会出现结痂，大约7~14天脱落，部分颜料颗粒可以随着结痂的脱落而排出体外。在这期间可以局部应用抗生素软膏和非封闭式敷料，以防止创面感染。术中也可能出现表皮飞溅，此种现象多见于使用Q开关1064nm激光治疗的患者。由于治疗部位的表皮和真皮被染料颗粒碎片造成的机械性损伤远比邻近的胶原纤维素热变性严重，故术中可见组织飞溅的现象，因此应给患者佩戴保护眼罩，医师佩戴保护眼镜进行治疗。

高能量的激光能间接损伤染料颗粒附近的血管，从而引起紫癜，较多见于532nm波长激光治疗时,也可见于 Q 开关红宝石及紫翠玉激光治疗时,紫癜一般 7~10 天消退。有时也会有水疱或大疱产生,基本 7~10 天消退。因此在术后即刻建议患者局部冰敷 0.5~1h,保持局部温度在 4℃左右,以减轻炎症反应及炎症渗出。

(二) 色素沉着

术后色素沉着的发生与患者的肤色密切相关,Ⅴ型和Ⅵ型皮肤更容易发生。部分患者激光术后也可因炎症反应而产生继发性色素沉着,一般 6~9 个月后逐渐消退。

(三) 色素减退

色素减退多因含色素的角质形成细胞或表皮黑色素细胞受损所致,较多见于 Q 开关红宝石激光治疗后,也可见于 532nm 波长的激光及 Q 开关紫翠玉激光治疗后,且随着治疗次数和治疗剂量的增加,发生概率逐步增高。

1064nm 波长的激光对表皮黑色素的损伤最小,故最少产生色素减退,因而更适合治疗深肤色患者。就个体而言,深肤色患者较浅肤色患者更容易发生色素减退。激光治疗后产生的色素减退多为暂时性,一般需要 3~12 个月才能逐步消退。

(四) 皮肤瘢痕

Q 开关激光治疗与以往传统的治疗方法(手术切除、磨削、冷冻、化学腐蚀等)不同,治疗本身基本不会造成瘢痕,但在能量过高或创面发生感染时也可以出现瘢痕增生(图 11-9)。少数病例在激光治疗后出现皮肤质地及纹理的改变,可能与下列因素有关:①激光治疗时所用的能量过大,光斑重复过多,导致表皮过度损伤;②外伤性文身的位置比较深,色素颗粒比较大,形状不规则,激光治疗时热传导不均匀;③临床上皮肤质地改变多出现在双前臂近腕关节处,因该部位毛囊密度较小,毛囊可参与皮肤损伤的修复。因此,临床治疗文身时为了防止出现皮肤质地的改变,应先从小能量密度开始,以后逐渐加大能量。激光治疗过程中,应避免过多的光斑重叠。

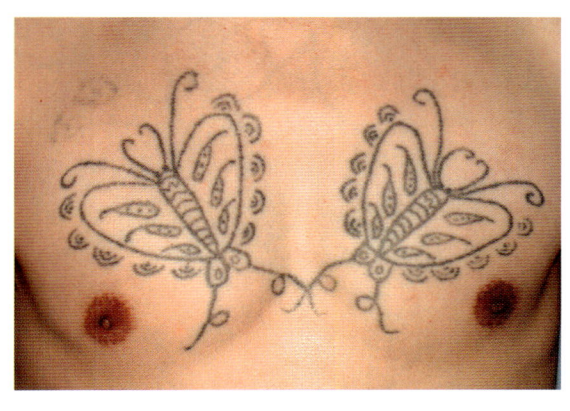 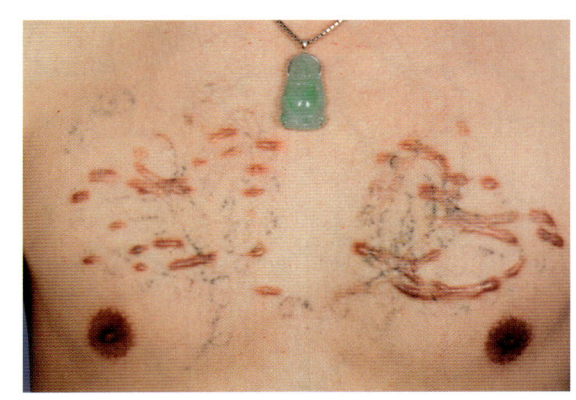

A B

图 11-9 激光引起的瘢痕
A. 胸前专业性文身 B. Q 开关激光治疗后出现瘢痕增生

(五) 文身颜色改变

Q 开关激光治疗红色、肉色、褐色文身后有时会出现不可恢复的黑色等不良反应。Peach 等研究了用 Q 开关 Nd:YAG 激光和倍频 Q 开关 Nd:YAG 激光对红色、黄色、棕色及肉色文身多次照射过程中文身变成黑色的可能原因,认为红色文身变成黑色可能是文身的成分 Fe_2O_3 变成了 FeO。为了解决临床上出现 Q 开关激光去除文身后色素变黑的问题,Ross 等通过电镜观察了一些激光去除文身后变黑及对开关激光不起反应的文身组织,并对其成分进行分析,发现这些文身中含有氧化钛。Jimenez 等建议大面积去除文身之前，先试做一小部分，观察是否出现颜色改变，如出现颜色改变，可换用不同波长激光进行治疗。

（六）过敏反应

文献中报道的激光治疗文身最为严重的反应是系统性过敏反应。那些在文身部位有局部过敏的患者，发生系统性过敏反应的可能性更大。有时文身师喜欢用黄镉来使红色或黄色文身的颜色更亮，这时一种光敏性反应就可能发生。这种过敏反应也常见于红色墨水文身，其中可能含有朱砂（硫化汞）。局部会出现红斑、瘙痒，甚至红肿结节、疣状丘疹或肉芽肿，这些反应局限于红色或黄色的文身部位。治疗方法包括严格防晒、局部注射激素，或在某些情况下进行手术切除。与传统的破坏性治疗不同，调 Q 激光治疗不是将文身颗粒直接从身体去除，而是将文身颗粒打成碎片，再由真皮巨噬细胞吞噬清除，因此可能会引发过敏反应，尤其是在文身时局部有过敏反应的患者更容易发生，所以这类患者不建议采用调 Q 激光治疗。脉冲 CO_2 激光不会引起这种反应，这是由激光的吸收特征所决定的。系统过敏反应主要表现为荨麻疹或湿疹，严重时甚至发生过敏性休克，应积极应用皮质激素进行治疗，对于轻症可仅用抗组胺药。

（七）其他不良反应

激光照射文眉区后，部分人有眉毛的一过性脱落，再生时间为数周至数月不等。激光的能量密度越大，再生时间越长。我们认为，激光可造成毛囊的一过性休眠或损害，还可造成眉毛发白（持续时间数周不等），所以能量密度不要因为皮肤文饰反应而一味增大。眼睑的皮肤极为薄弱，最易出现表皮剥脱和渗血，增加了形成瘢痕和感染的危险性，能量密度不能过高。激光对视力有损害，一定要注意用睑板金属片保护眼睛。

六、现状与展望

激光技术的发展为去除文身提供了有利的工具，但随着人们生活水平的提高及对美的追求，对文身不仅在图案上要求越来越高，而且所用的颜料、颜色、成分也越来越复杂。某种激光对某些色素具有特异性，尤其是激光对早期所文的黑色文身效果最好，而对有些类型的色素可能根本无效。清除套改过的文身及伴随瘢痕的文身对激光治疗更是一种挑战。

（一）复杂文身的治疗

复杂文身主要有以下特点：①部位多，面积大，位置深，有的超过真皮层。②颜色多样。从临床上来看以黑色居多，其他颜色有红色、绿色、蓝色、咖啡色及各种复杂的颜色（图 11-10）。③为掩盖

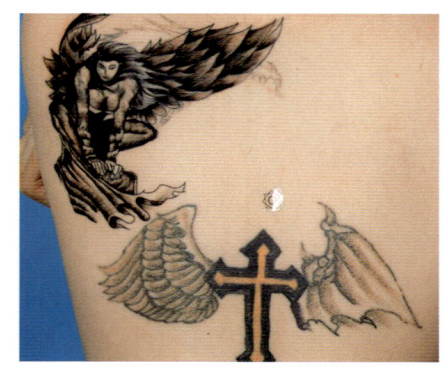
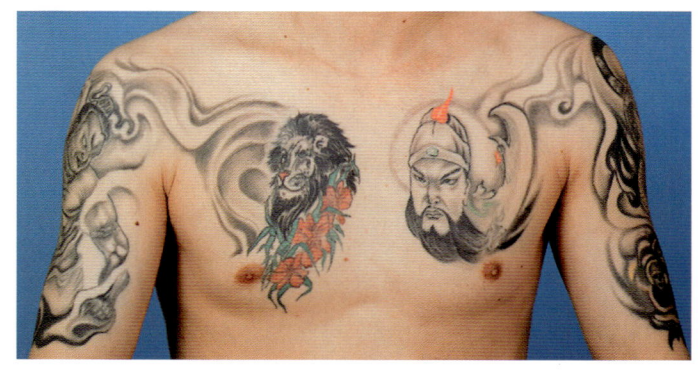

图 11-10　颜色多样的文身
A. 背部专业性文身　B. 胸前、双上臂专业性文身

身体的某些缺陷如局部凹陷、色素脱失及色素沉着而进行文身覆盖。④在瘢痕上进行的文身。⑤文身后经过一些不适当的治疗,如用其他色料覆盖、冷冻、激光、化学腐蚀及烟火烧灼等治疗后伴有瘢痕增生。很多波长的激光可以用于去除文身,从可见光到近红外光,不同的激光适合不同颜色的文身,因此,对于多种颜色的复杂文身一般需要两种或两种以上的激光波长的使用。脉宽、光斑大小也是激光治疗时关键的影响因素。激光的光是分散在皮肤上的,像雾里汽车的车灯,较大的光斑能够增加激光的有效穿透深度,从而使更深层的文身颜料被击碎,同时大光斑也加快了治疗的速度。在同时伴有瘢痕或凹陷的文身治疗过程中,加用超脉冲 CO_2 激光治疗是相当重要的。

(二) 深色皮肤的文身

Ⅳ~Ⅵ型皮肤的文身去除是一个较难解决的问题,因为目前用于治疗的调Q激光常常引起表皮水疱、色素减退等并发症,并且文身不能完全去除。对于肤色较深的患者,医师一般比较谨慎,首先告诉患者可能发生的并发症,然后在文身不起眼的位置进行小面积的光斑试验,观察6~8周,通过对试验区域的结果观察,决定是否对其余的文身进行治疗。

(三) 文身与瘢痕

有些患者的文身处有小瘢痕存在,因为文身颜料的覆盖而不明显,当激光去除文身颜料后,就可能看到本身的瘢痕,因此术前仔细的检查和照相就很重要。此外,术中能量过高或文身的治疗次数过多,有可能引起皮肤纹理改变、色素减退等并发症。下面所述的点阵激光与调Q激光的联合治疗有可能改善伴有瘢痕的文身。

(四) 点阵激光的应用

Elliot T. 等开展一项临床对照研究,探讨调Q红宝石激光和点阵激光系统相结合在去除文身中的作用,证明无论是剥脱性点阵激光(CO_2点阵激光)还是非剥脱性点阵激光(1550nm点阵激光)都能提高文身的清除率,减少治疗后水疱的形成,降低治疗后色素减退的概率。剥脱性点阵激光结合非剥脱性点阵激光系统目前普遍用于治疗一系列皮肤的并发症,并展现了相当好的安全性。剥脱性点阵激光能够提高文身的清除率主要通过几个机制起作用,最容易理解的是点阵激光所产生的皮肤柱状组织的汽化能够帮助去除一部分文身色素,同其用于去除老化皮肤的色素斑相似。除此之外,剥脱性点阵激光能够启动创伤愈合机制,包括强大的炎症和吞噬阶段,这个阶段有助于提高调Q激光对文身色素的清除,其所产生的汽化区域减少了细胞间液体的渗出,从而降低了水疱形成的可能性,加速了皮肤愈合过程。非剥脱性点阵激光能够降低治疗所致的色素减退的风险。据报道,非剥脱性点阵激光能够改善色素减退性瘢痕的外观,当然,它也是通过类似的机制来完成的。

随着文身越来越流行,更改或去除文身的需要也使激光治疗变得越来越受欢迎,但伴随而来的相关并发症也越来越多,因此需要我们研究如何更安全、更有效地去除文身,或者利用更先进的激光设备,使这种治疗更加完善。

第四节 外伤性文身的治疗

外伤性文身(traumatic tattoos)又称为异物性文身或爆炸粉粒沉着症(accidental tattoos),是因职业及各种意外事故使泥沙、煤渣、石末、金属、火药、沥青、灰尘或石油产品等异物的微小颗粒高速飞溅、射入或随外伤进入皮肤深层后引起的色素沉着性疾病,常被包裹而在皮肤深层形成肉芽肿。根据致伤原因,外伤性文身可分为爆炸型(由粉粒异物引起的称为爆炸粉粒沉着症,由煤粉引起的称为煤粉沉着症）、擦伤型（因车祸、高处坠落等使异物颗粒从皮肤破损处进入伤口所致）和戳伤型（铅笔直接戳入皮肤所致）。外伤性文身的颜色可多种多样，主要由进入皮肤的异物颗粒决定，包括弹药、石墨、尘土、赭石、朱砂、浓黄土、沥青、金属等。最有效的治疗是创伤后彻底清创，清除存留于皮肤各层的异物颗粒，但患者常因创伤危及生命，延误皮肤伤口的治疗时机；或伤口早期清创不彻底造成永久的异物性文身。

外伤性文身主要好发于暴露部位，如面部、手足部等，伤后常有淤斑、丘疹或斑疹。文身的颜色根据异物的性质和颜色以及进入皮肤的层次不同而有所不同，煤粉引起者主要呈青灰色至黑褐色，泥沙引起者呈蓝灰色或黑色，火药引起者呈灰黑色。文身部位有的深，有的浅；有的较为集中，有的较为分散；有的瘢痕明显，有的瘢痕不明显。外伤性文身因为致伤原因、致伤距离、暴露部位以及是否伴有复合伤等因素不同，其表现形式和受伤程度都不同。外伤性文身主要有以下特点：①部位多，面积大；②色素颗粒可位于皮肤及皮下的任何位置；③文身的颜色复杂，色素成分不同；④色素颗粒大。

根据异物颗粒的深浅及文身的表现形式，外伤性文身大致可以分为以下几类：①以色素为主的较浅的文身，即颜色淡、较均匀、无光泽的外伤性文身；②以异物颗粒为主的较浅的文身，即颜色较浓、表面粗糙、无光泽，有时触摸表面有细小突起感的外伤性文身；③瘢痕内颜色浓且表面光滑发亮的外伤性文身。

外伤性文身的预防重于治疗，在发生爆炸和外伤事故后，对受伤部位要进行彻底清创、清洗，将进入皮肤的粉尘全部清洗干净，防止后期外源性的色素沉着。外伤性文身的治疗可根据具体情况进行处理，较表浅的可选用选择性激光光热作用治疗；但激光对于异物颗粒较大而密集的文身可能难以奏效，只能选择局部的异物剔除、切除后直接缝合、植皮或以皮瓣覆盖等方法进行综合处理。对于体积较大的残留异物颗粒宜手术取出，对于手术中难以用肉眼发现的微小异物颗粒可采用激光清除。目前常用的几种调Q激光如红宝石激光（694nm）、翠绿宝石激光（755nm）、Nd:YAG激光（1064nm）、倍频Nd:YAG激光（532nm）都可被用来去除外伤性文身，对于某些特殊颜色的外伤性文身可根据颜色互补原理选用合适的激光波长，激光治疗参数的选择同文身。

一、皮肤磨削术治疗外伤性文身

皮肤磨削术又称擦皮术，即利用刮除皮肤表层的方法消除皮肤的缺陷。这是一种古老的技术，早在1939年Herly就使用砂纸擦皮治疗外伤性文身，取得了较好效果。周存才等应用台式牙钻（电动磨皮工具）治疗外伤性文身，主要分布于面部，表现为点、片、线状深蓝色粉尘异物染色，转速约3000r/min，根据皮损类型采用平磨或点磨，磨去病变处表皮直达真皮浅层。对病变部位较浅者，可一次磨除；对病变部位较深者，常因磨削过深而导致瘢痕增生。磨削术后早期常出现丘疹、红斑，多可自行消失，同时伴有皮肤色素沉着或减退。Peris认为磨削术对于较浅的外伤性文身具有良好的效果，对有异物肉芽肿形成的较深的外伤性文身治疗效果欠佳。

国内有学者使用微晶磨削治疗外伤性文身。微晶磨削术是借助微晶磨削机来完成的，该机由主机和一套吮吸管组成。吮吸管中有两套管道，其中一套管道在工作时可以喷出由三种不同直径组成的金刚石微晶状体束，通过微晶粒对皮肤进行磨削。当微晶粒作用于皮肤后，连同皮屑从另一套管道被吸出至主机容器中。由于微晶粒磨削皮肤时对皮肤神经末梢的刺激是非常缓慢而温和的，所以很少有疼痛而不需药物麻醉。传统的皮肤磨削术不论是手工的还是机械的，都会导致不同程度的疼痛和出血，同时因为磨削速度、深度不易控制，容易太深或太宽而导致瘢痕产生。微晶磨削术则具有无痛、出血少、不需麻醉、操作简便、不易发生术后感染等优点，同时也避免了高速磨皮机磨削后产生的血性气雾和组织碎片扩散及疾病传播,术后患者即可回家,不影响正常工作和生活,易被患者接受;但此法须多次打磨方可达到满意效果,对于较深文身的治疗效果还不甚满意,且术后仍有色素沉着。因此,磨削术作为一种传统的治疗方法,具有可操控性强的特点。操作人员治疗的关键技术在于术前判断病变的深浅,磨皮过深易留下瘢痕,过浅则病变去除不足。皮肤磨削术对真皮浅层的外伤性文身具有较好效果,但不适用于易产生色素沉着者。

二、电灼法治疗外伤性文身

长期以来,外伤性文身的治疗对整形外科医师来说一向比较棘手,应以预防为主。第四军医大学唐都医院美容科研制的XH超高频皮肤整形手术仪是利用超高频电流,产生超高热汽化,即刻直接去除皮肤的病变组织,同时具有消炎、止血、创面无炭化坏死组织存留、易分辨黑染组织、对粉尘具有机械清除作用的特点。超高频电波刀的原理是发生器产生可控制的能量以3.8MHz的超高频无线电波的形式经滤过或整流输出,针对不同组织及组织厚度可调节能量输出。虽然仪器与普通电刀在形式上相同,如电极和极板,但作用原理却截然不同。极板作为天线接收身体传导的高频信号并送回发生器,其在电极体部产生的热量很少,仅在电极尖端产生瞬时高热以切割组织,热量很快被组织吸收,因而对组织的热损伤极低。组织的愈合与普通刀片切割无明显区别,等同于或优于CO_2激光。最可取的是它独有的钨丝电极可以制成直径0.1016mm~0.2286的细丝状而取代普通刀片,所产生的切口纤细,在切开组织的同时对细小血管有极高的止血效能。面部血循环丰富,普通方法在切开皮肤后出血的控制极为不易,造成了即使暴露了皮肤内的色素颗粒也随即被出血所掩盖的局面。此种电极针可以有效地控制组织出血并精确地切开瘢痕而直达色素颗粒处,在触及异物颗粒后,可将大颗粒从周围组织中游离出来,然后借助显微镜用显微镊或显微钳将其取出;对细小煤粉颗粒有炭化作用,即使不能将其一一取出,也能使其炭化、变性而达到消除色素的目的。针状电极刀所产生的切口可以极其细小如针孔样(普通刀片不能做到),并可以在极小的体表面积上形成多个针样刀口,通过不同的体表位置及进针角度对此区域的色素颗粒进行处理而更少地损伤表皮。赵新华等使用该仪器治疗爆炸粉粒沉着症100多例,术前用1%普鲁卡因局部浸润麻醉,用刀状电极去除爆炸粉粒沉着部位的表皮,暴露出黑粉沉着组织,分层汽化,并剥除细小颗粒。术后3~6个月病变部位可出现色素沉着,对面积较大、粉粒沉着部位较深者不能完全去除。另外该方法对操作人员的技术要求较高,肉眼直视下操作既要尽量去除粉粒沉着组织,又要避免损伤正常组织,常易合并创面感染、瘢痕愈合不良等并发症。

三、手术治疗外伤性文身

手术具有去除异物较彻底的优点,采用手术治疗的患者均达到治愈的效果,适合异物颗粒深或合并瘢痕的患者。外伤性文身的手术治疗大体可以分为两大类:①异物颗粒大、分布较深或合并有瘢痕组织者,可采用传统手术方法进行局部切除。手术切除常受伤口闭合和愈合的限制,易导致文身切除不完全、组织变形和瘢痕形成。对于能无张力一期闭合并有足够松弛度部位的小文身可单纯切除缝合;多数情况下需要采用复杂的伤口闭合技术,如皮肤移植、多次切除、组织扩张等;对伴有眼睑、眉毛、口唇等面部畸形者,同时采用皮瓣转移、VY推进手术等整形方法进行矫正。②对于分布弥散伴有微小异物颗粒者,许多医师根据临床经验创新出一类微小切口手术,结合自制的特殊器械剥离取出异物颗粒,取得了较好效果。具体如下:Kurokawa等使用显微外科技术治疗外伤性文身,治疗前标出病变范围,予0.5%利多卡因肾上腺素溶液局部浸润麻醉。术者在显微镜8倍目镜下操作,用11号刀片沿标记线切开皮肤至真皮网状层,间隔1mm作相同深度的多个平行切口,形成包括表皮和上层真皮组织在内的矩形带。用显微外科镊掀起上层组织，用显微手术剪小心去除残留在真皮深层的异物颗粒。创面用闭合辅料稍加压包扎14天，待其再上皮化后愈合。该手术方法能一次性去除异物颗粒，最大程度地保留正常皮肤组织，但仅适用于上睑、鼻翼等小面积难以施行磨削术的区域，对于亚裔人群可能合并瘢痕形成。吴自萍、孙宝珊等用11号刀片在外伤性文身异物颗粒两侧作2~3mm切口，用改制的尖锐蚊式血管钳提起异物颗粒连同周围少量的正常组织，用尖刀挑除，皮肤伤口用6-0丝线缝合1针即可；如果异物颗粒较大可延长切口，缝合2~3针。对于复杂的外伤性文身，可先对表浅的文身行磨削术，深部的颗粒行挑切术。根据术者观察，皮肤伤口缝合1~2针时术后瘢痕基本上不明显，缝合3针时瘢痕可以接受，超过4针时即使去除了异物颗粒也会留下明显的瘢痕。该术式需要分次分区进行，耗时长。Kaufmann尝试应用治疗男性秃顶的毛发移植技术（在受区皮肤打孔），刺破存在外伤性文身的皮肤，取出异物颗粒，在临床上取得了较好的美容效果，但应用于亚裔人群常会出现类似宝石刀打孔植发后的点状瘢痕。Kalbermatten等将手术室常备的环形刮除刀片用钳子加压改制为一V形刀片，该刀片的尖端较窄，利于快速刮除外伤性文身皮肤深层的异物颗粒，且损伤范围更小，术后无须缝合。临床应用于4例因枪弹和焰火爆炸引起的可燃性颗粒沉着症患者，除了一过性较轻的色素脱失和微小瘢痕外，患者都比较满意。

对于色素颗粒深在、表皮损伤较轻、异物颗粒较集中的皮肤区域可采取微型表皮真皮瓣法，即将此区域的表皮用形成皮瓣的方式切开掀起，形成表皮真皮瓣。如果瓣内有颗粒存在，可于瓣的皮下组织面去除颗粒。处理完创面深处的异物颗粒后再将表皮真皮瓣覆回，必要时使用9-0显微外科缝线缝合。如此可提高手术效率，缩减手术时间。

刘建春等既往报道采用削除文身皮肤后将其制成邮票状皮片回植创面上治疗文身，但在实践中观察发现，邮票状皮片回植后在少部分皮片间仍有线状瘢痕增生，而愈合创面上肤色也不一致呈花斑状，患者心理仍难以接受；遂研究采用大张异体皮加微粒自体皮播散植皮法，发现微粒皮回植创面上表皮较厚，质地软，挛缩轻，外观平整，肤色一致，无隆起瘢痕形成及明显色素沉着。但此法的应用尚需实践检验。

四、激光治疗外伤性文身

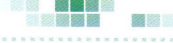

激光技术的出现为文身的治疗带来了技术上的革新。目前激光去除文身的机制还不确定，可能包括以下几种方式：①文身颗粒膨胀、破裂成碎片，继而被巨噬细胞吞噬或经过淋巴引流到皮下，随痂皮脱落；②由于调Q激光脉宽短，峰值能量高，色素颗粒在瞬间吸收了极高的能量后急剧升温，可达到1000℃以上，色素颗粒及邻近细胞迅速膨胀，部分色素颗粒可在极短的时间内被汽化；③光化学反应使色素成分变化多，尤其是大分子有机物在高温作用下会引起分子结构的改变，从而导致颜色的改变。对于以色素为主、分布相对表浅的异物性文身，针对蓝黑色我们选用1064nm调Q激光治疗，能达到基本去除异常颜色，不损坏周围正常皮肤组织的效果。刘庆丰等应用超脉冲CO_2激光汽化技术治疗爆炸伤和摔伤后异物性文身13例，对皮肤表皮及真皮浅层进行汽化后，可析出带有颜色的异物颗粒，通过擦拭和冲洗，逐层去除异物颗粒。该方法治疗的深浅可由操作者控制，不会因治疗深度不当造成新的瘢痕，但术后存在色素沉着问题。其最佳适应证是无明显瘢痕且较浅的外伤性文身，特别是难以手术的特殊部位（如鼻头、上唇等部位）的文身。Cambier、魏红等应用脉冲Er:YAG激光治疗外伤性文身，其波长为2940nm，是水分最佳吸收波长，易被皮损内含有的大量水分吸收，破坏皮损达到治疗目的。同时Er:YAG激光在组织中的穿透深度是1~3μm，对皮肤组织的汽化深度和部位较精确，对周围正常组织热损坏小。应用不同脉冲的Er:YAG激光选择性地作用于文身表面，可把浅层组织和部分色素汽化，利于清洗异物颗粒，减少

对周围正常组织的损伤,减少新瘢痕的生成,缺点是术后伴有色素沉着或者脱失。随着纳秒级Q开关激光的出现,无瘢痕的业余性和专业性文身的去除成为现实,为文身的治疗带来了金标准,也为外伤性文身的治疗提供了有力的措施。

通过临床实践,根据异物颗粒的颜色、存在部位选择不同波长的Q开关红宝石激光、Q开关紫翠玉激光和Q开关Nd:YAG激光治疗,均取得了满意效果,去除了大部分异物颗粒,无新增瘢痕和永久性的色素改变。但治疗效果取决于色素颗粒的性质、色素部位的深浅及治疗的次数。Fusade等在应用Q开关Nd:YAG激光治疗枪弹近距离走火造成的爆炸粉粒沉着症的过程中发现,创面完全愈合后在原先的异物颗粒处出现水痘样瘢痕,其周围出现新的色素沉着。这可能跟高能量的脉冲快速传递给弹药残余颗粒后形成新的微小的爆炸,并向表皮外及其周围组织传播有关。因此这种特殊的爆炸粉粒沉着症应慎用Q开关激光治疗。一般治疗前要注意判断文身的深浅层次,并根据不同的文身类型选择适宜的方法,必要时可进行试验性治疗。对于面积大、较浅、分布均匀的外伤性文身,Q开关激光治疗具有既能去除文身又不留瘢痕的优点;对于包裹细小异物颗粒的文身,可以选择传统的磨削术、超脉冲CO_2激光汽化技术、脉冲Er:YAG激光、超高频电刀及微小切口手术;而对于复杂的伴有瘢痕造成结构变形的外伤性文身,常需要利用整形手术达到修复瘢痕去除文身的效果。另外,因受伤情况复杂,同一患者往往同时存在多种类型的外伤性文身,常需要联合多种治疗手段同时或分期进行治疗,力求达到减少患者痛苦、提高耐受程度、选择性去除文身、降低对周围组织破坏的最佳效果。

同一患者各部位的外伤性文身分布层次深浅不一,类型各异,较难采用单一的治疗手段达到最佳疗效,需要灵活判断文身的深浅层次,根据不同的分布选择适宜的方法,必要时可行试验性治疗,或联合多种方法进行个体化治疗。但部分患者因为异物颗粒分布层次较深,治疗后出现增生性瘢痕,即使去除异物彻底,患者也较难满意。如何在彻底去除异物颗粒的同时做到减少对正常皮肤软组织的损伤并保留正常外形仍然是个难题(图11-11,图11-12)。

联合治疗的方法主要是根据外伤性文身各自的特点把对正常组织的损伤减小到最低。联合多种方法能达到尽量去除异物颗粒、保留正常皮肤组织及外形、获得最佳治疗效果的目的。

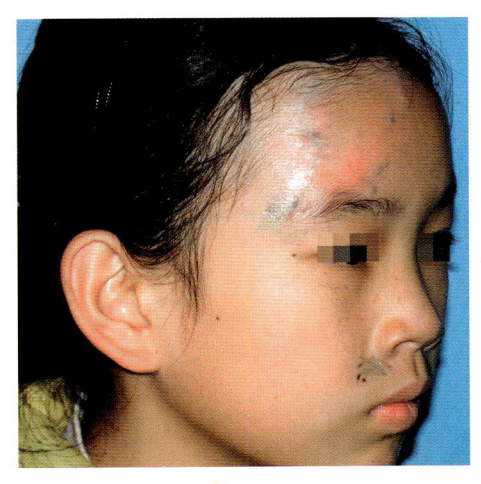 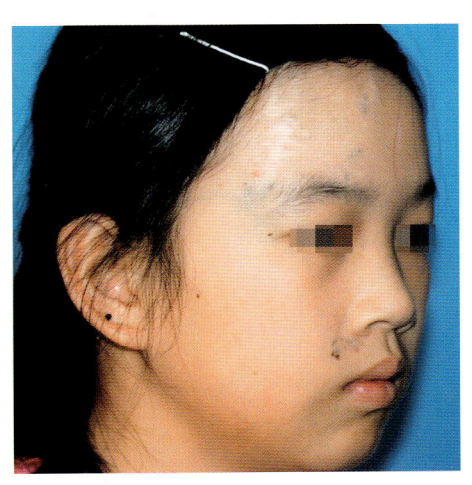

A B

图11-11 外伤性文身激光治疗前后
A. 激光治疗术前 B. Q开关Nd:YAG激光治疗3次后

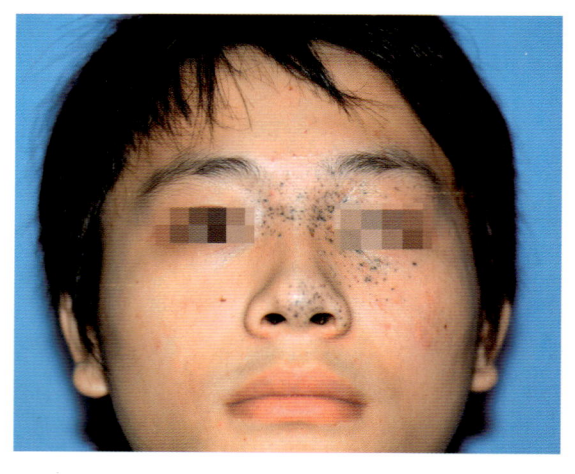 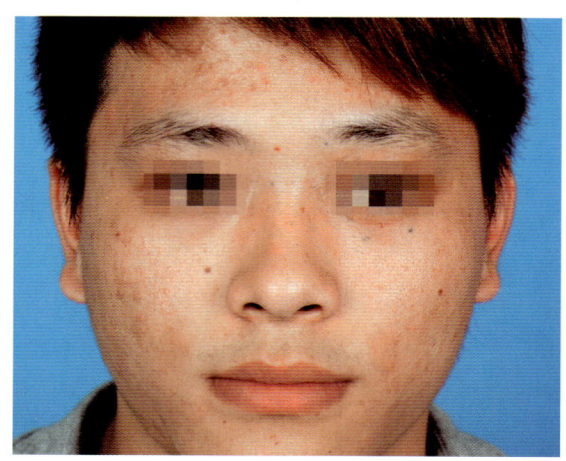

图 11-12　外伤性文身激光治疗前后
A. 激光治疗术前　B. Q 开关 Nd:YAG 激光治疗 4 次后

（翁伟丽　张斌）

参考文献

[1] 周展超.皮肤美容激光与光子治疗[M].北京:人民卫生出版社,2009:211-213.

[2] Kuperman-Beade M, Levine V J, Ashinoff R. Laser removal of tattoos[J]. AM J Clin Dermatol, 2001, 2(1):21-25.

[3] Anderson R R, Parrish J A. Selective photothermolysis:precise microsurgery by selective absorption of pulsed radiation[J]. Science, 1983, 220:524-527.

[4] Baumler W, Tibler E T, Hohenlentner U, et al. Q-switched laser and tattoo pigments:first results of the chemical and photophysical analysis of 41 compounds[J]. Lasers Surg Med, 2000, 26(1):13-21.

[5] Olander K, Kanai A, Kaufman H E. An analytical electron microscopic study of a corneal tattoo[J]. Ann Ophthalmol, 1983, 15(11):1046-1049.

[6] Jacob C I. Tattoo-associated dermatoses:a case report and review of the literature[J]. Dermatol Surg, 2002, 28(10):962-965.

[7] Taylor C R, Anderson R R, Gange R W, et al. Light and electron microscopic analysis of tattoos treated by Q-switched ruby laser[J]. J Invest Dermatol, 1991, 97(1):131-136.

[8] Stafford T J, Lizek R, Boll J, et al. Removal of colored tattoos with the Q-switched alexandrite laser[J]. Plast Reconstr Surg, 1995, 95(2):313-320.

[9] Zelickson B D, Mehregan D A, Zarrin A A, et al. Clinical, histologic, and ultrastructural evaluation of tattoos treated with three laser systems[J]. Lasers Surg Med, 1994, 15(4):364-372.

[10] Ross E V, Yahar S, Michaud N, et al. Tattoo darkening and nonresponse after laser treatment:a possible role for titanium dioxide[J]. Arch Dermatol, 2001, 137(1):33-37.

[11] Jimenez G, Weiss E, Spencer J M. Multiple color changes following laser therapy of cosmetic tattoos[J]. Dermatol Surg, 2002, 28(2):177-179.

[12] Goldstein N. Tattoos defined[J]. Clin Dermatol, 2007, 25(4):417-420.

[13] Peris Z. Removal of traumatic and decorative tattoos by dermabrasion[J]. Acta Dermatovenerol Croat, 2002, 10(1):15-19.

[14] Sun B, Guan W. Treating traumatic tattoo by micro-incision[J]. Chin Med J (Engl), 2000, 113(7):670-671.

[15] Kalbermatten D F, Wettstein R, Haug M, et al. Effective treatment of permanent tattoos with combustible particles due to blast injuries with a V-shaped device[J]. J Plast Reconstr Aesth Surg, 2006, 59(4):398-403.

[16] Cambier B, Rogge F. Traumatic tattoo:use of the variable pulsed erbium:YAG laser[J]. Photomed Laser Surg, 2006, 24(5):605-609.

[17] Adatto M A. Laser tattoo removal:benefits and caveat[J]. Med Laser Appl, 2004, 19(4):175-185.

[18] Moreno-Arias G A, Casals-Andreu M, Camps-Fresneda A. Use of Q-switched alexandrite laser (755nm, 100nsec) for removal of traumatic tattoo of different origins[J]. Lasers Surg Med, 1999, 25(5):445-450.

[19] 苏方,钟鸣,邓慧.调Q开关激光治疗外伤性文身的体会[J].中国激光医学杂志, 2006, 15(6):360-368.

[20] Fusade T, Toubel G, Grognard C, et al. Treatmentof gunpowder traumatic tattoo by Q-switched Nd:YAG laser:an unusual adverse effec[J]. Dermatol Surg, 2000, 26(1):1057-1059.

第十二章 皮肤色素减退性疾病

第一节 白癜风

白癜风(vitiligo)是一种原发性、局限性或泛发性的皮肤色素脱失症,是由于皮肤和毛囊的黑色素细胞酪氨酸酶系统的功能减退、丧失而引起的。

我国古代医书称白癜风为"白癜"、"白驳"或者"白驳风"。如公元601年隋朝巢元方《诸病源候论·白癜候》中讲到:"白癜者,面及颈项身体皮肉色变白,与肉色不同,亦不痒痛,谓之白癜。"宋朝《圣济总录》也云:"轻者仅有白点,重者数月内,举体斑白,毛发亦变,终年不差。"可见当时对症状的描述已是相当详尽。

一、发病情况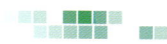

本病常见,估计人群中至少有1%~2%患有白癜风。与其他色素异常一样,白癜风的发病率随地区、人种的肤色而异。一般肤色越深的人发病率越高,如美国不到1%,而印度高达4%,有些地区(如非洲)曾把本病视为地区流行病。黄种人的发病率介于白种人与黑种人之间。我国人群中患病率为1.0%~2.0%。据上海市对11万例皮肤病的调查报告显示,白癜风占调查人数的0.54%。本病发病男女大致相等,从初生婴儿到老年均可发病,但以青少年为最多。我们的资料表明发病年龄以10~30岁组居多,占总数的62.65%,女性发病年龄较男性提早5年左右。

二、病因及发病机制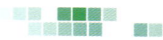

发病原因尚不十分清楚,近年来研究表明白癜风的可能致病因素有以下几个方面:

(一)精神神经化学说

很多临床观察表明精神神经因素和白癜风的发生有密切关系。俗话说"愁一愁,白了头",据估计,约有2/3的病例在起病或皮损发展阶段有精神创伤、过度劳累、思虑过度、忧心忡忡,甚至寝食不安、彻夜不眠、寐则梦忧等精神过度紧张的情况。白癜风易发于受摩擦及外伤处,实验证实,在白斑附近及远隔部位的正常皮肤上经搔抓刺激后,可以使该处皮肤变白,且在电镜下观察白变处有神经纤维退行性变化,其程度似和病期长短有关。

黑色素细胞起源于神经嵴,损害常沿神经节段分布。白癜风患者常伴发自主神经功能紊乱,如白变部出汗异常。伴发斑秃也屡有发现,Koga报道白癜风并发斑秃者与单纯白癜风之比高达4:1。斑秃发生在白癜风之前或之后,亦可以同时发生,可在同一部位,同一形状,同一大小,故有人认为这两病灶同属神经营养失调,伴发皮肤划痕症的比例比较高。又如在以毒扁豆碱滴眼治疗青光眼时,眼睑上会继发白癜风,因为该药具有抑制胆碱酯酶的作用,通过组织化学方法检查白斑,业已证实病变部位胆碱酯酶活性明显降低,表明局部胆碱能神经活动相对增强,提示增强乙酰胆碱的物质也促使色素脱失。遗憾的是目前尚未从皮肤中分离出能引起黑色素脱失的确切神经化学因子以证实这种假说。有人用单胺氧化酶抑制剂(抑制交感神经末梢的儿茶酚胺代谢)——烟肼酰胺(nialamide)治疗按皮节分布、伴出汗功能紊乱的白斑有效,从而推测白癜风的发病可能始于皮损区的交感神经。

(二)自身免疫学说

自身免疫与白癜风的发病关系日益引起重视。近年来注意到患者及其家属可合并其他自身免疫性疾病,常见的有甲状腺炎、甲状腺功能亢进或减退、糖尿病、慢性肾上腺功能不全、恶性贫血、风湿性关节炎、恶性黑色素瘤,其他如局灶性肠炎、红斑狼疮、硬皮病、支气管哮喘、异位性皮炎、斑秃等的发病率也比一般人群高。而在白癜风患者的血清中亦有人找到抗甲状腺球蛋白和抗平滑肌、抗胃壁细胞或抗肾上腺组织的特异性抗体,其检出率明显升高。而且自身免疫性疾病患者白癜风发生率较一般人高 10~15 倍。

有报道本病患者血清中免疫球蛋白增高,淋巴细胞转化实验、E 花环实验、结核菌素试验与植物凝集素(PHA)皮肤试验等表明有细胞免疫低下现象。近来研究表明白癜风患者外周血 T 淋巴细胞及其亚群有异常改变,这些改变提示白癜风患者细胞介导免疫反应的调节可能有一定程度的缺陷。Morene 用补体免疫荧光试验检查 20 例白癜风患者,其中 12 例找到对黑色素细胞质抗原的血清抗体。Bystryn 用放射性核素 ^{125}I 标记黑色素细胞,测定 61 例不伴发自身免疫性疾病的白癜风患者,有 82% 的患者血清中存在抗黑色素细胞抗体,而正常人则无此抗体。以后作者又将此 61 例白癜风患者的血清作用不同细胞,发现这种抗体仅特异性地作用于黑色素细胞,而对黑色素瘤细胞、正常人的角质形成细胞和成纤维细胞基本上不起反应。Kouiebehko 曾检查 10 例白癜风患者的直接免疫荧光试验,发现 4 例患者白斑处基层角质形成细胞内有 β1C(C3)沉积。我们也发现 9 例患者中 2 例基底膜处有 IgG 及 C3 沉着。还发现白癜风患者外周血细胞呈低下现象,特别是血小板低下明显,而且测到抗血小板抗体。这些都支持本病与自身免疫有关的证据。

T 细胞在经历胸腺复杂的筛选后,发育成具有完整的识别外来抗原和自身免疫耐受性的成熟 T 细胞亚群进入外周淋巴组织,实施其特异的免疫功能。传统的 T 细胞也因胸腺的阴阳选择而获得了 CD4 或 CD8 的表达,以及识别抗原的 MHC 限制性,参与天然免疫调节和获得性免疫反应。在正常状态下,$CD4^+$ 或 $CD8^+$T 细胞通过众多的细胞表面分子和分泌丰富的细胞因子实现细胞间的信号传递,广泛识别来自体内外的各种抗原,调节免疫系统内外多种细胞的生命活动。白癜风病因不明,表现为局部或泛发性色素脱失,组织病理为表皮明显缺少黑色素细胞及黑色素颗粒,基底层往往完全缺乏多巴染色阳性的黑色素细胞。近年研究发现其发病与免疫异常有关,体液免疫中已发现血清中抗黑色素抗体,在细胞免疫方面也发现有异常表现。但国内外报道不统一,大部分的研究显示为 CD3、CD4 降低,CD8 升高,表明患者的细胞免疫受到明显抑制。一般认为白癜风患者体内的 T 淋巴细胞受到某种抗原或抗原分子的刺激而激活,刺激 CD4 细胞分化减少,分化为 Th、Td 等细胞;同时刺激 $CD8^+$ 细胞增殖,分化为 Ts、Tc 等细胞,使 $CD4^+/CD8^+$ 比值下降,体内的 Th、Ts 细胞异常激活导致 B 细胞克隆增殖,产生多量抗黑色素细胞自身抗体,破坏黑色素细胞诱发白癜风。亦有学者研究发现 NK 细胞也参与或介导了白癜风的发病过程。此外,白癜风患者的同形反应率高,我们分析的 904 例中,有 127 例(占 14.05%)发生由各种原因引起的同形反应,从而使白斑病情加重。目前倾向认为同形反应属于一种自身免疫现象。

白癜风常与晕痣并发,在痣周围白斑的表皮中缺乏有功能的黑色素细胞,真皮内有淋巴细胞浸润而类似其他自身免疫性疾病的病理改变，患者血浆中可以找到抗黑色素细胞抗体。Behl（1977年）观察到进行期白斑边缘有单核细胞浸润，侵入真皮表皮交界处，从破坏的基底膜进入表皮，该处缺乏黑色素细胞和黑色素。电镜发现病损表皮中朗格汉斯细胞增加，提示本病可能是迟发变态反应的自身免疫性疾病。不少患者内服和外用皮质激素，对于不按皮节分布的损害效果较好，这种治疗结果也间接表明本病的免疫机制。

但是对白癜风皮肤的免疫荧光研究结果多数无阳性发现，有认为即使检出抗黑色素抗体，也不能排除这是黑色素细胞退化所致，可能是白癜风发病的结果，而不是其原因。因此有关白癜风的免疫学说尚有待进一步证明。

（三）黑色素细胞自毁学说

白癜风的基本病变是表皮黑色素细胞部分或完全的功能丧失，导致表皮明显缺少黑色素细胞及黑色素颗粒。生物合成黑色素（包括酪氨酸）过程中的中间物质（或黑色素前身物质）为单酚或多酚类。1971年Lener提出黑色素细胞自毁学说（self-destruction of melanocyte），认为此病的发生是由于表皮黑色素细胞功能亢进，促使其耗损而早期消退，并可能是由于细胞本身合成黑色素的中间物（如多巴、5,6-二羟吲哚等）过度产生或积聚所致。Brum发现酪氨酸（包括苯丙氨酸）的许多衍生物及体内生成的酚降解产物通过抑制多巴形成色素的能力抑制体内的色素合成。实验证明酚与儿茶酚等对正常或恶性黑色素细胞都有损伤作用，如焦儿茶酚、对苯二酚、对叔丁酚、苯酚、丁基酚、丁基酸等化学物质可由外界给予而诱发白癜风。人们由于职业等原因接触并吸收了这些化学品后亦可诱发白癜风。白癜风发病率有逐年增高的趋势，其原因可能和在工业上越来越多地制造和应用一些酚类化合物有关。

（四）酪氨酸、铜离子相对缺乏说

黑色素的产生是一个复杂的生物化学过程，而多巴既是黑色素又是肾上腺素的前身，均来源于酪氨酸，经酪氨酸酶作用下氧化而成。当精神过于紧张时会消耗大量的肾上腺素，此时多巴主要导向肾上腺素的合成，其对黑色素的合成就会受到影响，这对于诸如精神紧张等应激因素引起的白癜风似乎可以是比较合理的解释。

近年来不少临床报道及我们的经验提示白癜风患者血液及皮肤中铜或铜蓝蛋白（血清铜氧化酶）值低于正常对照组，由此推测其结果必然导致酪氨酸酶活性降低，从而影响黑色素的代谢。铜、铜蓝蛋白值的降低可能与营养紊乱，或是铜的体内代谢失调及遗传缺陷等因素有关。我们的资料提示血清铜氧化酶活性随白癜风型别不同而有差异，提示本病病因的多样性。

（五）遗传因素

有人认为本病可能是一种常染色体显性遗传的皮肤病。研究发现此病在单卵双生子中两人均发病，并且存在家族内发病的情况。但是白癜风的阳性家族史各人报道不一，据国外统计资料显示，患者亲属中白癜风的发病率在18.75%～40%之间，而国内报道在3%～12%之间，其阳性率较国外低。

如上所述，有关白癜风的发病机制众说纷纭，每种说法有其一定的依据，但是也有其一定的片面性。综合各家的观点，一般认为其发病是具有遗传素质的个体，在各种内外因子的激发下表现为免疫功能、神经精神及内分泌、代谢功能等各方面的紊乱，导致酶系统的抑制、黑色素细胞的破坏或使黑色素小体的生成或黑化过程障碍，终至色素脱失。

三、临床表现

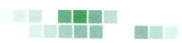

全身任何部位的皮肤均可以发生。损害处皮肤颜色减退、变白。好发于易受阳光照晒及摩擦损

伤等部位,特别是颜面部(如眉间、眉毛内侧、鼻根与颊部内侧相连部位、耳前及其上部,包括前额发际、帽沿处以及唇红部)、颈部、腰腹部(束腰带)、骶尾部、前臂伸面与手指背部等,躯干与阴部亦常发生,掌跖部也可受累。白斑多数对称分布,亦有不少病例损害沿神经节段(或皮节)排列。在对称分布于眼睑及四肢末端的病例常见掌跖部白斑。除皮肤损害外,口唇、阴唇、龟头及包皮内侧黏膜亦常累及。

初期多为指甲至钱币大,近圆形、椭圆形或不规则形,也有起病时为点状减色斑,境界多明显,有的边缘绕以色素带。在少数情况下白斑中混有毛囊性点状色素增殖,后者可增多、扩大并相互融合成岛屿状。白斑处除色素脱失外,患处没有萎缩或脱屑等变化。白斑上毛发可失去色素以至完全变白,亦有毛发历久不变者。

白斑的数目不定,可局限于身体某部位或分布在某一神经节段(或皮节)而很少变化或自行消失,但是多数病例往往逐渐增多、扩大,相邻的白斑可相互融合而连成不规则的大片,泛发全身,有如地图状。有时正常的皮肤残留在白斑之中,以致被误视为色素沉着,如发生于面部者常误认为黄褐斑。

有些新发白斑的边缘有一条稍稍隆起的炎症性暗红色,可持续数周之久,这种早期变化多缺乏自觉症状,故而易于忽略。对于边界模糊而又无色素增生的初期白斑有时难以及时辨认,不能早期诊断。色素脱失的程度因人而异,而且在同一人体,随着部位不同而有差别,即使在同一部位,也可因脱色程度不同而显示不同色调。其色调可多至三种,自内向外表现为白、灰白、近正常肤色三色反应,有的完全变白,周围皮肤微红(为真皮乳头层的血管透见)或呈灰白色。这些表现大致能帮助观察黑色素生成及其消减程度。

临床上按白斑的形态、部位、范围及治疗反应一般将白癜风分为五型,即:①局限型:白斑单发或群聚于某一部位;②散发型:白斑散在,大小不一,但多对称分布;③泛发型:常由局限型或散发型发展而来,白斑的总面积大于体表面积的1/2以上;④肢端型:白斑初发于人体的肢端,如面部、手足指趾等暴露部位,而且主要分布在这些部位,少数可伴发躯体的泛发性白斑;⑤节段型:白斑按皮节或某一神经分布区分布。

有人根据病变部位的色素脱失情况将白斑分为完全型、不完全型两种,完全型者对多巴反应阴性,黑色素细胞消失,治疗反应差;不完全型者对多巴反应阳性,黑色素细胞减少,治愈机会较大。

白癜风的病期一般分为三期,即进行期、静止期与好转期。在进行期时白斑增多,原有白斑逐渐向正常皮肤移行、扩大,境界模糊不清,此期容易发生同形反应使白斑病情加重;在静止期白斑停止发展,境界清楚,白斑边缘色素加深;在好转期白斑边缘色素加深并逐渐向中央渗入,使白斑内缩或在白斑中出现毛孔周围散在或岛屿状的色素区,白斑的数目也随之逐渐减少。

本病一般无自觉不适。少数病例在发病之前或同时,以及白斑发展蔓延时局部有痒感。患处暴晒后,特别是浅色肤种患者易产生潮红、疼痛、痒,甚至起疱,有的患者甚至阴天在户外短时间暴露也会发生上述症状。在损害逐渐扩大、增多、边界模糊的进行期脱色斑片,常可见到由于外用药物的强烈刺激而使白斑扩大。不少病例还可在遭受机械性刺激、压力、搔抓、摩擦(如紧身衣、过紧的胸罩、裤带、月经带、疝托等)的原先正常皮肤处发生白斑或出现使原来白斑扩大的同形反应现象。其他形式的局部刺激,如烧伤、晒伤、放射线、冻疮、感染等也可有此反应,甚或泛发全身。

本病一般夏季发展快,冬季减退或停止蔓延。病程长短不一,常在暴晒、精神创伤、急性疾病或手术等严重的应激状态后迅速扩散,也可缓慢进展或间歇性发展,或可长期稳定不变,或有一部分先在患部出现一些色素沉着的斑点以后逐渐增多或扩大,而缓慢恢复正常的肤色。但是完全自愈者较少,亦有不少愈后复发者。

本病某些局限性皮肤损害,特别是位于颜面等暴露部位的损害有碍美容,常引起患者的不愉快之感,尤其在文化卫生方面比较落后及麻风病流行的国家中,易被误认为麻风的一个症状,可使某些患者产生严重的精神紧张。如同皮肤一样,眼内也有黑色素细胞,一旦受累也可引起相应病变。Albert等指出223例白癜风患者有60例(27%)发现脉络膜上皮脱色,从轻度、局限性病变到广泛扇形或地图状视网膜上皮萎缩,此60例中有15例伴有夜盲。此外,眼内病变尚有视乳头萎缩、视网膜动脉变狭与骨针(bone spicule)样形成。一般无视力障碍,这是由于白癜风眼部病变大多局限在周围而不靠近角膜(图12-1,图12-2)。

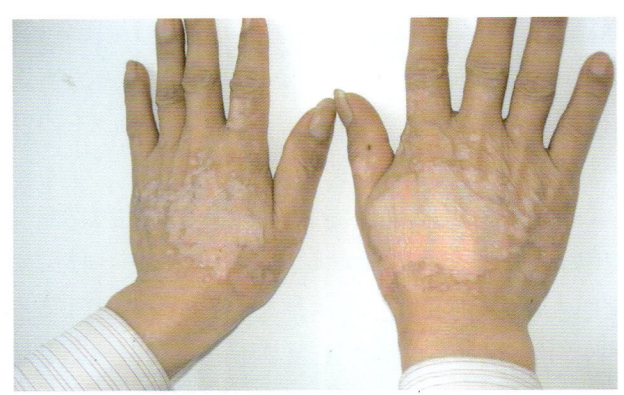

图12-1 双手背白癜风

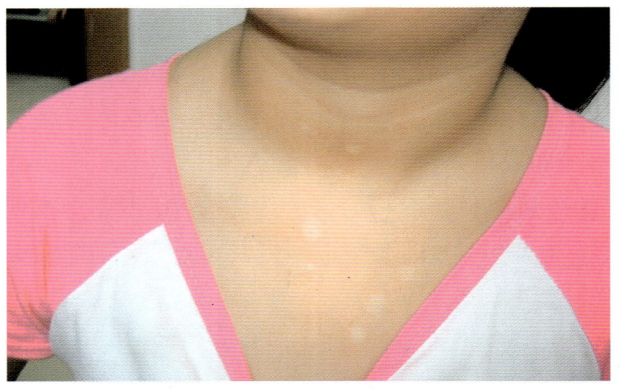

图12-2 颈胸部白癜风

除人类外,很多哺乳动物如黑猩猩、象、鼠、豚鼠、猪等,以及鱼类亦可有白癜风样损害。

四、组织病理

白癜风的组织改变与黑色素细胞受破坏符合。在较早的炎症期可观察到白癜风隆起性边缘处的表皮水肿及海绵形成,真皮内见淋巴细胞和组织细胞浸润。已形成的白癜风损害的主要变化是黑色素细胞内黑色素小体减少乃至消失。经紫外线照射的皮肤可见反应性角质增生,初期真皮上层还见有噬色素细胞,病变边缘色素沉着处的表皮黑色素细胞内黑色素小体增多。镀银染色和电镜观察皮损部末梢神经有变性改变。多巴反应检查,完全型白斑几乎看不到黑色素细胞,而在不完全型仅见少数黑色素细胞,其反应也是弱的。采用苏木精-伊红(HE)染色和免疫组化法对31例白癜风皮损头皮组织毛囊和 30 例正常人头皮组织毛囊进行 HMB-45、NKI/beteb 和 c-kit 三种特异性抗体染色,观察毛囊无色素性黑色素细胞(AMMC)的形态分布特征及 c-kit 的表达,并以 HPIAS-1000 彩色病例图文分析系统半定量分析三种特异性标志物表达的强弱,观察两组间的差异。结果白癜风皮损头皮组毛囊 AMMC 的 NKI/beteb 染色平均阳性细胞面积率和平均光密度值与正常头皮组织相比,差异无统计学意义($P>0.05$);白癜风皮损头皮毛囊组 AMMC 的 c-kit 染色平均阳性面积率和平均光密度值明显低于正常头皮组,差异有统计学意义($P<0.05$)。认为白癜风头部皮损毛囊 AMMC c-kit 的表达异常可能参与了白癜风的发病过程。

五、诊断及鉴别诊断

典型白癜风易于诊断,对早期脱色不完全、边缘模糊的损害须和以下疾病鉴别:

(一)贫血痣

这是一种先天性减色斑,多在出生时即已存在。由于减色斑处血管较正常稀少,摩擦患部时周围皮肤充血而白斑处依然如故,由此可与白癜风区别。

(二)无色素性痣

出生时或出生后不久发病,损害往往沿神经节段分布,表现为局限性或泛发性减色斑,境界模糊,边缘多呈锯齿状,周围几无色素增殖晕,有时其内混有淡褐色粟粒至扁豆大雀斑样斑点,感觉正常,持续终身不变,是神经痣的一型。

(三)获得性色素减退病

获得性色素减退病(acquired hypomelanosis)不是由于原发性黑色素细胞的结构、功能的遗传缺陷所致的色素减退,也不是原发性黑色素小体合成减少,而是一种继发性色素减退病。

(四)花斑癣

婴幼儿花斑癣病例的淡白色斑常发于面颊、额及眉间,由于经常擦洗,表面不易附着鳞屑,故极易与早期白癜风混淆,应予以注意。

(五)盘状红斑狼疮

盘状红斑狼疮特别是发于面颊及唇部的盘状红斑狼疮治愈后常遗留下界限清楚的脱色素性斑片,似白癜风。但是此脱色斑总有些萎缩及毛细血管扩张,有时尚可发现黏着性鳞屑及其下扩大的毛囊口及角质栓。

(六)黏膜白斑

唇黏膜及会阴部白癜风常易误认为黏膜白斑。黏膜白斑多呈网状、条纹状或片状,为白色角化性损害,常巨痒。而白癜风仅是色素脱失,表皮正常,在邻近皮肤或其他处常可找到脱色性病变。

(七)其他

某些化学物的局部应用可致病理性色素减退,如使用氢醌霜治疗色素沉着病的过程中可发生白癜风样白皮病;长期应用橡胶制品如戴橡胶手套、穿合成橡胶制造的凉鞋时,均可能引起持久性色素脱失斑,其机制也在于这些制品中含有氢醌衍生物。其他化合物如盐酸噻唑胍基呋喃星、含酚杀菌剂如儿茶酚的各种衍生物,特别是对三丁儿茶酚和酚的衍生物对三丁酚、对三戊酚及羟基茴香醇、4-异丙基儿茶酚、缩硫乙胺等,实验证明都是酪氨酸酶的竞争性抑制剂,可抑制色素形成,有时还可破坏黑色素细胞。

六、治疗

本病偶见自愈,但愈后易复发。病期短、损害小者容易治疗,而泛发性大片状损害或节段性分布及病程长者治愈较为困难。

进行期慎用刺激性药物,勿损伤皮肤,避免机械性摩擦,衣服宜宽大适身。注意劳逸结合、心情舒畅,积极配合治疗。平时尽可能少吃或不吃维生素C,因为维生素C能使已经形成的多巴醌立即还原成多巴,从而中断黑色素的生物合成;另一方面,维生素C会影响肠道吸收铜离子,又能降低血中血清铜氧化酶活性,从而影响酪氨酸酶的活性。平时宜多进食豆类及其制品。注意室外锻炼,适度接受日光浴。

本病治疗困难,而且疗程比较长,痊愈的机会较小,虽然治疗方法和药物种类很多,但是均缺乏特效。其治疗目的在于:①给予局部异常的黑色素细胞再生黑色素的能力,或刺激黑色素细胞的形成,促进其发育及再生以产生较多的黑色素;②阻抑疾病的进展,使皮损不再继续扩展;③使皮损周围色素区变淡、边缘模糊不易分辨。目前多采取中西医结合以及局部与整体治疗结合的方法,常用的有以下几项:

(一)呋喃香豆素类

早在13世纪,埃及人就用尼罗河畔的一种叫大阿美(ammi majus)的植物治疗白癜风。1947年人们从中提取出两种结晶性物质,即ammoidine(又名oxoranlen,即8-MOP)与ammidin。1960年人工合成了trimethylpsoralen(又名trisoralen,即TMP)。此后很多研究者用这类药物内服、外用以及各种光源照射治疗白癜风。上述这些都是光敏性化合物,须结合日光或紫外线照射应用。通过增加黑色素细胞密度、黑色素细胞中酪氨酸酶的活性,从而促进黑色素的升华合成和运转,促使肤色恢复正常,故对黑色素细胞内酪氨酸酶活性存在者可望获效。其用法如下:

1 内服法 每日内服1次,每次2~4片(儿童酌减),服药2h后照射阳光或长波紫外线。照射时间因人而异,根据耐受性渐增加时间,可连续数月。药物的副反应有食欲减退、贫血、白细胞减少及中毒性肝炎,及时停药或减少服药剂量一般可以避免。为慎重起见,凡糖尿病、系统性红斑狼疮、卟啉病及肝功能损害者忌用。服药期间应注意保护眼睛免受紫外线损伤,故主张傍晚服药。为了安全,在进行海水浴、游泳、登山等有强烈紫外线照射时或长期外出之前72h停止内服。治疗期间忌服酸橙、芹菜、芥菜、胡萝卜等食物,以免影响疗效。

2 外用法 使用这些制剂的乙醇溶液或软膏涂抹白斑处,1h后照射阳光或长波紫外线,每日或隔日1次,若产生皮炎可暂停治疗,待数日后皮炎消退再继续用药。亦可依据反应程度酌情调节浓度及涂药时间来减轻炎症反应。必须注意的是,这组药物刺激性较大,活动期皮损应慎用,以避免因炎症产生同形反应而使皮损扩大及泛发。故以用于静止期与好转期病变为宜。

中药补骨脂、白芷、独活、无花果叶等亦属此类物质,已被用于临床。近来较多报道将中药补骨脂的粗提取物制成片剂或注射剂治疗白癜风。制斑素注射液也是补骨脂的提取物,其有效成分是补骨脂素。

上述药物内服、外用或内外结合再加光照的治疗,色素开始再生的时间一般在治疗3周以后,多从毛囊周围或白斑周围以色素点形式开始。若治疗2~3个月后未见色素再生者,中止治疗,改用他法。虽然其疗程较长,色素沉着时间也不那么持久,且有一定的副反应,但在目前仍不失为一种有效的药物。

复方卡力孜然酊为中药复方制剂,其主要成分为驱虫斑鸠菊,具有祛风、燥湿、舒经、活络、活血、化瘀等作用,可改善皮损局部微循环,补充微量元素,增加光敏作用,增强酪氨酸酶的活性,从而促进白斑部位黑色素合成,达到治疗白癜风的作用,与NB-UVB联合应用可起到协同作用。

(二)皮质激素

皮质激素的有效机制尚不清楚。

1 系统性用药　我们曾用皮质激素治疗白癜风取得疗效。以泼尼松为例,5mg 每日 3 次口服,连续 1.5~2 个月,见效后每 2~4 周递减 1 片,至隔日服 1 片时,维持 3~6 个月。服药 2 个月无效者中止治疗。一般 1 个月内见效。本疗法对暴露部位及泛发性损害,尤其对应激状态下皮损迅速发展及伴发自身免疫性疾病者有较好疗效。有时对呋喃香豆素类药物无效者加用激素后可望收效。也有用促皮质素肌内注射治疗本病获效的报道。

2 局部用药　损害皮内注射曲安西龙混悬液(10mg/ml)或外涂 0.2%倍他米松(或加入 40%二甲基亚砜)乙醇或霜,或地丙醇、氟轻松软膏、确炎舒松软膏、地塞米松软膏等。此法对局限型进行期皮损可优先考虑,若无效可改用呋喃香豆素类或其他药物。激素治疗获效病例于停药后易复发,若愈后巩固一段时间,可减少复发机会。

复方氟米松乳膏(商品名"澳深")为一种中等强度的局部用激素类药物,是合成的二氟糖皮质激素乳膏,具有抗炎效力强、起效快的特点。由于其独特的乳膏剂型,清洁而不油腻,外用不妨碍皮肤分泌及散热功能。外用耐受性好,局部副作用罕见,无全身性副作用,同时外用吸收量极低,无抑制肾上腺轴的作用,具有促进黑色素细胞产生色素作用。但长期使用易带来局部皮肤萎缩、局部毛发增生等一系列皮质类固醇激素制剂副反应。

他卡西醇软膏为活性维生素 D_3 治疗药,单独使用易产生灼痛、潮红、瘙痒、浸渍及接触性皮炎等症状。

上述两种制剂对白癜风均有一定疗效,单独使用也均有一定的不良反应,合并使用总有效率可提高到 92.4%,不良反应也明显减少,安全性好,减少复发,并减少皮质类固醇激素制剂的副反应和他卡西醇的刺激性,还能明显缩短起效时间,缩短疗程。提示合用复方氟米松乳膏和他卡西醇软膏治疗白癜风可提高疗效,减少不良反应,使用方便,值得临床推广使用。

（三）免疫调节剂

他克莫司(tacrolimus)是从链真菌产物中提取得到的一种具有免疫调节活性的钙调神经磷酸酶抑制剂,其分子量活性比环孢素的分子量活性高出 10~100 倍。在早期,他克莫司多被应用于器官移植手术中,后被发现其对多种免疫相关疾病有着十分显著的疗效,而且外用的环孢素也具备较强的渗透能力,因此被广泛用于各种短期或者长期的皮肤病治疗中。由于他克莫司是一种大环内酯类药物,具有很强的免疫功能,同时具备较强的皮肤穿透能力,能够渗透皮肤,抑制钙调神经磷酸酶活性,通过对角质层加以影响,促进黑色素细胞的生成,有助于黑色素母细胞的迁移和生长,因此在临床治疗中,对于面部皮肤白斑的治疗效果更加明显。目前,国内外在临床治疗白癜风时广泛采用他克莫司,其具有很好的安全性,不容易产生过敏等不良影响。

吡美莫司也是一种强效的大环内酯类局部免疫调节剂,它通过抑制钙调神经磷酸酶的活性,进而抑制 T 细胞活性和各种细胞因子的产生;通过影响角质形成细胞而促进色素细胞的生长,并创造有利于色素细胞迁移的环境,从而达到治疗白癜风的目的。近年来国外的临床试验表明外用吡美莫司可以安全有效地治疗白癜风。NB-UVB 可直接刺激色素细胞的迁移,并通过角质形成细胞引起色素细胞增殖,从而对白癜风起到较好的治疗作用,不良反应小。

卡介苗多糖核酸注射液是一种非特异性免疫增强剂,它的免疫药理在于能够作用于多种免疫细胞,如巨噬细胞、NK 细胞、T 淋巴细胞、肥大细胞(单核-吞噬细胞)及其所合成分泌的免疫分子(如 INF-γ、IL-4 等),通过刺激单核-吞噬细胞系统,激活巨噬细胞及淋巴细胞,增强细胞免疫功能,调节体液免疫。

（四）假过氧化氢酶

通过分光仪检测白癜风患者的表皮,发现表皮内过氧化氢增加,这是因为患者的表皮空泡形成及过氧化氢酶降低。而联合假过氧化氢酶乳膏外用可减少表皮的过氧化氢,使白癜风患者的色素恢复。由于白癜风表皮内过氧化氢过量,对黑色素细胞产生了细胞毒作用,而假过氧化氢酶是无极性的,是EDTA螯合了Mn^{2+}的碳酸氢盐复合物,经UVB或日光照射激活后可将H_2O_2迅速降解成H_2O和O_2,从而去除表皮的过氧化氢,达到治疗白癜风的作用。

(五) 铜制剂

铜离子为酪氨酸酶的重要辅基,与酪氨酸酶活性密切相关,故有用含铜的药物治疗本病。如0.5%硫酸铜液成人每次10滴,每日3次(儿童酌减),放于水或牛乳中,饭后服用,疗程应持续数月。或用0.5%硫酸铜溶液于白斑区每日电离子透入。亦有报道用硫酸铜静脉注射治疗本病,因有致死反应的病例,故不宜采用。

(六) 人工色素

白斑处皮内注射1%黄色素,或用新鲜核桃皮取汁外涂。此属被动治疗,而且疗效短暂,故只适用于暴露部位、久治不愈的完全型小面积白斑。近来上海医科大学华山医院皮肤科采用以不同肤色的粉底霜为基质加以对白斑有效的中药成分制成的白斑美容霜,每日调配外搽1次,既达到掩盖白斑和美容的目的,又有一定的治疗作用。

(七) 自体表皮移植

移植有两种方法:自体表皮移植术和自体表皮黑色素细胞移植术。自体表皮移植术是将患者的正常表皮移植到白癜风皮损上,目前有三种方法:全厚层钻孔法、薄层削片法和抽吸水疱法。自体表皮黑色素细胞移植术是借用细胞培养技术来增强黑色素细胞的数量,然后将其移植到白斑处的一种手术,有两种方法:自体黑色素细胞培养移植术和将表皮培养后移植到皮损区。

1 自体表皮移植术 供皮区(腹部)与受皮区常规消毒后,用BFY-Ⅱ皮肤分离仪,取负压为0.045~0.07kPa(室温下),使吸盘紧贴供皮区与受皮区皮肤,历时约1~2h,此时可通过吸盘上的观察片观察到表皮与真皮分离形成1.0~1.2cm透明的水疱。将洗疱后的受皮区表皮用眼科虹膜剪剪去疱顶,用眼科镊将暴露出的皮肤磨削至真皮乳头层。然后将供皮区水疱壁用虹膜剪完整剪下,同时去除表皮下的纤维蛋白组织,移植到受皮区磨削过的部位,用镊子充分展平,使皮片间排列紧密,不留空隙,压出渗液及气泡,用创可贴粘贴牢固。术后嘱患者减少活动,7~12天后撕下胶布或待其自动脱落,可见皮片脱落或者呈脱落状,有色素斑覆盖在原白斑位置,微红。

2 表皮黑色素细胞移植术 Teqta G. R.等比较了两种不同浓度的表皮细胞悬液移植效果,认为取得满意复色的最小黑色素细胞数量为210~250/mm^2。Mulekar S. V.等应用自体非培养的黑色素细胞-角质形成细胞混悬液移植法治疗40例难治部位如手指、舌头、眼睑、唇、乳晕、肘部、膝盖及外生殖器部位的白癜风。受皮区皮损先消毒,然后用高速皮肤电动磨削机磨削,再将制备好的黑色素细胞-角质形成细胞混悬液均匀涂于磨削的白斑区,覆盖胶原。结果50%以上的患者复色面积>65%,皮损开始出现复色时间最短在移植后6个月,最迟在移植后1年。该作者认为此法安全性高,操作简单,用于治疗某些难治部位白癜风具有很好的临床疗效。

3 CO_2激光辅助自体表皮移植 表皮细胞分离机用于负压吸疱,超脉冲CO_2激光用于白斑受区。该方法主要适用于稳定期或节段型白癜风患者,而进展期白癜风及瘢痕体质是激光治疗的绝对禁忌证。

该方法是将患者自体正常皮肤通过负压吸疱取下带有黑色素细胞的表皮后移植于去除表皮的皮损区,使移植的表皮黑色素细胞在皮损区生长,从而使皮损区色素重现(图12-3)。而供皮区疱底留有部分表皮及黑色素细胞,术后色素也可恢复正常,愈合后不留瘢痕。

供皮区可选取腹部、臀部及四肢正常皮肤为供皮区,亦可选用胸、背及股内侧的正常皮肤,依

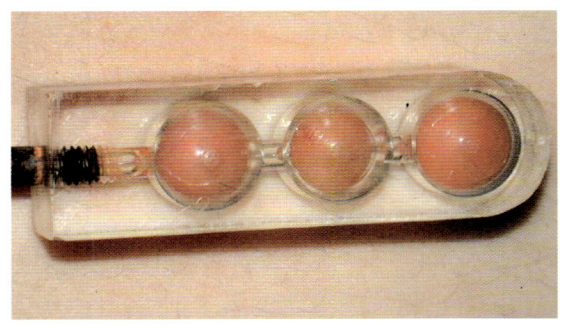
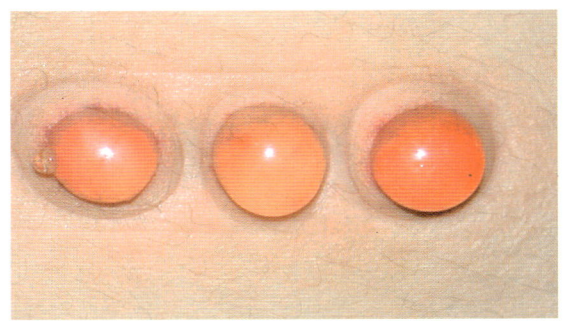

图 12-3　CO_2 激光辅助自体表皮移植治疗，腹部的正常皮肤起皮发疱
A. 负压发疱　B. 发疱毕

供皮区选取合适体位。维持表皮分离机的工作负压在 40～50kPa 水平。50～90min 后，表皮与真皮完全分离，形成直径约 1cm 的水疱。供区发疱时皮温不宜过高，以免引起大量组织液外渗，造成局部淤血甚至血疱。常规消毒起疱处皮肤，用眼科虹膜剪剪下供皮区疱壁，使真皮面朝上平铺于凡士林纱布上备用。供区涂抗生素软膏，用无菌敷料包扎固定。

白斑受皮区术前备皮，拔除病变区毛发，特别是唇、眉及发际等处皮损部位，5%EMLA 表面麻醉起效后，常规消毒，超脉冲 CO_2 激光照射白斑处表皮（图 12-4）。激光参数选择：350mJ，脉冲 150/s，3mm 光斑，标准以汽化后白斑处出现散在出血点为止。还可采用铒激光磨削，用 3mm 或 5mm 光斑，能量密度 4～10J/cm²，频率 5Hz。用眼科镊取备好的皮片，并展开平铺于创面，务必使表皮片的真皮面与创面相贴。根据受区形状将皮片剪裁成适宜的大小和形状，逐片覆盖整个受区，表皮片下不能留有死腔及气泡，皮片之间相隔小于 1mm。皮片移植完毕后，用无菌凡士林纱布轻压手术区，敷料加压包扎固定。术后可口服琥乙红霉素、头孢类抗生素等。术后 7～10 天去除敷料，2～4 周后，受区开始出现新生色素。8 周后复查（图 12-5）。

表皮移植后数月内植皮区可能颜色较深，一般 6～12 个月后逐渐与正常皮肤趋于一致。部分病例新生色素周围短期内会有白斑边界，数月后新生色素有可能由移植皮片向周围扩展而使白斑范围减少甚至消失。如果 1 年后白斑仍未消失，方可在遗留的白斑部位再次进行本手术。因表皮细

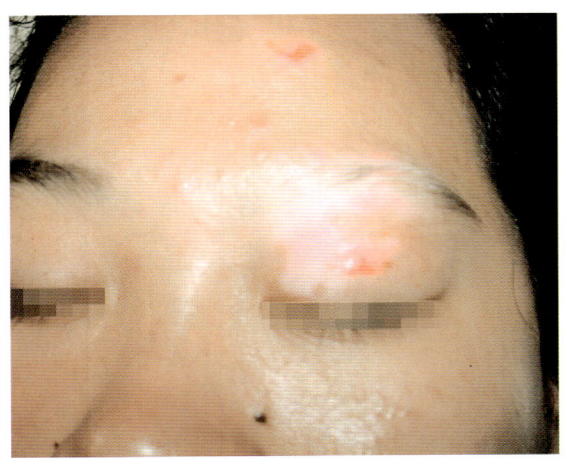
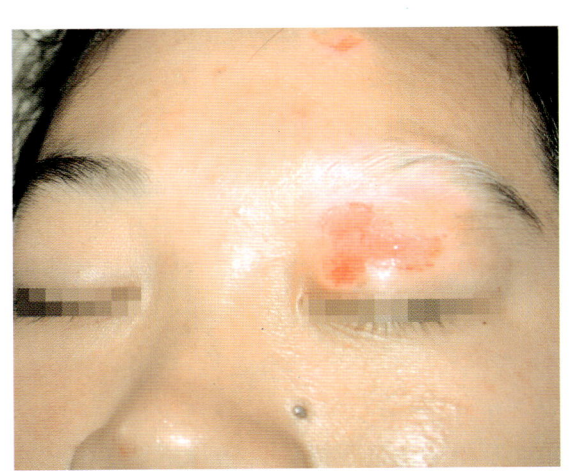

图 12-4　上睑白斑受区采用 CO_2 激光磨削
A. 磨削前　B. 磨削后

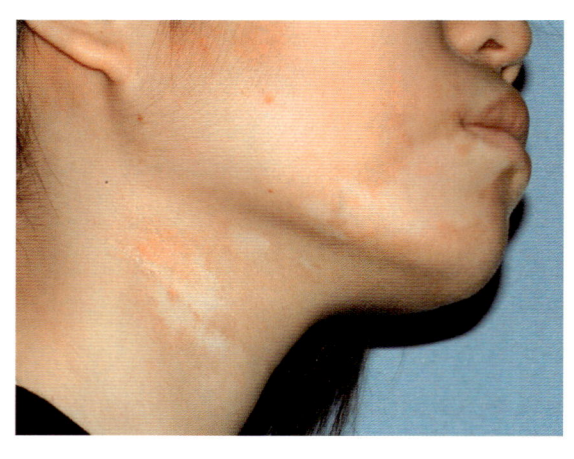 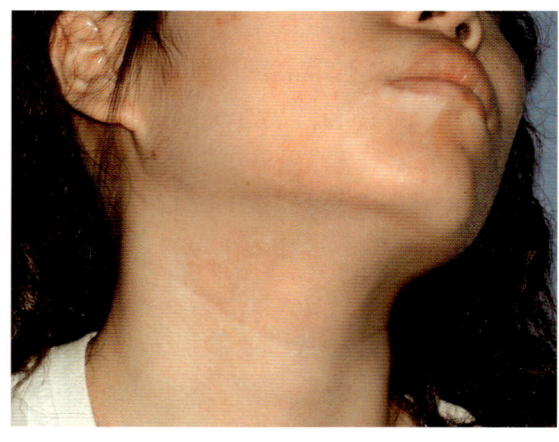

图 12-5　面颈部白癜风 CO_2 激光辅助自体表皮移植
A. 治疗前　B. 治疗 2 个月后

胞分离机一次所能提供的皮片有限,对于皮损面积较大者,可分区分次进行,每隔 2 个月治疗 1 次。口周、眼周、颈部病变表皮移植后 1 周内应严格限制局限活动,防止表皮滑动。

激光磨削制备受区创面与机械磨削、负压吸疱、液氮冷冻等方法相比较,具有下列优点:①操作简便,面积和深度易控制;②特别适合棱角多、不平整部位的皮肤;③对于边缘不规则、含有色素岛的不完全白斑皮损同样适合,可将白斑皮损连同色素岛一同汽化后植皮;④术后白斑处色素生长亦较均匀、完整、美观;⑤激光具有杀菌作用,污染少,术后感染少;⑥激光可对任意大小皮损进行汽化磨削,因此治疗面积相对不受限制。

(八) 单纯 CO_2 激光磨削术

CO_2 激光磨削术适用于治疗平整或非平整部位的稳定期或节段型白癜风。激光磨削术可以激活外毛根鞘中无黑色素合成活性的黑色素细胞,使其增殖、分化成熟,向白斑处补充成熟的黑色素细胞。但只对不完全性白斑有一定的疗效,不适于治疗完全性白斑。磨削方法同激光辅助自体表皮移植术中的受区磨削术。

(九) 光疗

近年出现了多种光学疗法,其中的窄谱 UVB(311nm)目前用于中、重度白癜风的治疗。窄谱 UVB 对成人及儿童均是有效和安全的,治疗无须外用补骨脂酊,无过度角化,累计照射剂量小,色素恢复较一致,光毒反应轻,不增加光照后皮肤癌的发生。窄谱 UVB 照射后照射部位发生色素沉着,其机制可能是通过促进角质形成细胞释放内皮素-1、碱性成纤维细胞生长因子(bFGF),以及增加黑色素细胞酪氨酸酶的表达起作用。此外,窄谱 UVB 还可抑制皮肤树突状细胞和 T 淋巴细胞的免疫功能。白癜风发病机制中的自身免疫学说认为自身免疫可能参与发病,故可采用小剂量的免疫抑制剂皮质激素。皮质激素对进展期白癜风的有效率明显高于对稳定期白癜风。

1 窄谱 UVB(311nm)照射治疗　波长范围 310～315nm,峰值波长 311nm。根据皮肤光感分型,中国人主要是 Ⅲ、Ⅳ 型皮肤,前者首次剂量定为 0.3～0.5J/cm²,后者定为 0.5～0.7J/cm²,每周照射 2 次。治疗初始阶段每次增加 20%～50% 剂量,出现淡红斑后一般每次增加 0～20% 剂量,最终单次剂量不超过 3.0J/cm²。治疗时术者戴紫外线防护镜。若为眼周围皮损,嘱患者闭眼;若全身照射,要求患者穿短裤以保护生殖部位。治疗期间嘱患者注意避免日光直射于体表,暴露区外涂遮光剂。

2 308nm 准分子光　属于 UVB 紫外光,其波长与窄谱 UVB(311nm)相似,但由于是非相干性单频光源,且能量高于窄谱 UVB 近 10 倍(图 12-6)。有研究报道,对白癜风以 308nm 准分子光每周照射 2 次,持续 6 个月后,色素再次沉着的程度及恢复速度均优于 311nm NB-UVB,在 8 次治疗内,绝大多数患者开始出现色素再次沉着。308nm 准分子光在临床上治疗局限型节段型白癜风较窄谱 UVB(311nm)更具优势,其作用机制可能是照射产生的多种细胞因子包括白细胞介素-1(IL-1)、肿瘤坏死因子-α(TNF-α)、白三烯等刺激毛囊外毛根鞘黑色素细胞增殖分化,产生黑色素并移行到表皮色素脱失部位致色素恢复。

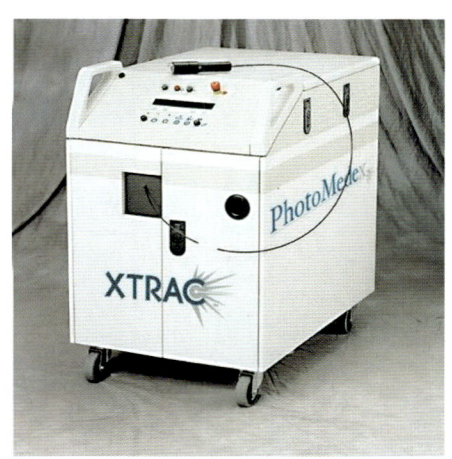

图 12-6　308nm 准分子激光器

308nm 准分子激光具有 XeCl 激光的光学特性(如单色性、相干性、脉冲模式、简单精确的照射量测定、无干扰波长等),与 NB-UVB 等其他光疗相比,具有更深的穿透力,诱导白癜风皮损中病理性 T 淋巴细胞反应方面更为有效,并且它只针对皮肤病损部位,不影响周围正常皮肤,具有更高的选择性。有学者还研究 308nm 准分子激光与中医中药及新型外用药钙调磷酸酶抑制剂联合治疗白癜风的疗效和协同机制。采用药物经济学方法研究表明,308nm 准分子激光是一种有效性、安全性、经济性都比较好的白癜风治疗手段。

方法:采用 308nm 准分子光治疗仪,照射前测定最小红斑量(MED),初始能量为 100mJ,每周 1 次,治疗后若红斑持续出现 24~48h,维持原有剂量进行下次治疗;红斑持续超过 24h,可提高 10%~15%(约为 25~50mJ);红斑持续 48~60h,较前次降低 10%~15%(约为 25~50mJ);红斑持续 60~72h 或出现水疱和灼痛等,需延长治疗间隔时间至红斑、水疱或其他症状基本消退,并在下次治疗时降低 50~100mJ。10 次为一疗程,完成一疗程治疗后间隔 2~4 周再进行第二个疗程照射,至最大安全剂量时维持治疗(面、颈、躯干为 2/3,头、四肢、手足、关节为 1/2)。治疗时皮损周围涂搽遮光剂或用遮光板保护正常皮肤。治疗人员使用防护镜,患者闭眼以保护眼睛。部分患者由于色素生长缓慢合并外搽 3% 的他克莫司乳膏。共治疗 10~50 次(平均 35 次),评价治疗前后白斑区面积恢复情况,同时监测和记录不良反应(图 12-7~图 12-9)。

(十) 其他疗法

1. **硫汞白斑涂剂**　甘油 5ml、75% 乙醇 95ml 混匀,外蘸等量白降汞、硫黄粉搽白斑处,每日 2 次。一般要连续用药 2~3 个月见效。

2. **复方氮芥酊**　盐酸氮芥 50mg、异丙嗪 50mg、甘油 5ml 溶于 95% 乙醇 100ml,每日外涂 1~2 次。

3. **复方香柠檬涂剂**　10%~20% 香柠檬酊、1% 斑蝥酊及 10%~20% 煤焦油液混匀后外涂。

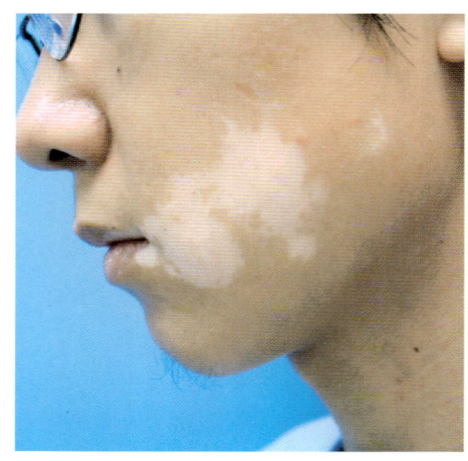 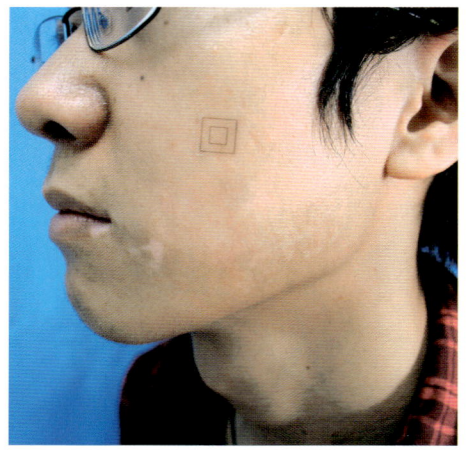

图 12-7　308nm 准分子光联合他克莫司软膏
A. 治疗前　B. 60 次治疗后

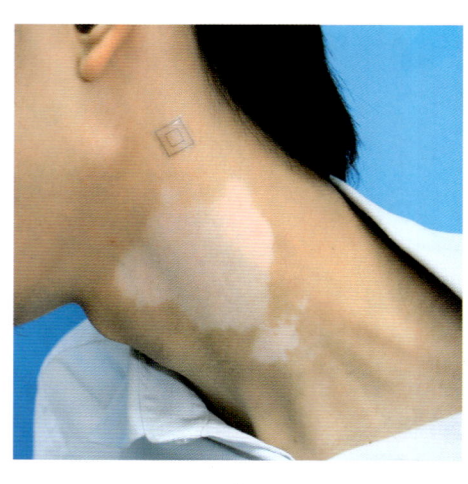 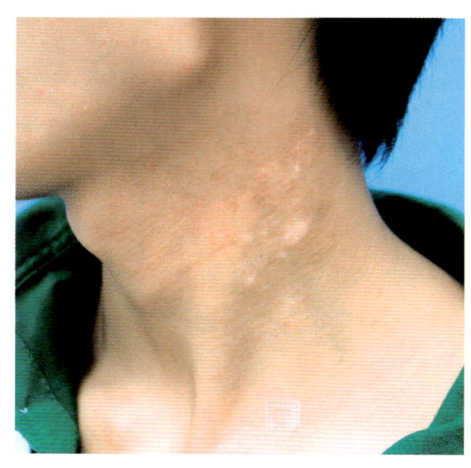

图 12-8　308nm 准分子光联合卤米松软膏
A. 治疗前　B. 56 次治疗后

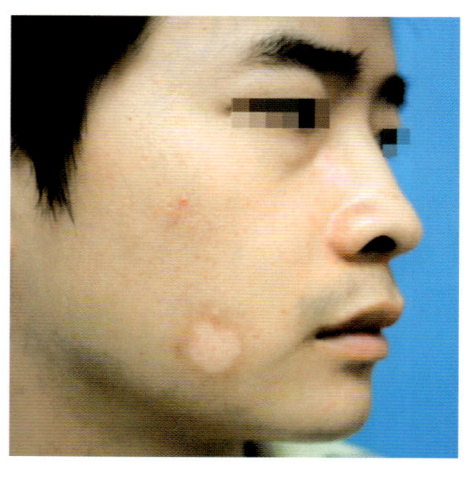 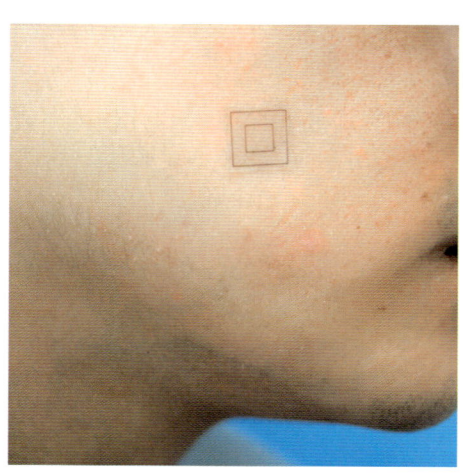

图 12-9　308nm 准分子光联合复方卡力孜然酊
A. 治疗前　B. 30 次治疗后

4. 硫代硫酸金钠　0.05%硫代硫酸金钠液在白斑处作点状皮内注射,每周1次,用于治疗小片白斑。注射次数过多可致注射处皮肤萎缩。

5. 阿托品　每次0.5mg,注射于白斑中心,每周3次,10次为一疗程。每疗程间隔5天。

6. 脱色疗法　脱色疗法又称逆向疗法,是指用脱色剂使久治不愈的白斑边缘着色过深的皮肤变淡而接近正常皮肤色泽,以达到某种美容上的需要。常用的脱色剂有3%~20%氢醌单苯醚霜和3%~10%过氧化氢溶液等。

第二节　离心性后天性白斑

离心性后天性白斑(leukoderma acquisitum centrifugum)又称晕痣(halo naevus),可能是白癜风的一型,有时和白癜风同时发生。通常是指围绕色素痣的局限性色素减退,此后痣本身也可褪色而皮损继续发展。1874年Hebra首先记载了以色素痣为中心的白斑;1916年Sutton进行详细研究,故又称为Sutton白斑。与此同时,日本人筱本更从组织上确认了以痣为中心的白斑,其性质和白癜风一样。

本病老少皆有。器官特异性自身免疫性患者常易伴发晕痣,这些病种与白癜风并发者同。好发于躯干部,特别是背部,偶见于头面部,上肢罕见,是以斑点状色素痣为中心的圆形、椭圆形色素减退斑,大小不一、均匀一致的白晕逐渐增大到0.5~1cm或更宽些。晕轮可同时或间歇发生,围绕在数个痣的周围,其边缘无色素增殖。中央痣可以褪色而遗留淡红色小丘疹或变平,最后消失,其消失时间大约在数月到2~3年之间,随后一些白晕也逐渐消退,偶见白斑持续很久或继发扩大。

晕痣大部分是以色素痣为中心,偶尔是毛痣、蓝痣、纤维瘤、神经纤维瘤或恶性黑色素瘤等。组织病理通常示混合痣,其特点为真皮内有大量淋巴细胞和一些巨噬细胞浸润,痣细胞因炎症细胞的浸润而破坏,后者含有不等量的黑色素。后期痣细胞和炎症细胞均减少,最后消失,痣周脱色晕处表皮内黑色素早期减少,最后消失。

一般无须治疗。为美容目的要求治疗者,色痣以激光治疗为主,一般采用超脉冲CO_2激光,周围白斑部分可自行好转。若未好转可采用308nm准分子光或自体表皮移植。自体表皮移植法同白癜风,皮损区白斑连同中心痣一起均用超脉冲CO_2激光汽化磨削,形成创面,接受表皮移植。

第三节　老年性白斑

老年性白斑(senile leukoderma)是一种老年性退化现象,由于皮肤中的多巴阳性黑色素细胞数目减少所致。患者常伴有其他老年性变化,如老年疣、老年性血管瘤及灰白发等。本病男女发病大致相等,多见于45岁以上中老年人,并随年龄而增加。白斑常发生在躯干、四肢,特别是大腿部,而颜面部不会发生。白斑境界鲜明,多为针头至豆大,个别亦可达到指甲片大,呈圆形,数个至数百个不等,白斑处皮肤稍凹陷,边缘无色素增多现象。以白斑处皮肤较周围凹陷为特点,结合年龄、部位,易与白癜风区别。

治疗可采用 308nm 准分子光或超脉冲 CO_2 激光局部照射。

(吴燕虹)

参考文献

[1] Sitek J C, Loeb M, Ronnevig J R. Narrowband UVB therapy for vitiligo: does the repigmentation last?[J]. J Eur Acad Dermatol Venereol, 2007, 21:891-896.

[2] Anbar T S, Westerhof W, Abdel-Rahman A T, et al. Effect of one session of Er: YAG laser ablation plus topical 5 Fluorouracil on the outcome of short-term NB-UVB phototherapy in the treatment of non-segmental vitiligo: a left-right comparative study[J]. Photodermatol Photoimmunol Photomed, 2008, 24(6):322-329.

[3] Fai D, Cassano N, Vena G A. Narrow-band UVB phototherapy combined with tacrolimus ointment in vitiligo: a review of 110 patients[J]. J Eur Acad Dermatol Venereol, 2007, 21(7):916-920.

[4] Parrish J A, Jaenicke K F. Action spectrum for phototherapy of psoriasis[J]. J Invest Dermatol, 1981, 76(5):359-362.

[5] Asawanonda P, Charoenlap M, Korkij W. Treatment of localized vitiligo with targeted broadband UVB phototherapy: a pilot study[J]. Photodermatol Photoimmunol Photomed, 2006, 22(3):133-136.

[6] Lotti T, Buqqiani G, Troiano M, et al. Targeted and combination treatments for vitiligo: comparative evaluation of different current modalities in 458 subjects[J]. Dermatol Ther, 2008, 21(1):20-26.

[7] Hofer A, Hassan A S, Legat F J, et al. The efficacy of excimer laser (308nm) for vitiligo at different body sites[J]. J Eur Acad Dermatol Venereol, 2006, 20(5):558-564.

[8] Yu H S. Melanocyte destruction and repigmentation in vitiligo: a model for nerve cell damage and regrowth[J]. J Biomed Sci, 2002, 9:564-573.

[9] Casacci M, Thomas P, Pacifico A, et al. Comparison between 308nm monochromatic excimer light and narrowband UVB phototherapy (311~313nm) in the treatment of vitiligo—a multicentre controlled study[J]. J Eur Acad Dermatol Venereol, 2007, 21(7): 956-963.

[10] Travis L B, Silverberg N B. Calcipotriene and corticosteroid combination therapy for vitiligo[J]. Pediatr Dermatol, 2004, 21(4):495-498.

[11] Kwinter J, Pelletier J, Khambalia A, et al. High-potency steroid use in children with vitiligo: a retrospective study[J]. J Am Acad Dermatol, 2007, 56(2):236-241.

[12] Hartmamm A, Bröcker E B, Hamm H. Occlusive treatment enhances efficacy of tacrolimus 0.1% ointment in adult patients with vitiligo: results of a placebo-controlled 12-month prospective study[J]. Acta Derm Venereol, 2008, 88(5):474-479.

[13] Silverberg N B, Lin P, Travis L, et al. Tacrolimus ointment promotes repigmentation of vitiligo in children: a review of 57 cases[J]. J Am Acad Dermatol, 2004, 51(5):760-766.

[14] Rodríguez-Martín M, García Bustínduy M, Sáez Rodríguez M, et al. Randomized, double-blind clinical trial to evaluate the efficacy of topical tacalcitol and sunlight exposure in the treatment of adult nonsegmental vitiligo[J]. Br J Dermatol, 2009,

160(2):409-414.

[15] Leone G, Pacifico A, Iacovelli P, et al. Tacalcitol and narrow-band phototherapy in patients with vitiligo[J]. Clin Exp Dermatol, 2006, 31(2):200-205.

[16] Schallreuter K U, Moore J, Behrens-Williams S, et al. Rapid initiation of repigmentation in vitiligo with Dead Sea climatotherapy in combination with pseudocatalase (PC-KUS)[J]. Int J Dermatol, 2002, 41(8):482-487.

[17] Schallreuter K U, Krüger C, Würfel B A, et al. From basic research to the bedside:efficacy of topical treatment with pseudocatalase PC-KUS in 71 children with vitiligo[J]. Int J Dermatol, 2008, 47(7):743-753.

[18] Teqta G R, Parsad D, Majumdar S, et al. Efficacy of autologous transplantation of noncultured epidermal suspension in two different dilutions in the treatment of vitiligo[J]. Int J Dermatol, 2006, 45(2):106-110.

[19] Mulekar S V, Al Issa A, Al Eisa A. Treatment of vitiligo on difficult-to-treat sites using autologous noncultured cellular grafting[J]. Dermatol Surg, 2009, 35(1):66-71.

第十三章 多毛症

第一节 毛发的结构与生理

一、毛囊的解剖

毛发是皮肤的附属物,由外胚层分化而来。人体除了掌跖、指(趾)屈面及末节的伸面、口唇、乳头、阴蒂、小阴唇及大阴唇内侧、阴茎龟头和包皮内面等部位无毛外,几乎其他所有部位都长有毛发。

从组织结构来看,毛发由毛干和毛囊两个不同的部分组成。位于皮肤外面的部分称毛干,里面的部分称毛根,包绕在毛囊内。毛根末端膨大部分称毛球,毛球下端的凹陷部分称毛乳头,内含有结缔组织、神经末梢和毛细血管,它的作用主要是向毛球提供营养。

毛发是由表皮的角质形成细胞角化而成的特殊组织,呈同心圆排列,从内向外依次为髓质层、皮质层和表皮。表皮层也叫毛小皮,由 6~10 层鳞片状角质细胞重叠排列而成,这种鳞状物质越接近头皮的部分越光滑;相反,越远离头皮的部分越粗糙,越不规则,且受到外界不同程度的各种刺激后,边缘可轻度翘起或破裂。毛囊则位于真皮和皮下组织中,从内向外由内毛根鞘、外毛根鞘和结缔组织组成(图 13-1)。

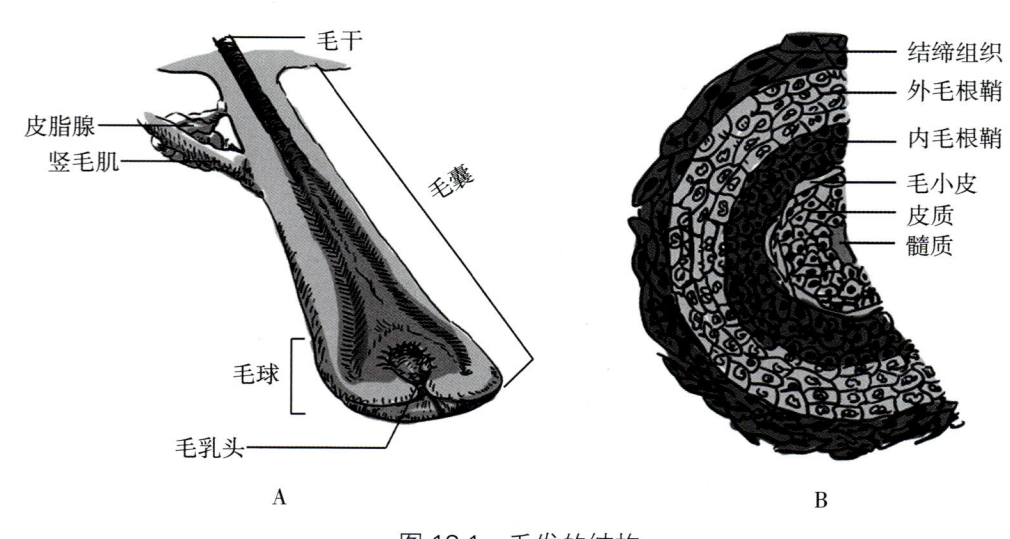

图 13-1 毛发的结构

毛发的形态和色泽因种族的不同而有相应的差异。最明显的要数头发，黄种人的头发直而粗；黑种人的头发极卷曲，甚至有时形成胡椒粒样发结；白种人的头发则介于前两者之间。毛发的颜色是由毛发皮质中黑色素颗粒的种类和数量决定的，可有黄色、红色、棕色、黑色及白色等。色素的产生与毛发的生长紧密同步，随着毛发生长的周期性变化，毛球黑色素细胞的活性也相应地周期性激活。黑色素颗粒有两种，即真黑色素（eumelanin）和褐黑色素（phaeomelanin）。真黑色素为深色素，为黑发与浅黑色发中的主要色素颗粒；褐黑色素为淡色素（黄红色），多见于红发和黄发中，红发中几乎全部为褐黑色素。白发完全不含黑色素，其白色是由于其反射光线而产生的视觉效果。此外，头发颜色的深浅与它所含的微量元素有关，例如黑发中含较多的铜和铁，金黄色头发中含有钛，红棕色头发中含有铜和钴，含镍过多的头发可呈灰白色。某些病理状态也可引起毛发颜色的改变，如铅中毒后毛发颜色可由黑变白，黄色毛发症与遗传有关。

二、毛发的生长周期

毛发的生长呈一定的周期性，主要与毛囊本身的生长周期有关。毛发生长周期可分三个阶段：生长期（anagen）、退行期（catagen）和静止期（telogen）（图13-2）。在生长期末，毛球发生一系列退行性改变，随着退行期的开始，毛乳头萎缩失去异染性，毛母质细胞停止增殖，毛球的黑色素细胞停止产生和向角质形成细胞转运黑色素，同时外毛根鞘上皮退缩成角化上皮囊，包绕毛干的球形下端，形成一个膨大的杵状末端，称毛棒（club hair），此时，毛囊的血供也明显减少。在静止期，上皮细胞柱缩小，向上移动，毛乳头也紧跟着向上移动，并有结缔组织尾随在退缩的上皮柱后面，最后，在毛棒上升至竖毛肌附着点水平时，上皮细胞柱形成一个球形的未分化细胞团。随着毛乳头和部分围绕它的未分化上皮细胞的重建，毛发周期开始进入生长期，上皮形成新的毛母质，并扩大、增长，与毛乳头一起沿残存的纤维鞘向下移动，随着其下移，上皮柱的下端内陷，毛乳头突入其中，形成新的毛球，毛球内的黑色素细胞恢复正常功能，毛母质细胞产生新的外毛根鞘、内毛根鞘和毛干，新形成的毛干向上延伸，驱逐老毛棒。

一般来说，毛发的生长期约3年，退行期约3周，静止期约3个月。不同部位的毛囊呈非同步

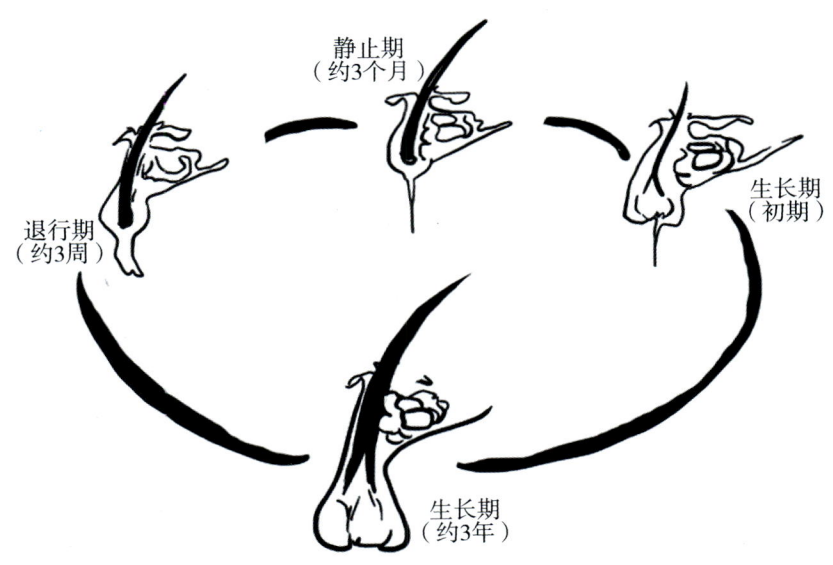

图13-2　毛发的生长周期

生长,具有各自的周期,即不同时间段分散的脱落和再生(表13-1)。正常人约85%的头部毛囊处于生长期,每日脱落100根以内的头发都是正常的,且脱落量与再生量基本持平。以头发为例,成人头发在某一时间85%的毛囊处在生长期,13%处于静止期,仅有1%处于退行期。反映毛发生长的主要生理性参数包括:①毛发的密度（n/cm²）;②毛发的直径（μm）;③毛发的线性生长速度（mm/d）;④毛发循环的比例。其中,生长期／静止期毛囊的比例或生长期毛囊的百分比是衡量毛发循环比例的最好指标。

表13-1 不同部位毛囊生长周期

部位	静止期(%)	生长期(%)	静止期时间(月)	毛囊密度(个/cm²)	毛囊深度(mm)
头皮	15	85	3~4	350	3.0~5.0
胡须	30	70	2~3	500	2.0~4.0
上唇	35	65	1.5	500	1.0~2.5
腋下	70	30	3	65	3.5~4.5
躯干	70	30	2.5	70	2.0~4.5
会阴	70	30	2~3	70	3.5~4.5
手臂	80	20	2~4	80	
腿部	80	20	3~6	60	2.5~4.0

激光脱毛的原理是毛囊内的黑色素吸收激光的热量而达到破坏毛囊的作用。毛发的生长要经过生长期、退行期和静止期三个阶段。生长期毛囊内有大量黑色素生成并转运,故激光对生长期毛囊破坏显著,而退行期和静止期毛囊停止黑色素的相关代谢,所以激光对这两期治疗效果较差。因此,依据毛发的生长周期,激光脱毛需要治疗3~5次甚至更多次才能完成整个疗程,达到永久脱毛的目的。

三、多毛症和毛发过多

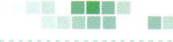

多毛症指毛发比相同年龄和性别的正常人密度增加、变粗、变长和变多,可分为先天性多毛症和获得性多毛症。一般表现为面部、腹部、背部、腋下、阴部及四肢体毛明显增多、增长、增粗且黑。

(一) 先天性多毛症

1 先天性全身多毛症　先天性全身多毛症与家族遗传有密切关系,被称为返祖现象。绝大多数为常染色体显性遗传。患者的生长发育与正常人无明显差距,且智力也大多正常,故又被称为"毛孩"。Sun等对先天性全身多毛症家系和患者的研究发现染色体17q24.2~q24.3区域存在缺陷。国内李啸红等也报道过一家系三代男女皆有多毛症。

2 先天性局部多毛症

(1) 先天性色素性毛痣:这类局限性的多毛症以色素痣基础上长出黑色的毛发多见,临床上有先天性巨痣(兽皮样痣)、先天性小痣、色素性毛表皮痣(贝克痣)等(图13-3~图13-5)。

(2) 某些先天性疾病引起的局部多毛:先天性脊柱裂伴腰骶部多毛症是先天性局部毛发增多较常见的一种。据报道,约1/3的先天性脊柱裂患者伴有腰骶部多毛症(图13-6),其多余毛发沿脊柱正中线脊柱裂表面皮肤分布,亦具有周期性生长的特点,每个周期分为生长期、退行期和静止期

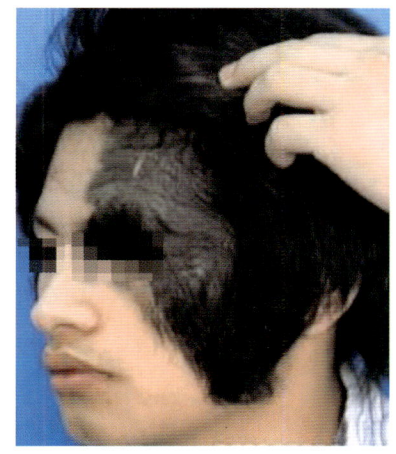

图 13-3 兽皮样痣

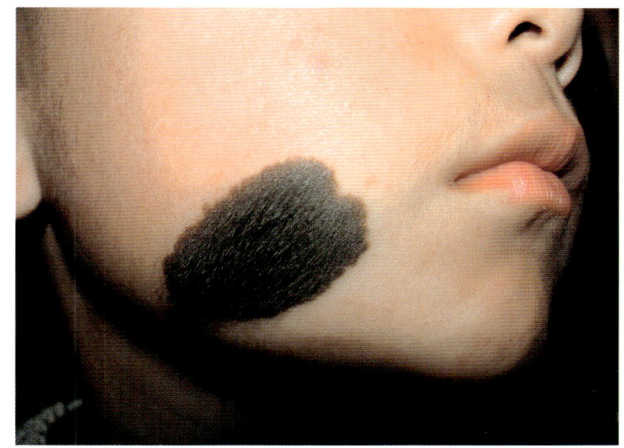

图 13-4 先天性小痣

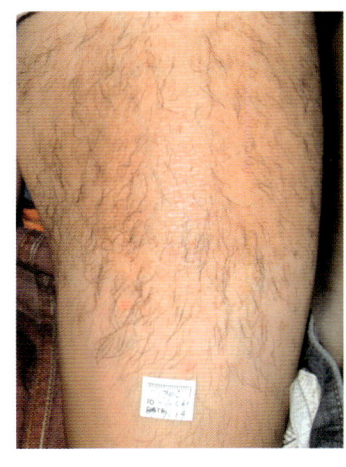

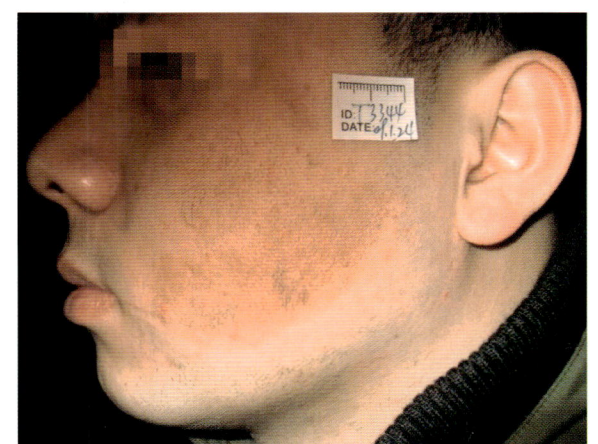

A

B

图 13-5 色素性毛表皮痣
A. 左大腿色素性毛表皮痣　B. 左面颊色素性毛表皮痣

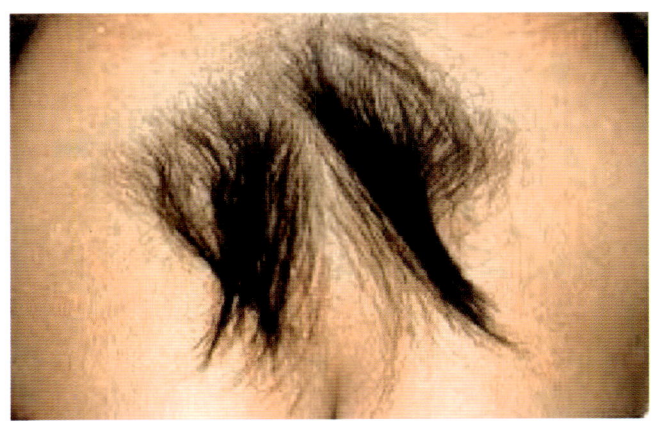

图 13-6 先天性脊柱裂伴腰骶部多毛症

三个阶段。此外,还见于局部颈前多毛症、多毛肘综合征、多毛耳等,可为常染色体显性或隐性遗传。

(二)获得性多毛症

此类多毛症既包括全身性多毛也包括局部多毛,有多种分型,主要包括以下几种类型:

1. 症状性多毛症　症状性多毛症与全身性疾病因素关系密切,是系统性疾病或是某些综合征的一个表现。常见于以下疾病:

(1)肾上腺性多毛症:见于库欣综合征、肾上腺皮质腺瘤等,表现为多毛和肥胖。

(2)中枢性多毛症:见于下丘脑与腺垂体肿瘤、多发性脑硬化症、松果体肿瘤等。

(3)卵巢性多毛症:见于多囊卵巢综合征、卵巢肿瘤等。

(4)家族性遗传性多毛症:见于卟啉病、女性多毛症等。

(5)甲状腺性多毛症:见于甲状腺功能亢进或者减退症。

2. 药物源性多毛症　长期服用或外用非激素药物米诺地尔、苯妥英钠和环孢素等,激素类药物如雄激素、甲强龙等。

3. 特发性多毛症　患者既无遗传家族史又无器质性病变,也无药物因素,各项检查均正常,即属于特发性多毛症(图13-7,图13-8)。

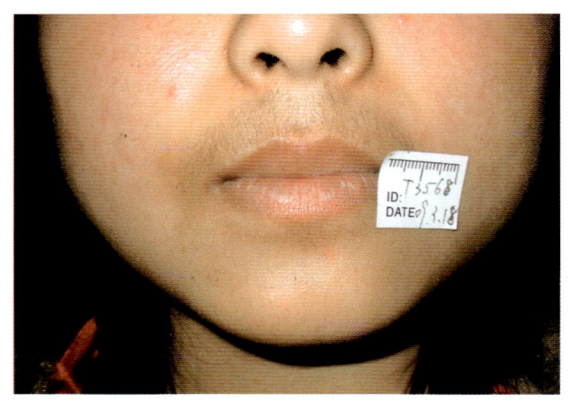
A

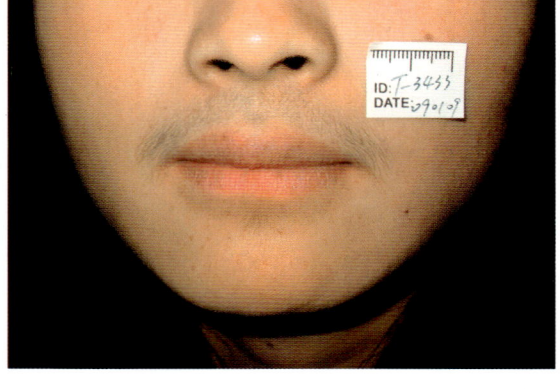
B

图 13-7　女性上唇部多毛

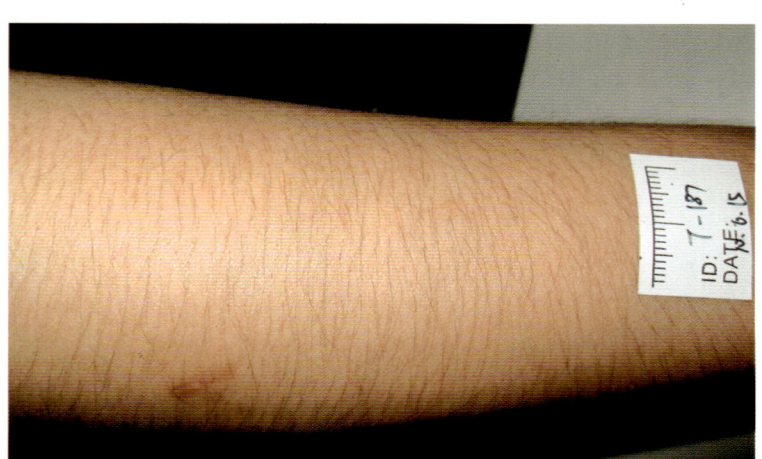

图 13-8　女性前臂部多毛

毛发过多指体表毛发增多,大多数有家族性毛发过多史,但是没有男性化的表现,亦无生理异常,故一般不需治疗。毛发过多也是相对而言的,受种族、年龄、性别、营养、气候以及情绪等的影响而有所不同,如欧美人比亚洲人毛发浓密,男性的毛发比女性长、粗、密、深。

多毛症和毛发过多临床上没有绝对的界限,前者往往是某种病理状态在局部皮肤或者全身的表现,例如多囊卵巢综合征有多毛、肥胖、痤疮和月经异常等表现;后者仅仅是视觉上的毛发过多,不存在病理状态。

第二节　激光脱毛原理

激光脱毛的理论基础为选择性光热作用原理,而其作用的靶点则为毛囊内的黑色素。激光破坏毛囊的途径主要有三种:光热作用(局部热损伤)、光化学作用(通过产生毒性物质如自由基)以及物理伤害(如剧烈的冲击波)。毛囊和毛干中有大量的黑色素,这就为激光的作用提供了靶点。这样,当选择了合适的波长、脉冲宽度和足够的能量密度,就能将光热局限在黑色素靶点造成热损伤,使脱毛的疗效最大化。

一、波长

激光脱毛只有当发出的激光束穿透足够深度,破坏毛囊,才能达到永久去除毛发的目的。如果波长太短,穿透表浅,则毛囊中黑色素吸收的激光能量未必能造成充分损伤,最终出现脱毛不彻底的现象。更为重要的是,表皮中的黑色素会竞争性地吸收激光能量,从而引起皮肤的灼伤。因此,选用特定波长的激光,其能量能到达靶目标,选择性地破坏毛囊,达到去除毛发的目的。

激光波长的选择至关重要。考虑到皮肤组织对光的吸收和散射特点,对波长的基本要求是必须穿透足够深度达到组织内毛囊的膨大部和球部。在可见光到近红外光波段(694nm 红宝石激光、755nm 翠绿宝石激光、800nm 半导体激光以及 1064nm Nd:YAG 激光),黑色素是毛囊的天然靶色基,如此,600~1100nm 波长的光可被黑色素选择性地吸收,并且可穿透至真皮深层(图 13-9)。

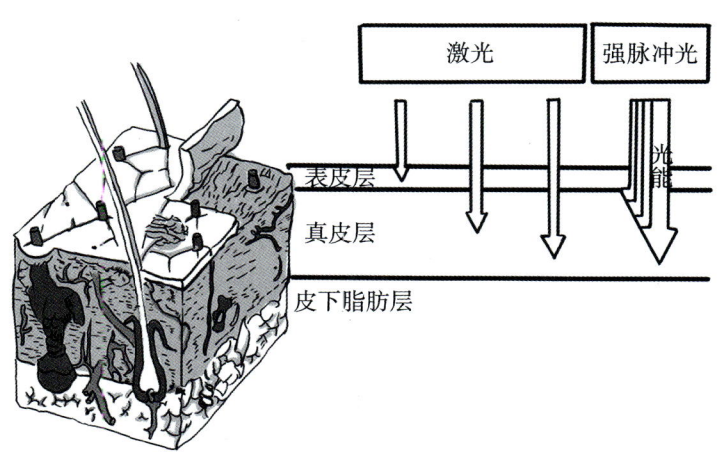

图 13-9　激光和强脉冲光穿透深度比较

二、脉冲宽度

组织的靶目标吸收激光能量后,温度一定会升高,也必定会向周围邻近组织发生热的传导。靶目标的热能向周围组织发生的这种热传导过程就是热弛豫,而衡量热弛豫速度快慢的就是热弛豫时间。当脉冲宽度等于或少于该组织的热弛豫时间时,激光所产生的热效应仅限于靶组织,而不引起周围组织的热损伤,因此会出现最大的热限制,这就需要对脉冲宽度进行调节。

毛囊的平均直径在 200~300μm 间,其热弛豫时间为 40~100ms,表皮的热弛豫时间是 9ms 左右,为尽量减少表皮的损伤,激光脱毛最理想的脉冲宽度应大于表皮的热弛豫时间而小于毛囊的热弛豫时间,即在十几毫秒到 100ms 之间。理论上,脉宽应短于或等于毛囊的热弛豫时间,然而,有时实际的靶目标却不含有色素,甚至离色素结构有一定距离,如毛囊干细胞,而这些细胞是永久脱毛的重要靶点。这时,可以通过长脉宽(长于毛干的热弛豫时间)产生的热弥散作用损伤毛囊干细胞,进而破坏毛囊。Goldberg 等用长脉宽 Q 开关 Nd:YAG 激光(毫秒级脉宽)治疗 15 例多毛症患者,参数为 30ms 的脉宽,能量密度在 125~150J/cm^2 之间,在治疗后的 7 天、30 天和 90 天分别评估毛发减少水平,平均毛发减少率 7 天为 36%,30 天为 52%,90 天为 59%,未发现严重并发症,表明长脉宽 Q 开关 Nd:YAG 激光可达到永久脱毛的目的。

三、能量密度

激光脱毛中,能量的选择也是很重要的一环。应根据患者的毛发密度、肤色深浅和脱毛部位选择能量密度,同时密切观察皮肤及毛发的反应情况,适时调整激光能量密度。一般合适的脱毛能量作用时可嗅到毛发的焦糊味,听到皮内有微爆破声,手触皮肤表面可感觉到爆破所引起局部震动感,毛囊口有黑色物溢出以及与毛囊一致的风团,此为最佳能量密度的反应,其脱毛效果最好。

激光脱毛过程中,表皮黑色素会竞争性吸收激光能量,如果激光能量大,一方面使脱毛效果下降,另一方面则损伤表皮,故深肤色激光脱毛比较困难,易导致表皮受损,出现水疱、色素异常、瘢痕形成等不良反应。亚洲黄种人的皮肤以 FitzpatrickⅢ~Ⅳ型为主,治疗的初始能量应比Ⅰ~Ⅱ型稍低。Liew 等探讨了肤色类型与疗效的关系,治疗仪器为 694nm 红宝石激光,结果发现 Fitzpatrick 肤色Ⅰ~Ⅳ型患者毛发密度减少率(58%)明显优于 Fitzpatrick Ⅴ型患者(41%),两者差异有统计学意义。

不同的能量密度需与相应的脉宽配合才能达到脱毛的目的。以目前激光脱毛的主打设备 800nm 半导体激光为例,Bouzari 等用该激光治疗 24 例皮肤Ⅱ~Ⅳ型面颈部多毛妇女,选择能量密度 25~40J/cm^2,配合脉宽为 15~30ms;Lloyd 等用相同激光治疗 11 例皮肤Ⅰ~Ⅲ型患者比基尼部位多毛,能量密度 20J/cm^2,脉宽 20ms;Eremia 等比较翠绿宝石和半导体激光治疗 15 例皮肤Ⅰ~Ⅴ型腋窝部多毛,后者选择能量密度为 30~40J/cm^2,可调脉宽为能量密度值的一半。所有这些都取得了良好的临床效果,并且从中还可以看出,不同脱毛部位、不同肤色类型,能量和脉宽是需要调整的。

四、光斑

激光脱毛光斑调节的最重要原则是:光斑应大于光的穿透深度 5~10mm。增大光斑可以增加激光的穿透深度,小光斑治疗时,光束被表皮、真皮中的各组织散射一部分,到达靶组织的绝对量不足以破坏毛囊;而大光斑在散射一部分光束的同时,仍能穿透到组织深层,加热毛囊,祛除毛发(图 13-10)。此外,光斑的大小还影响治疗速度。

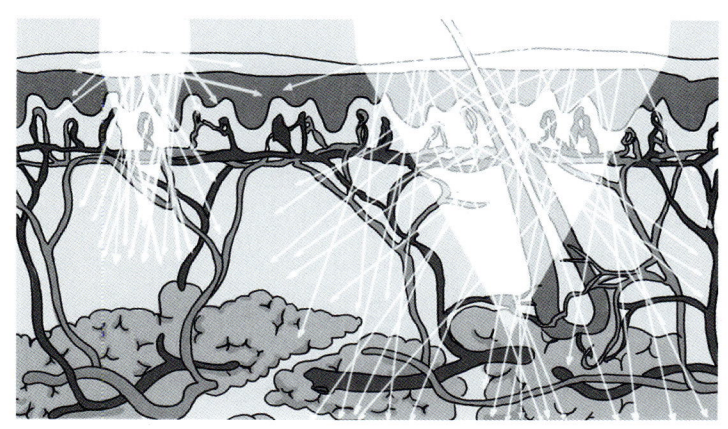

图 13-10　光斑大小和穿透深度的关系

脱毛时沿某一方向逐个光斑进行治疗，每个光斑稍有重叠，尽量保持光的发射方向与毛发生长方向一致，以保证每个光斑的能量被充分吸收。

五、外源性色基和光敏剂的应用

目前各种激光脱毛设备主要是以内源性色基（黑色素）为作用靶点，所以对黑色毛发者效果理想，对于金发、白发等人群缺乏有效的、永久的脱毛手段，外源性色基则可以解决这个问题。将外源性的色基（碳粉、光敏剂等）导入毛囊，然后选用与该色基吸收峰值一致波长的光照射，就能达到永久脱毛的目的。当前的主要问题在于找到一种可靠的方法让外源性色基渗透到不同深度的毛囊。

（一）Meladine

Meladine 是一种以磷酸磷脂酰胆碱为基质的能包裹黑色素的脂质体溶液，当其喷洒于治疗区后，推测可选择性将黑色素导入毛囊，而不会污染周围皮肤组织。脂质体分子量小，足以穿透至毛囊漏斗部，如此，毛囊会暂时性富含黑色素，激光能量就能充分被吸收，使毛发色浅的患者也能取得良好的脱毛效果。

欧洲有一项研究，90% 的浅色毛发患者脱毛前使用 Meladine 处理，持久性脱毛效果可达到 75% 以上；而不预先用 Meladine 处理的患者永久性脱毛效果极差，其脱毛疗效与 Meladine 的用量成正相关。实际情况是，治疗前使用 86ml 以上的 Meladine 者，其毛发减少可超过 95%（2002 年欧洲皮肤性病学会会议报道）。然而，亦有研究发现，患者使用 Meladine 预处理后仅使毛发生长延迟，而不是持久性的脱毛（2003 年美国皮肤病外科学会会议报道）。

（二）碳粉悬液

碳粉悬液一般和 Q 开关 Nd:YAG 激光联合运用进行脱毛。碳粉作为外源性色基其吸收峰值位于近红外光谱区，与 Q 开关 Nd:YAG 激光波长接近。其方法是在激光治疗前先用含有微小碳颗粒（1～5μm）的碳霜对治疗区域进行均匀涂抹，使微小碳颗粒沿着毛孔渗到毛干和毛囊部位，即可达到较理想的脱毛效果，并且能避免对正常皮肤组织可能引起的色素减退的副作用。Nanni 等使用 Q 开关 1064nm Nd:YAG 激光（脉宽 50ns，能量 2.6J/cm²，光斑 7mm）治疗 12 例白种人患者（18 个部位），发现所有患者的毛发再生都延迟，预先蜜蜡脱毛再碳粉处理者术后 1 个月毛发再生率最低为 39.9%（$P<0.01$），术后 3 个月毛发再生率为 79.1%（$P=0.06$），6 个月后与对照组相当。Nanni 等还发现，即使术前不用蜜蜡和碳粉处理，经 Q 开关 Nd:YAG 激光治疗后，也能使毛发延迟生长，但 6 个月后所有毛发都再生。在渗入毛孔的碳颗粒的帮助下，这种方法所需要的激光能量密度较低。

(三) 氨基酮戊酸

氨基酮戊酸（aminolevulinic acid，ALA）在脱毛中的作用也被研究较多。尽管 ALA 本身并不是光敏剂，但是它能诱导毛囊产生强效的光敏剂原卟啉IX。外用时毛囊比表皮更为有效地选择性吸收 ALA，为了增强这一过程的吸收作用，在外用 ALA 洗剂前可首先进行蜡脱，有助于增加 ALA 的渗透，然后再对治疗区进行激光照射来激活光敏剂，产生单态氧，从而引起细胞膜的损伤。这种应用光敏剂的治疗方法也称为光动力疗法（PDT）。Grossman 等曾有研究，将 ALA 外涂于蜜蜡脱毛区 3h，荧光检查证实原卟啉IX蓄积在毛囊上皮。此后用 630nm 波长红光照射，一次治疗 6 个月内毛发减少 40%。

这种技术有不少优点，如可在短时间内对大面积部位进行治疗，治疗有效而且疗效与皮肤的颜色和毛色无关。当然，该方法也存在一定的不良反应，如一些患者有疼痛、炎症色素沉着和表皮损伤。但是就目前脱毛的光动力学疗法而言仍有待进一步成熟。

第三节 脱毛设备

目前 FDA 批准用于脱毛的系统包括长脉冲红宝石激光（694nm）、长脉冲翠绿宝石激光（755nm）、长脉冲半导体激光（800nm）、Q 开关和长脉冲 Nd:YAG 激光（1064nm）以及强脉冲光（IPL，515～1200nm）。这些激光和光疗系统破坏毛囊的方式有三种：热作用（局部加热所致）、机械作用（冲击波或猛烈的气蚀作用所致）以及光化学作用（诸如单线态氧或自由基等毒性介质的产生）（表 13-2）。

表 13-2 脱毛方法

破坏毛囊的方式	脱毛设备
光热破坏	正常模式红宝石激光（694nm） 正常模式翠绿宝石激光（755nm） 脉冲半导体激光（800nm） 长脉冲 Nd:YAG 激光（1064nm） 强脉冲光（590～1200nm）
光机械破坏	碳粉悬液-Q 开关 Nd:YAG 激光 Q 开关 Nd:YAG 激光
光化学破坏	光动力脱毛

一、红宝石激光

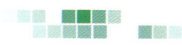

该激光波长 694nm，可被黑色素强烈吸收，因此红宝石激光最适用于肤色浅（Fitzpatrick I～III型皮肤）而发色深的患者。由于表皮的黑色素竞争吸收激光能量，因此红宝石激光导致术后副反应较多，尤其是易导致表皮色素的改变，因而该仪器目前临床上应用已越来越少。

目前有 6 种不同的红宝石激光可用：E2000（Palomar，美国）、Epitouch™ 长脉冲红宝石激光（Sharplan，以色列）、Chromos（Mehl Biophile，美国）、Rubystar（Markrite，德国）、Rubystar（Asclepion，德国）和 Sinon 红宝石激光（Limenis，德国）。

E2000有一个蓝宝石冷却手柄（Epiwand™），蓝宝石镜能迅速冷却至0℃或−10℃，直接接触患者皮肤，可保护表皮，还能将激光聚焦并最大限度地传递给皮肤。该激光通过光纤传导并提供两种大小的光斑（10mm和20mm）。手柄上配置回射器，可使光子被再利用，从而保证足够的能量传输。根据皮肤类型或毛发粗细度，可选择单脉冲（3ms）或双脉冲（100ms，即两个3ms的脉冲，中间脉冲延迟时间为100ms）。Epitouch™长脉冲红宝石激光采用三脉冲技术，脉冲间隔10ms。该技术可使毛囊达到足够的毁损温度，而表皮温度仍低于损伤阈值。这种同步化脉冲技术也可用于深色皮肤患者。通过在皮肤上涂抹厚厚的透明冷凝胶以冷却表皮，在冷凝胶上放置一个薄的激光校正片（获得专利），可使激光束正确定位以确保所有治疗区域内激光均匀照射。Rubystar和Sinon红宝石激光都是双模的红宝石激光，它们同时可用Q开关模式治疗文身和色素性病变，又可用普通模式脱毛。冷却装置包括接触式冷却头（Rubystar）或冷空气冷却（Sinon），在激光治疗前应预先冷却。

Grossman等最先报道用长脉冲红宝石激光（脉宽270μs，光斑6mm，能量密度30～60J/cm^2）去除13例白种人患者的深色毛发，治疗大腿或后背一次后，无论能量大小，所有患者毛发生长延迟1～3个月。治疗后即刻活检显示含色素的毛囊被选择性热损伤，毛干被汽化，毛囊上皮大片坏死，偶见可能源自于蒸汽所致的毛囊周围真皮损伤断裂。有几名患者出现短暂的色素沉着但未见瘢痕形成。术后有短暂的色素沉着（23%）、色素脱失（15%）。随访1～2年，7例复诊患者有4例达到永久性脱毛，最高激光能量治疗区脱毛率最大。1例活检显示终毛数目减少，而细少毫毛样毛发数目增加，但没有纤维化和毛囊破坏的证据。说明0.27ms红宝石激光治疗后永久性脱毛源自于毛球和毛乳头的小型化，与雄激素性秃发的原理类似。

Lask等用Epitouch激光（脉宽1.2ms，光斑4～6mm，能量密度20J/cm^2）去除20例白种人患者身上多余毛发，术后12周毛发减少20%～60%，大多数患者仅表现为少量红斑，未见其他并发症。但此项研究未见有远期疗效报道。

理论上讲，通过加长激光脉宽、接近毛囊的热弛豫时间可提高疗效。脉宽越长，表皮中的微小结构如黑色素小体损伤的可能性就越小，而相对较大的结构如有色毛囊的黑色素就越易受损伤。Williams等用长脉冲红宝石激光治疗25例白种人金黄色、棕色、黑色毛发，脉宽3ms，光斑直径7mm或10mm，能量密度10～40J/cm^2，隔月治疗1次。1次术后1个月，计数毛发再生率为65.5%；2次术后1个月，毛发再生率为41%；3次术后4个月，毛发再生率为34%。黑色毛发疗效佳，无色毛发少或无反应，术后腿部及背部毛发较面部及腋下毛发反应差。暂时的并发症有红斑和水肿（100%）、色素沉着（20%）、色素脱失（48%）。Campos用长脉宽红宝石激光（脉宽3ms）治疗51例患者，在最后一次术后平均随访8.37个月，63%的患者毛发有稀疏再生，其治疗能量为46.5J/cm^2；毛发有中等度再生者，治疗能量为39.3J/cm^2，说明疗效与能量有关（$P=0.0127$）。另有研究显示，很多患者单次红宝石激光治疗后，毛发数目减少约30%，多次治疗的疗效是累加的，3～4次治疗后毛发数目减少约60%，证实疗效随治疗次数而逐渐提高。Liew研究探讨了肤色类型与疗效的关系以及术后色素改变的原因，发现Fitzpatrick Ⅰ～Ⅳ型患者疗效（58%）优于Ⅴ型患者（41%），统计学上两者有显著差异；术后色素减退可能是由于黑色素合成受抑制而非基底层中的黑色素细胞数量发生变化。

二、翠绿宝石激光

翠绿宝石激光755nm波长稍长，穿透更深，在真皮中积蓄的能量较表皮中更高，因而对深肤色患者表皮损伤的风险减少。目前有5种不同翠绿宝石激光可用：Apogee（Cynosure，美国）、Epitouch Alex（Lumenis，美国）、Gentlelase（Candela，美国）、Ultrawave Ⅱ～Ⅲ（Adept Medical，美国）和Epicare

(Lightage，美国)。

Apogee 激光脉冲持续时间 5~40ms，能量密度高达 50J/cm²，配有冷却头(Smallcool™)，可使冷空气持续冷却治疗部位。Epitouch Alex 有较快的重复频率（5Hz），配有 6s 内可覆盖 40mm×40mm 面积的扫描仪。Gentlelase 配备了动态冷却设备(DCD)保护表皮。DCD 冷却采用电子控制的电磁阈短暂地(5~100ms)喷洒冷冻剂，液态的冷冻剂喷射到受热的皮肤上后再蒸发，皮肤温度因而降低，冷冻剂喷洒的量和喷洒时间成正比。该方法可快速并有选择地冷却表皮。UltrawaveⅡ~Ⅲ组合有 755nm 和 1064nm 两种波长，非常适合于各种类型皮肤的患者脱毛。Epicare 激光有冷空气冷却选择和一个辅助记录保管诊断、治疗方案甚至实际治疗方法的 Smartscreen 软件包。

McDaniel 等报道用可调脉冲翠绿宝石激光治疗唇周、小腿和后背 1 次后，在 6 个月时毛发减少 40%~56%。Touma 等证明用脉宽 3ms 的翠绿宝石激光治疗前臂 1 次后，在 60 个月后毛发减少 70%。Goldberg 等比较了脉宽 2ms 和 10ms 在治疗 14 例皮肤类型Ⅰ~Ⅲ型患者的效果，6 个月时，毛发数目在统计学上并没有显著差异。Nanni 等分别用 5ms、10ms 和 20ms 的长脉冲翠绿宝石激光治疗 36 例患者，6 个月时发现长久的脱毛效果相同，3% 的患者发生炎症后色素沉着。同 5ms 和 10ms 脉宽相比，20ms 脉宽斑试区域炎症后色素沉着通常更轻，消退更快。从这些研究中尚不能确定 2ms、5ms、10ms、20ms 脉宽在临床疗效上是否有显著性差异。当然，脉宽越长越能保护皮肤。

Ranlin 等用长脉宽翠绿宝石激光治疗 30 例女性面部多余毛发，脉宽为 20ms，能量密度 30J/cm² 以下，光斑 10~12.5mm，共经 18 个月，平均约 8 次治疗，毛发平均清除率为 70%，而白色、棕色、红色仅为 10%，术后未见色素改变，最常见的不良反应为散在的结痂(17%)和毛囊炎(13%)。Garcia 等治疗了 150 例深肤色患者(Ⅳ~Ⅵ型)，能量密度 13~24J/cm²，至少 3 次治疗后毛发减少 40%，不良反应包括水疱、短暂色素改变、毛囊炎，但均未见瘢痕。晋红中等用长脉宽翠绿宝石激光进行脱毛，对 1702 例多毛患者经过 2 次及 2 次以上治疗的 1603 处部位进行疗效评价，结果显示治疗次数与疗效呈正相关，治疗次数达到 6 次或 6 次以上可显著提高疗效。1702 例中有 16 例(0.94%)出现色素沉着，未见瘢痕形成及其他不良反应。

Nann 等报道大多数副反应发生在皮肤类型为Ⅲ、Ⅳ、Ⅴ型的患者当中。红宝石和翠绿宝石激光较 Q 开关 Nd:YAG 激光更易发生副反应，在前两者中，副反应的发生与季节变化、治疗部位和阳光照射有明显关系。

Lu 等用长脉宽翠绿宝石激光对 146 例亚洲人(Ⅳ或Ⅴ型皮肤)进行腋部和腿部脱毛，能量密度 21~25J/cm²，脉宽 10~40ms。2 次治疗后毛发分别减少 66% 和 67%，5 次治疗后毛发分别减少 91% 和 86%，随访 17 个月，疗效维持在 90% 左右。说明长脉宽翠绿宝石激光治疗亚洲人毛发增多可以取得长远的疗效。

三、800nm 半导体激光

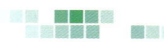

半导体激光波长 800~810nm，参数设计合理，多带有接触式冷却系统，性能稳定，耗材少，临床疗效显著且副反应少，是目前临床应用较多的理想的激光脱毛系统之一。目前 800nm 半导体激光器有 Lightsheer(Lumenis,美国)、Apex-100(Cynosure,美国)、Apex-800(Iridcx,美国)、F1 半导体激光(Opus Medical,加拿大)、Mediostar(Asclepion-Meditec,德国)、Laserlite(Diomed,美国)、SLP1000(Palomar,美国)和 Epistar(Nidek,日本)，波长 810nm 的半导体激光器有飞顿(Alma,以色列)、丽晶(Conbio,美国)和 Mediostar(Markrite,德国)。

美国 Lumenis 公司的 Lightsheer 激光器是一台有极高功率(2900W)且极受欢迎的半导体激光脱毛设备。该激光波长 800nm，脉宽 5~400ms，光斑 12mm，重复频率 2Hz，能量密度 10~60J/cm²，并配有获得专利的接触式冷却装置(Chilltip™)。因为该激光器波长更长,脉宽更长,并且配有积极有效的冷却装配,因而治疗深肤色患者时更安全。

Lou 等应用 Lightsheer 治疗 50 例 Fitzpatrick Ⅱ～Ⅲ型患者,远期治疗效果显示去除黑色终毛非常有效,89%的患者可达到永久性毛发减少,副反应仅在少数人中有暂时的色素改变。包晓青等用 Lightsheer 对 97 名患者共 113 个部位进行脱毛治疗,能量密度为腋毛 28～40J/cm²(平均 34.32J/cm²),唇毛 24～34J/cm²(平均 31.71J/cm²),胡须 28～36J/cm²(平均 34.33J/cm²),前臂毛 32～38J/cm²(平均 33.57J/cm²),小腿毛 32～38J/cm²(平均 34.16J/cm²);脉宽 30ms。分别对治疗 1～3 次后的有效性进行分级评价,结果显示,97 名患者共 113 个部位一次治疗后均出现毛发再生减少,再生延迟,再生毛发细小、浅淡。随着治疗次数的增加有效性分级提高,2 次治疗后,60%以上可达到 3 级(毛发减少 40%～59%);3 次治疗后,80%以上可达到 3 级。腋窝和唇毛部位约 50%可达到 4 级(毛发减少 60%～79%)。治疗时大多数患者有轻微的针刺样疼痛,红斑及毛囊水肿都是暂时性反应,无瘢痕或永久性损伤发生。

Greppi 研究了波长为 810nm 的半导体激光(Alma,以色列)在 8 例深肤色(Ⅴ～Ⅵ型)患者中的使用情况。患者在能量密度为 10J/cm²、脉宽为 30ms 的参数下治疗 8～10 次后,75%～90%毛发减少,仅 3 例患者出现短暂色素改变。Dierickx 等作了一个回顾性研究,比较 Epilaser(脉宽为 3ms)与半导体激光的疗效,术后 1 个月,用 Epilaser 治疗的患者毛发密度减少较大;但术后 2 个月,用半导体激光治疗的患者毛发密度减少较多。此项研究长期结果尚未见报道。

Braun 对 25 位患者(Ⅰ～Ⅴ型)腿部进行脱毛,治疗采用低能量(5～10J/cm²),多次重复(频率为 10Hz)。5 次治疗后 6 个月评价疗效发现,这种低能量多次重复的方法和传统的治疗方法(能量 25～40J/cm²,仅重复一次)疗效相当,毛发均减少 86%～91%。这种新的治疗方法疼痛轻,副作用少,尤其适合于深肤色人种,而且能达到永久性脱毛。

四、1064nm Nd:YAG 激光

(一) Q 开关 1064nm Nd:YAG 激光

美国 HOYA Conbio 公司的 Medlite Ⅳ 的高能 1064nm Q 开关 Nd:YAG 激光可用于脱毛。该激光脉宽很短,为纳秒级,光斑 4mm,重复频率 10Hz,能量密度 8～10J/cm²。10Hz 的高频率可快速传输激光脉冲,因而很容易完成大面积激光脱毛,治疗时间显著缩短。长波长(1064nm)适用于深肤色皮肤类型。尽管该设备可导致毛发生长迟缓,但不能引起永久性脱毛。

由于黑色素对 1064nm 激光亲和力低,因此手术时常借助外源性色基(碳涂抹剂)。Nanni 等发现,术前不用碳涂抹剂,经 Q 开关 1064nm Nd:YAG 激光治疗后也能使毛发延迟生长,但 6 个月后,所有毛发都再生了。临床上也有通过增加能量密度输出(能量密度 3J/cm²,频率 10Hz,光斑 6mm,脉宽 10ms)不用碳涂抹剂来破坏毛囊的报道,该法一次手术后 2～8 周,治疗区无毛发生长,并发症少,但远期疗效未见报道。

(二) 长脉冲 1064nm Nd:YAG 激光

此激光波长 1064nm,穿透深。由于表皮黑色素对该波长吸收少,结合表皮冷却,使得长脉冲 Nd:YAG 激光在治疗深达Ⅵ型的深色皮肤类型的患者可能较安全,目前在临床上已得到越来越多的应用。目前脉宽为毫秒级的 Nd:YAG 激光(1064nm)包括:Lyra 或 Gemini(Laserscope,美国)、Coolglide(Cutera,美国)、Ultrawave(Adept Medical,美国)、Profile(Sciton,美国)、Vasculight(Lumenis,美国)、SmartepiII 和 Acclaim(Cynosure,美国)、Athos(Quantel,法国)、Dualis(Fotona,法国)、Varia(Cooltouch,美国)、Mydon(Wavelight,德国)、Cutera XO(Conbio,美国)、Cooltouch VARIA(HOYA,美

国)、Apogee Elite(Cynosure,美国)和 Gentle YAG HR(Candela,美国)。

近来,Lorenz 等用长脉宽 Nd:YAG 激光对 29 例志愿者小腿脱毛后发现,4~5 次的治疗(每次间隔 1 个月)可使疗效维持达 1 年以上,浅色的毛发疗效较差。随访过程中,仅 1 例发生毛囊炎后微瘢痕,其他未见长期并发症。深肤色的人种用该方法治疗副作用少。Tanzi 等研究了 36 例皮肤 Ⅰ~Ⅵ型患者,能量密度为 30~60J/cm^2,光斑 10mm,脉宽分别为 10ms(Ⅰ~Ⅱ型)、20ms(Ⅲ~Ⅳ型)、30ms(Ⅴ~Ⅵ型),3 次治疗(治疗间隔 4~6 周)6 个月后,面部毛发平均减少了 41%~46%,躯干部毛发平均减少了 48%~53%,瘢痕形成未发生。

Goh 征集了 11 例皮肤类型Ⅳ~Ⅵ型的志愿者,治疗部位为面部(上唇、下颌、双颊)、腋窝、腿部。身体一半用长脉宽 Nd:YAG 激光(能量密度为 35~42J/cm^2,光斑 10mm,脉宽 20~25ms,接触式冷却)治疗,另一半用强脉冲光(IPL)(能量密度为 12~14J/cm^2,脉宽 5~40ms,波长>950nm)治疗,6 周后,前者有 73%的志愿者发现毛发减少,而后者仅为 64%。IPL 治疗后部分志愿者发生水疱并继发炎症后色素沉着,3 个月后消失;而长脉冲 Nd:YAG 激光治疗后未发生。该研究结果显示,长脉冲 Nd:YAG 激光和 IPL 在 1 次治疗后毛发减少程度相似,但长脉冲 Nd:YAG 激光不良反应小,更适合深肤色人种。但是,Rao 等用长脉冲翠绿宝石激光(755nm)、半导体激光(810nm)和长脉冲 Nd:YAG 激光(1064nm)对 17 例Ⅱ型女性患者腋部脱毛,每 6~8 周治疗 1 次,治疗 3 次后发现长脉冲翠绿宝石激光、半导体激光(810nm)在疗效、患者满意度和耐受性方面没有统计学差异,但都优于长脉冲 Nd:YAG 激光(1064nm)。

五、强脉冲光

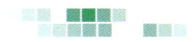

强脉冲光(IPL)属于非相干光,而不是激光。用于脱毛的强脉冲光的波段通常为 570~1200nm。这种非激光光源如 Epilight(Lumenis,美国)、Ellipse(Darish Dermatologic Development,丹麦)可通过适当的滤光片、过滤器除去短波长,只发射穿透深的长波长(570~1200nm),脉冲持续时间在毫秒区间内变化,有单脉冲或具有多种脉冲延迟间期的多脉冲模式可供选择。正因为在波长、脉冲持续时间及脉冲延续时间上有广泛的选择,使得该设备可适用于广泛的皮肤类型。每次击发可选择 1~3 个脉冲,选用多脉冲方式可使靶组织持续升温,而让表皮充分散热,治疗时还配合使用冷却透明胶,以减少副作用。设备配有软件,以指导操作者根据患者的皮肤类型、毛发颜色、粗细来选择治疗参数。目前强脉冲光在临床上应用也较广泛。

最近新出现的脱毛技术为价格低廉、小型、脉冲光的脱毛系统,包括 IPL Quantum HR(Lumenis,美国)、Prolite(Alde,美国)、Spatouch(Radiancy,美国)、photolight(Cynosure,美国)、Quadra Q4(Derma Med,美国)、Pectrapulse(Primary Technology,美国)和 Estelux(Palomar,美国)。该类机器被优化为具有黑色素优先吸收的波长、长脉宽和大光斑,以用于脱毛。新型的 Quantum 皇后光子脱毛仪脉宽可调范围更大,为 10~15ms,并具有独特的内置光导冷却系统,是目前除 Lightsheer 以外的另一种应用最多的光学脱毛仪。最近开发出两种 IPL 系统——Vasculight(Lumenis,美国)和 Starlux(Palomar,美国)都配备了 1064nn 激光。这些设备适用于广谱的毛发和皮肤颜色的脱毛治疗。

Gold 使用 Epilight 强脉冲光系统治疗 30 例白种人患者的 37 个部位,脉宽 1.5~3.5ms,平均能量密度 38.7J/cm^2。1 次术后 12 周,毛发减少约 60%,毛色越深,疗效越好。术后一过性的副作用有红斑(70%)、水肿(8%)、水疱(8%)、色素沉着(3%)。El Bedewi 等用 IPL 治疗了 210 例深肤色患者(Ⅲ~Ⅴ型),波长 615~1200nm,能量密度为 25~420J/cm^2,脉宽 50~80ms。治疗 3~5 次,间隔时间为 6 周。末次治疗后 6 个月评价发现,毛发平均减少 80%,其中面部毛发减少 70%,四肢、腋窝、比基尼部、背部毛发减少80%。术后即刻出现短暂红斑和轻微毛囊处水肿,未发生炎症后色素沉着或色素减退、瘢痕形成或烫伤。

曾东等应用IPL对365例患者进行治疗,波长600~950nm,能量密度为14~15J/cm²,脉宽15~40ms,光斑10mm×48mm,每次治疗间隔40~60天。结果显示,365例患者均能耐受治疗,治疗3~7次,总有效率96.16%(毛发减少40%以上)。治疗部位不同效果有差别,2例患者治疗后皮肤出现水疱,1例出现一过性色素沉着,无瘢痕等其他并发症发生。

六、光电协同技术

光电协同(ELOS)技术充分利用了电能(射频)和光能(激光或光)的协同效应,利用真皮胶原水分和毛囊的黑色素对光能的选择性吸收引起靶组织和正常皮肤阻抗的差异,在光能强度较低的情况下强化靶组织对射频的吸收,极大地减少了因光能过强的热作用可能引起的副反应和不适。电能产生热量并聚集于毛囊和隆突部,且其作用为非色素依赖性的,因此射频能量能较彻底地破坏毛囊,包括对浅色和白色的毛发也有效(单纯的激光或强光对浅色和白色的毛发是无效的);而光能主要加热毛干,两者结合可使毛干到毛囊的温度均匀分布,从而有效去除毛发。

基于ELOS技术,以色列Syneron公司开发了两种设备:Aurora和Polaris。Aurora将射频与强脉冲光结合起来,并配备冷却装置;而Polaris则将射频与半导体激光结合起来。因为表皮黑色素不能吸收射频(RF)的能量,因而RF能量可用于治疗各型皮肤。

Schroete等应用光电协同技术治疗17例患者的浅色毛发,光能的能量密度平均为23.2J/cm²,射频的能量密度平均为18.6J/cm²,平均治疗8.5次,毛发平均减少57.4%,术后未见明显副作用,疗效和治疗次数有关,而与年龄、激光使用参数无关。

Karsai等应用光电协同技术治疗24例患者(皮肤类型为Ⅱ~Ⅲ型)的面部毛发。光能为680~980nm波段的强脉冲光(IPL),能量密度平均为23.7J/cm²,射频能量密度平均为17.6J/cm²,平均治疗5.2次共3.2个月,疗效优、中、差、无分别为2.2%、46.7%、28.9%和22.2%,毛发粗细和颜色不同的患者疗效间无明显差异。

常用的脱毛设备名称及参数见表13-3。

表13-3 常用的脱毛设备名称及参数

光源	波长(nm)	系统名称(公司)	脉宽(ms)	能量密度(J/cm²)	光斑(mm)	频率(Hz)	其他特性
长脉冲红宝石激光	694	Rubystar(麦特瑞)	4	24	8,10,12,14	1	双模(可转换成Q开关模式)
长脉冲翠绿宝石激光	755	Gentlelase(美中互利)	3	最高100	6,8,10,12,15,18	1.5	动态冷却装置(冷却剂喷射)
		Apogee-6200(赛诺秀)	5,10,20,40,	0~50	10,12.5,15,50×50	最高3	Smartcool冷却扫描系统(选配)
		Apogee Elite(赛诺秀)	0.5~300	100	3,5,7,10,12,15	最高3	冷气冷却
半导体激光	800	Lightsheer XC400(Lumenis)	5~400	10~100	12×12	2	Chilltip接触式冷却
		Lightsheer ET400/Lumenis One(Lumenis)	5~400	10~100	9×9		

续表

光源	波长(nm)	系统名称（公司）	脉宽(ms)	能量密度(J/cm²)	光斑(mm)	频率(Hz)	其他特性
半导体激光	810	飞顿半导体（飞顿）	400	120	12×10	3	白宝石接触式冷却
		丽晶（康奥）	10～1000	1～200	24×24,24×8,8×8	0.3～100	蓝宝石接触式冷却,0～20℃可调
		Mediostar（麦特瑞）	最长100	最高64	8,10,12,14	最高4	整合接触式冷却
长脉冲Nd:YAG激光	1064	Gentle YAG HR（美中互利）	0.25～300	最高600	12,15,18	最高10	动态冷却装置（冷却剂喷射）
		Cutera XO（酷蓝）（康奥）	10～100	10～100	10	最高2	接触式冷却低至4℃
		Profile 超级平台（奇致）	0.3～200	20～350	3,6,30×30	1～20	蓝宝石窗口冷却系统,-5～30℃可调
		Cooltouch VARIA（捍马）	0.3～500	最高500	3～10可调		DCD动态冷却
		Apogee Elite（赛诺秀）	0.4～300	300	3,5,7,10,12,15	最高5	冷气冷却
强脉冲光	650～950	飞顿一号（飞顿）	30,40,50	5～20	16×40	1,3	多脉冲
	650～1200	Starlux/Lux R（捍马）	5～500	28	16×46	2	专利柔脉冲技术,蓝宝石冷却
		Starlux/Lux R（捍马）	5～500	50	12×28		
	695～1200	Lumenis One（Lumenis）	3～100	10～40	8×15,15×35	1	接触式冷却,多脉冲
		Quantum HR（Lumenis）	6～18	20～45	8×34	0.5	
		Profile 超级平台（奇致）	5～200	2～35	15×45	2	蓝宝石接触式冷却,0～30℃可调
		Queen（奇致）	2～8	10～48	8×34	0.5	2～3脉冲,内冷却光导晶体直接耦合
	695～950	Ellipse Flex（丹麦DDD）	15～40	18	10×48		直接耦合式蓝宝石接触式冷却
		Photosilk Plus（DEKA）	3～25	4～32	46×10	1	1～3脉冲,集成制冷
	590～1200	Beauty Flash		14～30	35×25,20×10		
光电结合技术	强光680～980+射频	Aurora（奇致）		强光10～45,射频5～25 J/cm³	12×25		皮肤表面冷却,5～20℃可调,结合皮肤阻抗调控
	激光810+射频	Comet（奇致）	20～300	激光10～50,射频30～100J/cm³	12×25		
	激光900+射频	Polaris（奇致）		强光10～50,射频30～100 J/cm³	8×12		皮肤表面冷却,5℃

第四节 临床应用

一、患者的选择

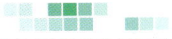

激光脱毛几乎适用于儿童、成人所有部位的先天性或后天性、深色或浅色的毛发，任何希望永久性去除毛发者均可作为脱毛的候选对象，但对白色的毛发无效。采用哪种合适的仪器和预期的治疗效果与患者的皮肤类型、毛发的颜色和粗细有很大的关系。激光不能分辨毛囊和表皮中的黑色素，因此激光脱毛最理想的对象是肤色较白而毛发色素很深的患者；反之，对黑肤色、白色或棕色毛发的患者几乎没有脱毛效果。目前的治疗方法尚不能达到永久性去除白色毛发和（或）细小的终末毳毛的目的。当色素化的毛干尚存在于毛囊内时进行激光治疗更有效，提示含色素的毛干对光的吸收是重要因素。因此，患者在治疗前6周内不应进行拔毛或者蜜蜡脱毛，可使用刮毛、漂白或化学脱毛剂代替。

激光脱毛的禁忌证和相对禁忌证如下：

1. 在6周内曾使用过蜡脱、电解法等脱毛的患者不宜进行激光脱毛。
2. 某些药物可能刺激毛发的生长而影响激光脱毛的效果，故在6个月内使用过13-顺维A酸，或在3个月内使用过光敏剂者应暂缓进行激光脱毛。
3. 若存在激素失调情况（主要表现为体重增加、痤疮及胸部毛发增加），应建议患者到内分泌科进行激素水平检测，如证实为内分泌疾病导致的毛发增多，应积极进行针对病因的治疗。
4. 对深肤色或最近有日晒史的患者，由于治疗过程中表皮黑色素细胞会竞争性吸收一部分激光光源从而引起皮肤色素减退，故可外用退色剂，如3%氢醌、0.025%维A酸、2%氢化醋酸可的松等。应在晒黑的皮肤褪色以后再进行治疗，不可盲目进行治疗。
5. 在众多治疗多毛症的方法中，虽然激光是最安全的方式，但为了减少对视力的损伤，应避免在眶缘进行激光治疗。
6. 肛周和外阴部位脱毛极易导致感染，故操作时应谨慎。
7. 若患者治疗区有感染病灶，应将感染治愈后方可进行脱毛。如有水疱形成时，应注意保持创面清洁，防止创面感染，必要时口服抗生素。
8. 瘢痕疙瘩和增生性瘢痕史应视为激光脱毛的禁忌。
9. 有单纯疱疹病史、出血倾向、孕妇、哺乳期妇女、压力性荨麻疹、糖尿病、高血压、严重心脏病、恶性肿瘤、文身、接受过皮肤移植手术、对光过敏以及精神异常者均禁忌使用激光脱毛。

二、脱毛设备的选择

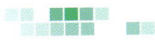

第一台激光脱毛仪于1996年上市，如今的脱毛仪器包括红宝石激光（694nm）、翠绿宝石激光（755nm）、半导体激光（800～810nm）、Nd:YAG激光（1064nm）以及强脉冲光（500～1200nm），为临床医师提供了多种选择（表13-4）。在决定某个患者采用何种技术以及激光或其他光源是否适用于此患者时，需要考虑一些因素，包括患者毛发的颜色和粗细、皮肤的类型和色泽、体内激素水平以及毛发的解剖部位等。

不同皮肤类型的患者可选择不同的激光波长进行脱毛，如亚洲黄种人比较适合长脉宽

表 13-4　不同脱毛设备的适应证以及预期疗效

激光或者光源	皮肤类型	毛发颜色	毛发粗细	预期疗效
普通模式红宝石	Ⅰ～Ⅲ	黑色到浅棕色	细和粗	长期疗效
普通模式翠绿宝石	Ⅰ～Ⅳ	黑色到浅棕色	细和粗	长期疗效
脉冲半导体	Ⅰ～Ⅵ	黑色到浅棕色	粗	长期疗效
普通模式 Nd:YAG	Ⅰ～Ⅵ	黑色	粗	长期疗效
Q 开关 Nd:YAG	Ⅰ～Ⅵ	黑色到浅棕色	细和粗	暂时疗效
IPL	Ⅰ～Ⅵ	黑色到浅棕色	粗	长期疗效

755nm、800nm 和 1064nm 激光,长脉宽半导体激光和 Nd:YAG 激光可用来对深肤色的患者进行脱毛。研究表明,波长较长的 Nd:YAG 激光(1064nm)对黑色皮肤的患者更安全,但波长较短的半导体激光(800nm 或 810nm)效率较高。尽管拥有金色或红色毛发的患者大多肤色较浅,可使用较高的激光能量进行比较完全的治疗,但粗黑的毛发比金色或红色毛发对激光的吸收更好,通常反应也更好。

三、治疗操作

脱毛的程序同治疗其他色素性疾病、血管性疾病以及文身的操作相似。

(一)术前准备

将治疗室温度和湿度调到适宜的程度,以确保治疗仪器的正常运转。一般室温以 18～24℃、相对湿度以 40%～60% 为宜。检查仪器治疗头,确保其清洁、无污染物。术前让患者了解整个治疗过程,告知需要多次重复治疗和注意事项,让患者签署知情同意书,将需治疗部位常规照相,以备进行疗效对比。治疗时一般不需要麻醉,个别对疼痛敏感者可于治疗前 30～60min 使用利多卡因软膏涂抹治疗部位,达到表面麻醉的目的。术前首先清洁治疗部位,除去油脂、污垢、麻醉剂、化妆品或润肤霜。常规消毒,并使用一次性剃毛刀剃除该处毛发至 1～2mm 长,以免较长毛发吸收过多激光能量,减弱深层毛囊吸收的能量而影响疗效,同时可见的毛发会因激光的烧灼引起高热从而损伤表皮引起水疱、色素沉着及瘢痕,还可导致激光治疗头的不可逆性损坏。

若脱毛仪器没有配备冷却装置,可在激光治疗前涂适量的冷凝胶,以防止表皮温度过高而被灼伤。由于光学脱毛设备均是为黑色素的强吸收和深的组织穿透力而设计研制的,因而这些设备能引起视网膜损伤,故患者和操作人员应佩戴合适的眼睛保护装置。不建议在眼球附近或眼皮区域进行治疗,但在身体其他部位治疗均很安全。此外,毛干汽化产生的烟雾有明显的硫黄味,相当量的烟雾可被吸进呼吸道,因而应配备排烟设备。

(二)治疗操作

理想的治疗参数因人而异,根据治疗部位和毛发的颜色、直径、浓密程度及肤色选择治疗参数,必要时在治疗前先选择几个区域进行试验性治疗,以确定合适的能量密度和脉宽,在测试取得最佳效果后再进行全面治疗。通常偏黑肤色者初始应选择低能量,以防止表皮黑色素细胞竞争性地吸收能量而致色素异常和水疱等副作用发生。毛发直径与能量呈反比关系,毛发直径越大,其靶色基越多,能量吸收也较多,易致副作用的产生。在初始能量选定之后,可根据患者皮表的反应来适当增加能量密度,以治疗后患者有轻度烧灼感,局部皮肤出现微红等充血反应,数分钟后部分毛囊周围出现水肿性小丘疹,形似橘皮样外观为治疗终点。如果观察到皮肤暗红肿胀,出现大片红斑、水疱或伴有紫癜等表皮损伤的征象,患者疼痛感明显,则表示能量密度过大,应降低能量密度。

通常为了获得最佳的疗效推荐使用最大的光斑和可耐受的终点能量密度,光斑重叠一般为10%。

治疗时根据冷却方式来决定治疗头与皮肤的距离,如 Lightsheer 800nm 半导体激光和 Smoothtouch 长脉宽 Nd:YAG 激光采用接触式冷却,治疗时应将治疗手柄紧压皮肤,一方面可减少毛囊与表皮的距离,另一方面可更好地发挥带冷却装置手具的制冷作用;而 Gentlelase 翠绿宝石 755nm 激光器采用喷射制冷剂的方式冷却,治疗手柄不应与皮肤接触。使用间断模式时,按顺序逐个光斑进行治疗,相邻光斑可有一定的重叠,但一般不超过30%;使用连续模式时,手具紧压皮面使用低能量在毛发区域内反复滑动。仪器配备的蓝宝石接触冷却头在每5~10个脉冲后应擦拭干净,以除去碎屑。在治疗过程中应时刻保持治疗头的清洁,因外部灰尘会增加光的吸收而产热,增加表皮的损伤及疼痛。光斑重叠不能过多,否则重复照射会加重表皮损伤;光斑间距过宽则影响治疗效果。

术中可边治疗边冷敷,对刚治疗的区域采用0~4℃的袋装液体(如盐水)或冷凝胶贴敷冷却,术毕继续对治疗区冷却20~30min,以保护皮肤,减轻疼痛,改善治疗效果,减少治疗区的热损伤和术后不良反应的发生。

治疗所需时间因部位和毛发密度而异,需实行个体化原则,以激光照射后局部皮肤变红,数分钟后出现轻度水肿为度。唇部胡须、比基尼线一般为5~10min,双上肢、双小腿需30~50min,双下肢及大面积的胸腹部可能要60~90min。激光脱毛效果比较见图13-11。

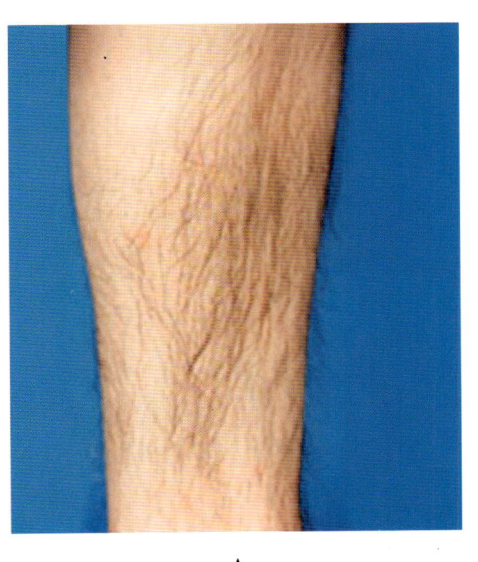 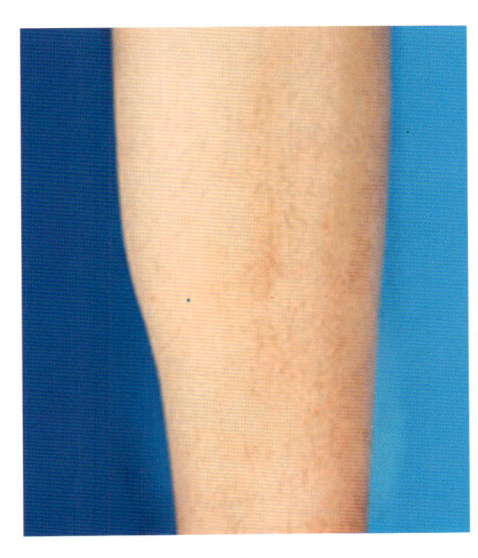

A   B

图 13-11 小腿激光脱毛前后
A. 治疗前   B. 治疗4次后

(三)术后注意事项

正常情况下术后治疗部位可有轻度烧灼感,一般2~3h可消退。部分患者局部出现毛发变白、变焦以及毛囊周围轻微红斑和水肿,此为治疗后的正常反应,常为暂时的,一般2~3天即可恢复。为了减轻红斑和水肿反应可使用冰袋冷敷10~20min,并告知患者应保持治疗部位的清洁。在治疗当天不要使用肥皂及热水清洗治疗部位。术后48h若无水疱或结痂即可使用化妆品,有水疱和表皮损伤者除外。应每日2次外用抗生素软膏,避免任何挖伤和抓伤。如发生持久性红斑(持续时间>1周)或色素沉着,可口服维生素C,外用左旋维生素C及3%氢醌霜。唇部及暴露部位激光脱毛后应避免日晒1个月,防止毛囊口处出现色素沉着。术后4周内避免光敏性食物及药物。激光脱毛治疗后1～2周,破坏的毛干才能被排出、脱落,应告知患者这并非毛发新生的征象。

(四)后续治疗

有研究表明,激光脱毛后毛发有三种结果:①毛囊非致命性损伤,导致毛发进入退行期和静止期,包括静止期延长;②毛囊隆突受到不同程度的损伤,导致毛囊长期或永久萎缩,毛囊小型化,形成细小的毳毛;③足够能量的激光照射选择性永久破坏毛囊,也就是激光脱毛后,一部分毛囊被彻底破坏,另一部分变成细小的毳毛,其余的转入延长的静止期。相对而言,较长波长和较宽脉宽的激光破坏毛囊更有效。

因激光脱毛需要有色素化的毛干存在,因此,一旦毛发再生即可进行再次治疗。毛发再生依赖于毛发自然的生长周期,毛发生长周期随不同部位而异,治疗的间隔应有差异,如头部毛发有相对较短的静止期,故间隔1个月治疗;躯干和四肢毛发的静止期相对较长,治疗间隔以2个月为宜。临床上脱毛周期的判断以毛发开始再生,长出新毛发2～3mm时即可进行治疗。随着疗程的进行,毛囊静止期延长,治疗间隔可能随之逐渐延长,如在第一次治疗后6～8周可进行第二次治疗,而第三次治疗则可能需要3～6个月不等。治疗间隔时间视新生毛发的生长情况而定。

(五)疗效影响因素

激光脱毛疗效的好坏受许多因素的影响,取决于所用的激光系统、术者的技术操作和对受术者的选择。

1 波长 临床上常用波长有694nm、755nm、800/810nm、1064nm等。这些波长的激光可被毛囊和毛干中的黑色素良好吸收,同时又能保证其穿透到毛囊的深度。红宝石激光波长为694nm,可被黑色素强烈吸收,但表皮中的黑色素也可竞争性地吸收较多激光能量从而引起术后色素改变。半导体激光(波长800～810nm)、长脉冲翠绿宝石激光(波长755nm)和强脉冲光的疗效基本接近,但相同的治疗次数下长脉冲Nd:YAG激光(波长1064nm)的疗效可能比半导体激光、长脉冲翠绿宝石激光稍差。

2 脉宽 毛囊的直径为200～300μm,热弛豫时间为40～100ms;而表皮的热弛豫时间为3～10ms。根据选择性光热作用理论,脱毛激光脉宽应大于表皮的热弛豫时间,小于毛囊的热弛豫时间,因此,激光脱毛的理想脉宽范围是10～40ms。理论上讲,脉宽越长,单层皮肤分布的热量越少,表皮中的微小结构如黑色素小体损伤的可能性就越小,而相对较大的结构如毛囊内的黑色素小体就越易受损,从而避免了表皮因吸收光能后骤然升温发生的灼伤。因此,通过加长激光脉宽,使之接近毛囊的热弛豫时间可提高疗效。但治疗唇毛的脉宽宜比其他地方短。对于深色皮肤的患者宜采用脉宽超过100ms的激光器,不但有更好的疗效而且副作用较少。

Nanni等比较不同脉宽的长脉冲翠绿宝石激光疗效,共治疗36例,平均能量密度18J/cm^2,光斑直径10mm,脉宽分别采用5ms、10ms、20ms,发现不同脉宽的激光脱毛效果无明显差异,但使用20ms脉宽时副反应比其他脉宽要少。

3 能量密度 能量密度的大小决定了相同部位的治疗效果,足够的能量可以最大限度地破坏毛囊的基质细胞,阻碍和终止毛发的生长,从而提高脱毛效果;但对肤色偏黑者应选择低能量密度,因为此类患者表皮中含有较多的黑色素细胞,容易吸收能量而引起疼痛、色素改变和水疱等副作用。在治疗毛发密度较大的区域(比如胡须、上背毛发)时,为了避免热传递引起邻近毛发的热损伤,初次治疗应选择较低的能量密度。此外,对毛囊深度不同的部位使用的能量密度也应有所不同。Eli等用35J/cm^2的半导体激光脱上唇毛,发现当初始能量到达深一些的毛囊时能量密度只剩下17J/cm^2。因此,对毛囊较深的部位能量密度适当大一些能取得较好的效果。

在选择能量密度时应遵循个体化原则,从小能量开始逐渐增加,以治疗后患者有轻度烧灼感,局部皮肤出现微红等充血反应,数分钟后部分毛囊周围出现水肿性小丘疹,形似橘皮样外观为治疗终点。通常为了提高疗效常使用最大的光斑和可耐受的终点能量密度,因为增大光斑可减少激光在组织内的损失。激光在皮肤深层形成的光密度越大,治疗效果就越好。

Rogachefsky 等观察了长脉冲 Nd:YAG 激光脱毛的疗效,结果发现增大能量密度($60 \sim 80J/cm^2$)及加大脉宽(50ms)可以有效提高脱毛效果。Campos 等对多种不同皮肤类型和毛发颜色的脱毛效果进行了研究,使用能量密度为 $40J/cm^2$、脉宽为 20ms,第一次治疗后 1 年毛发平均减少了 32.5%;而当能量密度减少到 $20J/cm^2$、脉宽为 10ms 时,毛发只减少了 25.9%。

不良反应的严重程度可以作为判断能量密度是否合适的依据,皮肤红斑及毛囊周围水肿持续时间(正常为数分钟至数小时)过长或中到重度疼痛,是能量过大的指征。

4 治疗次数 毛发生长有三个周期:生长期、静止期和退行期。激光对处于生长期的含有较多黑色素的毛发具有脱除的作用,而对退行期和静止期的毛发治疗作用相对较弱。即使同一部位的毛发也会处于不同的生长周期,而不同部位的毛发其生长周期也会不同,所以需要多次治疗才能达到理想的效果。不同部位治疗的次数不同,治疗次数的多少与疗效成正比,如激光脱毛 1 次治疗能去除 30% 左右的毛发,2 次治疗可去除 40%~50% 的毛发,3 次治疗可去除 60%~80% 的毛发。

5 治疗间隔时间 不同部位的毛发有不同的生长周期,治疗间隔时间应根据不同部位而有所差异。如果需要脱毛部位的毛发静止期较短,则间隔时间可相应缩短;反之,应延长治疗间隔时间。头面部毛发的静止期较短,治疗间隔时间为 1 个月;躯干和四肢毛发的静止期较长,治疗间隔时间以 2 个月左右为宜。随着疗程的进行,生长期的毛发逐渐向静止期和退行期转变,治疗间隔时间也应逐渐延长,如在第一次治疗后 6~8 周可进行第二次治疗,第三次治疗则可能需要 3~6 个月不等。治疗间隔时间应视新生毛发的生长情况而定。如果治疗间隔时间过长,则会导致治疗次数增加。

6 患者的皮肤类型以及毛发的颜色、粗细和部位 激光不能分辨毛囊和表皮中的黑色素,因此激光脱毛最理想的对象是肤色较浅而毛发色素很深的患者。有研究探讨了肤色类型与疗效的关系,发现 Fitzpatrick Ⅰ~Ⅳ型患者疗效(58%)优于 Fitzpatrick Ⅴ型患者(41%),两者的差异有统计学意义。患者肤色越黑,表皮竞争吸收的能量也越多,并发症如色素沉着、瘢痕等相对也越多。较粗、较黑的毛发脱毛效果好,较细的浅色毛发脱毛效果较差。对于较粗、较黑的毛发(如腋毛和男性的胡须、体毛等),由于吸收光线较充分,激光治疗后会发生较大的损伤,导致部分毛囊细胞的变性、坏死,从而长期有效地阻止毛发再生;而对于较细色浅的毛发(如部分女性的细唇毛),激光治疗后只能引起毛囊的部分破坏,导致毛囊变形缩小并加速毛发由生长期向退行期和静止期转变,结果使毛发变短变细、颜色变浅以及生长速度明显减慢。不同皮肤类型的患者可选择不同的激光波长进行脱毛,对深肤色患者可选用长脉冲 Nd:YAG 1064nm 激光进行治疗。对于浅色或白色的毛发,需要联合应用激光、强脉冲光以及光动力学进行治疗。

此外,身体不同部位的脱毛效果亦有不同,胸部、腋部、会阴部脱毛效果较好,一般经 3~6 次治疗即可达到目的;其次为四肢、面颈部的毛发;头发和胡须的治疗效果较差;女性上唇毛的脱毛效果最差,一般需 5~12 次的治疗。这可能与毛囊的代谢状况有一定的关系(表 13-5)。

7 冷却装置 早期的激光脱毛设备无表皮冷却装置,虽然脉宽短、能量密度低,仍可造成表皮红肿、水疱等损伤,并且脱毛效果差。有学者对带冷却(计算机控制)与不带冷却装置的长脉宽紫翠宝石激光进行了对比研究,结果发现无冷却装置的激光治疗后表皮、毛囊、毛干均引起损伤,而带冷却装置的激光治疗后表皮受到保护,仅毛囊、毛干引起损伤。Lightsheer 带有接触式冷却头,可

表 13-5　不同部位激光治疗的能量密度、间隔时间及治疗次数

治疗部位	能量密度（J/cm²）	间隔时间（天）	治疗次数（次）
发际线	20～25	28～35	6～7
唇毛	10～20	28～35	7～9
腋毛	30～35	42～56	3～4
前臂	32～38	49～56	4～5
小腿	33～38	49～56	5～6

利用其压迫毛囊且更贴近皮肤表面利于激光穿透，也可使更深层次的皮肤冷却，从而提高了脱毛疗效。

此外，术中和术后冷敷对防止并发症的发生非常重要，在治疗过程中对刚治疗的区域采用 0～4℃的袋装液体（如盐水）或冷凝胶贴敷冷却，术毕继续对治疗区冷却 20～30min，可以保护皮肤，减轻疼痛，改善治疗效果，减少治疗区的热损伤和术后不良反应的发生。

8 患者的选择　在采集病史时，应记录那些与疗效密切相关的重要信息。在考虑到患者的期望值、服药史、是否瘢痕体质，有无局部感染，有无既往脱毛治疗史的基础上，还应了解其内分泌状况，有无最近日晒史以及平时的生活习惯（即运动、热水盆浴等），有活动性皮肤感染者不能治疗。有葡萄球菌与单纯疱疹反复感染史的患者应在术前进行预防性的抗感染和抗病毒治疗，以降低感染暴发的可能。尽管瘢痕疙瘩和增生性瘢痕史并不是脱毛治疗的绝对禁忌证，但治疗这些患者时仍应谨慎。此外，对口服异维 A 酸者治疗的安全性尚存在争议，应予以特别注意。对本人或配偶接受敏乐啶治疗者，由于该药对毛发生长的刺激作用可能会妨碍脱毛治疗的效果。对接受激素治疗者或有潜在内分泌疾病者可能效果不佳。

四、不良反应和并发症

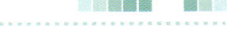

规范应用激光脱毛时安全性和有效性非常高，如果治疗经验丰富并时刻留意患者的反应，极少发生并发症。但任何事物都是有两面性的，不当使用激光时也会引起一些不良反应。

在治疗过程中选择适当的患者和激光治疗参数以及采用适当的皮肤冷却方法可以有效地降低不良反应的发生。不良反应主要是表皮的热损伤引起的，此外还与皮肤中的黑色素含量、治疗部位、治疗仪器的类型、能量密度、有无冷却措施、季节变化和阳光照射等有关。

（一）疼痛

激光脱毛最多见的不良反应是治疗时的疼痛，皮肤 Fitzpatrick 分型为Ⅳ、Ⅴ型且毛发较粗壮的部位治疗时痛感较明显，但均能耐受。对不能耐受疼痛的患者为了减少疼痛感可在治疗前采用表面麻醉剂或者涂适当的表面冷却剂。Braun 利用低能量高重复率（Soprano XL in SHR mode，Alma Lasers）和高能量低重复率（Lightsheer ET，Lumenis A）810nm 半导体激光对比治疗 25 例皮肤类型为Ⅰ～Ⅴ型的腿部多毛症患者，发现前者的疼痛程度明显较后者减轻，治疗过程中患者舒适程度也较后者高。这可能是由于前者有很好的表皮接触性冷却装置。此外，在治疗中适当延长冷却时间也可明显降低患者对疼痛的敏感性。

（二）红斑、水肿

当使用有效激光能量治疗时，多数患者在激光照射区会出现暂时性皮肤发红，术后治疗区毛囊周围出现红斑，其程度和持续时间依赖于毛发的颜色和密度，通常持续数小时，少数患者可持续数十日，可能与体质有关（图 13-12），无须特殊处理。

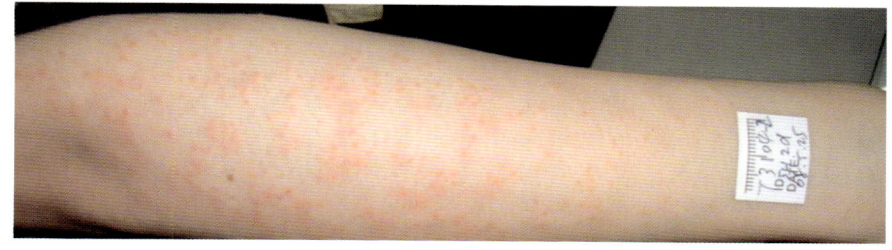

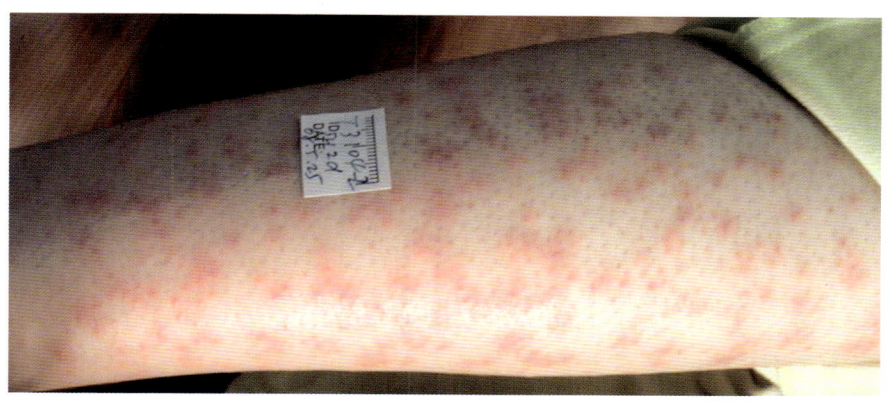

图 13-12 激光脱毛后脱毛部位持续水肿、红斑

(三) 灼伤

当使用过高激光能量时会导致表皮损伤,但对黑色皮肤的患者即使使用最低的能量仍然会出现表皮损伤。Toosi 等比较翠绿宝石激光、半导体激光及强脉冲光治疗多毛症的效果,观察了 232 例伊朗患者,发现水疱形成是常见的不良反应,其发生率分别为 0、9.2%、2.8%,尤其是肤色较深的患者和利用高能量(40J/cm²)半导体激光时更容易发生,可能是表皮黑色素细胞竞争性地吸收一部分激光能量所致。因此治疗这类患者时应选择较低的能量密度,并且在术前及术后适当涂用防晒霜和氢醌类药物;还应避免阳光直射,以防止发生色素改变和水疱等。此外,应用冷却措施也可减少表皮的损伤,表皮冷却的方法包括冷凝胶、冷却玻璃头或蓝宝石头以及冷却喷射剂。Braun 利用低能量高重复率(Soprano XL in SHR mode, Alma Lasers)和高能量低重复率(Lightsheer ET, Lumenis)810nm 半导体激光对比治疗 25 例皮肤类型为 I～V 型的腿部多毛症患者,前者未出现不良反应,后者出现 1 例表皮灼伤。这可能是由于前者有很好的表皮接触性冷却装置,从而减少了灼伤的风险。蔡梅等发现唇部及胫前脱毛时较其他部位易出现热损害,可能是此部位皮下脂肪薄,组织散热率低,光对组织的刺激和损伤较大所致。故在治疗这些部位时应适当降低能量密度。

(四) 色素沉着

激光脱毛术后治疗部位色素沉着多发生于深色皮肤患者,多为暂时性的色素沉着,可在数月内消退,一般不会发生永久性色素异常。Galadari 利用不同的激光设备治疗 100 例皮肤类型为 IV～VI 型的女性多毛症患者,其中 35 例使用 Nd:YAG 激光,33 例使用翠绿宝石激光,32 例使用半导体激光,结果分别有 2.2%、40%、31% 的患者发生色素沉着。可能是由于激光穿过表皮作用于毛囊时,表皮基底细胞层中的黑色素受到激光能量的刺激产生炎症反应,引起术后皮肤色素沉着。此外,激光能量密度过大、治疗过量,造成局部热损伤过重,甚至形成水疱等浅 II 度烧伤;治疗后未及时冷敷和避光等均可引起。暂时性色素沉着一般 2～6 个月后消退,恢复与周围皮肤一致。预防措施:治疗剂量要合适,一般先从低能量开始测试,并逐渐将其增高,以治疗时患者有轻度烧灼感,数分钟后治疗部位部分毛囊周围出现水肿性小丘疹为度,避免出现皮肤快速变白、起水疱、表皮剥脱等。其次,治疗过程中应注意持续使用冷却措施,并保持激光手具与皮肤接触面的清洁。

(五)色素减退

色素脱失极少见,最常见于深肤色患者或最近接受过日光浴的患者。Galadari 利用不同的激光设备治疗 100 例皮肤类型为Ⅳ～Ⅵ型的女性多毛症患者,其中 35 例使用 Nd:YAG 激光,33 例使用翠绿宝石激光,32 例使用半导体激光,结果分别有 0、8.4%、5.3%的患者发生色素减退。

术后感染以及瘢痕形成可导致脱色现象。红宝石激光对黄种人易造成表皮损伤,可导致不同程度的色素减退,用补骨脂素等药物治疗,3～6 个月可恢复。如为完全性色素脱失,则可行自体表皮移植。

(六)毛囊炎

Toosi 等利用翠绿宝石激光、半导体激光及强脉冲光治疗 232 例伊朗多毛症患者,结果发现毛囊炎的发生率分别为 6%、3.9%、9.7%。

毛囊炎可发生于出汗过多或过度锻炼后的治疗区域,若在治疗期间游泳或泡热水澡,则毛囊炎的风险可大大提高。此外,在全身抵抗力下降如月经期、患有全身性疾病(如糖尿病)等情况下进行激光治疗,或术后毛孔闭塞、内容物滞留也可引发毛囊炎。

(七)痤疮样变

激光脱毛后发生痤疮样变比较常见,发生率为 6%,但大部分痤疮样变较轻,持续时间较短。出现痤疮样变的具体机制还不清楚,可能是皮肤毛囊皮脂腺单位破裂,继发感染造成毛囊阻塞形成脓包所致。主要影响因素有:①年龄:年纪越轻越容易出现痤疮样变;②激光类型:Nd:YAG 激光比翠绿宝石激光更容易引起痤疮样变,因为 Nd:YAG 激光在皮肤中穿透深,有可能造成皮脂腺及其周围组织的损伤;③皮肤类型:Ⅴ型皮肤的患者痤疮样变的发生率最高,因为Ⅴ型皮肤患者的表皮黑色素含量较高;Ⅱ和Ⅳ型皮肤次之。而多囊卵巢综合征病史、前期治疗次数、芦荟冷凝胶的使用、性别等因素对激光脱毛后痤疮样变的发生率没有明显的影响。局部涂搽四环素、克林霉素软膏或采用过氧化苯酰及维 A 酸联合治疗有一定的疗效。

(八)瘢痕

激光脱毛后瘢痕形成十分罕见,多由于治疗剂量过大导致皮肤热损伤过重或治疗区继发感染所致。此外,瘢痕体质和糖尿病患者也易引起瘢痕。

Galadari 利用不同的激光设备治疗 100 例皮肤类型为Ⅳ～Ⅵ型的女性多毛症患者,其中 35 例使用 Nd:YAG 激光,33 例使用翠绿宝石激光,32 例使用半导体激光,结果分别有 2.2%、15.1%、6.2%的患者有瘢痕形成。王中影等利用 Lightsheer 激光治疗仪治疗黄种人多毛症 146 例共 186 个部位,有 4 例发生轻度皮肤萎缩性瘢痕,1 例发生增生性瘢痕,均发生于毛痣患者。其原因可能与反复治疗(次数达 10 次以上)或使用较高能量有关,其中有 1 例因特殊部位摩擦而导致感染后形成增生性瘢痕。

为了防止不良反应的发生,应注意:①治疗时剂量要合适,应从低能量开始测试;②治疗过程中持续使用冷却措施,并保持激光手柄与皮肤接触面的清洁;③若患者的治疗区有感染病灶,应将感染治愈后方可进行脱毛;④在术后,若红斑持续时间较长可涂抹皮质激素类软膏;如有水疱形成,应注意保持创面清洁,防止创面感染,必要时口服抗生素。

(九)眼部损害

近年来眼部周围脱毛出现副反应的报道越来越多,可发生葡萄膜炎、视野缺损、虹膜萎缩及粘连、白内障等。

此外,使用激光脱毛时在治疗区域可引起雀斑减少或文身、色素性疾病淡化,也可引起面部光感性皮炎,应告知患者这些可能发生的症状,以免引起不必要的纠纷。

据报道,激光或强脉冲光(IPL)脱毛后可能出现暂时性或者永久性白发。蔡梅等采用武汉奇致激光公司生产的Queen(皇后)光子嫩肤仪治疗148例多毛症患者,有1例耻骨联合部位治疗2次后出现局部白发,经染黑后再行光子脱毛去除。其机制可能是由于黑色素细胞和毛囊干细胞热弛豫时间不同,吸收光能并产热的黑色素足以破坏或损伤黑色素细胞的功能,但不足以损伤毛囊细胞。

有些患者进行激光脱毛后在治疗区或者非治疗区可发生反常性的毛发增多,这种现象通常发生在侧面部有细小深色毛发而皮肤类型为Ⅲ～Ⅵ型的年轻女性,偶见于男性。Bernstein 报道1例24岁男子,下颏部和背部经过半导体激光脱毛后出现毛发过度生长的现象。对此观察到两种不同的现象:细小的毳毛转变为粗黑的终毛,或诱导治疗区毗邻部位细长毛发生长,其发生机制有待于进一步的研究。处理措施包括对一些患者继续治疗。

此外,罕见的不良反应有单纯疱疹感染,多发生于曾有单纯疱疹病史者,也可见于口周、耻骨区或比基尼区脱毛的患者。极少发生细菌感染,但可继发于表皮损伤。

尽管激光脱毛后同形反应罕见,但寻常型银屑病、白癜风、扁平苔藓、Darier 病患者均应被告知这一潜在可能性。

术后网状青斑、剧烈瘙痒、荨麻疹、静脉闭塞以及变应性接触性皮炎等均有报道,其病理生理机制还不清楚。处理措施包括外用糖皮质激素、内服抗组胺药并停止脱毛治疗。

目前减少这些副作用的方法包括术前及术后避光,治疗时采取冷却表皮的措施,根据患者的皮肤类型合理选择波长、脉宽及能量密度等。

(宋为民)

参考文献

[1] Van Neste D, Tobin D J. Hair cycle and hair pigmentation: dynamic interactions and changes associated with aging[J]. Micron, 2004, 35(3):193-200.

[2] Chamberlain A J, Dawber R P. Methods of evaluating hair growth[J]. Australas J Dermatol, 2003, 44(1):10-18.

[3] Sun M, Li N, Dong W, et al. Copy-number mutations on chromosome 17q24.2-q24.3 in congenital generalized hypertrichosis terminalis with or without gingival hyperplasia[J]. Am J Hum Genet, 2009, 84(6):807-813.

[4] McCoys S, Evan A, James C. Histological study of hair follicles treated with a 3-msec pulsed ruby laser[J]. Lasers Surg Med, 1999, 24(2):142-150.

[5] Rogachefsky A S, Silapunt S, Goldberg D J. Evaluation of a new super-long-pulsed 810nm diode laser for the removal of unwanted hair: the concept of thermal damage time[J]. Dermatol Surg, 2002, 28(5):410-414.

[6] Bouzari N, Tabatabai H, Abbasi Z, et al. Hair removal using an 800nm diode laser: comparison at different treatment intervals of 45, 60, and 90 days[J]. Int J Dermatol, 2005, 44(1):50-53.

[7] Touma D J, Rohrer T E. Persistent hair loss 60 months after a single treatment with a 3-millisecond alexandrite (755nm) laser[J]. J Am Acad Derlnatol, 2004, 50(2): 324-325.

[8] Braun M. Permanent laser hair removal with low fluence high repetition rate versus high fluence low repetition rate 810nm diode laser—a split leg comparison study[J]. J Drugs Dermatol, 2009, 8(11):14-17.

[9] Lorenz S, Brunnberg S, Landthaler M, et al. Hair removal with the long pulsed Nd:YAG laser:a prospective study with one year follow-up[J]. Lasers Surg Med, 2002, 30(2):127-134.

[10] Tanzi E L, Alster T S. Long-pulsed 1064nm Nd:YAG laser-assisted hair removal in all skin types[J]. Dermatol Surg, 2004, 30(1):13-17.

[11] 曾东，余文林，曾海玲，等. Ellipse Flex 强脉冲光脱毛 365 例[J].中国美容医学, 2006, 15(11):1284-1285.

[12] Schroeter C A, Sharma S, Mbonu N C, et al. Blond hair removal using ELOS systems[J]. J Cosmet Laser Ther, 2006, 8(2):82-86.

[13] Karsai S, Schmitt L, Raulin C, et al. Combination of short-and long-pulsed mode of electro-optical synergy technology for photoepilation:a retrospective study with short-and long-term follow-up[J]. J Eur Acad Dermatol Venereol, 2009, 23(1):46-51.

[14] Goldberg D J, Marmur E S, Hussain M. Treatment of terminal and vellus non-pigmented hairs with an optical/bipolar radiofrequency energy source—with and without pretreatment using topical aminolevulinic acid[J].J Cosmet Laser Ther, 2005, 7(1):25-28.

[15] Haedersdal M, Wulf H C. Evidence-based review of hair removal using lasers and light sources[J]. J Eur Acad Dermatol Venereol, 2006, 20(1):9-20.

[16] Toosi P, Sadighha A, Sharifian A, et al. A comparison study of the efficacy and side effects of different light sources in hair removal[J]. Lasers Med Sci, 2006, 21(1):1-4.

[17] McGill D J, Hutchison C, McKenzie E, et al. A randomised, split-face comparison of facial hair removal with the alexandrite laser and intense pulsed light system[J]. Lasers Surg Med, 2007, 39(10):767-772.

[18] Gold M H. Lasers and light sources for the removal of unwanted hair[J]. Clin Dermatol, 2007, 25(5):443-453.

[19] Bouzari N, Tabatabai H, Abbasi Z, et al. Laser hair removal:comparison of long-pulsed Nd:YAG, long pulsed alexandrite, and long-pulsed diode lasers[J]. Dermatol Surg, 2004, 30(4 pt 1):498-502.

[20] Fiskerstrand E J, Svaasand L O, Nelson J S. Hair removal with long pulsed diode lasers:a comparison between two systems with different pulse structures[J]. Lasers Surg Med, 2003, 32(5):399-404.

[21] Rogachefsky A S, Becker K, Weiss G, et al. Evaluation of a long-pulsed Nd:YAG laser at different parameters:an analysis of both fluence and pulse duration[J]. Dermatol Surg, 2002, 28(10):932-935.

[22] Battle E F Jr, Hobbs L M. Laser-assisted hair removal for darker skin types[J]. Dermatol Ther, 2004, 17(2):177-183.

[23] Mandt N, Troilius A, Drosner M. Epilation today:physiology of the hair follicle

and clinical photo-epilation[J]. J Investig Dermatol Symp Proc, 2005, 10(3):271-274.

[24] Galadari I. Comparative evaluation of different hair removal lasers in skin types Ⅳ, Ⅴ, and Ⅵ[J]. Int J Dermatol, 2003, 42(1):68-70.

[25] Carter J J, Lanigan S W. Incidence of acneform reactions after laser hair removal [J]. Lasers Med Sci, 2006, 21(2):82-85.

第十四章 皮肤良性增生性疾病

第一节 脂溢性角化病

一、概述

脂溢性角化病(seborrheic keratosis)又称老年斑、老年疣或基底细胞乳头状瘤,为中老年人常见的良性表皮增生性肿瘤。多见于中老年男性,损害好发于头面部、胸背部、前臂外侧及手背等区域,颞部尤为多见。本病一般无自觉症状(图14-1)。

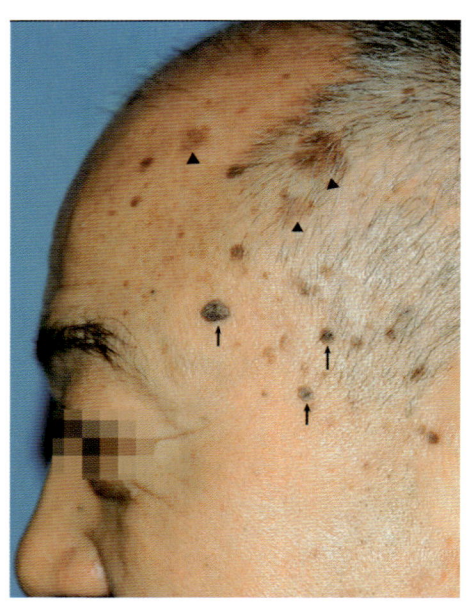

图14-1 左颞部多发脂溢性角化病
男性,74岁,图中"↑"处为高出皮面的皮损,俗称老年疣;"▲"处为不高出皮面的皮损,俗称老年斑

二、病因

脂溢性角化病病因尚不十分明确,可能与皮肤老化、局部感染、日晒、皮肤代谢障碍等因素有关。多发性脂溢性角化病可有遗传倾向。

三、症状和临床特征

本病最多见于中老年人的面部,尤其是颞部,其次是手背、躯干和上肢等部位,但不累及手掌、足跖和黏膜等部位。皮损为单个或多个褐色、黑褐色斑丘疹,表面粗糙呈乳头瘤状,常覆有油腻性痂皮鳞屑。脂溢性角化斑皮损直径在1～2mm至1～2cm甚至更大,部分可随时间缓慢增大并相互融合成片。病程进展缓慢,通常不能自行消退。脂溢性角化病发病初期是小片状的色斑,并不高出皮肤表面,随着病情的进展,病灶逐渐因过度角化而突出皮肤。所以有人认为脂溢性角化病和老年斑是同一种疾病,其早期表现为老年斑,后期表现为脂溢性角化病。

四、诊断及鉴别诊断

根据症状和临床表现不难诊断。组织病理学表现为角化过度、乳头瘤样增生及表皮棘层肥厚。按其病理学表现可分为六型:角化型、棘层肥厚型、菌落型、腺样型、刺激型和黑棘皮型。本病还应与以下疾病相鉴别:

1. 黑色素瘤　黑色素瘤常为单个肿物,表面光滑或破溃;而脂溢性角化病常多发,表面粗糙如疣状。最终可通过组织病理检查确诊。

2. 基底细胞癌　常为单发,可有珍珠状隆起的边缘伴中央凹陷或溃疡。需通过组织病理学检查进行鉴别。

五、治疗

脂溢性角化病属于良性组织增生性疾病,可不予治疗。如诊断尚未明确,可先做活检,以免误诊。极少数可发生癌变,需注意观察,必要时予以手术切除。面部脂溢性角化病常常会影响容貌,特别是会带来衰老之感,与现代人求年轻、求美的愿望相悖,因此患者出于美容方面的考虑要求治疗。可用激光疗法、冷冻疗法、电灼等治疗。

激光治疗效果较好,是脂溢性角化病的首选治疗方法。它可在直视下清晰辨别病灶去除的深度,一般不留瘢痕。

1. 激光器的选择　治疗脂溢性角化病可以选用多种激光。对于早期不高出皮面的病变可使用Q开关激光(532nm、755nm、694nm)治疗,高出皮面的病灶使用CO_2激光汽化治疗。如同一病变中既有高出皮面的老年疣,又有不高出皮面的老年斑,则可以同时使用两种激光进行治疗。如皮损数量多,分布密集,可分次分批治疗。

2. 麻醉　如果使用Q开关激光治疗,疼痛感较轻,可以使用表面麻醉剂(如5%的复方利多卡因乳膏)涂敷后治疗,疼痛感可以大大减轻。对于一些敏感部位(如眼周)的病变,也可以使用局部浸润麻醉。如使用CO_2激光治疗,由于疼痛感较强,一般需要局部浸润麻醉。

3. 治疗步骤　Q开关激光治疗一般选择能量密度在$2～5J/cm^2$(Medlite C6,波长532nm)。不同品牌的激光器治疗参数不同,不具备参考性。根据色泽的深浅调节能量密度,色泽越深,组织对激光的吸收越多,则激光能量密度应该相应减小。激光治疗时可以听到轻轻的爆破音,同时皮肤呈现出典型的即刻泛白效应。如果皮肤泛白不够,则说明能量密度欠高;如果表皮破裂飞溅,真皮即刻出现渗血,则说明激光能量密度过大。使用CO_2激光烧灼时功率密度为$200W/cm^2$左右,先将突出于皮面的角化组织全部彻底地去除,并向深部烧灼至见到正常的真皮组织。如果病变较深,烧灼后的凹陷周围需要做一个过渡性的烧灼,使最后呈现出的组织缺损为浅盘型,这样在组织愈合后才不会留下锐利边缘的凹坑。位于四肢特别是手背的脂溢性角化病用CO_2激光治疗常常容易继发长时间的色素沉着及瘢痕,建议使用 Q 开关激光治疗。只要不是特别厚的脂溢性角化斑,一般都能一次去除(图 14-2)。

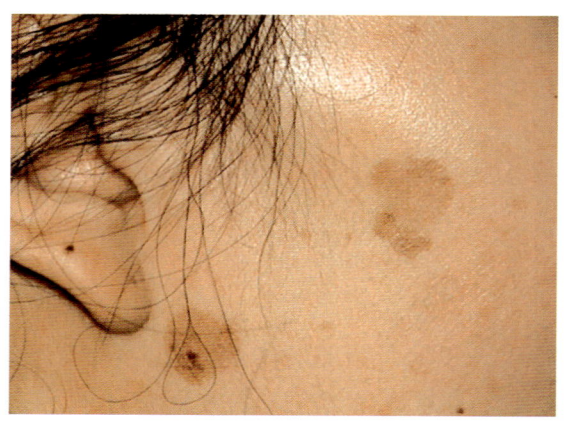
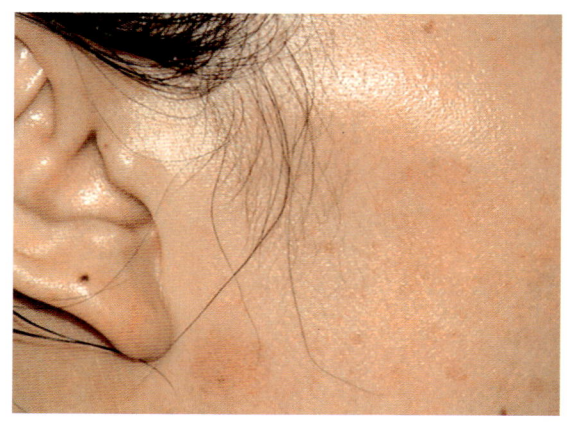

A   B

图 14-2 女性,48 岁,右耳前脂溢性角化病激光治疗前后
A. 治疗前   B. Q532nm 激光治疗后 3 个月,病灶完全消失,仅留极淡的红斑

4 治疗后的护理 激光烧灼后创面的处理有两种方法,一是暴露干燥法,二是湿润包扎法。前一种方法的术后护理要求比较低,只需注意不沾水、表面涂敷少量抗生素油膏、等待痂皮自然脱落即可。一般 Q 开关激光治疗后的脱痂时间为 7～10 天,CO_2 激光治疗后的脱痂时间为 10～14 天。后一种方法需要患者自己经常更换特殊敷料,以保持创面的清洁和湿润。有学者认为使用湿润包扎法愈合后创面比较平整,较少留下治疗后的浅坑。

第二节 汗管瘤

一、概述

汗管瘤(syringoma)又称汗管囊瘤或汗管囊肿腺瘤,是小汗腺导管的一种腺瘤,属于良性肿瘤。表现为细小的肤色半球形丘疹,表面光亮,密集分布但不相互融合(图 14-3)。

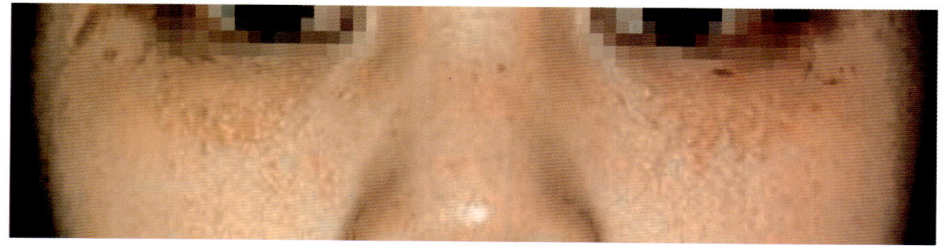

图 14-3 女性,27 岁,双下睑皮肤多发汗管瘤

二、病因

汗管瘤病因不明,多发于青年女性,常有家族史,为常染色体显性遗传性疾病。

三、临床表现

汗管瘤多发于面部,最常见的部位是下眼睑,也可见于上睑、额部、颊部、颈部和胸壁皮肤,基本左右对称分布。其皮损特点为针尖至芝麻大小的半球形丘疹,呈肤色或棕黄、褐黄色,触之稍有硬实感,表面略有光亮感,虽密集分布但不相互融合,数目从数个到数十个或数百个不等。无痒、痛、红肿等不适症状。汗管瘤进程缓慢,一般在青春期始发,逐年增多,一般不能自行消退(图14-3)。

四、诊断及鉴别诊断

根据上述临床表现即可得出诊断。其组织病理学表现为真皮内囊状导管和嗜碱性上皮细胞束。汗管瘤还应与以下疾病相鉴别:

1. 粟丘疹　粟丘疹也好发于眼睑周围、额及颞部,为针尖至粟粒大小的坚实丘疹,色白或黄白,挤压后可有白色角质小球排出,这是有别于汗管瘤的重要特征。汗管瘤顶端呈半球形;而粟丘疹的顶端较尖,通常散在分布,数目一般比汗管瘤少。

2. 扁平疣　扁平疣多数散在生长在面部或手背皮肤,一般不会集中生长在上下睑皮肤,表现为芝麻至绿豆大小的扁平丘疹,这种丘疹是扁平而均匀高出皮肤的,而非汗管瘤的半球形。扁平疣的外形稍大于汗管瘤,表面光滑质硬,色泽同正常肤色,有时会自行消退。通过组织病理学检查可以确诊。

3. 毛发上皮瘤　毛发上皮瘤好发于鼻唇沟及其外侧,表现为球形、硬实的透明状结节,直径约3~10mm,一般较汗管瘤更为密集。通过组织病理学检查可以确诊。

五、治疗

可以通过激光、电针和液氮冷冻等方法治疗。激光治疗介绍如下:

1. 激光器的选择　一般选择 CO_2 激光(10600nm)或铒激光(2940nm)对病灶进行烧灼汽化。

2. 治疗步骤　可采用局部浸润麻醉。采用 CO_2 激光治疗时,功率密度为 $200W/cm^2$,光斑大小为1~2mm。逐个汽化汗管瘤体,从表皮逐渐汽化至真皮中层,用生理盐水棉签轻轻擦拭,观察到淡黄色的汗管瘤组织汽化干净即可。如皮损数量多,分布密集,应分次分批治疗。不宜成片治疗,以免遗留瘢痕。因个体差异,皮肤愈合后的红斑及色素沉着需数月才能淡化。瘢痕体质者不宜治疗。

3. 治疗后的护理　保持创面干燥,可涂红霉素眼膏,结痂10天左右脱落。

4. 复发的再治疗　由于汗管瘤有逐年增多的生长特点,因此不可能一次治疗就彻底消除,常常需要定期反复治疗。

第三节 睑黄瘤

一、概述

睑黄瘤（xanthelasma palpebrarum）是脂质沉积于眼睑部位而引起的皮肤黄色斑块，是黄瘤病的一种，属于脂类代谢障碍性皮肤疾病。表现为上睑内侧淡黄色的圆形或椭圆形斑块，质地柔软，色淡黄或深黄，一般两侧呈对称分布。严重时也可多发，从内眦部波及上下睑的中外侧。多见于中年女性，进展缓慢（图14-4）。

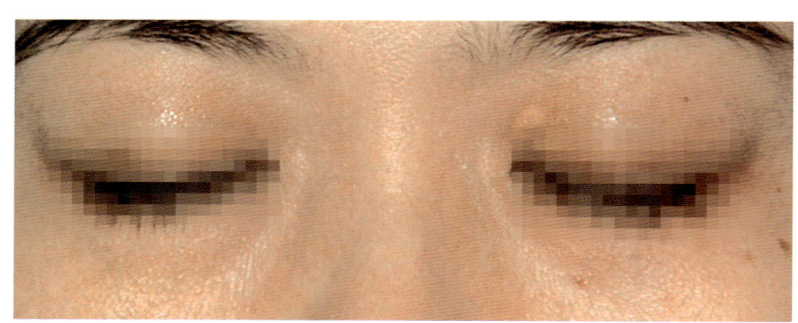

A

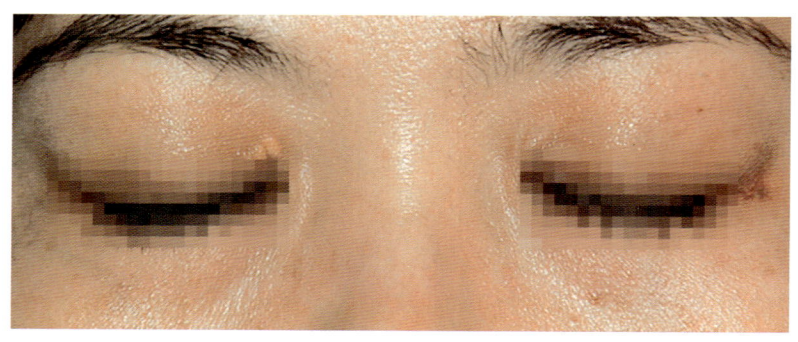

B

图14-4　女性，38岁，上睑内侧睑黄瘤
A. 左上睑睑黄瘤，右上睑未发病　B. 左上睑睑黄瘤 CO_2 激光治疗后半年，瘤体消失且无瘢痕，但右上睑出现新生的睑黄瘤病灶

二、病因

睑黄瘤的实质是含脂质的组织细胞和巨噬细胞局限性聚集于上睑内侧的真皮或浅层轮匝肌，形成椭圆形的黄色丘疹、结节或斑块。睑黄瘤的形成可能是脂质和脂蛋白代谢的先天性缺陷，也可能与饮食和某些疾病以及药物有关。也就是说，一部分患者因高脂、高胆固醇饮食或家族性遗传性脂类代谢缺陷导致高脂血症及高胆固醇血症，并发睑黄瘤；也有部分患者可能是继发于甲状腺功能低下、糖尿病、肝脏疾病、胰腺炎等疾病；此外，服用雌激素等药物也有可能引发睑黄瘤。但是，也有一部分患者并不伴有高脂血症，这部分患者的发病原因可能与其血管壁通透性增高有关。

三、症状和临床特征

典型的症状是内眦部皮肤的圆形或椭圆形黄色斑块,略高出皮面并逐渐扩大,表面皮肤纹理消失,质地柔软,通常两侧呈对称分布。早期一般发生在上睑内侧,缓慢发展后可向中外侧扩展,甚至波及外眦部,严重的可出现环绕整个眼周的黄色斑块。患者多为中年人,女性多于男性,约25%的患者伴有高胆固醇血症,部分患者有高脂蛋白血症。

四、诊断及鉴别诊断

根据其典型的症状和临床表现即可得出诊断。组织病理学表现为含脂质的组织细胞和巨噬细胞局限性聚集于真皮或浅层轮匝肌。

五、治疗

(一)饮食控制

控制血脂水平及血胆固醇水平。饮食控制是治疗该病的根本,应采取低脂、低胆固醇、低糖饮食。

(二)药物治疗

当单独饮食控制无效时,应给予降脂药物治疗。此外,还应同时治疗伴发的全身性疾病,如糖尿病、肝胆疾病和胰腺炎等。

(三)局部治疗

可采用激光汽化、液氮冷冻或手术切除等方法。

(四)激光治疗

1. 激光器的选择　采用CO_2激光治疗。

2. 治疗步骤　局部浸润麻醉下治疗。CO_2激光输出功率调至3~10W,功率密度为200W/cm^2,光斑直径为2~3mm。逐层汽化睑黄瘤浅层的表皮、真皮,一般汽化至轮匝肌浅层方能观察到淡黄色瘤体组织消失。如睑黄瘤范围广,应分次、分批蚕食治疗,以免遗留瘢痕。一般来说,一次治疗的范围最好在5mm×5mm以内。瘢痕体质患者不宜治疗。若同一部位睑黄瘤治疗后复发,多次重复治疗后瘢痕增生的可能性会增加。

3. 治疗后的护理　创面保持干燥,可外用红霉素眼膏,一般2周后结痂脱落。痂皮脱落后的皮肤充血及色素沉着需数月才能淡化。

4. 复发的再治疗　睑黄瘤常有复发,应强调饮食控制和降脂治疗的重要性。必要时可重复局部激光治疗,但同一部位多次重复治疗会使瘢痕增生及挛缩的可能性加大。

第四节　软纤维瘤

一、概述

软纤维瘤(soft fibroma)俗称皮赘,是针尖至小米大小的肉色或褐色的赘肉状瘤,突出并外挂在皮肤表面。多分布在颈部,也可见于腋下或腹股沟处(图14-5)。

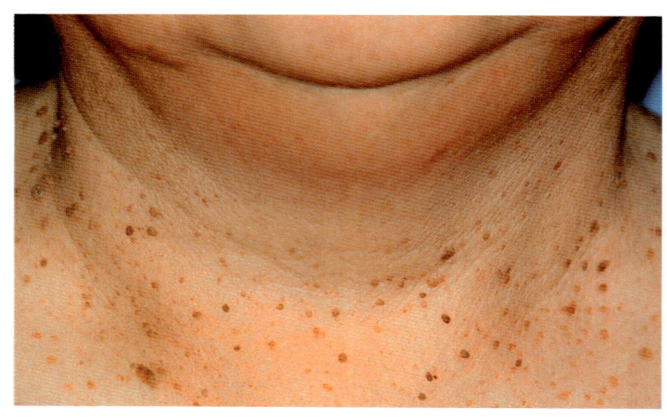

图 14-5　女性,75 岁,颈部皮肤多发软纤维瘤
针尖至小米大小的肉色或褐色皮赘,外挂在皮肤表面,大部分有细小的蒂部与皮肤相连

二、病因

病因不明,可能与皮肤老化有关,因为大多数患者是中老年人。此外,体重增加或怀孕时皮损可明显增多。

三、症状和临床特征

软纤维瘤常常在中年始发,逐渐增多,至老年多发呈密集态势。常发生于颈部,也可见于腋下及腹股沟,皮损为针尖至小米大小的肉色或褐色的质软肿物,可有蒂或无蒂。

四、诊断及鉴别诊断

根据以上典型的临床表现基本可以明确诊断。组织病理学表现为过度增生的表皮及真皮内胶原纤维疏松排列。应与下列疾病进行鉴别诊断:

1. 脂溢性角化病　为褐色的扁平丘疹样斑块,表面粗糙如疣状,覆有油腻性的痂,触之质地较软纤维瘤硬,无蒂。

2. 丝状疣　也可表现为针尖至绿豆大小的肉色的赘肉状肿物,质地较软纤维瘤硬,其顶端往往可见刺状或菜花状改变。

五、治疗

(一) 剪除

对细长蒂的软纤维瘤可以直接在基底部剪除,无须麻醉,疼痛轻微且很少出血,愈合快,不留瘢痕。

(二) 激光治疗

对于蒂较粗的软纤维瘤采用 CO_2 激光治疗,可同时用切割和汽化两种方法治疗。因个体差异,皮肤愈合后的红晕及色素沉着需数月才能淡化。一般不留瘢痕。

1. 激光器的选择　选用 CO_2 激光治疗。

2. 治疗步骤　局部浸润麻醉。CO_2 激光输出功率为 3~10W。对有蒂的软纤维瘤,可用镊子提起,调整激光光斑直径至 0.5~1.0mm,功率密度在 500W/cm^2 以上,对准瘤体根部切割;然后调整激光光斑直径至 1.0～2.0mm,功率密度达 200W/cm² 左右,修整创基,作过渡性的烧灼,使最后呈现出的组织缺损为浅盘形,愈合后皮肤比较平整。对于扁平型无蒂的软纤维瘤,可将激光光斑直径调至 1.0～2.0mm,直接汽化至真皮浅层。

3. 治疗后的护理 保持创面干燥,外用红霉素眼膏。

4. 复发的再治疗 虽然软纤维瘤的激光治疗效果相当好,但新的皮损还是会逐渐缓慢生长,可重复治疗。

第五节 疣

一、概述

疣(verruca)是人乳头瘤病毒(HPV)引起的表皮新生物。到目前为止,已经发现几十种不同的 HPV 基因类型,而不同基因类型的 HPV 感染后可导致不同的疾病。临床常见的疣包括寻常疣、扁平疣、跖疣、尖锐湿疣、喉乳头状瘤等。寻常疣是由 HPV 1、2、3、4、7、10、18、27、28、29、48 所致,尖锐湿疣是 HPV 6、11、16、18、33、35、39、45、52、54 等所致。此外,HPV 感染除了会引发疣状表皮发育不良和鳞状细胞癌以外,还与宫颈癌等恶性肿瘤有关。

二、病因

该病由人乳头瘤病毒感染所致,可通过自身扩散传染或直接接触传染,也可经污染物间接传染。HPV 具有嗜表皮性,也就是说,可导致受感染的皮肤或黏膜出现新生物的生长。疣的发病还与机体免疫力有关,免疫力低下者、免疫缺陷性疾病患者或使用免疫抑制剂者易发病。

三、症状和临床特征

(一)寻常疣

寻常疣为黄豆大小的圆形丘疹,质硬,呈肤色或淡黄色,表面粗糙,顶端可呈刺状、菜花状。全身皮肤及黏膜均可发病,但一般多发于手指、足趾等部位。摩擦或挖除后易出血。病程长,民间有"千日疮"之称。有自限性,可自行脱落。有文献称,约2/3的儿童寻常疣可在 2 年内自行消退(图14-6)。

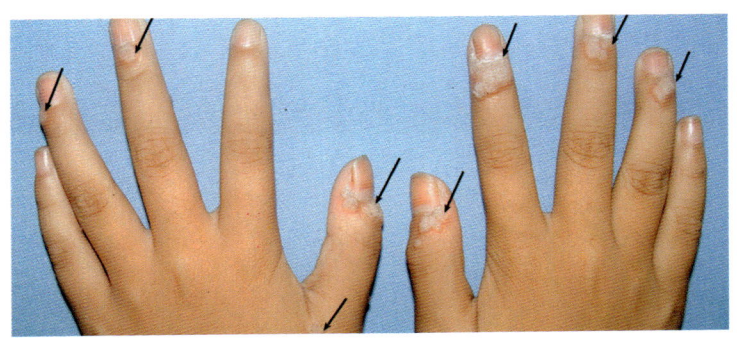

图 14-6 双手部多发性寻常疣
"↑"处所示为甲缘多发寻常疣

（二）扁平疣

扁平疣为肤色或淡褐色针头至绿豆大小的圆形、椭圆形扁平丘疹，表面光滑，质地硬，散在或密集分布。常对称分布于面部、手背及前臂等部位。病程长，亦有自限性，可自行脱落。青少年多发，影响容貌（图14-7）。

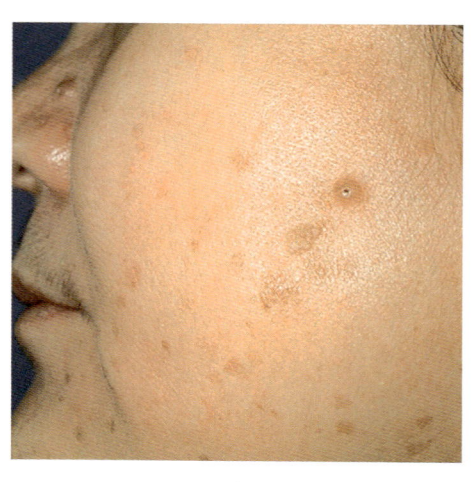
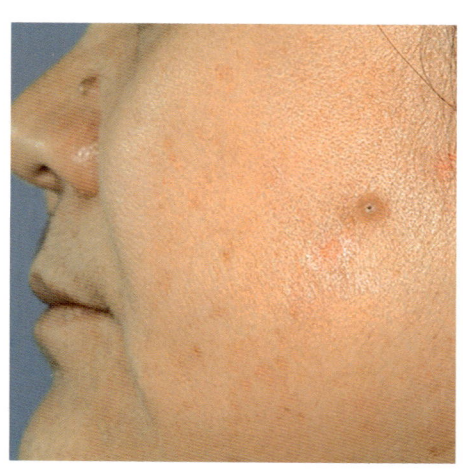

A　　　　　　　　　　　　　　　B

图14-7　女性，48岁，左颊部多发性扁平疣
A. 治疗前　B. CO_2激光治疗后8天，病灶基本消退，治疗区域尚有微弱的色素痕迹

（三）跖疣

跖疣为发生在足底的寻常疣，一般绿豆大小，表面粗糙角化，灰黄或污灰色。因足底受压，皮损常不高出皮面，可伴有细小的黑色出血点，有明显的压痛。好发于足跖前后受压处及趾部（图14-8）。

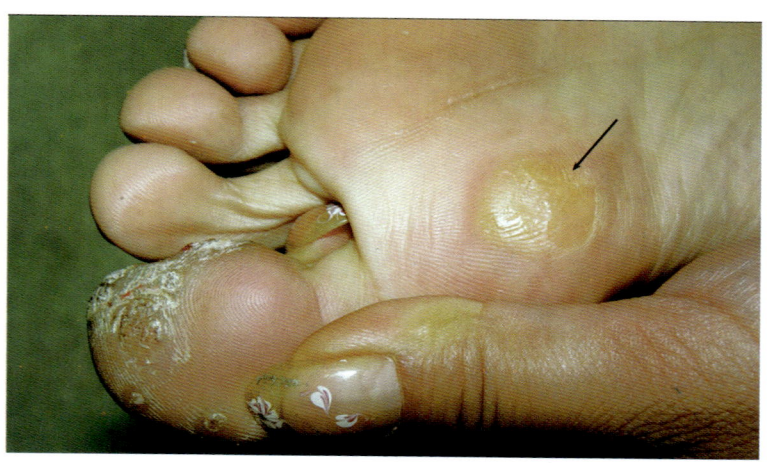

图14-8　左拇趾多发性跖疣
"↑"处所示为胼胝

（四）尖锐湿疣

尖锐湿疣即生殖器疣，属性传播疾病（STD）。为发生于会阴、生殖器、肛周皮肤和黏膜的绿豆大、淡红色丘疹，可逐渐增大并融合成团块，呈菜花状或鸡冠状。色粉红或暗红，表面湿润，触之易出血，常有分泌物，伴异味。以3%～5%醋酸溶液外涂，数分钟后局部会变白，即为醋酸白试验阳

性。醋酸白试验可用于鉴别真性湿疣和假性湿疣。该疾病青壮年多发，常有不洁性交史。可通过性接触、污染物间接接触及母婴间垂直传播三个途径传播。潜伏期为 2 周～8 个月（图 14-9）。

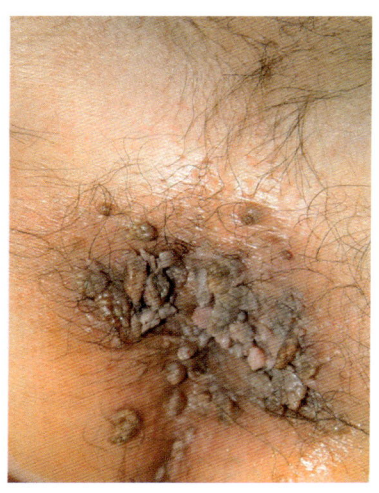

图 14-9　肛周多发性尖锐湿疣，呈菜花状或鸡冠状向外突起，部分可融合成片

四、诊断

根据各类疣的临床表现，基本可以明确诊断。疣的组织病理特征为表皮空泡化细胞。跖疣应与下列疾病相鉴别：

1. **胼胝**　为足部长期摩擦后产生的皮肤硬块，数目少，范围大。
2. **鸡眼**　为皮肤内嵌入的角化组织，受压处易发，表面光滑，无粗糙的黑点。

五、治疗

寻常疣的治疗以局部治疗为主，可采用激光、高频电针、液氮冷冻等物理方法治疗，治疗后常常会遗留瘢痕；也可局部使用化学药物治疗，如鸦胆子、30%冰醋酸、5%氟尿嘧啶等，但治疗效果略差，治疗时间较长。

对于数目较少的散在分布的扁平疣，可采用激光、高频电针、液氮冷冻等物理方法局部治疗；对于数目较多的密集分布的扁平疣，一般采用药物全身治疗，如乌洛托品、干扰素、聚肌胞等，通过调节自身免疫力促使扁平疣消退。

跖疣的治疗以局部治疗为主，可采用激光、高频电针、液氮冷冻等物理方法局部治疗，也可用复方水杨酸火棉胶等外用药物治疗。

尖锐湿疣的治疗包括去除疣体的局部治疗和全身免疫治疗。局部治疗包括激光、高频电针、液氮冷冻、微波等物理方法，以及足叶草脂、氟尿嘧啶、三氯醋酸等化学治疗和手术治疗；全身免疫疗法包括干扰素、白细胞介素-2、聚肌胞、胸腺素、左旋咪唑等药物。近年来，国内外应用 5-氨基酮戊酸（5-ALA）光动力学疗法治疗尖锐湿疣取得了较好的疗效，同时兼有复发率低、痛苦小、安全性高等特点。

（一）寻常疣及跖疣的激光治疗

1. **激光器的选择**　多选择 CO_2 激光治疗。

2 治疗步骤 局部浸润麻醉下治疗。CO_2激光输出功率调至3～10W，功率密度为200W/cm²，光斑直径为2～3mm。逐层汽化疣体，由表及里，至真皮浅层，此时可观察到细刺样的结构，可继续汽化直至其消失。激光治疗至疣体根部常常有出血，这表示疣体根部尚未去除干净，应继续汽化直至出血停止。疣体根部的组织色泽较真皮组织红润，这是鉴别疣体组织与正常组织的一个要点。此外，还应注意激光汽化范围应大于疣体边缘0.5～1mm，以去除周边潜伏的病灶，避免复发。治疗甲根处的寻常疣应注意控制深度，可分次治疗，以免破坏甲床，造成指甲外形不规则。激光治疗手指背侧指间关节处的寻常疣时，也应控制深度，避免激光打穿其深部的指背浅表静脉。

3 治疗后的护理 保持创面干燥，外用抗生素软膏。一般2周后痂皮脱落，创面愈合。

4 复发的再治疗 彻底治疗后原部位一般不会复发，但若是体表其他部位感染人乳头瘤病毒后还会发病。

（二）尖锐湿疣的CO_2激光治疗

局部浸润麻醉下行CO_2激光治疗。CO_2激光输出功率调至3～15W，光斑直径为2～3mm，功率密度为200W/cm²。逐层汽化疣体，由表及里，直至疣体破坏干净。此外，还应注意激光汽化范围应大于疣体直径0.5～1mm，避免边缘复发。

（三）尖锐湿疣的光动力治疗

近年来，国内外学者运用5-氨基酮戊酸霜疣体外敷，而后使用激光照射，这种光动力疗法治疗尖锐湿疣取得了较好疗效，同时降低了复发率。这一方法不同于CO_2激光的直接烧灼汽化治疗，是一种光化学治疗。它利用尖锐湿疣对5-氨基酮戊酸的高吸收性，辅以激光照射，使该光敏剂在疣体组织内产生活性氧，使疣体组织失活；而正常组织内5-氨基酮戊酸浓度极低，不足以产生上述光化学反应。因此，这是一种选择性破坏靶组织的治疗方法。

1 光动力治疗的原理 当外源性的光敏剂（多为卟啉类物质）注入人体后，能被体内的肿瘤组织或其他病变组织选择性吸收并长时间结合。这时给予特定波长（一般波长为630nm）的光源照射，肿瘤组织内发生一系列光化学反应，光敏剂产生活性氧，杀灭肿瘤细胞。光敏剂除可被肿瘤组织选择性吸收外，还可较多地潴留在血管通透性改变的组织，如炎性组织、创伤性组织、胚胎样组织以及生长活跃的组织内。

2 5-氨基酮戊酸（5-ALA）光动力治疗 5-ALA是新一代光敏剂。传统的光敏剂多为血卟啉，需静脉给药，且半衰期较长，患者需避光较长时间。5-ALA是人体内的血红蛋白合成的前体物质，可以经皮吸收，半衰期短，不需要长时间避光。正常情况下细胞内5-ALA含量极少，不会产生光敏反应；当给予大量外源性的5-ALA时，生长活跃的组织，如肿瘤、尖锐湿疣等，可吸收大量的5-ALA，与正常组织形成明显的浓度差。5-ALA在肿瘤细胞内转化成内源性原卟啉Ⅸ等卟啉类物质，在特定波长的光源照射下，卟啉类物质受激发产生活性氧物质如单态氧，使肿瘤细胞或疣体失活，而正常组织不受影响。此外，光动力学治疗除了能破坏肉眼可见的疣体外，还能清除亚临床感染的病灶，因此复发率较低。如果说传统的尖锐湿疣物理治疗如激光、冷冻、微波、电灼等对疣体的破坏是点破坏的话，那么光动力学疗法就是面清除。5-ALA光动力疗法治疗尖锐湿疣具有操作简单、疗效好、复发率低、痛苦小、安全性高的特点。

3 治疗方法及步骤 首先选择明确诊断的尖锐湿疣患者，诊断标准为：①有不洁性交史；②生殖器部位有乳头状、菜花状、鸡冠样赘生物；③醋酸白试验阳性；④组织病理学检查符合病理学改变。将5-ALA配制成20%溶液，涂敷在疣体表面及其周围0.5cm的皮肤上并以薄膜封包3h。予波长630nm的氦氖激光或波长635nm的半导体激光照射，也可以使用专用的光动力治疗仪照射。激光照射的能量密度为100J/cm²。每7天照射一次，共照射1～4次。

4. 治疗后的护理 激光照射的当时及治疗后可出现灼痛,可予对症治疗。治疗后病灶区会有轻度肿胀及糜烂,可外用抗生素乳膏。尿道内的尖锐湿疣治疗后可能出现排尿疼痛及困难,可予糖皮质激素对症治疗。

5. 适应证及禁忌证 5-ALA 光动力疗法可广泛应用于男性包皮、肛周、尿道口及女性外阴、阴道口、阴道内、宫颈、肛周的尖锐湿疣治疗。此方法对尿道内的尖锐湿疣治疗有其独到的优势。由于尿道管径狭窄,CO_2 激光、冷冻、电灼等治疗手段难以施展,光动力治疗有其不可替代的作用。治疗的禁忌证包括 5-氨基酮戊酸过敏者,孕妇及哺乳期妇女,严重心、肝、肾疾病患者。

第六节 鸡 眼

一、概述

鸡眼(clavus)为足部皮肤局限性的顶端向内的圆锥形角质增生性病变。大小如黄豆,形如鸡眼,基底部与皮肤表面平齐或略突出皮面,圆形或椭圆形,淡黄色,质硬,边界清楚。行走或挤压时可引起明显的疼痛,给生活造成不便。

二、病因

长期机械摩擦或压迫,使局部角质增生,呈圆锥形嵌入真皮。与穿鞋过紧、长期走路或足部畸形有关。

三、症状和临床特征

足部皮肤表面形成黄豆大小的疼痛性硬结,多发生在足底、跖部、足趾、趾关节背侧等受压和摩擦部位。表现为边界清楚的淡黄色角质栓,与皮面平齐或略隆起,触之坚硬,角质栓呈倒锥状,其尖端向下嵌入皮内,按压或行走时其尖端可压迫深部神经末梢而引起剧烈的疼痛。

四、诊断

根据足部典型的临床表现,以及受压处有半透明环状角质斑及压痛即可诊断。应与跖疣、胼胝相鉴别,前者可见表面正常皮纹消失和刺状增生物或小黑点;后者为较大面积的角质增生,境界不清。

五、治疗

注意自我护理,穿鞋宜宽松,不穿高跟鞋及硬底硬面鞋,足部有畸形者应矫治。

可用鸡眼膏局部腐蚀,热水泡脚后修去鸡眼表面的角质,敷贴药膏。每日重复修剪角质层及敷贴药膏,直至鸡眼完全去除。

也可采用激光、液氮冷冻等物理治疗手段去除病灶。

1. 激光器的选择 一般选用 CO_2 激光。

2. 治疗步骤 局部浸润麻醉下治疗。CO_2 激光输出功率调至 3~10W,功率密度为 $200W/cm^2$,光斑直径为 2~3mm。逐层汽化鸡眼的角质栓,由表及里,至真皮深层,此时可观察到淡黄色的角质组织消失,触诊可发现质硬的角质栓消失。由于病变较深,过渡性烧灼区范围较大。

3 治疗后的护理　保持创面干燥,外涂抗生素软膏。一般结痂在 2～4 周脱落,创面愈合时间较长。

第七节　腋　臭

一、概述

腋臭(axillary osmidrosis)又称为狐臭或臭汗症。属于局部性的臭汗症,为腋部大汗腺分泌具有特殊臭味汗液或汗液被分解后释放出特异的刺鼻臭味。一般于青春期开始发病,至中老年后逐渐减轻或消退,女性多于男性。腋臭有家族遗传性,它还和种族有关,黑人的腋臭发病率较高。

二、病因

腋臭是由于大汗腺分泌功能亢进所致。青春期大汗腺分泌旺盛,分泌物中包含的有机物被细菌分解产生的不饱和脂肪酸,从而散发出特异臭味。腋臭的发病与遗传和家族史有关。

三、症状和临床特征

腋臭常伴有多汗症,青春期多见,夏季天热出汗多时尤为明显。女性多于男性。部分患者除腋窝外,其腹股沟、肛周、会阴、脐周及乳晕等部位也可同时散发臭味,这是因为上述部位也有大汗腺分布。此外,大多数腋臭患者同时伴有外耳道柔软耵聍。

四、诊断

根据腋臭的典型症状基本可以明确诊断,外耳道柔软耵聍及腋臭家族史是诊断的有力佐证。

五、治疗

1 非手术治疗　勤洗澡,勤换衣,保持皮肤清洁干燥。还可以局部外用止汗药物。

2 手术切除　传统手术是将有腋毛的皮肤完整切除,目前常用的是保留皮肤的大汗腺切除或刮除术。

3 激光治疗　传统方法是使用 CO_2 激光垂直透皮烧灼破坏大汗腺。治疗时将 CO_2 激光光束对准腋毛毛根,汽化全层皮肤至皮下,能破坏部分毛根周围的大汗腺,使异味减轻。目前这种方法已经很少使用。

4 激光皮内介入法　孙燚等使用 Nd:YAG 激光经皮介入治疗腋臭,方法是将光纤经皮肤小切口直接穿入皮下,发射激光凝固皮下大汗腺,能破坏大部分的大汗腺,治疗效果较好,而且不留瘢痕。

第八节 皮 角

一、概述

皮角(cutaneous horn)是皮肤表面生长出的角状赘生物,为肤色、黄色或灰白色角质性突起,呈细长的圆锥形,外形略似牛羊角,可长达数毫米至数厘米,表面粗糙而质硬,多发于头面部。一般无不适症状,中老年男性多见(图14-10)。

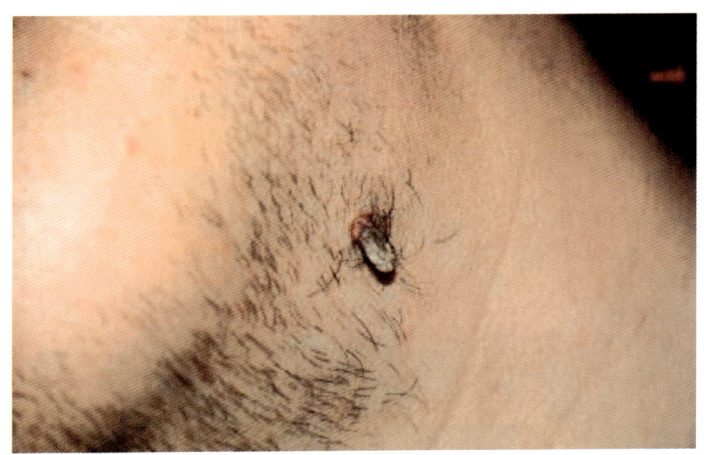

图14-10 男性,35岁,左下颌部皮角,细长的圆锥形角状赘生物生长于皮肤表面,外形似羊角,表面粗糙且坚硬

二、病因

本病多为良性皮损,常发生在脂溢性角化病、寻常疣等良性病变基础之上,也可发生在皮肤癌前病变或鳞状细胞癌和基底细胞癌的基础上。推测可能与皮肤老化及日光性损伤有关。

三、症状和临床特征

皮肤表面出现的米粒至小海螺大小的圆锥形赘生物,其高度往往大于基底部横径,垂直从皮肤内生长出来,尖端向外,呈笔直、弯曲或扭曲状,形如微小的牛羊角。最常见于头面部,也可见于颈部、手臂和龟头等部位。皮角多为单发,具有典型的细长坚硬和头尖底平的特征。患者一般没有痛痒等不适症状,病程进展缓慢。

四、诊断

根据其特有的外形可得出诊断。其组织类型的诊断需通过组织病理学检查获得。

五、治疗

可直接切除并送病理检查。也可先行活检,如为良性病变,可用CO_2激光治疗。

1 激光器的选择 用 CO_2 激光汽化。

2 治疗步骤 局部浸润麻醉下治疗。CO_2 激光输出功率调至 3~10W。如欲作切割治疗，可将激光光斑调整为直径为 0.5~1mm，功率密度达 500W/cm² 以上，沿皮角根部作激光切割直至离体；然后再调整激光光斑直径为 2~3mm，功率密度为 200W/cm² 左右，将皮角剩余组织彻底汽化。一般至真皮中层或深层可彻底去净。

3 治疗后的护理 保持创面干燥，外涂抗生素软膏。结痂一般在 2 周左右脱落，创面自然愈合。

第九节 粟丘疹

一、概述

粟丘疹（milium）系发生在面部尤其是眼睑周围的针尖至小米大小的丘疹，色白或黄白，俗称脂肪粒，也有人称之为白色痤疮。可发生在各种年龄，甚至婴儿也可发生，男女均可发病。一般无自觉症状（图 14-11）。

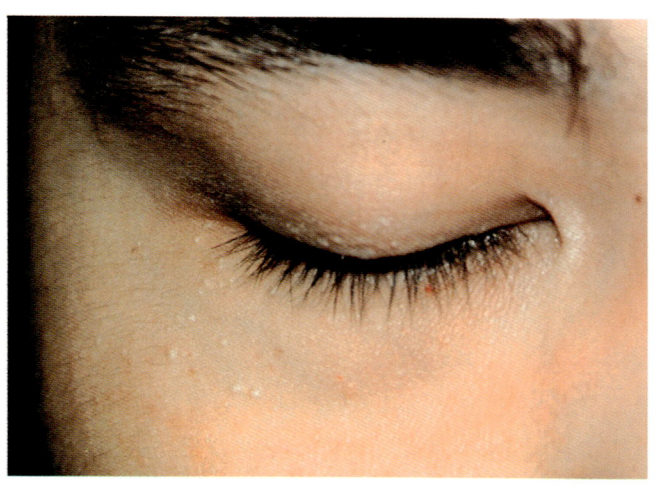

图 14-11 男性，20 岁，右眼下睑外侧多发粟丘疹，表现为针尖大小的白色丘疹

二、病因

由毛发漏斗部下端的表皮形成，也可因皮肤受损愈合后表皮或皮肤附属器上皮增生所致。因此，粟丘疹的实质是表皮样囊肿，而非皮脂腺囊肿。

三、症状和临床特征

粟丘疹表现为针尖至小米大小的黄白色坚实丘疹，其顶端比较尖锐，挤压或挑破表皮后可有白色角质小球排出。好发于眼睑周围，也可长于额及颧部。病程发展缓慢，可持续数年后自行脱落消失。

四、诊断与鉴别诊断

根据其症状及临床表现基本可以明确诊断。组织病理学表现为真皮内的表皮样囊肿,其囊壁为多层排列的扁平上皮细胞,中心为上皮坏死脱落物。粟丘疹有时需与汗管瘤相鉴别,从外形上看前者的顶端比较尖锐;而后者是半圆形的突起,比较圆钝。

五、治疗

局部消毒后用针挑破表皮,剔出白色内容物。也可采用激光治疗。

1. 激光器的选择　采用 CO_2 激光治疗。
2. 治疗步骤　可不麻醉或外涂复方利多卡因软膏表面麻醉。采用 CO_2 激光将粟丘疹表面的表皮汽化,然后用无菌注射针头剔出其白色内容物。也可直接用 CO_2 激光将整个粟丘疹汽化,CO_2 激光输出功率调至 3~5W,激光光斑直径为 0.5~1mm,功率密度为 200W/cm^2 左右。
3. 治疗后的护理　治疗后保持创面干燥,外涂红霉素软膏。一般 3~5 天即愈合。
4. 复发的再治疗　粟丘疹往往会重复发生,可再次治疗。

第十节　皮脂腺痣

一、概述

皮脂腺痣(sebaceous nevus)是皮肤表面异常生长的片状赘生物,呈肤色或深褐色,突出于皮肤表面,赘生物表面呈细颗粒状隆起。皮脂腺痣是皮肤附属器的良性肿瘤,其特点是皮脂腺增生,是一种先天性的局限性表皮发育异常(图 14-12)。

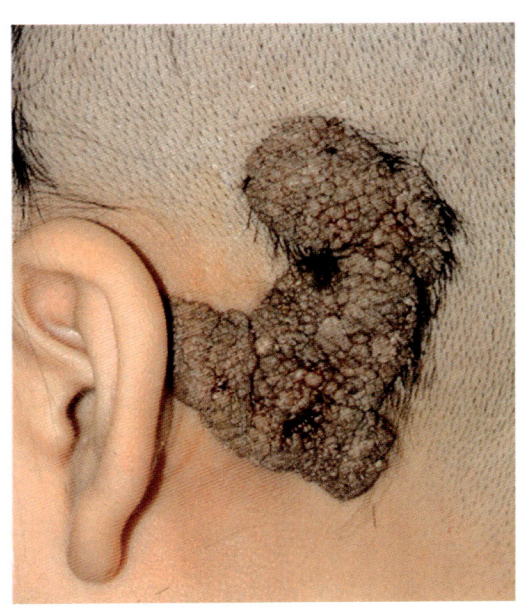

图 14-12　女性,17 岁,左枕头皮皮脂腺痣,呈深褐色颗粒状隆起的团块状赘生物,突出于皮肤表面

二、病因

是先天性的皮脂腺错构瘤,无遗传性,病因不明。

三、症状和临床特征

皮脂腺痣多于出生时或出生后不久发病,好发于头面部和颈部,也常见于头皮,多数为单发。初起为境界清楚、隆起的圆形或卵圆形斑块,淡黄色至灰棕色,有蜡样外观。头皮损害表面无头发生长。至青春期皮损增厚扩大,表面呈乳头瘤样。成人的皮脂腺痣可变成疣状,质地坚实。少数患者在本病的基础上可继发其他皮肤附件肿瘤,如基底细胞癌、乳头状汗管囊腺瘤等。

四、诊断

根据临床表现基本可以明确诊断。组织病理学表现因患者的年龄而异,青春发育期时可见大量皮脂腺和表皮呈乳头瘤样增生及异位大汗腺。

皮脂腺痣与疣状痣(线形表皮痣)的外形非常相似,应加以鉴别。前者幼年时为棕色斑块,至青春期后方现乳头瘤样增生;后者在出生时即呈疣状,外观呈颗粒状或乳头瘤状,色泽呈肤色或黄褐色,躯干及四肢多于头面部,其组织病理学表现为乳头瘤样增长,主要由基底样细胞组成。

五、治疗

皮脂腺痣通常选用手术切除及植皮治疗。小范围的皮脂腺痣可选择 CO_2 激光治疗。

1 激光器的选择 采用 CO_2 激光治疗。

2 治疗步骤 局部浸润麻醉下治疗。CO_2 激光的输出功率调至 3~15W,光斑直径为 2~3mm。逐层汽化皮脂腺痣,由表及里,直至真皮深层方能基本破坏干净。

3 治疗后的护理 保持创面干燥,外涂抗生素软膏。结痂 2 周左右脱落。

(石杭燕 吴溯帆)

参考文献

[1] 刘辅仁.实用皮肤科学[M].北京:人民卫生出版社,2005:967.

[2] 赵辨.临床皮肤病学[M].南京:江苏科学技术出版社,2001:313.

[3] 赵恩兵,张志灵,刘彤,等.CO_2 激光治疗 20 种皮肤病疗效观察[J].中国麻风皮肤病杂志,2003,19(4):328-329.

[4] Dixon J A. Surgical application of lasers[M]. Chicago:Year Book Medical Publishers, Inc, 1987:160.

[5] 葛西健一郎.色斑的治疗[M].吴溯帆,译.杭州:浙江科学技术出版社,2011:44.

[6] 吴溯帆,王红叶,石杭燕,等.CO_2 激光对皮肤组织最小炭化功率密度的测定[J].中国激光医学杂志,1993,2:90-94.

[7] 上海医科大学华山医院皮肤科.皮肤科手册[M].上海:上海科学技术出版社,2000:439.

[8] 张永香,李宁萍,张海水,等.Ultra Pulse 超脉冲高能量 CO_2 激光机治疗睑黄疣 178 例[J].激光杂志,2002,22(4):48.

[9] 葛红芬,臧运书,汤占利,等.5-氨基酮戊酸-光动力疗法治疗尖锐湿疣疗效分析[J].中华实用诊断与治疗杂志,2011,25(1):96-98.

[10] 王秀丽,王宏伟,丁扬峰,等.α-氨基酮戊酸-光动力疗法治疗101例尿道尖锐湿疣临床疗效观察[J].临床皮肤科杂志,2003,32(8):479-480.

[11] Wang X L, Wang H W, Wang H S, et al. Topical 5-aminolaevulinic acid-photodynamic therapy for the treatment of urethral condylomata acuminata[J]. Br J Dermatol, 2004, 151(4):880-885.

[12] 梅兴宇,施伟民,张文萍,等.5-氨基酮戊酸-光动力疗法治疗尖锐湿疣临床观察[J].中国激光医学杂志,2008,17(6):398-400.

[13] 李红兵,闵仲生,单敏洁,等.5-氨基酮戊酸-光动力疗法联合CO_2激光治疗尖锐湿疣疗效观察[J].中国皮肤性病学杂志,2009,23(6):364-365.

[14] 周萍,郑擎,朱红明.5-氨基酮戊酸-光动力治疗尖锐湿疣近期疗效观察[J].实用医学杂志,2010,26(8):1429-1430.

[15] 陈明星,龚惠芸,雷晴峰.CO_2激光与常规手术治疗腋臭的临床观察[J].中国美容医学,2002,11(6):537-538.

[16] Sun Y, Wu S F, Yan S, et al. Laser lipolysis used to treat localized adiposis: a preliminary report on experience with Asian patients[J]. Aesthetic Plast Surg, 2009, 33(5):701-705.

第十五章
激光美容手术

第一节 概 述

一、激光对组织的汽化作用原理

激光与生物组织的相互作用通常可划分为五种主要类型：光化学相互作用（photochemical interaction）、热相互作用（thermal interaction）、光剥蚀（photo ablation）、等离子诱导剥脱（plasma induced ablation）和光裂解（photo disruption）。激光热作用以生物组织局部温度的升高为重要特征，除此之外还使组织产生凝结、汽化、炭化及熔融等热效应。如果组织吸收大量光子后使生物分子和水分子的热运动加剧，局部组织温度升高，则为光的热效应。

各种激光在生物组织中的产热机制不尽相同。有些红外激光的光量子数较小，光子被组织吸收后只能引起生物分子振动和转动的加剧，并转化为平移能，从而导致局部组织温度升高。这种直接使分子热运动增强的方式称为直接生热，例如 CO_2 激光照射组织即可直接产热。

一般说来，紫外波段和一些可见光波段的光量子数较高，它们被组织吸收后能将生物分子的电子激发到高能态，电子从高能态回到基态时释放出的能量可引起光化学反应，也可引起热效应。这种情况下的产热途径有两条：一是受激分子的无辐射弛豫，所释放的能量使周围分子热运动增强；二是高能态电子在回到基态的过程中，在其甚为复杂的众多能级之间分次逐级向下弛豫，每次释放较低量子的能量，从而使周围分子的热运动增强。连续波激光辐射造成的组织温度升高，在一定范围内是一种线性吸收过程，能量吸收越多，组织升温越高。

吸收光能后的组织温度升高 ΔT，与激光的能量 E 和组织的激光吸收量成正比，与光斑面积 (πr^2) 和组织的散热能力（分别为组织的厚度、密度和比热）成反比。对于一个光斑直径和功率固定的激光辐射，曝光时间与组织升温在一定范围内也呈线性关系，即曝光时间越长，组织升温越高。

短脉冲激光作用于组织产生的升温与连续波激光不同，一是因为激光照射时间极短，焦点处的热能来不及向周围扩散，因而计算升温时可不考虑组织的散热能力；二是由于组织对短脉冲激光的能量吸收不是一个线性过程，被组织吸收的光能并未全部转变为热能，一部分转变为机械能。

激光通过热效应对组织的损害与组织密度和升温直接相关，在同一组织，随着温度的升高，组织损伤逐渐加重。临床上可见到以下三种类型：

（一）光凝固

激光辐射造成组织细胞热致性凝固坏死，即为光凝固。其病理改变的肉眼所见为组织发白变硬，光镜下表现为组织结构模糊以至消失，HE 染色后呈均匀的粉红色。人体各组织对激光辐射的反应和热损伤的耐受程度不一样。实验表明,在温度为70℃时,持续时间1s即可造成人体皮肤的浅Ⅱ度烧伤。由于热扩散传导的存在,光凝固损害的范围与曝光时间有关,同样功率密度和光斑直径的激光束,曝光时间长者较时间短者造成的光凝固直径大。

(二) 光汽化

用比造成光凝固更高能量的激光束照射组织,使之温度超过100℃,细胞内外的液体就会变为水蒸气,失水的细胞皱缩成微粒与水蒸气一起逃逸出去,这就是水的汽化。水的汽化有使组织升温稳定的趋势,直到水被完全汽化,组织温度才会继续上升。当温度骤然升到1000℃以上时,软组织细胞可由固体直接变为气体,以烟雾的形式喷射出来,这种热效应称为光汽化。实际上,用连续波红外激光切割组织时,光汽化和水汽化是并存的。除骨皮质外,其他软组织都含有大量的水分。激光对组织的汽化作用与其波长有关,因为水对中、远红外有很高的吸收率,所以波长10.6μm的CO_2激光和波长3μm左右的氟化氢(HF)激光、Er:YAG激光常被作为光刀切割组织,它们均有良好的汽化作用。由于光汽化组织的边缘常有光凝固的发生,因而光汽化切割活体组织很少出血。

(三) 光炭化

当激光辐射使组织温度升高到300~400℃而不继续迅速上升时,组织可被烧焦变为棕黑色,即为光炭化。由于热能的传导与扩散,使用大功率连续波激光切割组织时,往往在切口边缘可见到光凝固与光炭化的组织;如果将连续波激光器改为极短的脉冲输出,这时组织切口边缘的光凝固和光炭化就会变得非常轻微。

二、常用于汽化的激光

(一) CO_2 激光

连续波CO_2激光是最早用于治疗光老化的工具。然而,这一治疗方法的风险太大,其90%的能量施加在0.1mm厚的皮层上,而热弥散所致的热凝固可深达1mm,大量的热弥散可导致严重的组织损伤、焦痂形成、色素改变和纤维化,最终在创面形成明显的瘢痕。研究发现当激光能量密度使组织汽化的速度远高于热量扩散的速度,或脉冲间隔短至能将切除深度控制在每个脉冲10μm时,组织中水分的高吸收系数可产生组织的精确切除和减小热损害滞留。脉冲CO_2激光的脉宽短于1ms、能量密度超过$5J/cm^2$时,对皮肤组织的穿透深度仅为20μm,而热损伤则控制在100μm的组织之内,远比连续CO_2激光损伤少,因此脉冲CO_2激光很快取代了纯粹的连续CO_2激光。

目前有几种CO_2激光可供使用,它们都能良好地控制组织的汽化深度。一类是真正的脉冲激光,每个脉冲的脉宽≤1ms;另一类是通过扫描装置使连续CO_2激光快速而均一地从皮肤表面上扫过,使光斑停留在每一点上的时间不超过1ms。Gross等比较了在同一对象采用连续超脉冲激光、连续扫描激光和脉宽极短的快速超脉冲激光三种不同激光磨削的效果,结果显示三种激光均可使大多数患者的皱纹明显改善,其疗效、术后红斑、患者的满意程度、治疗次数及其他副作用方面无显著差异。但这种治疗的最大问题是色素沉着。

(二) Er:YAG 激光

Er:YAG激光的波长为2940nm,具有准确的表面汽化功能。当每个脉冲能量高于$0.25J/cm^2$而脉宽在数毫秒以内时,每个脉冲正好汽化约1μm厚的组织并仅留有2~4μm深的热损伤,所以Er:YAG激光具有仅汽化1~2层细胞的能力。Er:YAG激光与CO_2激光相比有以下特点:

1. Er:YAG激光组织内水吸收率为CO_2激光的10~15倍。
2. Er:YAG激光汽化组织的能量阈值为$1.6J/cm^2$,而CO_2激光为$5J/cm^2$。
3. Er:YAG激光组织清除深度达10~40μm,热损伤仅5μm;而CO_2激光组织清除深度为

$100\sim120\mu m$,热损伤为 $50\sim75\mu m$。

4 对麻醉的依赖小。

可见,Er:YAG 激光治疗的精确性、方便性和安全性显著优于 CO_2 激光,更适合于面部除皱,但疗效不如 CO_2 激光。Er:YAG 激光磨削术似乎对轻度光老化患者的治疗较理想。为达到脉冲 CO_2 激光相同的效果,治疗时汽化的次数要增多,但增加治疗次数使得止血成为一个问题,且不易判断损伤深度,使愈合变得更不可预测。可见,需要深度清除时 Er:YAG 激光的效率和可控性不如脉冲 CO_2 激光。

第二节　激光重睑成形术

上眼睑眉弓下缘到睑缘间皮肤平滑,睁眼时无皱襞形成,称为单睑,俗称单眼皮。上睑皮肤在睑缘上方有一浅沟,睁眼时此沟以下的皮肤上移,而此沟上方皮肤则松弛,在重睑沟处悬垂向下折叠成一横行皮肤皱襞,称重睑,俗称双眼皮。在人们的观念中,双眼皮与单眼皮的差别是显而易见的,而事实上,两者间确实存在着美学、形态学及解剖学的差别。

一、病因病理

人类的单睑、重睑与遗传有关,一般终身不变。但也有少数人随年龄增长而有所变化,有的是随年龄增长到成年时,单睑逐渐变为重睑;有的是随着步入老龄,眼睑皮肤松弛下垂,将原来重睑的皱襞遮盖,而给人以单睑的外观印象。东方民族的眼形特点是单眼皮居多,眼裂较小,上睑有时显得臃肿,有些人同时呈现明显内眦赘皮,两眼内眦间距离较宽。而中老年人随年龄增大,眼睑皮肤松弛、下垂和臃肿更加明显。

二、症状和临床表现

年轻患者主要表现为单眼皮或内双,内眦赘皮,睑裂小。中老年患者由于眼睑皮肤老化、真皮胶原减少、弹性纤维断裂等,眼睑皮肤松弛下垂,甚至超过睑缘,遮盖部分睑裂,影响视野,松弛严重者睑缘被推移内翻,导致倒睫溢泪;过多的松弛皮肤堆积,上睑呈重力性下垂,眼皮肤变薄,无弹性,出现皱褶;外眦下垂,睑裂呈三角形;眼轮匝肌变薄,眶隔松弛,眶内脂肪膨出,上睑显现臃肿;眶周组织也可因老化而眉下垂,眼角出现鱼尾纹和鸡爪纹。

三、激光重睑成形术

(一)适应证和禁忌证

1 适应证　①上睑皮肤松弛下垂,或上睑臃肿的单睑;②形态不美或双侧不对称的重睑要求修改者。

2 禁忌证　①精神不正常或有心理障碍,期望值不切实际者;②有出血倾向及重要器官的活动性和进行性疾病者;③先天性或后天性的、急性或慢性的各种眼病没有控制者;④上睑下垂者。

(二)术前准备

1 观察、记录上睑的形状、臃肿程度、皮肤松弛程度、泪腺有无脱垂以及有无内眦赘皮,常规做术前照相。

2 术前谈话。

3 检查血常规和出、凝血时间，对中老年受术者需测血压和做心电图，如有异常则暂不宜手术。

4 避开月经期和妊娠期施行手术。

5 术前7～10天停服类固醇激素和阿司匹林等抗凝药物。

（三）手术步骤

1 画线　重睑线一般取7～8mm的宽度，用亚甲蓝画线，内端起自内眦，最高点位于上睑内中1/3交界处，然后平行于睑缘，达外眦部时可略斜向颞上方。皮肤松弛者，用无齿镊夹持皱襞线上方上睑皮肤，以睫毛略有挑动为度，画出第二条标志线。原为重睑但皮肤松弛者，应以原有的重睑皱襞线为基线。如原有的重睑皱襞过窄，可重新设计皱襞宽度。

2 麻醉　2%利多卡因加适量肾上腺素（6～8滴）局部浸润麻醉，一般作切口线全长肌下注射1.5～2.0ml。

3 切开　用11号尖刀或小圆刀在距内眦5mm处开始切开重睑线和去皮线全长，仅切开皮肤即可。如用激光直接切开，可能对切缘有热损伤，宜将切缘0.4mm的皮肤剪除，避免术后切口瘢痕明显。受术眼滴表面麻醉剂，并放入金属眼罩；医者佩戴透光护目镜；激光刀具套无菌防护罩。超脉冲CO_2激光Acuplulse（美国科医人激光医疗公司生产）inciseFX模式，选择光斑直径为120μm，每脉冲能量为250mJ/cm^2，功率为5W，频率为2～5Hz。保持激光器手柄垂直对准治疗部位，距离皮肤0.2～0.5cm，沿事先标记的重睑切口线一次性切开皮肤、皮下组织（图15-1）。沿上下切缘切开眼轮匝肌，将两条线间拟去除的皮肤和眼轮匝肌切除，尤其在内、外眦部位，否则将影响成形。要清晰暴露睑板上缘和内、外眦端，若睑板前脂肪和筋膜较厚可适当修剪，睑板上应留有薄薄一层结缔组织。肿泡眼的受术者，当剪除睑板前一条眼轮匝肌后即可见低垂的眶隔及脱垂的脂肪覆盖于睑板的上缘和前方，应将脱垂的眶隔及其中的脂肪组织一并切除。

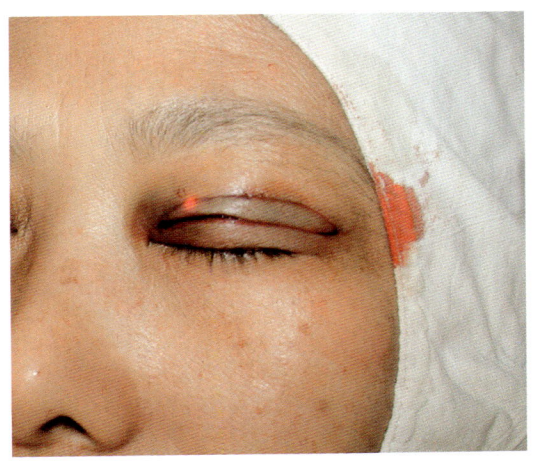

图15-1　重睑术中激光辅助切除皮肤

4 处理缝合　组织修剪完毕，创面干净，无明显出血，内眦部红肿（为注射局麻药引起）。切口以7-0丝线常规挂睑板缝合。术毕切口涂少量眼膏，覆盖敷料，加压24h。手术当天嘱冷敷，术后第二天换药，第七天拆线。

CO_2激光在切割过程中能获得极好的无出血的切割效果，若见较粗的细小血管时，宜轻柔牵拉组织用低能量散焦激光先封闭血管，再切断血管。在切除组织时在该组织后面应当用湿棉签遮挡，阻止激光照射到后方组织,避免不必要的损伤。老年性上睑皮肤松弛整复术后肿胀较明显,需一定时间恢复。总之,激光重睑成形术止血效果良好,术野清楚,手术时间短,操作熟练者 30～40min 即可完成手术。

激光辅助重睑术后效果见图 15-2、图 15-3。

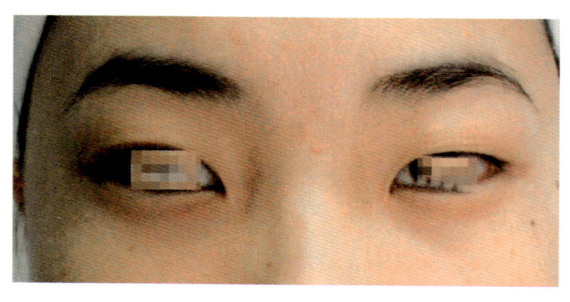 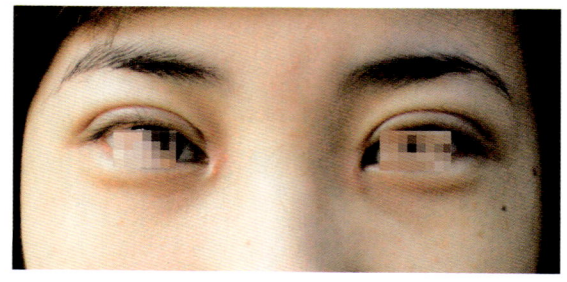

图 15-2　激光辅助重睑术前后
A. 术前　B. 激光辅助重睑术后 2 周

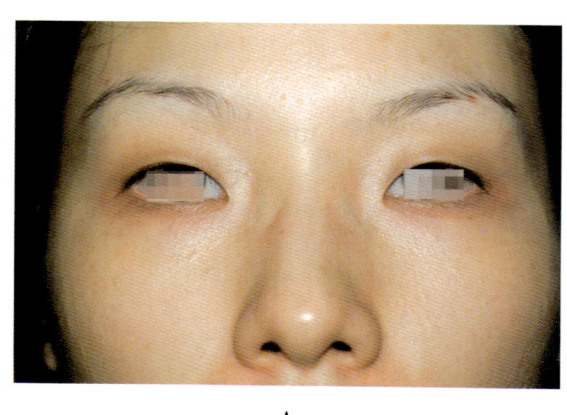 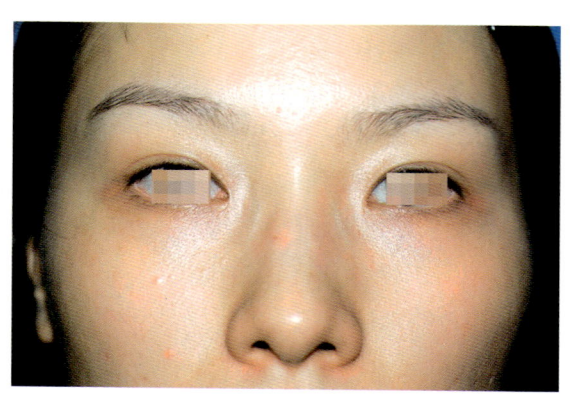

图 15-3　激光辅助重睑术前后
A. 术前　B. 激光辅助重睑术后 3 年

四、并发症

1　感染　眼睑血供丰富,抗感染力强,同时超脉冲 CO_2 激光具有杀菌作用,术后感染极为少见。

2　水肿和血肿　激光重睑成形术后眼睑淤青和血肿一般不会发生,但有一定程度的水肿,一般 1～3 周消退。

3　瘢痕　不良的切割技术和粗糙的缝合都会造成明显瘢痕。上睑常规采用手术刀切开,避免采用激光直接切割皮肤,术后切口瘢痕与常规手术无异。

4　双侧重睑形态不完全对称　因为术前设计、切除皮肤宽度、缝合位置、麻醉、出血肿胀等因素的影响,可能导致双侧重睑形态不完全对称。

第三节　激光眼袋整复术

下睑皮肤、皮下组织、肌肉及眶隔松弛,眶后脂肪肥大突出形成的袋状突起称为眼袋。眼袋常见于40岁以上的中老年人,不论男女均可发生,它是人体开始老化的早期表现之一。由于下睑皮肤、眼轮匝肌、眶隔膜退变松弛,眶脂移位、脱垂等病理改变导致下睑组织不同程度的臃肿、膨隆或下垂,形如袋状的异常形态。一般跟皮肤松弛、眼轮匝肌肥厚、眶隔前筋膜薄弱及眶脂肪疝出等多种因素有关。

一、病因病理

由于眶内脂肪堆积过多或下睑支持结构薄弱而使原本的平衡改变时,眶内脂肪突破下睑的限制突出于眶外。眼袋的形成跟遗传有关,另一个原因是因为年龄的增长导致皮肤和肌肉松弛,另外睡眠不佳也是引起眼袋的一个原因。原发性眼袋往往有家族遗传史,多见于年轻人,眶内脂肪过多为其主要原因。继发性眼袋多见于中老年人,常常是综合性的表现。各种眼部感染,食物、药物或化妆品过敏等原因均可引起眼睑水肿,从而加重眼袋。眼袋不仅使人显得衰老、疲惫,严重的甚至影响视力。

二、症状和临床表现

临床上多根据眼袋形成的原因分为以下几型:①皮肤眼轮匝肌松弛型:表现为下睑皮肤松弛伴细小皱纹,眼轮匝肌松垂,有明显皱褶或眶下界呈弧形,眶隔脂肪疝出不明显。常见于中老年人。此型宜行皮肤径路眼袋整复术。②眶隔脂肪疝出型:表现为下睑膨出,皮肤、眼轮匝肌不松弛,眶周无明显皱纹。患者多较年轻,有家族遗传史。在疲劳、睡眠不足、妇女月经期时膨出明显。此型为激光内切口眼袋的最佳适应证。③单纯眼轮匝肌肥厚型:以微笑时明显,有的学者将之称为肌性眼袋。④混合型:临床上最多见,具备上述两种类型的表现。通常见于40岁以上的中老年人。此型宜采用皮肤径路眼袋整复术,其中轻中度者可行结膜径路激光眼袋祛除术。

三、激光眼袋整复术

激光眼袋整复术既可以采用结膜径路,也可以像上睑成形一样采用皮肤路径。本节主要介绍结膜径路法。

超脉冲CO_2激光用于眼袋整复术的优点有:①出血极少,激光切割的同时即可止血;②损伤小,超脉冲CO_2激光避免了不必要的热损伤,近乎获得冷切口的特性;③手术时间短,免去了止血的麻烦;④术后极少血肿、水肿,淤血较轻,恢复快。

激光器采用Acuplulse超脉冲CO_2激光(美国科医人激光医疗公司生产),选择inciseFX模式,功率5~200W,光斑大小120μm。

(一) 结膜径路法

1　适应证　①眶隔脂肪疝出型眼袋;②混合型眼袋,但皮肤松弛不明显;③对下睑外切口有顾忌者。

2　禁忌证　①全身重要脏器疾病或糖尿病患者;②出血性疾病患者;③精神状态异常者;④

有感染性眼病者;⑤妇女在妊娠期、月经期;⑥对手术期望值过高者。

3 术前检查 血常规、出凝血时间检查、心电图检查、胸透、血糖检查等,并查视力。

4 激光手术步骤

(1) 术前标记:坐位观察眶隔脂肪疝出情况,标记范围,两侧对比。

(2) 麻醉:患者平卧后,先用1%丁卡因滴双眼2次。暴露下结膜囊后,行1%利多卡因结膜下局部浸润麻醉。

(3) 激光刀切开:激光光源于睑缘下4mm切开结膜囊及其下组织,切口长约1.5cm。选择脉宽1ms,功率5~8W,光斑120μm。用镊子轻轻牵拉组织,依次暴露内、中、外脂肪团,用激光刀予以切除,粗大血管用光斑散焦凝固。比较两侧脂肪去除量,检查下睑平整程度。手术切口不必缝合。

(4) 术毕用抗生素滴眼液冲洗结膜囊,下睑用敷料加压包扎24~48h。

5 注意事项 ①暴露结膜囊要充分,治疗过程中应注意保护眼球;②激光切割时切口应平滑,避免损伤下斜肌;③内侧脂肪团中常埋有管径达1~2mm的粗大静脉,可用激光散焦凝固止血,切忌直接用激光切断;④脂肪去除应适量,注意双侧对比,术后双侧形态应基本对称。

(二) 下睑皮肤径路法

利用超脉冲CO_2激光代替手术刀,激光束聚焦在下睑睑缘下侧1~2mm处,切开皮肤和眼轮匝肌,打开眶隔,眶隔后眶内脂肪即显露出来。用镊子轻提脂肪球,将激光束散焦对准其上血管进行凝固,随后将激光束聚焦切除脂肪。用同样的方法切除颞侧及鼻侧睑袋脂肪并切除多余皮肤,用6-0线缝合。

如伴有眼轮匝肌松弛者选择超脉冲CO_2激光连续波皮肤径路眼袋整复术。先按常规眼袋整复术方法切开下睑皮肤并分离至眼轮匝肌表面,然后在皮肤切口下2mm用激光刀平行于皮肤切口切开眼轮匝肌,暴露下睑眶隔膜,用光刀打开眶隔膜,此时可见眶隔脂肪组织向前膨突,继续用激光刀切割、汽化脂肪组织。一般先处理中央脂肪团,再酌情处理内、外侧脂肪团。继而用光刀切除部分松弛的眼轮匝肌,缝合眶隔膜及眼轮匝肌,外侧可向外眦韧带处悬吊,以增加眼轮匝肌张力。剪除多余皮肤后缝合切口,下睑加压包扎,术后口服抗生素(图15-4,图15-5)。

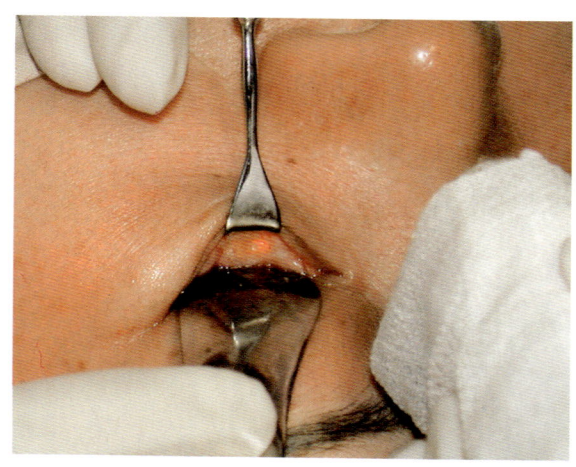

图15-4 激光切除眶隔脂肪

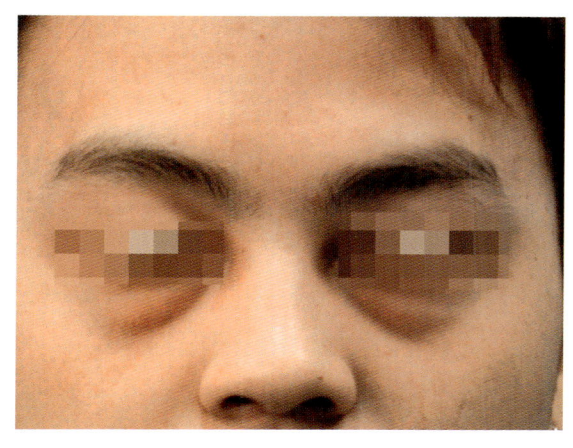 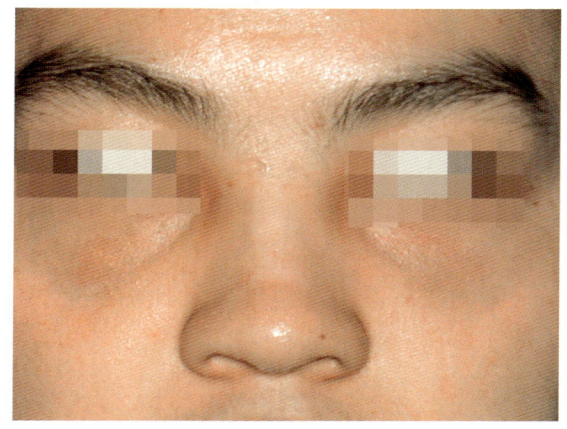

A　　　　　　　　　　　　　　　　B

图 15-5　双侧单纯眶隔脂肪疝出型眼袋激光治疗前后
A. 术前　B. 结膜径路激光眼袋整复术后 7 天

（三）激光眼袋整复术的优点

1. 良好的止血效果　术中出血极少,使医师的可视程度增加。一些重要的结构可以在相对无血的状态下进行剥离,手术操作更加容易。术后患者也很少出现淤斑和血肿。
2. 手术很少或没有疼痛。
3. 术后恢复时间缩短　有对比研究表明,术后恢复时间可以缩短近 1/3。
4. 术后切口自然,无瘢痕形成。
5. 手术操作简捷方便。

因此,超脉冲 CO_2 激光是眼袋整复术的一种十分有效的工具。

四、并发症

（一）出血

激光眼袋整复术后出血非常少见,分为原发性出血和继发性出血。

1. 原发性出血的原因　①术中止血不彻底:血管直径小于 0.5mm 时,可提高手具散焦凝固止血;对血管直径大于 0.5mm 的血管则需缝扎止血。尤其在处理内侧脂肪团时,其上血管较丰富,形成网状,单靠激光凝固止血效果不确切。②凝血机制不全:如凝血酶原缺乏、原发性血小板减少、血友病等。③血压波动:尤其是有原发性高血压史者。④妇女月经期或使用避孕药。⑤使用激素:如肾炎或系统性红斑狼疮患者长期服用激素易使创面渗血。

2. 继发性出血的原因　①封闭血管的凝痂脱落,尤其在咳嗽、便秘时用力解便或体位变动时;②肾上腺素反跳。

3. 预防　①严格选择适应证,有出血倾向的患者应暂停手术;②麻醉时不应加入过多的肾上腺素,以免药效过去后出现反跳性出血;③术中止血彻底,对于较粗的血管宜用结扎止血;④术后局部加压包扎 24~48h。

4. 治疗　轻度出血、血肿可予以加压包扎,1 周左右热敷、理疗等促进吸收;严重的血肿应手术处理。

（二）感染

一般情况下,激光手术感染的机会少。引起感染的常见原因:①眼部自身的炎症:如结膜炎、沙眼、睑缘炎、睑板腺炎、睑板腺囊肿及泪囊炎等;②全身免疫功能下降:如糖尿病、上呼吸道感染或老年人;③外界混浊空气对眼的刺激;④用眼过度,眼肌疲劳;⑤饮食不当。应针对病因采用止血、消肿、抗感染治疗。

(三) 眼鼻沟畸形

表现为鼻骨外方一条明显的沟槽,从内眦起延到眶下缘的中部,眼球下视时沟槽更明显,为眶隔脂肪去除过多所致。因此术中去除脂肪要适量,且术中应边观察边去脂,以免出现此并发症。

(四) 其他

激光切割、汽化后创面坏死组织的液化吸收时间较长,因此伤口愈合时间延长。故对于皮肤径路的切口我们仍主张用手术刀或眼科剪剪开,以便对齐缝合,且切痕不明显。同时激光在汽化脂肪组织时所产生的高温液化物对结膜、角膜有少许刺激性。部分患者出现畏光、流泪等眼部不适,但一般较轻微,经氯霉素眼药水滴眼 1~2 天消失。

第四节 激光瘢痕磨削术

瘢痕是真皮损伤后组织异常修复的结果,是美容整形外科最棘手的问题之一。由瘢痕增生及挛缩而产生的畸形及功能障碍在临床中时常遇到,如何有效地防治瘢痕的增生及形成,一直是创伤修复领域的研究难点和热点。随着生活水平的提高及人们美容观念的转变,此类患者正越来越多。

一、病因病理

瘢痕的发病机制复杂,目前还不十分清楚。瘢痕是人体创伤后,在伤口或创面自然愈合过程中的一种正常的、必然的生理反应,也是创伤愈合过程的必然结果。创伤修复有两种类型:一种是皮肤的表浅伤口,仅仅影响表皮,由毛囊、皮脂腺的上皮细胞起始,通过简单的上皮形成而愈合,修复后均能达到结构的完整性和皮肤功能的完全恢复;另一种是深达真皮和皮下组织的损伤,通过瘢痕来修复。瘢痕的本质是一种不具备正常皮肤组织结构及生理功能的、失去正常组织活力的、异常的、不健全的组织。瘢痕对损伤组织来说总是一个不完善的替换,从机械角度看,抗张力性减弱;从营养角度看,形成了氧和营养物交流的障碍物;从功能角度看,则常常由于收缩和牵拉引起受损组织的畸形及功能障碍。如果瘢痕组织形成不充分,受损组织得不到正常的张力,由此可以引发许多并发症,如腹壁切口愈合的瘢痕薄弱,在腹内压的作用下可使瘢痕处重新裂开或腹内容物逐渐向外膨出而形成腹壁疝。相反,如果瘢痕过度形成,瘢痕突起发硬,色泽大多与周围组织不一致,造成严重的外形或功能上的障碍。

二、症状和临床表现

瘢痕的临床表现差异性较大,根据瘢痕组织学和形态学的区别,可以将其分为以下几种类型:

(一) 表浅性瘢痕

表浅性瘢痕是指皮肤轻度擦伤,或浅Ⅱ度灼伤,或皮肤受表浅的感染后所形成的瘢痕,一般累及表皮或真皮浅层。临床表现为外表稍异于正常皮肤,表面粗糙或有色素变化,局部平坦、柔软,一般无功能障碍。随着时间的推移,瘢痕将逐渐不明显,因此不需要特殊处理。

(二) 增生性瘢痕

凡损伤累及真皮深层,如深Ⅱ度以上灼伤、切割伤、感染、切取中厚皮片后的供皮区等,均可能形成增生性瘢痕。临床表现为瘢痕明显高于周围正常皮肤，局部增厚变硬。在早期因有毛细血管充血，瘢痕表面呈红色、潮红或紫色。在此期，痒和痛为主要症状，甚至因为搔抓而致表面破溃。于环境温度增高、情绪激动，或食辛辣刺激食物时症状加重。增生性瘢痕往往延续数月或几年以后，才渐渐发生退行性变化，充血减少，表面颜色变浅，瘢痕逐渐变软、平坦，痒痛减轻以致消失。增生期的长短因人和病变部位的不同而异，一般来讲，儿童和青壮年增生期较长，而50岁以上的老年人增生期较短；发生于血供比较丰富的部位如颜面部的瘢痕增生期较长，而发生于血供较差的部位如四肢末端、胫前区等的瘢痕增生期较短。增生性瘢痕厚度有时虽可超过2cm，但与深部组织粘连不紧，可以推动，与周围正常皮肤一般有较明显的界限。增生性瘢痕的收缩性较萎缩性瘢痕小，因此，发生于非功能部位的增生性瘢痕一般不致引起严重的功能障碍；而关节部位大片的增生性瘢痕，由于其厚硬的夹板作用，妨碍了关节活动，可引致功能障碍。位于关节屈面的增生性瘢痕，在晚期可发生较明显的收缩，从而产生如颌颈粘连等明显的功能障碍。

（三）萎缩性瘢痕

发生大面积Ⅲ度烧伤、长期慢性溃疡愈合后，以及皮下组织较少部位如头皮、胫前区等受电击伤后的患者，一般损伤较重，累及皮肤全层及皮下脂肪组织。临床表现为瘢痕坚硬、平坦或略高于皮肤表面，与深部组织如肌肉、肌腱、神经等紧密粘连。瘢痕局部血液循环极差，呈淡红色或白色，表皮极薄，不能耐受外力摩擦和负重，容易破溃而形成经久不愈的慢性溃疡。如长期时愈时溃，晚期有发生恶变的可能，病理上多属鳞状上皮癌。萎缩性瘢痕具有很大的收缩性，可牵拉邻近的组织、器官，而造成严重的功能障碍。

（四）瘢痕疙瘩

瘢痕疙瘩实质上是皮肤上的一种结缔组织瘤，是以具有持续性强大增生力为特点的瘢痕，其发生具有明显的个体差异。瘢痕疙瘩的特点：①全身因素：可能起主要作用，尤其是特异性身体素质，有时还表现出遗传的特点。大部分瘢痕疙瘩通常发生在局部损伤1年内，包括外科手术、撕裂伤、文身、灼伤、注射、动物咬伤、接种、粉刺及异物反应等。这些患者的瘢痕疙瘩常与皮肤损伤的轻重程度无明显关系，甚至轻微外伤，如蚊虫叮咬、预防接种等都可形成瘢痕疙瘩。因为损伤很轻微，许多患者的原发病史可能被忘记。②种族差异：据统计分析，深肤色人种的瘢痕疙瘩发生率较浅肤色人种高6~9倍，可能与促黑色素细胞激素的异常代谢有关。③显著的好发部位：常见于胸骨柄、肩三角肌部、耳廓、下颌、上背部。④病变时间漫长：长势多年不衰，随病变进展，瘢痕超出原有基底逐渐向四周正常皮肤浸润扩大。

三、激光瘢痕磨削术

治疗瘢痕的方法虽然多种多样，但效果均不满意。目前较确定的增生性瘢痕治疗方法有手术治疗、机械压迫、放射治疗、硅胶薄膜敷贴、基因疗法、类固醇激素治疗、与细胞因子相干的治疗、中药治疗等。单一的治疗方法存在疗效不满意或不良反应严重的问题，目前较统一的主张是多种方法联合应用，进行综合治疗以提高疗效。因此，寻找治疗增生性瘢痕的方法仍然是一项艰巨的任务。

磨削治疗一直是人们探索的治疗方式之一，传统的治疗方法有手术切除、砂纸、钻头、普通CO_2激光或微晶磨削等，各有其优缺点。其中，激光具有单色性强、方向性强、能量密度大、相干性好四大特征，是一种不同于其他医用光技术的新的医疗技术，被广泛地用于医学的各个领域。激光的种类很多，随着激光技术的发展，已有多种激光用于瘢痕的治疗，在临床已取得良好的疗效，为瘢痕的治疗开辟了新途径。目前常用于治疗瘢痕的激光有超脉冲CO_2激光、掺钕：钇铝石榴石（Nd：YAG）激光、铒（Er：YAG）激光、脉冲染料激光（flashlamp-pumped pulsed dye laser，FPDL）以及治疗机理与激光相似的强脉冲光。近年来点阵激光技术（fractional resurfacing，FR；fractional laser treatment，FLT）应运而生，并很快被临床医师广泛关注和推广应用。

激光从以下几个方面对瘢痕进行治疗：①脉冲染料激光能选择性作用于皮肤的微血管，使血管管径缩小，减少瘢痕的供血，从而使瘢痕萎缩变平、变软及颜色变淡；②利用 CO_2 激光的强热作用使瘢痕组织汽化，达到治疗作用；③弱激光如氦-氖激光照射，可引起光化学效应和生物刺激作用，明显促进创面肉芽组织生长和表皮形成，同时可刺激成纤维细胞分裂，促进成纤维细胞合成胶原纤维，加快创面的愈合，从而减轻瘢痕增生的程度。这些作用都已经在烧伤瘢痕的临床治疗中被证实。用脉冲染料激光对深Ⅱ度烧伤创面进行照射治疗后，能明显改善早期瘢痕的外观，并能明显减轻深度烧伤瘢痕形成过程中伴随的瘙痒症状。

（一）常用于瘢痕治疗的激光器

1. CO_2 激光　CO_2 激光在医学上应用十分广泛，可通过光热作用切割组织。CO_2 激光为波长 10.6μm 的远红外不可见光，能迅速被水吸收，使细胞内外的水分即刻加热并汽化，但连续过量的热传导导致了非特异性的周围组织损伤，易于出现增生性瘢痕等并发症。然而近年来出现的超脉冲 CO_2 激光经过技术革新，可用于萎缩性痤疮瘢痕的临床治疗，而且不易产生传统皮肤磨削术中色素沉着等并发症。超脉冲的设计使热的作用时间恰到好处，既提高了手术的安全性，避免瘢痕出现，又对皮肤有恢复作用。只是亚洲人的肤色易出现色素沉着，虽然国内已开展但不是很普遍，需筛选病例进行治疗。白种人开展得较早、较多，例如 Koosh 等自 1996 年 1 月始的两年中，用超脉冲 CO_2 激光治疗痤疮瘢痕 71 例，取得了机械磨削、化学剥脱以及其他美容方法所不能达到的疗效，且治疗后无增生性瘢痕形成。治疗中依据瘢痕形态和深度的不同，采用不同的换肤技术，能量密度为 $300\sim500mJ/cm^2$，较深的瘢痕可联合应用强脉冲治疗，一般病例经 2～5 次治疗，严重病例经 3～7 次治疗，可达到满意效果。

2. Er:YAG 激光　Er:YAG 激光过去主要用于除皱、去除皮肤色素沉着等，近年来，有应用 Er:YAG 激光治疗瘢痕的尝试，报道最多的是应用 Er:YAG 激光治疗萎缩性瘢痕。Mezzana 等应用 Er:YAG 激光治疗多例萎缩性瘢痕，均取得较好疗效，外观有明显改善，且未发现严重不良反应。Er:YAG 激光治疗增生性瘢痕、凹陷性瘢痕疗效肯定，除了个别凹陷性瘢痕患者出现轻度色素沉着或轻度红斑外，未见其他严重并发症。Er:YAG 激光用于治疗烧伤后较轻微的瘢痕效果很好，其最大的优点是对于如眼周、鼻、嘴唇和手指等治疗不便的地方，用 Er:YAG 激光也非常便利。

3. 585nm 脉冲染料激光　通过 5 年的使用，Liew 等认为 585nm 脉冲染料激光对瘢痕疙瘩的治疗效果是肯定的，它选择性地攻击病理性瘢痕的靶器官——血管。Konno 等用 585nm 的脉冲染料激光治疗增生性瘢痕，取得了很好的疗效。585nm 的脉冲染料激光可以被血红蛋白选择性吸收，可以加热局部皮肤的血管，引起局部缺血和胶原的降解；还通过抑制 TGF-β 的表达和瘢痕中成纤维细胞的凋亡使瘢痕缩小，有效地改进瘢痕的柔韧性、皮肤的纹理，同时还减少治疗后红斑的出现，但应注意治疗后的皮肤色素沉着。

4. Nd:YAG 激光　Nd:YAG 激光可以选择性地抑制胶原的合成。1988 年 Sherman 等报道了 20 例 Nd:YAG 激光治疗瘢痕的临床效果，方法是以连续 1064μm Nd:YAG 激光照射，功率 20～70W，照射时间 0.2～0.3s，距离 0.5～1cm，以瘢痕局部颜色变白为准，每隔 3 周治疗 1 次，经过 2～5 次治疗，有效率达 95%。

Versapulse 可调脉宽 Nd:YAG 倍频激光系统波长 532nm，其脉冲宽度 2～10ms 可调，治疗血管性病变疗效较理想。使用 Versapulse 可调脉宽 Nd:YAG 倍频激光治疗瘢痕，瘢痕内的血红蛋白吸收激光，损伤瘢痕内血管，抑制瘢痕的增生。有人用 Versapulse 可调脉宽 Nd:YAG 倍频激光治疗增生性瘢痕 72 例，其参数为：脉宽 7ms 或 10ms，光斑 3mm，能量密度 12～15J/cm²，最大可达 20J/cm²，照射 1～2 遍。多数患者治疗 2～3 次，少数患者治疗 5～6 次，治疗间隔 2～3 周。激光照射后，瘙痒、疼痛症状明显缓解或消失，红色瘢痕颜色接近稳定期瘢痕，瘢痕变得柔软、缩小，表面平整、光滑，对增生期瘢痕可抑制其生长。另外，还可以联合应用 CO_2 激光与脉冲染料激光来治疗瘢痕，可获得更加明显而持久的治疗效果。方法是用 CO_2 激光汽化、脱掉瘢痕表皮后，再用脉冲染料激光照射局部。

5. 强脉冲光 强脉冲光属于普通非相干光，但具有能量高、波段相对集中、脉宽可调等特点，其治疗机制和激光相似，也是依照选择性光热作用理论，具有和激光相似的生物学功用。强脉冲光穿透皮肤，并被组织中的色基以及血管内的血红蛋白优先选择吸收后，光能转化为热能，产生光热效应，血红蛋白则会变性、凝固，同时损伤扩张的毛细血管内皮细胞，最终导致血管的闭塞退化，从而抑制血管增殖，进行血管靶向治疗。强脉冲光在血管性病变的临床治疗中取得了很好的效果，同时通过抑制瘢痕内的血管抑制瘢痕的增生。强脉冲光还可以抑制组织氧合作用，导致胶原降解和胶原酶释放，使瘢痕胶原及黏蛋白合成水平下降，对成纤维细胞的生长具有抑制作用，使瘢痕变平、变白、变软，恢复到接近正常表皮状态，是目前治疗增生性瘢痕和瘢痕疙瘩安全、可靠、有效、理想的方法。治疗瘢痕一般选用 570nm 或 590nm 波长，脉宽 15～25ms，能量密度 35～50J/cm²。Bellew 等比较了强脉冲光和脉冲染料激光的临床疗效，发现两者效果相近，但是强脉冲光副作用相对较小，安全性较好，患者更容易接受。

6. 点阵激光 点阵激光是一种新型激光，与传统的有创激光磨削不同，点阵激光治疗后，皮肤上出现矩阵样排列的微小损伤区，基于选择性光热作用理论，创建可控的宽度、深度和密度。这些受控的组织加热损伤区与周围间隙处正常的皮肤组织可形成微型网状结构，使表皮和真皮具有活力，并加快治疗区的修复，不易留瘢痕。

病理性瘢痕治疗水平的提高有赖于人们对瘢痕形成机制的认识。相信随着分子生物学技术的发展，在细胞分子水平进一步阐明病理性瘢痕的形成机制，病理性瘢痕的治疗必将会取得新的突破。目前，新的药品和治疗手段的出现，不仅具有临床治疗价值，而且对于病理性瘢痕形成机制的认识也具有启发意义。目前病理性瘢痕的治疗方法较多，但是，单一的治疗方法存在疗效不满意和不良反应严重的问题，较统一的主张是多种方法联合应用，进行综合治疗以提高疗效。激光治疗瘢痕的原理是利用激光的烧灼、汽化、切割、凝固及散焦等特有作用，去除瘢痕组织或损伤瘢痕内血管，抑制胶原合成和细胞增殖，诱导细胞的凋亡，以达到对不同种类及不同部位瘢痕的治疗目的。激光技术治疗瘢痕疗效已经肯定，不良反应较轻，在面部瘢痕的早期美容修复方面具有明显的优势。

应用适当的激光治疗不同类型的瘢痕不但可以提高疗效，还可以减轻不良反应及并发症。Nd:YAG 激光适用于治疗增生性瘢痕，脉冲染料激光和可调脉宽 Nd:YAG 倍频激光适用于治疗增生性瘢痕、瘢痕疙瘩，超脉冲 CO_2 激光和 Er:YAG 激光适用于治疗浅表性瘢痕。强脉冲光对于病理性瘢痕也有很好的治疗效果，既可以独立应用，又可以和其他方法配合使用。各种激光的临床疗效均有局限性，应根据瘢痕的类型、瘢痕的不同时期制定综合的治疗方法。

但由于激光存在穿透深度有限、治疗费用贵、疗程长等缺陷，目前还不适合大面积瘢痕的治疗。再者，激光技术的问世和临床应用时间较短，对其治疗瘢痕的作用机制的深入研究较少，激光作用于病理性瘢痕后，其组织中的成纤维细胞、毛细血管和细胞外基质等的变化规律也有待于进一步研究。

（二）浅表性瘢痕的治疗

浅表性瘢痕是临床上很常见的一种稳定成熟性瘢痕，分为凹陷瘢痕和微凸出皮面瘢痕（微凸出皮肤表面1mm以内)两大类,包括手术伤口缝合瘢痕、擦伤挫伤瘢痕、浅度烧烫伤瘢痕等,多因皮肤轻度损伤,或浅Ⅱ度烧烫伤,或受浅表感染后所形成,一般累及表皮和真皮浅层。临床表现为表面粗糙,偶有色素改变,局部柔软,微凸出或凹陷于周围正常皮肤,一般不影响功能,但影响美观,可采用点阵激光治疗。

1 治疗过程 超脉冲CO_2激光和Er:YAG激光适用于治疗浅表性瘢痕。术前表面涂敷利多卡因凝胶可有效防止或减轻疼痛。治疗中依据瘢痕形态和深度的不同,采用不同的换肤技术,能量密度为300～500mJ/cm²,较深的瘢痕可联合应用强脉冲光治疗。一般经2～5次治疗,严重的病例经5～7次治疗,可达到满意效果。

2 治疗体会 Sulimov等提出激光治疗后术区喷射特制的低浓度盐水加局部涂抹润滑膏可显著减轻红斑、刺痛、瘙痒等症状。Mortensen等也报道,他们在对患者进行激光治疗后,给予局部涂抹locobase repair软膏(其中含有与人体皮肤中脂肪、类固醇成分近似的物质),结果显示激光治疗后渗出明显减少,术后感染率明显降低。邹勃生等对38例患者行激光磨削治疗后,创面外用湿润烧伤膏1～2周,随访3～6个月,结果显示,一次治疗痊愈14例,显效6例,有效4例;二次治疗痊愈8例,显效4例,有效2例,总有效率100%,无一例出现瘢痕增生、色素加深及感染。说明面部瘢痕激光磨削后创面使用湿润烧伤膏能促进创面愈合,无明显副作用,且使用方便,效果良好。李康英等在重组人表皮生长因子促进激光烧灼表皮组织修复的实验研究中用CO_2激光汽化试验兔背部皮肤的表皮层,造成浅Ⅱ度烧伤创面,其中治疗组给予术后常规换药加局部喷洒rhEGF,对照组不喷洒rhEGF。结果治疗组创面出现上皮化至完全愈合的时间较对照组快2天,有显著性差异($P<0.01$),表明激光术后创面应用rhEGF能有效地缩短疗程,具有促进表皮细胞增殖分化、加速表皮层生长的作用(图15-6)。通过术后避光保护,结合外用防晒霜(SPF15～20),口服维生素C、维生素E,可进一步减轻色素沉着的发生。在出现色素沉着后,亦可在面部色素沉着区涂搽0.1%氢醌软膏或0.025%维A酸膏治疗,可恢复到正常肤色。点阵激光治疗后至少应防晒2周,应用漂白乳膏可预防或减少色素沉着的发生。

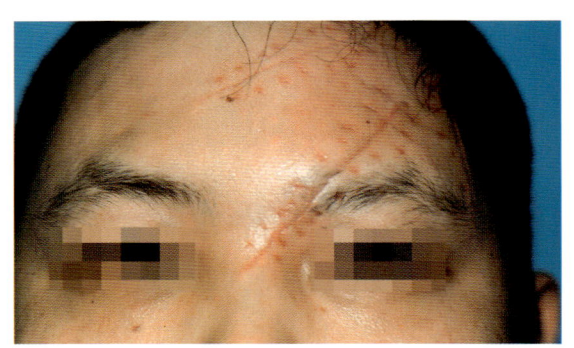 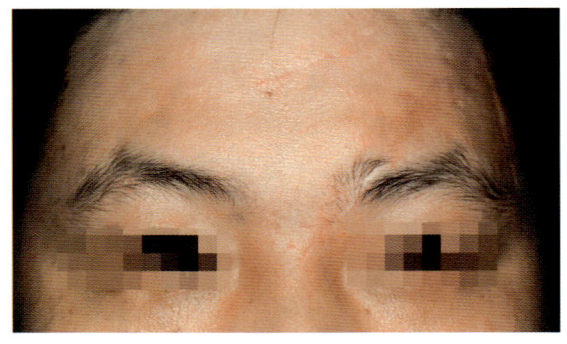

A　　　　　　　　　　　　　　　　　　B

图15-6　额部外伤缝合后瘢痕激光治疗前后
A. 术前　B. 激光治疗3次后

(三) 增生性瘢痕和瘢痕疙瘩的治疗

瘢痕疙瘩及增生性瘢痕是以胶原纤维等细胞外基质过度产生和沉积为特征的皮肤纤维化疾病,临床表现为长时间显著的瘢痕增生。局部增生局限于病损区域内者称为增生性瘢痕,超出原损伤范围不断侵袭周围正常皮肤者称为瘢痕疙瘩。

1 增生性瘢痕的治疗

（1）脉冲染料激光：肥厚、红肿、伴有瘙痒症状的早期增生性瘢痕可用脉冲染料激光进行治疗。采用美国赛诺秀公司的 Cynergy 血管工作站，波长 585nm，能量密度为 6.0～7.5J/cm^2（7mm 光斑）或 4.5～5.5J/cm^2（10mm 光斑），脉宽 2.0ms，脉冲相互毗邻但不重叠。脉冲染料激光照射后瘢痕颜色变暗，部分出现紫癜，表面扩张的毛细血管即刻收缩。对于肤色较深的患者以及前胸等皮肤脆弱的部位，激光的能量密度需降低10%。在 PDL 的照射下，患者会感受到类似皮筋击打一样的刺激感。治疗后 15～30min 内受热的皮肤会感到轻微的皮肤晒伤感。

（2）汽化性激光：单独应用 CO_2 激光和 Er:YAG 激光等汽化性激光治疗增生性瘢痕，复发和加重的风险比较大，因此一般在临床上常联合应用脉冲染料激光及汽化性激光进行治疗。铒激光波长为 2940nm，组织内水的吸收率高（是 CO_2 激光的 10～20 倍），剥脱更为准确，对于周围组织热损伤小，色素沉着发生率低，但是其较 CO_2 激光的穿透深度低，有限的热损伤区对胶原的刺激较差。虽然光斑重叠能够弥补此缺陷，但是由于其缺乏热凝止血作用造成的渗血给激光治疗术后创面的护理带来不便，因此在临床上更偏向于应用 CO_2 激光进行增生性瘢痕的剥脱。超脉冲 CO_2 激光选择能量密度 300～500mJ/cm^2，功率 5～7W，光斑 1.3mm；脉冲染料激光（585nm）选择能量密度 6.5～7.0J/cm^2，光斑 7mm，脉宽 2ms。CO_2 激光使其表皮剥脱至瘢痕高度的基本平皮面，之后立即行 PDL 治疗。疗程间隔 1 个月，平均需要 3～5 个疗程。增生性瘢痕激光治疗实例见图 15-7。

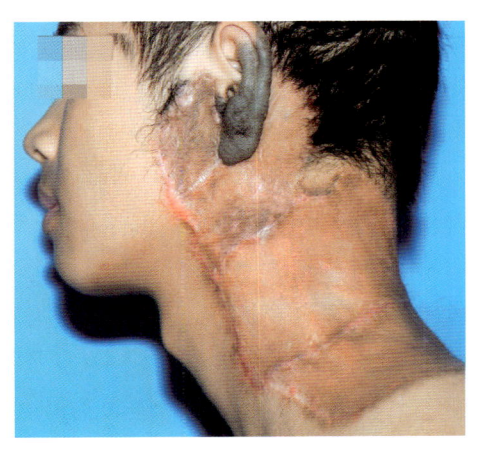 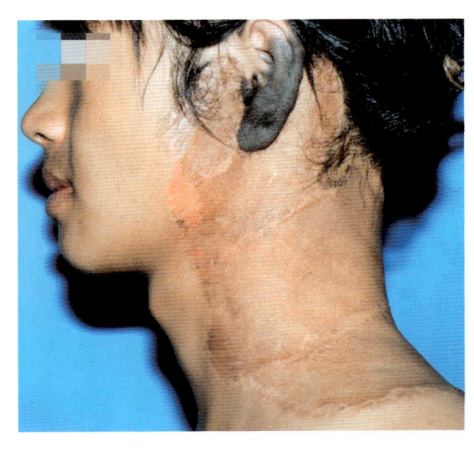

A　　　　　　　　　　　　　B

图 15-7　颈部巨痣切除植皮术后增生性瘢痕激光治疗前后
A. 术前　B. 激光治疗 3 次后

（3）等离子体（plasma）技术：传统激光和物理磨削方式主要针对瘢痕表面的平整度处理，在皮肤深部的热刺激是不甚理想的，其胶原刺激和胶原重塑作用较差。传统激光和物理磨削方式都会造成皮肤组织的物理缺损，使得皮肤色素沉着的风险大大增加。等离子体技术不同于激光和其他普通光能，通过等离子能量对皮肤产生热作用，其主要特点是不需要和皮肤色基相作用，也不汽化组织，完整保留分离的表皮，利用它作为天然的敷料，可促进瘢痕修复，从而具有显著的优越性。应用 plasma 治疗部分增生性瘢痕患者，可以观察到瘢痕在高度、色泽等外观方面的改善。

根据瘢痕的部位、深浅、时间长短及皮肤角质层厚度不同选择合适的治疗模式及治疗参数（飞顿公司生产的 micro-plasma 仪器）：

①滑动 tip：宽度 10mm，像束排数为 6，每排 38 针。适用于深度＜0.5mm 表浅瘢痕的治疗，既有剥脱作用，又有热作用。tip 紧贴皮肤处为射频热效应，前后两端未接触皮肤处为 plasma 剥脱效应。

②固定 tip：直径 12mm，像束点之间的间距为 1mm，适用于深度＞0.5mm 瘢痕的治疗。

③套管 stationary tip：内置弹簧，利用弹簧的弹力及皮肤的弹性，使 tip 自然贴合皮肤，产生明显的 RF 热效应。热作用相对更多。

④不带套管 tip：热作用弱，剥脱作用相对较强。

治疗 tip 使用技巧：保持 tip 与皮肤的平行接触，轻按；以 2s 滑行 10cm 距离的速度治疗；滑动方向从水平→垂直→多个方向滑动，保证皮肤组织均匀受热，不能在同一轨迹往返滑动。

术后用药：术后 7 天内，应保持创面干燥，防止创面感染，并且每天在创面涂抹金霉素软膏 2 次。创面的结痂应让其自然脱落，不可强行揭下痂皮，防止出血和感染。

2 瘢痕疙瘩的治疗（仅以耳部瘢痕疙瘩为例，其他部位慎用）①切割瘢痕疙瘩：用较大功率（27～30W）的激光，于距瘢痕疙瘩与正常组织的基底部 0.5cm 处，将肿块完整切割（此步骤操作时，应与正常组织之间留有足够的安全距离，防止灼伤正常组织）；②炭化、汽化瘢痕疙瘩基底部：用稍大功率（23～25W）的激光炭化、汽化瘢痕疙瘩基底部，使基底部与周围正常组织齐平；③保护创面：治疗结束后，创缘表面涂一层金霉素软膏。

治疗体会：①治疗瘢痕疙瘩的激光参数较增生性瘢痕大，最好选用大光斑、高能量，以达到一定的治疗深度；②治疗指征均为瘢痕表面变苍白；③治疗范围包括整个瘢痕疙瘩，但瘢痕疙瘩患者均有瘢痕体质，应注意避免皮损边缘造成新的损伤；④红色瘢痕效果更佳，这与激光选择性损害瘢痕组织中的血管有关；⑤瘢痕疙瘩较增生性瘢痕治疗次数多，痊愈率低，复发率高（图 15-7）。

（四）萎缩或凹陷性瘢痕的治疗

萎缩或者凹陷性瘢痕多见于痤疮后，治疗方法很多，如化学剥脱、外科切除、磨削、植皮和皮肤扩张器手术等，但这些方法的疗效不甚理想，有严重的副作用，如术后感染、瘢痕加重和色素变化。尤其是亚洲人群，Ⅲ型或Ⅳ型皮肤居多，色素沉着是其主要的副作用，可持续几个月。激光换肤用于治疗皮肤瘢痕（包括痤疮瘢痕）已经被大多数人所接受，这种激光主要包括剥脱性、非剥脱性及点阵激光。过去认为传统的剥脱性超脉冲 CO_2 激光是治疗痤疮瘢痕的金标准，但是创面大，恢复慢，并发症多。Cooltouch Ⅲ激光是一种较有代表性的非剥脱激光，治疗面部痤疮凹陷性瘢痕疗效显著且非常安全，不影响患者的日常生活和工作。CO_2 点阵激光的疗效和传统超脉冲 CO_2 激光接近，同时降低了并发症的风险。点阵 CO_2 激光传统用于痤疮瘢痕和光损伤皮肤的烧灼重建，可以显著改善风险预测。另一方面，非剥脱性装置是更安全的，但有效性较差。剥脱性点阵激光治疗的发展改善了传统剥脱性和非剥脱性装置设备的缺点。

剥脱性点阵激光的治疗过程：治疗前，嘱患者清洁面部，外涂复方利多卡因乳膏（2.5%利多卡因和 2.5%丙胺卡因 50mg，北京紫光制药有限公司生产），封包 1h。术前将表面麻醉药除去。采用的 CO_2 点阵激光为美国科医人公司的 Ultrapulse Encore（Lumenis Inc.，Santa Clara，美国加利福尼亚州），手具为 Deep FX。激光参数：能量 10mJ，密度 10%，频率 300Hz，时间间隔 0.5s。治疗时垂直对准皮肤开始逐个光斑治疗，光斑重叠 1/3，重点部位重复照射治疗 2～3 遍，术后局部外用重组人表皮生长因子，无须包扎，保持创面干燥，配合冰敷至少 30min。治疗后皮肤发红，有灼热感和疼痛。术后第二天创面基本退红结痂，患者可以轻柔地清洗治疗部位。48h 内禁止化妆或使用功能性化妆品。术后严格防晒，建议使用 SPF30 以上的防晒霜至少 3 个月（图 15-8）。

（五）激光治疗的并发症

激光治疗出现的并发症一般都是一过性的，很少出现永久性的并发症。非剥脱性激光由于不破坏皮肤的角质层，因此治疗后皮肤无渗出、结痂、水疱等现象，也无感染、炎症、瘢痕等并发症。剥脱性激光将表皮点状剥脱，会出现红斑、水肿、色素沉着等短期的并发症。①疼痛：最常见的并发症,一般于 10～60min 内缓解,不同设备治疗引起的疼痛程度可能不同;②红斑:治疗后 1h 皮肤可发红,如被阳光暴晒后,可持续 5～7 天;③水肿:选择高能量治疗时,会引起皮肤轻度水肿,于 1～3 天自行消退;④脱皮:随着皮肤的进一步修复,含有色素细胞的表皮层脱落,皮肤会出现轻微的脱皮现象,持续约 2 周;⑤皮肤炎症:如痤疮样皮疹、HSV 感染、脓疱疹等;⑥炎症后色素沉着(PIH):单次过大剂量对深色皮肤易导致炎症后色素沉着,主要与点阵密度相关,发生率为 12.4%。

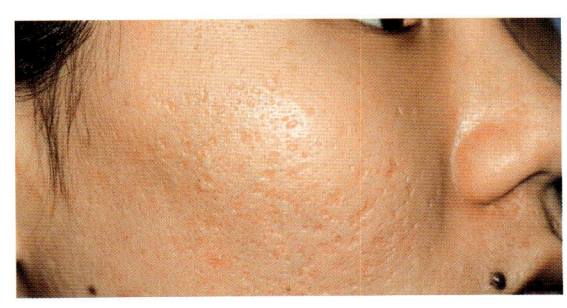 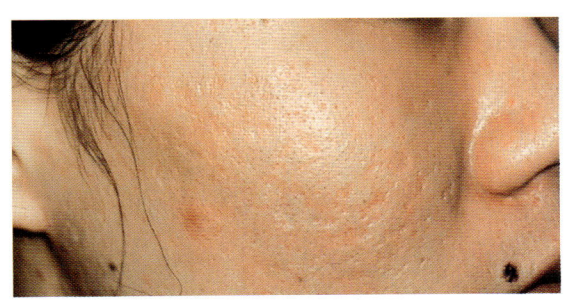

A   B

图 15-8　面部痤疮后凹陷性瘢痕激光治疗前后
A. 术前　B. 激光治疗 2 次后

第五节　激光包皮环切术

男性的阴茎头外面双层折叠的皮肤称为包皮。翻转包皮,可见龟头后面呈环状缩小的部位叫做冠状沟。在冠状沟附近的皮肤里有许多皮脂腺,分泌一种具有臭味的分泌物,呈黄白色泥状,称为包皮垢。男性 7 岁以前包皮都比较长,遮盖了整个阴茎头及尿道外口;以后随着青春发育,阴茎体积增大,长度增长,包皮会向后退缩,使阴茎头和尿道口暴露在包皮之外。如果到了成年,包皮口狭窄,或包皮与阴茎头粘连,使包皮不能上翻而露出尿道口或阴茎头,在医学上称为包茎;如果包皮虽然能上翻而露出龟头,但包皮口很小,盖住尿道外口,称包皮过长。

一、病因病理

包皮过长一般都是遗传引起的,包茎也有一些后天因素。包皮过长反复感染,造成包皮和龟头的粘连,使包皮不能上翻,从而导致包茎。

二、症状和临床表现

包皮过长是指男子成年后,阴茎皮肤包裹龟头,使龟头不能完全外露。其中又可分为真性包皮过长和假性包皮过长。真性包皮过长是阴茎勃起后龟头也不能完全外露;假性包皮过长是指平时龟头不能完全外露,但在阴茎勃起后则可以完全外露。假性包皮过长如果不影响日常生活,一般不需要通过手术治疗,注意保持生殖器清洁即可。

三、激光包皮环切术

常规消毒铺巾,用 1% 利多卡因行阴茎根部阻滞麻醉,用甲紫在阴茎背侧距龟头顶端 0.5cm 处作一预切标记线。用蚊式钳扩张包皮,分离包皮与龟头之间的粘连,清洗包皮垢,显露阴茎龟头及冠状沟。夹住龟头两侧包皮并提起,使用CO_2激光刀(波长10.6μm,功率30W),可调连续聚焦输出光束(功率10~15W),先将阴茎背侧包皮纵行切开至标记处,再在距阴茎系带1.2cm左右处纵行切开阴茎腹侧包皮。先提起左侧或右侧包皮,用中弯血管钳沿冠状沟方向斜行夹住欲切除的包皮内外板,钳夹处距冠状沟1cm左右,阴茎系带处适当延长,保护阴茎阴囊及周围皮肤,沿止血钳下缘分层切割内外板,切除多余包皮。再用相同方法切除另一侧,彻底止血。如遇明显出血点,可用5-0可吸收线缝扎止血。包皮内外板用5-0可吸收线间断缝合6~8针。创面及龟头外涂金霉素眼膏,可不用包扎(图15-9)。CO_2激光包皮环切术具有以下优点:①切口整齐,伤口愈合快;②止血快,出血

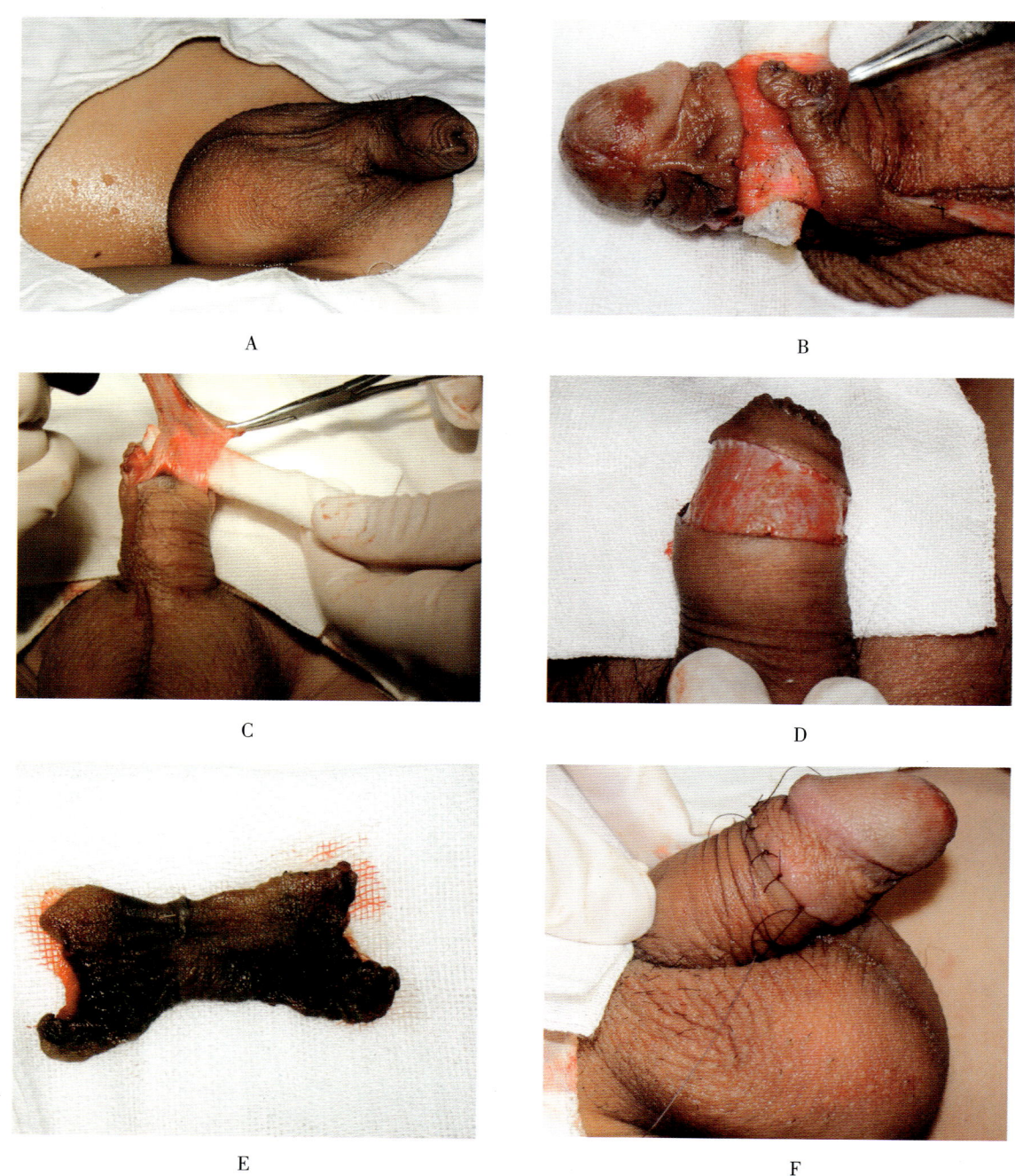

图15-9 激光包皮环切术的手术过程

A. 包皮过长术前　B. 激光切除包皮外板　C. 激光切除包皮内板　D. 激光环切术后　E. 切除的包皮组织　F. 切口缝合后

少,手术时间短;③减轻了水肿,减少了感染机会。

四、并发症

激光包皮环切术后容易引发的并发症如下:

1. 血肿　血肿多在手术后 24h 内出现,多与术中止血不彻底有关。包皮下大血肿必须重新止血。阴茎出血、血肿多因阴茎勃起所致,术中有效止血和术后镇静、应用雌激素可抑制勃起。

2. 包皮水肿　包皮环切术后因周围淋巴回流的重建,所以会出现水肿,这是生理反应。拆线后龟头露出需要一定的时间才能适应。一般 1～2 个月可消肿,必要时可使用硫酸镁液外敷或者配合理疗消肿。

3. 伤口疼痛　术后伤口会有轻微疼痛,可服用消炎止痛药物。

第六节　激光悬雍垂腭咽成形术

一、概述

激光悬雍垂腭咽成形术主要用于治疗阻塞性睡眠呼吸暂停低通气综合征（obstructive sleep apnea hypopnea syndrome,OSAHS）。OSAHS 是指睡眠时上气道塌陷阻塞引起的呼吸暂停和低通气,伴有打鼾、憋气、睡眠紊乱、频繁发生的血氧饱和度下降、CO_2 含量增高、血压升高、心率减慢（或心律失常）、白天嗜睡等。目前 OSAHS 发病呈上升趋势,发病率 1%～4%,尤其是 65 岁以上老年人患病率达 20%～40%。

1. 社会危害　鼾声扰民,影响家庭幸福,交通和安全生产事故上升;儿童打鼾会影响智力及身体发育,导致民族素质下降。

2. 自身损害　儿童出现面容变丑、鸡胸畸形及智力发育障碍等。成人因长期缺氧,全身各脏器损伤严重,出现顽固性头痛、高血压、冠心病、脂肪肝、血糖升高、老年性痴呆,女性显得特别衰老,男性出现性功能减退,严重者可出现心脑血管意外而发生猝死。解除上气道结构性异常是治疗 OSAHS 的主要方法。

二、病因病理

各种原因引起的气管平面以上的上呼吸道狭窄都可以引起打鼾甚至呼吸暂停,具体包括鼻中隔偏曲、鼻息肉等引起的鼻部狭窄,扁桃体肥大、软腭松弛、悬雍垂过长引起的咽部狭窄,舌体肥大、舌根部肿瘤、小颌畸形、肥胖或过度疲劳引起的舌后坠;小儿多见于腺样体肥大。其发病机制可能与睡眠状态下上气道软组织、肌肉的塌陷性增加,睡眠期间上气道肌肉对低氧和 CO_2 的刺激反应性降低有关,此外还与神经、体液、内分泌等因素的综合作用有关。

三、症状和临床表现

患者通常表现为睡眠时张口呼吸、严重打鼾和反复出现的呼吸暂停,以至于反复憋醒,睡眠不宁。经常发生夜间心绞痛及心律失常。严重者恐惧睡眠,夜间多梦、多尿,儿童容易出现遗尿症状。醒后头痛、头晕,口干舌燥;白天疲乏无力、困倦、嗜睡,甚至在工作开会或者驾驶时入睡;记忆力下降,反应迟钝,工作学习能力下降;性功能减退等。儿童多动,注意力难以集中。

局部检查可见鼻中隔偏曲,下鼻甲肥大;咽部有不同程度的软腭松弛,悬雍垂肥大,咽腔狭窄。全身检查常合并高血压、冠心病。多导睡眠监测符合2002年全国睡眠呼吸暂停低通气综合征专题研讨会制定的诊断标准。依据睡眠呼吸暂停低通气指数(apnea-hypopnea index,AHI)和血氧饱和度(oxygen saturation,SaO_2)指标进行病情程度分级:(1)轻度,AHI 5~20次/小时,最低SaO_2≥85%;(2)中度,AHI 21~40次/小时,最低SaO_2 65%~84%;(3)重度,AHI>40次/小时,最低SaO_2<65%。纤维喉镜检查阻塞部位均位于腭咽平面。

四、激光悬雍垂腭咽成形术

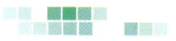

对鼻中隔偏曲或者下鼻甲肥大患者,在局部麻醉下鼻内镜下行鼻中隔矫正术及下鼻甲部分切除术,术后3~5天再行高能脉冲CO_2激光保留悬雍垂腭咽成形术。OSAHS患者全部在局麻下手术。方法:术前4h禁饮食,术前0.5h肌注苯巴比妥0.1g、阿托品0.5mg。采取坐位,用1%丁卡因喷雾咽部行表面麻醉,用1%利多卡因加1‰肾上腺素行软腭及腭弓局部麻醉。在软腭游离缘左、中、右缝扎3根线保留于口外。用湿盐水纱布包裹压舌板,助手压舌暴露咽腔全貌,让患者发"啊"声,确定软腭凹点并做标记。术者左手提拉起软腭缝线,使软腭向前下方伸展;右手拿高能脉冲CO_2激光手柄,距软腭1~1.5cm,调连续输出,能量18mJ,频率17Hz;脚踏开闭控制。于悬雍垂两侧近倒U形从一侧软腭游离缘切割软腭黏膜至切除高点(软腭凹下0.5cm),反折至悬雍垂侧面,逐层斜行前高后低切割黏膜下脂肪组织至软腭背面黏膜,勿贯透黏膜。用艾利斯钳钳夹下切缘向外下提起,再用激光沿背面黏膜向下切割掉软腭表面的黏膜及黏膜下组织,保留悬雍垂,注意勿损伤腭肌,保留软腭背面黏膜长约1cm,多余黏膜剪掉。调激光为重复输出,从切口处汽化掉悬雍垂根部及腭帆肌间隙的多余脂肪,使剩余部分软腭变薄,剪开悬雍垂两旁背侧黏膜,向上反折与切缘黏膜牵拉缝合。

传统的保留悬雍垂的腭咽成形术能达到保留咽部正常结构、维持咽腔正常生理功能、消除阻塞症状的手术目的。由于手术过程出血多,手术时间长,需在全麻下进行,故危险性大,术后局部肿胀疼痛明显,患者痛苦大。随着激光医学的发展,用先进的激光代替手术刀使鼾症和OSAHS的治疗向前迈进了一大步。激光辅助悬雍垂腭咽成形术近几年来已广泛应用于临床。我们用高能脉冲CO_2激光器,选用连续输出模式,无焦化逐层切割和汽化软腭组织,封闭凝固小血管,术中不出血或仅有少许渗血,术野清楚,使手术时间缩短,局麻下即可进行。该激光对生物组织穿透力小,对周围组织热损伤轻,既能将腭帆肌间的脂肪组织汽化掉,又不易损伤腭帆肌,患者术后反应轻,并发症少,治疗效果与传统的保留悬雍垂的腭咽成形术疗效相近。高能脉冲CO_2激光保留悬雍垂腭咽成形术适用于轻、中度OSAHS患者,阻塞平面在腭咽部,检查软腭松弛和悬雍垂肥大所致的腭平面狭窄。软腭切除的最高点定于软腭凹点下0.5cm,因为软腭凹点是悬雍垂肌和腭帆提肌交界点,也是腭帆张肌的下缘,这样可防止激光损伤腭帆肌。激光手术中保留悬雍垂,汽化掉悬雍垂根部、腭帆肌间多余脂肪后,将软腭背部黏膜向上反折覆盖创面间断缝合,对维持咽部正常结构及功能、扩大咽腔、防止咽腔瘢痕性狭窄有重要意义。

五、并发症

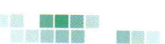

应用激光治疗时注意勿损伤咽后壁黏膜以免造成鼻咽部粘连,同时注意用吸引器及时排除激光治疗产生的烟雾。患者伤口多可以一期愈合,术后仅有轻度水肿,很少出现术后出血、咽腔粘连及鼻腔反流等并发症。

第七节 激光毛发移植术

一、概述

既往对于永久性秃发多采用外科手术的方法,即将有毛发的皮瓣转移到秃发区。这种手术痛苦大,且需多次手术,术后留下手术瘢痕,毛发的生长方向较难控制,从美容的角度来说效果不甚理想。近年来,随着激光技术在医学领域的广泛应用,激光毛发移植术已在国内逐渐开展,并取得了良好的效果。

二、适应证与禁忌证

1. 适应证 ①雄激素源性秃发;②各种类型的瘢痕性秃发(包括外伤、烧烫伤、感染、手术切口等);③经久难愈的斑秃(神经性秃发):斑秃经解除精神因素、药物治疗一般可重新长出头发,若经多种措施治疗 1 年以上仍长不出头发可考虑移植手术;④其他:头发密度太稀需加密者,需调整发际线者。

2. 禁忌证 ①严重的心脑血管疾病、肝肾功能不全、出血性疾病患者;②精神异常者;③全秃或 1 年内药物治疗有效的斑秃;④肿瘤患者;⑤结缔组织病患者;⑥头皮局部有急性炎症者;⑦瘢痕体质者;⑧妇女妊娠期、月经期;⑨近期服用过抗凝药、扩血管药者;⑩对手术疗效存在不切实际期望者。

三、激光毛发移植术

激光毛发移植术是目前广受重视的一种治疗手段,可以用手动法将 0.1mm 或 0.2mm 光斑完成 2～3mm 长的植床准备,也可用扫描头或计算机模式产生器自动完成,或由激光专用植发切刀完成。激光毛发移植制备的受床孔径一般为 1.25mm,放置头发 5～6 根;而传统方法则多以 14 号打孔针完成受床准备。

一般使用 CO_2 聚焦的光斑 0.5mm 制备圆孔状受植床,每空放置 2～3 根头发;传统的方法则是由 18 号打孔器完成受床准备。

首先是秃发区域(受植区)的准备。激光头在计算机的驱动下,根据秃发的部位及毛发生长的方向,完成激光光斑的匀速移动切割,从而产生一个精确的、均匀一致的切割线,以供头发的植入。供发区主要选择枕部及颞部的有发区域。在局部麻醉下,利用 CO_2 激光刀进行 3mm 宽的长带状切割,然后将此长条进行 5～7 根 / 组头发分割后,嵌植入受植区的切割线内。移植块成活后,秃发区域就可长出毛发。

激光植发最显著的优点是术中出血少,术后水肿及疼痛极轻,同时由于移植块较小,术后从美观的角度讲,与周围秃发或疏发区以及各移植块之间的反差较小,无需移植过密仍显自然外观。总之,激光植发能大大提高手术的精度,缩短手术时间,外观自然。尽管各种激光植发方法存在这样或那样的不足,但目前仍是治疗永久性秃发的一种最为有效的方法。

四、并发症

1. **感染** 由于头部血液循环丰富,只要按常规进行严格消毒与操作,感染发生率较低。
2. **术后肿胀** 一般较轻,大多无需特殊处理。重度水肿可用硼酸等湿敷。
3. **毛胚下陷或突出** 毛胚植入时如嵌入过深可致毛胚下陷,毛胚受挤压可向外突出。一般无须特殊处理,经过半年以上的时间可能会与周围皮肤逐渐一致。如1年以上皮肤仍明显不平整,可用激光磨削法等修整。
4. **表皮囊肿** 偶尔在已植入1个毛胚后在其上又叠加1个毛胚,或植入的毛胚滑向1个植孔之内的情况下,可形成表皮囊肿。明显者可手术切除。
5. **瘢痕** 供区瘢痕多由取皮过宽、缝合技巧欠佳,或皮下止血损伤太重等造成,因此每次取皮宽度最好在2cm之内。少量帽状腱膜层缝合可大大减轻表皮的缝合张力,也是减轻表皮瘢痕的有效措施。
6. **感觉迟钝或麻木** 由表浅神经损伤所致,一般数月至半年内多能恢复,少数可迟至1年以上。仅极个别出现永久性感觉障碍。
7. **毛发生长不良或失活** 多数由人为因素引起,缩血管药的延迟效应或者移植物排列得过于紧密也是缺血损伤毛囊的另一个重要原因。人为错误和粗心大意对毛发移植是一种危害,其中,物理损伤常见于干燥、镊夹或手术刀意外切割,生化损伤可能由于接触水、盐、防腐剂、乙醇或过氧化氢。最主要的损伤原因是干燥而非镊夹的压力等,置于戴手套的手背上的移植物在3min内将发生不可逆的损伤。
8. **毛发生长不匀称** 除手术技巧之外,还可能与头皮局部血供有关,有时原因不能明确。
9. **内生毛发与异物反应** 毛胚在制作过程中毛干被切离,仅毛囊部分残留于毛胚中,这样的毛胚移植后,毛发失去了向外滋生的原有上皮孔道,因而可向皮下组织强行生长,进而引起异物反应。局部可表现为红肿、疼痛,可反复发作,长期不愈者可手术切除。重要的是预防,毛胚制作过程中一定要将无用的毛囊剔除干净。

(唐建兵　翁伟丽　程飚)

参考文献

[1] Goldman P.皮肤与美容激光外科[M].李勤,余文林,苑凯华,译.北京:人民军医出版社,2009.

[2] 姚敏,方勇,王莹.激光医学与组织修复[J].上海交通大学学报:医学版,2010,30(12):1451-1454.

[3] 林晓曦.面部年轻化的激光治疗进展与评价[J].中国美容整形外科杂志,2008,19(5):321-325.

[4] 栾琪,高天文.点阵激光在医学美容的研究进展[J].中国激光医学杂志,2010,19(6):367.

[5] 陆文.高能超脉冲CO_2激光在重睑成形术中的应用[J].中华医学美学美容杂志,2006,12(5):309.

[6] 杨明怡.超脉冲CO_2激光法切开重睑术及护理[J].护理实践与研究,2011,8(4):42-43.

[7] 叶信海,陈熙,王开元,等.超脉冲CO_2激光辅助矫治下眼袋[J].组织工程与重建

外科杂志,2007,3(6):330-332.

[8] 李康英,段世军.激光经结膜路径整复睑袋的临床应用[J].应用激光,2008,28(3):258-260.

[9] 徐芳,李大铁.激光治疗病理性瘢痕的进展[J].中国激光医学杂志,2008,17(6):434-437.

[10] 范燕芳,曾瑞曦,刘祥厦.铒激光治疗瘢痕65例临床体会[J].临床医学工程,2010,17(12):74-75.

[11] 谭军,李波,李高峰,等.点阵CO_2激光治疗各类瘢痕的疗效评价[J].中华损伤与修复杂志,2010,5(5):578-582.

[12] Erol O O, Gurlek A, Agaoglu G, et al. Treatment of hypertrophic scars and keloids using intense pulsed light (IPL)[J]. Aesthetic Plast Surg, 2008, 32(6):902-909.

[13] Rogge F J, Cambier B. Safe and effective treatment of problem scars with the purely thermal non-ablative Er:YAG laser scar mode[J]. J Cosmet Laser Ther, 2008, 10(3):143-147.

[14] Capon A C, Gossé A R, Iarmarcovai G N, et al. Scar prevention by laser-assisted scar healing (LASH):a pilot study using an 810nm diode-laser system[J]. Lasers Surg Med, 2008, 40(7):443-445.

[15] Isarría M J, Cornejo P, Muñoz E, et al. Evaluation of clinical improvement in acne scars and active acne in patients treated with the 1540nm non-ablative fractional laser[J]. J Drugs Dermatol, 2011, 10(8):907-912.

[16] Battle E F Jr. Cosmetic laser treatments for skin of color:a focus on safety and efficacy[J]. J Drugs Dermatol, 2011, 10(1):35-38.

[17] Lloyd J R. Effect of fluence on efficacy using the 1440nm laser with CAP technology for the treatment of rhytids[J]. Lasers Surg Med, 2008, 40(6):387-389.

[18] Rerknimitr P, Pongprutthipan M, Sindhuphak W. Fractional photothermolysis for the treatment of facial wrinkle in Asians[J]. J Med Assoc Thai, 2010, 93(7):35-40.

[19] Hantash B M, Mahmood M B. Fractional photothermolysis:a novel aesthetic laser surgery modality[J]. Dermatol Surg, 2007, 33(5):525-534.

[20] Kontoes P P, Lambrinaki N, Vlachos S P. Laser-assisted blepharoplasty and inferior lateral retinaculum plication:skin contraction versus skin traction[J]. Aesthetic Plast Surg, 2007, 31(5):579-585.

[21] Vejjabhinanta V, Elsaie M L, Patel S S, et al. Comparison of short-pulsed and long-pulsed 532nm lasers in the removal of freckles[J]. Lasers Med Sci, 2010, 25(6):901-906.

[22] 杨学军,黄贵闽.CO_2激光包皮环切整形手术的临床效果观察[J].中国激光医学杂志,2009,18(2):110-112.

[23] 梁英,李军,肖良晋,等.CO_2激光包皮环切术及术后常见问题的处理方法[J].第四军医大学学报,2007,28(18):1638.

[24] 中华医学会呼吸病学分会睡眠呼吸疾病学组.阻塞性睡眠呼吸暂停低通气综合征诊治指南(草案)[J].中华结核和呼吸杂志,2002,25(4):195-198.

[25] 王菲,殷敏,程雷.阻塞性睡眠呼吸暂停综合征的外科治疗进展[J].中华临床医师杂志(电子版),2011,5(7):2012-2015.

[26] 彭玉成,范静.CO_2激光辅助改良悬雍垂腭咽成形术治疗阻塞性睡眠呼吸暂停

低通气综合征的疗效观察[J].中国激光医学杂志,2009,18(5):333-334.

[27] Goldstein C, Kuzniar T J. The emergence of central sleep apnea after surgical relief of nasal obstruction in obstructive sleep apnea[J]. J Clin Sleep Med, 2012, 8(3): 321-322.

[28] Olszewska E, Rutkowska J, Czajkowska A, et al. Selected surgical managements in snoring and obstructive sleep apnea patients[J]. Med Sci Monit, 2012, 18(1):13-18.

[29] Kwon O S, Kim M H, Park S H, et al. Staged hair transplantation in cicatricial alopecia after carbon dioxide laser-assisted scar tissue remodeling[J]. Arch Dermatol, 2007, 143(4):457-460.

[30] Avram M R. Laser-assisted hair transplantation—a status report in the 21st century[J]. J Cosmet Dermatol, 2005, 4(2):135-139.

第十六章
激光光电皮肤重建

第一节 皮肤老化与光老化

一、发生机制

皮肤老化是一个复杂的生物学过程，主要包括内源性老化和外源性老化。内源性老化（intrinsic aging）是指随年龄增长皮肤的程序性自然老化的过程，一般在 25 岁左右即逐渐发生；而外源性老化（extrinsic aging）是指皮肤受环境因素影响而引起的衰老变化，常见因素包括日光照射、重力、吸烟、睡眠姿势、重复性面部表情肌活动等。外界环境因素对皮肤的衰老起着核心作用，其中以紫外线的影响为主，因而被定义为光老化（photoaging）。"光老化"一词最早于 1986 年提出，用于描述紫外线照射（ultraviolet irradiation）后的皮肤改变。

表皮仅受 UVB 的影响，而真皮可被 UVA、UVB 影响。由于 UVB 大部分被表皮吸收，目前认为 UVA 为主要的诱发光老化的因素。紫外线照射使皮肤组织内反应性氧物质（reactive oxygen species，ROS）增加，激活皮肤角质形成细胞（keratinocytes，KC）和成纤维细胞（fibroblasts，FB）表面的生长因子和细胞因子受体，激活的受体引起信号转导级联反应（signal transduction cascade reaction），继而导致这两种细胞内多种分子的变化，其中诱导激活蛋白（AP-1）转录因子活化最为关键。AP-1 是多种不同基因的调节剂，这种转录因子能刺激基质金属蛋白酶（MMP）基因转录，在成纤维细胞中 AP-1 也能抑制前胶原基因表达。角质形成细胞和成纤维细胞所分泌的 MMP 能分解胶原和组成真皮细胞外基质的其他蛋白。MMP 促使完整的纤维状胶原断裂，从而改变了成纤维细胞和细胞外基质内胶原之间的机械性张力，机械性张力减小使胶原产生下调。研究表明低于红斑剂量的紫外线照射即可使 MMP 上调，而且紫外线暴露剂量和 MMP 产生之间存在着剂量依赖关系，即使暴露于不足以引起晒伤的紫外线剂量也能够加速皮肤胶原的降解，最终导致光老化。因而，紫外线照射对胶原有两种破坏作用，其一为分解细胞外基质中的胶原，其二是抑制新胶原的合成。由于这种真皮损伤不能够完全修复，从而破坏了细胞外基质功能和结构的完整性，长期的日光暴露使这种真皮的损伤日积月累，最终导致光损伤特征性皮肤皱纹表现（图 16-1）。光老化的程度与紫外线照射的强度及时间呈正相关。

进一步的研究显示，IL-1B 以时间、剂量依赖的方式使表皮生长因子受体（EGF-R）磷酸化而激活，IL-1B 还诱导细胞外信号调节酶（ERK）磷酸化活化。在细胞表面受体中 EGF-R 是通过紫外线辐射作用而激活的关键受体，在接受紫外线辐射后，EGF-R 和 IL-1R 交互联系使信号路径下游成分 c-jun 氨基端激酶（JNK）激活。EGF-R 抑制剂可阻断培养的角质形成细胞中 IL-1B 诱导的 MMP-1，

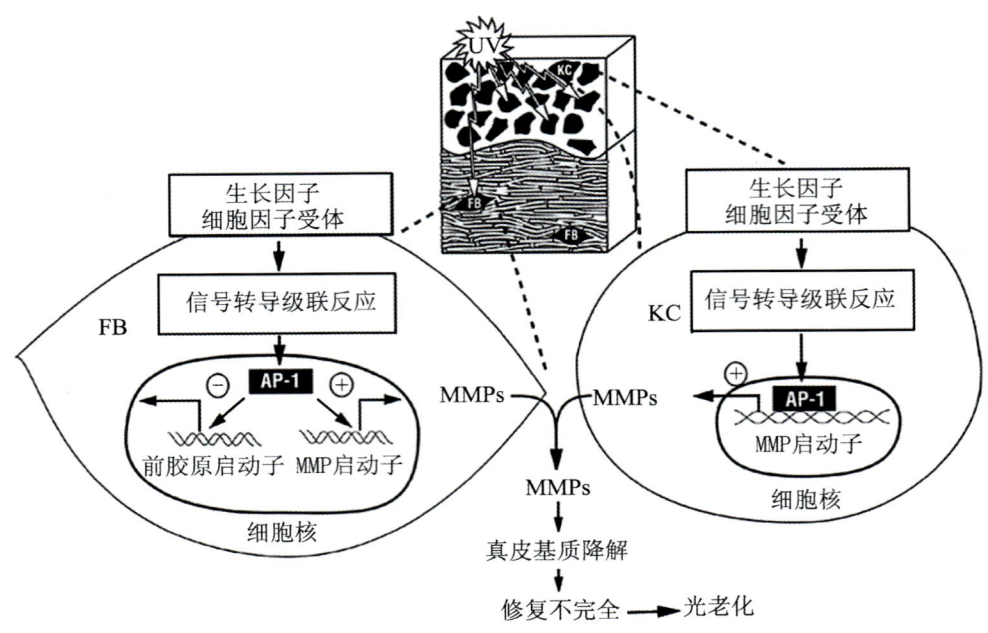

图 16-1　紫外线照射人皮肤激活信号通路示意图

说明 IL-1B 通过激活 EGF-R 和 ERK 路径导致 MMP-1 的高表达。Huang 等研究发现，高浓度的活性氧可以激活 EGF-R，而抗氧化剂能阻断 EGF-R 磷酸化。紫外线照射可导致活性氧产生，高浓度的活性氧可引起 DNA 损伤。紫外线照射还可导致朗格汉斯细胞减少，从而引起皮肤的免疫抑制，最终可能形成肿瘤。此外，紫外线照射使黑色素细胞密度成倍增加，出现较明显的色素沉着。

二、组织学表现

内源性老化过程中，脂肪细胞缩小，皮下脂肪减少并重新分布，这可能与生长激素水平降低有关。其中，真皮胶原的减少更为关键。细胞外基质中透明质酸减少，皮肤的机械性能减弱，加之皮肤的支撑结构——骨骼萎缩，使皮肤在大体上呈现松垂，韧性降低，肌肉附着点（如颧部）相对突出。

光老化部位的皮肤除了自然老化的改变外，还具有一些特征性组织病理改变，这些表现与非暴露部位皮肤有着质和量的差别。

表皮角质层可表现为角化过度，当损伤轻微时表现为修复性增厚，损伤严重时则出现萎缩。基底膜厚度增加，这可能与基底的角质形成细胞受损有关。基底层有大量角化不良细胞，使角质细胞失去极性。在曝光部位，黑色素细胞沿基底膜分布不规则，通常为色素沉着过度，这可能与黑色素细胞的多巴胺活性增加有关。表皮朗格汉斯细胞减少，导致皮肤对抗原和肿瘤细胞的免疫反应受损。

真皮的厚度和硬度因皮肤受损程度不同而有所改变。光老化最明显的组织学特征是弹性组织变性，这种变化通常始于真皮乳头层和网状层的交接部位，而在自然老化的皮肤中却无这种改变。自然老化的皮肤中糖胺聚糖减少，而光老化皮肤中可见糖胺聚糖增加、断裂的弹力纤维沉积、真皮细胞外基质蛋白（如弹性蛋白）和间隙胶原增加等。糖胺聚糖沉积在异常的弹力纤维上，不易水解。光老化皮肤的另一个突出特征是成熟的胶原纤维被嗜碱性胶原所替代。此外，在日光保护部位，Ⅰ型和Ⅲ型胶原只有到 80 岁以后才出现减少；但在日光曝露部位，10 岁时已减少 20% 左右，到 90 岁时减少 50% 左右，而且胶原纤维的结构在 40 岁后即出现紊乱。光老化皮肤真皮淋巴细胞和巨噬细胞增加而呈现慢性炎症；由于胶原网络支架的减少，血管缺乏支持而易破裂出现紫癜。

因此，内源性老化的皮肤总体表现为结构和功能的萎缩、退化，外源性老化的皮肤还可表现为色素异常、炎性反应性增生、毛细血管扩张、紫癜、多种良恶性皮肤肿瘤等。

三、临床表现

自然老化的皮肤通常表现为广泛的细小皱纹，皮肤干燥变薄、变白，皮肤弹性下降、松弛等。慢性光损伤引起的光老化通常发生在皮肤自然老化之前，而且具有一些共同特点，皮损分布于身体的光暴露部位，如颈项部、颜面部、前臂和手背等处。光老化皮肤除了呈现上述自然老化的皮肤表现外，还表现为皮革样外观，皱纹增加，皮肤弹性减弱、脆性增加，紫癜，良性甚至恶性肿瘤，皮肤伤口愈合能力受损等，这些表现主要与真皮的变化相关。而表皮最明显的改变为色素的变化，如出现色素异常斑和色素沉着斑。光老化皮肤的临床特征个体之间也有很大的差异，这些差异主要受皮肤类型、光暴露性质（职业性的或户外活动等）、发型、衣着和个体修复能力等的影响。

四、预防与治疗

目前，对于光老化的治疗和干预策略包括三个方面：①初级预防：在疾病发生前减少危险因素，即减少光暴露，包括穿防光的衣物，涂抹广谱防晒霜，尤其在紫外线高峰期注意防护；②二级预防：其目的在于早期监测疾病，特别是潜在发生而无临床症状的疾病，预防、延缓或减少临床症状的出现；③三级预防：包括对已经存在症状的疾病的治疗，改善外观效果或延缓疾病的进程。

目前用于防治光老化的药物包括维A酸类、抗氧化剂、雌激素类、生长因子和细胞因子等。临床试验证实，全反式维A酸能阻止胶原纤维分解，增加胶原纤维合成，并且能抑制异常弹力纤维合成；第二代维A酸（他扎罗汀）能选择性结合维A酸受体RAR-γ和RAR-β，减少角质形成细胞不典型增生和促使其极性复位。因此，维A酸类药物已经成为局部预防和治疗光老化的主要药物，能改善光老化的临床症状。维生素C具有抗氧化作用，能减少紫外线暴露后皮肤红斑和晒伤的形成，并能上调皮肤中胶原和金属蛋白酶组织抑制剂的合成，但由于其半衰期较短，通常在外用制剂中使用其衍生物。辅酶Q10是线粒体电子转运链中的一种成分，也是一种抗氧化剂，在表皮中的含量比真皮中高10倍，但年龄增长、不良的饮食习惯、紧张和感染等因素都会影响人体合成足量的辅酶Q10。外用辅酶Q10能渗透到皮肤各层，有效对抗长波紫外线诱导的角质形成细胞中的磷酸酪氨酸激酶介导的氧化应激反应，阻止DNA的过氧化损伤，而且还能显著抑制成纤维细胞中胶原酶的过度表达。大豆异黄酮能通过提高内源性抗氧化酶的活性抵抗紫外线诱导的光老化。外用绿茶萃取物可呈剂量依赖性地抑制紫外线照射诱发的红斑反应，还可以使光晒伤细胞数目减少、朗格汉斯细胞不受紫外线损伤，也可以减轻紫外线引起的细胞DNA损伤。

嫩肤（rejuvenation）是一种使皮肤年轻化的治疗，也是一种综合而复杂的过程，不仅要治疗皮肤色素性和血管性病变，还要改善肤质、肤色和皮肤的弹性，减轻皱纹，收紧皮肤。根据治疗后有无创面的形成，将嫩肤技术分为剥脱性与非剥脱性两大类。剥脱性嫩肤技术主要包括以水为靶色基的治疗，如波长10600nm的CO_2激光和2940nm的Er:YAG激光，在激光作用区组织迅速汽化剥脱。非剥脱性技术主要包括：①以水为靶色基的治疗，如波长1064nm、1320nm、1450nm激光技术；②以血红蛋白为靶色基的治疗，如波长532nm、585nm、595nm激光技术；③同时作用于黑色素、血红蛋白、水靶色基的治疗，如强脉冲光治疗技术IPL，为高强度、宽光谱，波长范围500～1200nm。此外，射频技术通过高频交流变化的电磁波作用于皮肤，利用皮肤的电学特性，使水分子震荡、摩擦产热，作用于胶原组织，实现紧肤效果，并通过改善血液循环、增加生物酶活性等途径改善皮肤质地。联合应用光、电两种不同的能量称为光电协同技术，可降低各自的能量，拓展治疗范围，增加疗效，减少不良反应。

对于光老化皮肤的治疗，无论何种方法，其首要目的都是恢复细胞外基质的正常结构，增加胶原含量。皮肤中胶原纤维可吸收400nm以上光波，如强脉冲光所发出的光波可部分地被胶原纤维吸收。皮肤中黑色素、血红蛋白及水分吸收的部分热量也可部分地传导至真皮层，从而在皮肤深层组织中产生光热作用和光化学作用，使局部产生轻微的炎症反应，诱导纤维组织产生损伤-修复过程，达到纤维的增生。成纤维细胞作为皮肤组织中的主要细胞，与皮肤结构重建、细胞外基质代谢等功能密切相关，因此也成为研究治疗光老化的主要目标细胞。Zelickson等研究发现强脉冲光（IPL）治疗可引起Ⅰ型胶原转录增加18%，85%～100%的光老化患者中Ⅰ型和Ⅲ型胶原、弹力纤维、胶原酶增加，50%～70%的患者中前胶原增加。Hemandez-Perez等进行光子嫩肤治疗后，通过HE染色发现活检组织中的胶原含量有所增加。吴迪等研究发现IPL照射可促进体外培养成纤维细胞Ⅰ型和Ⅲ型前胶原mRNA的转录并可刺激其增殖和活性的增强。Wong等人观察到IPL辐照体外培养的成纤维细胞呈剂量依赖性地促进Ⅲ型胶原蛋白合成，而Ⅰ型胶原蛋白变化并不明显。

Cymbalista等用IPL治疗眶区特发性皮肤着色过度症，病理取材发现IPL可显著降低表皮内的黑色素含量。Yamashita等研究发现，IPL治疗可有效地清除表皮内的大量黑色素，从而治疗光老化皮肤的不规则色素沉着，但对黑色素细胞的活性则无影响。推测IPL减轻色素沉着的机制为选择性地作用于靶色基——黑色素，光热作用引起含黑色素的细胞发生变性，从而激发了一系列加快角质细胞分化的反应，随着坏死的角质细胞和黑色素小体的上移，黑色素小体作为痂皮从皮肤中排到体外。血红蛋白在特定波长能强烈吸收光能，并将吸收的光能转化为热能，使血红蛋白变性、凝固，同时损伤扩张的毛细血管内皮细胞，最终导致血管闭塞退化，从而改善光老化皮肤的毛细血管扩张。

第二节　选择性光热作用与皮肤重建

一、概述

选择性光热作用最早由Anderson和Parrish于1983年提出，其原理为根据不同组织的生物学特性，选择合适的激光参数（波长、脉宽、能量等），即靶组织能选择性吸收而周围组织不吸收的特定波长的激光，且脉宽短于或等于靶组织的热弛豫时间，能量密度大于靶组织损伤所需的阈值时，就可以保证在最有效治疗病变部位的同时，对周围正常组织的损伤最小。尽管1963年Goldman就提出可以将颜色作为工具来选择性地破坏真皮中的靶组织，但Anderson和Parrish第一次用数学的严谨性规范地提出了选择性光热作用理论，使其在真正意义上应用于以不同组织为治疗靶标的医学激光的研发和应用。

选择性光热作用的发挥取决于三个基本要素：①波长能达到靶结构的深度并优先吸收，即选择能作用到靶组织并被靶组织强烈吸收的波长，这种特定波长的激光应能被靶组织选择性吸收，同时该波长的激光能作用到靶组织的深度；②曝光时间少于或等于靶组织冷却所需的时间，因此激光脉宽（即脉冲持续时间）应小于或等于靶组织的热弛豫时间，靶组织没有足够时间将热量传导至周围正常组织，所以对周围正常组织的热损伤最小；③选择能使靶组织破坏而不引起并发症的合适能量，即确定治疗终点。

不同组织具有不同的吸收特性（表16-1），根据组织中不同色基的吸收特性（表16-2），可利用选择性光热作用原理对靶组织进行选择性加热。

表 16-1　不同组织的吸收特性

波长(nm)	光波类型	特异性吸收组分	吸收弱区
200～290	UVC	所有细胞	
290～320	UVB	芳香族氨基酸、核酸	
320～400	UVA 近可见光		无色的皮肤部分
400～1000		胆红素、血红蛋白、黑色素	
>1000		所有生物分子强振荡	

表 16-2　不同色基的吸收特性

色基		应用	紫外线	可见光	红外光	最大吸收峰
水			部分吸收	很少吸收	980nm 小峰，1480nm、1060nm 大峰	2940nm(Er:YAG)
血红蛋白	HbO₂	选择性加热血管		415nm 大峰，540nm、577nm 小峰	940nm 更小峰	415nm
	Hb					430nm、555nm
黑色素			优先吸收	优先吸收	<800nm 优先，>800nm 长波可绕过表皮黑色素	
脂肪		组织间疗法			1200nm、1700nm	
碳(非色基、加热产物)		变为表浅作用	不吸收	不吸收	不吸收	
胶原(干燥)		直接加热胶原			6000～7000nm	

二、治疗原理

(一) 能量与能量密度

激光能量表示一束激光所包含的光子集体的能量，也就是激光束所包含的所有光子能量的总和，通常用 E 表示，单位为焦耳(J)。

通过激光传播方向的每单位面积的激光辐射能量称为激光的能量密度，也称为剂量、辐照量或物理剂量，通常用 D 表示，单位为焦耳/平方厘米(J/cm^2)。

$$D = E/S\ (S\ 为激光传播方向上的光斑面积)$$

(二) 功率与功率密度

激光功率指单位时间内发射或传播的激光能量，表示能量传输的速率，通常用 P 表示，单位为瓦(W)。$1W=1J/s$。

$$P = E/t\ (t\ 为激光照射时间)$$

激光功率密度又称激光强度、辐射度或功率密度，指通过激光传播方向单位面积的激光辐射功率，通常用 I 表示，单位为瓦/平方厘米(W/cm^2)。I 是决定激光生物效应强弱的重要参量。

$$I = P/S = E/(t \times S) = D/t$$

功率密度决定激光的作用机制。较低的功率密度(如 $2\sim10\text{mW/m}^2$)不能显著增加组织温度,一般用于诊断、光化作用和生物刺激。而一个非常短的纳秒级脉冲可产生极高的峰值功率密度,并产生光机械效应,甚至等离子形成。

(三) 光斑

光斑指在激光传播方向上激光辐射的面积,用 S 表示,常用单位为平方厘米(cm^2)。因激光束多为圆形,故常用光斑直径 d 描述其大小。按照高斯光束计算,一般以最大强度的 $1/e$ 处为边缘来计算。激光光束的光斑面积不同于治疗面积,治疗面积应以被激光照射到的面积计算。激光光斑的大小将极大地影响皮肤中的光强度,光斑变小,将显著地提高激光作用于皮肤的能量密度。

(四) 热弛豫时间

热弛豫时间(τ)指靶组织冷却到其峰值温度的一定百分比所需的时间,单位为秒(s)。对于激光,我们通常认为靶组织可以被瞬时加热,热弛豫时间通常被认为是脉冲后冷却的时间。如果脉冲过长,靶组织在脉冲期间就会冷却,无法变得足够热。如果要实现空间上的局限性加热,可选择与靶色基的热弛豫时间大致一致的较短脉冲。

热弛豫时间被定义为:$\tau = \delta^2 / g\kappa$。

δ 为在同质吸收层中的光学穿透深度,光衰减到其表面辐照度的 37% 时所经历的径长(到达的深度),表达了深度依赖性的能量密度衰减关系。单一组织结构(如黑色素小体)的吸收 δ 代表颗粒直径。后向散射占相当比重的浑浊组织(如真皮),实际的穿透深度可能要大于 δ。

κ 为热扩散系数,为基于热传导性和介质的特异性受热的变量。

g 为基于靶组织几何形状的常数(板状、圆柱或球形)。同样的体积,球形体的冷却比圆柱体快,圆柱体的冷却比板状结构快。

表 16-3 为皮肤中常见靶组织的热弛豫时间。

表 16-3　皮肤中常见靶组织的热弛豫时间

靶组织	热弛豫时间
红细胞	2μs
200μm 毛囊	40ms
0.5μm 黑色素小体	0.25μs
10μm 痣细胞	0.1ms
0.1mm 直径血管	10ms
0.4mm 直径血管	80ms
0.8mm 直径血管	300ms

针对大多数靶组织,可采用简单的经验法则:$\tau(\text{s}) \approx$ 靶组织的大小(mm^2)。

当直接的作用色基与最终的靶组织不一致时,热损伤时间为造成靶组织不可逆损伤而对周围组织无明显损伤的时间;对于不均匀的靶组织结构,热损伤时间为靶组织最外层受发热体的热传导达到靶损害温度所需要的时间。热损伤时间可比热弛豫时间长数倍。

(五) 激光脉冲

按激光发射方式可分为连续激光、脉冲激光和调 Q 脉冲激光等。脉冲激光的照射时间称为脉宽(PW),为能量传输的时间。皮肤美容外科应用的脉宽多为秒至纳秒级。当脉宽太短时,激光脉冲将强烈地汽化靶组织,导致血管壁损伤和所治疗血管病变出血;而脉宽更长可更温和地加热靶组织,而不导致血管的破裂。相同能量密度的脉冲染料激光治疗中,脉宽增加,表皮组织的损伤将减弱。

根据脉冲持续时间选择更大或更小的靶组织,长脉宽(超过小结构的热弛豫时间)宜于加热大体积的靶组织,而小体积的组织加热较少。

激光脉冲的暂时形态称为脉冲特性,包括方波和尖波等。脉冲特性可能会影响组织的反应,尖峰脉冲波形比平滑脉冲波形更易引起即刻血栓和血管破裂。

三、胶原的生物学改变

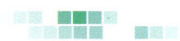

(一)胶原的生理学

胶原是人体内含量最丰富的蛋白质,约占人体蛋白质总量的30%以上。它遍布于体内各种器官和组织,是细胞外基质中的框架结构,可由成纤维细胞、软骨细胞、成骨细胞及某些上皮细胞合成并分泌到细胞外。通过蛋白纯化、cDNA文库和基因组文库筛选、生物信息学分析,已经有27种类型的胶原及10种以上的胶原样蛋白被鉴别和确定,根据功能及其构成组织的结构特点可分为成纤维胶原、成网状结构胶原、位于纤维表面的纤维相关胶原、成串珠丝胶原、成基底膜固定纤维胶原、具有跨膜结构胶原、新发现的胶原以及具有三螺旋结构与未被定义的胶原样相关蛋白。每种类型的胶原的结构特性均与其特定的功能相适应,同一组织常含有几种不同类型的胶原,但常以某一种为主。

正常成人皮肤的胶原以Ⅰ型、Ⅲ型居多,其中Ⅲ型胶原占25%,其余主要是Ⅰ型胶原,它们主要由成纤维细胞合成。

Ⅰ型胶原粗大,是构成正常成人皮肤的主体,它的分子组成是[α1(Ⅰ)]2α2(Ⅰ)。Ⅰ型胶原的α链上特定的氨基酸顺序构成其一级结构。其二级结构指的是α链上因为出现了Gly(甘氨酰)-X-Y三肽而形成胶原特有的、紧密的左手螺旋,两端连接具有不同结构的其他小片段。组成胶原蛋白的氨基酸残基均为α-氨基酸,其中X、Y是Gly之外的任何氨基酸残基,但X通常是Pro,Y通常是不由DNA碱基密码子编码的羟基脯氨酸(Hyp),它是在蛋白质一级结构序列形成之后由特定的酶——脯氨酸-4-羟化酶作用于序列中的Pro形成的,Hyp羟基通过分子间氢键对稳定胶原螺旋结构起着非常重要的作用。在三维空间上,一条链上的Gly处于和其他两条链的X和Y残基相邻的位置,因此,每个Gly残基的N—H就与相邻的X残基上的C=O形成氢键。而由于甘氨酸在三肽周期中的存在,使得三条左手螺旋链互相弯绕形成一股紧密的右手复合螺旋,这是胶原的三级结构,即具有右旋三重螺旋(triple-helix)结构的原胶原蛋白分子(procollagen)。四级结构一般指原胶原分子按1/4错列的方式超分子聚集形成很稳定的韧性很强的胶原微纤维(fibril)。胶原微纤维由若干原胶原蛋白分子以相互错开1/4的阵列规则排列构成,并形成了孔区与重叠区相互交替的周期性结构,周期大约为67nm,平行排列的原胶原分子通过分子N端与相邻分子C端的赖氨酸或羟赖氨酸间形成共价键加以稳定(图16-2)。Ⅰ型胶原的羟赖氨酸及糖基羟赖氨酸的含量相对偏低,在体内构成有横纹的粗径原纤维。Ⅲ型胶原细小,它的分子组成是[α1(Ⅲ)],它的肽链C端有—s—s—交联,甘氨酸含量大于1/3,4-羟脯氨酸含量高,羟赖氨酸及糖基羟赖氨酸含量少,构成细的有横纹的原纤维和嗜银性网状纤维。Ⅲ型胶原是皮肤中网状纤维的主要部分,其含量越高纤维束越细,从形态学上可见胶原纤维直径与Ⅲ型胶原的比例呈负相关。

胶原蛋白是人体皮肤真皮层的主要成分,占80%以上,在皮肤中起到支撑和保水作用,因此皮肤中胶原的成分、类型、含量、三维形态等决定了皮肤的质地,是决定皮肤年龄的重要因素。正常胎儿皮肤主要由Ⅲ型胶原组成,占60%,随着发育过程的继续,Ⅲ型胶原与Ⅰ型胶原的比例发生倒置,最终接近成人皮肤中胶原类型的组成。胶原的生物合成可分为在成纤维细胞内完成的前胶原

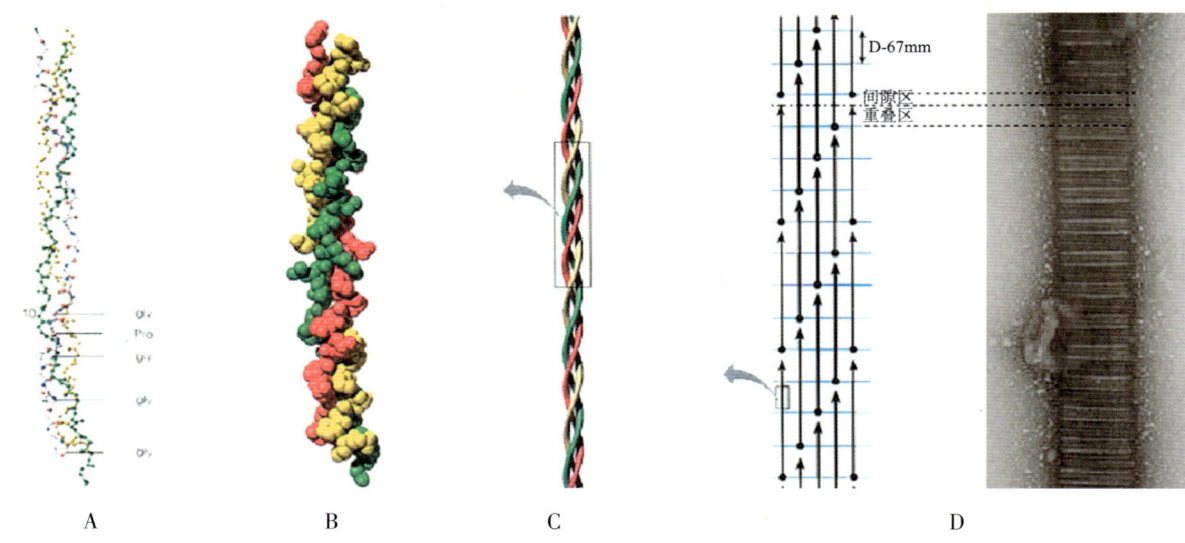

图 16-2 原胶原分子组装模型
A. 原胶原分子多肽链　B. 原胶原三股螺旋分子　C. 1/4 错列的胶原微纤维　D. 透视电镜观察的具有 67nm 周期结构的胶原纤维

合成阶段和在基质间完成的胶原纤维形成阶段。首先细胞内要有前胶原蛋白的合成及排泌，然后在细胞外由前胶原蛋白分子转变为胶原蛋白分子，再由后者聚合成胶原原纤维。随年龄的增长，原胶原分子间的侧向共价交联日益增多，皮肤、血管及各种组织变得僵硬，成为老化的一个重要特征。

（二）胶原的热效应

皮肤中胶原纤维可吸收 400nm 以上光波，适宜波长的激光可部分地被胶原纤维吸收，皮肤中黑色素、血红蛋白及水分吸收的部分热量也可部分地传导至真皮层，从而在皮肤深层组织中产生光热作用。当热作用破坏胶原纤维中的氢键时，胶原分子的三股螺旋结构将发生改变，胶原分子发生热收缩，产生即刻的紧缩效果。Zelickson 等利用透射电镜观察不同能量作用后的离体牛肌腱的胶原纤维，可见胶原纤维直径增加。

胶原蛋白收缩需要的温度在 57～61℃。Ⅰ型胶原纤维在 55～62℃时能迅速收缩，长度可缩小 60%。然而，温度每降低 5℃，需要增加 10 倍的时间来获得同样的胶原收缩效果。研究表明，毫秒级的脉冲照射所需收缩温度应高于 85℃，而长达数秒的照射所需收缩温度在 60～65℃。这为更为有效而无痛地收缩组织、紧致肌肤提供了可能性。

（三）胶原的热凝固

由于加热引起的蛋白质变性称为热变性。天然蛋白质变性后，蛋白质分子互相凝集或相互穿插缠绕在一起的现象称为凝固（coagulation），因热变性产生的凝固称为热凝固。凝固作用分两个阶段，首先是变性，其次是失去规律性的肽链聚集缠绕在一起而凝固或结絮。当热导致的组织温度高于 75℃时，极易导致组织细胞发生结构蛋白变性，这种变性与胶原受热收缩不同，它是致命性的，细胞或相应组织会因此而失去活性。在临床操作时，必须严格控制激光与组织的热特性，以预防组织过热而错过了引起胶原收缩的温度，以及过热导致的组织坏死、热凝固，否则即使我们已经获得了收缩的胶原也会因为过热而致热凝固，无法达到最佳的治疗效果。

（四）胶原的变性

在某些物理或化学因素的作用下，蛋白质严格的空间结构被破坏（肽键不断裂，一级结构不变），从而引起蛋白质若干理化性质和生物学性质的改变，称为蛋白质的变性（denaturation）。

蛋白质的变性就是天然蛋白质分子中肽链的高度规则的紧密排列方式因氢键及其他次级键的破坏而变成不规则的松散排列方式。这种变性可以表现为物理性质、化学性质、生物学性质的改变。如果变性条件去除后蛋白质仍可恢复天然状态的变性称为可逆性变性，而变性条件去除后蛋白质不能恢复天然状态的变性称为不可逆变性。热变性是蛋白质在热作用下发生的变性。

胶原的结构非常复杂，当其受热处理时，胶原的结构很容易发生改变和松解，其物理和化学性质也会随之发生改变，这个过程即胶原蛋白的变性。变性依赖于时间和温度，已知胶原蛋白收缩需要的温度大约在 57～61℃，更高的温度可能导致不可逆变性。胶原变性后不能自然复性重新形成三股螺旋结构，原因是成熟胶原分子的肽链不含前肽，故而不能再进行对齐排列。

（五）新胶原的形成和胶原的重塑

除了即刻的光热作用外，激光还对胶原产生光化学作用，使局部轻微的炎症反应诱导纤维组织产生损伤-修复过程达到纤维的增生。除了即刻的紧肤效果外，在治疗后的一段时间内，持续的胶原新生会使治疗效果更趋明显，到 2～6 个月效果可达到最佳。创面在愈合过程中，新生胶原以缩短的胶原纤维为支架，形成新的提紧的组织结构，实现胶原的重塑，进一步使皮肤收缩、真皮厚度增加，达到修复光老化皮肤和淡化皱纹的目的。

Zelickson 等研究发现，射频热作用可使治疗区域皮肤 I 型胶原的 mRNA 表达增加，这一疗效在 2～6 个月时最为明显，而且胶原的增生在真皮乳头层较多，在真皮网状层相对较少。术后 4 个月标本取样显示表皮和真皮乳头层增厚，皮脂腺皱缩。

Hemandez-Perez 等进行光子嫩肤治疗后，通过 HE 染色发现活检组织中的胶原含量有所增加。吴迪等研究发现 IPL 照射可促进体外培养成纤维细胞 I 型和 III 型前胶原 mRNA 的转录并可刺激其增殖活性的增强。Wong 等人观察到 IPL 辐照体外培养的成纤维细胞可剂量依赖地促进 III 型胶原蛋白增殖，而 I 型胶原蛋白变化并不明显。国内外诸多研究均证实了光热作用后胶原组织的即刻收缩和胶原增生、重塑。这为多种非剥脱性嫩肤技术的应用奠定了坚实的理论、生理基础。

四、临床应用

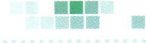

（一）患者的选择

选择性光热作用主要适用于光老化和瘢痕患者。

面部皱纹常分为静止性和动力性两类。静止性的皱纹是由于过度日晒所致，表现为眶周和口周的细小皱纹，应用选择性光热作用治疗效果非常理想。

对于面部痤疮后瘢痕、外伤后增生性瘢痕等其他瘢痕，应用激光表皮选择性光热作用有较好的疗效。当然，最佳适应证是轻度凹陷性的痤疮后瘢痕，严重的凹陷性瘢痕需要结合机械磨削或手术切除。

在临床中常应用 CO_2 激光或铒激光对 Fitzpartick I～III 型皮肤中等到严重程度的光损害和瘢痕进行治疗。

由于 CO_2 激光或铒激光治疗能准确控制治疗的深度，并具有出血少、愈合快等特点，还可以运用于酒渣鼻的治疗等。

但下列患者不宜进行激光表皮重建治疗：

1. 某些内科疾病患者　如糖尿病、肺心病等。
2. 某些皮肤病患者　如白癜风、严重湿疹、活动期银屑病等。
3. 皮肤有特殊情况的患者　如局部皮肤有感染、瘢痕增生体质等。
4. 感染性疾病患者　如 AIDS、活动性单纯疱疹和病毒疣等。

(二) 术前准备

首先,术前准确评估是激光治疗过程中非常重要的环节,包括完整的病史采集、体格检查以及局部专科检查。其次,术前照相对治疗的效果是一个客观的评价,因此应根据治疗的部位和要求分别照不同体位的照片,如正位、侧位和斜位。第三,为了预防感染,必要时口服抗生素和抗真菌、抗病毒药物。为了减少术后色素沉着,术前2~4周开始应用外用维生素C软膏、氢醌霜等。

(三) 治疗

1. **麻醉** 为了给患者提供一个无痛的、舒适的治疗过程,在激光治疗前首先对患者进行麻醉。根据治疗的范围、部位和患者对疼痛的耐受性选择合适的麻醉方法,通常有局部麻醉、静脉或吸入镇痛麻醉和全麻。成人可采用表面麻醉,即用5%EMLA软膏或复方利多卡因乳膏涂抹皮损区,并用透明薄膜覆盖,一般40~60min即可进行治疗。疼痛敏感者可用2%利多卡因局部浸润麻醉或神经阻滞麻醉(眶上神经、眶下神经、滑车上神经、耳颞神经、颏神经等)。儿童最好选用基础麻醉。

2. **消毒** 激光治疗尽管是一种微创的治疗技术,但也有创面,因此无菌操作非常必要。在激光治疗前,首先用清水洗脸,其次应用75%乙醇或碘附消毒,铺无菌巾、单。

3. **手术操作** 治疗参数应根据剂量个体化原则,每次从低能量密度开始,逐渐增大能量密度,同时注意观察病变区域的变化,选择合适的能量密度。

如治疗区域为面部,则在眼部置入涂抹眼膏的消毒眼球保护罩,以保护眼睛。调整激光治疗参数,然后对治疗区域进行表皮的重建治疗。在治疗时,每个治疗激光的脉冲部分重叠,直到治疗区域的皮肤反应为焦黄。汽化后留下的皮肤碎片用生理盐水擦洗,擦干净治疗区域后如有必要可进行再次治疗。需注意的是每增加一次治疗,治疗深度会增加,出现并发症的风险也会增加。治疗完毕后在治疗区域涂抹抗生素软膏和喷射表皮生长因子。

(四) 术后护理

激光治疗后应用生理盐水冲洗创面,并涂抹抗生素软膏和喷射表皮生长因子,同时对治疗区域进行冷敷。术后保持治疗区域清洁,并用醋水溶液湿敷,同时喷射表皮生长因子。术后48h内冰袋外敷,每隔数小时一次。避免过多运动、出汗。术后避免日晒,创面愈合后可以应用防晒霜。激光治疗术后7~10天创面局部可有薄层痂皮逐渐脱落,不要自行撕脱痂皮。

中度至严重的水肿是正常的,并且可持续2~7天。术后静脉注射地塞米松10mg可以加速水肿消退。

持续性的红斑是一个普遍的问题,也是愈合过程中的正常现象,与组织汽化的深度有关。预期的中度至严重的红斑可持续1~2周甚至更长时间(8~12周)。创面可有轻度的烧灼感,在1周内缓解,这期间可用镇痛药。

如有发热、皮疹、水疱产生,创面疼痛加重,严重瘙痒或渗液颜色改变,应立即就诊。

(五) 预期疗效

光热治疗对面部光损害及皱纹产生较好的临床效果,因为治疗后能使鼻唇沟和颊部的皮肤收紧,同时也能使眉间、颞部皮肤收紧和眶周的松弛皮肤得到改善。但是早期治疗还是晚期治疗尚有争议,大多数学者认为早期的皱纹细浅,治疗后较少出现早期红斑、色斑改变和瘢痕产生,能有较好的远期效果。

光热治疗对于表浅性、凹陷性和萎缩性瘢痕的治疗效果不错,Alster和West认为有81.4%的改善,而对于严重痤疮后瘢痕的效果却不十分理想。

(六) 典型病例

面部痤疮后瘢痕,像素铒激光治疗前后(图16-3)。

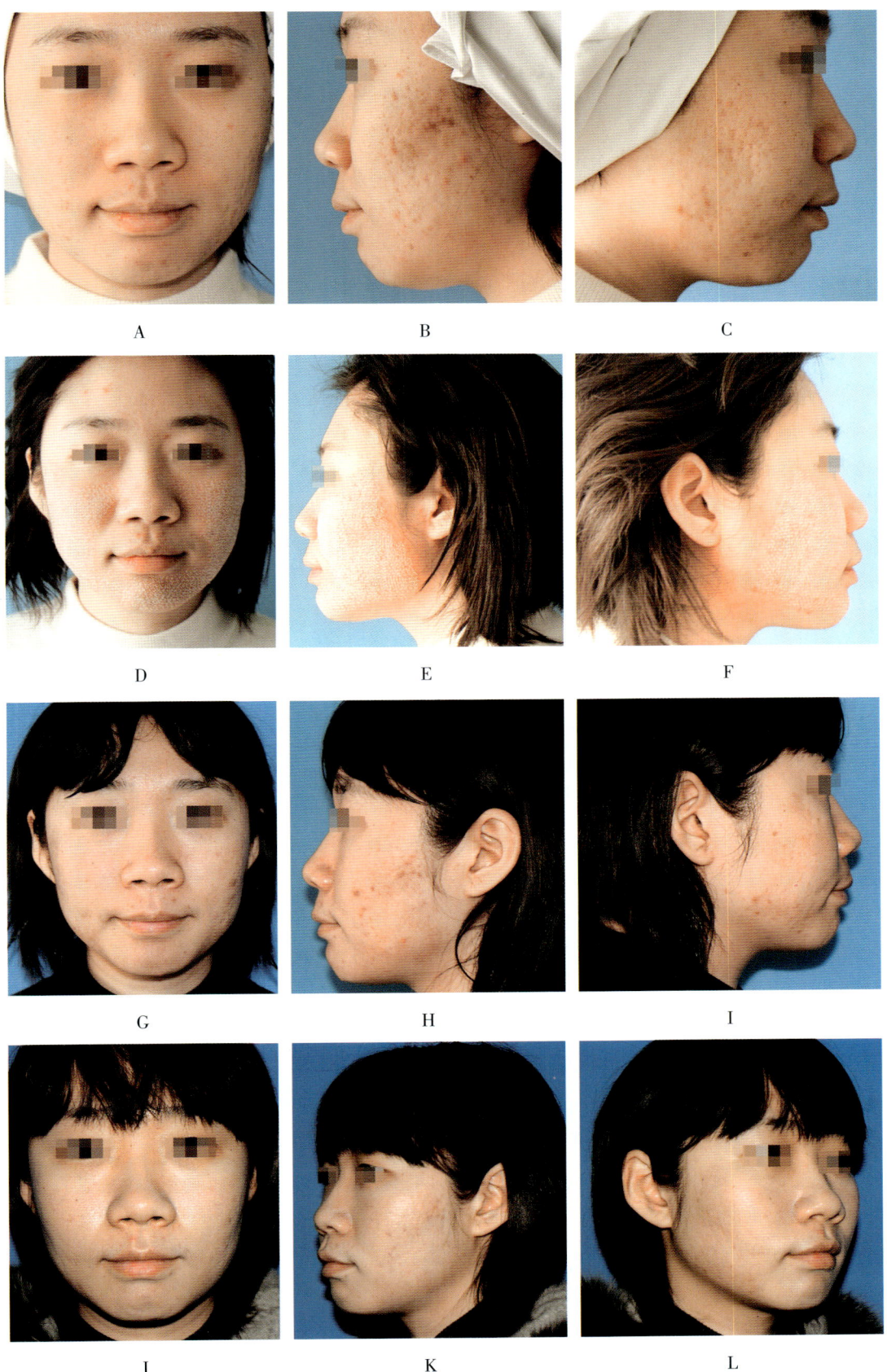

图 16-3 面部痤疮后瘢痕，像素铒激光治疗前后

A、B、C. 治疗前，面部痤疮后瘢痕，面颊有中度凹凸不平瘢痕、散在青春痘　D、E、F. 应用飞顿像素铒激光治疗后即刻反应（治疗参数：手具为 7mm×7mm，能量为 2500J）　G、H、I. 像素铒激光治疗 3 次后　J、K、L. 像素铒激光治疗 5 次后

第三节 剥脱性激光皮肤重建

一、概述

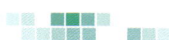

20世纪90年代初,CO_2激光用于皮肤重建并在短时间内大量取代了之前盛行的治疗皮肤光老化、皱纹和萎缩性瘢痕的化学剥脱换肤术和机械性皮肤磨削术。激光治疗效果的可预见性和安全性超越了以往的外科技术,美容技术也正从冷技术时代进入了热技术时代。很难想象,一个现代的整形美容外科医师如果缺乏对激光的了解和掌握,怎么能从事美容专业?怎么能满足求美者日益苛刻的要求?

皮肤光老化是指因日光慢性损害导致的皮肤一系列的病理生理改变,在组织病理上表现为表皮和真皮的色素、血管、胶原等结构的异常,临床症状表现为皱纹、日光性黑子、毛细血管扩张、松弛等。

激光皮肤重建术是指采用激光技术去除异常的病变组织,修复皮肤光老化的病理生理改变,恢复正常和健康的皮肤组织结构。

CO_2激光波长10600nm,在电子频谱中属中红外光频谱,其作用靶组织是组织间的水分。

发明于20世纪末的铒激光波长2940nm,它的水吸收率是CO_2激光的12倍,因而在产生更完全的剥脱的同时残余热损伤很小。

CO_2激光和铒激光是美容外科用于皮肤重建最常用的激光。CO_2激光临床应用得更为普遍,主要原因归纳为:①组织学研究显示深达剥脱组织的、清晰的热损伤带;②皮肤重建术去皱治疗后长达数月的逐步改善,包括皮肤弹性的恢复,效果显著;③较热的CO_2激光产生更多的组织收缩,导致更多皮肤收紧,但也有更多的热副损伤并发症发生;④比铒激光皮肤重建术的临床改善和紧肤的疗效更确切一些。

近年来,新的皮肤重建激光包括2780nm和2790nm(Cuteralasers,Palomarlasers)激光,这些设备类似于可调脉宽铒激光。等离子(plasma)皮肤重建也新近登场,这种设备采用氮等离子,能引起皮肤浅表剥脱,热损伤也轻微,愈合时间和疗效看起来与铒激光表浅剥脱相当。

临床上,激光皮肤重建术(Laser skin reconstruction,LSR)疗效的取得主要源于两种途径:第一是组织去除,是临床取得显著疗效的主要方式,如皱纹的凹凸不平和痤疮瘢痕的修复;第二是热介导的炎症反应,它能引起长达数月的胶原改建重塑,产生紧肤和平滑的效果。

Goldberg认为,近10年来,在激光皮肤重建方面有四大技术进展:①表皮剥脱引起真皮热损伤,产生显著的热效应(CO_2激光);②表皮剥脱引起真皮热损伤,产生较少的热效应(短脉冲铒激光);③表皮剥脱引起真皮热损伤,产生可调的热效应(CO_2/铒激光、可调脉宽铒激光以及剥脱性射频设备);④不剥脱表皮导致真皮热损伤,仅有很小的热效应(非剥脱性激光和光疗)。以上四种类型的皮肤重建技术均有其优缺点。

临床上有各种类型的激光、电子外科和强光设备用于皮肤重建,本节重点介绍CO_2激光和铒激光。

二、CO_2 激光皮肤重建

（一）CO_2 激光临床应用简史

CO_2 激光因有效的汽化剥脱和切割功能在临床应用已近 50 年，其技术进展大约分为三个阶段：

1. 老式的 CO_2 激光　为连续的非脉冲模式，于 1964 年首见报道。热坏死带 0.2～1mm，组织热损伤温度达 120～200℃甚至更高，同时有大量的焦痂形成，非特异性的热传导至周边邻近组织引起不必要的热坏死，创面愈合时间达 2～3 周，有长达数月的红斑反应、较高的瘢痕和色素异常发生率。

2. 高能脉冲 CO_2 激光　20 世纪 90 年代中期，基于选择性光热作用理论，如果激光脉宽短于皮肤的热弛豫时间（约 1ms），就有减少热副损伤的可能，有两类激光应运而生：

（1）高能脉冲 CO_2 激光（Coherent Ultrapulse 5000, Palo Alto, CA）：其峰值功率 500mJ，脉宽 600～1000μs，3mm 标准光斑，CPG 扫描器。主要有 Trupulse（Albuquerque, NM）、Sharplan Surgipulse XJ-150（Allendale, NJ）。

（2）带闪烁式扫描器的低功率 CO_2 激光（连续模式）：如 Silk Touch/Feather Touch 激光系统。据报道，CO_2 激光皮肤重建术可有效地治疗光老化皮肤，特别是术后皮肤紧致的效果明显。其疗效与胶原受热收缩有关，研究表明，造成胶原收缩的最高温度是 63℃。仍有持久性红斑反应及色素异常的风险。

3. 点阵 CO_2 激光　于 2006 年首见报道。点阵激光技术（fractional laser technology）正以不可思议的快速愈合时间和极少的并发症发生率受到专业人员的青睐。新的点阵 CO_2 激光技术就是利用电脑图形生成器（computerized pattern generator, CPG）将激光光束呈爆破式和矩阵状排列，按设定的图形自动形成很多不会重叠的细微的激光孔，在激光孔间留有未治疗区皮肤组织，并可以根据病损的外形设定不同的治疗图形，以减少对周边正常皮肤组织的损伤。这些未治疗的细小区域（皮肤桥状组织）可以更快地促进上皮愈合，因而减少了红斑、色素异常等并发症的发生率。点阵激光治疗的细小部位称为微治疗区（MTZ），MTZ 深达真皮深层，促进新的胶原形成，促进皮肤的再生修复，达到嫩肤去皱的目的。新型点阵激光的出现在某种程度上模糊了原有的剥脱性皮肤重建与非剥脱性皮肤重建的概念，为临床去皱嫩肤治疗提供了更多安全的、有效的可能（图 16-4，图 16-5）。

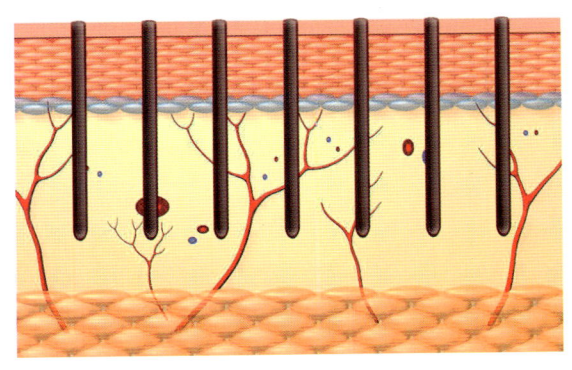
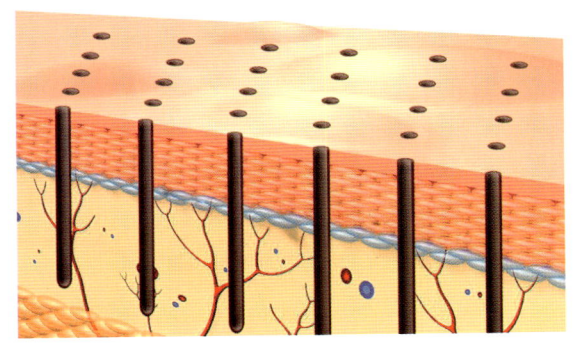

图 16-4　点阵 CO_2 激光作用示意图
A. 二维示意图　B. 三维示意图

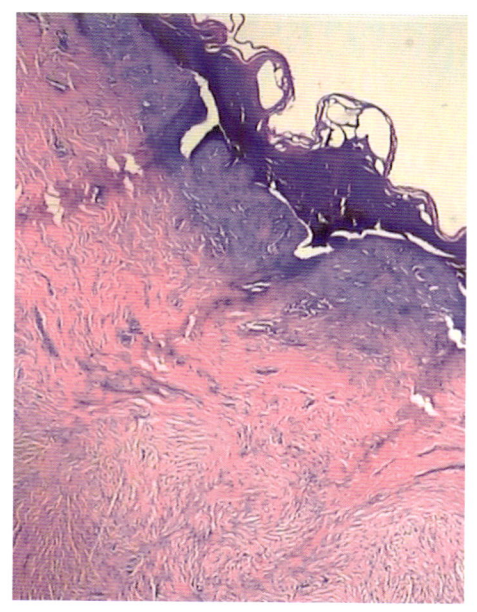

图 16-5　剥脱性点阵激光产生了皮肤剥脱,但也保留了皮肤间隔(桥状组织)

早期的点阵激光皮肤重建设备(Fraxel,Reliant 1550nm;Lux 1540nm,Palomar)采用非剥脱重塑技术(non-ablative remodeling technique),其作用机制是在 MTZ 造成组织热损伤而不是组织剥脱。非剥脱的点阵激光在治疗皮肤浅表性损害方面具有优势,但在去除皱纹的疗效方面比 CO_2 点阵激光逊色,患者也需要更多次数的治疗和更长时间的等待。因此,CO_2 激光一直被业界称为治疗皮肤光老化的金标准(图 16-6)。

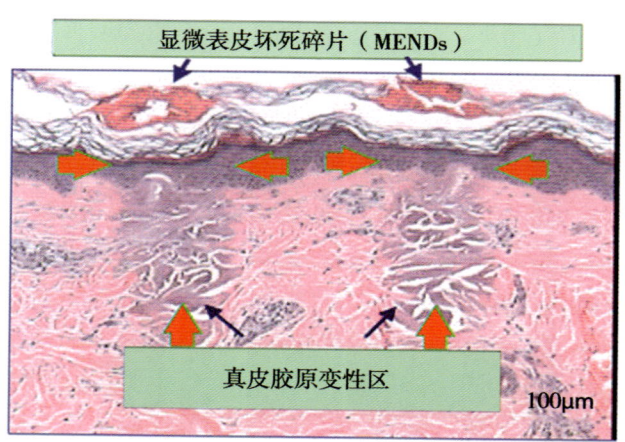

图 16-6　非剥脱性点阵激光作用示意图

因为铒激光皮肤重建术残余热损伤较轻微,临床疗效较逊色。与铒激光皮肤重建术比较,CO_2 激光皮肤重建术的临床改善和皮肤紧缩的疗效更显著,且需要的治疗次数较少。但由于 CO_2 激光热损伤更大,在获得更佳的临床疗效的同时并发症发生的风险也更大。

与化学剥脱和皮肤磨削相比,CO_2 激光有以下明显优势:①CO_2 激光的损伤深度可预见,而化学剥脱的深度随解剖部位的不同而变化。另外,化学剥脱剂的浓度、作用时间、施加的压力等因素均对剥脱深度有影响。很多临床医师也发现,CO_2 激光比化学剥脱更容易掌握。②CO_2 激光术后发生瘢痕、色素异常的概率较化学剥脱少。③CO_2激光在治疗过程中有凝血效果,因而可减少因出血造成的病理改变。

(二) CO_2激光与组织间的相互作用

光与皮肤的相互作用能够产生程度不同的效果。一种光的物理特性和皮肤的组成成分构成了光疗作用的基础。

激光要对皮肤产生作用,它必须被组织的某个成分——色基团所吸收。常见色基的光谱吸收特点如下:①蛋白质和核酸:在中波紫外线(UVB)和短波紫外线(UVC)波段吸收强烈;②黑色素:在紫外线波段强烈吸收,在可见光和红外线区域吸收降低;③水:是吸收中远红外线波段的主要色基;④血红蛋白:吸收峰在长波紫外线(UVA)的蓝色(400nm)、绿色(541nm)和黄色(577nm)。最理想的吸收效果是激光输出可以与某些色基团或皮肤的某个成分的吸收峰值相吻合。CO_2激光的波长10600nm,中远红外线波,靶组织就是真皮的水分。吸收可以用波长、功率、光斑和脉宽来控制,对每一种靶组织而言,都需要对这四种参数进行个性化的应用。

1983年Anderson等提出了选择性光热作用理论(selective photothermolysis theory),其重要性在于揭示了脉冲和Q开关激光系统产生的光能吸收的准确性这一里程碑式的新概念。

激光-组织间作用的另一个重要概念是热弛豫时间(thermal relaxation time,TRT),即物体受激光照射后温度降低50%所需的时间。选择性组织剥脱的量取决于激光波长和靶组织的热弛豫值。

根据选择性光热作用理论我们可以理解:为了治疗更准确,激光的脉宽必须短于靶组织的热弛豫时间;如果脉宽长于靶组织的热弛豫时间,热量就会扩散到周围组织,导致非特异性热损伤。

超脉冲CO_2激光的脉宽短于1ms,而皮肤的热弛豫时间≤1ms,因此,超脉冲CO_2激光比传统的连续波长(continuous-waves,CW)CO_2激光的热副作用较小。值得注意的是,CO_2激光的靶组织是水分,因此,任何含水分较多的组织均可竞争性地吸收CO_2激光的热能,故应特别注意防止周围组织的热损伤。人体角膜富含水分易受损伤,因此在手术过程中应特别注意对医师、患者采取防护措施,如医师佩戴防护眼镜、患者用眼罩或湿盐水纱布覆盖预防眼损伤。

(三) CO_2激光的作用原理和治疗模式

CO_2激光波长10600nm,在电子频谱中属中红外光频谱,CO_2激光通过加热和汽化组织水分达到破坏组织的目的(图16-7)。

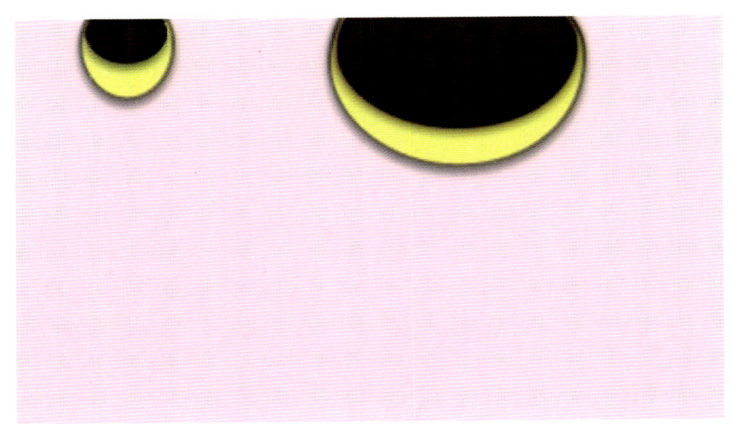

图16-7 CO_2激光的热作用示意图

根据临床治疗的要求,可将CO_2激光设定为四种模式:

1 聚焦/传统外科切割模式 连续波长,小光斑、高能量产生足够的强度切割软组织。

2 组织汽化模式　连续波长,大光斑、低能量用于精确地剥脱浅表组织。

3 超脉冲模式　将脉冲限制在皮肤 TRT 之内,超脉冲,采用一连串的短促、间断、能量相对较高的脉冲,对组织进行精确地剥脱和汽化。

4 点阵汽化模式　利用电脑图形生成器,非顺序地发射高能脉冲激光,在皮肤表面形成分隔开的点状剥脱区,中间遗留皮桥以利于愈合,显著减少了愈合时间和治疗的副作用。

一般而言,随着 CO_2 激光能量密度和扫描遍数的增加,组织剥脱、汽化的深度就越深。

CO_2 激光在剥脱或切割组织时能凝固微小血管,因此,在美容外科临床应用时具有可减少术中出血和减轻术后组织水肿、血肿发生的优势。与此同时,治疗区邻近组织经热传导和非特异性热损伤方式受到影响。

CO_2 激光的基本原理是基于选择性光热作用理论,皮肤组织中的水分吸收 CO_2 激光光能,大量的细胞受热损伤发生剥脱、汽化,以去除光老化的表皮和部分真皮。另外,表皮、真皮细胞的损伤引起残余热损伤(residual thermal damage,RTD),这一热介导的炎症反应是组织炎症级联反应的启动因子,皮肤组织中的表皮干细胞(ESCs)包括皮脂腺、汗腺、毛囊等部位存在的未受损的表皮基底层细胞以及经由逆分化而来的新的干细胞启动再生修复程序,新生的上皮和胶原替代光老化和激光热损伤的皮肤组织,最终,皮肤的色泽、质地、弹性得以改善。

(四)光老化皮肤的组织学变化及 CO_2 激光治疗后的组织学改变

光老化的皮肤具有以下特征:表皮不规则和萎缩,角质形成细胞不规则的形态改变(非典型性变化)以及色泽改变,黑色素细胞数量增加、形体增大,同时黑色素小体在角质层分布不均致使皮肤色泽不匀;真皮层葡糖聚胺显著增加并替代已破坏的胶原,弹性纤维减少,皮肤厚度减薄呈日益松弛状态。

CO_2 激光的一项长期的组织学研究显示,表皮萎缩和非典型改变消失并形成新生的表皮;增多的黑色素细胞消失以及黑色素小体在表皮层的分布均匀;在真皮浅、中层,细胞基质-葡糖聚胺(酸性黏多糖)减少,代之以新生的胶原和弹力纤维。

谭军、丁卫等的动物实验研究提示,光老化皮肤经 CO_2 激光热损伤后细胞层次增加,细胞克隆活跃,适度的热损伤对启动组织再生修复有促进作用(图 16-8,图 16-9)。

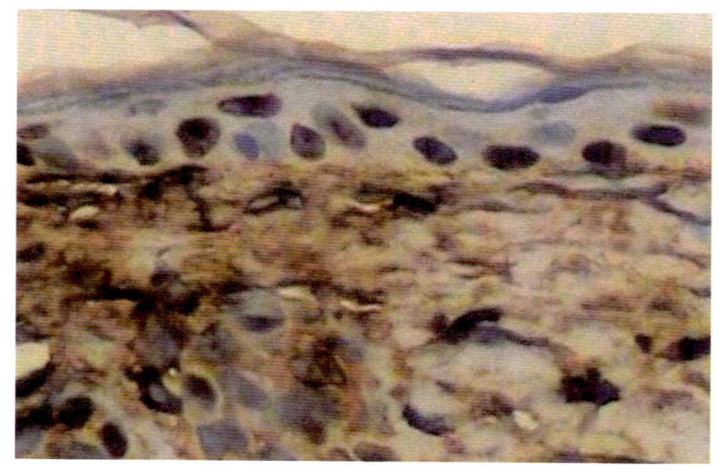

图 16-8　光老化皮肤(小白鼠)P63 免疫组化研究(治疗前)

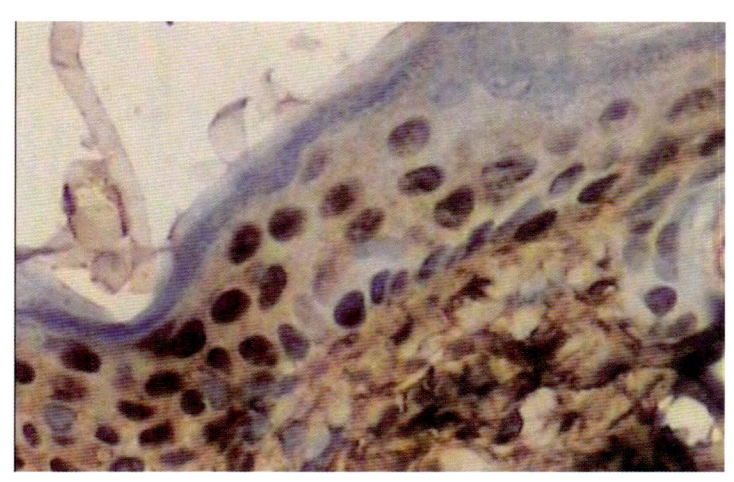

图 16-9 CO_2 点阵激光治疗后 1 周

(五) 激光创面愈合

研究表明 CO_2 激光扫描可产生类似Ⅱ度烧伤的创面,因此,激光创面的愈合问题应该引起激光外科医师的高度重视。有学者认为 CO_2 激光除直接的热作用外还有光化学反应等效应,因此激光创面又有别于烧伤创面的临床表现,渗出少、结痂明显、干燥是激光创面的特点。

当分析热力对细胞的影响时,必须同时考虑两个因素,即温度的高低和接触时间的长短,两者共同决定了细胞的损伤程度。

Moritz 和 Henriquez 的研究表明,温度与时间对细胞的影响表现在以下方面:

1. 40~44℃的高温持续足够长的时间,各种酶系统开始失活,蛋白质开始变性,细胞功能受到损伤。

2. 温度>44℃,接触时间更长时,细胞损伤的程度将超过遗传修复机制能够自我修复的程度而导致细胞死亡。

3. 温度>45℃,接触 1h,细胞膜发生足以引起细胞死亡的改变。

如果快速给细胞降温,就可以避免细胞发生严重的损伤。

CO_2 激光是通过热效应达到改善皮肤性状的目的的,热损伤的适度必须考虑,过度的热损伤则会导致热副损伤的发生。

创伤愈合的基础研究表明,损伤是启动修复的重要环节,在创面愈合过程中,人体的多个体液因子和血液因子参与了修复过程,上皮化对创面覆盖及愈合十分重要,上皮化过程涉及角朊上皮的迁移、增殖和分化。从创缘或创面残余的毛囊及汗腺来源的角质形成细胞在受到损伤刺激后的数小时内即开始迁移,迁移的角质形成细胞经增生覆盖创面,并最终与基底膜相连接。上皮和基底膜支持结构的重新建立形成皮肤的非渗透性屏障。

CO_2 激光在治疗中可产生皮肤热损伤。在热损伤发生后,创缘和创面残存的上皮细胞是 EGF、TGF-β、bFGF 和 PDEF、KGF 等生长因子的来源,点阵 CO_2 激光的 MTZ 可在单位面积表皮形成更多的创缘和创面,增加生长因子的来源,促进创面愈合。

生长因子能够影响上皮化过程,例如 EGF 和 TGF-β 能够提高上皮化率,由巨噬细胞分泌的 KGF 能够促进角化细胞的增殖,bFGF 和 PDEF 也能够促进新生结缔组织的形成并直接促进上皮化过程。损伤发生后第一天创面即有生长因子分泌,至第三至五天分泌达到峰值状态,因而在激光创面处理时,前 3~4 天使用外源性生长因子符合创面愈合规律,过长时间的使用则无益于创面的生理愈合。

在组织修复的后期尚需经历组织的重建阶段,即将在修复过程中形成的过多胶原和基质成分通过胶原酶和其他蛋白分解酶分解清除,此后炎症细胞逐渐离开愈合部位,最终形成一个被重塑的愈合组织。因此,激光皮肤重建术(LSR)的多次治疗必须间隔适当的时间,通常认为间隔3～6个月较为合理。

(六) 适应证与谨慎治疗对象

1 适应证

(1) 中度或严重的皮肤光损害和瘢痕的改善。

(2) 无明显挛缩的瘢痕。

(3) 面部色素沉着和肤色不匀。

(4) 光化性角化病、雀斑样痣。

(5) 皮肤皱纹及毛孔粗大等肤质粗糙问题的改善。

2 谨慎治疗对象

(1) 较易晒伤并有色素加深者。

(2) 近1个月有晒伤史或术后可能暴晒者。

(3) 有瘢痕倾向者。

(4) 糖尿病血糖未控制者或其他结缔组织疾病如系统性红斑狼疮、硬皮病患者。

(5) 治疗区及邻近区域有感染病灶者或曾有单纯疱疹病毒(HSV)、乳头状病毒感染者。

(6) 精神不正常或近期有精神创伤史,自我意识强烈者。

(7) 不能遵从医嘱进行术后护理者。

(8) 期望值不现实者。

患者的选择非常重要,整个治疗过程应包括术前评估、术中操作、术后创面护理。不值得信任和情绪不稳定的患者不适合接受LSR治疗,应婉拒。此外,应详细询问病史获得尽可能详细的信息以评估患者的皮肤状态。如果患者曾接受过皮肤磨削、化学剥脱换肤、果酸嫩肤抑或美白治疗,多次在美容院去死皮,或皮肤曾接受放射治疗等,都要格外小心地考虑是否适合LSR治疗。

(七) 临床治疗步骤

(1) 卸妆,术前评估,照相,签治疗知情同意书。

(2) 清洁面部。

(3) 外敷5%利多卡因霜30～60min。

(4) 除去麻醉药品,治疗区清洁、消毒。

(5) 医、患采取激光防护,设定治疗参数。

(6) 顺序治疗并根据部位变化调整治疗参数。

(7) 治疗完毕后即刻冷敷15min。

(8) 外涂创面药物。

(八) 临床治疗技巧

LSR以快速、安全和可预见的临床疗效受到美容外科医师的认可,但很多因素可影响临床疗效。要获得很好的疗效,减少并发症的发生,激光美容医师必须很好地掌握激光-皮肤组织间的相互作用、皮肤的显微结构、创面愈合理论、所使用激光的穿透深度等基础知识,选择合适的患者,进行周到的术前准备和细心的术后创面护理指导。

1 能量 一般来说,能量密度越高,组织热损伤越大,组织穿透亦越深。设定能量密度时建议结合治疗部位皮肤或病损的厚度、临床疗效预期综合考虑。在设定能量密度时,皮肤清除域的概念十分重要,皮肤清除域是指热损伤最小时汽化皮肤需要的能量密度。高能脉冲 CO_2 激光治疗的最低值(清除域)为 $5.5J/cm^2$,如果设定的能量太低则导致热进入组织而不是汽化组织。另外,某些医师在治疗时以为能量密度越低越安全也是常见的错误,因为在相同的能量时,短时间内释放大量的能量和长时间释放小能量相比,前者的损伤较小,所以正确的选择是设定适合剥脱组织深度的能量密度。

有一个概念必须清楚:能量越高,热损伤越大,疗效越佳,风险也相应增加。医师的职责就是在疗效和风险中找一个平衡点,即把握治疗的度。

通常,能量密度的选择为:Ⅰ、Ⅱ度皱纹,Active FX 100～150mJ,Ⅲ度皱纹,Active FX 125～175mJ;痤疮凹陷性瘢痕,Active FX 150～200mJ;增生性瘢痕,Active FX 175～200mJ,Deep FX,10～20mJ。另外要根据治疗区域的不同调整能量密度。

以下是中国人面部皮肤厚度(供参考):①表皮:一般厚 0.07～0.12mm,手掌与足底表皮最厚,为 0.8～1.5mm;②真皮:一般厚度 1～2mm;③皮下组织:最厚可达 3cm 以上;④面部皮肤:厚度为 2.094 ± 0.622mm,表皮厚 0.066 ± 0.023mm;眼睑部皮肤最薄,真皮+表皮厚 1.008 ± 0.070mm;鼻尖部皮肤最厚,真皮+表皮厚 3.224 ± 0.175mm;面部大部分皮肤真皮+表皮厚 2～3mm。

2 光斑图形 线形光斑常用于细小皱纹和线状瘢痕的剥脱,三角形光斑或点状光斑常用于较深皱纹和瘢痕的针对性深层剥脱,方形或菱形光斑用于大片皮肤的除皱嫩肤剥脱治疗。

光斑大小和密度根据治疗部位和面积大小进行调整,对于额部、面颊等平坦区域可选择 5～7 号大光斑;对于鼻唇沟、睑部等需要精细操作的部位则选择 2～3 号小光斑,甚至可以选择 1 号点状光斑进行精细汽化。大光斑的光斑密度通常设定为 5～7 号,小光斑可以适当降低密度设定为 3～4 号。当光斑密度较大时,治疗遍数不宜超过 2 遍,否则点阵激光治疗变成了激光磨削治疗,术后并发症发生的机会相应增加。

3 频率 CPG 手具极大地缩短了治疗时间,提高脉冲频率可加快治疗速度。常规设定 300～400Hz。

4 扫描遍数和痂皮处理 有的医师在进行第二遍治疗前主张用湿盐水纱布去除痂皮并降低能量和密度,欧美医师甚至扫描 3～4 遍。笔者并不主张去除首遍的痂皮和遍数太多的治疗,只是对皱纹较深的部位例如鼻根部、内眦部补充治疗,因为痂皮中含有生物活性物质可以促进创面愈合。

5 Active FX 或 Deep FX 治疗手具的选择 应根据皱纹和皮肤松弛的状况决定。一般来说,以皱纹为主的 LSR 治疗多选用 Active FX 手具,该手具对皮表的改善效果更好,当 CPG OFF 时,还可以对皮表的赘生物进行治疗;对以皮肤松弛和毛孔粗大症状为主的 LSR 治疗则选用 Deep FX 手具,Deep FX 穿透组织更深,热损伤柱更细小,对真皮胶原的重塑和再生更有帮助;如果两者兼有之,则建议使用 TOTAL 模式治疗,先用 Deep FX 手具治疗,然后用 Active FX 手具治疗。

6 临床治疗终点 LSR 的疗效对治疗医师的技术有极端的依赖性,但什么是临床治疗的终点呢?Fitzpatrick 医师总结了三个指征:①皱纹或瘢痕消失;②汽化点呈黄色表示剥脱深度已达网状真皮层;③胶原不再收缩。如果达到上述三个指征中的任何一个后继续治疗,则瘢痕的形成难以避免。因中国人属有色人种,要达到 Fitzpatrick 医师给欧美白种人设定的条件,恐怕术后并发症发生的风险极大。我们的经验是:①皱纹变平坦,瘢痕增生部位大致与周边皮肤无高度差,凹陷性痤疮瘢痕表面均匀分布治疗汽化点;②肉眼可观察到皮肤收缩。

目前,激光的量效关系尚未制定,我们使用 Ultrapulse Encore 治疗所有的患者,因而上述临床治疗技巧就以 Encore 为例。临床医师可根据自身的能力调节所用激光的光斑大小、能量密度、脉冲密度以及治疗模式(图 16-10,图 16-11)。

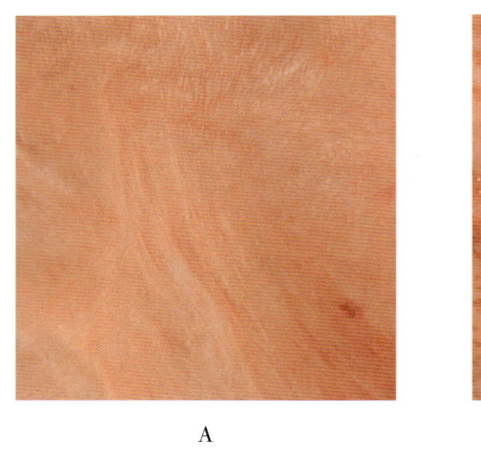
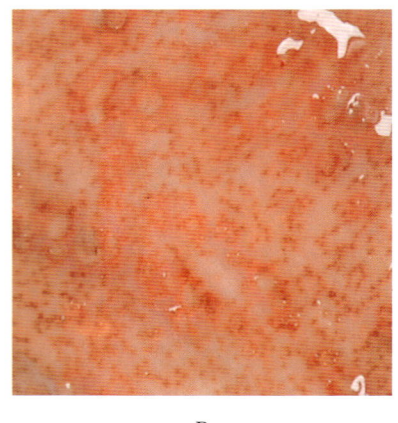

图 16-10 颈部瘢痕点阵激光前后
A. 治疗前　B. 治疗后 5 天

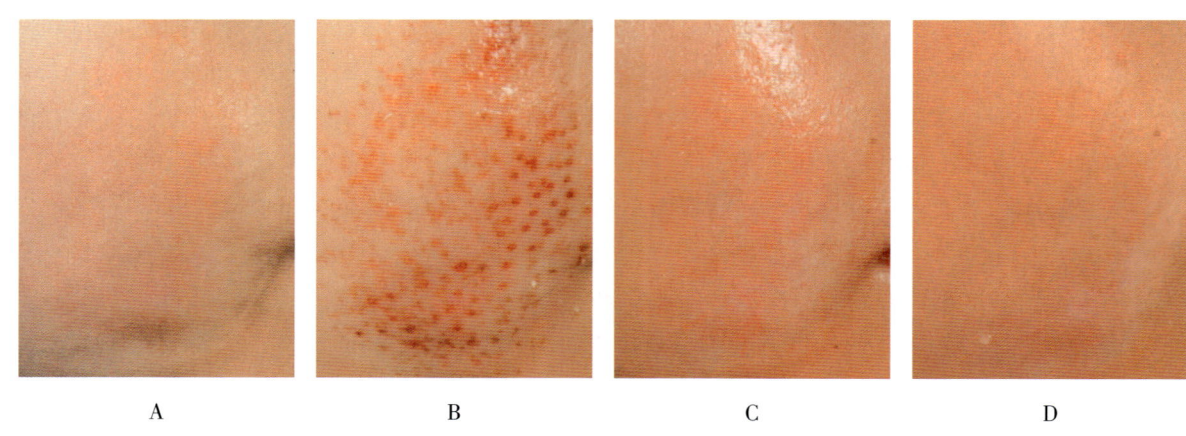

图 16-11 右面部瘢痕点阵激光治疗前后
A. 治疗前　B. 治疗后 2 周　C. 治疗后 1 个月　D. 治疗后 4 个月

（九）术后创面护理

1 即刻外敷油膏剂　国外医师术后即刻外敷油膏剂如 aquaphor healing ointment（Beiersdorf Ins，Norwalk，CT），再用薄膜覆盖如 terface（Winfield Labboration，Ins，Dallas），然后用厚吸水纱布包扎。术后第二天打开敷料后先用新鲜配制的白醋稀释液（一杯冷开水中加一汤匙白醋配制）浸泡创面 10～15min，然后外涂油膏剂后包扎，每天 4 次以上的换药处理，直至创面愈合（2～3 周），白醋稀释液可起到收敛伤口和减少疼痛的作用。

我们术后即刻创面外涂美宝湿润烧伤膏（药膜厚约 1mm），创面暴露，每 3～4h 换药一次，直至痂皮脱落。对美宝湿润烧伤膏（含芝麻成分）过敏的患者可用抗生素软膏替代。

现代创面愈合的研究认为湿性的愈合环境有利于创面生理性愈合。我们认为使用保持创面湿润、动态创面引流的湿润暴露疗法（湿性医疗技术）符合创面愈合研究的结论。湿润烧伤膏中含有效的止痛成分，我们治疗的患者术后几乎没有抱怨伤口疼痛的。同时暴露涂药减少了换药的繁琐，简单的宣教后，患者自己可以很好地完成创面护理。从理论上讲，既然 CO_2 激光皮肤重建术的原理是热损伤作用，类似于烧伤的热损伤，我们把激光创面等同于烧伤创面的处理是合理的。

2 预防感染　术前 1 天开始口服广谱抗生素 10 天，对曾有疱疹病毒感染病史的受术者给予抗病毒药物 2 周。

3 抗水肿治疗　LSR 术后大多有 2～3 天不明显的组织水肿，而组织水肿时细胞器的功能是不正常的,从整体上看,这样会影响创面的愈合。大多数医师忽视了抗水肿治疗,我们常规给予迈之灵片口服 5 天或七叶皂甙钠静滴 3 天,以减轻血管渗出性水肿;也可口服田三七粉、龙血竭胶囊等中药,有止血和消肿的双向调节作用。

4 促进创面愈合　创面正确用药是最有效的促进创面愈合的方法,口服积雪苷片 30 天有促进创面愈合和组织重塑的作用,有些医师术后给予表皮生长因子如金因肽外喷创面 10 天。根据创面生长因子分泌的生理规律,在术后 3～5 天外源性补充 EGF 等生长因子有利于创面愈合,过长时间的使用则会抑制创面自身生长因子的分泌。痂皮一般 5～7 天脱落,切忌用外力去除痂皮,否则局部会留下红斑。正常的创面愈合时间为 5～10 天,如果超过 2 周创面未愈,则要查找原因,积极处理。

5 严格防晒　LSR 治疗后应严格防晒 3～6 个月。创面脱痂后外出时应使用 SPF30 以上的防晒霜(化学防护),并采用遮阳伞、墨镜等物理防护措施。脱痂后 2～3 周避免化妆美容,因为刚刚愈合的创面皮肤屏障功能尚不完善,容易对外部刺激物发生超敏反应。如果感到皮肤干燥不适,可补水增加舒适感,如使用雅漾水外喷。

6 其他辅助用药　国外医师常在 LSR 治疗后 3～4 周开始使用 Retin-A(Ortho Pharmaceutical Corporation,Raritan,NJ)和(或)羟基乙酸帮助消退色素沉着和促进胶原形成,并使用维生素 C 抗氧化。我们在治疗中没有使用这类药物,因为我们认为皮肤的再生修复有其自身的规律和自我调节机制,尤其是干细胞分化增殖的微环境(细胞龛)目前医学组织工程技术尚无法复制,因此,干细胞的原位再生修复是目前的最佳选择,过多的干预治疗和修复过程不一定是明智的选择。

(十) 临床案例

1 面部除皱嫩肤　面部除皱嫩肤的临床案例见图 16-12～图 16-19。

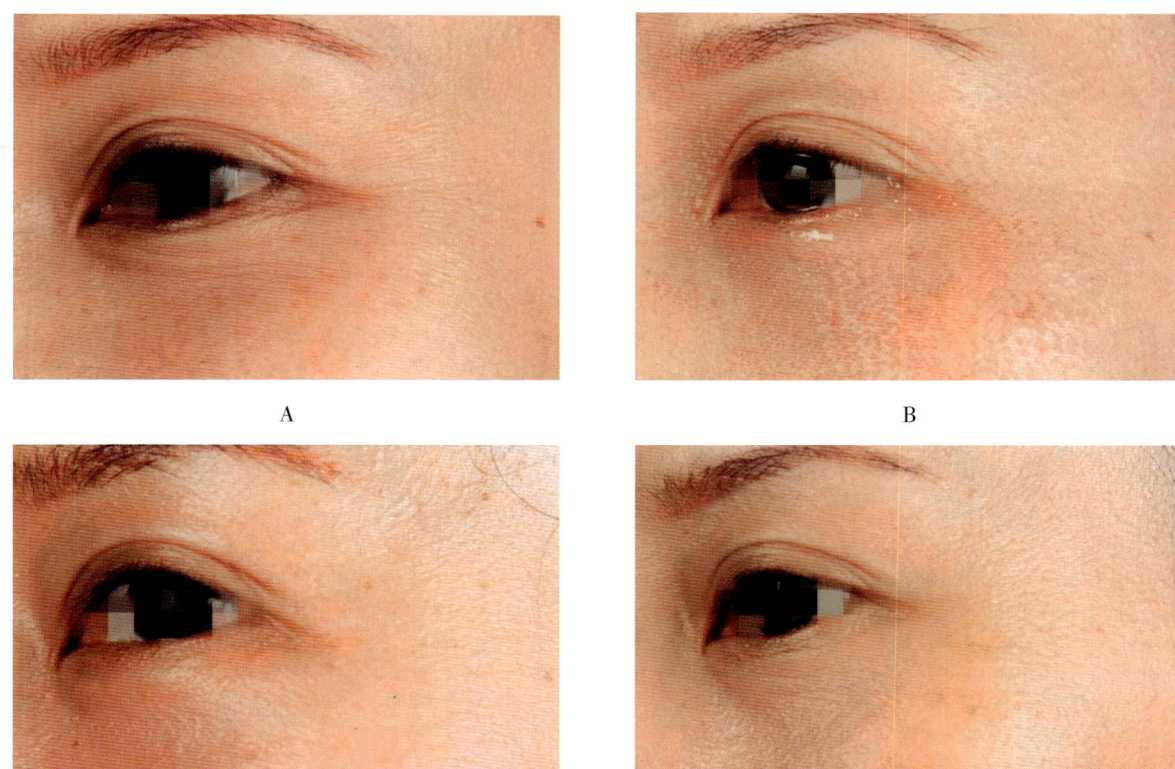

图 16-12　临床案例 1
A. 治疗前　B. Active FX(125mJ,40Hz)1 次治疗后即刻　C. 治疗后 7 天　D. 治疗后 5 周

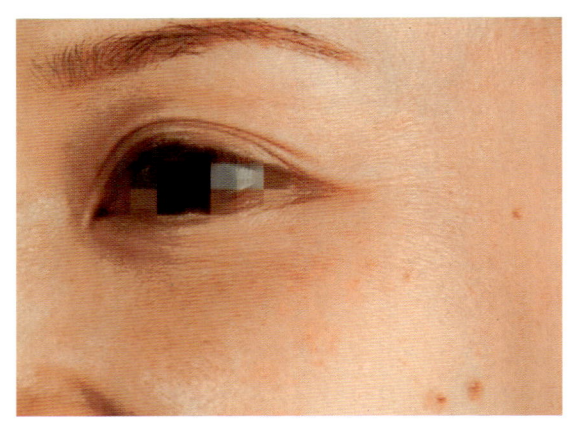 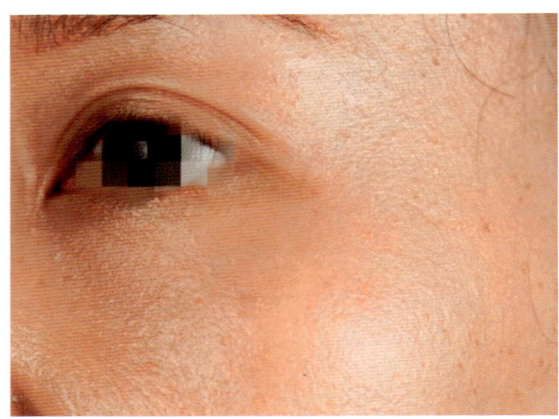

图 16-13　临床案例 2
A. 治疗前　B. Active FX(125mJ,30Hz)1 次治疗后 8 周

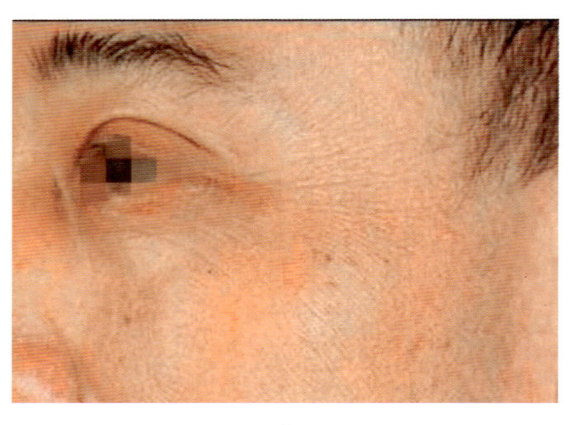 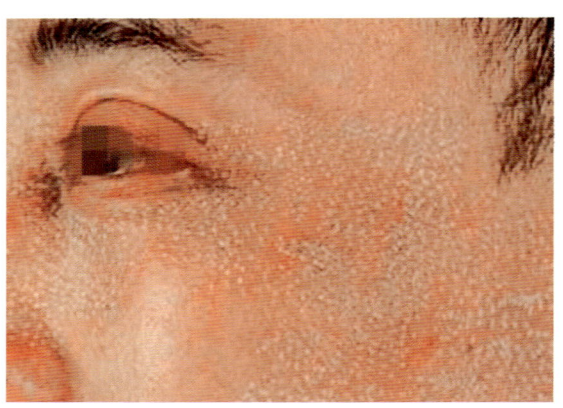

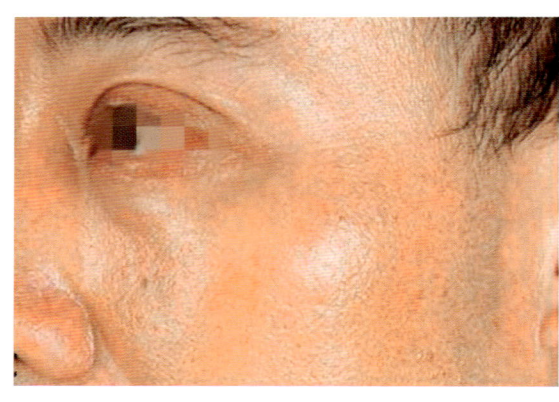 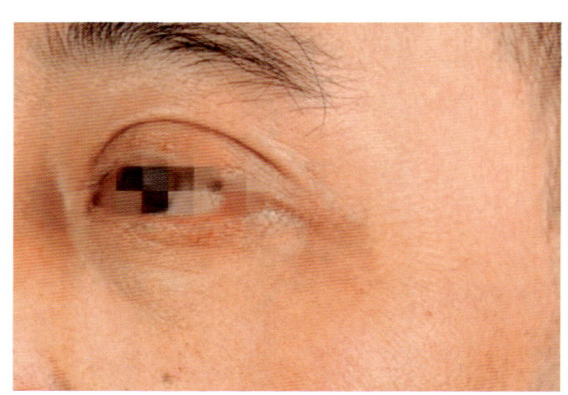

图 16-14　临床案例 3
A. 治疗前　B. Active FX(200mJ,40Hz)1 次治疗后即刻　C. 治疗后 7 天　D. 治疗后 5 周

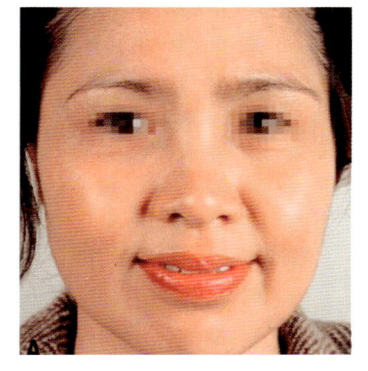
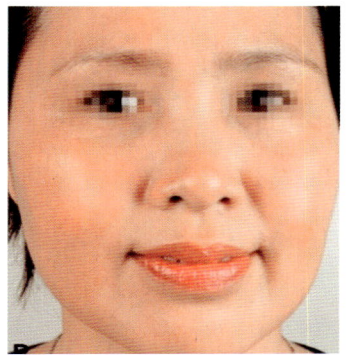

图 16-15 临床案例 4
A. 治疗前　B. Deep FX(15mJ,300Hz)1 次治疗后 8 周

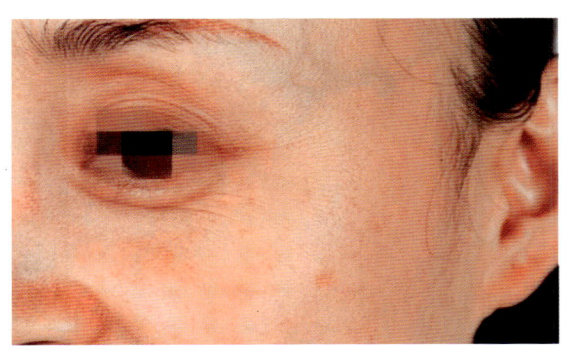
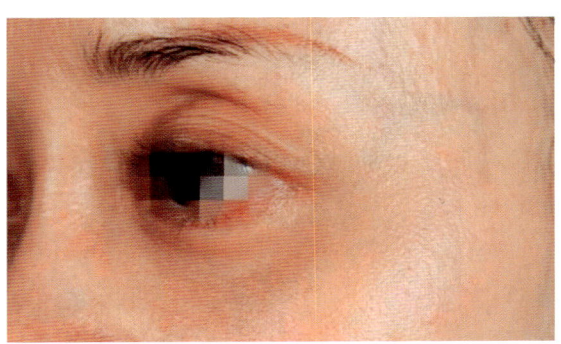

图 16-16 临床案例 5
A. 治疗前　B. Active FX(175mJ,30Hz)1 次治疗后 1 周

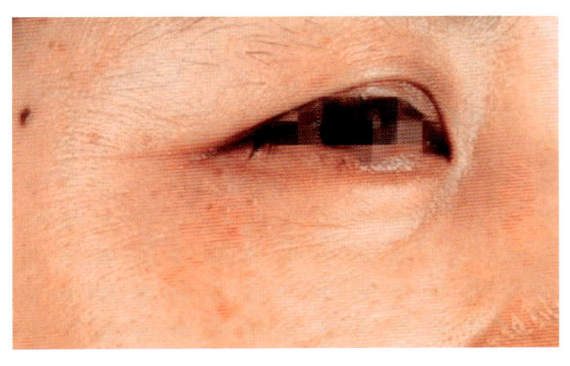
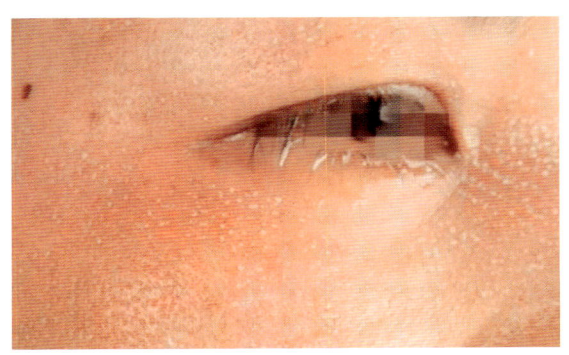

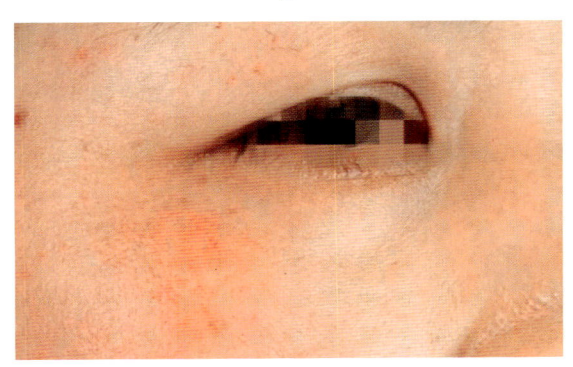

图 16-17 临床案例 6
A. 治疗前　B. Active FX(150mJ,40Hz)1 次治疗后即刻　C. 治疗后 4 周　D. 治疗后 22 个月

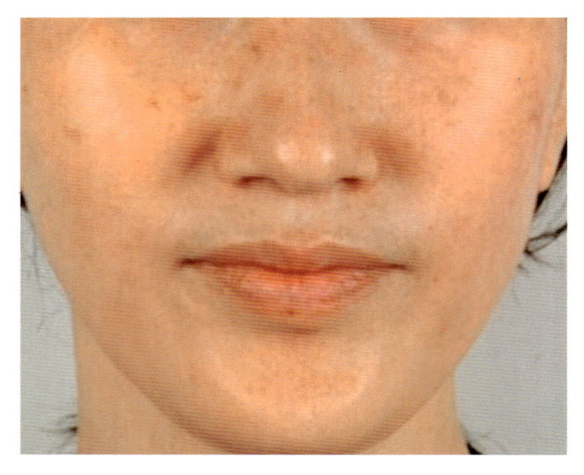
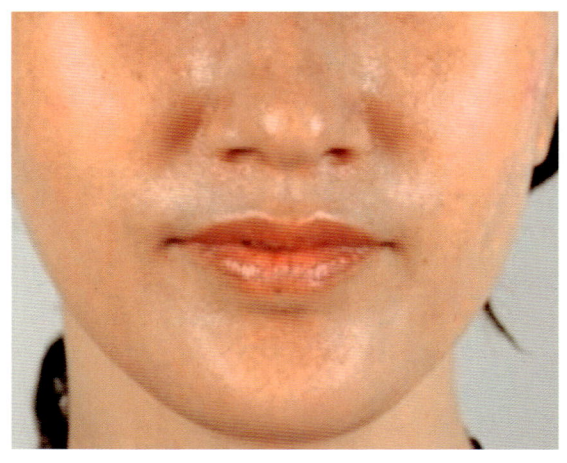

图 16-18　临床案例 7
A. 治疗前　B. Active FX（175mJ，30Hz）1 次治疗后 4 周

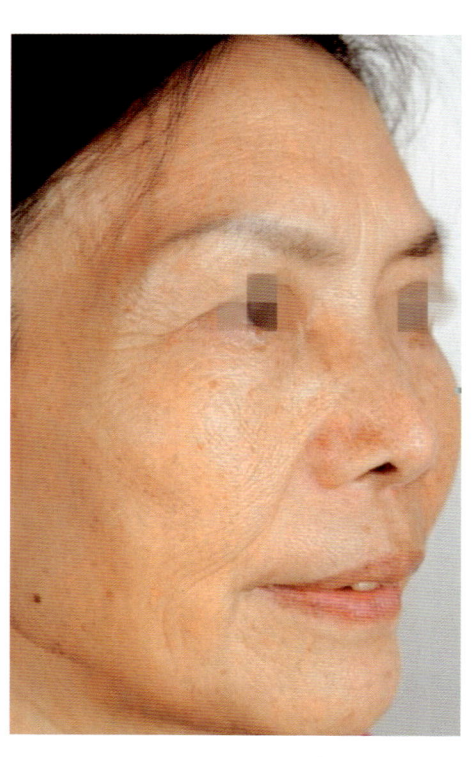
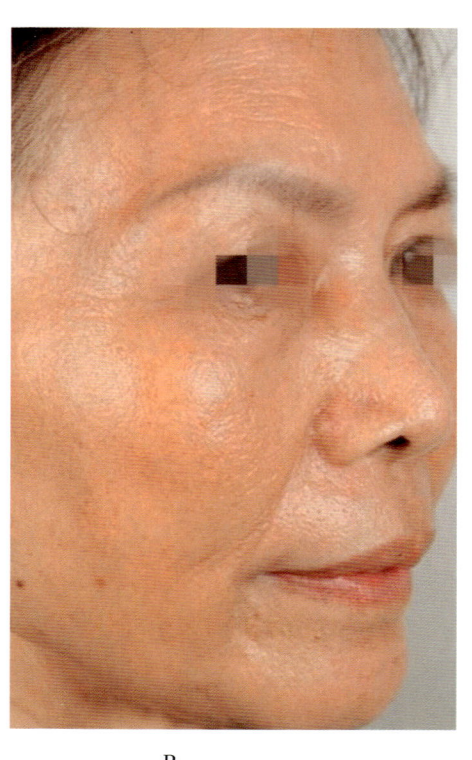

图 16-19　临床案例 8
A. 治疗前　B. Active FX（150mJ，40Hz）1 次治疗后 2 周

2 瘢痕激光治疗　瘢痕的治疗是对整形外科医师的挑战。经典的手术治疗技术包括皮肤/皮瓣移植、皮肤软组织扩张、Z 成形术等，非手术治疗技术包括激素注射、压力治疗、放射治疗和药物辅助等，但没有一种方法能让患者和医师有确切的临床预期。激光技术的进展和创面愈合的研究成果使得非萎缩性瘢痕可以得到很好的治疗。

这里要注意的是：①增生性瘢痕需要多次治疗，每次需间隔 3～6 个月；②联合 PDL/OPT 等多种激光治疗往往比单一激光疗效更好；③结合传统技术如注射治疗可增加疗效，缩短治疗周期。

瘢痕激光治疗的临床案例见图 16-20～图 16-26。

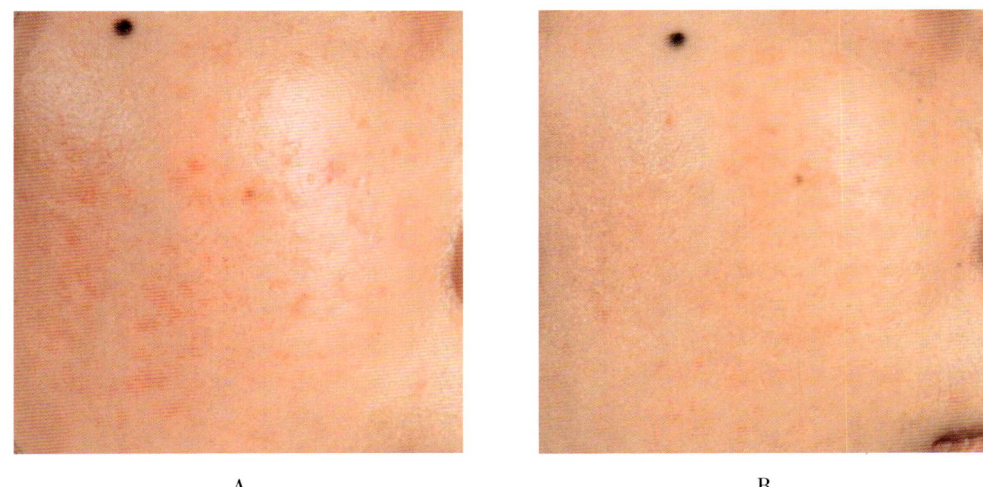

图 16-20　临床案例 1
A. 痤疮凹陷性瘢痕治疗前　B. 点阵 CO_2 激光 Active FX 治疗手具（175mJ，40Hz，2passes）治疗后 6 个月

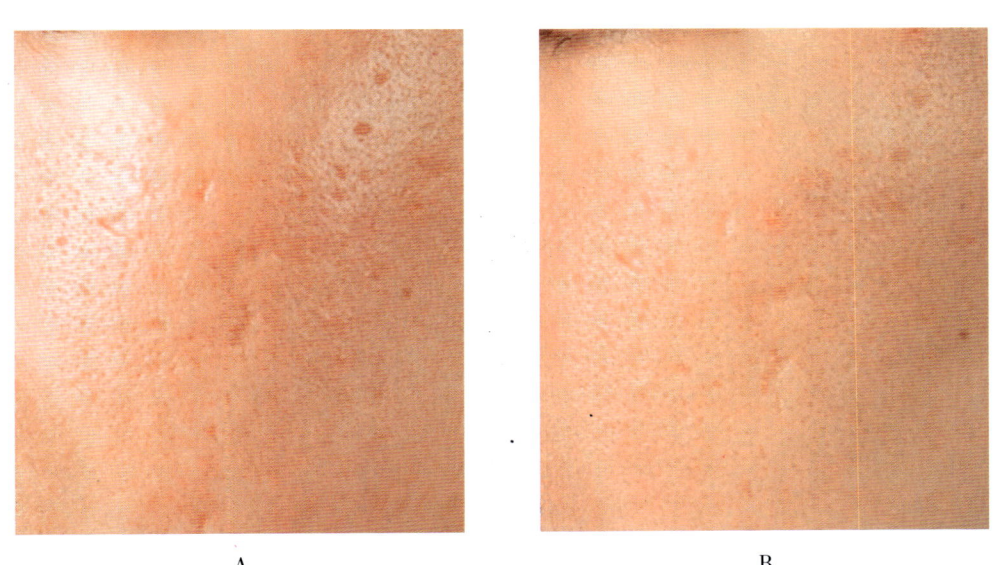

图 16-21　临床案例 2
A. 痤疮凹陷性瘢痕治疗前　B. 点阵 CO_2 激光 Active FX 治疗手具（200mJ，40Hz，2passes）治疗后 4 个月

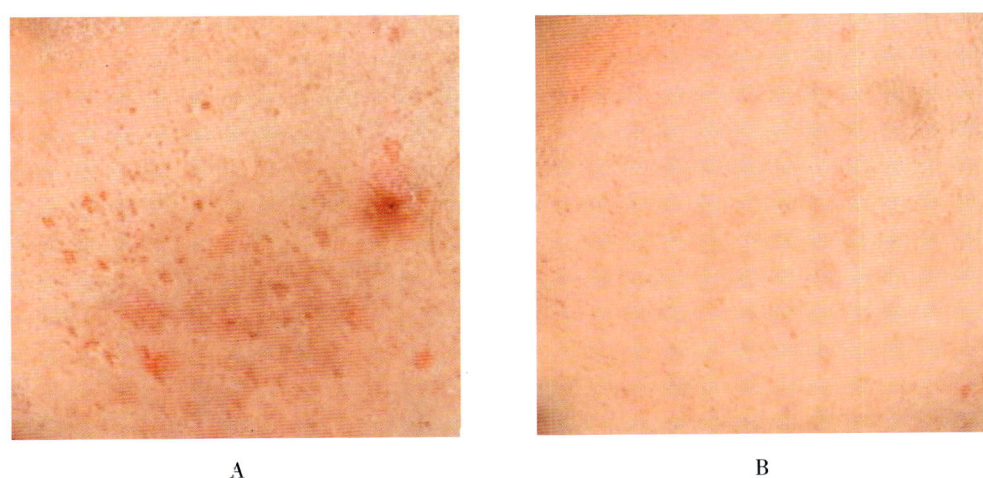

图 16-22　临床案例 3
A. 痤疮凹陷性瘢痕治疗前　B. 点阵 CO_2 激光 ACTIVE FX 治疗手具（200mJ，40Hz）2 次治疗后 6 个月

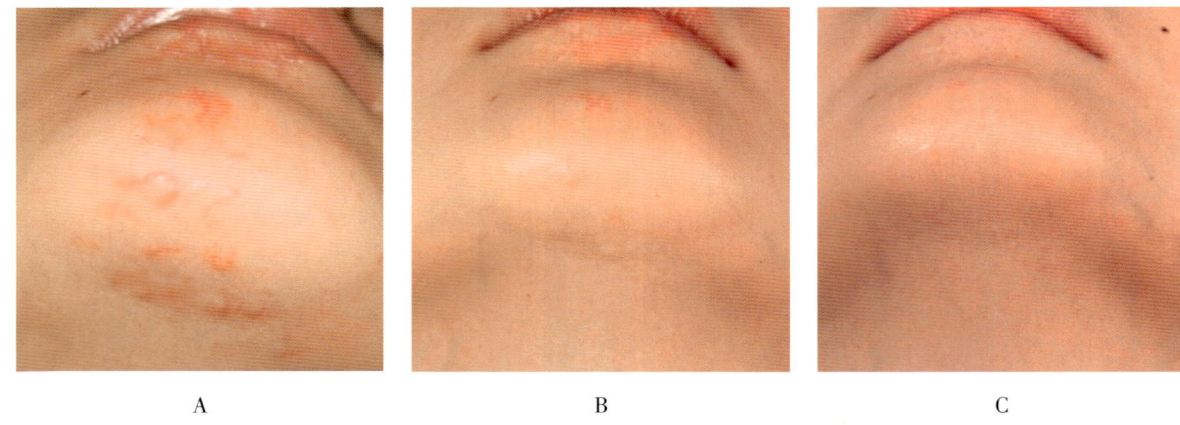

图 16-23 临床案例 4

A. 颏部瘢痕治疗前　B. ultrapulse(200mJ,40Hz)3 次治疗后 6 个月　C. Ultrapulse(200mJ,40Hz)6 次治疗后 2 年

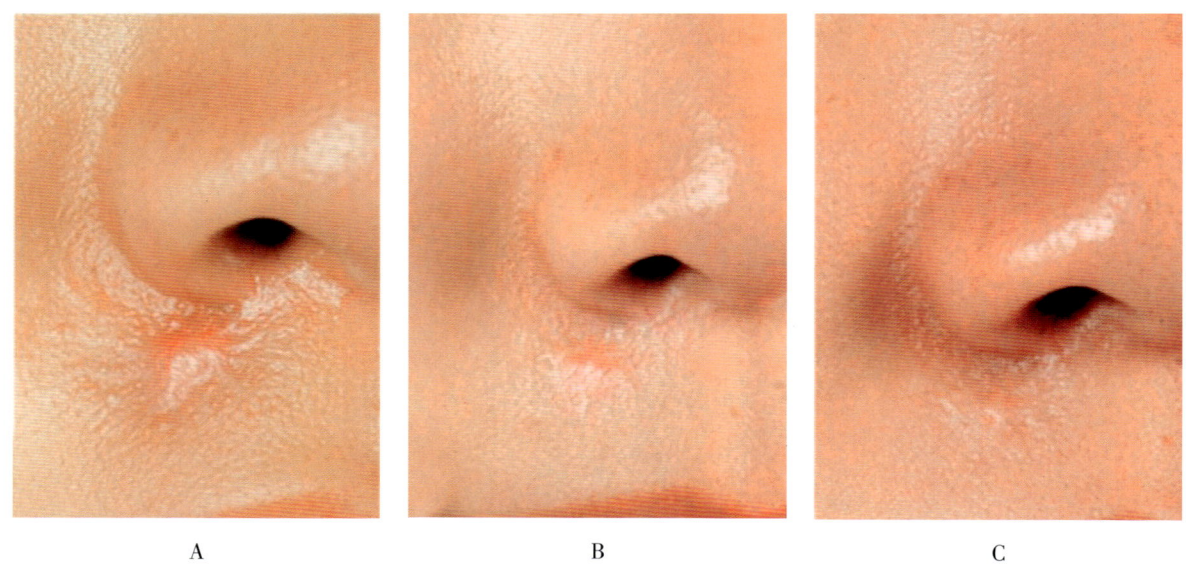

图 16-24 临床案例 5

A. 右鼻唇沟瘢痕治疗前　B. Ultrapulse(150mJ,40Hz)1 次治疗后 8 个月　C. Ultrapulse(150mJ,40Hz)2 次治疗后 18 个月

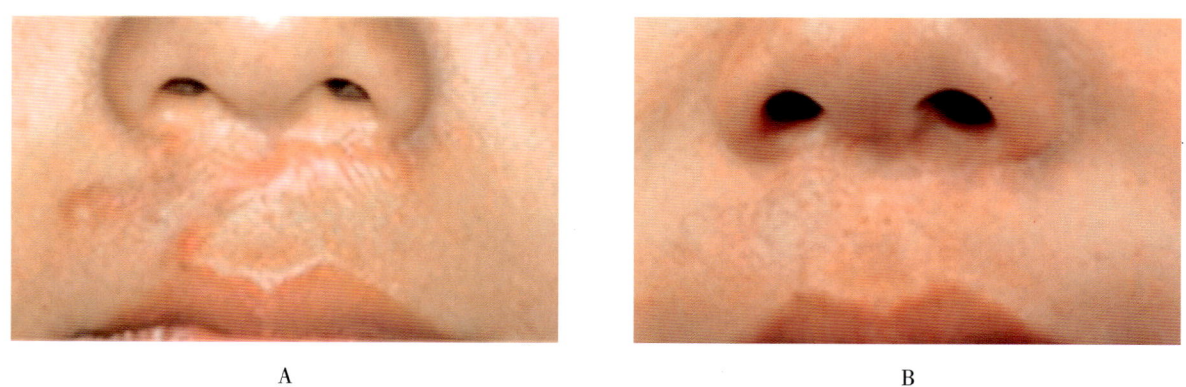

图 16-25 临床案例 6

A. 上唇瘢痕治疗前　B. Uultrapulse(150mJ,40Hz)1 次治疗后 8 个月　C. Ultrapulse(150mJ,40Hz)5 次治疗后

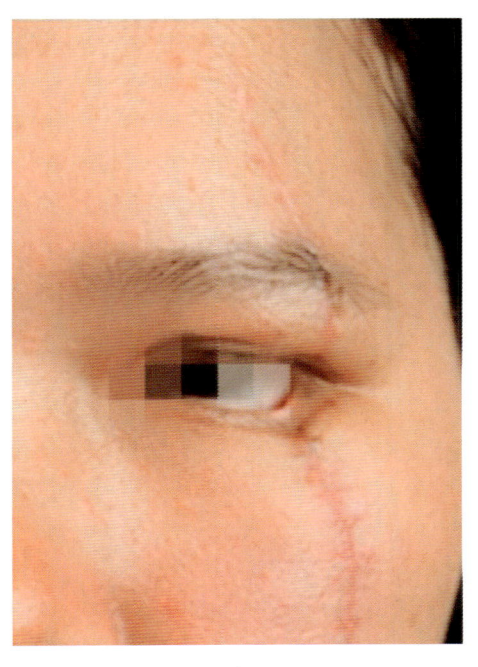 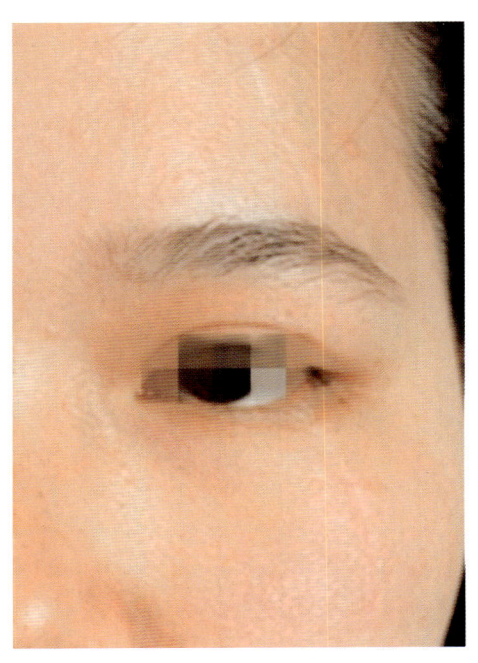

A B

图 16-26　临床案例 7
A. 左面部瘢痕治疗前　B. PDL/Ultrapulse（150mJ,40Hz）3 次治疗后

3 皮肤赘生物及色素增多性疾病的激光治疗　咖啡斑、雀斑、老年斑等激光治疗的临床案例见图 16-27～图 16-33。

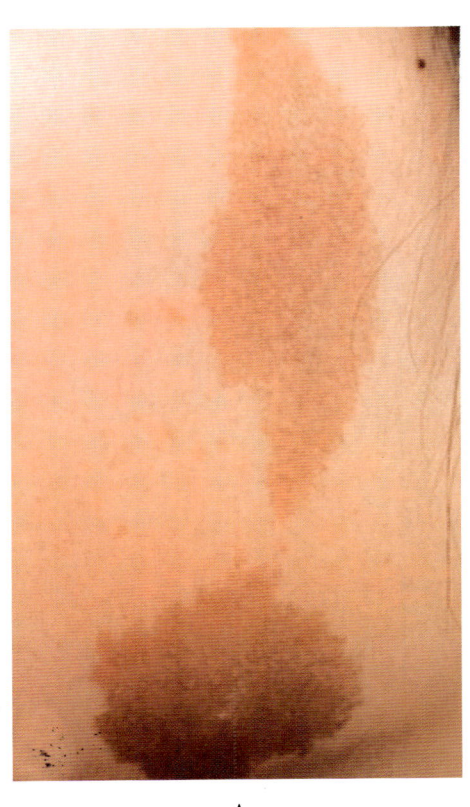 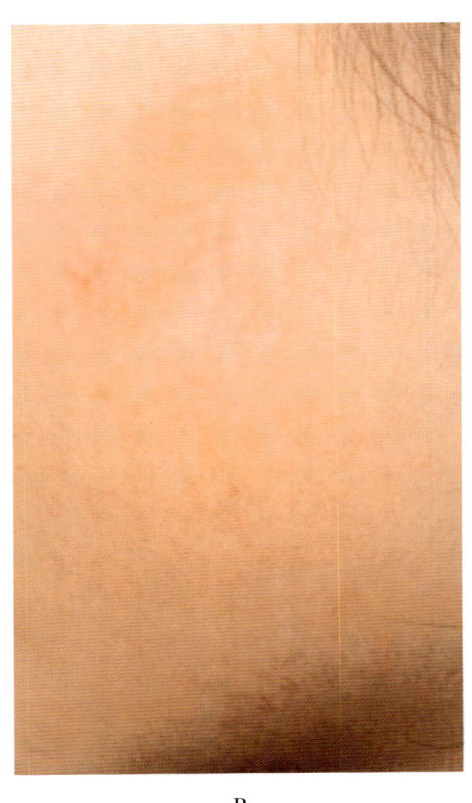

A B

图 16-27　临床案例 1
A. 咖啡斑治疗前　B. 点阵 CO_2 激光 Active FX 治疗手具（200mJ,40Hz）2 次治疗后 6 个月

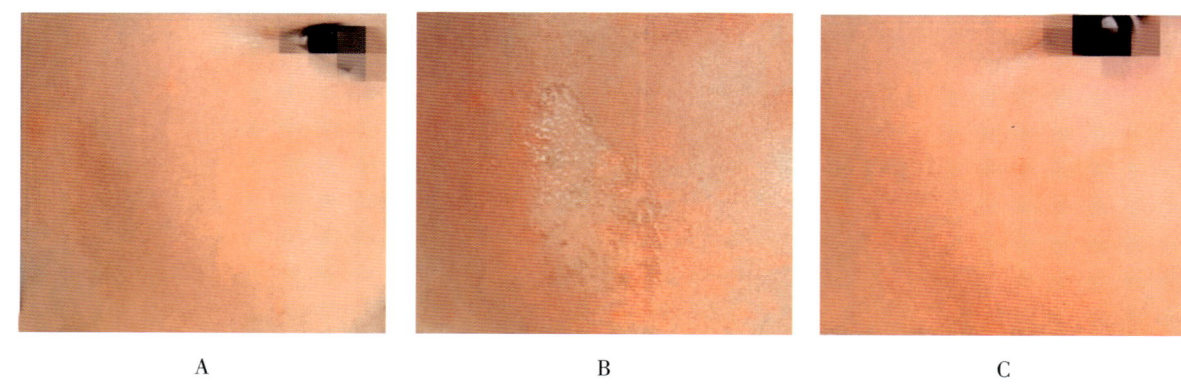

图 16-28 临床案例 2
A. 咖啡斑治疗前　B. Active FX(150mJ,40Hz)2 次治疗后即刻　C. 治疗后 3 个月

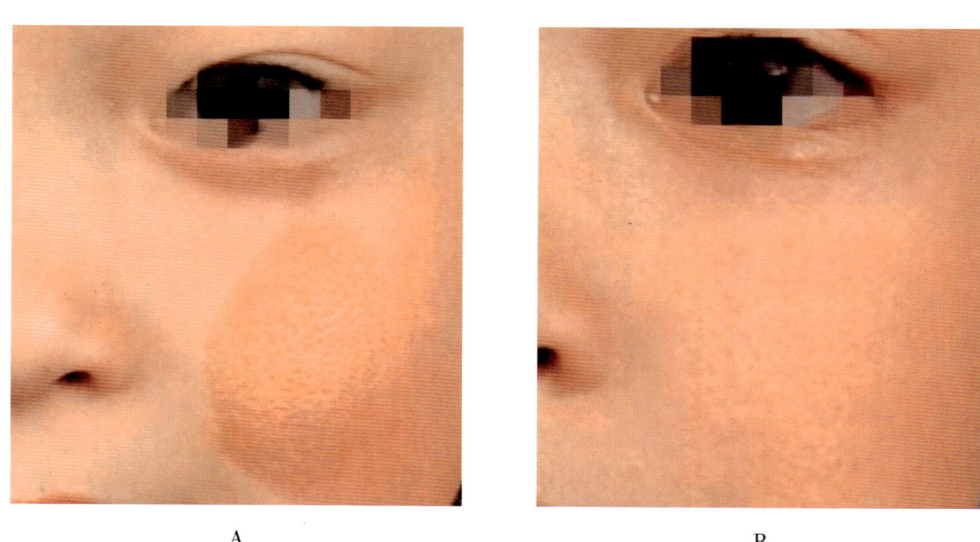

图 16-29 临床案例 3
A. 咖啡斑合并瘢痕治疗前　B. 点阵 CO_2 激光 Active FX 治疗手具(200mJ,40Hz)2 次治疗后 12 个月

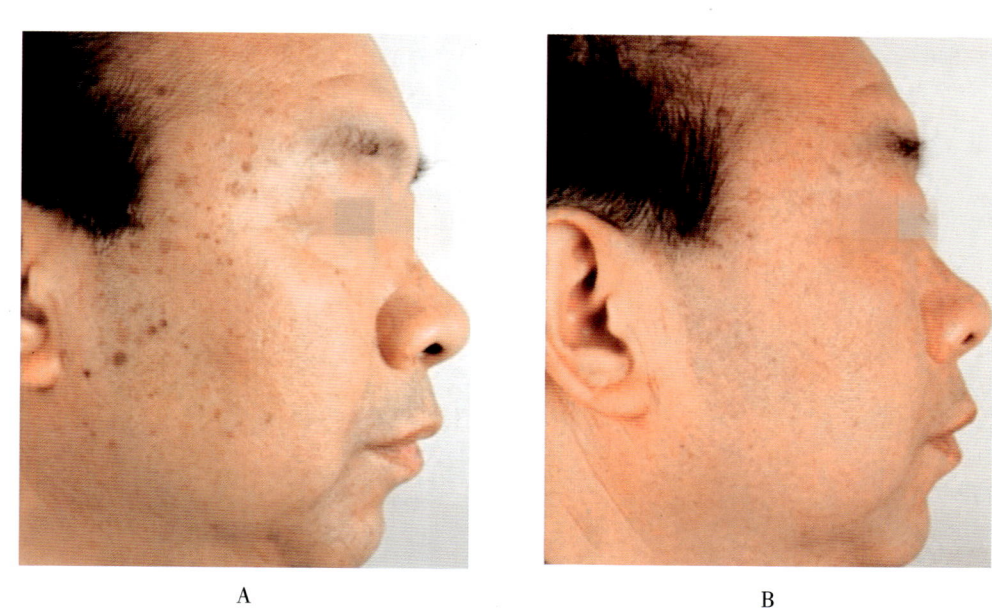

图 16-30 临床案例 4
A. 脂溢性角化病治疗前　B. 点阵 CO_2 激光超脉冲模式(200mJ,40Hz)1 次治疗后 3 个月

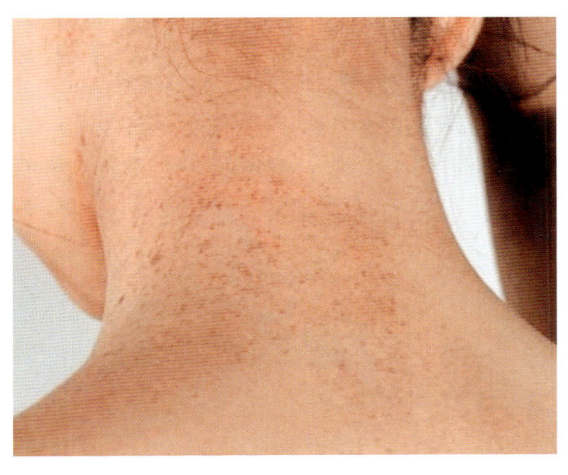
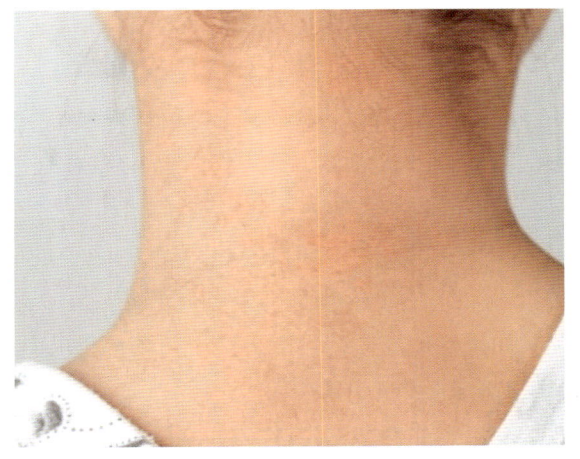

图 16-31　临床案例 5
A. 雀斑样痣治疗前　B. 点阵 CO_2 激光超脉冲模式（200mJ，40Hz）1 次治疗后 3 个月

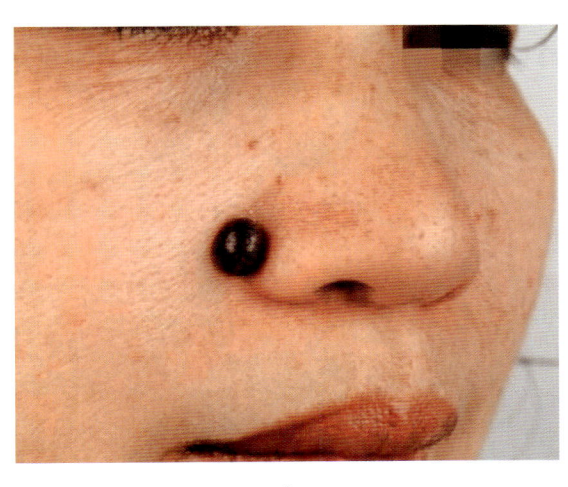
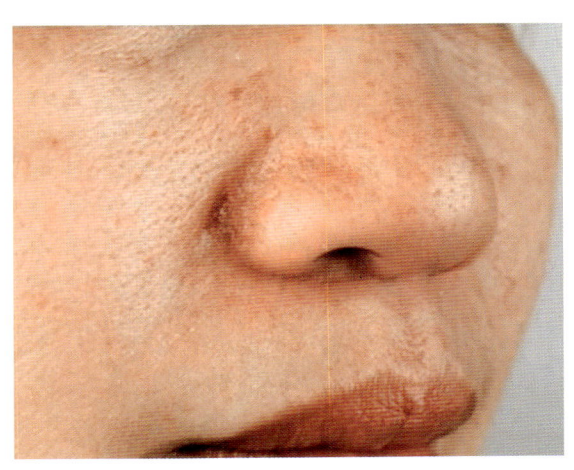

图 16-32　临床案例 6
A. 右鼻唇沟色素痣治疗前　B. 点阵 CO_2 激光超脉冲模式（200mJ，40Hz）1 次治疗后 6 个月

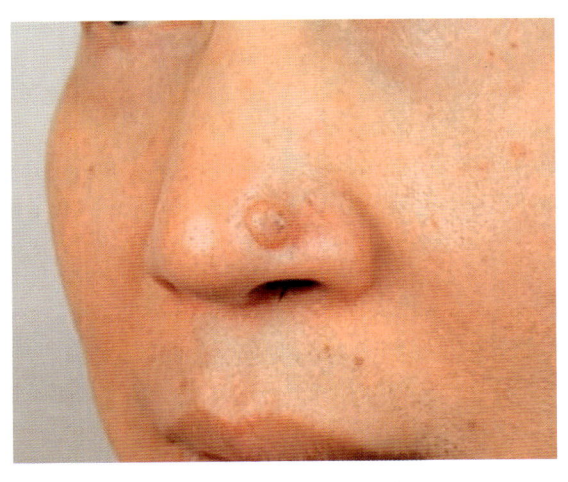
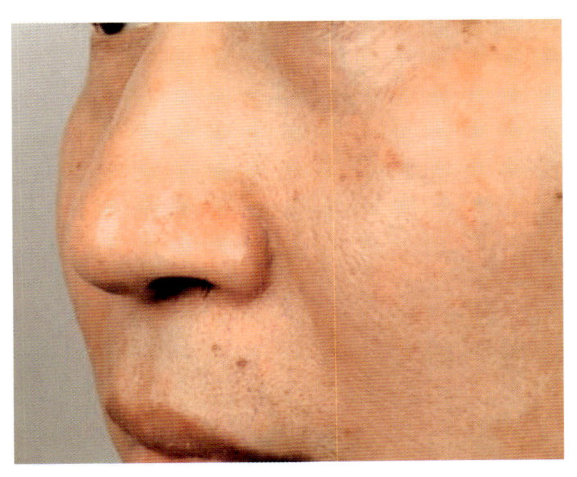

图 16-33　临床案例 7
A. 左鼻翼色素痣治疗前　B. 点阵 CO_2 激光超脉冲模式（200mJ，40Hz）1 次治疗后 4 个月

(十一)并发症及其防治

CO_2 激光皮肤重建术后常见的问题是持久性红斑和炎症后色素沉着(post-inflammatory hyperpigmentation,PIH),少见的有感染、瘢痕形成。持久性红斑主要由于热损伤程度超过了机体自身的修复能力(能量太高、深度过深)或者是治疗后创面护理不当造成,对重度皱纹和严重的光老化皮肤过度治疗常导致持久性红斑反应。另外,在临床实践中我们观察到术后即刻不正确的冰敷造成的组织冻伤亦是容易被激光医师忽视的原因之一。

1 红斑 在创面再上皮化后外用1%氢化醋酸可的松,每日2次,共2周,可缩短红斑反应期。如果红斑反应持续2周以上可考虑IPL/OPT强脉冲光治疗,以封闭表浅血管减轻红斑反应;如果红斑反应持续6周以上常伴随长期的色素减退,因此,IPL/OPT的治疗应尽早进行。

2 炎症后色素沉着(PIH) 在Fitzpatrick皮肤类型Ⅲ、Ⅳ型以上的较深肤色的患者中,PIH是常见的并发症,因此,建议采用较低的能量和减少扫描遍数。点阵 CO_2 激光在减少并发症方面有了质的飞跃,因此强烈建议使用点阵 CO_2 激光治疗亚洲肤色较深的患者。PIH常发生在 CO_2 激光皮肤重建术后4~6周,可在LSR术后6周外涂4%氢醌+1%氢化醋酸可的松混合霜,每日3次,并考虑IPL/OPT治疗。另外对PIH的术前预防用药存在争议,有研究认为预防用药与否对PIH的发生都没有显著性差异。但有些医师仍坚持术前预防用药,如4%氢醌+1%维A酸+1%氢化醋酸可的松混合霜外涂,每日3次,使用4~6周再行激光治疗。

三、铒激光微剥脱皮肤重建术

(一)产生背景

化学剥脱或微晶磨削治疗光老化性皮肤在20世纪80年代非常流行,但是,对于患者和临床医师而言,其临床效果并不十分满意。自1994年激光皮肤重建技术得到FDA认可并用于临床以来,以其具有的高疗效和低副反应,成为治疗光老化皮肤、痤疮瘢痕、萎缩性瘢痕和增生性瘢痕的有效手段。

铒激光器是固体掺铒:钇铝石榴石(Er:YAG)激光,其波长为2940nm,基本接近水的吸收峰波长,水分对铒激光的吸收比波长10600nm的 CO_2 激光的吸收高10多倍。铒激光的这一特点使其对皮肤组织的汽化较 CO_2 激光更加精确,对周围邻近组织的热损伤更微小,患者术后炎症反应和色素沉着更轻,恢复更快,因此较适合于黄种人的皮肤。

(二)特性

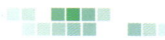

1 治疗机制 人体组织的主要成分之一是水,铒激光能强烈地被水吸收。瞬间高功率的激光用光学镜头进行聚焦后可以达到1000℃的高温,使组织在瞬间汽化。通过计算机控制的扫描器,可完全汽化去除不平整的表皮层。组织吸收激光产生热扩散对真皮产生刺激作用,促使真皮中胶原再生、重塑;热作用也会引起胶原的收缩,产生一个可见的皮肤收缩,使松弛的皮肤皱褶被拉紧。Ⅰ型胶原纤维在55~62℃时能迅速收缩,长度可缩小60%,这可使创面在愈合过程中,新生胶原以缩短的胶原纤维为支架,形成新的提紧的组织结构,达到治疗光老化皮肤和去除皱纹的目的。

当铒激光与组织作用时,有三个明显的与组织加热程度相关的组织变化层:①汽化剥脱层(ablated zone):激光直接作用的组织层,将使细胞间的水分发生汽化并使组织去除;②凝固层(coagulation zone):在激光直接作用的组织层下面,是不可逆的凝固变性层,产生组织坏死;③加热层(heated zone):最下面是可逆的非坏死的加热层,加热层使真皮的温度达到55~62℃时即能引起胶原收缩、再生和重塑。

激光微剥脱皮肤重建要达到有效且安全就必须符合选择性光热作用理论,即激光在局部的照射时间必须小于皮肤组织的热弛豫时间(1ms),这样既能使激光汽化剥脱精确地达到真皮浅层,又能保证凝固层的范围很窄,同时还可产生一定范围的加热层。

在临床实践中,传统的铒激光由于其穿透组织的深度较浅,对周围组织的热损伤小,其止血效果较差;另外,由 Er:YAG 激光器磨削组织时对下方组织的加热层的厚度不及 CO_2 激光,因此对于较深的皱纹,铒激光的疗效不及 CO_2 激光。

2　表皮及真皮皮肤重建　表皮层是一种坚固而富有弹性的结构,并具有平均的厚度,面部约为 110μm,它的功能类似于一个物理屏障,能保护深层的真皮层。表皮的基底膜层有黑色素细胞分布。铒激光换肤的深度可在 10~50μm 的范围内选择,这样就不会完全穿透皮肤的表皮屏障,因此确保了治疗的安全性,缩短了恢复时间,更容易护理。平均每隔 28 天,表皮产生平均深度的更新,因此易于评价铒激光换肤的再生和恢复时间。当涉及真皮层剥脱时,提供的评价大致相同。

避免表皮和真皮层的全层剥脱至关重要,因为明显的全层剥脱会增加色素沉着和长期组织畸变的风险。

根据面部皮肤的区域和皮肤厚度的不同,面部表皮的厚度在 60~100μm 的范围内。该系统可以精确控制剥脱深度在 4~200μm,凝固深度在 0~50μm,并可以进行 30%~50%重叠照射,覆盖整个皮肤深度,满足临床需要。

3　适应证　全身情况良好的中老年人出现皮肤松弛和皱纹者均适合做激光皮肤重建术。眶周、口周和面颊的皱纹是最好的适应证;但对于眉间、额部及鼻唇沟等处的与肌肉活动有关的皱纹,激光术后仅能有不同程度的改善,术后皱纹易再生。这些部位的皱纹可结合肉毒素注射等治疗(可以防止肌肉兴奋并可进一步促进胶原重建),以提高疗效。

4　手术方法　选择患者必须包含 Fitzpatrick 皮肤分型(Ⅰ~Ⅳ型)。铒激光微剥脱皮肤重建术是一种可选择带有或不带有凝固模式的剥脱,需要注意的是,如采用凝固模式,Ⅳ~Ⅴ型皮肤会产生表皮层短暂或长期的色素减退或沉着;而在过高的单纯剥脱性铒激光换肤(50μm 以上)时,深色皮肤类型可能会引起短暂的色素减退,但一般会在 3~30 天内自行恢复。如果这种情况发生,在恢复期间不要使用类固醇、对苯二酚或其他局部及全身药物治疗,否则会影响色素的恢复过程。

(1)预防色素沉着:术前应外用包括维 A 酸、α-羟基酸、曲酸或壬二酸等外用制剂,以减少术后色素改变的危险和促进创面愈合。术前外用药物至少需要 2 周时间,要达到最好的效果可能需要 2 个月以上。

(2)口服抗病毒药和广谱抗生素:防止病毒和细菌感染。

(3)清洁皮肤:使用一种温和的洁面乳去除污垢,卸妆,拭干治疗区域的水分。接下来用一支乙醇棉棒擦拭,治疗前使乙醇蒸发。眼周采用特殊护理。

(4)麻醉:在 40μm 以下的局部剥脱前,外敷利多卡因霜 30~60min,以减轻不适感。治疗前用温和的香皂和水或乙醇棉棒拭去,然后用清水洗净。治疗前使治疗区域彻底干燥。50μm 以上的剥脱通常需要使用全身麻醉、镇静或注射局部浸润麻醉剂。

(5)清洁手柄:每次治疗前用乙醇棉棒清洁扫描器或手柄镜头。在长时间的操作过程中检查镜头,并进行必要的清洁。为了治疗的安全性和方便性,要求同时使用大容量的碎屑抽吸装置(吸烟器)。

(6)眼部防护:治疗期间通常要为患者戴上眼罩,操作者及治疗室人员也需要佩戴防护眼镜。

(7)手术操作:采用计算机辅助的扫描器治疗,根据皮肤类型和治疗部位设置激光剥脱和凝固深度即可。不同部位激光治疗参数选择见表 16-4。

表 16-4　不同部位激光治疗参数选择

部位	能量-磨削（J/cm²）	能量-凝结（J/cm²）	扫描次数（次）	密度
前额	12.5～17.5	0	1	30%～50%
眼周	12.5～17.5	0	1	30%～50%
眼周（XMLP）	15～20	12.5～25	2	50%
口周	12.5～17.5	0	1	30%～50%
面颊	12.5～17.5	0	1	30%～50%
颈部	10	0	1	30%～50%
胸部	2.5～5	0	1	30%～50%

面部以外的治疗区域可遵循以下原则：

1）颈部和前胸：颈部和前胸的表皮层较脸部薄，皮肤附属结构也较少，因此不建议单次采用 20μm 以上的剥脱（单纯的剥脱模式）。作用于颈部时凝固模式不应增加能量。至少间隔 8 周进行再次治疗。

2）手部和身体其他区域：手部和身体的表皮层较脸部薄，皮肤附属结构也较少，因此不建议单次采用 20μm 以上的剥脱（单纯的剥脱模式）。作用于颈部时凝固模式不应增加能量。至少间隔 8 周进行再次治疗。

3）表皮病变：当治疗光化性角化病和脂溢性角化病时选择 10μm 设置，采用 4mm 或 2mm 光斑及 1～5Hz 的重复频率治疗。首先覆盖整个病变区域进行一遍剥脱，使用 4cm×4cm 海绵纱布和棉棒擦拭病变区域，清除治疗后的痂皮，逐渐接近病损基底部，再进行重复治疗，直到病损去除。轻微的出血则暗示已接近真皮乳头层。

4）痤疮瘢痕：选择 10μm 设置，采用 4mm 或 2mm 光斑及 1～5Hz 的重复频率治疗。沿着痤疮凹洞的外边缘扫描，使突起变平。这种方法是为了减少高突出的边缘，与凹洞混合一体。在治疗完突起边缘后，将激光设置到合适的深度（延伸到真皮乳头层），用扫描器治疗整个区域至生理轮廓线。患者期待有 30% 的改善或好转。胶原的重塑需要数月，通常在治疗后 6 个月效果更好。

5 操作注意事项

（1）扫描器：铒激光皮肤重建通常会选择铒激光扫描器，能发射出充足和均匀的激光能量。注意与之前的光斑扫描区域不要重叠。扫描器的光斑重叠度可在 10%～50% 范围内调节（默认值是 50%）。电子（平行）扫描器在皮肤表面产生约 15cm 的均匀光斑。

医师可以通过 2～3 遍治疗达到总的剥脱深度，以防止光斑印的形成，即达到 180μm 的剥脱深度，通过 3 遍 60μm 或 2 遍 90μm 的治疗来完成。扫描器应垂直于皮肤表面，以达到高效而均匀的剥脱。单个光斑的频率、大小和形状，连续光斑的重复周期可根据操作者的喜好来调节，这些调整不会改变剥脱的设置或治疗的结果。

治疗前，扫描器或手柄应置于一个安全的非组织治疗区域上，做测试光斑以确定光斑大小，通过可见的指示光确定匀性和密集度。

（2）治疗手具：铒激光扫描器有 2mm、4mm 和 5mm 治疗手具可供选择。铒激光扫描器匹配 4mm 的光斑直径。应注意连续脉冲的叠加，避免大面积的重叠。治疗手具接触距离为顶端接触到皮肤的距离，而与组织之间的距离为治疗时探针持续接触到组织的距离。

(3) 能量密度：所需的能量密度根据剥脱的组织量来决定。激光可以同时设置剥脱深度和凝固效应，以刺激深部胶原的再生和重塑。

能量选择的凝固部分根据胶原改变的数量或期望得到的组织的紧密度、基本止血要求而定。对于 Fitzpatrick Ⅳ～Ⅴ 型皮肤的患者，在首次 80～100μm 的组织剥脱时建议不要选择凝固模式。如果将治疗分为三遍，很多临床医师在第二遍，少数医师在第二遍和第三遍会选用低中档凝固水平。第三遍时的过量凝固，由于产生一层轻微坏死的组织层，会导致治疗后不必要的组织脱落，经过 4～10 天才进入恢复期。然而，不必要的脱落不会影响最终的治疗结果。

过大的能量密度或较差的激光控制会导致表皮或真皮层热副损伤，增加并发症的发生率。

6 治疗后注意事项 治疗后患者的反应有所不同，普遍来讲，皮肤越健康的患者，红脸的程度越轻微，恢复越快。能量密度的选择基于患者的需求（所期待的效果）、患者的耐受度和无须停工的恢复时间。对于 50μm 以下的剥脱，激光治疗后数分钟出现红斑和轻微水肿是理想的反应。根据患者的个体差异，随着剥脱深度的增加，红肿和恢复的时间（外观上类似于晒伤的改变）也相应增长。50μm 以上的剥脱可能形成开放的创面，需要无菌包扎 1～3 天。在治疗后的 12h，治疗区域有红斑、水肿和晒伤样的表现。

治疗后冷敷能提供一些舒适感。可以通过口服止痛药或地西泮缓解治疗后的不适感。在恢复期间，通过使用局部药物（希帕胺、凡士林等）保持治疗区域柔软细滑至关重要，不要使该区域干燥。

建议的治疗间隔时间最少为 8～10 周。间隔时间过短的第二次治疗会增加治疗时的不适感或皮肤敏感度。

7 术后指导
(1) 避免暴晒，外出需涂抹 SPF30 以上的防晒霜，必要时还可佩戴帽子、太阳镜等防晒用品。
(2) 治疗后 1～2 周内禁止使用异维 A 酸、维 A 酸、果酸等。
(3) 治疗后当天应避免剧烈运动。
(4) 在治疗后头 24h 内，涂抹婴儿润肤霜以保持治疗区域的湿润，避免让治疗区域干燥或脱皮。
(5) 治疗后用柔和无碱性的洁面乳洗脸，然后涂抹保湿润肤乳液。尽可能多次使用保湿乳液，避免让治疗区域干燥或脱皮。最好涂抹防晒霜。
(6) 治疗后皮肤可能会紧绷或发红，这是正常反应。如果有任何不适，可在患处涂抹 1% 氢化醋酸可的松软膏。
(7) 可服用布洛芬或羟苯基乙酰胺来缓解不适感。
(8) 如果有瘙痒症状，可口服抗组胺药。手术当天开始就要口服伐昔洛韦（抗病毒药），用法为一日 2 次，一次 1 片，连服 7 日。

四、汽化型激光治疗术后不良反应及其对策

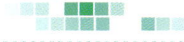

汽化型激光包括临床上常见的 CO_2 激光、铒激光等，它们常常以皮肤组织中的水作为主要的靶目标，对皮肤形成迅速强烈的升温效果，皮肤产生汽化作用而剥脱。由于汽化型激光的这一特点，临床上常用于皮肤赘生物、瘢痕、皱纹的治疗。由于其强烈的汽化作用，很多皮损在治疗中直接消除，同时对创面邻近组织产生一定的热传导，可以诱导胶原的合成和皮肤的重建。与非汽化型激光相比，汽化型激光治疗效果强，疗效出现快，但是它们对皮肤的损伤比较明显，在黄种人中应用常常遇到色素沉着和瘢痕反应等问题，这在一定程度上限制了汽化型激光的临床推广应用。

以下是汽化型激光常见的不良反应及其处理方法：

（一）疼痛

在汽化型激光治疗中，大部分患者不能或不愿意耐受疼痛，因此，在术前应用局部表面麻醉和给予心理辅导是十分必要的。常用的表面麻醉剂包括利多卡因、丁卡因凝胶等，进口的 EMLA 加局部封包 30min 以上效果较好，必要时可于术前 20min 口服止痛药物如去痛片等（图 16-34）。对于少部分面积较大的患者可予以局部浸润麻醉、神经阻滞麻醉或静脉镇静。应特别注意较大面积病损患者和儿童患者应避免大面积涂布外用麻醉霜剂，建议分次、分区、分部位治疗。

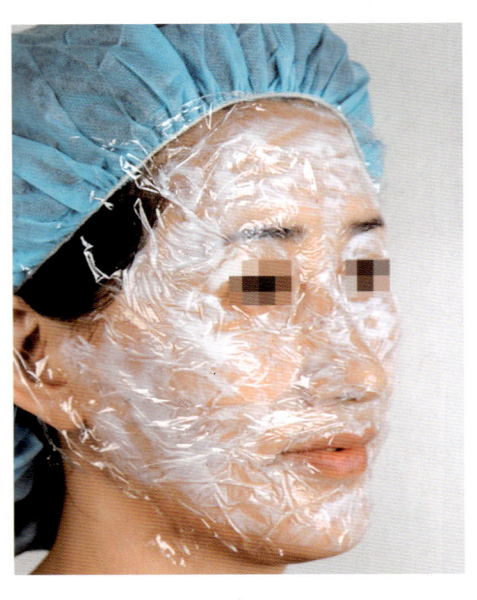 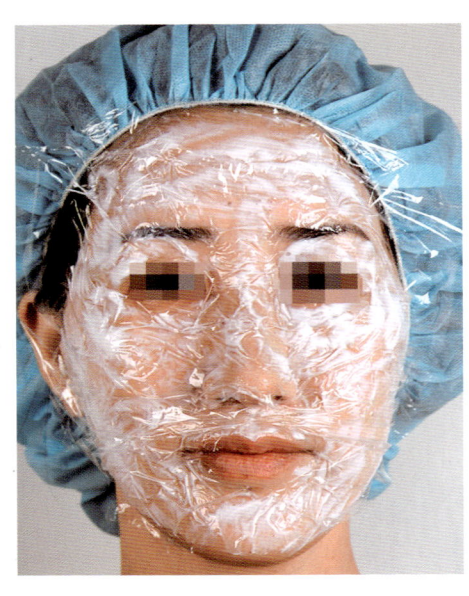

A　　　　　　　　　　　　　　B

图 16-34　利多卡因霜均匀涂布，塑料薄膜封包 30min，瘢痕患者则需 1~2h
A. 侧面观　B. 正面观

（二）红斑和水肿

红斑常在治疗部位周边发生，是皮肤受刺激后的充血反应，维持时间常仅数十分钟，可自行消退，无须特殊处理。水肿则与治疗后血管损伤和局部炎性反应有关，一般持续 2~3 天。术后抗水肿治疗有利于组织再生修复，对于眼睑高度肿胀者予以眼膏及眼药水保护眼球。术后的局部冷敷也有利于退红消肿。术后 2 周仍有红斑存在时，可用强光（IPL 或 OPT）退红治疗。

（三）结痂

局部脱落的组织、渗出物和药物常常混合形成创面上的一层痂皮，要注意防止痂下感染，并尽可能让痂皮自然脱落。局部应用抗生素油膏，在创面不受刺激的情况下适当清除过厚的痂皮和渗出物有助于皮肤的愈合。

（四）感染

如果能够正确使用抗生素油膏，一般是不会发生明显感染的。对于年龄较大或应用了抗生素后仍然出现感染者应警惕糖尿病的可能。

（五）色素沉着

由于黄种人肤色较深，Fitzpatrick 皮肤类型常为 Ⅲ、Ⅳ 型，因此较易发生术后的色素沉着。而汽化型激光对皮肤产生直接的剥脱作用，皮肤完全愈合时间较久，常需 1 周以上，色素沉着反应就成为治疗中最需要避免的问题。轻度色素沉着反应一般不必治疗；反应较重者可用 0.025%~0.05%

维A酸软膏、氢醌乳膏等以加速消退色素沉着,也可口服维生素C片或使用谷胱甘肽等还原性药物干预黑色素合成。激光术后的速发性色素沉着最早开始于术后即刻,起因于色素的重新分布,而大多数属于迟发性的色素沉着(图16-35),目前认为是由色素细胞受到激发导致黑色素形成过多引起。对于色素沉着患者,应嘱其严格防晒。色素沉着的自然消退过程较长,通常需要0.5~2年时间。建议早期联合强光OPT和大光斑低能量的Q开关755nm/1064nm激光治疗,严格防晒。

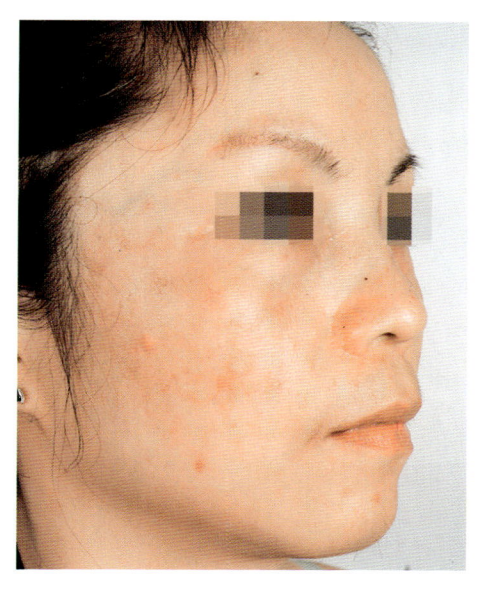 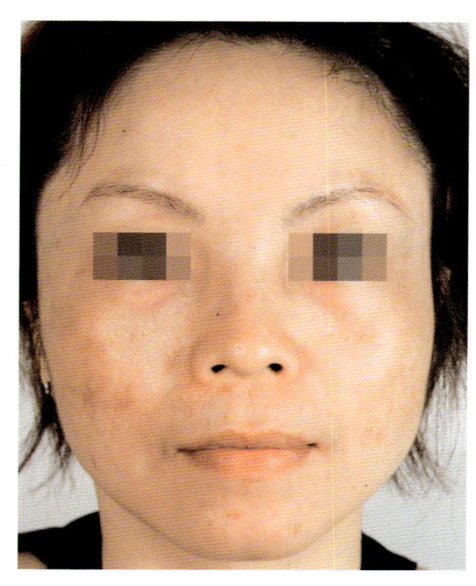

A　　　　　　　　　　　　　　　　　B

图16-35　剥脱性激光治疗后色素沉着常在治疗后4周出现
A. 侧面观　B. 正面观

(六)色素减退或脱失

常见于肤色较深者,多由于激光治疗能量过大造成黑色素细胞不可逆损伤而致。程度较轻者仅表现为色素暂时减退,有逐渐自行恢复的可能;若损伤较重,局部色素细胞完全坏死,肤色可呈瓷白色,并最终不能完全恢复。因此汽化型激光治疗时一定要严格遵循操作原则,切忌治疗过深和治疗遍数过多。

(七)瘢痕形成

极少数患者由于敏感的因素或治疗能量过大,皮肤损伤严重,可能出现局部的瘢痕。对于此类患者宜采取谨慎态度,一方面应给予适当的抗瘢痕治疗,另一方面治疗间隔需拉长。对于面部病变反应明显者需权衡利弊再行进一步治疗。在以治疗瘢痕为目的的情况下,则可以采用联合治疗的方法,在激光治疗前后采用激素局部注射或联合非汽化型激光治疗。

(八)疱疹感染

疱疹是一种较常见的并发症,可表现为眶周、唇周的红斑和簇集性水疱,患者通常没有什么自觉症状,水疱破溃可以引起疼痛不适和瘙痒感(图16-36,图16-37)。治疗上除予以常规抗病毒治疗外,应着重于早期消除创面,保护创面勿受感染,保护及时可不留明显痕迹。对于渗出明显者可以用湿敷,待其稍干燥后结痂自行脱落即可。治疗前应常规询问病史,如有疱疹感染病史者,应予以口服抗病毒药物10天再进行治疗,术后继续抗病毒治疗2周。

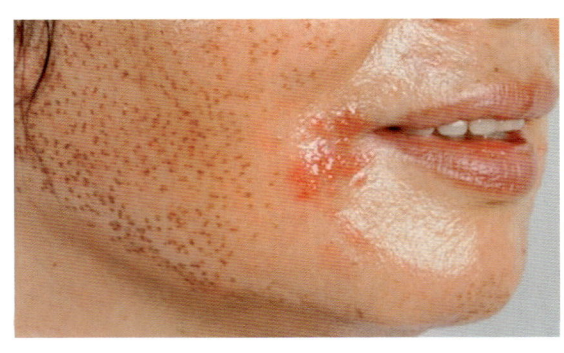 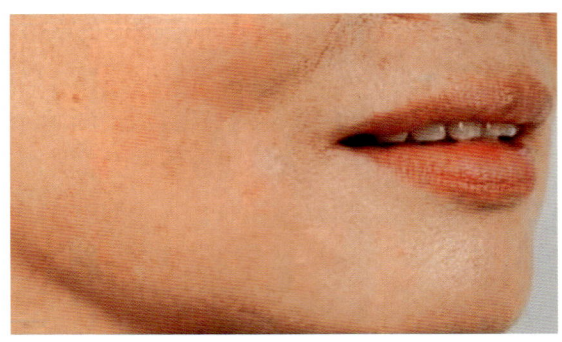

A   B

图 16-36　术后唇周疱疹感染
A. 术后 5 天　B. 术后 7 周恢复情况

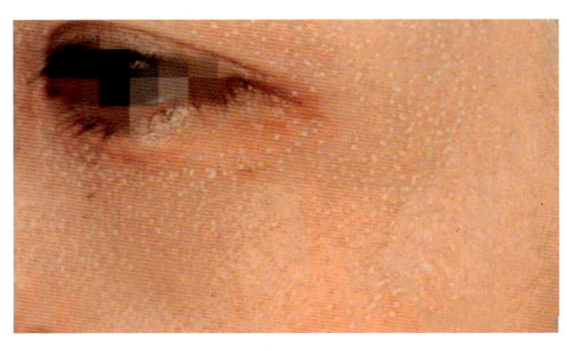 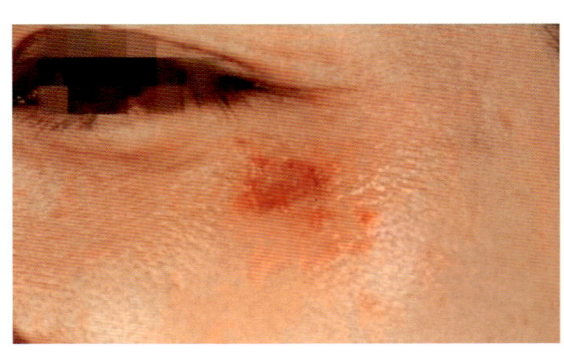

A   B

图 16-37　术后眶周疱疹感染
A. Active FX 治疗后即刻　B. 术后 7 天

(九) 质地颜色不均匀

由于激光光斑的形状是规则的圆形或方形,而病变皮损则常常不规则,容易产生治疗后病变区域的不均匀性,表现为部分区域清除较为彻底,而其余部分未能完全清除,或出现继发性的不一致的色素或血管改变,少数情况下形成不规则的浅表瘢痕(图 16-38,图 16-39)。

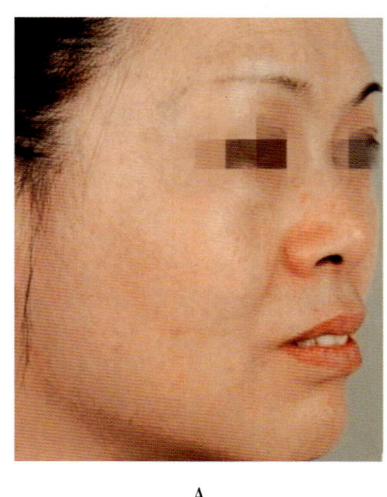 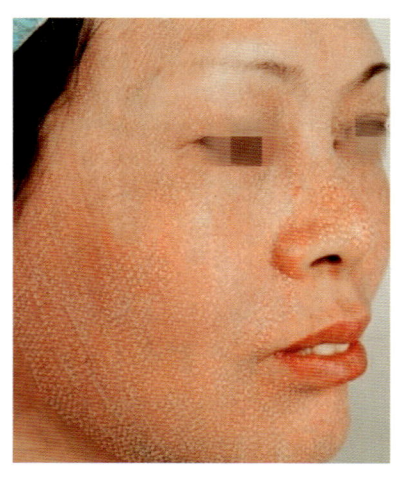 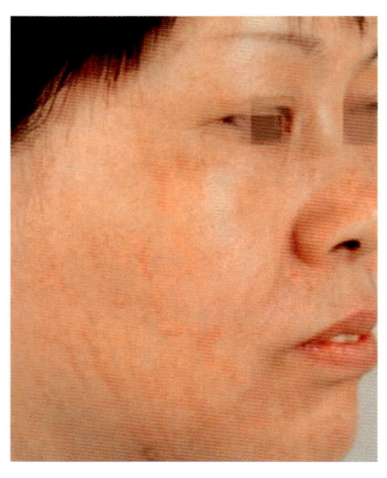

A   B   C

图 16-38　治疗后红斑和色素沉着
A. 治疗前　B. 治疗后即刻　C. 术后 3 周出现条索状红斑和色素沉着(原因:治疗光斑重叠导致热损伤过度;对策:OPT 治疗)

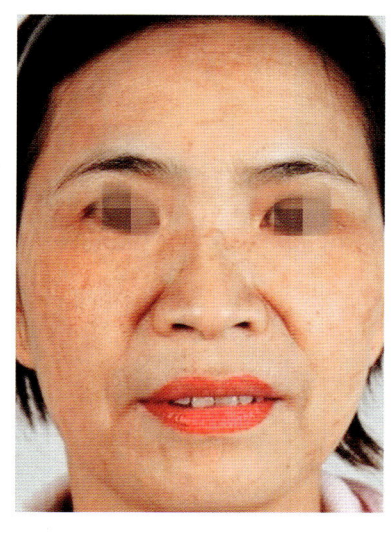 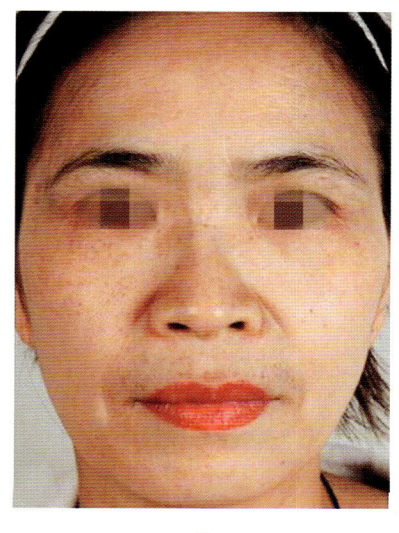 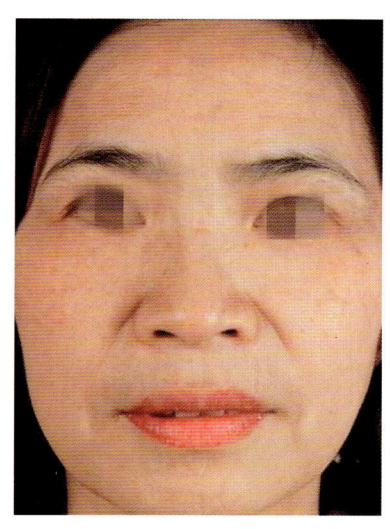

A　　　　　　　　　　　　　　B　　　　　　　　　　　　　　C

图 16-39　治疗后色素反应

A. 治疗前　B. 治疗后 4 周　C. OPT 治疗 4 次（每月 1 次）后恢复照片（原因：治疗前面部黄褐斑，激光激惹后色素反应加重；对策：OPT 或低能量大光斑调 Q 激光治疗，可辅助退色素药物并严格防晒）

（十）激光的副损伤

激光副损伤常由于操作不当造成。治疗时应选择合适的仪器和手具，并对患者的非治疗部位进行相应的保护。例如进行上睑部位治疗时，一定要做好眼睛的防护，可给患者佩戴眼罩。在治疗过程中激光器应常置于待机状态，只有在准备完善，进行了患者和自身的防护后才能发射光斑进行治疗。

需要指出的是，随着治疗理念和科技手段的进步，汽化型激光也得到了长足的进步，最大的革新就是汽化型点阵激光的出现。由于保留了相当程度的正常皮肤组织，汽化型点阵激光也能够使皮肤组织尽可能快地愈合，从而减少和减轻了副反应的发生，而其强有力的剥脱效果得以保留，因此在临床上正得到越来越多的应用。

常用剥脱性点阵激光设备及相关参数见表 16-5。

表 16-5 剥脱性点阵激光设备及相关参数

厂家	波长	脉宽	传输方式	光斑大小	扫描器面积	深度	模式
Alma Pixel XL Harmony (Alma Lasers, Buffalo Grove, IL, USA)	2940nm Er:YAG	1、1.5、2ms	扫描式	250μm	11mm×11mm	300μm	剥脱
DEKA Smartxide DOT	10600nm CO_2	200μs~2.0ms	扫描式	350μm	15mm×15mm	200~1500μm	剥脱
Ellipse Juvia (Horsholm Denmark)	10600nm CO_2	2.0~7.0ms	扫描式	500μm	7×7 MTZ/cm^2× 9MTZ/cm^2× 11MTZ/cm^2	400μm	剥脱
Lasering USA Mixto SX	10600nm CO_2	2.5~16ms	扫描式（四象限）	300μm、180μm	20mm×20mm	剥脱:200μm,附加热损伤:300μm	剥脱
Lumenis	10600nm CO_2	<1ms	扫描式	1300μm、120μm	9mm×9mm、10mm×10mm	10~300μm(1300μm spot),150~1600μm(120μm),脉冲堆积时可达3200μm	剥脱
Lutronic (Princeton Junction, NJ, USA)	10600nm CO_2	随能量设置自动改变	动态印戳式	1000μm、300μm、120μm	14mm×14mm	2500μm	剥脱
Palomar Lux 2940	2940nm Er:YAG	0.2~5.0ms	印戳式	100μm	10mm×10mm、6mm×6mm	200μm	剥脱
Reliant Re:pair	10600nm CO_2	0.15~3ms	IOTS (paintbrush) 连续运动	<140μm	n.a	1600μm	剥脱
Sciton Profractional (Sciton Inc., Palo Alto, CA, USA)	2940nm Er:YAG	随能量设置自动改变	扫描式	430μm、250μm	20mm×20mm	1500μm	非剥脱/剥脱
Affirm, Cynosure	1440nm	脉冲式	No	10mm	10mm	10~200μm	非剥脱

第四节 非剥脱性激光皮肤重建

一、强脉冲光技术

强脉冲光（intense pulse light, IPL）是一类以脉冲形式发出的强光，这类设备不同于激光之处是其强有力的闪光灯取代了激光介质。IPL可调的非相干、多色相的光源可以提供多种波长、能量和脉宽。IPL技术可发射出波长在420~1200nm范围的非相干光，它不仅可发射单个脉冲，也可为了保护表皮黑色素而被短的热弛豫间隔分割成数个毫秒级的同步脉冲。光被反射镜聚焦并透过一套决定光谱特性的滤光片传递与出现。使用IPL时须选择各种参数，包括由滤光片决定的一系列波长、发射的脉冲数、脉宽（ms）、脉冲延迟（ms）和发射的能量密度。根据皮肤类型和吸收物质（色基）应用不同的滤光片来截取光谱。滤光片滤过发射出的光，所以只有波长长于所使用的滤光片上的光才能穿透出来用于治疗。一个560nm的滤光片，允许发射波长＞560nm的光，可用于治疗血管病变；一个615nm的滤光片，允许发射波长＞615nm的光，可用于脱毛。

早在1976年Muhlbauer等就报道了用多色谱光（polychromatic light）的热凝固效应来治疗鲜红斑痣（PWS），所用光源是宽光谱红外光，也就是今天的强脉冲光。Goldman和Eckhouse于1990年采用IPL治疗皮肤血管性疾病，此后，IPL在皮肤血管性疾病的治疗中得到较多应用。2000年Bitter首先采用IPL进行全面部年轻化治疗，开创了强脉冲光皮肤美容治疗的新纪元。翌年，我国即引进了强脉冲光技术，因其在皮肤年轻化方面的突出优越性，在国内被称为光子嫩肤。

第一代强光设备从1994年推出至今，强光技术也在不断更新，用来治疗的强光的波长也由最初的可见光发展到紫外光、蓝光和红外光，使其临床适应证不断扩展。而强光技术的更新使其操作起来更便捷、更安全。目前设备对光源精确的调试防止了因光源衰减而引起的能量改变。有的厂商提供无限脉冲的手具延长了使用寿命，有的厂商生产不同的手具来对应不同的滤光片，而有的厂商提供可换式滤光片的手具。有的设备设置了不同程度的冷却，以便进行更加灵活和安全的治疗。目前设备在治疗速度上明显较以前提高，有利于大面积治疗。

（一）作用原理

强脉冲光的产生原理是用一种强度很高的光源（如氙灯等），经过聚焦后形成一束强光，其中包含紫外光、蓝光、可见光和红外线的全部波长光，再在前方放置一种特制的滤光片，通过滤波器的截止限制低波长的输出，最后发出的光是一段特定波段的光（图16-40）。不同滤光片可产生不同范围的波长，从紫外光到红外光；不同的波长治疗的适应证不同，其治疗原理也不相同。早期IPL多为500~1200nm波段，随着临床应用的扩展和技术的进步，新的波长范围不断出现。比如，起始波长为320nm可治疗白癜风和银屑病，420nm可治疗痤疮并可联合光敏剂进行光动力治疗，540nm或570nm可治疗血管性皮肤病及嫩肤，650nm或755nm可用于脱毛，红外以上的波段更适合皮肤年轻化治疗等。为减少治疗中的疼痛，有的设备将IPL的波长远端截至950nm。

强脉冲光（IPL）治疗的理论基础与激光类似，同样遵循选择性光热作用原理，其核心思想是光源波长能最大程度地被靶色基所吸收，而周围组织相对较少甚至不吸收，同时光源的能量要足够大，以保证靶组织被选择性地破坏。

皮肤组织中大致有三种色基，黑色素及脂褐质见于毛发、表皮色素和色素性病变，血红蛋白存

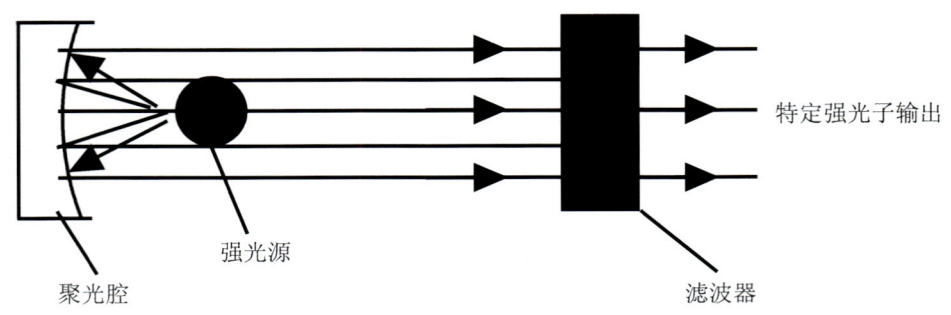

图 16-40　强脉冲光(IPL)产生原理示意图

在于血管内，水存在于皮肤各处。由于 IPL 为宽谱，可被不同的靶色基如黑色素、血红蛋白、水等同时选择性吸收。如氧合血红蛋白(HbO_2)在 415nm 有大吸收峰，在 540nm 和 577nm 处有小的吸收峰；黑色素在 800nm 以下均能优先加热表皮中的黑色素。即波长低于 1100nm 时，主要被色素和血红蛋白吸收，在血红蛋白和黑色素吸收范围内，波长越长穿透越深，达到深处的光越多；高于 1100nm 的波段主要被组织中的水吸收。

由此可见，强光的波长、能量、脉宽的合理选择是成功治疗的关键。因此，在 IPL 治疗中，其输出波长中的较短波长被皮肤中的色素和血液中的血红素优先选择吸收，在不破坏正常皮肤的前提下使血管凝固，色素团或色素细胞破坏、分解，从而达到治疗毛细血管扩张、色素斑的效果；而较长的波长则被水吸收，作用于皮肤较深层组织产生光热作用和光化学作用，使皮肤的胶原纤维和弹力纤维重新排列，并促进成纤维细胞分泌 Ⅰ 型胶原，使皮肤恢复弹性，从而达到消除或减轻皱纹、缩小毛孔的治疗效果。

也有应用 IPL 治疗增生性瘢痕和瘢痕疙瘩的报道，其原理尚未清楚。Cartier 认为 IPL 治疗瘢痕可能存在以下三种病理生理学机制：①对血管的影响：可能与凝固血管、减少瘢痕血供有关；②内皮细胞的调节作用：IPL 可激活血小板，并刺激其释放血小板源性生长因子(platelet-derived growth factor, PDGF)，后者是成纤维细胞最强的刺激因子，其可以参与成纤维细胞增殖和合成纤维的调节过程；③非血管性效应：IPL 的波长较长部分可影响热休克蛋白(heat shock protein, HSP)和转化生长因子 β(transforming growth factor β, TGF-β)的表达，从而调节成纤维细胞的增殖和纤维的合成与重塑。综上所述，推测其可能的机制是通过选择性光热作用凝固瘢痕组织的血管，使瘢痕组织因缺乏血供而生长受抑或缩小，其中长波长可加热瘢痕组织，引起纤维重塑。

在临床实践中我们还发现，低能量的强光还具有修复皮肤损伤的作用，其机制可能与强光具有使真皮浅层的炎性浸润消退和使表皮增厚的作用相关，此作用被用来治疗各种敏感性皮肤，并取得了明显疗效。

近 10 年来，光子技术的不断更新，其安全性得到很大的改善，如 OPT 技术 (optimal pulse technology)、AST 技术 (advanced fluorescence technology)、EDF 能量均化技术 (equally distributed fluence energy homogenization technology)、优化光谱技术、双波段技术、光子循环技术、双重接触式冷却技术等。

1　OPT 技术　OPT 技术将输出脉冲波形成方形的均一的脉冲，因为均一的方形波使能量均匀分布，具有较好的治疗重复性。方形波消除了脉冲起始部分的能量峰值过大，同时避免了脉冲末端能量衰减无效的弊端，提高了临床有效性(图 16-41)。OPT 技术的优势是能够以较低的能量得到同样有效的治疗效果，即使使用较高的能量也具有最可靠的安全保障(该技术用于美国科医人生产的 Luminis One 设备上)。

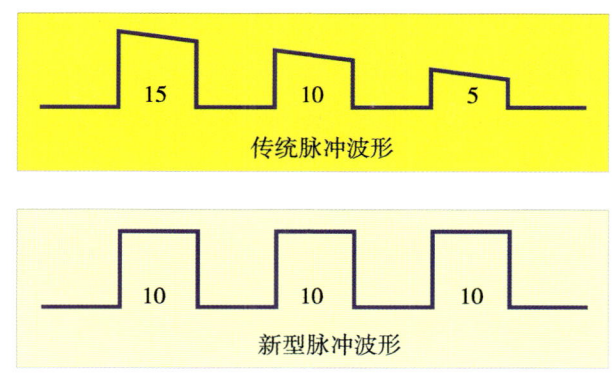

图 16-41 OPT 的方形波与传统脉冲波形比较

2 AST 技术 AST 技术即增强荧光晶状体技术,又称逆倍频技术,就是在光子滤光片前面加有 AFT 晶状体片,可以将在传统 IPL 中没用的 UV 光转换成治疗所需要的最佳光谱(图 16-42),提高了有效的治疗能量(该技术应用于以色列飞顿公司生产的飞顿系列光子激光工作站上)。

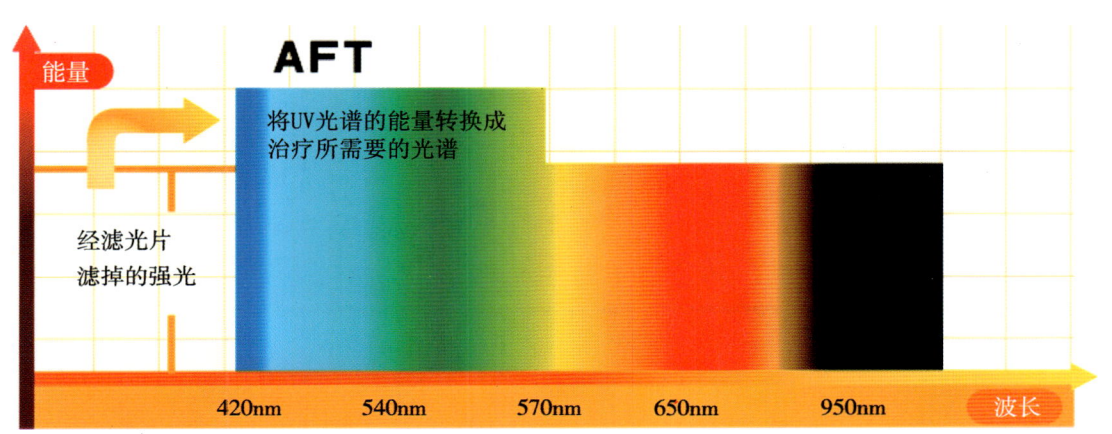

图 16-42 AST 技术示意图

3 EDF 能量均化技术 采用最新序列脉冲技术,将输出的能量均匀地分布在多个子脉冲内(图 16-43),确保每个脉冲携带的能量都在治疗能量范围,并远离危险区域,从而精细地给皮肤靶组织加温(该技术应用于以色列飞顿公司生产的飞顿系列光子激光工作站上)。

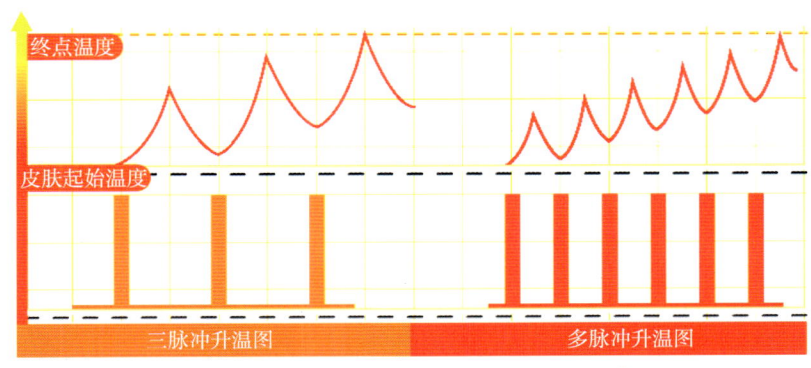

图 16-43 EDF 能量均化技术示意图

4 优化光谱技术　采用最新的镀膜技术即双截断技术,将光谱范围严格控制在950nm内,避免水对光的吸收,避免了表皮的热集聚,减少了烫伤的危险,同时使其穿透更深,对深部靶组织有更好的作用(该技术应用于以色列飞顿公司生产的飞顿系列光子激光工作站上)。

5 双波段技术　一般的强光输出的波长主要靠滤光片来控制,如果选择的滤光片是570nm,能量集中的范围在570～620nm内,过了620nm,能量会渐渐分散而失去治疗效果。双波段技术过滤隔离了中段的光波,能在治疗时出现两个波段即500～670nm和870～1200nm(图16-44),除了能减少能量散失之外,还能使一次治疗产生多种治疗效果(此技术应用于Palomar生产的晶钻光系列Starlux上)。

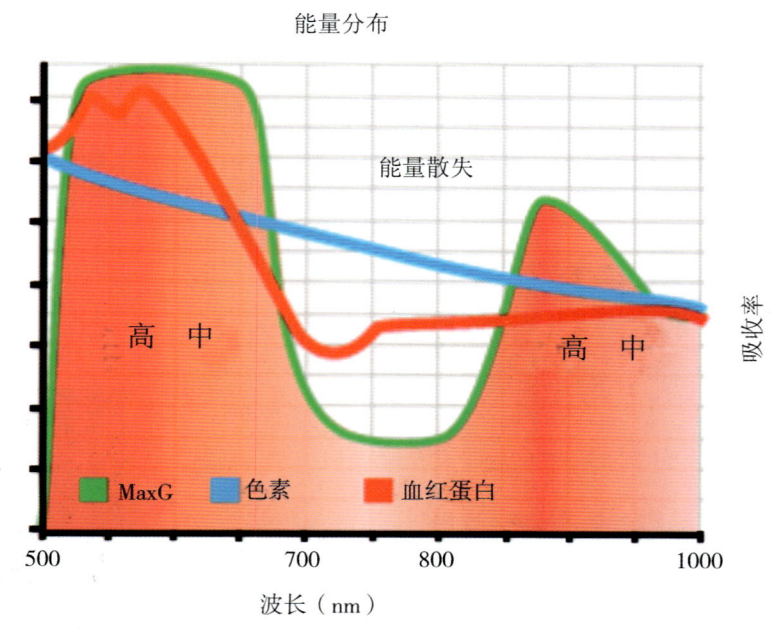

图16-44　双波段技术示意图

6 光子循环技术　通过独特的手柄设计和特殊的折射系统使光子循环,其折射出的光锁定在手柄内,并重新通过折射作用到皮肤上,避免了传统的光子折射而流失的能量(此技术应用于Palomar生产的晶钻光系列Starlux上)。

7 双重接触式冷却技术　第一重是手柄液体循环系统,治疗手柄使用了最理想的导热材料蓝宝石作为接触皮肤的传导介质,通过冷却液不停地在整个手柄循环,迅速带走光射出时产生的热量。第二重是恒温接触技术,令手柄与皮肤接触点保持在10℃的最佳舒适温度,不会因过冷或过热产生不适感。而且操作时不需要冷凝胶(此技术应用于Palomar生产的晶钻光系列Starlux上)。

IPL的脉宽范围在0.2～100ms,不同的系统中有不同的调节范围,可在计算机的精确调控下调节,但一般在毫秒级别,属于长脉宽的范畴。长脉宽可对色基进行较长时间的加热,在这种情况下热量容易传递给色基周围的组织,这对于某些治疗如脱毛是有利的,因为脱毛需要将黑色素吸收的能量传递至整个毛囊结构加以破坏。对于血管性皮损,长脉冲也有利于血红蛋白将热量传递到内皮细胞,导致整条血管的凝固。但长脉宽的IPL属于非相干光,不能用于Q开关技术,这也决定了IPL不适用于治疗文身、太田痣等皮肤问题。

某些IPL系统(如Lumenis公司的Lumenis One系统)具有发射单脉冲、双脉冲和三脉冲三种工作模式,有些还有四脉冲模式(如Derma Med USA公司的Quadra Q4系统)。双脉冲和多脉冲在热弛豫时间内对靶组织进行连续的脉冲发射,这种工作模式可在脉冲延迟时给表皮足够的冷却时间,治疗更安全。一般而言,单脉冲治疗时第一个脉冲功率较高,用于加热靶组织;后段脉冲的功率低,用于维持靶组织的温度。不同的 IPL 系统其强光输出的能量密度不同,如 Lumenis 公司的 Epilight 系统的能量最大可达 45J/cm²。

采用一种可以提供许多波长(黄光、红光、近红外光)的强脉冲光来完成光老化的多方面的改善是美容界的一种全新的理念。Bitter 及 Goldberg 等的研究将光嫩肤概念带到了一个崭新的领域,在未得到其他人证实这个发现之前,对这项技术改善效果仍有争论。Bitter 对患者术后的皮肤进行病理活检,组织学改变显示,不仅在真皮乳头部,而且在整个网状真皮全层都有新的胶原产生。他还发现真皮浅层的炎性浸润消退及真皮乳头部出现了噬黑色素细胞的现象。随后,Zelickson 和 Kist 有关使用黄色的脉冲染料激光和强脉冲光治疗光老化皮肤的文章也报道了在治疗后皮肤组织学上的改变,他们发现了术后皮肤组织中Ⅰ型胶原、Ⅲ型胶原、弹性蛋白、透明质酸、原胶原有所增加。目前光子嫩肤已被广大学者普遍认可,已有越来越多的患者接受了该种治疗,取得了较满意的效果。

(二)波段分类

第一台光子嫩肤仪诞生于 1994 年,是由 ESC-sharplan 公司生产的 Photoderma,其波长范围为 500~1200nm,有 7 个滤光片(515nm、550nm、570nm、590nm、615nm、645nm、755nm)。根据滤光片的不同,强脉冲光的波长不同,如选用 515nm 的滤光片,515nm 以下的光被完全截断,输出波长即为 515~1200nm;选用 640nm 滤光片,波长则为 640~1200nm,但能量主要集中在目标波长的附近。由于第一代设备的治疗头无冷却作用,其输出最高能量密度可达 80J/cm²,因此,对于没有临床经验者,操作起来存在较大的治疗风险。第二代光子嫩肤仪也是由 ESC-sharplan 公司生产的,其主要改进在于治疗头有了冷却装置,最高能量密度为 45J/cm²。第三代光子治疗仪由美国科医人公司生产,只有 560nm 和 640nm 两个波长。以后各个公司生产的强光波段也有一些差异,如以色列 Alam 公司生产的激光 360 设备中光子的输出波长为 420~950nm,有 420nm、540nm、570nm、640nm 多个治疗头,还有 780~1100nm 的 ST,1100~1800nm 的 NIR。美国 Cutera 公司生产的酷蓝 3D 工作平台中光子 Limelight 的输出波长为 520~1200nm,Titan 的输出波长为 1100~1600nm。美国 Palomar 公司生产的 Starlux 中的光子输出为 500~670nm 和 870~1200nm 的双波长。近年来,强光的运用越来越广,310nm 的紫外光也纷纷问世,使强光治疗的适应证不断扩大。可见,临床常用滤光片是根据治疗目的而设计的。一般血管病变治疗常用的波长为 515nm、550nm、560nm、570nm、590nm,光子脱毛和激活成纤维细胞常用的波长为 645nm、695nm、755nm,治疗白癜风和银屑病的波长为 310~320nm,治疗炎症性痤疮的波长为 420nm,提升、紧致皮肤常用的波长为 780~1100nm(ST)、1100~1800nm(NIR)、1100~1600nm(Titan)。

(三)强脉冲光的适应证及常用波长

随着强脉冲光(IPL)的临床应用的经验积累,其适应证不断扩展。

1 适应证 美国食品和药品管理局(FDA)批准可用于 IPL 治疗的适应证包括光老化、色素性皮肤病、血管性皮肤病、酒渣鼻、毛细血管扩张症、雀斑、脱毛和痤疮。

(1)光老化:包括皮肤皱纹(细纹)、皮肤晦暗、皮肤色素不均、日光性黑子、老年斑、皮肤松弛(轻度或中度)、毛孔粗大、皮肤粗糙。IPL 治疗前后对比见图 16-45。

(2)色素性皮肤病:包括雀斑(尤其是伴有皮肤光老化的雀斑)、黄褐斑、日光性黑子、雀斑样痣等。IPL 治疗前后对比见图 16-46。

(3)血管性皮肤病:包括毛细血管扩张症、酒渣鼻、鲜红斑痣、血管瘤等。IPL 治疗前后对比见图

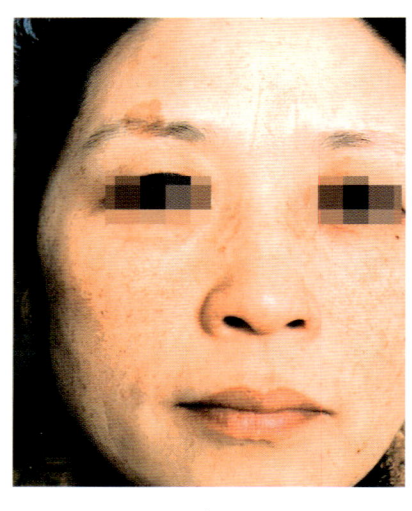 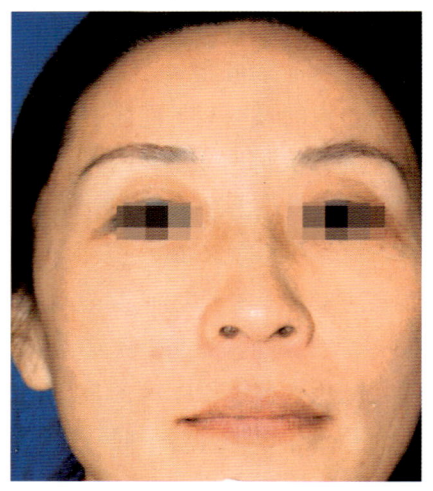

图 16-45　光老化 IPL 治疗前后
A. 治疗前　B. 治疗后

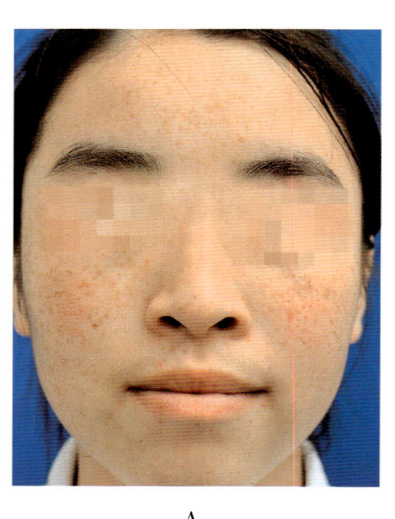 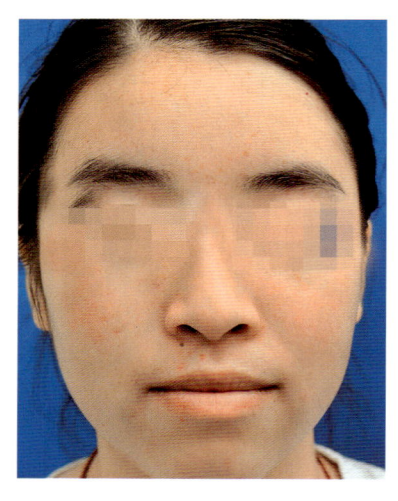

图 16-46　雀斑 IPL 治疗前后
A. 治疗前　B. 治疗后

16-47。

(4) 脱毛：IPL 脱毛的治疗机制同Ⅰ型嫩肤，故也应归在Ⅰ型嫩肤范围。

(5) 痤疮：包括炎症性痤疮、痤疮后红斑、痤疮后细小凹陷性瘢痕（早期）。IPL 治疗前后对比见图 16-48。

(6) 敏感性皮肤：包括化妆品不耐受综合征、激素依赖性皮炎、脂溢性皮炎、颜面再发性皮炎以及不明原因的面部过敏性皮炎。IPL 治疗前后对比见图 16-49。

(7) 其他：包括 Civatte 皮肤异色症、瑞尔黑变病、增生性瘢痕、瘢痕疙瘩等。

另外，以 IPL 为光源的光动力疗法（IPL-induced photodynamic therapy，IPL-PDT）是 IPL 在美容领域的新进展，目前已经较广泛地被尝试用于非黑色素性皮肤肿瘤、光老化、痤疮以及血管性皮肤病等。

临床上常常把针对色素性皮肤病和血管性皮肤病的 IPL 治疗称为Ⅰ型嫩肤，把针对真皮胶原

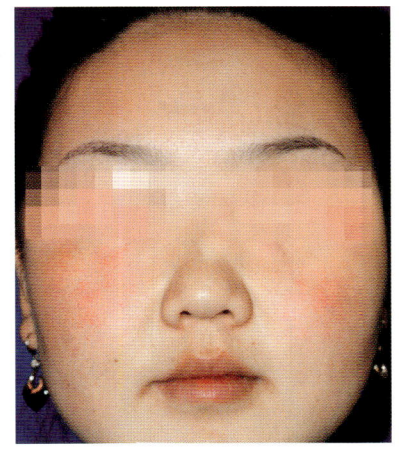 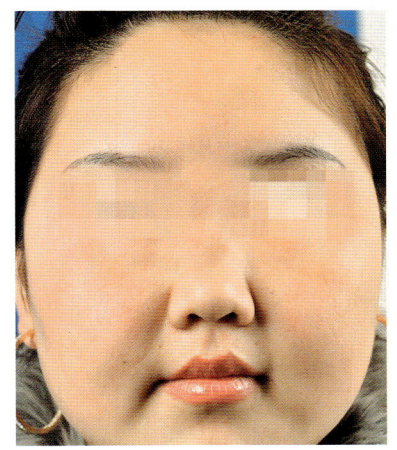

A   B

图 16-47 毛细血管扩张 IPL 治疗前后
A. 治疗前 B. 治疗后

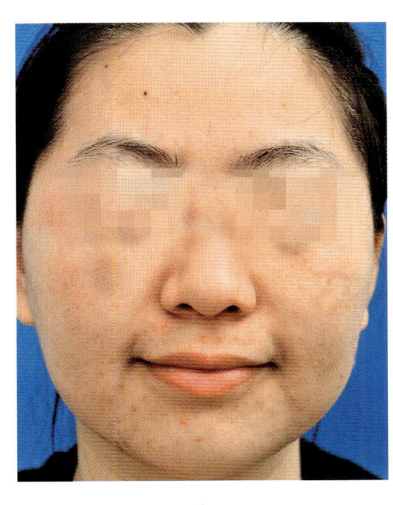 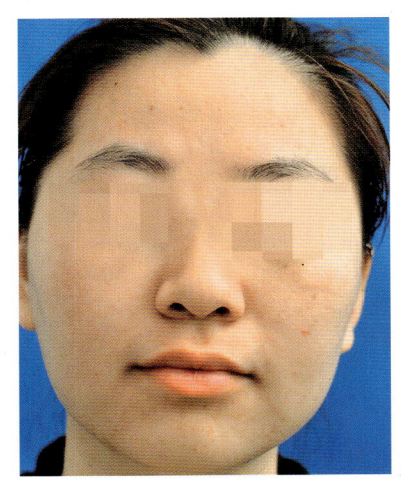

A   B

图 16-48 痤疮 IPL 治疗前后
A. 治疗前 B. 治疗后

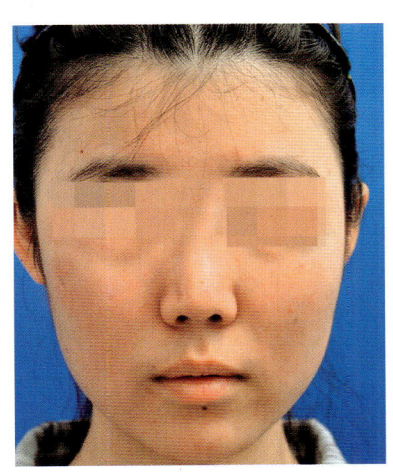 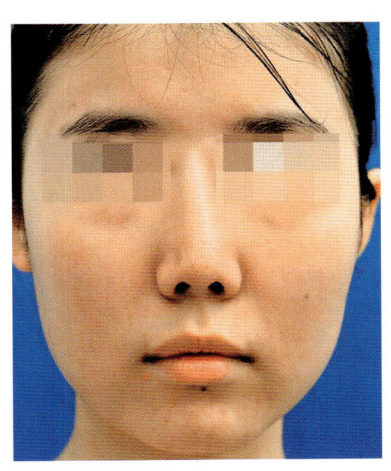

A   B

图 16-49 过敏性皮炎 IPL 治疗前后
A. 治疗前 B. 治疗后

组织结构改变相关性疾病的 IPL 治疗称为 II 型嫩肤。

2 常用波长

（1）紫外光：311～950nm，其主要适应证为白癜风和银屑病。

（2）蓝光：420～950nm，其主要适应证是痤疮。

（3）绿光：515nm、535～1200nm、540～950nm，主要治疗色素性皮肤病包括雀斑、咖啡斑、老年斑等。

（4）黄光：560nm、570nm、590～1200nm，主要治疗血管性皮肤病如毛细血管扩张、酒渣鼻，色素性皮肤病如皮肤晦暗、痤疮后红斑、敏感性皮肤等。

（5）红光：640～950nm、640～1200nm、755～1200nm，主要治疗皮肤光老化如皱纹、毛孔粗大和明显的弹力纤维改变等，还可用于多毛症。

（6）红外光：780～1800nm，其主要适应证是皮肤松弛。

由于强脉冲光不是单一的波长，而是一个特定范围内的波群，因此，对于临床上多种皮肤损害并存的皮肤病尤为适用。如雀斑伴有皮肤色素不均、皮肤晦暗的，或伴有毛细血管扩张的，选择 IPL 治疗的效果要优于脉冲激光治疗的效果。因此，当患者同时存在多种皮肤病变时，强光治疗是不错的选择，可以根据患者的皮肤状态进行不同波长的联合治疗。

（四）操作程序

1 治疗前准备

（1）医患沟通并签订知情同意书：治疗前，术者应与被治疗者进行沟通，包括治疗时和治疗后可能出现的任何正常反应和不良反应，以及治疗后可能的结果，并签订知情同意书。对于那些对治疗抱不切实际愿望的人，应在充分沟通后再决定是否治疗。不要盲目鼓励患者治疗。

（2）清洁面部、照相：清洁面部，尤其是化妆后要充分洁面，因为化妆品中的色彩会对光子治疗出现不可预料的反应。治疗前的照相是评估治疗是否有效的原始资料，每次照相的距离、光线要尽可能保持一致，这样对比起来更为方便一些。有条件者可以进行 VISIA 摄像，为了保证其摄像的条件完全一致，在 VISIA 摄像时应用黑色罩布及围脖将外来光源隔断，这样对比起来更有说服力。

2 治疗过程

（1）选择治疗参数，包括脉冲强度、脉宽及脉冲间隔时间。治疗强度的选择应遵循一个原则：强者弱之，弱者强之。也就是说，当皮肤损伤有红肿热痛时，强光治疗的强度要尽量弱，必要时可以涂较厚的凝胶（如治疗激素依赖性皮炎时）；当皮肤无红肿热痛，主要以光老化为主时，治疗强度应适当加大（如治疗伴有光老化的雀斑时，应以皮损颜色变得更为明显为治疗终点），治疗时患者有灼热感觉，但必须注意过度热带来的热灼伤。不同的适应证选择不同的波长。一般作用比较表浅的靶目标应选择较小的脉宽，作用比较深在的靶目标可以选择较长的脉宽。脉冲间隔时间一般选择 30～50ms，如果希望脉冲间隔时间长，可以适当延长。

（2）治疗前要涂冷凝胶，也可将一种无色的冷凝胶涂在治疗头上的滤波器表面，这种方式要优于直接涂在皮肤上。冷凝胶的厚薄与治疗的能量相关，能量高时，建议涂厚一些。冷凝胶的作用是让光能穿透皮肤而缓冲光能直接接触皮肤造成的热灼伤，在高能量治疗时尤为重要，对于那些敏感性皮肤的治疗也很重要。因此，凝胶的质量要好，太稀的凝胶不能达到隔热的作用，容易导致热灼伤。

（3）治疗应包含下睑在内的全脸，除了一些男性患者（50%左右）为了避免可能出现的毛发减少现象而不愿意治疗胡须部外，一般都应进行全脸治疗，但不包括上眼睑。眼睑可通过小的外用型塑料护板保护。治疗眼睛周围时应注意光头的方向不要直射眼球，应向下。

（4）治疗的能量密度范围为 10~35J/cm²。能量通过 2~3 次脉冲来传输，脉宽为 2.4~4.7ms，脉冲间隔为 10~60ms。能量的选择个体差异较大，应先试治疗下颌角部位，观察皮肤反应及患者的反应，调整好能量后再治疗全脸。

（5）在每一次治疗时，要根据患者的前一次治疗结果来改变其特有的参数。在以后的治疗中可根据前一次治疗效果提高或降低能量密度。另外，仔细地将治疗头放置在皮肤表面 1mm 以上的距离对防止紫癜及水疱的形成非常重要。

治疗每 3 周进行 1 次，获得理想的疗效所需的治疗次数为 4~6 次。

3 治疗后护理 一般治疗不需要特别护理，只需要防晒即可。如果治疗能量比较大，建议冷喷治疗，有条件者可用骨胶原面膜外敷。必要时外用重组人表皮生长因子。

（五）治疗注意事项

强脉冲光的治疗对于改善皮肤肤质、增加皮肤光泽度、消除皮肤瑕疵、减轻或消除皮肤痤疮及痤疮后红斑均有不错的疗效，其疗效常常和治疗的能量密切相关。因此，做好每次治疗记录，根据患者的皮肤改善情况酌情增减能量是非常必要的，而过大的能量常常事与愿违。

1 对于敏感皮肤，治疗宜从最小能量开始，根据患者皮肤恢复情况，缓慢增加能量，治疗后要注意皮肤保湿及补水。

2 选用蓝光治疗炎症性痤疮时，应注意过大能量可能导致皮肤灼伤，建议治疗时以触摸皮疹温度增高为重要观察指标。

3 选用红外光治疗皮肤松弛时，应注意光头的均匀滑动，不要将光头固定在某一部位，以免灼伤皮肤。最好使用温度测量仪将温度控制在 40℃左右。

4 选用紫外光治疗白癜风或银屑病时，建议先测最小红斑量，用最小红斑量的 70% 作为起始剂量开始治疗。在以后的治疗中，根据患者对治疗的反应逐步增加能量。

在接受强光治疗的过程中，防晒是非常重要的，一般皮肤要用 SPF30 和 PA＋＋＋以上的防晒霜，敏感皮肤可用 SPF15 和 PA＋＋的防晒霜。治疗期间尽量避免使用可能导致日光敏感的药物（如磺胺类）和食物。

在光子嫩肤治疗的同时也可以与肉毒素疗法相结合来消退动态性皱纹，另外还可配合使用一些皮肤保养产品，尤其是不含防腐剂的皮肤保湿产品。

（六）不良反应及其防治

所有从事激光美容的医师及操作人员必须掌握 IPL 治疗的禁忌证。IPL 治疗的禁忌证有癫痫、黑色素细胞性皮肤肿瘤、红斑狼疮、妊娠、带状疱疹、白癜风、皮肤移植、治疗部位有开放性皮肤创伤、瘢痕体质以及由于遗传引起的光敏反应等。患者有神经精神障碍等疾病不能配合治疗，或治疗后不能配合护理者，以及其他在治疗后可能产生严重不良反应等情况也应该列入 IPL 治疗的禁忌。

IPL 治疗的相对禁忌证包括治疗期间服用光敏性药物（如四环素类、喹诺酮类、维 A 酸类、磺脲类、噻嗪类利尿药、非甾体类抗炎药等）或食物、治疗后可能会接受较强的日光或紫外线照射者等。

此外，有长期糖尿病、血友病或其他凝血因子缺乏病，治疗部位有体内植入物，安装心脏起搏器的患者，在进行治疗时需要特别注意护理。治疗部位及其附近部位有单纯疱疹发作史的患者在接受治疗时需要预防性口服抗病毒药物（如阿昔洛韦、伐昔洛韦等）。

治疗中最常见的不良反应是热灼伤，严重者可出现水疱、马赛克现象（皮肤出现白一块黑一块的现象），这些都是治疗能量过高、冷凝胶涂抹太薄或太稀，以及治疗不均匀造成的。一旦出现皮肤灼伤应立即进行处理，冷敷骨胶原或涂抹治疗烫伤的药物，注意防晒。必要时可以涂抹一些治疗色素沉着的药物。

对于有黄褐斑的患者,治疗的能量不能偏高,应选择低能量多次治疗;治疗时局部不能发红,否则容易出现黄褐斑加重。

如果治疗能量选择恰当,处理及时,一般很少出现不可逆的不良反应,多数不良反应是可以修复的。

二、射频技术

(一)作用原理

射频(radiofrequency,RF)是一种高频变化的电磁波,医学上把频率0.5~8MHz的交流高频电流称为射频电波。射频治疗是将大功率高频变化的电磁波作用于人体,使组织内的水分子瞬间产生快速振动,从而在电极之间产生一种急剧的沿电力线方向的来回移动或振动。因各种离子的大小、质量、电荷和移动速度均不尽相同,在振动过程中互相摩擦或与周围的介质摩擦,产生热能作用于靶组织,从而达到局部治疗的目的。射频不同于激光,它不是通过选择性光热作用特异性地作用于靶色基的,因而对组织的加热更为均匀。

射频作用于皮肤产生两大类效应,即热效应和非热效应。射频系统在皮下特定的深度内产生一定频率的射频场,使皮肤及皮下组织中的水分子产生高速旋转振动,在电极之间产生沿电力线方向的急剧往返振动,振动使水分子之间摩擦生热,快速加热组织并进行维持。各种离子在振动过程中互相摩擦或与周围的介质摩擦产生热能,由于组织热梯度产生的热传导和组织局部热蓄积而产生的皮肤血流的热扩散作用,真皮和皮下组织的温度可升高至50~55℃。这种热能传导至胶原组织,可产生胶原的热塑效应。此外,热能作用于真皮浅层,能诱发自然损伤修复机制,刺激新胶原增生及真皮重建。胶原增生是一个渐进过程,通常需数周时间,高峰在3~6个月。随时间的增长,胶原新生,皱纹逐渐消失,皮肤收紧,使皮肤表现年轻化状态。有作者证实,射频能引起离子运动碰撞;分子运动产生热,热引起胶原收缩和新的胶原沉积,而且年轻人比老年人效果更明显。此外,持续的高温状态也会起到促进血液循环、促进代谢、改善自主神经系统和内分泌功能、促进皮下脂肪的分解和代谢等作用,从而使皮肤全层的质地得到改善。

射频技术实现嫩肤效果的具体作用原理包括:

1 Q10效应 生物体的温度每升高5~10℃,体内酶的活性会增加一倍。酶的活性增加促使脂肪代谢的速度提高2~3倍,大大加速了脂肪的分解和代谢。

2 局部血流变化 组织加热可以导致血管扩张、血液流量和速度加快,由此对脂肪细胞的代谢产物的运输能力加强,加速脂肪的代谢。

3 血液中的氧含量增加 体内温度的升高可以破坏氧和血红蛋白的连接键,从而释放更多的氧到血液中,参与脂肪的代谢。

4 淋巴引流增强 热可导致淋巴引流增强,从而增加局部储集体液和代谢产物的排除。

自1868年Darsonval首次将RF技术应用于活体组织以来,目前临床上有多种不同的RF治疗方法。按能量作用方式的不同,射频可被分为单极射频、双极射频以及三极射频等。

1996年,Thermage公司的Javier Ruiz-Esparaz创新开展了Thermacool技术。2002年获FDA批准,现已被39个国家和地区应用。Thermacool技术可以拉紧面部松弛的皮肤和皱纹,包括前额纹、眉间纹、鱼尾纹、眉下垂、上下睑皮肤松弛、鼻根横纹、颧部皮肤松弛皱纹、口角两侧皮肤下垂样囊袋(sagging)、口周垂直纹、颏部皱纹、耳廓前下皱纹、下颌颈部松垂(羊腮)、颈部横纹等;同时也有文献报道Thermacool技术可以减少双手、双上肢、下肢、臀部、腹部、乳房的皮肤松垂和皱纹,以及减轻腹部膨胀纹(包括妊娠纹)等。

Aluma 将真空与射频技术相结合用于面部细纹及皱纹的处理，正进行的研究显示该技术除皱效果好，并同时能改善皮肤纹理。

将射频与其他激光技术联合应用，即联合应用光、电两种不同能量的治疗技术称为光电协同（ELOS，以色列 Syneron 公司的产品）技术。ELOS 有两大类，一是射频（RF）与强脉冲光（IPL）联合，二是射频与激光联合。由于两种能量同时作用于靶组织，从而可以提高疗效；联合使用的两种能量值均有所降低，有利于减少不良反应的发生。等离子体为氮气受高频电磁波激发形成的电离气体，作用深度为 100～150μm，点阵斑点直径 80～120μm，单极最大热损伤深度 1mm，对组织有汽化剥脱及热效应的双重作用，文献报道可用于治疗痤疮瘢痕及面部细小皱纹（属剥脱性治疗，在此不作详述）。

射频作为非剥脱性嫩肤技术，利用热效应及非热效应促进皮肤胶原的收缩和增生，改善局部血供、脂肪代谢等生理状态，实现嫩肤效果。同时，因其具有安全无创、无须麻醉、不影响受治疗者正常生活作息的优点，在临床嫩肤治疗方面得到越来越多的应用。

（二）射频分类

1. 单极射频　传统单极射频设备可产生数兆赫的交流电穿过一个特制的单电极发射到靶组织，一块可放置在患者身上的接受极可以产生一个射频信号通道，治疗时能在 1s 内将生物组织中电场的电极极性改变数百万次，处于电场内充电的组织颗粒则以相同的频率改变其极性，真皮组织的天然阻抗对电子运动的作用便产生热量，电子运动所产生的加热效应达到组织加热的目的。

典型代表如 Alma 公司的电容式单极 Thermage 设备，治疗头上有一个独特的电容耦合电极，能量通过非常薄的绝缘材料均匀地释放出来，形成电磁场。这种治疗头的设计可在皮肤内产生柱状的加热区，同时可保护表皮防止烫伤。其加热的深度与电极的面积相关，面积越大，加热深度越深。其可加热区域为 2～6mm。

而波向单极射频不需要回流电极板，其能量高，穿透深，可应用于全身。以以色列 Alma 公司的 Accent™ 系统为例，其能量来源为频率 40.68MHz 的电磁辐射，穿透深度可达 10～20mm。这种作用方式几乎不产生疼痛，治疗后仅有暂时性的轻微红斑和水肿。

在单极射频基础上，配备有脂肪共振辅助装置的 U 轮，U 轮的机械转动使脂肪产生共振，刺激脂肪细胞的 β 受体，促进脂肪分解。射频的热作用与 U 轮的共振作用相得益彰，能加速脂肪代谢，并可用于较大面积的皮肤组织。

多项研究证实，传统的单极射频（如美国 Thermage 公司的 Thermacool 射频系统）可以改善眶周、额颊颞部皱纹及鼻唇沟形态，但因传统的单极射频采用单次高能治疗方式，治疗时可能会出现不同程度的疼痛。Zelickson B. 等人研究证明，用低能量多次治疗比高能量单次治疗有更显著的胶原蛋白收缩效果。在治疗过程中，应保持表皮温度在 40～42℃，而真皮层的温度可达 50～55℃甚至更高。

2. 双极射频　双极射频将常规的正负电极同时设计在手具头端，使电流只作用于两个电极之间，穿透深度为两电极间距的一半（约 2～4mm），作用相对表浅，因此较适用于面颈部皮肤较薄部位的治疗，并且可与单极射频及其他光源联合使用。美国 Lumenis 公司开发的 Aluma™ 将双极射频的两个电极片置于槽状治疗头的两侧壁，通过真空辅助技术使皮肤被负压吸入槽内而加热，以期更为均匀地加热真皮。

3. 三极射频　三极射频（Tripollar RF）技术是 Pollogen 公司研发出的第三代射频技术，配有多个治疗电极头。三极射频技术无痛地发射集聚的射频能量到皮肤表面，然后到达皮下脂肪层，受控的能量经由三个或更多的电极发射，使能量居于电极间的中心，并且仅被限定在治疗区域之内，可用于身体和面部精细部位的治疗。Tripollar RF技术独特地采用精密控制算法的布局方式,可防止过热并消除了皮肤和治疗电极头冷却的需要,有望实现更安全、更有效的持续加热,并达到更短的治疗持续时间和更少的治疗次数。

(三) 适应证与禁忌证

1. 适应证 射频技术作为非剥脱性嫩肤技术,可以广泛应用于面部细小皱纹(额纹、眉间纹、鱼尾纹等)、面颈部皮肤松弛(淡化鼻唇沟、紧致面部皮肤、去双下颌、收紧颈部等)、橘皮样皮肤(臀部、大腿等)、躯干四肢皮肤松弛(手臂塑形、腹部塑形、吸脂前后皮肤收紧、产后腹部收紧、大小腿收紧等)等,对中青年及老年人均有疗效。

2. 禁忌证 主要包括:①体内有金属物或电子设备(如心脏起搏器、金属假牙等)者;②妊娠期和哺乳期的妇女;③治疗区有慢性皮肤疾病或皮肤炎症者;④治疗区有皮下填充物者;⑤有癌症病史(尤其是皮肤恶性肿瘤病史)者;⑥多系统疾病(严重高血压、糖尿病、冠心病、自身免疫性疾病等)患者;⑦凝血功能异常者;⑧静脉炎患者。

(四) 操作过程

1. 术前准备

(1) 筛选合适的患者。

(2) 向患者解释治疗方案、可能的并发症和合理预期。

(3) 术前照相(除皱需站立位拍摄)。

(4) 设备检测,尤其注意治疗手柄顶端的薄层绝缘膜是否完好、是否冷却充分。

(5) 清洁术区,涂抹治疗用润滑油。

(6) 不需麻醉(等离子体射频治疗痤疮瘢痕可用表面麻醉或局部注射麻醉)。

(7) 初次治疗前进行治疗部位的皮肤测试。

2. 参数设置 选择患者可承受的最高功率作为治疗功率(以接触治疗3次为例):

(1) 眼周皮肤双极手柄能量20s、50~60W,单极手柄30s、85~95W;口周皮肤双极手柄能量20s、50~60W,单极手柄30s、85~100W。治疗间隔3周,平均需治疗3~6次。

(2) 面部紧肤(年龄35岁以上,皮肤细纹,毛孔粗大、松弛为主,轮廓线不清晰)治疗终点:双极颊部5min,上颈部5min,下颌缘区5min;单极颊部及上颈部共5min。

(3) 眼周皱纹(年龄35岁以上,眼角细小皱纹、鱼尾纹明显)治疗终点:双极睑面沟以下及外眦区10min,眉上区2min;单极睑面沟以下及外眦区共2min。

(4) 瘦脸(皮肤脂肪堆积、松弛明显,轮廓不清晰)治疗终点:双极颊部5min,上颈部5min,下颌缘区5min;单极颊部5min。

(5) 塑身(上臂收紧,腰部塑型,腹部收紧、塑型、提臀)治疗终点:单极髂腰部10min、腹壁15min,大腿15min,上臂10min;局部松弛区域加用双极5min。

3. 操作技巧及注意事项

(1) 根据治疗部位的不同选择不同的射频手具。

(2) 治疗开始前,操作者应检查治疗手柄顶端是否已冷却。

(3) 在治疗的最初1~2个30s内将体表皮肤温度提高到39~43℃,并在后续的治疗时间内维持体表皮肤温度在41~43℃(真皮和皮下组织的温度可升高至50~55℃)。

(4) 治疗期间可用红外线温度计实时监测皮肤温度,以保证达到预期温度要求。

(5) 手柄顶部需紧贴皮肤并轻轻下压,使接触紧密。

(6) 治疗全过程中需沿逆重力方向、绕圆方式持续滑动,如动作不流畅或局部停留时间稍长,患者即会感到明显的灼热甚至烫伤感。

（7）治疗过程中可沿淋巴回流方向进行,以利于脂肪代谢。

4 术后护理

（1）治疗结束后,先用柔软的纸巾擦去皮肤表面的橄榄油,再用温湿毛巾等进行清洁。

（2）因组织水分大量散失,治疗后多喝水,加强皮肤保湿。

（3）治疗前后注意防晒。

（4）治疗后1周内勿用高于皮肤温度的热水洗脸。

（5）治疗后1周内勿泡温泉及桑拿浴。

（五）并发症及副反应

射频作为非侵入式嫩肤手段,尚未见严重不良反应报道。临床可能见到的并发症主要包括：

1 灼热感　治疗过程中及治疗后发生,数分钟至1～2h后消失。

2 红斑　在24h内会自行消失。

3 烧伤　在同一个位置能量过高或者停留时间太长所致,可进行传统的烧伤治疗。

4 皮肤干燥　治疗后2h内出现,可在48h内缓解。可配合湿润补水护理。

（六）典型案例

面部皮肤松弛典型案例见图16-50～图16-52。

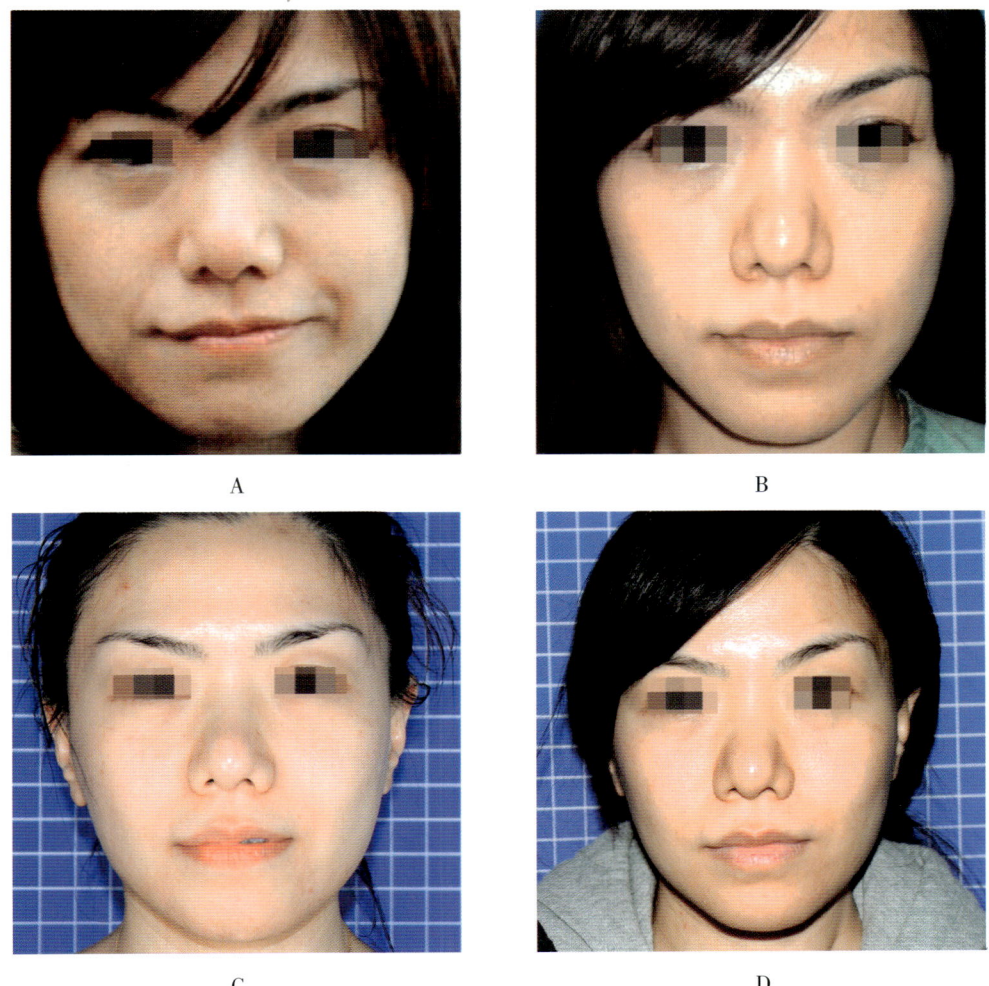

图 16-50　上睑皮肤松弛射频治疗前后

A. 治疗前　B. 面部射频治疗4次后　C. 面部射频治疗6次后　D. 面部射频治疗6次1年后

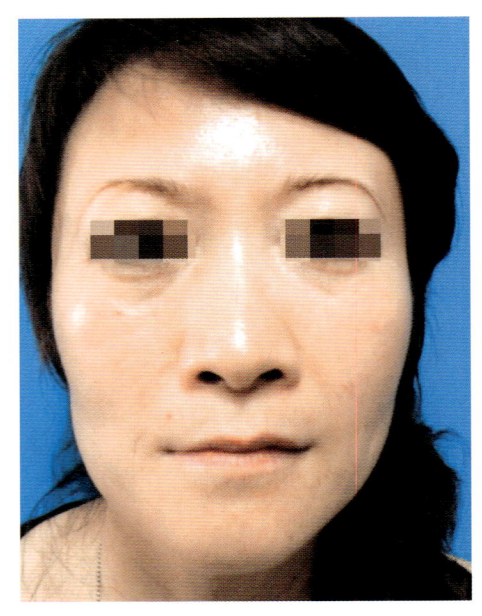 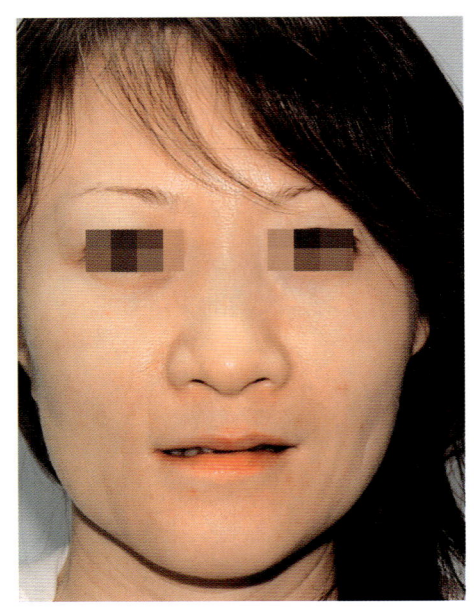

A B

图 16-51 面部皮肤松弛射频治疗前后
A. 治疗前,外眦角下垂,面颊部松垂,鼻唇沟明显 B. 面部射频治疗 5 次后

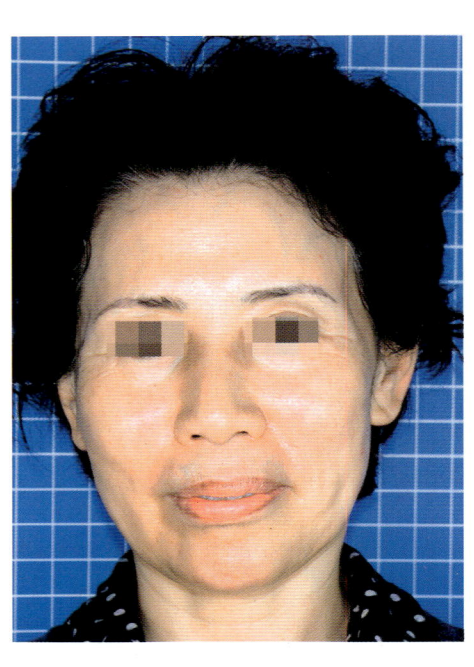 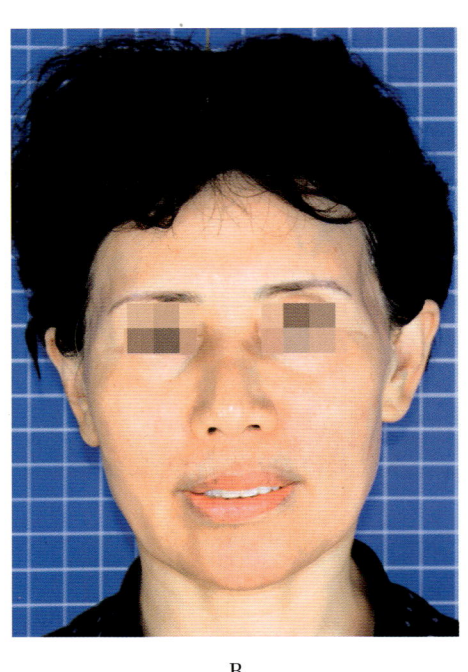

A B

图 16-52 面部皮肤松弛射频治疗前后
A. 治疗前,外眦角下垂,下眼袋明显,面部皱纹明显,鼻唇沟明显 B. 面部射频治疗 5 次后

三、等离子技术

(一)概述

大气压非平衡等离子体(APNP)是近年来兴起的一个新兴的研究领域,由于其不需要真空系统,在航天、环境、生物医疗、材料的表面处理、食品杀菌、废水处理等方面的应用受到了诸多的关注。等离子体医学就是最近几年兴起的一个具有重大应用前景的研究方向,国际上已经有许多课

题组开始了这方面的研究工作,并在多个应用领域(如病菌的灭活、血液凝结、皮肤病治疗、口腔临床应用、癌细胞处理等)取得了一些可喜的成果。研究表明 APNP 具有安全高效、无毒无副作用等优点,用 APNP 取代或者辅助药物用于临床治疗可以获得更好的治疗效果,这对人类来说无疑是极大的诱惑。正因为如此,等离子体医学从其诞生的那天开始就受到了人们的极大关注,且这些年来人们对其研究的热情仍在不断地增加。

自从 1996 年美国的 Laroussi 博士在 IEEE *Transactions on Plasma Science* 上发表了第一篇关于 APNP 应用于灭菌方面的文章以来,APNP 在生物学、医学和环境科学方面的应用越来越受到人们的重视。在 1998 年,IEEE International Conference on Plasma Science(ICOPS)上只有 3 篇关于该研究领域的论文;而到了 2010 年,ICOPS 上大气压等离子体在生物学、医学和环境科学方面应用的分会收到的论文达到 70 篇左右,成为 ICOPS 最大的分会。其他一些国际会议,如 IEEE International Pulsed Power Conference(IPPC)、IEEE International Power Modulator Conference(IPMC)、Bioelectromagnetics Society(BEMS)Annual Meeting、International Conference on Plasma Medicine(ICPM)等国际会议都相继增加了 APNP 在生物学、医学和环境科学方面应用的分会(其中 ICPM 是专门针对该研究领域而举行的国际会议)。IEEE *Transactions on Plasma Science* 期刊还从 2000 年开始每隔一年出一期大气压等离子体在生物学、医学和环境科学方面应用的专刊。此外,其他一些国际期刊,如 *Plasma Processes and Polymers*、*Journal of Physics D:Applied Physics*、*New Journal of Physics* 等也相继出版专刊报道大气压等离子体在生物学、医学和环境科学方面应用的最新研究成果。以"等离子体医学"命名的期刊也于最近诞生了。由此可见,等离子体医学这个新兴的学科已引起国际上的重大关注。特别是最近几年,大气压低温甚至是常温等离子体射流的出现,大大促进了人们对等离子体医学应用的研究。因为 APNP 射流能够在周围大气中产生,不需要真空设备,且可直接与活体相接触而不会出现热感或电击感,这就使得等离子体直接处理活体组织变为现实。不过,现在大多数的 APNP 射流都采用惰性气体(如 He、Ar 等)或者惰性气体中混有少量活性气体(如 He、O_2 等)作为工作气体,这就又使得它的应用受到了一定的限制。可喜的是,由于研究者的不断努力,直接使用空气作为工作气体也能产生 APNP 射流,这就使得其应用更加方便,且降低了应用成本。APNP 射流在生物医学方面的应用是利用其所产生的各种自由基、带电粒子、紫外线等的共同作用来达到处理效果的。

等离子体是物质存在的一种特殊状态。物质通常以固态、液态和气态存在,当固体加热到一定的程度,吸收足够的能量后,将变成液体,再加热会变成气体,此时如果继续提供更多的能量,物体则会变成等离子状态,这是物质的第四种状态,是由于原子失去外周电子后形成的裸原子的、离子化的气体状态(图 16-53)。当原子的外周电子被外来能量激发后便形成一种带正电荷的状态,这种带电荷的气体就是电浆,也称等离子体,根据产生它的气体不同会呈现出不同的光谱、温度、离子种类等。日常生活中的日光灯及自然界中由于大气层空气的电位差所形成的闪电都是常见的等离

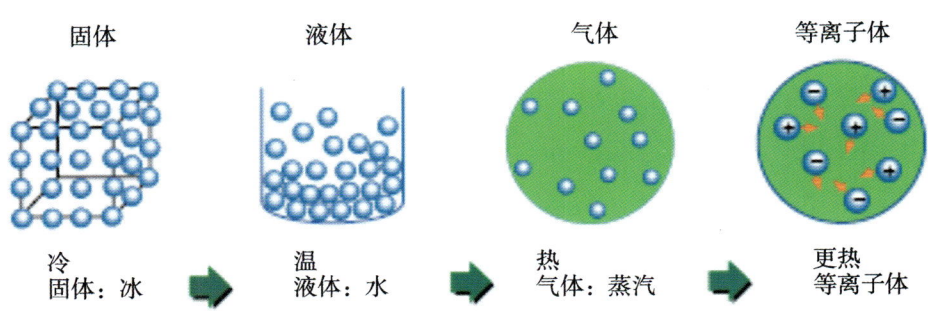

图 16-53　物质的四种状态及等离子体的形成示意图

子现象。

现在人们对等离子体医学的应用研究主要集中在辅助伤口治疗、血液凝结、牙齿根管治疗、杀灭癌细胞、消毒等。

(二) 等离子体作用机制研究

1. 灭菌作用 将等离子体应用到医学领域最初的工作是等离子体对细菌的灭活研究，这也是迄今为止等离子体在医学上应用及研究最多的方面，如医疗器械的除垢消毒、皮肤病的治疗、牙齿根管治疗、手术伤口消毒等。在不同的应用中，需要用到不同的等离子体源以及不同的处理条件。研究结果表明，等离子体对于病菌(革兰阴性菌、革兰阳性菌、细菌孢子、细菌生物膜、真菌等)都具有灭活能力。研究表明，等离子体对细菌的形态学产生了一定的影响，但对革兰阳性菌和阴性菌的影响是不相同的。为了进一步研究等离子体对细菌的作用机制和细菌抵制等离子体的作用机制，Laroussi 课题组还研究了等离子体对细菌孢子的作用效果。他们发现细菌孢子荚膜上的蛋白质的完整性在抵制等离子体灭活的过程中起到了主要的作用，且发现经一定剂量等离子体照射后仍存活的细胞，其新陈代谢发生了变化。结果表明等离子体直接作用的灭活率比间接作用的灭活率要快，由此他们推断带电粒子在细菌的灭活过程中起到了关键作用。

2. 处理癌细胞 既然等离子体能够灭活致病菌，人们也自然地想到使用 APNP 对癌细胞进行处理。使用 APNP 对癌细胞进行处理是近年来兴起的一个热门话题。大气压低温等离子体能有效灭活癌细胞，并不会对人体造成伤害和疼痛感，从而可以避免药物治疗对人体造成的副作用。因此，许多课题组都进行了相关的研究工作，研究结果表明，适量的等离子体能够促进癌细胞凋亡，且不会对周围的正常细胞产生明显的伤害。细胞坏死通常伴随产生胞内酶的快速释放和细胞破裂的产物，这些都会导致周围的正常细胞发生炎症，不利于临床应用；而细胞凋亡即细胞的程序性死亡，在细胞凋亡过程中，细胞膜保持完整，因此不会泄漏导致细胞发生炎症的胞内物质，也就不会对周围的正常细胞组织造成伤害。Kim 等人使用等离子体射流对仓鼠的肿瘤细胞、正常细胞及成纤维细胞分别进行处理并作了相关对比，得到了相似的结论。结果表明，大气压等离子体射流可以诱导仓鼠细胞的凋亡，但是与等离子体的剂量相关，且仓鼠肿瘤细胞对于大气压等离子体射流更加敏感。Stoffels 等对等离子体处理人肺癌细胞和中国仓鼠卵巢细胞进行了相关研究，结果发现细胞-细胞之间以及细胞-基底之间是由细胞黏附分子(CAM)即钙黏蛋白和整合蛋白黏合在一起的。等离子体能破坏细胞黏附分子，使得细胞可以从基底脱落或者使细胞之间的黏附丧失。短时间的等离子体处理并不会使细胞坏死，被破坏的 CAM 会在几个小时之内重新生成。由于细胞-细胞之间的黏附力较强，因此比细胞-基底之间更加容易重新黏合在一起。他们认为这可能是由活性氮粒子和活性氧粒子的作用引起的。

3. 对正常细胞的影响 等离子体对正常细胞的影响也是等离子体医学上的一个重要研究方面，它涉及等离子体的生物安全性问题。在临床的实际应用中人们一方面希望等离子体处理能达到所需的治疗效果，另一方面又要求不能对正常细胞产生致命的伤害，如用等离子体处理人体癌细胞时就希望能导致癌细胞大量死亡，同时对周围的正常细胞不产生显著的伤害。许多研究小组在这些方面也进行了相关的研究工作，并取得了一定的研究成果。Fridman 课题组对猪主动脉内皮细胞进行了等离子体处理。研究发现，小剂量的等离子体(处理时间小于 30s 或者功率密度小于 $4J/cm^2$)对于猪主动脉的内皮细胞没有毒害，而处理时间高于 60s 或者功率密度大于 $8J/cm^2$ 则会导致细胞死亡。他们还对等离子体处理后的聚乙烯支架上的成骨细胞的黏附效应和细胞增殖进行了研究，发现等离子体促进了细胞的黏附和增殖。

4. 在血液凝结中的作用 热平衡等离子体在血液凝结上的应用早已用于临床。这种等离子体的凝血机制是通过高温使得组织的蛋白质变性和使血液干燥,从而达到凝血的目的。然而使用高温等离子体存在很多不安全机制,且高温显然会对人体产生灼痛感。近年来相关的大气压低温等离子体在血液凝结上的研究表明,低温等离子体也能快速地促进血液的凝结,而等离子体对正常细胞的作用研究也使得低温等离子体在临床凝血上的应用成为可能。相同凝血时间下,没有用等离子体处理的伤口仍有血液不断地涌出;而使用等离子体处理后的伤口逐渐愈合,没有血液继续涌出,说明伤口已经凝结,等离子体对伤口愈合有促进作用。为了进一步研究凝血机制,人们还研究了不同处理时间(5s、15s、30s 和 60s)对于血液凝结的影响,测定了等离子体处理后的血液 pH 和 Ca^{2+} 的浓度,并研究了等离子体对清蛋白和纤维蛋白原的影响、等离子体处理时电场对血液凝结的影响、等离子体处理的平均热量对于凝血的影响,同时进行了血液凝结层形态学变化的观测。通过检测处理过后样本的 pH 和 Ca^{2+} 的浓度,发现这些参数并没有改变,且热效应和电场效应均可以被忽略不计;而通过对人体纤维蛋白原缓冲液的处理发现,等离子体加速了纤维蛋白原的聚集,由此推断出等离子体把纤维蛋白原直接转换成纤维蛋白可能是大气压等离子体的凝血机制之一。

5 对 DNA 质粒及蛋白质的作用 Deng 等人研究了大气压辉光放电对于附着于基底表面的传染性蛋白质的破坏和去除效果,使用扫描电子显微镜、激光诱导荧光显微镜等手段清晰地看到了等离子体对蛋白质的去除和破坏效果。结果表明,经等离子体处理过后基底表面的蛋白质数量大大地减少了。Yan 等人研究发现,大气压低温等离子体可以使 DNA 结构发生改变,大部分 DNA 分子会变为线性和开环构象;而当等离子体的处理时间增加到一定程度时,质粒 DNA 则会断裂成碎片。Li 等人研究得出是化学活性粒子而不是热、紫外线、电场或带电粒子使得 DNA 双链裂解的结果。

(三) 等离子皮肤再生术

等离子皮肤再生术 (plasma skin regeneration, PSR) 又称微等离子体技术 (micro plasma technology) 或 Pixel RF 技术,它是利用等离子体能量 (plasma energy) 对皮肤产生可控的热作用,导致表皮快速更新和真皮新生胶原生成,达到改善皮肤光老化的目的。PSR 同时具有剥脱性嫩肤的疗效和非剥脱性嫩肤并发症少和恢复快的优势,是一种理想的新型嫩肤治疗手段。

这项技术的外来激发能量由超高频率的射频电磁波产生,占空气体积 78% 的氮气受射频能量激发后分解为单态氮,最终转化为等离子体氮气,它发射出一定波长范围的辐射脉冲波,波长在靛色和紫色范围内,在近红外段也有能量分布,脉冲宽度为毫秒级。当等离子体氮气撞击皮肤后,其能量迅速传递到真皮,引起瞬间可控的、均匀的热效应,使真皮胶原温度升高至 68℃,发生即刻的胶原收缩反应,达到收紧皮肤、去除皱纹、恢复皮肤弹性和光泽的效果。等离子能量迅速加热皮肤后,坏死的表皮可形成天然生物敷料完整附着,有利于表皮的快速再生。

PSR 作用于皮肤,在组织学上可见两个不同的效应带。第一带称为热损伤带,依能量大小可从表皮延伸到真皮乳头层,其细胞失去活性。以耳后皮肤为例,1～2J 的热损伤限于表皮和真表皮交界处,3～4J 的热损伤达到真皮乳头层。第二带在热损伤带的下方,称为热改变带,其中细胞仍存活,但发生变性。真皮胶原的热变性造成即刻的组织收缩,弹力纤维的热破坏和成纤维细胞的活化促进创伤愈合的级联,导致胶原的新生和日光性弹性组织变性的减轻。一次高能量(3.5J)治疗后即可见完整的表皮出现基底细胞层空泡化(图 16-54)。4 天后可见一线状裂隙,其深度与治疗的脉冲能量相关,将脱落的表皮和真皮残余与新形成的角层和新生的表皮和上层真皮分开,上方的表皮和真皮残余保持完整而起到生物敷料的作用(图 16-55)。10 天后表皮完全再生(图 16-56),热改变带乳头层和网状浅层可见大量纤维增生。1 年后仍继续可见胶原生成。临床改善是热穿透和真皮胶

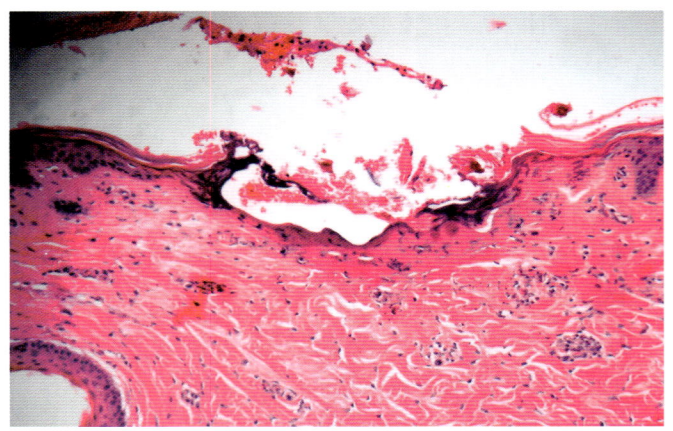

图 16-54 单次 Pixel RF 45W 等离子体能量作用皮肤后，快速的升温使表皮汽化坏死

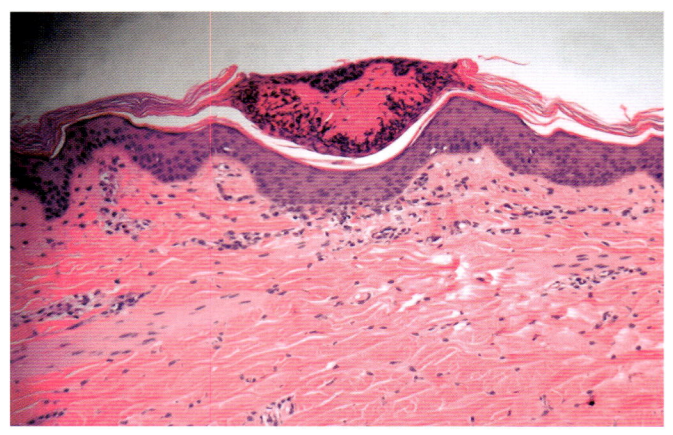

图 16-55 等离子治疗后 4 天，坏死结痂组织形成天然敷料，有利于表皮再生

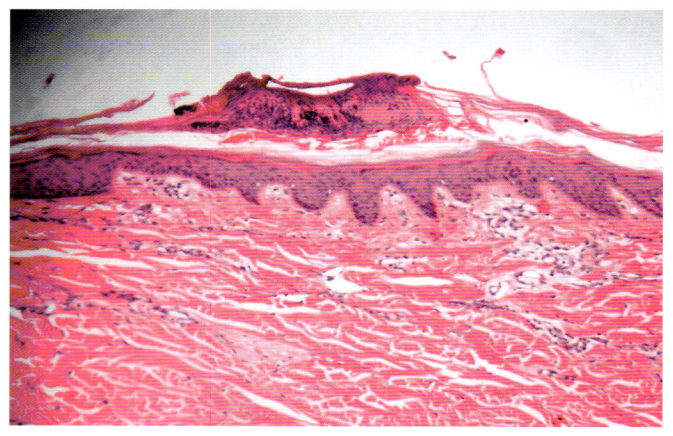

图 16-56 等离子治疗 10 天后表皮已完全修复

原变性作用的结果，此过程要求温度大于 600℃。4J 脉冲能量热穿透可达真皮网状层。等离子体到达皮肤后立即将存储的热能传递到皮肤表面，此过程呈现极低的热时间常数，因而实际上是瞬时的。PSR 不同于激光，先由色基吸收，然后通过热传导作用于周围组织，无须色基而直接对组织传导热能。每一等离子体能量的脉冲以正态分布释放到靶上而产生均匀的组织加热。氮气能清除皮

肤表面的氧,又不会燃烧,因而没有火花或爆炸的危险。因此,PSR 不出现氧化性炭化或汽化,从而把不可预知的热点、烧焦和随之而来的瘢痕形成的危险性降到最小。

等离子技术的作用特点为:①在治疗过程中没有表皮组织的热损伤,热效应过程是等离子体自身能量的传递而非能量的吸收,因此不需要冷却系统保护表皮,与普通的射频热效应由表皮传递至真皮有明显的不同;②PSR 是非色素依赖性热作用,对皮肤的色素细胞不起作用,称为色盲特性。

产生等离子能量的两个关键因素是射频能量和气体。等离子体的产生有不同的方式,常见的一种是在手具内产生后通过一个石英喷嘴喷出,形成直径 6mm 的光斑(图 16-57),直接将能量释放给皮肤组织。而 Accent Pixel PSR 是利用点阵单极超高频率(40.68MHz)射频发射器,将能量均匀分布在有数十个尖端的手具上,利用这数十个微点状射频能量将空气中的氮气转化为等离子体,作用于皮肤组织(图 16-58)。手具通常有滚轮型和邮戳型两种(图 16-59),根据不同的部位选用不同的手具,面部整体使用滚轮型手具治疗,局部精细部位可用邮戳型手具完善治疗。点状汽化的深度为 100～150μm,加大能量时深度可达 500～1000μm,每一个汽化点的大小为 80～120μm。汽化深度局限在表皮和真皮连接处以上的表浅部位(图 16-60)。

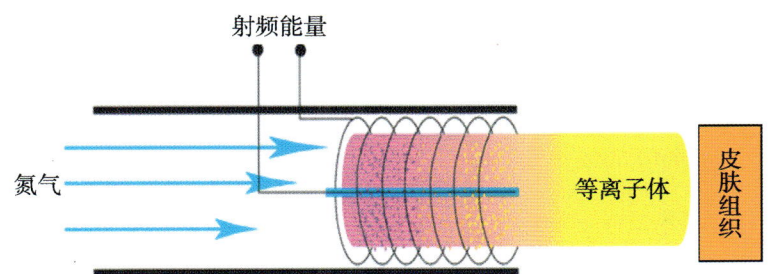

图 16-57　在等离子皮肤再生(PSR)手具中射频能量将氮气转化为等离子体状态,等离子体氮气直接向皮肤组织释放能量

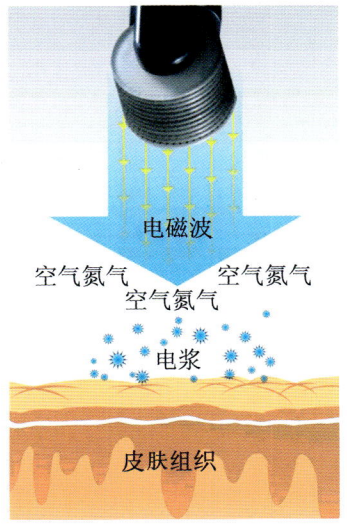

图 16-58　等离子体射频的作用机制示意图

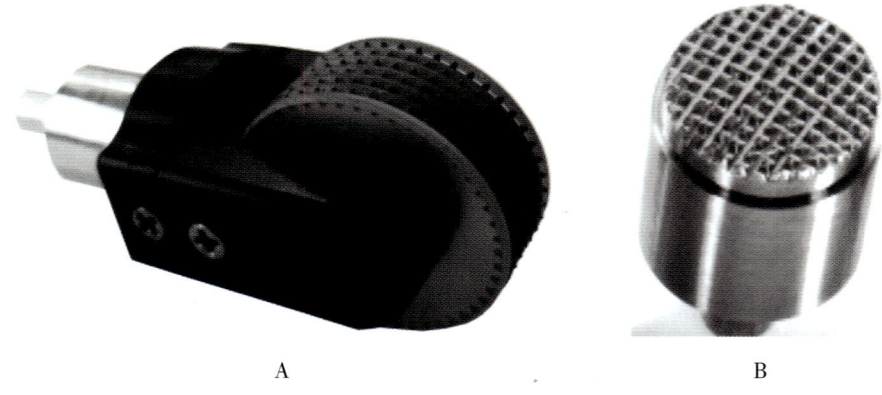

图 16-59　等离子皮肤再生（PSR）的两种手具
A. 滚轮型　　B. 邮戳型

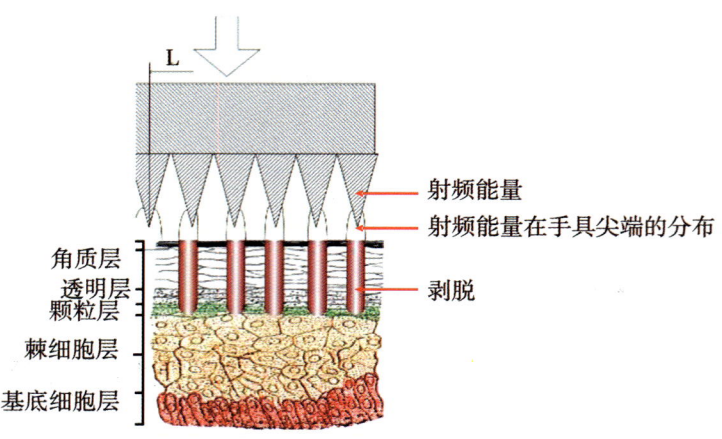

图 16-60　汽化孔洞的形成示意图
射频能量均匀分布在有数十个尖端的手具上，利用这数十个微点状射频能量将空气中的氮气转化为等离子体，等离子体能量穿透表皮作用于皮肤深层时，形成局限在表皮内的汽化孔洞

（四）临床医疗应用

以上对国际上等离子体医学的基础研究工作做了回顾，低温等离子体最终成功地应用到实际的临床上才是终极目标。实际应用需要考虑到临床上的各个方面，比单一的研究情况要复杂得多。国际上多个课题组已经在口腔医学、皮肤处理、伤口愈合等方面作了相关的研究工作。

1　应用于口腔临床　Stoffels 等人研究了等离子体对牙齿组织的作用，发现此装置对大肠杆菌有很高的灭活能力，随后又使用大气压低温等离子体成功高效地灭活了对口腔内造成龋齿的变异链球菌。牙科器械的表面清洁包含了朊病毒的灭活、有机物的移除以及病菌的灭活和移除等。Whittaker 等人使用等离子体对牙科器械进行了清洁，并使用扫描电镜等手段来确定等离子体处理前后器械表面的清洁度。研究表明，器械表面的有机物被降低到仪器能够检测到的极限值。

2　应用于皮肤年轻化

（1）适应证与禁忌证：等离子体主要用于面部皮肤光老化的治疗，如皮肤松弛、皱纹、毛孔粗大、皮肤粗糙，同样适用于颈、胸和手部皮肤老化的改善，此外对炎症性痤疮、痤疮后凹陷性瘢痕、各类创伤性及萎缩性瘢痕、膨胀纹也有明显的改善效果。利用等离子微点状射频，使皮下脂肪受到定向加热作用，可达到融脂的作用，还有等离子光纤的融脂塑身。PSR 的禁忌证包括妊娠、哺乳、6

个月内应用异构维 A 酸、瘢痕体质、皮肤有细菌或病毒感染、全身重要器官疾病或免疫系统疾病。PSR 可安全用于 Fitzpatrick Ⅰ～Ⅳ型皮肤，但Ⅴ和Ⅵ型皮肤者仍列为禁忌。

（2）治疗方法：治疗前外用麻醉药膏。可采用多次单回合低能量密度治疗，或采用单次单回合高能量密度治疗。使用 6mm 光斑手具治疗时，手具与皮肤保持 5mm 的距离。可先用滚轮型手具作全面部治疗，再用邮戳型手具细化治疗小的凹凸不平的区域，治疗后使用保湿霜和防晒霜。4 周重复治疗 1 次，4～6 次为 1 个疗程。治疗后皮肤会出现即刻的红斑反应，约持续 1 周，随后出现表皮的结痂、脱落，结痂应让其自行脱落，否则有出现色素沉着可能。

目前 PSR 装置用于抗皮肤老化的基本方案有 PSR1、PSR2、PSR3、PSR2/3 和特低能量。RSR1 方案用一系列低能量治疗，每次相隔 3 周，第一次治疗用 1.0～1.2J，如能耐受可在下次增加能量，恢复时间为 3～4 天。PSR2 用 1 次高能量（3～4J）治疗，恢复时间为 5～7 天。PSR3 用 2 次高能量（3～4J）治疗，恢复时间为 6～10 天。PSR2/3 是 PSR2 和 PSR3 的结合。特低能量用特低能量（0.5J）隔 3 周治疗 1 次。所有的方案都能改善细皱纹、结构不规则和色素异常，但是拉紧皮肤主要是高能量治疗的作用。治疗前先对患者进行评估并确定治疗目的。低能量的 PSR1 一般可在外用制剂局部麻醉下完成。中到高能量的治疗中，患者除外用制剂还需附加口服麻醉，如哌替啶或可待因的衍生物。术前约 1h 应涂用麻醉乳膏。口服麻醉应在术前 30～45min 完成。为避免患者在术后意外的停工期，医师要形成一个在开始手术前移去局麻剂所需缓冲时间的标准方案，因为表皮的水化可影响能量的吸收量和热损害的深度，而较干的组织吸收能量较多。高能量 PSR 应预防性应用抗生素，可用头孢氨苄或左氧氟沙星，抗病毒和抗真菌预防性给药也应考虑。宜在面部进行分区麻醉（前额、鼻、颊等），每一区治疗前分别以干纱布拭去麻醉乳膏，有助于从拭去麻醉剂到开始治疗的缓冲时间的标准化。手具的尖端应保持与皮肤表面相距约 5mm，以刷油漆样方式释放脉冲，应循一个方向成排横过治疗区域（全都由左向右或由右向左），如取 Z 字形会在拐弯到下一排处引起热的堆积。脉冲的重叠不应超过 10%。高能量应避免治疗后显现分界线，在治疗区的边缘应羽化能量（feathering energy），方法是将喷嘴和皮肤表面的距离增至大约 1cm，将手具喷嘴与皮肤表面保持一个角度或调小能量设置。低能量的 PSR1 方案无须羽化。安全措施包括患者的眼保护，手术场所要避免易燃物品，配备应急的灭火器。

（3）术后护理：术后患者应避免日晒。皮肤愈合过程中面部应间断外用温和的软膏。低能量 PSR1 只引起红斑 2～3 天；高能量治疗会引起红斑和皮肤肮脏的外观达 5～10 天，随上皮再生和光损伤表皮脱落而消退。重要的是嘱咐患者不可用手撕正在脱落的皮肤，以免延长红斑时间或形成瘢痕。可能的不良反应包括红斑、水肿、表皮去上皮化、瘢痕形成和过度色素沉着，未见有色素减退报告。术后常见红斑和水肿，一般在数日后消退。术后冰敷可减轻水肿。表皮去上皮化是高能量 PSR 的风险，应予适当的创伤护理并可随意涂用温和的软膏。中到高能量治疗有报告暂时性过度色素沉着者。瘢痕形成少见。一份回顾性报告称，120 例 PSR 治疗后未见持久性色素沉着，但有 4% 的患者出现暂时性色素沉着。

（4）临床疗效：在面部年轻化治疗中，报道 3 个月时有 37% 的皱纹消退，6 个月时有 24% 的细小皱纹消退和皮肤质地改善。患者的面部整体外观改善 68%，包括皮肤质地、光滑度、皱纹的改善程度等。文献报道显示 PSR 对皮肤松弛和皱纹有明显的疗效。治疗痛感轻微，简易快速，无明显的永久性色素改变、瘢痕等并发症。临床相关案例见图 16-61～图 16-63。

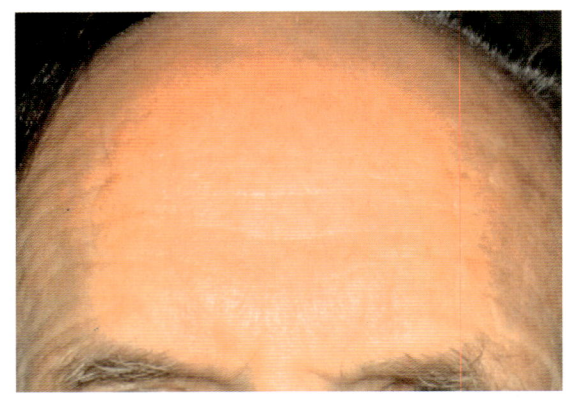
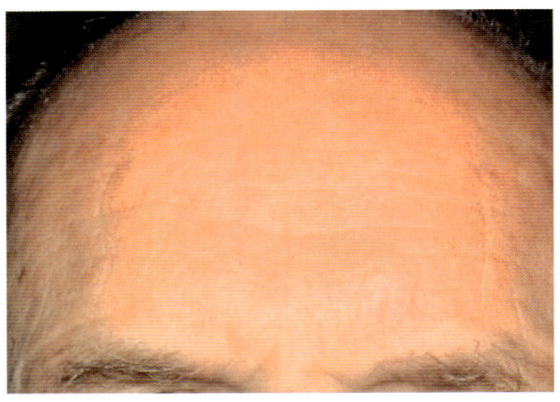

图 16-61　额部皱纹 PSR 治疗前后
A. 治疗前　B. PSR 治疗 1 次后

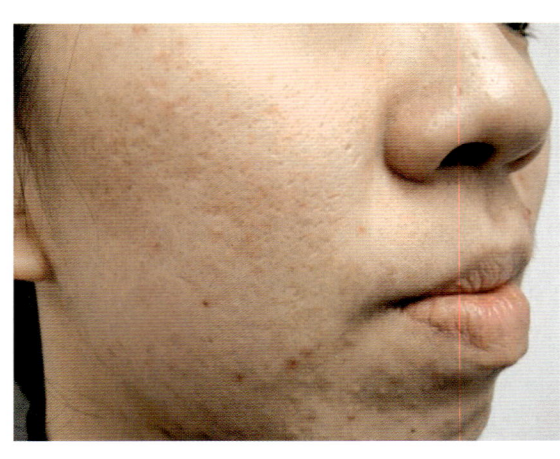
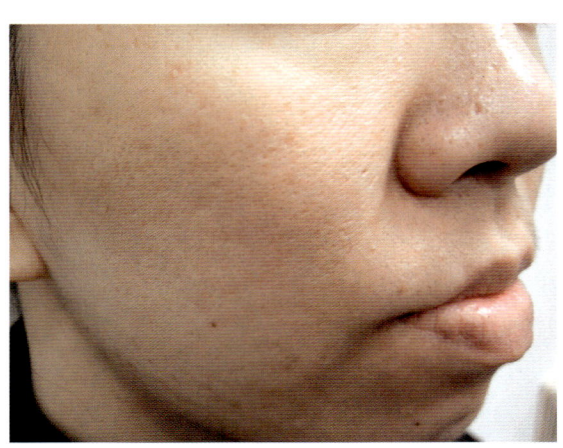

图 16-62　痤疮凹陷性瘢痕及毛孔粗大 PSR 治疗前后
A. 治疗前　B. PSR 治疗 4 次后 6 个月

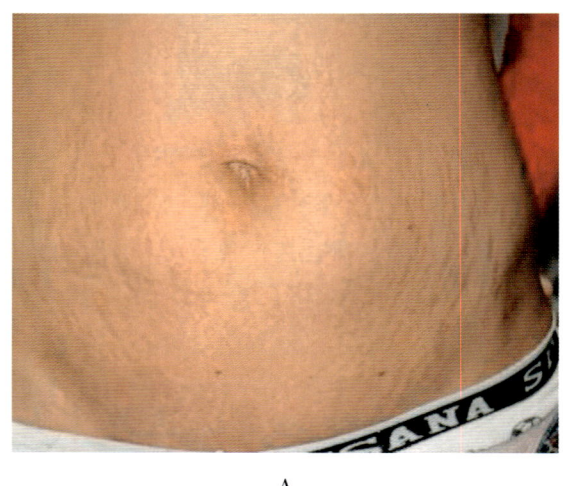
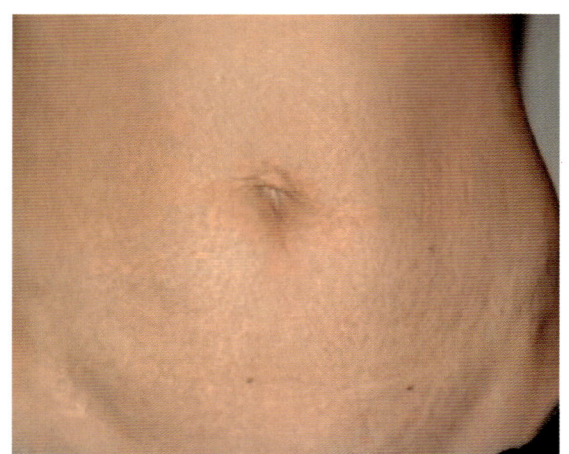

图 16-63　腹部膨胀纹 PSR 治疗前后
A. 治疗前　B. PSR 治疗 6 次后

（五）医学展望

当前国内外在医学应用领域的研究工作包括等离子体与生物体的相互作用机制，等离子体用于皮肤疾病的治疗、凝血，等离子体对正常细胞的影响效果以及对癌细胞的诱导凋亡，等离子体在口腔医学的相关应用等。对于等离子体灭菌，将来主要应该是从分子生物学角度来研究其是如何实现灭菌效果的，这个工作具有极大的挑战性，但要走出现在的这种困局，这方面的工作是必须开展的。在等离子体处理癌细胞的研究方面，其中一个非常重要的、也是最关键的工作就是等离子体能穿透多深的癌细胞组织。这是一个需要迫切解决的问题，事实上这也关系到等离子体医学应用将来能走多远的问题。至于等离子体与正常细胞的相互作用，这是关系到生物安全性的一个重要问题，我们不仅需要研究被处理的细胞是否受到伤害，还需要研究其基因是否有所改变，甚至其下一代细胞的基因是否会出现变异等重要的科学问题。最后对于等离子体医学在临床方面的应用，一个最重要的问题就是效率问题，这就要求我们仍需对现有的等离子体射流装置进行改进，并同时考虑与其他治疗方法结合，从而显著改善处理效果。总之，不论是国内还是国外，等离子体医学的发展可以说才刚刚起步，但是已经获得了令人瞩目的成就。不管是对微生物的灭活，还是与人体组织的相互作用，使用适当的方法、在合适的条件下都可以达到一定的预期效果。但是迄今为止，有关等离子体与生物体相互作用的机制仍然没有完全弄清楚，以至于将等离子体应用于医学临床还存在着一些问题。这就要求研究者们必须进一步研究等离子体与生物体的作用机制，并研究适用于各种具体临床应用的等离子体装置、最佳工作条件等，才能使等离子体真正地在临床医学中得到应用。总的来说，等离子体医学还有许多问题需要解决，但其在临床医学上的应用前景是十分光明的。

等离子皮肤再生技术为面部年轻化治疗开辟了一个崭新的领域，其治疗方法简单快捷，兼顾了有效性和安全性。但目前国内还缺乏一手的临床资料，因此其临床价值还有待时间来验证。

四、点阵激光皮肤重建

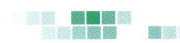

（一）作用原理

尽管剥脱性激光和非剥脱性激光在皮肤重建方面取得了一定的临床疗效，但是剥脱性激光同时发生瘢痕、色素改变等副作用的风险较高；而非剥脱性激光虽然降低了发生副作用的风险，但疗效有限。为了克服以上两种激光治疗的不足，寻找介于两者之间的中间地带，Anderson 和 Manstein 提出了一个全新的治疗理念，即局灶性光热作用（fractional photothermolysis，FP）理论，为年轻化治疗的发展翻开了新的一页。基于这一理论的激光技术即为点阵激光（fractional laser），因在激光照射皮肤产生许多微治疗区而得名。这一新技术的建立和进一步的临床应用为临床提供了一种安全高效的嫩肤手段。

通常情况下我们认为，皮肤损伤后是否产生瘢痕主要取决于损伤的深度，当损伤深度达真皮中层或更深的部位时，创面的组织缺损就由瘢痕组织代替。但日常生活经验告诉我们，当皮肤损伤面积很小时（如用细小针头进行皮肤穿刺时），皮肤并不形成瘢痕，微小组织损伤没有被瘢痕组织代替，而是正常组织填补了损伤区域。因此，只要皮肤组织损伤面积较小，周围存在足够多的可再生组织，愈合时就可避免瘢痕形成，而且这种对皮肤较深的创伤仍能有效地激发皮肤的修复机制。点阵激光正是从这一常见现象中创造出的一个全新的治疗方法，既保证了足够的组织刺激，又可快速修复而不遗留瘢痕。

点阵激光的嫩肤原理即局灶性光热作用原理，就是通过点阵激光产生的微小光束作用于皮肤，产生阵列样排列的微小热损伤区，命名为微治疗区（MTZ），与传统的剥脱性和非剥脱性激光产生的层状热损伤不同,FP产生的微治疗区实际上是一个三维立体的微小热损伤柱结构,每一MTZ周围都残留未损伤的正常组织,MTZ之间的正常组织距离随微阵列的密度变化,这些未损伤组织的角质细胞可以爬行至MTZ的距离缩短,使微小创面的愈合更快。这些MTZ内的激光热损伤达真皮,可有效促进新生胶原的再生,从而达到皮肤重建的效果。

(二) 点阵激光分类

根据点阵激光治疗后表皮是否完整分为非剥脱性点阵激光和剥脱性点阵激光两类。非剥脱性点阵激光治疗后皮肤角质层完整,24h内就可以快速再上皮化;剥脱性点阵激光治疗后皮肤角质层形成点阵样不完整剥脱区,创面再上皮化时间长达3~5天。自从2003年美国FDA批准的第一台非剥脱性点阵激光Fraxel SR问世以来,随着这一技术的逐步推广,出现了一系列的非剥脱性点阵激光(表16-6)和剥脱性点阵激光(表16-7)。

表16-6 非剥脱性点阵激光参数

设备	公司	波长	发射模式
Fraxel Re:store®	Solta	1550nm	带扫描CED的滚轮探头
Affirm™	Cynosure	1440nm、1320nm	印戳式的多透镜手柄
Starlux®	Palomar	1540nm	印戳式的多透镜手柄
Mosaic™	Lutronic	1550nm	通过印戳模式或连续手动模式传输随机的微光束
Matrix™ IR	Syneron	915μm半导体及双极射频	印戳式
Matisse™	Quanta System	1540nm	印戳式
Dermablate	Asclepion	1540nm	印戳式
Sellas™	Sellas	1540nm	印戳式

表16-7 剥脱性点阵激光参数

设备	公司	波长	光斑大小	剥脱深度	发射模式
Fraxel Re:pair®	Solta	10600nm	135μm、600μm,固定	高达1600μm	连续模式,光学追踪,滚轮系统
Active FX™, Deep FX™	Lumenis	10600nm	120μm、1mm,固定	30~400μm,或>1000μm	扫描印戳模式
Pixel® CO_2	Alma	10600nm		>750μm	微透镜阵列印戳式
Pixel®	Alma	2940nm	1.3mm,固定	30~60μm	扫描印戳模式
Mixto™	Lasering	10600nm	180μm、300μm	50~400μm	扫描印戳模式
Qudralase™	Candela	10600nm	180μm、300μm	50~400μm	扫描印戳模式
eCO₂™	Lutronic	10600nm	200μm、300μm、1000μm	>1000μm	扫描印戳模式
Profractional™	Sciton	2940nm	250μm	1500μm	扫描印戳模式

续表

设备	公司	波长	光斑大小	剥脱深度	发射模式
Pearl Fractional	Cutera	2790nm	6mm,固定	50~130μm	扫描印戳模式
Pearl	Cutera	2940nm	300μm	>1000μm	扫描印戳模式
Contour TRL™	Sciton	2790nm			扫描印戳模式

（三）临床应用

1. 面部光老化及皱纹 非剥脱性点阵激光和剥脱性点阵激光均可用于治疗。非剥脱性点阵激光中 Fraxel 点阵激光最早报道用于治疗眼周皱纹，经 4 次治疗后可达到 25%~50% 的改善，在随后的一些研究中也获得相似的临床疗效。而在面部以外的光老化治疗中，色素有 51%~75% 的改善，皮肤质地和皱纹也能达到 25%~50% 的改善。另一常用的非剥脱性 Affirm 点阵激光也能获得 51%~57% 的皱纹改善，而且采用单一波长 1440nm 和双波长 1320nm/1440nm 点阵治疗头治疗光老化的临床疗效无异。随后发展起来的剥脱性点阵激光以 CO_2 点阵激光和 Er:YAG 点阵激光最为常见，CO_2 点阵激光继续秉承传统 CO_2 剥脱性激光的优势，自身对照研究证实其对皱纹的治疗效果明显优于 Er:YAG 点阵激光，对皱纹、色素沉着和组织松弛的患者经单次治疗后，能够获得 51%~75% 的改善。从最早的 Active FX 到随后出现的一系列 CO_2 点阵激光，疗效均能获得 50% 以上的改善。尽管 CO_2 点阵激光的临床疗效显著，但术后伴发炎症后色素沉着的风险较高，色素沉着需 3~6 个月消退（图 16-64，图 16-65）；而 Er:YAG 点阵激光在获得临床疗效的同时，术后色素沉着的风险较低（图 16-66），有一定的临床优势。

2. 痤疮瘢痕 这是点阵激光皮肤重建治疗的第二大适应证。在应用非剥脱性点阵激光治疗时，其 MTZ 的穿透深度可达 1300μm 以上，同时安全性好，色素沉着等并发症少。非剥脱性激光中 357 例大样本的 Fraxel 1550nm 点阵激光研究结果显示，经 1~5 次治疗，12% 的患者达 75% 以上的改善，73% 的患者达 50% 以上的改善。在后续的研究中，改善率也基本相当。Lux 1540nm 点阵激光治疗 3 次后，85% 的患者有改善。Affirm 1320nm/1440nm 点阵激光治疗，1/3 的患者 3 次治疗后获得 51%~75% 的改善，68% 的患者 4 次治疗后获得 51%~75% 的改善，但对于碎冰样瘢痕反应略差。也有学者比较了 Affirm 的 1320nm 单一波长与双波长的疗效，双波长点阵激光的

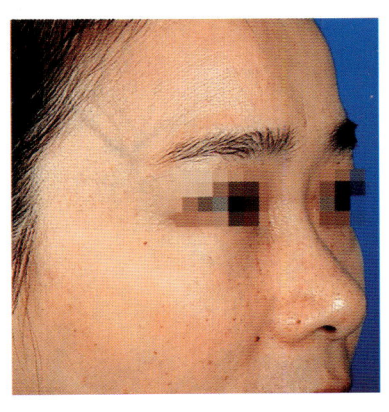 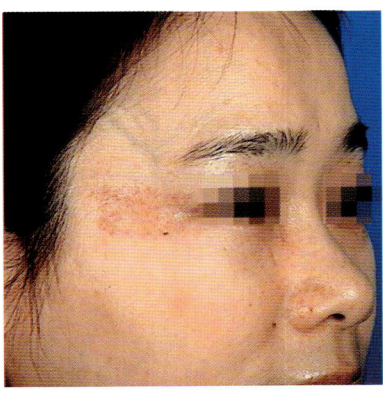 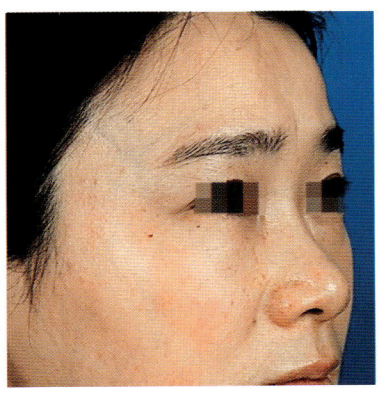

A　　　　　　　　　　　　B　　　　　　　　　　　　C

图 16-64　眼周皱纹，CO_2 点阵激光（Active FX，治疗参数：能量 100mJ，CPG 1-3-4）治疗前后
A. 治疗前　B. 1 次治疗后 5 周，炎症后色素沉着未消退　C. 1 次治疗后 16 周，色素沉着消退，皱纹明显改善

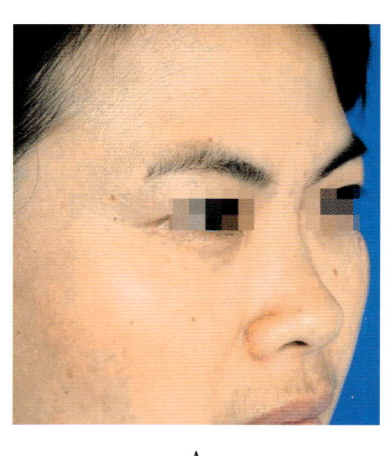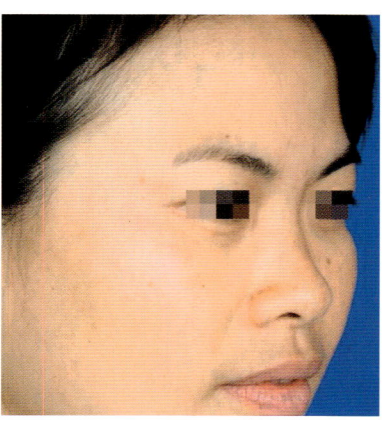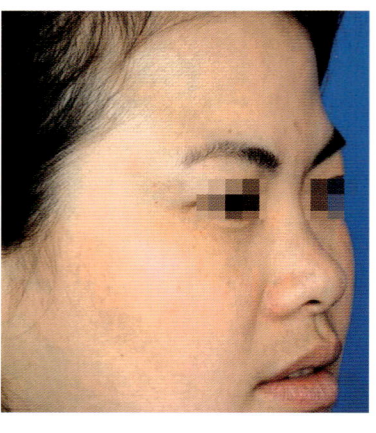

图 16-65　眼周皱纹，CO_2 点阵激光（Deep FX，治疗参数：能量 25mJ，脉冲 1，密度 10）治疗前后
A. 治疗前　B. 1 次治疗后 2 个月，皱纹改善　C. 1 次治疗后 9 个月，皱纹进一步改善

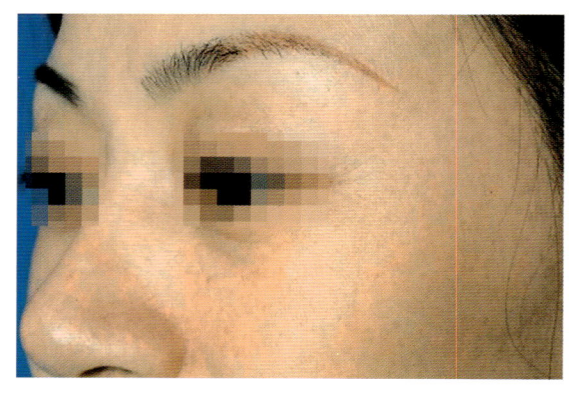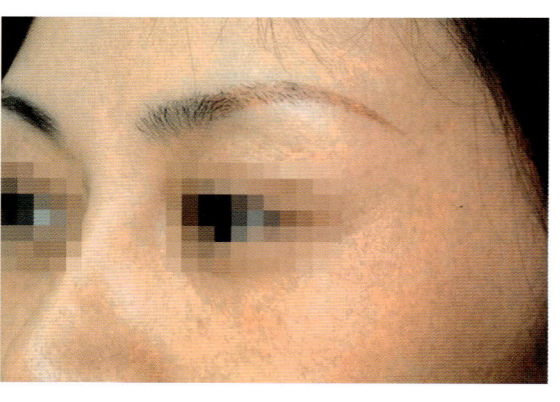

图 16-66　眼周皱纹，2940nm Er:YAG 点阵激光（Pixel，治疗参数：能量 800mJ/P，脉宽中，点阵密度 9×9，连续 4 脉冲）治疗前后
A. 治疗前　B. 1 次治疗后 2 个月，皱纹改善，无色素沉着

疗效更优。

剥脱性点阵激光穿透深度可达 1.5mm 以上，对瘢痕的刺激更强，所有患者均能获得显著改善，其中 Active FX 单次治疗后 70% 的患者能达到 50%～75% 的改善。对 CO_2 点阵激光与 Er:YAG 点阵激光的比较研究发现，前者比后者改善率更高（+15%），后者停工期（3.5 天）比前者（4.5 天）更短。使用光斑更小的 Deep FX 点阵激光治疗痤疮瘢痕，经 3～5 次治疗，也能达到 50% 以上的改善，在亚洲人种中色素沉着短暂，无长期不良反应存在（图 16-67～图 16-69）。而在使用 Er:YAG 点阵激光治疗时，其对血管凝固效果不佳，在使用高能量治疗时，术后创面的渗出较 CO_2 点阵激光多，要注意创面的护理。

近来对点阵激光出现 8 年来治疗痤疮瘢痕的文献进行分析，结果显示剥脱性点阵激光治疗的瘢痕改善率为 26%～83%，非剥脱性点阵激光治疗的瘢痕改善率为 26%～50%；高能量能获得更好的疗效，多次治疗的痤疮瘢痕的改善程度显著提高。治疗后均出现红斑反应，剥脱性点阵激光红斑期为 3～14 天，12 周缓解；非剥脱性点阵激光红斑期为 1～3 天，1 周内缓解。剥脱性点阵激光治疗时有 92.3% 的患者出现炎症后色素沉着，消退需要 6 个月；非剥脱性点阵激光的色素沉着率为

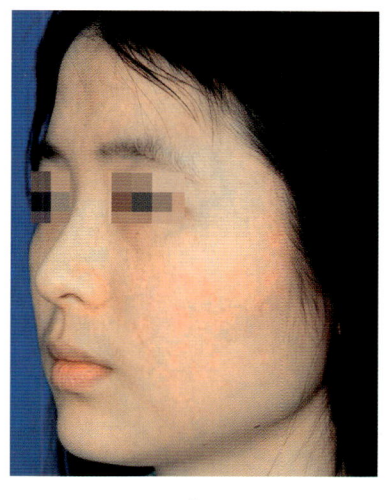 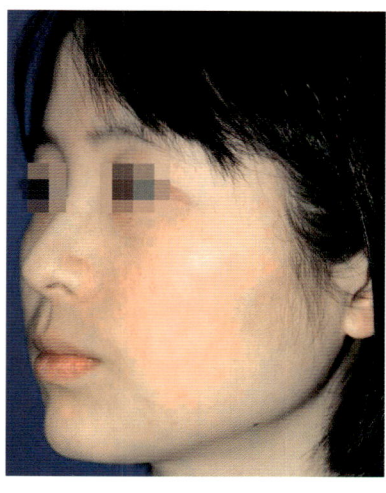 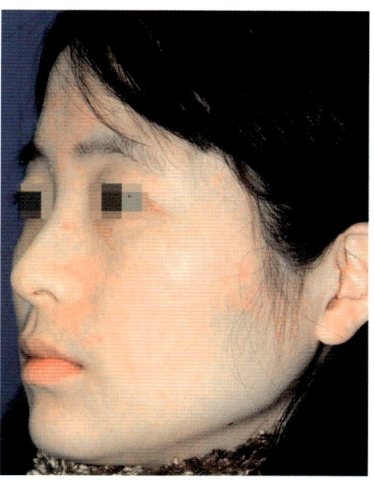

图 16-67　面部痤疮瘢痕，CO_2 点阵激光（Deep FX，治疗参数：
能量 35mJ，脉冲 1，密度 10）治疗前后
A. 治疗前　B. 10 次治疗后 2 个月，痤疮瘢痕改善 90%　C. 10 次治疗后 6 个月，痤疮瘢痕进一步改善，完全变平

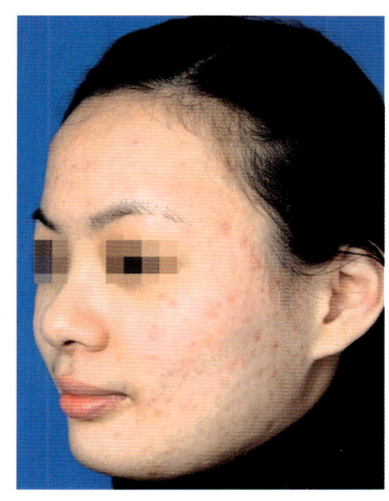 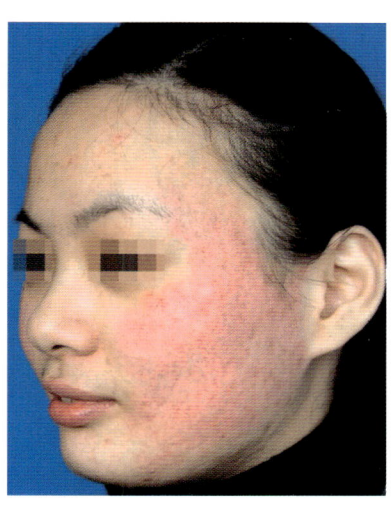 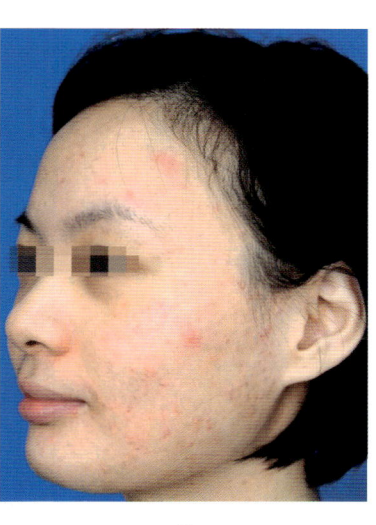

图 16-68　面部痤疮瘢痕，2940nm Er:YAG 点阵激光（Pixel，治疗参数：
能量 1000mJ/P，脉宽中，点阵密度 9×9，连续 5 脉冲，治疗间隔 1 个月）治疗前后
A. 治疗前　B. 治疗后即刻红斑　C. 5 次治疗后 1 个月，痤疮瘢痕改善 50%，无色素沉着

13%，1 周内消退。剥脱性点阵激光治疗的舒适程度不及非剥脱性点阵激光，前者疼痛评分为 5.90～8.10，后者为 3.90～5.66（疼痛评分标准为 1～10）。

3　毛孔粗大　面部毛孔粗大尽管不能归类为皮肤疾病，但却是亚洲人最为关注的美容问题之一。毛孔粗大是光老化的一个症状，源于慢性日晒导致的胶原损伤。皮脂腺排出是另一影响因素，这可以解释年轻人中出现的毛孔粗大。目前有许多方法用于治疗毛孔粗大，最常使用的是局部应用 α-羟基酸、视黄醇和化学剥脱，但疗效有限。由于皮肤毛孔粗大也被视为皮肤老化的表现，因此许多用于年轻化治疗的激光、强脉冲光和点阵激光也被用于缩小毛孔，但目前缺乏确切的客观评价。临床上采用 1320nm 的 Nd:YAG 联合 1440nm 的 Nd:YAG 非剥脱性点阵激光治疗毛孔粗大，经 2～5 次治疗后能获得临床改善（图 16-70），术后红斑期短，1～3 天消退，无结痂过程，治疗后不影响日常生活。使用 CO_2 剥脱性点阵激光（Deep FX）治疗毛孔粗大时，经 2～3 次治疗后能获得显

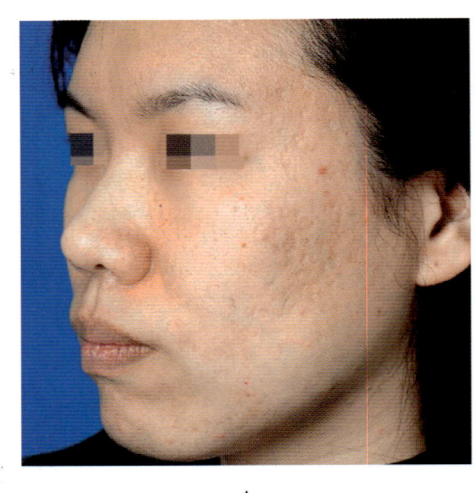 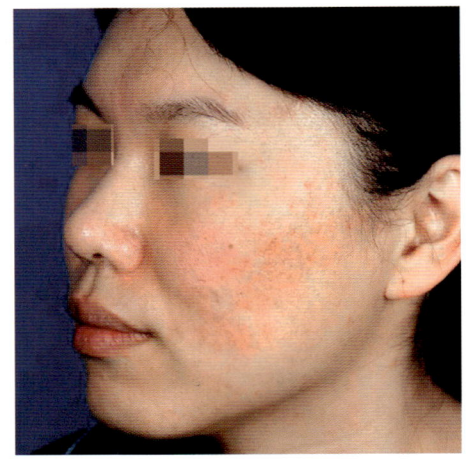

图 16-69　痤疮瘢痕，Er:YAG 点阵激光（Profractional，治疗参数：
剥脱深度 300μm，点阵密度 5%，100spots/cm² ）治疗前后
A. 治疗前　B. 1 次治疗后 2 个月，痤疮瘢痕改善

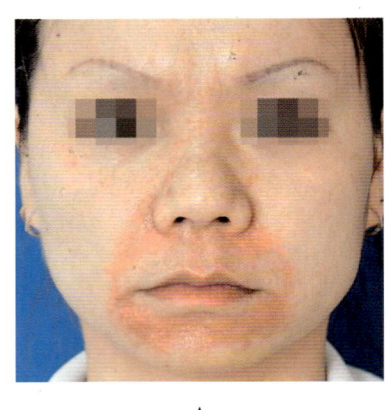 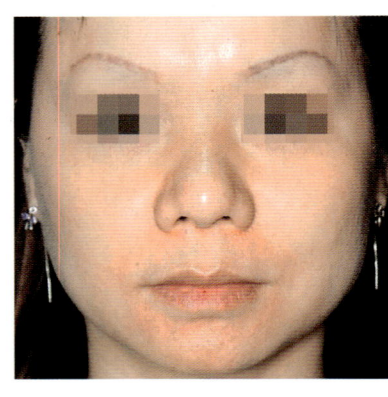 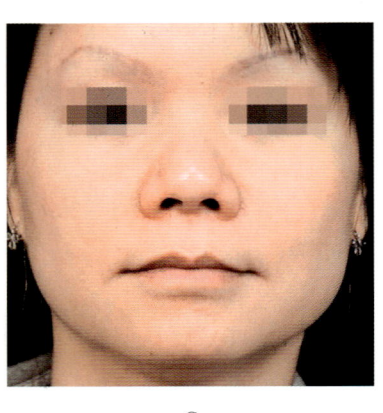

图 16-70　面部毛孔粗大，1320nm 的 Nd:YAG 联合 1440nm 的 Nd:YAG 非剥脱性点阵激光（Affirm Multiplex，治疗参数：1320nm Nd:YAG 能量 8.4J/cm²，1440nm Nd:YAG 能量 2.4 J/cm²，风冷）治疗前后
A. 治疗前　B. 1 次治疗后 2 个月　C. 2 次治疗后 2 个月，可见毛孔明显改善

著临床改善（图 16-71），术后结痂 4～7 天脱落，红斑期 1～4 周，术后偶发短暂性色素沉着，1～3 个月消退。在使用 Er:YAG 点阵激光（Pixel）治疗毛孔粗大时，术后结痂 4～5 天脱落，无红斑反应，无色素沉着（图 16-72）。

（四）术后护理及注意事项

1　点阵激光治疗后需要即刻进行冷敷，一般为 30～60min。冷敷过程中不要摩擦皮肤，以免引起表皮的脱落。冷敷的温度不能太低，以 4℃左右比较合适，可以采用冰袋、冰面膜、冷风等。冷敷可以促进激光治疗后皮肤热量的释放，也可以缓解治疗带来的不适，如红斑、肿胀、渗出等。

2　由于点阵激光治疗后 24h，表皮才能爬行封闭表皮热损伤区，因此治疗后 24h 内禁止用水洗脸。可外涂抗生素油膏、凡士林油膏或者烧伤湿润膏等，保证创面湿润环境，促进创面愈合。

3　点阵激光治疗后，尤其是剥脱性点阵激光治疗后，创面可使用抗生素软膏外涂，如莫匹罗星软膏、红霉素软膏等。如激光治疗创面较大，炎症和水肿明显，可口服激素或消肿药物。另外还可

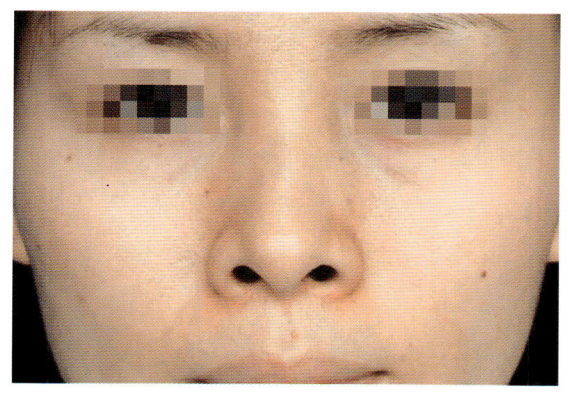 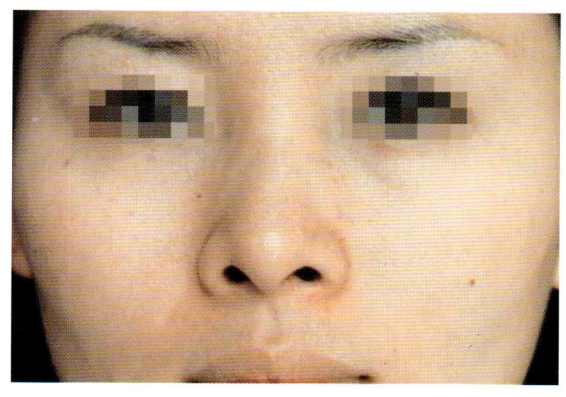

图 16-71　面部毛孔粗大，CO_2 点阵激光（Deep FX，治疗
参数：能量 25mJ，脉冲 1，密度 10）治疗前后
A. 治疗前　B. 1 次治疗后 10 个月，毛孔粗大改善

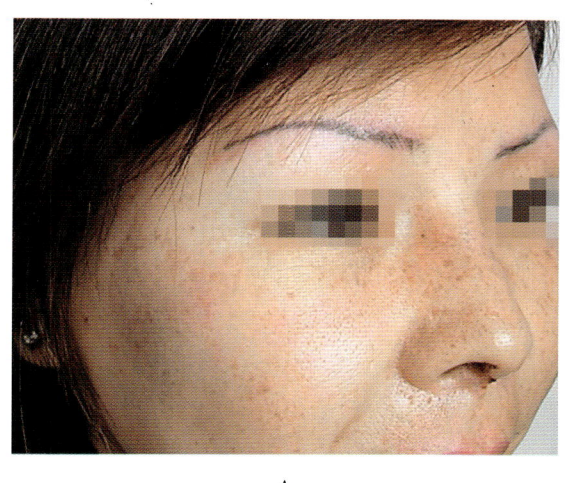 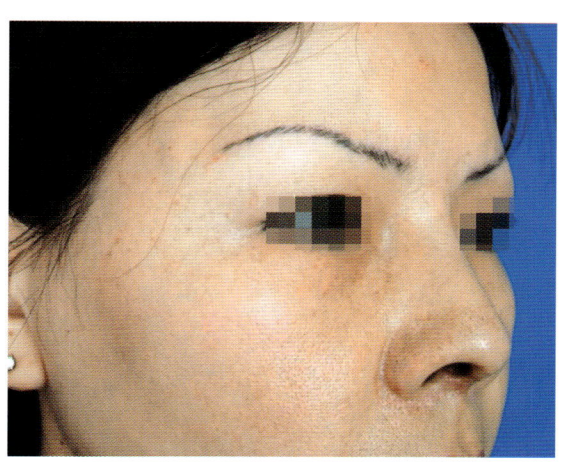

图 16-72　面部毛孔粗大，2940nm Er:YAG 点阵激光（Pixel，治疗参数：
能量 800mJ/P，脉宽中，点阵密度 9×9，连续 2 脉冲）治疗前后
A. 治疗前　B. 2 次治疗后 1 个月，毛孔粗大改善，无不良反应

应用表皮生长因子、成纤维细胞生长因子等，以促进创面愈合。

4　点阵激光治疗后易引起短暂性色素沉着，因此要选用安全性高、防晒效果好的防晒产品。首选物理防晒剂，SPF＞30，PFA＞＋＋。除了选择防晒剂外，外出遮阳也很重要，最好使用防紫外线伞等。

5　点阵激光尤其是剥脱性点阵激光治疗后存在皮肤创面，应避免进食含铜、B 族维生素的食物，少吃辛辣食物，多进食富含维生素 C、维生素 A 的食物（如多吃蔬菜、水果等），富含铁、锌等微量元素的食物（如瘦肉、鱼、豆类等），并注意多饮水，促进皮肤的修复。

6　点阵激光治疗后由于皮肤损伤后结痂愈合需要 1 周时间，在痂皮脱落之前，禁止使用刺激性化妆品，防止皮肤对外来异物的过敏反应。

五、宽谱红外光治疗技术

(一) 作用原理

红外线是指在光谱中波长自 0.76～1000μm 的一段，是一种具有强热作用的放射线，对人体皮肤和皮下组织有较强的穿透力。宽谱红外光治疗设备所采用的是波谱范围在 800～1800nm 之间的红外光，其穿透深度比现有的其他非创伤性技术所能达到的都要深，最大可实现 1～3mm 处的真皮整体加热。

宽谱红外光治疗设备的靶色基是水。水是一种十分理想的靶色基，它在整个真皮组织中均匀分布，通过加热水就可以将热量均匀地传导至周围的胶原蛋白。由图 16-73 可以看出，水对此波谱范围内的红外光有适度的吸收系数。同时，黑色素和血红蛋白对此波谱范围内的红外光只产生微量吸收，降低了色素变化的风险。

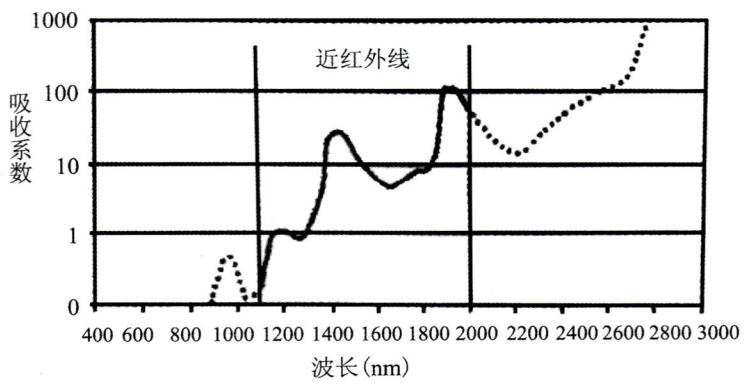

图 16-73 水吸收系数曲线

水吸收红外光产生热量，从而加热真皮组织，使真皮中的胶原蛋白收缩，并在中远期时间内持续刺激胶原蛋白重塑，实现肌肤的紧致，恢复弹性即产生双相效应：①即刻效应：当真皮加热温度大于 50℃时，胶原蛋白纤维开始出现即刻收缩，其对温度的反应与加热时间有关，充分的加热时间可以维持有效的治疗温度；②后续效应：随后对选择性热损伤启动了修复过程，真皮内大量的成纤维细胞产生出新生的胶原蛋白、弹性蛋白以及其他细胞外间质的成分，并发生组织重构。两种效应相互结合，收紧松弛的皮肤组织，形成迅速而持久的显著嫩肤效果。为达到理想的皮肤深层制热和紧肤效果，还必须在治疗过程中对表皮实施足够的冷却，使其温度维持在 40℃以下的安全范围内，避免造成表皮灼伤。

这种以光为基础的宽谱红外光治疗设备可以提供均匀一致的选择性加热，而与皮肤的类型和年龄无关，避免了电波类以单极射频（RF）为基础的紧肤技术有可能出现的局部皮下脂肪融解坏死。

Brian Zelickson 等人用 Titan 分别在尸体前额及活体腹部进行了不同能量密度下的实验，并立即取组织在透射电镜下进行观察，结果发现在真皮中的不同深度均有胶原蛋白变性，并且变性的程度与组织深度及能量密度均有关。腹部皮肤部分胶原蛋白变性呈剂量相关的方式，能量密度越大，组织越深，胶原蛋白变性越明显，但变性最显著的部位均位于 1～2mm 深处。

除了能够引起胶原蛋白即刻收缩反应以外，Titan 对真皮的加热还可以启动选择性热损伤的修复过程，诱导激活真皮内的成纤维细胞产生新生胶原蛋白，并发生组织重构，从而可以维持紧肤的疗效并不断改善。

新加坡学者 Chua S. H. 等用 Titan 治疗了 21 名Ⅳ～Ⅴ型皮肤的亚裔患者,经过术后 6 个月的随访发现术后 6 个月的紧肤疗效要优于术后 3 个月。除了对面、颈部皮肤松弛有显著的紧致提升作用外,他们还观察到 Titan 具有改善皮肤质地和细纹、缩小毛孔的作用。

（二）常用设备

宽谱红外光嫩肤治疗的设备在国际市场上有三大品牌:美国 Cutera 公司的 Titan、美国 Palomar 公司的 Starlux IR 及美国 Sciton 公司的 Skintyte。国内也有厂商在引进国外技术的基础上开发了相应的宽谱红外光嫩肤仪器,如 Smoothlite 经典超长脉冲紧肤仪。不同设备采用的具体波长有所不同,Titan 波长范围 1100～1800nm,Starlux IR 波长范围 850～1350nm,Skintyte 波长范围 800～1400nm,Smoothlite 经典波长范围 1100～2000nm。

Titan 是第一个以光进行无创性紧肤治疗的技术,它利用 1100～1800nm 光能（水分子的最佳吸收波长）刺激胶原变形,从而实现胶原重建和紧肤的效果。Titan 治疗头中含有冷却装置,治疗前后需 6s 以上的冷却。该设备被发现具有紧肤效果,疼痛强度似乎也比最初预想的要轻。Titan 有 Titan S、Titan V 和 Titan XL。Titan S 和 Titan V 的蓝宝石治疗光窗大小为 10mm×15mm,Titan XL 为 10mm×30mm。

Starlux IR 是 Palomar 公司 Starlux 平台系统的一个组件,它通过手柄传递点阵能量,以 850～1350nm 光深入皮肤深层（以水分子为主要目标载色体）。Starlux IR 通过蓝宝石晶状体激发高达 120J/cm² 的光能量,同时配备冷却系统防止表皮受损。

Skintyte 是 Sciton 公司 Profile 平台系统的组件之一,其波长范围在 800～1400nm 之间,治疗前、中、后期均需使用冷却系统。

（三）治疗步骤及注意事项

宽谱红外光治疗设备只能收缩真皮,并不能改变皮下脂肪、筋膜等其他结构,因此不能完全替代拉皮或者吸脂手术。

术前对患者的皮肤松弛状况给予充分评估,皮肤较薄且活动程度较大的患者往往可以取得较好的疗效。正确的评估方法应该使用手指轻触面部皮肤,能使轮廓改变最明显的部位就是应该重点治疗的位置。术前的正确评估、合适患者的选择、患者的现实期望值是术后医患双方都能对疗效达到满意的前提。

治疗前应嘱患者用洗面奶清洁面部,彻底去除面部分泌的油脂、防晒霜或其他化妆品,以免反射或阻挡光穿透真皮。应按照需治疗部位的解剖特点来划分区域,比如面部可以划分为双侧面颊和双侧前额四个区域来分别治疗。在治疗区域需均匀涂抹 4～5℃冷藏的透明超声耦合胶,这样既可以冷却保护表皮,使感觉舒适；又可以减少光在空气皮肤界面的散射和反射。治疗完一个区域后再移至另一个区域,每个区域根据术前评估时位移程度的不同可重复治疗 2～4 遍,这样有助于热量在真皮中更长时间的积累,从而在较低的治疗温度下也能获得较强的胶原蛋白收缩效果。应尽量使每一个光斑相互紧邻,从而使整个治疗区域被均匀一致地加热。另外,由于真皮受热收缩本身没有方向性,每一个光斑处的真皮均为向心性收缩,因此应在牵拉时位移较明显处投放较多的脉冲数,以产生对松弛部位的整体提升效果。

在设备发射脉冲的过程中治疗部位随着能量的逐渐累积会有凉→温→热→烫→刺→痛递增的感觉,并随脉冲光的终止而冷却下来。由于不同患者对热的耐受性不尽相同,即使同一患者在不同的部位对热的感觉也有差异,因此应设置适合患者的个体化动态治疗参数。一般面部使用的能量密度为 36～42J/cm²,而颈部、前额等骨性表面或皮肤较薄处应相应降低 10%～15%,腹部等处皮肤较厚且不敏感区域可升高至 40～48J/cm²。

要减少不良反应的发生,除避免设定过高的能量密度外,还须非常注意冷却光窗应与皮肤表面平行紧贴,尤其是在前额或下颌等皮肤表面不平的位置。操作时应注意轻度施压,这样既可以固定光窗紧贴皮肤避免滑动,又可使皮肤延展以增加穿透深度。同时操作者的视线应注意观察治疗界面,如果光窗有一侧角翘起,则有可能因为失去冷却保护表皮的作用而造成局部烫伤起水疱。

治疗时患者一般只有极短暂的轻微刺痛不适或无明显感觉,可以轻松耐受。在治疗过程中操作者应根据患者的即时反馈调节能量密度,不建议患者为追求更强的疗效而术前使用表面麻醉剂或者口服镇痛药物以忍耐更高的能量密度,这样可能会使操作者误判而导致不良反应。如果在治疗过程中患者诉有剧痛,应在该脉冲结束后立即予以冰敷降温,并调低能量后再继续治疗。

根据患者的皮肤松弛状况不同可能需要2~4次连续宽谱红外光治疗,推荐2次治疗的间隔为4周左右。文献报道Titan对于全身各部位的皮肤松弛均已经显示出疗效,最佳疗效多见于下半面部和颈部,下颌轮廓线的改善也很常见,患者的显著改善率可高达86%。

(四)不良反应

除了在脉冲加热的末段患者可能会感觉一过性的轻中度刺痛外,治疗后皮肤还可遗留轻度的潮红,一般数小时内可自行消退。Titan治疗的安全性较高,偶尔会发生表皮水疱(报道发生率由千分之几到百分之十几不等),估计与操作者的手法差异及熟练程度相关。所有水疱经适当处理后都能愈合,没有遗留瘢痕、色素改变的报道。

(五)治疗优势与应用前景

宽谱红外光治疗技术具有快速、持久、舒适、安全的特性,并且由于其波长极少被表皮中的黑色素所吸收,不受表皮色素屏障的影响,因此适用于任何肤色的患者,具有良好的医疗美容应用前景。

对于那些年龄30~60岁、皮肤有轻中度松弛的患者来说,宽谱红外光治疗可以明显改善松弛症状,避免了拉皮手术的痛苦及瘢痕,或能推迟需要手术的时间。但是对于某些年龄较大、皮肤松弛严重、迫切希望看到效果的患者来说,手术仍然是他们的首选,宽谱红外光治疗不可能达到类似手术的疗效。

尽管宽谱红外光治疗技术可以改善皮肤松弛,有时仍然难以让患者满意,可以结合Q开关激光、IPL、长脉宽Nd:YAG激光、脉冲染料激光等其他治疗手段对不同皮肤层次、不同靶色基予以全面治疗,同时还可结合注射填充剂、肉毒素等微创治疗。

(刘志飞 谭军 吴东辉 王玮蓁 赵小忠 苑凯华 李勤 林晓曦 马刚 齐向东)

参考文献

[1] Clementoni M T, Gilardino P, Muti G F, et al. Non-sequential fractional ultrapulsed CO_2 resurfacing of photoaged facial skin:preliminary clinical report[J]. J Cosmetic Laser Ther, 2007,9(4):218-225.

[2] Pozner J M, Goldberg D J. Superfacial erbium:YAG laser resurfacing of photodamaged skin[J]. J Cosmet Laser Ther, 2006, 8(2):89-91.

[3] Prado A, Andrades P, Danilla S, et al. Full-face carbon dioxide laser resurfacing:a 10-year follow-up descriptive study[J]. Plast Reconstr Surg, 2008, 121(3):983-993.

[4] Roxhman Z, Alam M, Dover J S. Fractional laser treatment for pigmentation and texture improvement[J]. Skin Theropy Letter, 2006, 1(9):7-11.

[5] Bass L S. Rejuvenation of the aging face using Fraxel laser treatment[J]. Aeasthet

Surg J, 2005, 25(3):307-309.

[6] Rahman Z, Tanner H, Tournas J, et al. Ablative fractional resurfacing for the treatment of photodamage and laxity[J]. Lasers Surg Med, 2007, 19:15.

[7] Gold, M H. Resurfacing with lasers: CO_2, Er: YAG, and combination system[J]. Dermatologic Therapy, 2005, 13(2):206-214.

[8] Cartier H. Use of intense pulsed light in the treatment of scars[J]. J Cosmet Dermatol, 2005, 4(1):34-40.

[9] Sjerobabski-Masnec I, Situm M. Skin aging[J]. Acta Clin Croat, 2010, 49(4):515-518.

[10] Wong W R, Shy W L, Tsai J W, et al. Intense pulsed light effects on the expression of extracellular matrix proteins and transforming growth factor beta-1 in skin dermal fibroblasts cultured within contracted collagen lattices[J]. Dennato Surg, 2009, 35(5):816-825.

[11] 李勤,余文林,苑凯华.激光美容外科图谱[M].北京:人民军医出版社,2008:43-44.

[12] Zelickson B D, Kist D, Bernstein E, et al. Histological and ultrastructural evaluation of the effects of a radiofrequency-based nonablative dermal remodeling device: a pilot study[J]. Arch Dermatol, 2004, 140(2):204-209.

[13] Zelickson B, Counters J, Kist D. Histological evaluation of the Thermage RF treatment[J]. Lasers Surg Med, 2004, 6:3.

[14] Laroussi M. Low-temperature plasmas for medicine?[J]. IEEE Trans Plasma Sci, 2009, 37(6):714-725.

[15] Laroussi M. Low temperature plasma-based sterilization: overview and state-of-the-art[J]. Plasma Process Polym, 2005, 2(5):391-400.

[16] Paasch U, Haedersdal M. Laser systems for ablative fractional resurfacing[J]. Expert Rev Med Devices, 2011, 8(1):67-83.

[17] Tajirian A L, Goldberg D J. Fractional ablative laser skin resurfacing: a review[J]. J Cosmet Laser Ther, 2011, 13(6):262-264.

[18] Gold M H. Update on fractional laser technology[J]. J Clin Aesthet Dermatol, 2010, 3(1):42-50.

[19] Bogdan Allemann I, Kaufman J. Fractional photothermolysis-an update[J]. Lasers Med Sci, 2010, 25(1):137-144.

[20] 马刚,林晓曦,李伟.点阵激光在临床治疗中的应用[J].中华整形外科杂志,2009,25(4):314-317.

[21] Bunin L S, Carniol P J. Cervical facial skin tightening with an infrared device[J]. Facial Plast Surg Clin North Am, 2007, 15(2):179-184.

[22] Chua S H, Ang P, Khoo L S, et al. Non-ablative infrared skin tightening in type Ⅳ to Ⅴ Asian skin: a prospective clinical study[J].Dermatol Surg, 2007, 33(2):146-151.

[23] Chan H H, Yu C S, Shek S, et al. A prospective, split face, single-blinded study looking at the use of an infrared device with contact cooling in the treatment of skin laxity in Asians[J]. Lasers Surg Med, 2008, 40(2):146-152.

[24] Goldberg D J, Hussain M, Fazeli A, et al. Treatment of skin laxity of the lower face and neck in older individuals with a broad-spectrum infrared light device[J]. J Cosmetic Laser Ther, 2007, 9(1):35-40.

第十七章 激光光电治疗寻常痤疮

第一节 概 述

寻常痤疮(以下简称痤疮)是一种发生于毛囊皮脂腺的慢性炎症性皮肤疾病。由于不同时期的认识程度、不同地域的语言差异,本病有很多其他的别名,如中医称之为酒刺、肺风酒刺等,在我国港台地区有时称为暗疮等,民间更多是称为青春痘。

据统计85%～100%的人一生中曾发生过痤疮,只是轻重程度不同而已。痤疮患者一般具有一定的遗传倾向,目前推测可能参与发病的基因有多态上皮黏液素基因(PEM)、雄性激素受体相关基因及细胞色素P4501A1等。虽然确切的发病原因有待进一步探明,一些研究结论尚需论证,但是关于痤疮发病的四个主要环节已得到了普遍认同。这四个主要发病环节是大量皮脂产生、毛囊角化过度、痤疮丙酸杆菌繁殖和毛囊周围炎症。痤疮的治疗包括外用药物、系统治疗和物理治疗,其中外用药物主要有维A酸类、抗生素类、过氧化苯甲酰、壬二酸、抗雄激素药等,系统治疗有抗生素类、13-顺维A酸、性激素和小剂量皮质激素等,物理治疗包括机械挤出粉刺、电烙术、冷冻、射线和光学治疗。现有的寻常痤疮的光学治疗方法主要针对痤疮丙酸杆菌和皮脂腺。

一、临床症状

(一) 年龄分布

多数发生于青少年时期(16～18岁)前后,但也有发病较早的(如10岁前后)和发病较晚的(如40岁以后)。通常来说,青少年的痤疮一般比较容易治疗,而晚发的痤疮治疗难度相对要大一些。

(二) 临床表现

痤疮主要有两种皮损:非炎症性皮损和炎症性皮损。非炎症性皮损即粉刺,依据粉刺是否有开口,又分为黑头粉刺(开放性粉刺)和白头粉刺(闭合性粉刺)两种。炎症性皮损有多种表现,如丘疹、脓包、结节和囊肿。

1 黑头粉刺 一般为针头大小到米粒尖大小,可明显高出皮肤表面,也可与皮肤表面平行。一般为一火山口样丘疹,中央部呈深色或黑色,周围皮肤呈肤色(图17-1)。用力挤压能挤出白色或者浅黄色的内容物,顶部由于长期暴露于外界而被氧化为黑色。这些内容物一般为皮脂或者脱落的细胞成分。一般没有自觉症状。皮损可以散发,也可密集成片分布。有时候粉刺会很大,外观如同一颗黑痣而被误诊。

2 白头粉刺 这是比较常见的一种皮损,也称闭合性粉刺,为针帽头大小或米粒尖大小,一般高出皮面,呈白色或浅黄色丘疹。皮损可散发,也可密集分布,数量可以是数百甚至更多。一般没有自觉症状,轻微的粉刺有时仅仅是在手触摸时感到皮肤有不平整感(图17-2)。

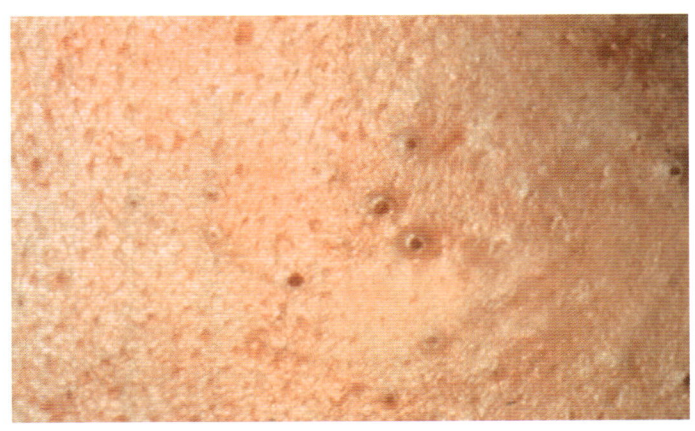

图 17-1 黑头粉刺(开放性粉刺)

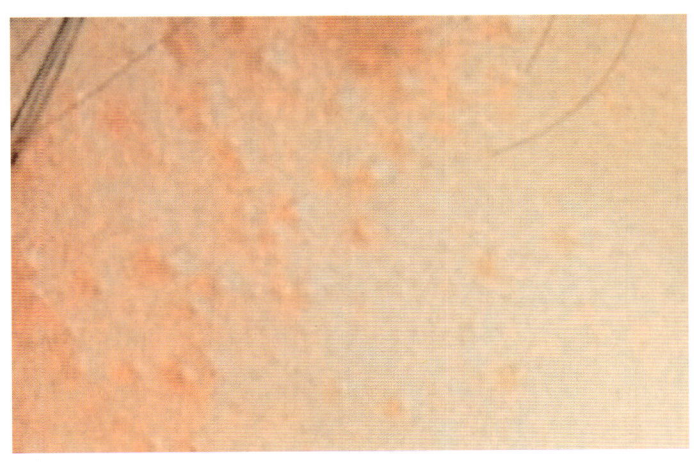

图 17-2 白头粉刺(闭合性粉刺),肤色或米黄色细小丘疹,质地坚韧

3 丘疹 表现为一种与毛囊一致的红色的炎症性丘疹,大小不一,一般为绿豆或黄豆大小。皮损可以散发,重度者也可成片分布甚至具有融合成片的趋势(图17-3)。丘疹一般没有自觉症状,部分患者可有轻微的瘙痒感或疼痛感;部分患者平时可能没有疼痛感,仅仅在触摸按压时出现明

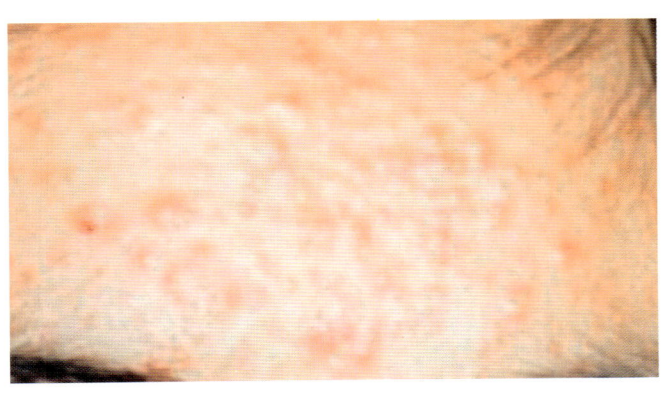
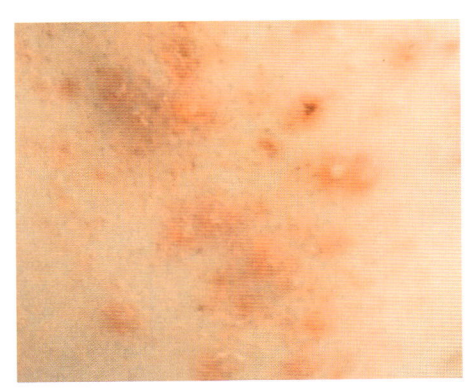

A   B

图 17-3 丘疹,与毛囊一致的炎症性丘疹,高出皮肤表面,严重者可在丘疹顶部出现脓包

显的疼痛感。

4 脓包 脓包为相对表浅的炎症性皮损,表现为基底潮红,顶部有针帽头大小的半球形黄色或乳白色脓包,有时脓包可以更大(图17-4)。多数脓包会出现在炎症性丘疹之上,也有的脓包直接在"正常"皮肤上发生,数量可多可少。脓包由于病损表浅,因此一般没有疼痛感觉,有时具有轻度的瘙痒感。

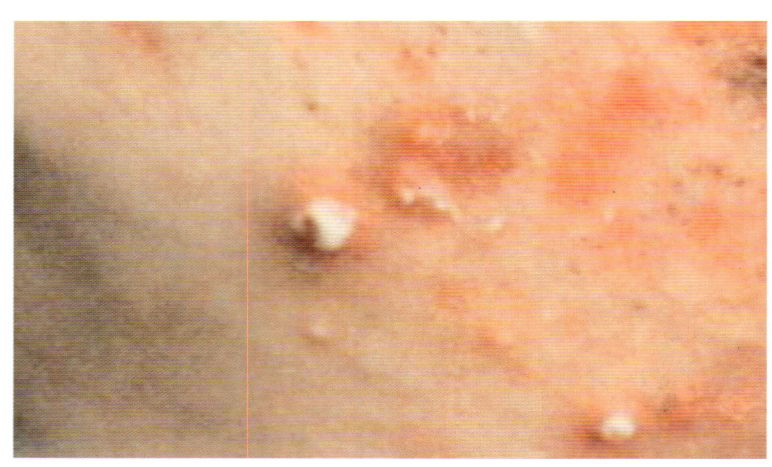

图 17-4 黄色脓包,基底一般为红色水肿性红斑或丘疹,脓包干枯后可形成结痂

5 结节 结节是发生在皮肤较深部位的炎症,可以明显高出皮面,也可略微高出皮面。一般为黄豆大小或豌豆大小,质地较硬,部分结节更大。可通过直接触摸皮损来判断结节的大小。根据病情的轻重不同,结节的数量和大小可明显不同。如果结节发生在皮肤组织致密度较高的部位,一般会有明显的疼痛感;如果发生在组织疏松的部位,可以没有症状或者仅仅只有轻微的疼痛感。

6 囊肿 囊肿是一种具有囊性、波动性的炎症性皮损,可大可小,一般为蚕豆大小。囊肿可以没有症状,也可有轻微的疼痛感觉。皮损一般散发,部分严重病例可多个脓肿结节等融合成片,形成瘢痕(图17-5)。

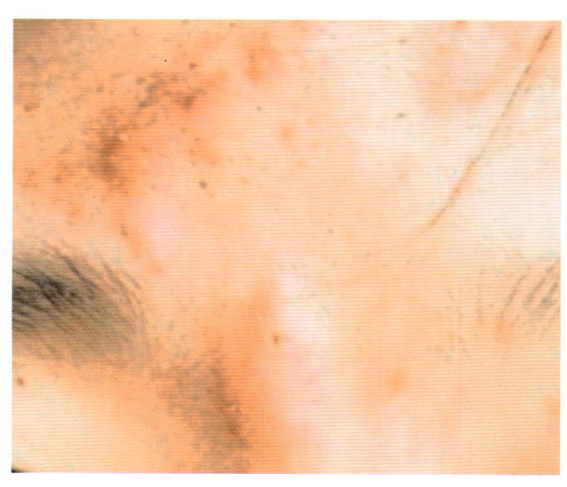
A

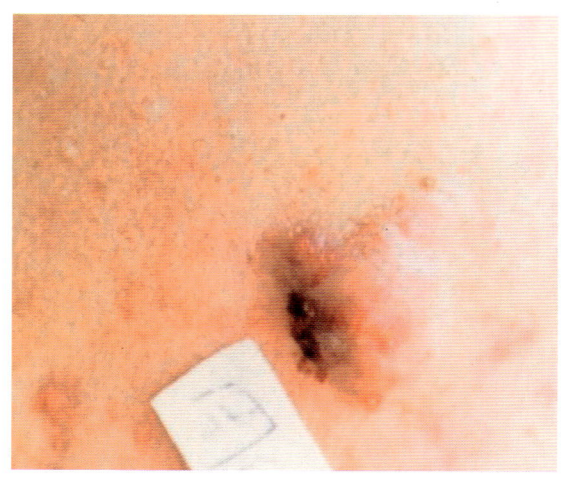
B

图 17-5 囊肿,具有波动感,大的皮损可以形成脓肿

7 瘢痕 痤疮形成的瘢痕基本上分为两类：增生性瘢痕和萎缩性瘢痕。瘢痕的形成和类型主要与患者的皮肤类型有关，也与部位有关。在下颌处、前胸、后背等部位容易形成增生性瘢痕，甚至瘢痕体质者容易形成瘢痕疙瘩。增生性瘢痕可表现为多种形态，如结节状、条束状、不规则形状，增生的程度也有所不同，可以非常坚韧，也可质地柔软。瘢痕疙瘩形态各异，主要分布在前胸、后背等部位，严重者瘢痕疙瘩能融合成大片。增生性瘢痕和瘢痕疙瘩早期可以呈红色或紫红色，瘢痕疙瘩一般具有程度不同的瘙痒、疼痛等症状。一般来说，当瘢痕疙瘩出现瘙痒和疼痛时，意味着病情处于进展期，瘢痕疙瘩可能会进一步发展、增大。萎缩性瘢痕也有很多变异，可表现出轻度的萎缩性红斑（痤疮红印），也可表现为冰镐挖掘冰面时的点状凹陷或者小的片状凹陷性瘢痕。凹陷的程度可以不同，有的很深，有的非常表浅。凹陷性瘢痕一般在面颊部最为常见，也见于鼻部。严重的囊肿性痤疮愈合后会形成窦道状的瘢痕，造成软组织的损伤和毁坏。有色人种容易发生炎症后色素沉着和瘢痕疙瘩（图17-6～图17-11）。

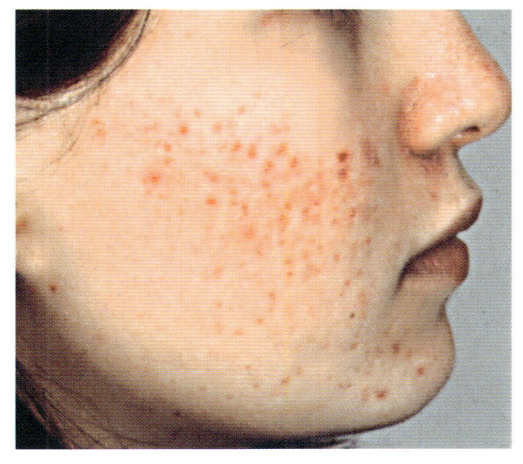

图17-6　痤疮红斑

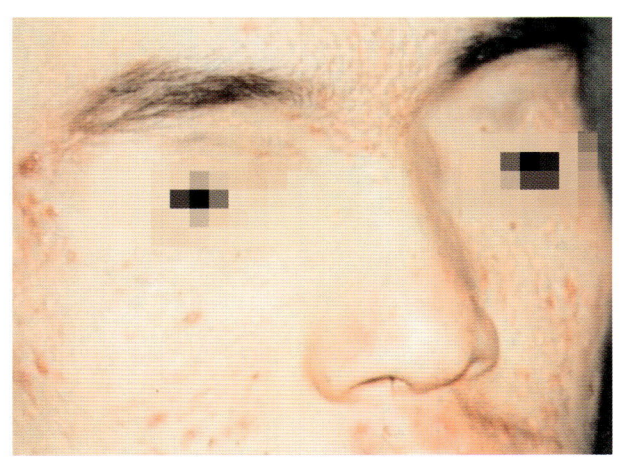

图17-7　凹陷性瘢痕

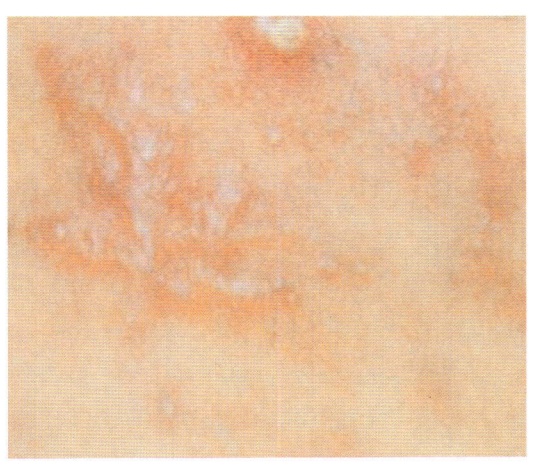

图17-8　增生性瘢痕

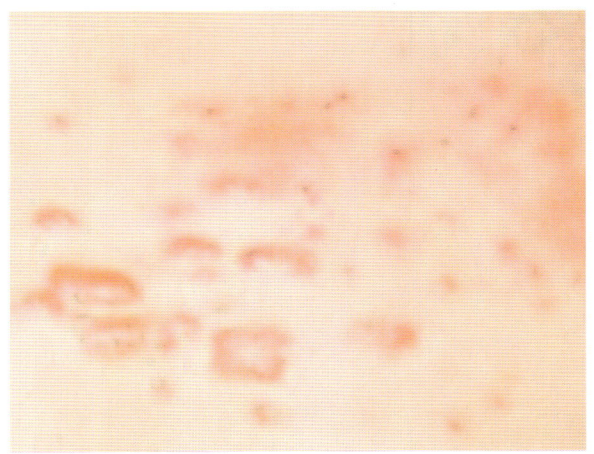

图17-9　前胸部瘢痕疙瘩形成

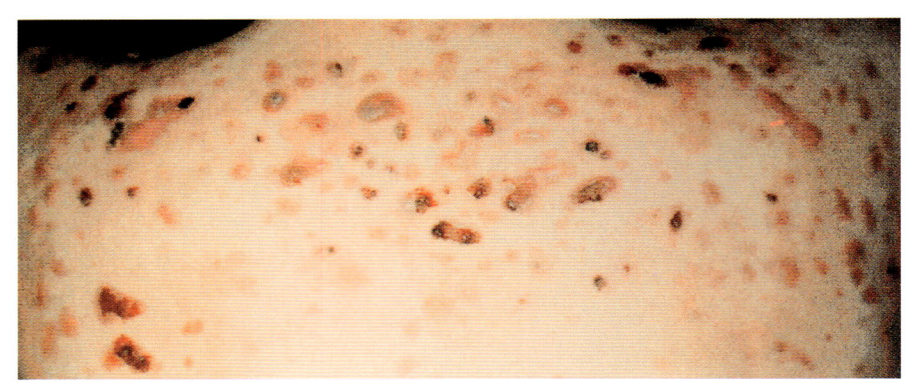

图 17-10　后背部瘢痕疙瘩形成

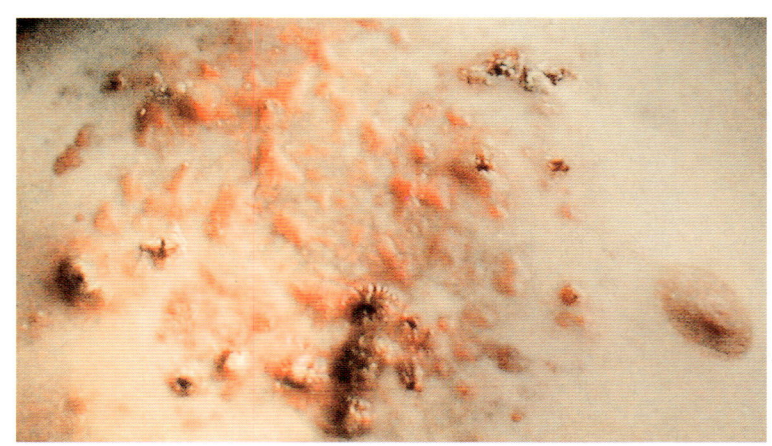

图 17-11　前胸部增生性瘢痕形成

（三）好发部位

痤疮皮损好发于皮脂溢出部位，如面颊、额部和鼻唇沟，其次是胸部、背部和肩部。这些部位的皮脂腺具有共同的特点：皮脂腺功能强大，分泌的皮脂量较大，同时皮脂腺导管纤细，而且毛发也很纤细，因此皮脂流出可能不畅，容易发生痤疮。

不同年龄的患者临床表现可能不完全相同，青少年患者一般面部较多，而且以粉刺、丘疹和脓包常见，病情一般不会很重，当然也会有例外。这类患者的治疗效果相对较好。一些成人痤疮发病年龄较晚，皮损具有特征：小结节为主，除了面部，前胸、后背都有可能发病。这类患者的治疗效果相对要差一些。

各类皮损除了分布不同外，在同一患者中所占比例也并非一致。部分患者可能以粉刺为主。如果患者仅有黑头粉刺和白头粉刺，数量巨大，要怀疑是否由外界特殊的原因引起，如油性痤疮、氯痤疮等情况。也有的患者皮损以炎症性丘疹为主，甚至以囊肿和结节为主，而粉刺相对较少。如果皮疹以脓肿和结节为主，一般称为囊肿型痤疮；如果囊肿、结节等炎症性皮损相互融合形成广泛的软组织损伤，或形成窦道、结节，即称为聚合性痤疮。

（四）临床分类标准

根据目的不同，痤疮有很多临床分类标准，一些用于研究的临床分类非常繁复，实用性比较差，我国比较普遍使用的临床标准仍然是 Pillsbery 分类的改良版本。这种分类基本上是以炎症程度作为主要依据，兼顾非炎症性皮损的数量进行分类的。

1　Ⅰ级（轻度痤疮）　主要为非炎症性皮损散发或多发，炎症性皮损散发。

2. Ⅱ级(中度痤疮) Ⅰ级+浅表性脓包,炎症性皮损数量增加,局限于颜面部。
3. Ⅲ级(中度痤疮) Ⅱ级+深在性炎症皮损,发生于颜面部、颈部、胸背部。
4. Ⅳ级(重度-集簇型痤疮) Ⅲ级+囊肿,容易形成瘢痕,发生在上半身。

临床上也有根据皮损形态来进行分类的,如粉刺型痤疮、结节型痤疮、脓肿型痤疮等。

二、发病机制

尽管痤疮是一个非常常见的皮肤疾病,但是有关痤疮的发生机制并未完全明了,目前公认的发病机制包含以下四个发病环节:

(一)雄激素与皮脂腺功能亢进

皮脂腺的生长及分化是由雄激素所调控的,其机制复杂,目前尚未完全明了。皮肤如同睾丸、肾上腺、卵巢一样也是雄激素作用的一个靶器官,循环中较弱的雄激素如脱氢雄甾酮(DHEA)和雄烷二酮在皮肤中被转化为更具活性的睾酮和双氢睾酮(DHT)。这一过程依赖于皮肤,尤其是毛囊及皮脂腺中的特异性酶物质,如 5α-还原酶的作用。目前所知刺激皮脂腺功能亢进最强效的物质是 DHT,DHT 还可以进一步代谢转化为 3α-雄烯二醇葡萄糖醛酸,后者是否具有局部刺激皮脂腺的作用尚不清楚。雄激素作用皮脂腺的第一步是与靶细胞上的雄激素受体结合,这一过程依赖于它们之间的生化反应。一旦雄激素与受体结合后,便产生一系列细胞程序化变化:DNA 复制及蛋白质合成,其最终结果是皮脂腺功能得以调整。在性成熟期前皮脂腺发育不成熟,体积很小;在性成熟期,皮脂腺分化越来越好,体积也增大,皮脂成分也发生相应变化。来源于睾丸和卵巢的雄激素(如睾酮)和来源于肾上腺皮质的雄激素(如 DHEA)均能刺激皮脂腺增生。由于在性成熟期前也可发生痤疮,所以皮脂腺的原发刺激也可来源于肾上腺。很显然,无论是雄激素过多,或靶细胞上受体亲和力增强,或 5α-还原酶活性升高,均能导致皮脂腺功能亢进及皮脂产量增加。

使用雄激素或人工合成的类似物均能导致痤疮的形成,肾上腺皮质激素在体内可被转化成雄激素,因此该类药物也能引起痤疮加重或发病。内源性雄激素过多(如能产生雄激素的器官发生肿瘤)、垂体功能失调以及严重肥胖并伴有性激素结合蛋白水平改变的患者可以发生痤疮。月经初潮前女孩可在出现阴毛或乳晕发育前便发生痤疮并伴有肾上腺源性的硫酸脱氢异雄酮升高,因而提示这种雄激素在该人群的痤疮发生中具有重要作用。以上这些事实均证明了雄激素在本病中的重要性。然而在对痤疮患者血中雄激素水平所进行的大量研究中,尽管报告结果不一,但基本结论是相似的。除少数治疗抵抗的女性患者(她们大多发病晚,而且常能找到内分泌异常,如卵巢囊肿)血中雄激素水平似乎是升高的外,痤疮患者几乎没有内分泌方面的异常。换言之,对青春期发病的大部分痤疮患者而言,他们血液中的雄激素水平是正常的。或许那些循环中雄激素水平不太高的患者,皮脂腺对雄激素的亲和力或 5α-还原酶活性是增加的。有人曾对 63 例顽固性痤疮或迟发痤疮的妇女进行了雄激素分析,发现游离睾酮、DHT、DHEA 比正常人高,而其他雄激素如总睾酮、雄烷二酮、性激素结合蛋白均正常。另外,性激素水平与痤疮的严重程度无关。作者认为 DHT 升高是由于皮肤中 5α-还原酶活性升高而导致 DHT 产量的升高。一般来说,雄激素是痤疮发病必不可少的基础。

曾有人认为皮脂腺体积与痤疮的严重性是有关系的,但尚没有得到完全的证实。但皮脂腺小叶增多者确实容易发生痤疮。痤疮患者皮脂产量明显升高,并与痤疮严重性有相关性。但痤疮患者个体间皮脂产量也有明显差异,13-顺维 A 酸(13C-RA)治愈的痤疮患者,皮脂溢出受到抑制,停药后皮脂腺活性可以恢复到治疗前,但痤疮很少复发;相反,一些患者皮脂分泌长期受到抑制,仅部分患者获得长期的临床缓解。这说明痤疮本身并不仅仅与皮脂腺活性相关。进一步研究表明,由毛囊导管及上皮细胞间隙组成的毛囊贮库（follicular reservoir，FR）的皮脂在痤疮的发病中可能有重要作用，因为 13C-RA 治疗后复发的病例，尽管皮脂溢出率（SER）不升高，但 FR 内皮脂却明显升高。

痤疮的严重性或许与皮脂产量/皮脂溢出速率这一比值有关。产量取决于皮脂产生量，流量取决于皮脂黏滞程度及导管的长短和直径。该比值越大，继发细菌感染及毛囊皮脂单位的毁坏可能性越大。在人类，头部毛囊导管较面部粗而短，皮脂容易溢出，所以尽管头部的皮脂产量很高但不发生痤疮。

尽管痤疮病情与 SER 成正比关系，但是仅有 SER 升高是不能发病的，因为很多患有严重的皮脂溢出症患者常常没有痤疮的表现。因此，雄激素及皮脂腺功能亢进在本病的发生中仅起着必备的不可缺少的基本作用，发病尚需其他因素的参与。青春期后痤疮有自愈倾向，原因不明，看来似乎与皮脂产量无关，因为这时的皮脂产量仍然很高；与皮脂主要成分的改变也无关，因为在好转过程中皮损内主要皮脂成分也没有发生变化。

（二）毛囊皮脂导管的角化异常

正常情况下，在毛囊漏斗部仅出现非黏着性的角化细胞及单层细胞脱落入腔内，而在粉刺形成开始时，细胞角化的终末阶段发生障碍，角质形成细胞间黏着性增加，漏斗部导管角化细胞不崩解脱落，而且细胞更替速度加快，结果导致毛囊漏斗部导管角化速度加快，形成微粉刺，这种改变先于临床症状发生。表皮细胞间的黏着性主要与脂质、整合素、蛋白多糖、E 和 P 钙黏素以及桥粒等物质有关，它们在粉刺形成中的地位尚不清楚。粉刺中桥粒很完整，用单克隆抗体技术证明粉刺中桥粒的蛋白成分与正常毛囊内皮的桥粒完全相同。也许正是这种应消失的桥粒妨碍了角质形成细胞的有效脱落而致粉刺形成。有关角化过度的原因有以下几种论点：

1 表皮游离胆固醇/硫酸胆固醇比值下降 细胞间脂质在调节表皮角质形成细胞脱落中有重要作用，犹如砌墙用的灰浆，在类固醇硫酸酯酶的作用下，游离胆固醇在表皮中硫酸化，在外层角质中去硫酸化。如硫酸胆固醇增加，或伴有游离胆固醇减少，表皮游离胆固醇/硫酸胆固醇比值下降，就会妨碍角化细胞的正常脱落。

2 局部维生素 A 缺乏 当皮脂流经毛囊导管时，脂溶性的维生素 A 便被冲洗出去，使细胞内的维生素 A 不断消耗。细胞内缺乏维生素 A 导致过度增生及角化过度，皮脂流量越大，维生素 A 浓度越低，病情就越重。这种假设是建立在如下几点之上的：①维生素 A 对痤疮有效，尤其是其类似物 13C-RA；②系统性维生素 A 缺乏时表现为上皮细胞过度增生，角化过度，特别是毛囊角化过度；③全反式维 A 酸可以调节体外培养的上皮细胞分化生长；④皮脂内和毛囊导管细胞内的维生素 A 可通过皮脂来调节，从而很快达到平衡状态。对痤疮有效的维生素 A 类似物可以牢固地结合于毛囊皮脂腺的维 A 酸受体上，而无效的维生素 A 类似物则被冲掉。如 13C-RA 服用后不能在皮脂中测出，而 R015-0776（一种合成的维 A 酸类似物）服用后能在皮脂中测出，其对痤疮治疗无效。这一假设可以解释为什么随着年龄的增长尽管皮脂分泌量仍高，但痤疮却不断减少。可以这么认为，导管对慢性低维生素 A 的反应是不断增多维 A 酸受体，这样对抗皮脂的冲洗使角化过度得以逆转。

当然也有一些事实与之相驳：①事实上粉刺中富集维生素 A；②有严重的皮脂溢出者常缺乏导管角化过度表现。这些事实意味着皮脂溢出和毛囊角化各自单独地受到控制，皮脂溢出并不能有效地调节维生素 A 在毛囊上皮中的含量，维生素 A 或许通过其他途径参与了痤疮的发病机制。痤疮患者血清中维生素 A 水平明显较正常人低下，未受累表皮中维生素 A 也低下。口服 13C-RA 后成功治疗的结节囊肿型痤疮患者，其表皮及毛囊皮脂单位中维生素 A 明显升高，但血清中维生素A并不上升。维A酸是维生素A的自然代谢产物,它不能再还原成维生素A。对这些资料的可能解释是:痤疮患者存在着目前尚不明了的维生素A代谢缺陷,13C-RA很可能通过维生素A氧化的反馈抑制使表皮中维生素A恢复到正常水平而起疗。

3. 毛囊上皮亚油酸缺乏 这一推断部分地基于这样的一个事实:毛囊皮脂单位在形成粉刺时发生的变化与实验动物必需脂肪酸缺乏所产生的表皮变化非常相似,均有表皮过度增生及栅栏屏障功能下降,后者给相对干燥的毛囊环境提供了有利于细菌生长的水分。当然,必需脂肪酸的缺乏并不一定是饮食的不合理,可以是由于不含亚油酸的皮脂脂肪酸的渗入,稀释并取代了局部亚油酸的供应。这一推断也为很多观察所证实:①痤疮患者皮脂中亚油酸下降。②在性成熟期SER升高而皮脂中亚油酸含量下降。③性激素治疗后SER下降而皮脂中亚油酸增多。有人发现痤疮患者酰基神经鞘氨醇中亚油酸含量低于正常人,粉刺中含量更低。正常情况下,酰基神经鞘氨醇中含大量亚油酸。作者认为在亚油酸缺乏时,皮脂中的脂肪酸可以透过角层进入上皮并与酰基神经鞘氨醇结合酯化在一起以取代亚油酸。痤疮患者酰基神经鞘氨醇中这一成分的减少,可能正反映出皮脂中亚油酸的减少,亚油酸的缺乏导致了粉刺形成。④真皮中细胞外糖蛋白基质是维持皮肤结构和功能所必需的物质,其中Tenascin与表皮增生有关,表皮增生时Tenascin合成增多,其精细功能尚不清楚。痤疮患者毛囊漏斗部下端Tenascin明显增多,似乎与痤疮的发展有关,当Tenascin合成失控时还可导致瘢痕疙瘩性痤疮的形成。

(三)毛囊皮脂单位中微生物的作用

1893年在痤疮皮损中发现了一种类白喉杆菌后促使了在这方面的进一步研究,这种革兰阳性、空气中能耐受的厌氧菌现在被称为痤疮丙酸杆菌(P. acne),在这之前曾被分类于棒状杆菌属(corynebacterium),后来归类于丙酸杆菌属(propionbacterium)。P. acne是皮肤皮脂中的主要生长菌,生长在皮脂腺深部,并随着皮脂的流出而排出体外。除P. acne外还有两种丙酸杆菌,即卵白丙酸杆菌(P. avidum)和颗粒丙酸杆菌(P. granulosum)。但是,只有P. acne才能百分之百地分离出来并且总是优势生长的。在毛囊基底部仅有P. acne生长,而在靠近表面的有氧部分则与球菌属、酵母菌属微生物混合生长。当发生痤疮时,毛囊皮脂单位中这些细菌明显增多,抑制其生长则痤疮缓解。

与痤疮关系最密切的是P. acne,其生长有赖于皮脂中的甘油三酯,因此儿童P. acne很少,进入青春期后皮脂产量增多,P. acne迅速生长。P. acne通过细胞外酶获取甘油三酯的甘油部分作为能量,而去酯化的脂肪酸留于皮脂中且含量与细菌的数量成正比。这些游离脂肪酸可以引起粉刺并产生炎症刺激。P. acne另一不可忽视的作用就是其本身能释放一些酶和具有趋化活性的物质而导致炎症的产生。另外,P. acne本身还能活化补体系统。临床上耐药菌株的出现并与治疗反应存在相关性,也从另一方面证实了P. acne的确参与了痤疮的发病。除P. acne外,其他菌在痤疮中可能也有作用,如P. granulosum裂解甘油三酯的能力比P. acne强,只是该菌数量远较后者少。酵母菌也能裂解甘油三酯产生游离脂肪酸。很显然,那些把痤疮炎症理解成P. acne感染或是表皮葡萄球菌感染的观点是错误的,因为人类儿童时期便有P. acne及表皮葡萄球菌生长在毛囊中,而且痤疮患者无论在定性和定量上,炎症性和非炎症性皮损内丙酸杆菌、葡萄球菌及酵母菌生长情况是一样的,丘疹组织经培养证实没有丙酸杆菌和葡萄球菌生长的分别占20%和54%。这一事实也提示除微生物外,其他因素如粉刺中的蛋白质和脂质也可能参与了炎症的启动过程,或许正是由于启动炎症的原因不同才造成了临床疗效反应的差别。

(四)炎症及宿主的免疫反应

粉刺形成的后期可启动宿主的炎症反应,痤疮患者的炎症在不同个体间的轻重变异很大。所有处于青春期的人均有炎症性痤疮的必需因素(如高的P. acne、一定程度的毛囊阻塞以及皮脂溢出），但大多数人不发生炎症性痤疮。而且痤疮患者与年龄配对的正常人群比较，其皮脂中脂肪酸浓度和 P. acne 数量比无痤疮组要高一些，但其数据有很大的重叠，表明这些因素均参与了发病，但并不是炎症性痤疮的根本因素。

在炎症性痤疮中所有皮损都是从细小的粉刺发展而来的，且非炎症性痤疮中巨大粉刺很少有炎症的。但组织学显示这些非炎症性皮损既往似乎历经了炎症过程，因为在粉刺周围发现有补体和 IgG 等的沉积，只是这类皮损中一旦炎症反应启动，这一反应迅速消退。是什么原因让这一业已启动的炎症反应停止继续发展，尚不清楚。同样地，临床没有明显痤疮的人其无炎症的微粉刺中也可以发现既往有过自限性炎症事件的证据。对这种观察的解释是抗体对 P. acne 反应性个体上有差异。反应强的个体，小的 P. acne 刺激能激发强而持久的反应，因为当 P. acne 注射入炎症性痤疮患者皮内可诱导出比正常更强的速发反应；而反应小的个体，当炎症刚启动便消退了。也许正是由于这种个体间反应的差异导致了临床上炎症程度的变异。

痤疮的炎症消退很慢，容易产生瘢痕且呈反复发作的慢性经过，这可能与人类中性白细胞和单核细胞存在着天然的对 P. acne 杀灭无能，机体不能有效地杀灭增多的 P. acne 有关。痤疮患者抗 P. acne 抗体滴度升高并与痤疮炎症成正比关系，其他微生物抗体滴度与痤疮无关。这种免疫反应是没有保护作用的，相反，增强的免疫反应及 P. acne 持久存在可使组织损害加重。

关于炎症是如何启动的，目前尚未完全明了。曾一度认为游离脂肪酸在炎症的产生中有着重要的作用，因为：①有活性的组织接触粉刺内容物可产生炎症；②人类皮脂注入皮肤可产生炎症，而除掉游离脂肪酸后则能降低其致炎症能力；③痤疮患者皮损中游离脂肪酸升高。然而这一论点近来受到怀疑，因为：①以粉刺中的游离脂肪酸浓度注射入志愿者背部不能产生炎症，仅不可溶的非脂物质在体内有致炎作用；②外用脂酶抑制剂治疗痤疮尽管脂肪酸产量减少，但病情并无改善；③痤疮患者的皮脂中脂肪酸增高是由于细菌直接作用的结果而非皮脂内在的异常。事实上，炎症的启动有多方面的原因。在早期毛囊壁完整时，粉刺中可溶性物质通过毛囊壁的漏出启动炎症，这些可溶性物质可以是 P. acne 产生的酶或具有趋化活性的物质，也可以是粉刺中非细菌性物质及皮脂，因为粉刺中 P. acne 浓度的高低与炎症时 C3 裂解程度相关，而葡萄球菌和酵母菌则无相关性。如不考虑 P. acne，粉刺的内含物重量与 C3 裂解程度也有明显的相关性。体外实验证明，在痤疮患者血清中存在多种抗体，其抗原为 P. acne 培养上清液中及 P. acne 细胞提取液中的多肽物质，配对正常人血清中没有，这些非酶性多肽物质可能参与了炎症启动。

炎症启动后接着发生毛囊壁毁坏，其方式有两种：①由于炎症导致毛囊壁发生海绵状水肿，并在多形核白细胞（PMNs）释放的酶物质作用下使导管壁毁坏；②由于导管壁内压力过大，毛囊壁首先从最薄弱处不堪压力地机械性毁坏。毁坏后的毛囊壁使得其内容物与炎症系统接触，可产生更强的炎症反应。当炎症表浅时临床上产生丘疹或脓包，炎症部位深时则产生结节和囊肿，此时常可导致瘢痕形成。

痤疮早期的组织象是血管周围淋巴细胞浸润，上皮海绵状水肿伴有淋巴细胞聚集，类似于过敏性接触性皮炎中细胞介导的迟发性超敏反应。因此，作者推测很可能痤疮炎症是小分子量的角蛋白分解产物或 P. acne 作为抗原所引起的迟发性超敏反应。

锌和亚油酸可通过对 PMNs 的作用而影响痤疮炎症，如痤疮患者 PMNs 内锌浓度升高，口服葡萄糖酸锌后可使 PMNs 内锌浓度下降，并伴随临床进步及 PMNs 功能由治疗前的亢奋状态恢复正常。而亚油酸能抑制反应性氧基的产生，局部亚油酸的缺乏或许也参与了炎症反应的启动过程。外用皮质激素无助于炎症消退提示炎症的特殊性，或许前列腺素、白三烯等介质没有参与炎症过程。

痤疮发病依赖于一定的素质，以上任何单一因素均不可能发病，但又缺一不可。痤疮是否发病还受皮肤微环境的影响。在以上四个主要病因学中,只有皮脂分泌是受遗传控制的,而是否发病则受多种因素所控制。在这些因素中,最可能的因素是 P. acne 的生长及其产生的炎症介质,由于皮肤表面及导管中细菌直接与体外接触,其生长及功能受到皮肤微环境的控制。尽管目前有关痤疮病因的研究取得了很大进展,但仍有很多尚未解决的问题,如雄激素受体的作用尚不清楚,对粉刺形成的分子水平的研究及对痤疮慢性炎症的研究还很肤浅,我们尚不清楚为什么有些患者会形成瘢痕而一些患者则不会,为什么有些形成增生性瘢痕而另一些则形成萎缩性瘢痕,我们不知道为什么大多数患者的确有病情自行缓解及至皮损完全消失,这都有待于更深入的研究。

三、痤疮的诱发因素

有很多因素可以使痤疮加重或诱发其发生,通常有以下原因:

1 长期接触油脂、沥青等　这种人倾向于形成数量很多的黑头粉刺或者白头粉刺。

2 接触某些化学物质　如氯、溴等。这类患者可能会形成氯痤疮等。

3 使用某些药物　如雄激素、皮质激素、锂剂、碘化物、溴化物、氯化物、硫唑嘌呤、硝苯呋海因、乙丙酰脲、麦普替林和利福平等。

4 所有能增加皮肤炎症的因素　如乙醇、辣椒等。但是也有很多因素是被夸大了甚至是被误解的。其中主要的是食物,油脂性食物和糖类食物对本病一般没有什么影响。

化妆品曾经被认为是毛孔堵塞和粉刺发病的一种原因,但缺乏有力的证据,相反,绝大多数的化妆品对痤疮并没有什么影响。当然也有部分化妆品的确能诱发痤疮的发生,但如果因此而惧怕使用化妆品也没有必要。

很多中医认为消化功能与痤疮有着非常密切的关系,如便秘可能引起痤疮,现在看来并没有说服力。但是可以肯定,机体在劳累的情况下,各种疾病都有可能加重,包括痤疮,因此很多痤疮患者常常主诉熬夜会加重痤疮。

第二节　痤疮的药物治疗

尽管目前物理治疗取得了相当的成功,但是药物治疗仍然是首选的治疗方法,因为无论从疗效还是方便程度来看,药物都是很理想的治疗方法。然而一些新的物理疗法正在挑战药物治疗的地位,例如光动力疗法就非常具有市场潜力。另一方面长期的药物应用也增加了患者对副作用的担忧,例如长期应用抗生素的妇女可能会担心阴道念珠菌的问题,维 A 酸可能会对肝肾功能造成影响,外用药物的刺激反应也是临床上经常遇到的问题。目前有关本病的治疗药物种类繁多,但所有的药物在理论上均是通过对四个发病环节的干预进行的。

(一)抗雄激素及抑制皮脂腺功能

1 抗雄激素治疗　理论上可用抗雄激素药物治疗痤疮,在这一思路下产生三种方案:

(1)雌激素:口服的确有效,但副作用不能忽视。口服雌激素只适用于有月经紊乱或治疗抵抗和发病较晚的女性患者。有两种给药方式:①二周给药法:月经期的第 14 天服雌激素,连服 14 天,连续 2~3 个月经周期。②三周给药法:月经后的第 5 天给药,同时给予孕激素。最实用的方法是口服避孕药,连服 21 天后撤药以确保月经。一般也需要 2~3 个月经周期的治疗。

以上两种给药法同时服用小剂量泼尼松(5mg/d)可起到协同作用。雌激素外用虽然能减少皮脂分泌,但这不是对皮脂腺的直接作用,而是经皮吸收后系统作用的结果。

(2)黄体酮:外用仅一过性减少女性患者的皮脂溢出率(SER),但不影响男性患者的SER,遗憾的是未同时进行临床疗效观察。

(3)抗雄激素药:最好的治疗方案可能是醋酸氯羟甲烯孕酮(CPA)和炔雌醇的联用。口服剂量为CPA 2mg/d,炔雌醇35μg/d,副作用小。CPA能阻断双氢睾酮与雄激素受体的结合,明显抑制SER,特别适合于有内分泌异常的女性。其类似物氯化孕酮效果差。氟硝丁酰胺与避孕药联用可能有效。口服螺内酯、西咪替丁均有一定作用,在12周的治疗中前者优于后者,其剂量是100mg/d,且治疗过程中无血钾改变。女性可引起月经失调,如同时给予避孕药则可减少发生。酮康唑的抗雄激素作用很差。体外实验证明,螺内酯能直接竞争性阻断雄激素与其受体的结合,但外用抗雄激素药物令人失望,很多在金黄地鼠模型中有效的药物如CPA、氟硝丁酰胺、17α-Proplmesterolone、Inocoterone acetate Ru882在人体中却得不到证实,其原因可能是透皮困难或是抗雄激素外用药被毛囊中大量的P. acne代谢失效,因为有资料表明,该菌能代谢类固醇类物质,因此今后的思路是抗生素及抗雄激素联合外用。

2 抑制皮脂腺功能 上述有效的抗雄激素药物最后均能抑制皮脂腺功能使SER下降。但目前看来,最有效的抑制SER的药物是13C-RA,其作用是直接抑制皮脂腺功能而不是抗雄激素,因为其不具备抑制5α-还原酶的作用,而且在金黄地鼠模型中虽能抑制皮脂腺体大小,但对其他雄激素依赖的一些结构如色素性毛囊无作用。13C-RA口服可使皮脂腺体积明显缩小,皮脂腺细胞标记指数减少,分化/未分化基底细胞比值下降,其结果是SER减少80%~90%,但停药后可以恢复。皮脂腺体积缩小后,较弱的雄激素在皮脂腺体中被转化为更强效的双氢睾酮(DHT)也将随之减少。其他维A酸如依曲替酯则无抑制皮脂腺功能作用。中药丹参酮口服及外用治疗痤疮均有一定疗效,其机制可能部分来源于其抗雄激素的作用。

(二)抗毛囊皮脂导管角化

这类药物有13C-RA、全反式维A酸和壬二酸,3%~5%水杨酸也有一定效果。全反式维A酸主要是外用,而13C-RA可内服也能外用。它们能使过度角化形成的角栓松开,减少微粉刺和粉刺的数量,松开的角栓使毛囊皮脂中的厌氧状态得以改变,同时也有利于抗菌药物的渗入,因而可能与抗菌药物起协同作用。故在治疗痤疮时,外用维A酸可作为第一线药物。从超微结构来看,外用维A酸后桥粒松开,张力丝减少,角质形成细胞自融加强,细胞内糖原沉积,总的结果是导致角层松散而脆弱,很多研究者认为这些作用是维A酸影响了基因表达及细胞分化。系统应用13C-RA可使SER受到抑制而使表皮游离胆固醇/硫酸胆固醇比值增加,毛囊局部亚油酸浓度升高,维生素A恢复正常及粉刺中桥粒减少,这可能是使角化过度逆转的原因。0.05%的13C-RA外用与全反式维A酸外用疗效相当,但副作用要少。1%阿达帕林是一种外用的维A酸,动物实验及临床证明其效果优于全反式维A酸。

壬二酸体外能抑制角化细胞的DNA合成,20%壬二酸霜与0.05%全反式维A酸疗效相当,但前者容易被接受,副作用少。在体外角质形成细胞培养模型中,壬二酸具有时间和剂量相关的抗细胞增生作用,扫描电镜观察外用时能减轻毛囊角化过度,减少粉刺量。

黑头治疗困难,外用全反式维A酸需要3~6个月才能收到较理想的效果。用皮试针头蘸少量5%三氯乙酸,然后刺入黑头1~2mm,使局部结一黑痂,7~10天后脱落,疗效十分满意;而对于较大的闭合性粉刺,电烙术是很好的手段。

(三)抑制毛囊皮脂单位微生物生长

药物很多,包括多种抗生素及一些化学药物,是常规治疗中用得最广泛的药物。双盲观察及体外试验很多,但很难从这些试验中得出哪种药物优劣的结论。据估计,目前仅抗生素疗法的方案就多达 1500 种,临床医师首选哪种药物多凭自己的经验,但都应遵守一条原则:合理的剂量及足够长的疗程。另外,抗生素疗法似乎没有从前那么理想,几乎所有的药物都能发生耐药性,由于痤疮并不是一种严重的感染性疾病,因此很多学者并不主张使用更新一代的抗生素去治疗痤疮,防止滥用药导致耐药事件的发生。

1. 四环素类 土霉素、四环素、多西环素和美满霉素均可用于治疗痤疮,主要是口服。其中美满霉素亲脂性很强,如果将该药作为首选药,失败后可更换其他抗生素。

2. 大环内酯类 红霉素既能口服也能外用,因耐红霉素的痤疮丙酸杆菌(P. acne)较多,故外用浓度要高。有报告 4% 可使局部药物浓度达到或超过耐药株的 MIC 而收到较好的临床疗效。阿昔红霉素克服了红霉素的副作用而耐受性好,疗效与四环素相当。罗红霉素在体外也能抑制 P. acne 生长,也开始应用于临床观察报告。也有人以该类药物作为首选药物治疗痤疮。

3. 磺胺类 复方新诺明(SMZ-co)也可用于治疗痤疮,其疗效与土霉素、四环素相当。药疹和血液学副作用是大多数人使用的顾虑,如去掉 SMZ,仅 TMP 同样有效,而且副作用明显要少。TMP 600mg/d 对那些历经最少两个疗程正规抗生素治疗失败的病例也有明显的疗效,因而被作者推荐为治疗寻常痤疮的第三线抗生素。

4. 其他 如克林霉素、甲硝唑、过氧化苯甲酰(BP)、壬二酸及锌剂等。克林霉素口服有严重的副作用,如假膜性结肠炎,故多用其磷酸盐局部外用。该药与红霉素有交叉耐药,而且它们联用时有协同诱导耐药的可能而使耐药性发生率升高。甲硝唑对炎症性痤疮有一定疗效,在体外甲硝唑和棕榈酸中的任何一种单用对 P. acne 和 PMNs 影响很小,但联合应用时有明显抑制 P. acne 生长及抗炎活性。0.75% 甲硝唑凝胶无效。体外壬二酸、BP 和醋酸锌均能抑制丙酸菌的生长,尽管对敏感菌的 MIC 远大于红霉素和四环素,但这三种药物对红霉素及四环素耐药菌同样有效(其 MIC 与敏感菌一致),而且它们几乎不发生耐药。20% 壬二酸与口服四环素(1g/d)疗效相当,外用 3 个月后,毛囊导管内几乎不再有 P. acne。其低浓度有抑菌作用,高浓度有杀菌作用,低 pH 时更为有效。体外试验证明单剂量外用 20% 壬二酸后皮肤内能达到足以抑制 P. acne 和表皮葡萄球菌的药物浓度。10%BP 具有很强的抗菌作用,能减少表面 P. acne 和表皮葡萄球菌的数量,是最常用的外用药之一。OPC-7251 是一种新的喹诺酮类药,1% 的霜外用有效。国内报道 0.75% 氧氟沙星霜外用也有较好的疗效。另外维 A 酸能通过对毛囊微环境的改变间接地影响细菌生长,当然也不存在耐药问题。

在外用制剂中应用较多的是抗生素,尤其是红霉素、克林霉素和 BP,近来不少将之配成复方制剂使用,而且复方制剂的疗效要高于任何单一药物的疗效。如当醋酸锌与红霉素配成复方洗剂(浓度为 12% 和 4%),据报道疗效甚至优于口服美满霉素(100mg/d)的疗效。红霉素与全反式维 A 酸配伍(浓度为 2% 或 0.05%)也具有较好的疗效。红霉素与 BP 配伍(浓度为 3% 或 5%)的凝胶制剂疗效十分满意,目前该制剂已在美国上市并一度进入我国市场,其商品名为必麦森(Benzamycin),疗效非常理想。

抗生素治疗的一个很重要的问题是耐药菌的出现并且不断增多。除 BP、壬二酸和醋酸锌外,几乎所有的用于治疗痤疮的抗生素都有程度不同的耐药 P. acne 出现。曾有一项调查结果表明,在 400 个痤疮病例中有 1/3 的人带有至少耐一种抗生素的耐药菌株。红霉素、克林霉素耐药菌最多,其次是四环素、多西环素和 SMZ-co,美满霉素及氧氟沙星耐药少。与以前相比,P. acne 呈进行性耐药趋势,表现为 MIC 增高,曾认为与既往的抗生素使用史有关,但被其后的作者所否定。曾有一项研究表明,在治疗失败的病例中仅 20% 的病例出现耐药菌株,绝大多数病例没有微生物学方面的异常,这些失败病例尚要考虑其他原因,如高 SER 对药物的稀释及皮肤中 pH 对药物稳定性的影响,加大药剂量可能有助于改善疗效。

抗生素的疗效与 SER 有关,即疗前 SER 越高,疗效越差,当 SER≥2.5μg/(cm²·min)时疗效很差,这可能是高的皮脂产量稀释了局部药物浓度所致,而既往观察到的病情严重性、性别等与疗效有关可能也是由于这种机制造成的。与其他抗生素不同,SMZ-co 的疗效似乎与 SER 无关,机制不明,可能与排泄途径有关,也提示该药可作为其他抗生素失败后的替补药物。

抗生素治疗的另一问题是疗程,一般为 3~6 周,过短是会影响疗效的。长期口服抗生素有药物累积引起不良反应的可能。一项调查表明,长期口服四环素、红霉素及美满霉素治疗痤疮,无肝、肾及血液学的不良反应,并认为常规化验监测其不良反应的发生是没有必要的。

(四)抑制炎症

抗炎作用取决于直接或间接地抑制趋化性物质的释放和对中性粒细胞的影响。红霉素、四环素、克林霉素和美满霉素均在低于 MIC 时有抗炎作用。10%MIC 的美满霉素就能对 P. acne 引起的炎症反应有抑制作用。10%MIC 的红霉素能抑制 P. acne 及凝固酶阳性葡萄球菌产生中性粒细胞趋化因子。壬二酸、多西环素能抑制中性粒细胞反应性氧基的产生;锌和维 A 酸能调节 PMNs 的趋化性,也有一定的抗炎作用;丹参酮也具有一定的抗炎作用。BP 能抑制中性粒细胞产生反应性氧基,这种作用与药物细胞毒性作用有关;而四环素则是通过对蛋白激酶 C 和钙调蛋白的作用来抑制反应性氧基的产生的,也许正是这种机制上的不同才导致了这两种药物的不同疗效,前者适合于轻度痤疮,后者适用于较重病例。囊肿型痤疮早期联用泼尼松龙和红霉素可能有效,氯苯吩嗪对囊肿型痤疮也有一定疗效。

维 A 酸的发展给痤疮治疗带来了革命性的影响。13C-RA 口服能直接或间接地影响痤疮发病的四个环节而表现出卓越的疗效,过去认为其适应证为严重痤疮、常规治疗失败的中重度痤疮、瘢痕形成、伴高 SER 者、严重精神负担、毁形的痤疮以及一些特殊类型痤疮(如暴发型痤疮)、革兰阴性细菌性毛囊炎和颜面脓皮病,但是现在看来,即便轻度的炎症性的痤疮也能使用该药治疗。

该药疗效主要取决于累积量,一般为 120~150mg/kg,严重者可更高。而每日剂量与复发有关,2mg/(kg·d)时几乎不复发,1mg/(kg·d)很少复发,低于该量则复发率很高,但高剂量时患者常不能耐受。另外,极严重的病例和超过 25 岁发病的女性也易复发。复发者 95%在 3 年内发病而以第一年居多,其中部分可用常规抗生素疗法治愈,少部分需重复 13C-RA 治疗,一般两个疗程足以治愈。在复治病例中未见有维 A 酸累积量的不良反应发生。一些对该药反应差或常反复的女性患者应检查内分泌情况,如确有问题应给予 CPA 治疗,而 13C-RA 仅作为辅助治疗联合应用。使用时女性患者要注意药物的致畸问题,必须有切实可靠的避孕措施。但是随着临床经验的累积,临床上产生了很多种治疗方案,包括间歇给药方法或者小剂量治疗等,现在看来都有效,增加了药物使用的依从性,但是远期疗效或者复发率如何,并没有和经典疗法进行严格比较。

使用 13C-RA 有两个问题始终让临床医师感到难以取舍。首先是该药的胎毒性问题。不少学者认为,尽管该药的确能导致胎毒,引起新生儿畸形,但是停止用药 3~6 个月后妊娠仍然是安全的。另外一个令人纠结的问题是 13C-RA 导致患者的抑郁性精神病发作,诱发自杀行为的发生。但是迄今为止并没有严格的临床证据证明这种推测,大多数关于该药与抑郁性精神病相关性的报道均是建立在一些个案报道的基础上,无法判断这种结论的正确性和偏差性。

在很多激光治疗中,13C-RA 几乎均被列为小心治疗的告诫中,认为很多治疗需要停药 6 个月才能治疗。我们要清楚这种指南多数是建立在 II 期临床设计者在进行各类 II 期临床前的理论设计的基础上,因为 13C-RA 在理论上的确会影响瘢痕的形成,因此为了保障激光 II 期临床研究的顺利进行,在设计中就排除了使用 13C-RA 的使用者,但是这样也就形成了我们现在看到的各类禁忌中列出了 13C-RA 使用者这一现象。

系统治疗最重要的问题是疗程,一般来说抗生素治疗需要 3～6 个月,维 A 酸治疗需要 4 个月左右,而性激素治疗通常需要 1 年或更长的时间。比较不同治疗方法的疗效是非常困难的,有人对文献进行复习和研究认为,口服异维 A 酸治疗后,与基线比较能获得 85% 的进步,而四环素和避孕药的疗效分别为 54% 和 65%,但是,只有异维 A 酸治疗能减少病情的复发。既往异维 A 酸仅用于重症患者,现在也逐渐应用于中度痤疮。欧洲病例调查结果显示在过去的几年中,异维 A 酸和多西环素的使用增加了,相反,美满霉素的处方在减少。

局部外用药最重要的问题是各种药物的正确使用方法,从治疗原则来讲,需要全面部的外用,而不是仅仅在患处局部应用。皮肤对药物的耐受性是影响药物正常使用的重要原因,应给予足够的重视。外用抗生素不一定要长期使用(不超过 3 个月)。在联合使用时,有人建议如果是同样的抗生素,没有必要外用和口服同时进行。据欧洲病例调查,过去的几年中外用抗生素的处方,包括过氧化苯甲酰的处方也在逐渐减少,可能与维 A 酸的使用增加有关。

(五) 其他治疗

1. **饮食** 很多人因坚信痤疮与饮食是有关系的而忌口,然而至今尚无严格的研究来澄清这种看法。在更多的情况下饮食与痤疮的关系是被夸大了的,缺乏科学的依据,但是告诉患者饮食并不影响痤疮发病,患者通常极为固执,不相信这种观点。

2. **其他治疗** ①粉刺排除:这恐怕是目前最有效的粉刺治疗方法之一,然而它始终只能扮演辅助治疗的角色,粉刺治疗的关键还必须减少和抑制粉刺的产生;②结节、囊肿内皮质激素注射:这有助于炎症的迅速消除,是治疗较大的结节和囊肿非常有效的办法;③囊肿切开引流:对于非常大的囊肿,切开引流是避免日后皮损机化的有效方法;④强脉冲光:可以帮助炎症性痤疮后期红色印记的消退;⑤瘢痕磨削:是治疗萎缩性瘢痕的有效方法,对于轻中度的凹陷性瘢痕,非损伤性激光技术(1320nm 和 1450nm 激光)治疗也是一种理想的选择。

第三节 痤疮的光电治疗

激光和光子疗法虽然还不能列为痤疮的第一线治疗方法,但是很多方法的确非常有效,联合药物治疗能起到良好的治疗作用。另外,对于一些不耐受药物治疗的患者来说,物理治疗是一种很好的替代方法。

一、作用于痤疮丙酸杆菌

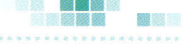

痤疮丙酸杆菌可能在寻常痤疮的发病中起重要作用。它通过细胞壁的受体吸收并在细胞内储存原卟啉Ⅸ,同时可产生内源性卟啉粪卟啉,这两种卟啉维持着痤疮丙酸杆菌正常的代谢过程。而卟啉在吸收了特定波长的光子后可被活化,产生单态氧和自由基,使痤疮丙酸杆菌失活。卟啉对光的吸收峰主要在 400nm 附近,这一最强的光吸收峰又称 Soret band,处于蓝光和紫外区域。在 450～700nm 波长的光范围内,卟啉也有几个较弱的吸收峰,又称 Q band。许多寻常痤疮的光学治疗正是基于痤疮丙酸杆菌的这一光作用特点。

蓝光的光谱(415nm)与痤疮丙酸杆菌产生的粪卟啉的最大吸收峰值极为相配。当照射痤疮丙酸杆菌时引起细菌内源性卟啉的光兴奋,导致细菌死亡。蓝光还可诱导细胞膜渗透性发生改变,使得胞内 pH 发生变化进而抑制痤疮丙酸杆菌的增殖。报道窄谱蓝光还可抑制 HaCaT 细胞产生 IL-1α 和细胞间黏附分子，从而抑制了细胞的炎症反应。红光（630nm）主要是通过光调作用使真皮乳头层胶原合成增加，细胞生长因子分泌增加，减少 MMP-1（胶原酶）分泌等，从而达到抗炎和促进修复的作用。有人报道红光还可抑制前列腺系统，如抑制环氧化酶，达到很好的控炎作用，这对改善痤疮患者早期症状具有很好的疗效。亦有研究发现，红光还能抑制 IL-6mRNA 的表达，进而减轻瘢痕形成。

（一）紫外线

在体外，低剂量近紫外线光照射后，痤疮丙酸杆菌失活。1978 年 Mills 和 Kligman 曾分别以 UVA、UVB 和 UVA＋UVB 治疗中重度痤疮，其中 UVB 组粉刺和炎症性皮损有轻度减少，而 UVA 组改善最不明显。以后的研究也认为，UV 由于其穿透皮肤的能力差，对痤疮的治疗仅有非常微弱的效果，并有潜在的致癌性。

（二）蓝光

痤疮丙酸杆菌在代谢过程中主要产生粪卟啉Ⅲ，它对光的吸收峰在 415nm，处于蓝光的波长范围内，因此蓝光对该菌有抑制作用，可以诱导细胞内 pH 的改变，通过影响跨膜蛋白转运使细菌被破坏。

近年出现的高强度、窄波谱蓝光 Clearlight 对轻、中度痤疮有较好的效果，其波长范围 407～420nm，在 20cm×20cm 的区域内产生 90mW/cm² 的单色光。2003 年已被美国 FDA 批准上市。Kawada 等治疗了 30 位轻至中度痤疮患者，每周 2 次共 5 周，64%的痤疮皮损缓解，痤疮丙酸杆菌的数量减少。Omi 等治疗了 28 位痤疮患者，每周 2 次共 8 周，每次照射 15min，结果 64.7%的痤疮皮损缓解，治疗前后脓包细菌培养无改变，但电镜下可见痤疮丙酸杆菌被破坏。台湾的 Tzung 等采用自身对照的方法，用蓝光治疗了 31 位面部痤疮患者，每周 2 次共 4 周，也获得了满意的效果。作者同时指出，对于结节和囊肿，蓝光疗效不明显。Elman 等分别对以下三组丘疹脓包痤疮患者用蓝光进行治疗，包括面部自身对照组、全面部开放式实验研究组及双盲面部自身对照组，结果经每次 8～15min 照射，治疗 8 次后，59%～67%的炎症性痤疮皮损得到缓解，患者未出现副反应和不适症状，治疗后随访 8 周未见复发。

（三）蓝光结合其他光

尽管蓝光可以抑制痤疮丙酸杆菌，但它不能有效地穿透组织，其穿透深度小于 0.25mm，而人面部毛囊的深度是 3mm，如果在背部可能更深。红光对卟啉的光活化作用不大，但它对组织的穿透性更好，可达 0.55mm；而且红光也有抗炎特性，可以影响巨噬细胞或其他细胞释放细胞因子；此外，红光可使细胞膜对钙离子的通透性发生改变。其他如绿光和黄光的穿透深度也可分别达到 0.28mm 和 0.45mm，对漏斗部的痤疮丙酸杆菌起作用。

Papageorgiou 等用蓝光加红光（415nm 和 660nm）分别与单用蓝光、白光，外用 5%过氧化苯甲酰比较治疗痤疮的效果，结果 12 周后，红光加蓝光组有 76%的炎症性皮损和 58%的粉刺得到缓解，其中对炎症性皮损的治疗明显优于其他组，非炎症性皮损无显著差别，治疗副反应轻微。因此，蓝光结合红光可安全、有效地协同治疗痤疮的炎症性和非炎症性皮损。

（四）脉冲光与热能结合

脉冲光与热能结合（LHE）用于临床有较好效果。Elman 等用波长 430～1100nm 的脉冲光（Cleartouch™）治疗 19 位轻中度痤疮，每周 2 次共 4 周，平均能量密度 3.5J/cm²，脉宽 35ms。结果非炎症性和炎症性皮损的清除率分别为（63±21）%和（50±32）%，治疗结束后 1 个月清除率分别为（79±22）%和（74±20）%，2 个月后为（85±17）%和（87±25）%。Cleartouch™ 通过波长范围较大的光谱,包括蓝光、绿光、黄光和红光,兼顾了光的穿透性和卟啉的活化作用,同时,脉冲光能够短时间内使组织温度升得更高,加快化学反应速度,因此具有较好的疗效。

(五) KTP激光

Bowes采用半侧面部自身对照KTP治疗了11位患者,光斑4mm,能量密度$7\sim9J/cm^2$,脉宽20ms,每周治疗2次,共治疗2周,1个月后轻中度皮损减少36%,28%皮脂分泌减少,患者耐受性好。

Lee报告了KTP单独治疗25例面部和躯干部痤疮,治疗后再配合外用药物和清洁剂,另外125例同时进行激光和外用药物治疗的比较。结果125例同时治疗的患者中90%达到了80%~95%的改善,与先激光治疗后外用药物治疗组疗效相当,50%同时治疗的患者未再进行任何治疗,疗效持续4个月以上。单独KTP治疗组起效慢,疗效差,复发率高。尽管单独使用激光治疗寻常痤疮的疗效有限,但与其他治疗结合后可能增加效果。

(六) PDL激光

发射585nm和595nm光的脉冲染料激光可以激活细菌的卟啉,同时可被炎症性皮损中扩张的血管内的氧合血红蛋白吸收。采用低能量密度、非紫癜性参数,能够治疗轻至中度的炎症性痤疮。其较低的能量密度可以刺激皮肤胶原的合成,激光的热量不能破坏真皮血管周围组织,却能改变局部细胞代谢,不会产生紫癜反应。有人在对41位成人痤疮患者治疗后,分别在治疗后2周、4周、8周和12周观察疗效,结果50%的皮损缓解。但Orringer等在对40位13岁以上患者用585nm激光治疗后,认为治疗后12周丘疹、脓包和粉刺的计数无显著差异。

二、作用于皮脂腺

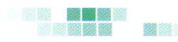

(一) 光动力学治疗

氨基酮戊酸(ALA)是血红素生物合成途径中的第一个中间产物,由甘氨酸和琥珀酸盐合成。它本身不是光敏剂,能够被毛皮脂腺单位吸收,参与血红蛋白合成,当外用进入到皮肤组织中后能产生原卟啉IX(PpIX),后者是潜在的光敏剂,一旦被光激发,如外源性的光源进行照射(蓝光410nm,或者红光633nm,或者IPL、PDL)会引起强烈的光毒性反应,可以产生单态氧和自由基,破坏线粒体、细胞核和细胞膜,因此能够选择性地作用于毛皮脂腺单位和痤疮丙酸杆菌,对周围组织损伤小。

常规治疗方法如下:常规洁面,去掉所有的化妆品及面部汗渍,然后外涂10%~20%ALA,封包30~60min,再使用蓝光或者红光照射20min,也可视具体情况延长照射时间。本疗法比较适合中重度的痤疮患者,近年来也广泛使用于轻度患者,治疗后要求避光1周。

痤疮部位外用20%的ALA 3h后照射波长550~700nm、能量密度$150J/cm^2$的光,每周1次共4周,效果非常好,即使结节和囊肿也很快被清除。Itoh等外用20%的ALA 4h后分别用635nm的准分子激光和600~700nm的宽谱光照射,结果后者疗效优于前者,表明在光动力疗法(PDT)治疗痤疮时,非相干光比激光更好,而且价格便宜,治疗的范围大。ALA-PDT治疗的副反应包括治疗中不适、暂时性色素沉着、浅表脱屑、红斑、结痂等。

Kimuera等给51位全身痤疮的患者口服ALA 10mg/kg,4h后照射540~800nm的光,2~4周照1次,共照射2次,结果皮损显著改善和改善的患者分别占60.8%和31.4%,副反应轻微,未见肝功能异常。

总之,PDT治疗通过运用光敏剂,仅使用低能量的光源,达到对痤疮治疗的理想疗效(图17-12~图17-14)。

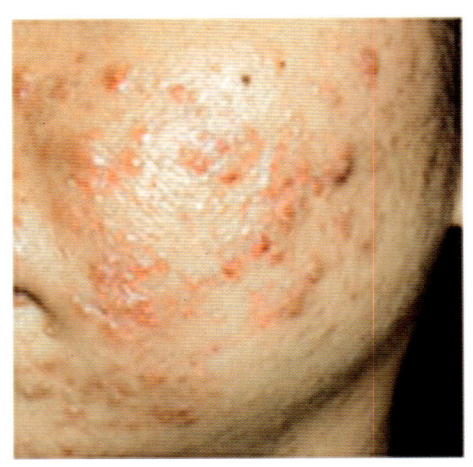
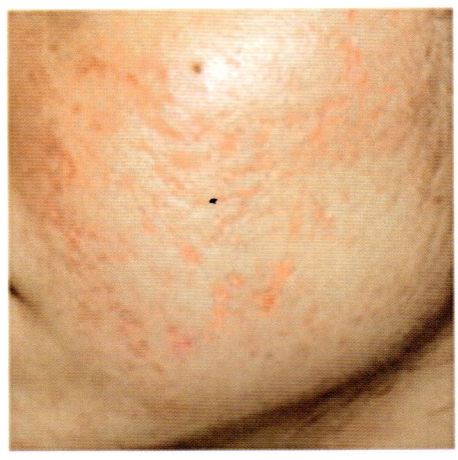

图 17-12　面部痤疮 ALA-PDT 治疗前后
A. 治疗前　B. 治疗 2 次后

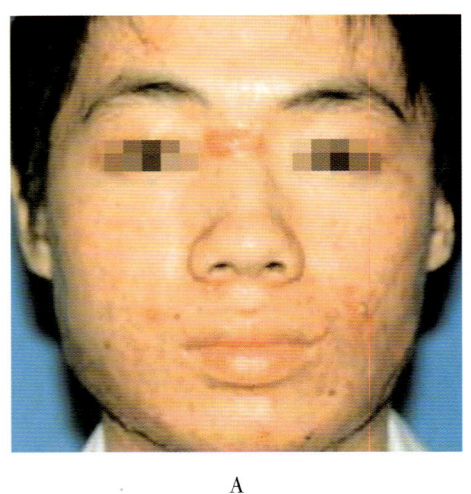
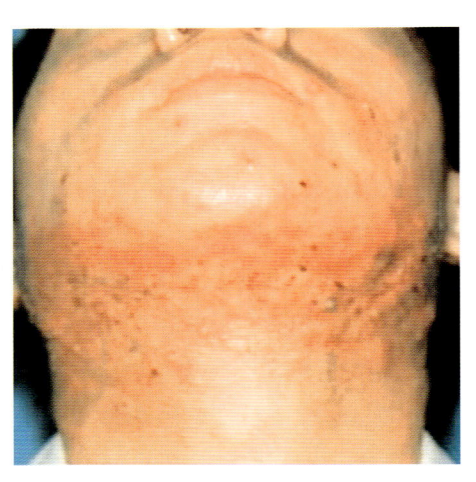

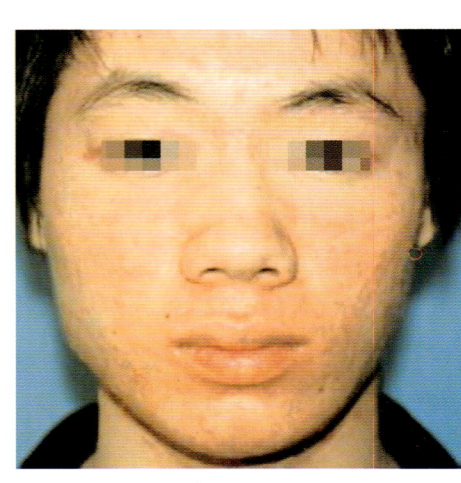
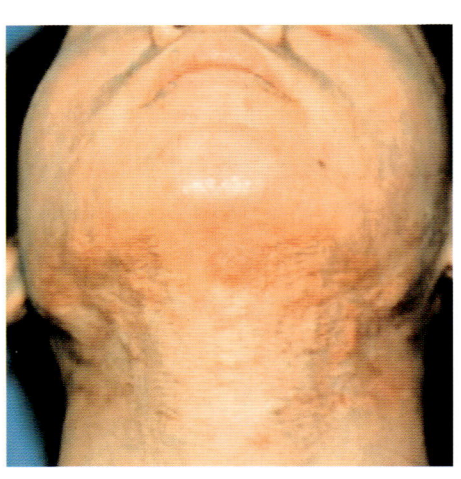

图 17-13　面颈部痤疮 ALA-PDT 治疗前后
A、B. 治疗前　C、D. 治疗 5 次后

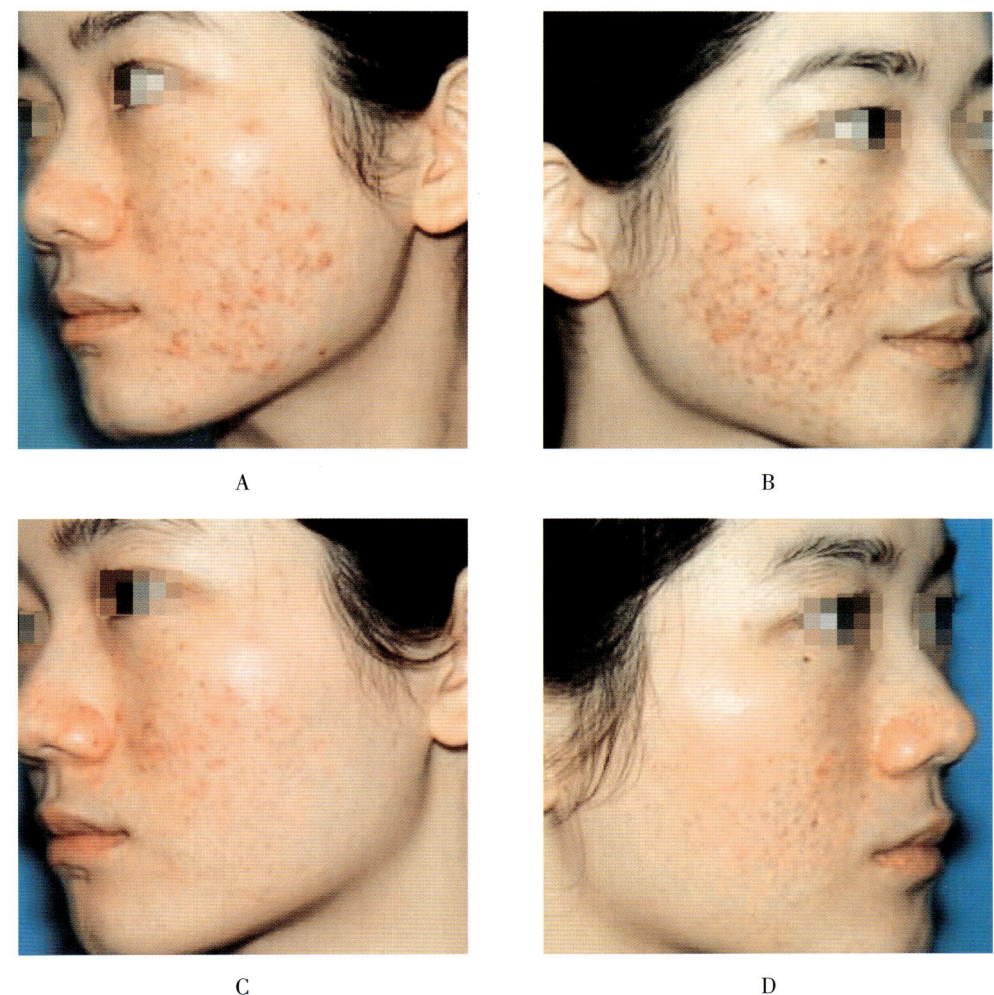

图 17-14 面部痤疮 ALA-PDT 治疗前后
A、B. 治疗前 C、D. 治疗 3 次后

（二）1450nm 半导体激光治疗

Paithanker 等用带冷却喷雾的 1450nm 的半导体激光治疗上背部痤疮,共治疗 4 次,每次间隔 3~4 周,治疗区皮损计数从 5.43 降低到 0.43,副反应轻微。该激光靶向皮脂腺,改变痤疮部位皮脂腺的温度。1450nm 可被真皮乳头部位的水吸收,而皮脂腺刚好位于此部位,皮脂腺吸收热量后产生热损伤,从而改变结构。

（三）1540nm 铒:玻璃激光治疗

Boineau 用该激光治疗了 25 位患者,每月 1 次,共治疗 4 个月,随访 3 个月,背部和面部平均皮损计数减少 78%；Kassir 报道 20 名皮肤类型为 I～IV 型的患者,每周治疗 2 次,共治疗 4 周,随访 3 个月,皮损减少 82%。两项研究的结果接近,皮肤油腻程度均减轻,未见即刻和迟发的不良反应。

（四）射频治疗

射频产生的热量可作用于皮脂腺。Ruiz-Esparza 和 Gomez 用 Thermacool™ 治疗 22 位患者,82% 获得了非常满意疗效,9% 有中等疗效,对痤疮瘢痕也有效果。目前尚需大样本临床实验及长期随访观察。

（五）吲哚菁绿＋近红外光治疗

吲哚菁绿（ICG）是一种暗绿青色造影剂，其光吸收峰在近红外区域。吲哚菁绿外用后能够被皮脂腺导管和腺体选择性吸收，皮脂腺吸收色基后被近红外光（NIR，803nm、809nm）选择性破坏，从而达到治疗痤疮的目的。Genina 等对面、背部痤疮患者外用 ICG 5min 后照射 803nm NIR 5～15min，1 个月治疗 8 次，结果治疗结束后 1 个月，80%皮损缓解。

（周展超）

参考文献

[1] 周展超. 寻常痤疮的病因及发病机制[J]. 临床皮肤科杂志，1996，25(2)：112-114.

[2] 周展超. 寻常痤疮的治疗对策[J]. 国外医学：皮肤性病学分册，1995，21(6)：321-324.

[3] Katsambas A D, Stefanaki C, Cunliffe W J. Guidelines for treating acne[J]. Clinics in Dermatology, 2004, 22(5):439-444.

[4] Wysowski D K, Swann J, Vega A. Use of isotretinoin in the US: rapid increase from 1992 through 2000[J]. J Am Acad Dermatol, 2002, 46(4):505-509.

[5] Charakida A, Mouser P E, Chu A C. Safety and side effects of the acne drug oral isotretinoin[J]. Expert Opin Drug Saf, 2004, 3(2):119-129.

[6] 季江，施辛，周展超，等. 光激光及射频技术治疗寻常痤疮[J]. 国际皮肤性病学杂志，2006，32(5)：330-332.

[7] Goldberg D J, Russell B A. Combination blue (415nm) and red (633nm) LED phototherapy in the treatment of mild to mild severe acne vulgaris[J]. J Cosmet Laser Ther, 2006, 8(2):71-75.

[8] 林彤，周展超. 痤疮的光学治疗[J]. 中国麻风皮肤病杂志，2006，22(10)：840-843.

第十八章 激光融脂技术

第一节 激光融脂的原理

一、概述

脂肪组织由脂肪细胞构成并被疏松结缔组织所分隔,有着重要的生理功能,主要包括储存能量和维生素、保护重要器官、物理支持和隔离、维持血脂等。皮下脂肪组织包括浅层脂肪和深层脂肪,浅层脂肪含有致密的筋膜隔;深层脂肪含有相对松弛、结构松散的筋膜隔,并因部位不同而有所变化。

由于遗传、过量饮食、缺乏运动、年龄增长等各种原因,使机体能量的摄入大于消耗,导致脂肪储备增加。过多的皮下脂肪堆积在身体的各个部位,影响人体轮廓和曲线的美观,严重的脂肪过多还会损害人体的健康。研究表明,肥胖与糖尿病、心脑血管疾病、呼吸系统疾病等关系密切。在发达国家,肥胖已是一个普遍的问题。据美国疾控中心公布,全美约有 2/3 的成年人超重,约 1/3 的人口为可被认定为肥胖。在我国,肥胖人群的数量也日益壮大。因此,去除多余的脂肪,塑造完美的体形,保持健康的身体状态,已是人们的一个普遍追求。

局部脂肪堆积的程度与脂肪细胞的数量及充盈程度有关,通过减少脂肪细胞的数量可以减轻局部脂肪堆积,从而改变身体的曲线。传统的减脂对策是饮食控制、加强运动、服用减肥保健品等非手术方法,一般不需要医师尤其是外科医师的介入。但上述非手术方法都需要长期的坚持,而手术则有立竿见影的效果。通过手术治疗局部脂肪堆积的历史可以追溯到 19 世纪末,那时就有医师通过切除脂肪的方法对脂肪堆积的部位进行整形,但手术的痛苦及可能伴随的严重并发症却令人望而却步。直至 20 世纪 70 年代负压吸脂术的出现,才真正达到了较理想的手术消除局部脂肪堆积、塑造体形的效果。目前负压吸脂已经成为最常用的去除脂肪的手术方法,该方法的主要步骤是在皮下脂肪层内注入大量含有肾上腺素及利多卡因的生理盐水(肿胀液),使局部的脂肪层肿胀,然后通过负压吸脂管抽吸出脂肪,达到塑形的目的。负压吸脂可用于去除不同部位的脂肪组织,但也有其局限性,对于小范围、要求精细的部位(如面颈部等)就较难精确控制吸脂的层次和吸脂量,对局部的神经、血管也可能造成损伤。使用负压吸脂治疗项背部的脂肪垫、吸脂后局部纤维化脂肪团块等比较致密的脂肪组织效果不佳,因为这类脂肪组织内含有大量坚韧的网状交织的纤维结缔组织,质地紧密,负压抽吸很难将这类脂肪组织吸除。此外,负压吸脂法还存在着一些其他不足,如医师体力消耗较大、患者术后恢复时间较长、出血相对较多、对皮肤没有收紧作用、大量吸脂后还有可能会发生皮肤松弛等。

为了克服常规负压吸脂的局限性,人们一直在寻找消除皮下脂肪组织的新方法,激光融脂就是其中之一。激光融脂具有良好的脂肪消融效果,又具有较高的组织选择性,对脂肪组织以外的正常组织损伤小,解决了一些传统负压吸脂无法克服的问题。

二、激光基础

激光的含义是受激辐射的光放大(light amplification by stimulated emission of radiation, LASER),是人类科学进步的重要成果。自1960年第一台激光器发明以来,激光已逐渐应用于医学的各个领域,并与其他技术如影像系统、计算机等结合,成为外科医师的一个重要装备。与普通光相比,激光具有单色性好、亮度高、方向性好和相干性强等特点。激光作用于人体组织时,可被反射、吸收、透射和散射。在这四种现象中,吸收对组织的影响最大,只有被吸收的激光能量才能对组织产生作用。人体组织成分复杂,激光作用于组织时,会被特定的色素基团吸收,使特定的组织发生反应。

激光对组织的生物学效应主要有光热效应、光化学效应、光机械效应、光电磁效应和生物刺激效应等,不同的激光对组织可产生不同的生物学效应。激光融脂主要是通过激光的热效应对脂肪组织产生作用。脂肪组织中的脂肪细胞吸收激光能量后转化为热能,如果激光的能量足够大,则脂肪细胞会由于激光的热作用而产生变性、融解和坏死。

1983年美国的Anderson和Parrish医师提出了选择性光热作用理论,就是指激光能量是有选择地被某些特定的组织成分吸收,产生的热效应可以破坏这些特定的组织成分,人体自身的免疫和代谢系统可将被破坏的组织碎屑吸收并排出体外,从而达到治疗疾病的目的。对激光在皮肤病领域的应用研究表明,组织对不同波长激光吸收的差异是激光治疗皮肤疾病的基础。利用激光的选择性光热作用理论治疗疾病,对靶组织产生局部的高度破坏,而对周围组织的损害很小,这为激光医学的发展提供了理论依据,推动了医用激光器的迅速发展。为了达到良好的治疗效果,激光能量的绝大部分应被靶组织吸收,因此,在临床应用时必须选用恰当的波长、脉冲宽度以及能量密度等参数。在过去的几十年中,出现了大量不同种类的医用激光器,这些激光器在治疗色素性疾病(如太田痣、胎记、雀斑、老年斑等)以及血管性疾病(如鲜红斑痣、血管瘤、毛细血管扩张等)等方面均取得了较好的效果。

三、激光融脂的机制

(一)激光融脂发展史

激光用于融脂塑形最早是由Apfelberg报道的,他于20世纪90年代就提出了应用激光去除多余脂肪的概念,认为激光可以选择性地破坏脂肪组织,脂肪被激光融解后更容易排出体外,还可以减少组织的损伤和出血,并促进组织回缩达到更好的塑形效果。Apfelberg进行了临床实验,将YAG激光的光纤置入吸脂管内,在激光照射的同时进行负压抽吸,试图达到融脂的效果。结果表明,尽管患者反映术后疼痛较轻,但在术后的淤斑、水肿和临床效果方面和传统负压吸脂法比较并没有明显的优势。早期的激光融脂方法比较复杂,设备维护困难,融脂效果不够理想,但在众多学者的不懈研究下逐渐得到了改进。Cook等在1997年将CO_2激光和颈部吸脂结合,用于恢复颈部的年轻化外观,激光通过颏下的切口作用于真皮和脂肪组织,术后表现出了较好的颈部收紧效果,但这种方法需要切开皮肤约2.5cm,会遗留较明显的瘢痕。Goldman用1064nm的Nd:YAG激光融脂机进行融脂,激光通过光纤传导直接照射脂肪组织,在脂肪组织内形成小隧道,使脂肪细胞融解破裂、小血管凝固和真皮网状层结构重塑。Badin和同伴经过研究也发现了相类似的结果,他们发现激光融脂术中患者出血减少,术后淤斑程度较轻,恢复过程中皮肤产生了收紧和重塑。Mordon 等使用 980nm 连续半导体激光照射脂肪组织,观察到了脂肪和胶原纤维炭化的改变。曾有文章报道使用 635nm 波长 10mW 的低功率半导体激光在距离体表皮肤约 15cm 的位置对皮肤进行照射,在没有对组织产生热作用的情况下,观察到了皮下脂肪组织的破坏现象。但此后许多学者如 Brown 等使用同样的方法和设备进行了实验,却没有重复出相似的结果。作者认为,激光融脂应用数十瓦级功率的激光,利用激光的热效应产生融脂效果,而毫瓦级的弱功率激光通常无法产生热融脂作用。

总结以往众多学者对激光融脂进行的探索和研究,普遍认为激光融脂可以使脂肪组织发生可逆或不可逆的改变,可以破坏脂肪细胞、减少出血,在有效融解治疗部位脂肪组织的同时可引起胶原组织的凝固,使胶原组织重构,促进皮肤的回缩,使皮肤紧致,对于治疗局部脂肪堆积伴皮肤松弛有较好的效果。激光融脂和传统吸脂法比较具有出血少、切口小、创伤小等优点,已在一定程度上证明了其在技术上的优越性。

(二)激光融脂的原理

激光的波长取决于谐振腔内的工作介质。现有的激光工作介质有近千种,可以是气体、液体、固体或半导体等,所产生的激光波长从紫外到远红外,种类繁多。常用于激光融脂的 Nd:YAG 激光的工作介质是掺钕离子(Nd^{3+})的钇铝石榴石(YAG)晶状体,这种激光可以产生很强的输出功率,广泛用于军事、工业和医疗等行业。Nd:YAG 激光波长为 1064nm,属红外光,肉眼不可见,并可以通过光导纤维传导。医学上主要利用其高能量产生的组织烧灼作用,用于治疗血管瘤,去除文身、色素斑,凝固组织及根管治疗等。这种激光在软组织中穿透能力强,可以在较大范围的组织内产生热效应。

激光融脂主要是利用激光的热效应。激光能量通过光纤传递至脂肪细胞,由于脂肪细胞膜的脂质双分子层是通过水合作用联系在一起的,所以对热损伤非常敏感,脂肪细胞吸收激光能量后可发生即时或延时的破坏(图 18-1)。在细胞水平,特定的吸收基团吸收激光能量,在脂肪细胞、胶原纤维和血红蛋白中转化为热能,发生一系列形态学和病理生理学的改变。激光融脂效果与激光

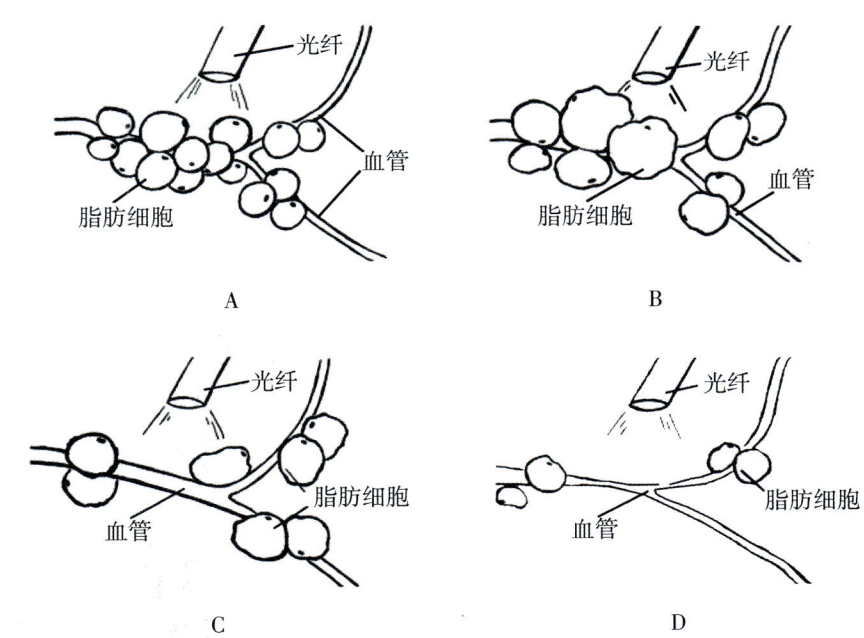

图 18-1 激光融脂过程中脂肪组织的连续变化

A. 激光照射脂肪组织 B. 脂肪细胞膜通透性改变导致脂肪细胞增大 C. 脂肪细胞破坏 D. 脂肪细胞消失,血管凝固

能量有关,一些研究也表明,从脂肪细胞数量减少的方面来看,组织吸收的激光总能量是决定治疗结果的重要因素。脂肪组织在激光的作用下受热,当局部温度持续上升到一定程度时,脂肪组织会发生变性和融解,这种作用的强度是以激光作用点为中心向周围递减的。作用中心部位由于激光能量较强,局部温度较高,可导致细胞膜崩解、蛋白质凝固、细胞坏死及细胞融解等不可逆的改变,对细胞、细胞外基质和微循环造成局限性的破坏。脂肪组织对激光吸收得越多,脂肪组织内能量的聚集和加热作用就越明显,纤维间隔和附近的深层真皮都会受到热作用。距离作用中心较远的周边部位受到的激光作用较弱,温度升高有限,组织不会发生不可逆的变性。

Mordon 使用 Nd:YAG 激光照射脂肪组织 1s 后,发现脂肪细胞肿胀,脂肪细胞的直径变大,球形的外形变得不规则。原来脂肪细胞最大直径是 75μm(30～75μm),照射后直径达到了 110μm;激光作用 2s 后,细胞膜明显变性;在暴露 3s 后可以观察到热凝固的胶原纤维、细胞质退缩和细胞膜破裂等不可逆改变,还可观察到血管的凝固。Goldman 等观察激光照射后的脂肪组织标本,在低能量的情况下,仅能观察到脂肪细胞的肿大;而在能量增大后,可观测到脂肪细胞的破裂,同时也出现了脂肪组织内小血管的凝固,激光能量越高则组织的反应越强。由于激光的穿透性及热传导,皮肤在融脂过程中同样受到了激光的作用,激光刺激了真皮中的胶原纤维,使之产生再生与重组。因此,在去除局部脂肪堆积的同时,胶原的再生会使皮肤的质地也得到改善,在术后产生收紧皮肤的效果。

除了热效应之外,高能量的激光对脂肪细胞还能产生光机械效应。高能量的激光有较大的压强,对组织可产生压力作用,使组织退缩。Kuwahara 等人还讨论了高能量激光产生的超短波对脂肪细胞的破坏作用。强激光的其他生物效应和光热效应同时发生,很难将它们区别开来,激光融脂就是由这些效应综合作用的结果,但起主要作用的是选择性光热效应。

在激光融脂的过程中,以下几个参数是比较重要的:激光的输出功率、激光的作用能量(输出功率×作用时间)、激光的波长。输出功率必须达到一定的数值,才能在脂肪组织中产生有破坏力的热量。功率的单位是瓦(W),目前用于激光融脂的设备输出功率一般都在数瓦至数十瓦以上。能量的单位是焦(J),在输出功率一定的情况下,融脂的区域越大,所需要的激光能量就越大,照射的时间也就越长。在临床上可以使用能量来估计激光融脂作用的程度。激光的波长是激光设备的一个基本参数,不同波长的激光对组织的作用会有差别。现有的融脂激光器所发射的激光一般都是红外光,常用波长是 1064nm 和 1320nm。选择这两种波长的原因是:①血红蛋白对 1064nm 激光吸收率较高,利用这个特点可以加强止血作用;②1064nm 激光在软组织中穿透能力强,可达 8mm 左右,因此作用范围较广;③这两种波长的激光都能够通过光导纤维传导,可以通过皮肤微小切口将光纤插入治疗部位,直接照射脂肪组织;④对胶原有刺激作用,可促进胶原的再生,收紧皮肤,1320nm 激光的胶原刺激作用更强。

不同波长的激光在脂肪、水和血红蛋白中有不同的吸收系数。选择合适波长的主要依据是目标组织(色素基团)对激光的吸收率,如果某一波长的激光在脂肪中的吸收率越高,那么这种激光对脂肪的选择性作用就越强。在选择激光融脂的波长时,很重要的一点是要考虑这些靶组织对激光的吸收性。与激光融脂相关的作用目标有以下四个:高铁血红蛋白、血红蛋白、脂肪组织(脂肪细胞)和真皮。除了脂肪细胞外,真皮是激光融脂操作中涉及的另一个重要目标。真皮由浅层的乳突层和深部的网状层构成,其首要的功能是对表皮起支持作用。真皮乳突层较薄,由疏松结缔组织和胶原组成,网状层由较厚的致密结缔组织构成,包含有大血管、交错的弹性纤维、成纤维细胞和平行于其表面的粗大胶原纤维。脂肪组织内的含水量是 20%,而真皮内的含水量较高,大约是 70%。相对来说,波长 1064nm 的激光对含水较多的真皮作用较弱,而对脂肪细胞的凝固和破坏作用较强。此外,这一波长的激光可以很好地被氧合血红蛋白及高铁血红蛋白吸收,从而发生一系列蛋白凝固反应,有效地凝固小血管,这一特点使其在融脂过程中能有效地减少出血。与 1064nm 激光相比,1320nm 激光在脂肪组织中具有更强的吸收性和低散射性,激光的大部分能量集中在激光光纤末端附近的局部区域,对周围组织作用较轻。融脂激光除了选择有效的波长之外,在激光发射时还使用脉冲形式,这种脉冲的激光可产生非线性爆炸式的组织作用,与激光光热协同,从而达到更好的融脂效果。

四、激光融脂的组织学改变

(一) 光镜下的改变

作者使用动物(猪)模型进行了激光融脂的组织学研究,发现激光照射后的脂肪组织发生皱缩、质地变硬;脂肪组织内形成凹陷和空洞,周围组织有炭化现象;脂肪组织疏松、破碎,脂肪细胞破裂、融解,胶原纤维扭曲、粘连。激光照射的能量越大,上述变化就越明显(图 18-2)。相似的变化在激光作用后的人离体脂肪组织标本内也可以观察到(图 18-3)。研究结果表明,Nd:YAG 激光可有效破坏脂肪细胞,在照射即刻及后期使脂肪细胞的数量减少,相应缩小了脂肪组织的体积。同时,激光闭合了局部的小血管,减少了出血,在临床上减轻了机体的损伤,降低了相关并发症发生的概率。此外,激光作用于皮下及皮肤的结缔组织,使胶原纤维破坏和重组,甚至使真皮网状层的胶原也受到影响,促进了胶原的回缩和皮肤的收缩。早期胶原纤维的破坏、中后期成纤维细胞的增生和胶原的重组,可以使原本松弛的组织变得紧致,从而改善局部皮肤软组织的松弛状态。Mordon 在对融脂后脂肪的组织学检查中也观察到了凝固的小血管、破碎的脂肪细胞、激光产生的小隧道、重组的真皮网状层、凝固的胶原等类似表现。

作者还进行了激光对神经影响的动物实验,使用功率为 6W 的 Nd:YAG 激光,将光纤前端直接接触猪的桡神经,进行 2s 的持续照射,神经纤维发生肿胀、溶解、炭化、粘连等变化;轴突崩解,髓鞘破碎,轴突的连续性中断。猪桡神经在激光的作用下,神经外膜、束膜及少数神经纤维受到了损伤,神经纤维在远期发生了变性,轴突溶解,失去正常功能(图 18-4)。但在形态学上看,对整条神经的连续性没有造成显著破坏,因此推测,激光对神经的损伤方式是首先直接照射在神经外膜上,

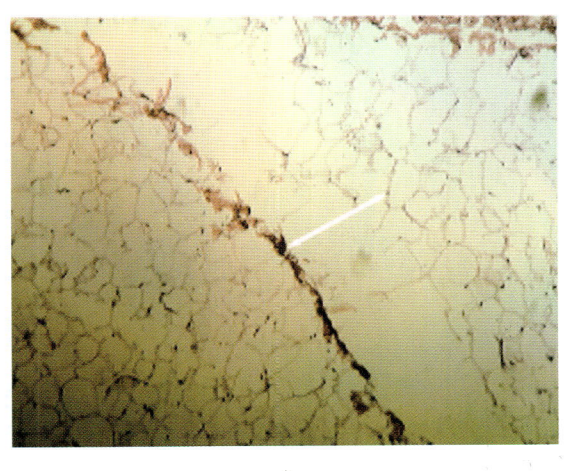
A

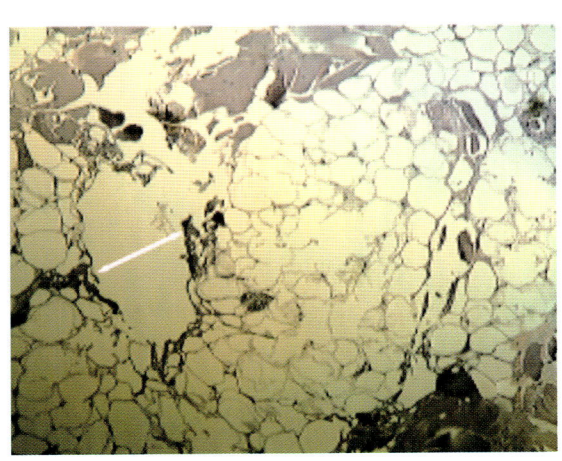
B

图 18-2 猪脂肪组织激光照射后的光镜下表现(HE 染色)

可见直径 1mm 左右的激光照射后的组织空白区(↔),周围脂肪细胞有不同程度的破裂、皱缩、融解、粘连,残留杂乱的碎片,纤维隔破碎,胶原断裂,见黑色的组织炭化表现

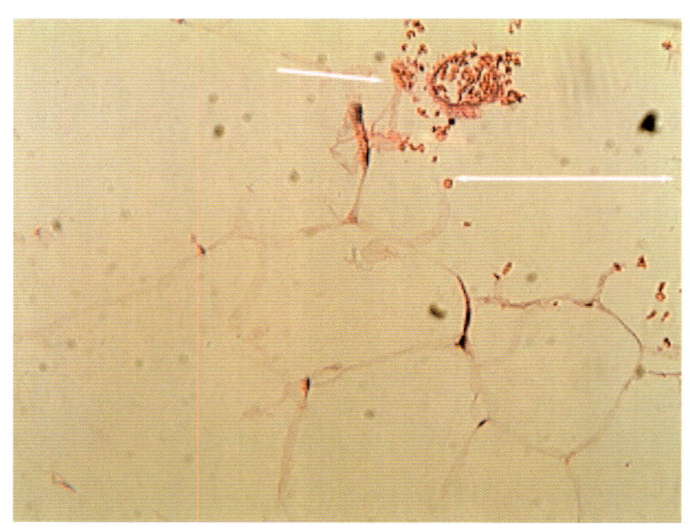

图 18-3 人脂肪组织激光照射后的光镜下表现（HE 染色）
脂肪组织结构破坏，组织疏松、破碎，脂肪细胞不规则、破裂、融解，脂肪细胞破碎后遗留无细胞的空白区（↔），小血管破裂后有少量红细胞溢出（→）

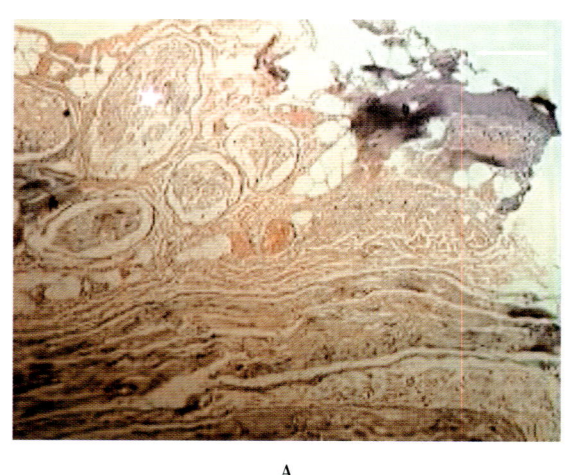

A

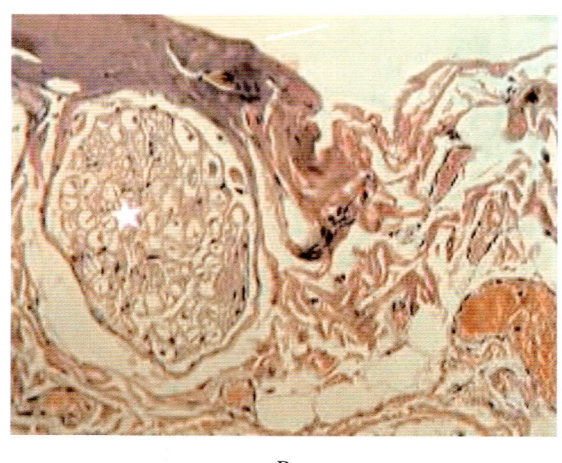

B

图 18-4 猪神经激光照射后的光镜下表现（HE 染色）
大部分神经纤维结构清晰，神经内膜完整，轴突正常（☆），部分有黑色炭化表现（←），主要局限在激光直接照射的神经外膜处，附近外膜皱缩，接近外膜的束膜也受波及，距束膜较近的神经纤维受累，距离激光作用点较远处的神经未见炭化或融解

继而发生反射、折射，并向内穿透，直接受到照射的部分神经纤维发生破坏，而周围其他神经纤维因接受能量较少影响较小，因此产生了部分轴突断裂的情况。临床中不会发生这种对神经的持续性接触照射。实际操作中，神经外膜外有结缔组织保护，激光照射点也不固定，即使光纤接触神经，也只是快速掠过，不可能有较长时间的接触，因此作者认为在正常情况下，临床实际应用中神经所吸收的激光能量较小，不会造成神经持续受热而坏死的情况。

（二）电镜下的改变

激光融脂后使用扫描电镜进行超微结构观察，可见脂肪细胞破裂、炭化、融解、变形、皱缩、脂滴溢出、失去原有的正常形态，脂肪组织内的纤维间隔也融解、扭曲、凝结，脂肪细胞与纤维融合、凝结在一起（图 18-5）。此外还发现，脂肪组织的正常结构发生的破坏性改变与激光的能量成正相

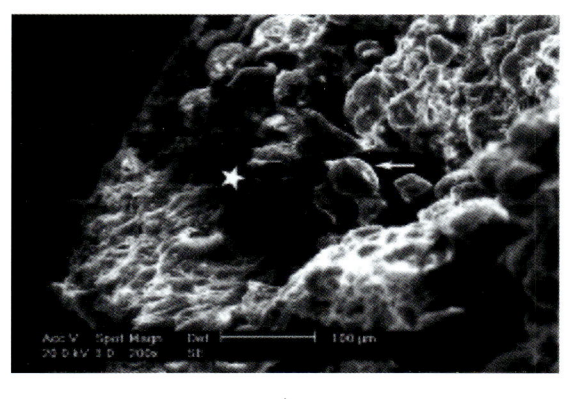
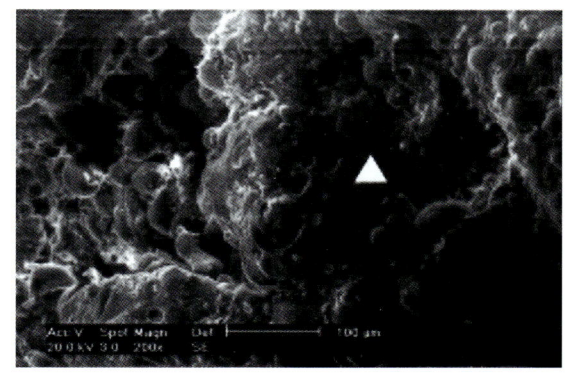

图 18-5 猪脂肪组织激光照射后的电镜下表现

标本中见多处火山口样凹陷(☆),脂肪细胞皱缩、破裂、变形、融解、凝固、形态不规则,释放脂滴(←);结缔组织融解、扭曲、粘连,与融解的脂肪细胞凝结在一起(△)

关,即脂肪组织受到激光照射的时间越长、吸收的能量越大,形态结构改变和破坏也越明显。激光可在脂肪组织中造成明显的凹陷和空洞,这些空洞可能是脂肪组织经激光作用后融解、炭化、汽化,造成一定范围内组织的缺失而形成的,主要表现在洞壁及边缘部分上可见残留的融解的脂肪组织,距离空洞越远的部位,脂肪细胞形态越接近正常。随着作用时间的延长和激光能量的积累产生更多热量,将出现黑色炭化等组织烧灼后的表现,变形、破坏、融解的脂肪细胞数量增多,且不再局限在空洞壁上而向周边扩展,这与激光的组织穿透性和热能在组织内的传递有关。

第二节 激光融脂的设备

一、常用的激光融脂机

激光融脂的关键设备是激光融脂机,目前世界上有多个国家的激光厂商生产激光融脂机。常见的激光融脂设备见表 18-1。

表 18-1 常见的激光融脂设备

设备名称	厂商	激光介质	波长(nm)	功率(W)	频率(Hz)
Slimlipo	Palomar	Diode	924,975	30	连续
Lipotherme	Osyris	Diode	980	25	连续
Lipolite	Syneron	Nd:YAG	1064	12	50
Smartlipo	DEKA	Nd:YAG	1064	6	5~40
Smartlipo	Cynosure	Nd:YAG	1064	10	40
Smartlipo MPX	Cynosure	Nd:YAG	1064/1320	20/12	40
Prolipo	Sciton	Nd:YAG	1064/1319	25	50
Coollipo	Cooltouch	Nd:YAG	1320	15	50

除了上述国外的激光设备之外,还有一些国内厂家的同类产品可供医师选择。在选择设备时需要考虑波长、最大输出功率等参数。

二、激光融脂机的构成

激光融脂机由激光发生器、调控系统、传导系统三大部分组成。

(一)激光发生器

激光发生器由激发电源、激光介质、谐振腔等构成,依据激光工作介质的不同,可以发射出相应波长的激光。目前常用的 Nd:YAG 激光融脂机,其激光介质是掺钕:钇铝石榴石,波长 1064nm,为不可见的红外光,所以激光融脂机内还同时配备有发射红色指示激光的激光器,用以标明激光作用的位置。

(二)调控系统

调控系统主要用于调节激光的输出功率、频率、发射时间等参数,还可自动计算并记录激光治疗所用的能量。激光融脂机一般配有触控式的液晶操作面板,可以显示波长、功率、频率、作用时间等相关参数,术者可以依据临床要求进行精确的调整。机器一般采用脚踏开关控制激光的发射。

(三)传导系统

传导系统的作用是将激光从发生器中引导至需要治疗的脂肪组织内,主要由光纤、手柄和套管组成。近红外波长的激光可以通过石英光导纤维传导,光纤直径为 300~1000μm,细小柔软,方便融脂时从不同角度进行操作。光纤质地较脆,容易折断,需穿入一个相应粗细的金属套管内,末端从套管内伸出约 2mm,直接接触脂肪组织。金属套管有一定的强度和韧性,可保护光纤到达所需融脂的部位,使激光能无阻碍地直接照射脂肪组织。金属套管连接在操作手柄上,方便医师手持和操作。

三、激光融脂机的操作要点

(一)波长的选择

大多数融脂机的波长是单一的,但也有一些厂家研制的融脂机可以在同一台机器上提供两种不同波长(如 1064nm 和 1320nm)的激光,这种设计使该机器具备了独特的灵活性,可以单独或合并使用两种波长,使医师有了更多的选择。相对来说,1064nm 波长的激光吸收较少、散射大,可破坏更大范围的脂肪组织,并且治疗部位受热较均匀,还能有效地凝固小血管,减少出血;而 1320nm 波长的激光很少散射,大多被激光作用点附近组织中的水吸收。复合模式下两种波长的激光依次发射,不仅可以在光纤末端产生更高的温度,还可以加热周围组织,产生更高效的脂肪分解,对真皮层内胶原纤维束的加热也更加安全有效,达到更好的收紧皮肤的效果。两种波长的结合获得了一种取长补短的效应,提高了脂肪细胞破坏的速度和效率,更有效地液化脂肪和加热胶原。此外,1064nm 波长对高铁血红蛋白的亲和性更大,为血红蛋白的 3~5 倍,使用 1320nm 波长激光加热血液,可以将血红蛋白转化为高铁血红蛋白,从而增加 1064nm 波长激光的止血作用,因此,组合使用后可以达到更好的凝血效果。

(二)输出频率和功率的选择

融脂机的输出频率一般都是恒定的,通常在 40~50Hz,表示每秒钟发射的次数。输出功率可根据不同的治疗需要进行调节,功率越小,单位时间对脂肪组织作用的能量就小,脂肪组织受到的破坏也小,融脂效率就较低;功率越大,单位时间脂肪组织吸收的能量也越大,受到的破坏也越大,融脂效率就较高,但也容易导致灼伤等并发症的发生。需要注意的是,如果融脂部位有重要的神经和血管,比如面部等,为了尽量减少损伤的可能,不应使用较高的输出功率。此外,为避免局部灼伤,经验不足的医师手术时可使用较小的功率,熟练操作以后逐步调高功率输出到合适程度。不同激光器的参数范围是不同的,因此,需要根据激光器的性能、融脂部位、融脂范围及医师的经验调整设置,选择合适的参数进行融脂操作。

(三) 激光融脂总能量的控制

激光融脂的总能量受到多种因素的影响,并和融脂的量及脂肪的性状成正相关,比如治疗的部位、治疗的面积、脂肪组织的厚度、脂肪中的纤维含量等。一般来说,治疗面积越大,脂肪组织越厚,纤维含量越多,脂肪组织越致密,融脂所需要的能量也越大。比如,躯干四肢融脂所需要的能量要大于面颈部。作者对临床的激光治疗能量进行了统计分析,由于局部脂肪的体积较难准确测量,所以使用融脂区域的体表面积为单位,采用单位体表面积所应用的激光能量作为参考的数据,总结出面颊部融脂的平均能量密度为 $45.6J/cm^2$,颈部为 $41.3J/cm^2$,项部为 $78.6J/cm^2$,颏部为 $39.1J/cm^2$,上臂为 $31.7J/cm^2$,腹部为 $27.7J/cm^2$。由于使用的设备不同,较难有统一的指导性数据,但只要使用同一款设备及用同一种记录方法,患者之间就可以做横向的比较和参考,也可以作为临床总结的操作标准。

(四) 光纤、手柄、金属套管的安装

光纤与激光主机的连接比较简单,在关机状态下将光纤的接头插入机器相应的输出端即可。如果光纤没有正确连接,激光是无法发射的。需要注意不要强力碰撞或转拧光纤插入部位,以免影响到光纤的耦合。光纤耦合是使用凸透镜将激光聚焦到直径不到1mm的光纤横截面上,所以,丝毫的误差将大大降低激光的传输率。

光纤的另一头从手柄后端插入,伸出足够的长度并接上金属套管,使其在套管末端露出约2mm(图18-6),拧紧旋钮以固定光纤位置,既要确保光纤外露在套管之外,以使激光发射不被遮挡而照射到脂肪组织上;又要注意不能露出过多,否则在治疗过程中容易折断。光纤是由石英玻璃制成的,非常脆弱,要避免过度弯曲缠绕或暴力弯折,在操作过程中要注意光纤不能缠绕打结,不要将光纤放在地上或可能使其弯曲或被踩踏到的地方。光纤的任何损坏都可能降低传输率,从而导致激光治疗效能下降。由于指示激光与工作激光是使用同一根光纤传送,就可以根据可见的指示激光判断传导系统是否正常。

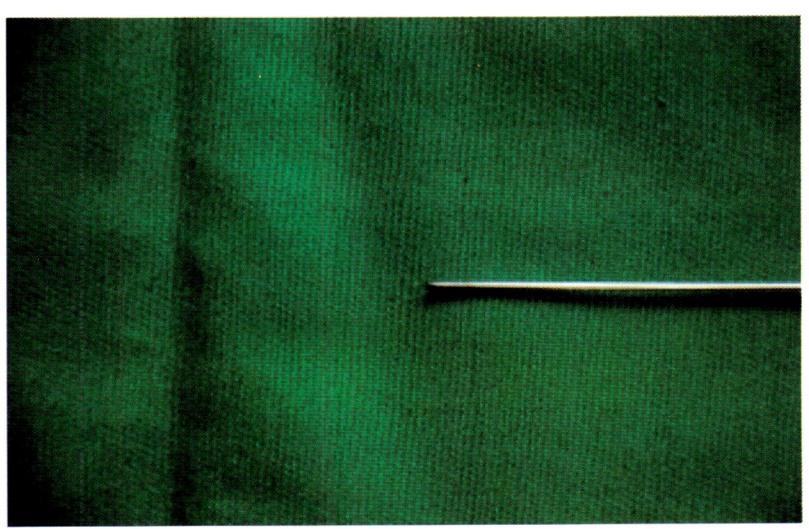

图 18-6 金属套管及光纤的安装,光纤插入套管后前端露出约 2mm

光纤、金属导管及操作手柄都是需要消毒灭菌的部件,推荐的方法是环氧乙烷灭菌,其他的消毒方法可以参考机器生产厂家的指导意见。不管使用何种消毒方法,各部分在消毒前必须进行彻底清洗,以去除上次治疗时残留的组织。

(五)激光的发射及停止

融脂机开启后,术者通过脚踏开关控制激光的发射。踩下脚踏,发射激光,激光通过光纤传导到脂肪组织;松开脚踏激光发射即停止。通常机器还带有自动停机的功能,如果几分钟内不使用机器,系统就会自动停止激光的产生以延长机器的使用寿命。有些系统还在操作手柄上配备了用于测速的智能芯片,使用时,芯片可感受手柄的运动,只有当手柄运动时激光才能发射,并且发射的功率大小随手柄运动的快慢而调整,手柄的运动速度越快激光的功率越大;降低手柄的运动速度,激光功率也会相应地下降;如果激光手柄完全停止,激光将立刻停止发射。这种技术可确保手术的安全性,防止过度照射引起的热损伤。

(六)皮肤温度的监测

除了以上的基本部件之外,出于手术安全性和操作方便的考虑,有些厂家还在金属套管上配备了温度探测器,以监测术中的组织温度并将信息传送给融脂机,当局部组织的温度达到设定值时,激光将自动停止发射,以避免组织灼伤,为手术提供了一个切实的安全保障。对于没有温度监控的机器,在激光融脂的同时,可以由助手使用红外线皮肤测温仪进行皮肤表面温度的监测。一般建议皮肤表面温度控制在40℃以下,如果超过40℃,则需要暂停激光照射。对于经验丰富的医师,用手指触摸感受皮肤表面温度,也是比较实用的安全措施。

第三节 激光融脂的临床操作步骤

激光融脂手术可以单独进行,也可与传统负压吸脂手术联合进行,可根据融脂的部位、面积、患者的要求、医师的经验等因素综合考虑。常规的激光融脂手术步骤介绍如下。

一、术前准备

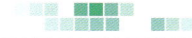

激光融脂术的术前准备包括询问病史、体格检查、辅助检查及融脂术前特殊准备等。

(一)询问病史

术前充分了解并掌握要求进行融脂手术者的求医动机和心理状况,尽可能与其充分沟通。甄别心理异常的患者,对手术效果有过高要求或偏执型人格者,应拒绝为其手术。术前需详细询问病史,并特别注意以下几点:①是否有出血性疾病、糖尿病、高血压等慢性病史;②如曾服用过阿司匹林、维生素E和激素类药物,以及人参、丹参等中药,应停药5~10天后手术;③手术应避开月经期。

(二)体格检查及辅助检查

要求进行融脂手术的患者通常身体健康,故有时反而会忽视了系统的术前检查。必须考虑患者的全身健康状况,术前应做心肺功能和血液系统疾病的常规检查。

1 体格检查 包括全身的系统检查和局部的专科检查。专科检查的目的是充分了解手术区域的皮肤、脂肪的特点和对身体美学曲线的影响。必须特别注意皮肤的色泽、弹性、松弛度和质地、纹理,注意局部有无感染病灶、瘢痕、疝等情况,估计皮下脂肪的厚度和硬度(可用指捏法测量皮下脂肪,即用拇指和食指对捏住皮肤及皮下脂肪,捏住组织厚度的一半大致就是皮下脂肪的厚度),

对手术部位的躯干或四肢周径进行测量。四肢的测量应进行双侧对比,发现粗细差别时要进行复核、记录,并告知患者。

2 辅助检查 ①血液检查:包括血常规、凝血功能、乙肝、丙肝、艾滋病、梅毒指标等;②重要脏器功能检查:包括心电图、胸部摄片、肺功能测试、肝功能、肾功能等;③测量血压;④骨密度检查:骨密度测定仪在临床上主要用于诊断骨质疏松和预测骨折治疗效果的随访检测,还可以用来对肌肉、脂肪的成分进行测定等,是一项无创伤、无痛苦的检查,可帮助了解脂肪的分布状况;⑤B超检查:对于激光融脂部位可以使用B超检查测量脂肪的厚度,术后再次检查可以明确激光融脂后局部脂肪组织改变的程度;⑥X线、CT或MRI检查:如果B超检查不够直观,还可以进行X线、CT或MRI检查,可以得出更加明确的数据。针对局部脂肪组织堆积情况的辅助检查可以明确皮下脂肪的情况,还可以起到鉴别诊断的作用,比如对男性乳房肥大患者,可以鉴别是乳腺组织增生还是皮下脂肪堆积,为手术方法的选择提供依据。

3 其他术前准备工作

(1)术前告知:对明确诊断为局部皮下脂肪堆积,医患双方都认为有必要进行治疗的患者,术前必须告知激光融脂的原理及治疗过程,特别需要告知手术后的注意事项及可能出现的并发症,同时要强调手术后可能出现效果不满意的情况,直至患者已充分理解、同意手术并在手术知情同意书上签字。

(2)术前拍照留档:留下患者术前的容貌及形体记录,便于手术前后对照,增强患者对手术效果的信心和满意度,同时也可作为今后医患纠纷时的证据,还能积累学术资料,用于开展回顾性的研究。常规的摄影要求在单一(如蓝色)背景前,除去首饰及衣物,在充足的光线下拍摄全身或局部照片。照片要求正位、侧位及斜位,根据手术部位的不同,必要时也可加拍其他特殊体位或局部特写照片。

(3)术前标记:一般让患者取直立位,术区备皮后于正位、侧位等多个方位观察局部脂肪堆积情况,使用不易脱色的记号笔或甲紫浸染的棉签进行标记,采用环形等高线样式标记融脂范围和脂肪堆积的厚度。在皮下脂肪较多、局部肥大或膨隆明显的部位作重点标记,光纤进入的切口、不等高的过渡面、生理性的突出和凹陷部位及一些重要的解剖结构如知名神经血管等均应清楚地标出。

二、麻醉

根据手术部位和范围选择合适的麻醉方式。小范围手术使用局部肿胀麻醉,可以使术区脂肪组织肿胀、血管收缩,达到有效的麻醉效果并减少术中和术后的出血;躯干部及四肢大范围融脂时可选择全身麻醉、腰麻或硬膜外麻醉,同时必须配合局部肿胀麻醉。肿胀液可采取Klein的配方或根据术者的经验予以改良。肿胀液配方中使用的利多卡因总量已超过我国药典所规定的一次安全使用量400mg,最大可达35mg/kg,但这是以低浓度并配合使用肾上腺素为前提的。肿胀麻醉中可以超量使用利多卡因的理论依据是:①皮下脂肪层血管分布相对较少,吸收相对缓慢;②超量灌注后组织间压力较大,血管受压,局部灌流减少,吸收相对减少;③大量生理盐水溶液的浸润,扩大了组织间隙;④利多卡因是酰胺类局麻药,具有亲脂性,脂肪组织可阻止其扩散吸收;⑤肿胀的压力使溶液中的肾上腺素易进入细胞,从而使血管能进一步收缩,减缓了利多卡因的吸收;⑥相当一部分(50%~70%)肿胀液会随着抽吸而排出。基于上述原因,使得利多卡因吸收缓慢,血浆中不易达到中毒浓度。但是在单独进行激光融脂而不与传统负压吸脂联合的手术中,利多卡因的用量还是应当控制在单次400mg以内。

肿胀麻醉后脂肪组织变得疏松，也使融脂时金属套管更易穿透脂肪组织，对组织损伤小，出血少，增加了手术安全性。一般情况下，在激光融脂与负压吸脂联合进行时，注入肿胀麻醉液在5000ml之内较安全，注液量与抽吸量比例一般在1.5:1～2:1，这将使失血量降至最低。肿胀液可以适当加温，以避免低温带来的不适，还有助于保持体温。融脂范围较小时可用注射器推注肿胀液，范围较大时则采用肿胀麻醉注液泵进行注射。注射量按治疗区表面积计算为1～2ml/cm^2，上臂及腹部面积相对较大、脂肪层较厚，肿胀液注射量要相应加大。注射层次为皮下脂肪层，注射时注意均匀一致，使肿胀液均匀地注入需要进行融脂的深、浅层脂肪层中，至局部皮肤发白、饱满、肿胀，触摸质地坚实即可。注射完毕后，需等待10～15min，使脂肪组织充分肿胀、利多卡因麻醉效果稳定、肾上腺素充分收缩毛细血管之后再进行激光融脂操作。如果是多个部位融脂，应合理安排注水时间，依次注射肿胀液，以减少手术时间，提高手术效率。

三、激光融脂

（一）机器准备

按照激光融脂机附带说明书的操作指导连接电源及各部件，打开激光器，在机器操作面板上设置各项融脂参数。

（二）切口选择

根据局部脂肪堆积的位置选择最隐蔽而又有利于操作的部位作为切口位置，常规消毒铺巾后，用11号尖刀片沿皮纹方向刺开皮肤2～3mm，深至皮下脂肪层，一般头面部切口长约2mm，躯干及四肢可为2～3mm；如需进行负压抽吸，可根据抽吸管直径适当延长切口。在能达到充分的激光融脂的条件下，尽量使用最小、最少、最隐蔽的切口，如面颊部融脂切口可设计在口角、耳前或鼻唇沟，颈部可设计在颈横纹处，项部可设计在发际边缘，颏部为下颌骨体下缘的后方，上臂可设计在肘内侧，背部取两侧腋后线，腹部可取脐孔内、耻骨联合上等，臀部为臀沟中外侧，小腿在内踝或腘窝部等。若融脂范围较大，则可适量增加切口数量。

（三）融脂操作

1 体位 根据手术部位的不同，患者取仰卧位、俯卧位、侧卧位或坐位等。

2 插入光纤 将套上金属套管的光纤经切口插入皮下脂肪层，由于套管直径较小、脂肪本身质地较脆及肿胀麻醉的效果，套管插入时阻力较小。透过皮肤观察红色指示光的强度，确定光纤末端在皮下脂肪层的位置。红色指示光可以指示光纤末端的部位和层次，光纤末端越接近皮肤，光斑越亮，直径越小，光纤末端所处位置越深，则光斑越暗、越散大。脂肪层的厚度在身体不同部位是不同的，因此指示光的作用非常重要，可以明确地指示激光作用的层次，避免皮肤或深层组织的损伤。

3 激光发射 激光器配有控制激光发射的脚踏开关，术者可以通过踩下和松开脚踏开关控制激光的发射与暂停。注意只能在手柄移动时才能发射激光。如果光纤末端在停止不动时发射激光，能量就会在局部积聚，造成局部组织甚至表面皮肤的灼伤。

4 手柄的操作 将光纤及金属套管插入脂肪组织并明确所在层次正确后，踩下踏板，发射激光，同时持手柄使光纤末端在脂肪组织内沿光纤长轴方向前后往复移动，照射脂肪组织，融解脂肪。光纤末端移动的速度为2～5cm/s，移动得太慢会使大量激光能量在小范围积聚，导致过度的局部组织破坏；移动得太快，单位时间内局部脂肪组织接受的激光能量会较小，脂肪组织不足以被激光融解，光纤及套管纯粹通过机械力在脂肪组织内穿行，会增加对组织的机械损伤，导致不必要的出血和其他并发症，术者需要使用更大的力量来进行操作，光纤也容易折断。光纤末端的移动速度可依据手感进行调整,金属套管和光纤在组织内移动时,如无明显的阻力感,即表示激光照射较充分,光纤前方的脂肪已融解。脂肪组织内还含有不同程度的纤维成分,由于纤维较致密,光纤及套管前行时就会遇到较大的阻力,此时不能盲目加大推进力度,试图通过机械力量穿过纤维组织,而应当适当地减慢速度,或在受到阻力的部位采用回退、前进的方式反复操作,当激光融解前方的脂肪组织后即可轻松地继续向前推进。套管的移动路径即激光照射的范围以皮肤切口为中心呈扇形铺开,注意远侧和近侧激光照射的能量尽量均匀一致。对于较大范围的融脂,可将融脂区域分成多个部分依次照射,记录并对照各个区域的治疗能量。在腹部等脂肪层较厚部位,注意深层和浅层都应充分照射。如有必要,在保证美观和隐蔽的情况下可取多个切口进行融脂操作,这样不同切口的照射路径相互交错,使脂肪组织受到激光的作用更加均匀。

5 融脂要点 激光融脂主要利用的是激光对脂肪组织的光热效应,使脂肪细胞破裂、收缩、坏死、炭化、汽化,通过减少脂肪细胞的数量改善局部形态。对这种光热效应的利用应该控制在一定范围内,如果使用过高的激光能量,过多的热量积聚使局部温度升高,造成脂肪组织过度破坏,同时还会损伤其他的组织和细胞。由于激光的穿透性及热量向各个方向的传导,也会对深层的正常组织及表层的皮肤造成一定程度的热损伤,有可能引起深部肌肉、神经的损伤及表层的皮肤灼伤,同时还会产生大量的脂滴、细胞碎片、焦炭等融脂产物,积聚后改变局部的生理环境,在脂肪层内形成较难处理的空腔和液化坏死灶,影响术后组织的黏附愈合,在皮下形成瘢痕愈合,产生皮下硬结,还可能会造成皮肤表面的凹陷;对皮肤的灼伤还会引起皮肤的变性、坏死,愈合后瘢痕形成、色素沉着、弹性丧失。此外,融脂产物需通过肝、肾代谢,过多的融脂产物可能也会对肝、肾造成影响,或对微环境产生毒性。在操作中融解脂肪的同时,应特别注意避免周边组织的灼伤。激光处于发射状态时,光纤末端要时刻保持运动状态,不能在同一点处停留时间过长,以避免热量的过度积聚。有些激光器的操作手柄上配有速度感应装置,或在套管上配有温度探测装置,有助于经验不足的手术医师操作时避免组织灼伤。除此之外,还可通过一些操作技巧来避免灼伤的发生:融脂时术者一手持操作手柄,另一只手持续触摸激光融脂区域,实时感受局部皮肤温度的变化,感觉温度过高时就暂停激光发射,等待片刻或使用冷盐水纱布降温;有条件时也可使用红外线测温仪监测融脂部位的体表温度变化。根据经验,应当将体表温度控制在40℃以下。由于激光的融脂作用是在皮下脂肪层,激光产生的热能从深部传导至皮肤有递减的过程,脂肪层的温度虽然高达融脂程度,但其表面的皮肤温度可维持在40℃以下。

(四)融脂产物的处理

激光融脂后局部脂肪组织会产生一系列的产物,包括融解破坏的脂肪细胞、溢出的脂滴、断裂的纤维、渗出的血液等,与注入的肿胀液混合在一起,残留在融脂部位,这些油性产物会引起局部的炎症,妨碍组织的愈合。对于较小面积的融脂,如面部、颈部的微小塑形手术,由于使用激光能量小,融脂的产物也有限,就可以通过切口向融脂产生的空腔内注射生理盐水进行反复冲洗,并滚动挤压皮肤,将大部分融脂产物挤出体外。挤压时可见有淡黄色透明液态油脂从切口渗出,挤压至无明显脂液流出即可。残留的少量融脂产物可以由机体自行吸收代谢。对于融脂范围大的手术,如腰部、腹部、大腿等部位的融脂,会产生较多的融脂产物,超出了机体吸收代谢的自净能力,在局部残留后引起炎症反应,使周围健康的脂肪组织液化坏死,形成空腔,影响术区组织的愈合。由于手术范围较大,融脂产物多且分布较广,冲洗挤压的方法已不能适用,通常需要采用负压抽吸的方法进行处理。还有一些虽然融脂范围不大但使用激光能量大的部位,如项部脂肪垫等纤维组织致密的部位,局部组织的破坏也较严重,也需要将残留的融脂产物吸出。根据作者的经验,融脂面积小于10cm^{2}且激光融脂总输出能量小于300J的部位,可以选择不进行负压抽吸,予以局部冲洗、挤压即可;而对于融脂面积大于 10cm² 的部位,通常激光能量较大,则需将融脂产物抽吸出体外。

从切口挤压出的脂液透明清亮,呈淡黄色或稍带血色,质地为油性。负压抽吸出的融脂产物色淡红,含血液成分,呈稀果酱样,稍黏稠,静置后表面漂浮一层油性液体及泡沫,这可能与脂肪细胞融解破坏较多有关。将抽吸出的脂液混合物离心处理后可分为三层:上层为淡黄色透明清亮的油性液体,是脂肪细胞融解后释放的脂滴;中间层为黄色或淡橘色乳糜状物,是激光作用后破坏或未破坏的脂肪组织,包括细胞、细胞碎片和纤维等;下层为透明清亮的淡红色液体,是血液及肿胀液的混合物(图 18-7)。

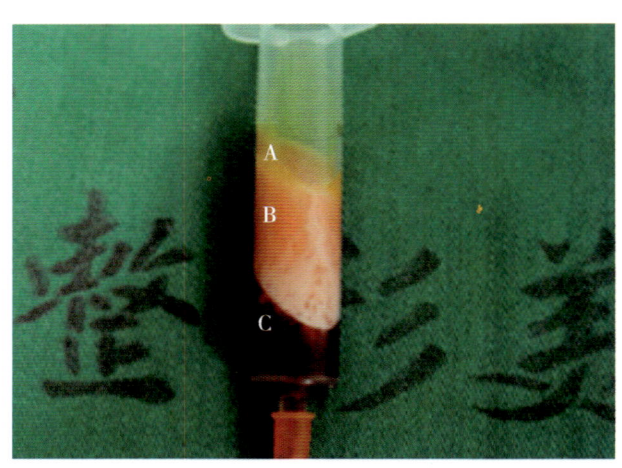

图 18-7 离心后的激光融脂产物
A. 上层淡黄色清亮液体为脂肪经激光融解后释放出的脂滴 B. 中层乳黄色物为脂肪组织 C. 下层为血液及肿胀液的混合物

可以根据手术情况及术者的经验选择注射器或负压吸引器对融脂部位进行抽吸。注射器是最简单的负压装置,利用活塞回抽所产生的真空负压抽吸小范围融脂产物,产生的负压较小,并且抽吸时随着脂液混合物的进入,负压逐渐下降,透过透明的管壁可以观察抽吸物的颜色和构成。注射器抽吸安全简便,主要应用于融脂范围相对较小、融脂产物较少的手术。具体操作是将 20ml 的一次性注射器接上直径 1.5mm 或 2mm 的圆头侧孔脂肪抽吸管,从融脂切口插入脂肪层内,在激光作用过的部位行扇形均匀抽吸,利用负压将融脂产物吸出,同时部分脂肪颗粒也被吸入管内,被侧孔锐利的边缘切割下来,抽吸出体外。融脂面积较大、融脂产物较多时,就需要采用负压吸引器进行抽吸。抽吸时应尽量选择合适的细小抽吸管,因为抽吸管的直径会影响术后皮肤的平整程度,过大的抽吸管形成的隧道粗大,术后皮肤可能出现条束状凹凸不平;但过于细小的吸脂管抽吸量有限,效率较低,不适合较大面积的抽吸。抽吸的方法同常规负压吸脂。

四、术后处理

1 切口处理 由于光纤套管的直径细小,因此手术所作的皮肤切口也较小。对于 ≤2mm 的切口可不予缝合,拉拢对位后用无菌免缝胶布粘贴即可;2mm 以上的切口视皮肤张力情况用 6-0 无损伤线缝合,根据不同部位 7~10 天拆线。对激光能量大或手术范围大的病例,切口缝针后不打结,适当开放切口以利引流,留下一定长度的缝线待术后 2 天左右再打结闭合切口。

2 加压包扎 术区多层无菌纱布及棉垫覆盖,适当压力加压包扎 2~3 天。同常规吸脂一样,术后压力均匀的加压包扎可以使创面贴附更好,不留下腔隙,愈合更快,也有压迫止血、防止血肿和血清肿、减少淤斑、减轻局部水肿、使皮肤紧致的作用。目前市场上有各种适合身体不同部位的弹力套和弹力衣裤可以选择,能方便地对手术部位进行术后加压。为了更好地塑形,通常建议患者穿弹力塑身衣裤3个月以上。

3. 术后用药　术后根据手术范围大小选择适当的预防感染的药物,融脂范围小的患者可以口服抗生素 2~3 天,范围较大的患者可以选择抗生素静滴 2~3 天。另外还可以配合使用消除水肿及止血的药物。

4. 随访　术后患者需进行定期复查,及时了解术后的恢复情况,处理可能的并发症,也有利于医师总结经验,提高手术技巧。患者应在医师的指导下进行适当的按摩或理疗,以获得最佳的塑形效果。作者对融脂术后患者的满意度进行了随访,从疼痛、出血、淤斑、水肿、恢复时间、臃肿改善程度、切口瘢痕、局部平整度、皮肤紧致、局部感觉及运动、其他并发症等 11 个方面评价手术后的效果。

第四节　常规的激光融脂部位及典型病例

随着技术的不断改进,激光融脂已应用于治疗身体各个部位的局部脂肪堆积,并用于融脂以外的一些新的适应证。以下对一些常规的融脂部位及手术操作进行介绍。

一、面部

(一) 解剖特点及融脂注意事项

面部各区的皮下脂肪量有较大差异,可分为多脂肪区、少脂肪区及无脂肪区三种区域。多脂肪区位于鼻唇沟外上方,是皮下脂肪最厚的部位,平均厚度 0.8cm;颞区为少脂肪区,缺乏皮下脂肪,在皮肤和颞浅筋膜之间仅有少量的薄层脂肪分布;轮匝肌及额肌部位是无脂肪区,口轮匝肌和眼轮匝肌表面几乎无皮下脂肪分布,真皮和轮匝肌纤维直接连接,额肌表面也少有皮下脂肪分布。

由于激光融脂具有作用精细的特点,比较适合于面部的塑形。面部融脂手术范围较小,局部特征明显,只需要稍作改变就可以取得较好的塑形效果。面部进行融脂的区域主要是侧面部,即上至两侧颧弓,下至颈部,前缘至鼻唇沟,后缘至耳屏前。临床上最常进行面部融脂的部位是颊部、鼻唇沟上部、下颌缘等部位,切口可设计在耳前发际、鼻唇沟、下颌角或口角处,局部肿胀麻醉下手术。激光照射层次在面部的皮下脂肪层,照射过浅会造成面部皮肤的损伤,过深有可能造成腮腺及面部神经的损伤。注意适当调低激光的输出功率,采用扇形的方式均匀地进行照射。激光照射完毕后生理盐水冲洗腔隙,挤压出融脂产物,如需抽吸则选用直径 2mm 的抽吸管插入皮下脂肪层,侧孔朝向皮肤面,抽吸管移动尽量轻柔。用另一只手轻轻触摸融脂区域的皮肤,感知抽吸管的位置和深度。观察抽吸出的混合液的颜色、性状,不应有明显的出血迹象。术毕可不缝合切口,切口两侧皮肤对位后用无菌免缝胶布黏合。

(二) 典型病例

1. 女性,20 岁(黄种人),左面部先天性皮下脂肪堆积(图 18-8)。
2. 女性,59 岁(白种人),面部脂肪堆积伴皮肤松弛(图 18-9)。

A　B　C

D　E　F

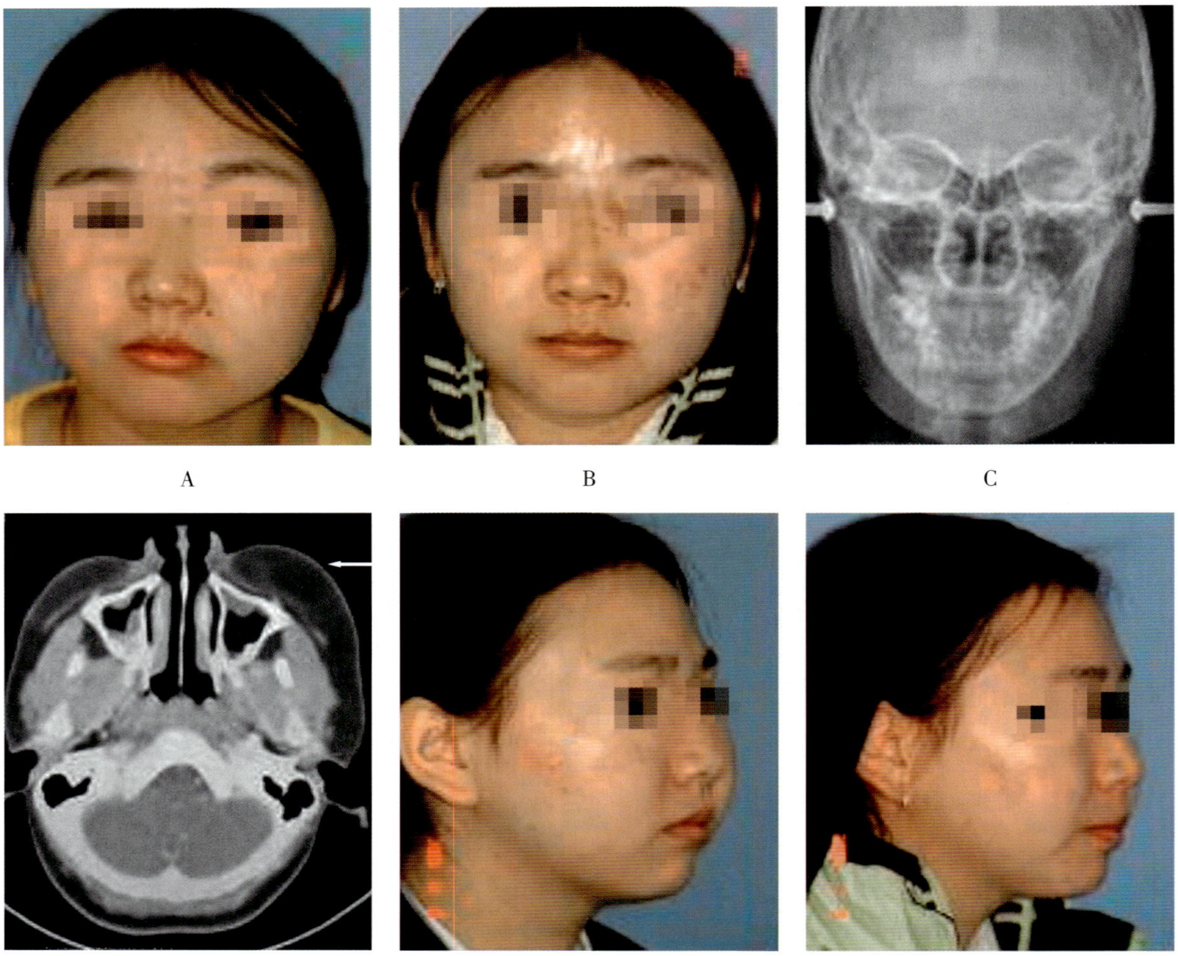

图 18-8　左面部先天性皮下脂肪堆积激光融脂前后

A. 术前正位照，可见左右面部不对称，左面颊、颧部臃肿明显，左口角下移，面部皮色正常　B. 激光融脂术后 2 个月时正位照，左面部臃肿改善明显，无瘢痕，左右口角基本对称　C. 术前头颅定位片，示左侧面部软组织较右侧厚，颧骨、下颌骨左右对称　D. 术前头颅 CT，示左侧面部软组织增厚(←)　E. 术前右前斜位照，左面部凸出明显　F. 激光融脂术后 2 个月时右前斜位照，左面部凸出已明显改善

A　B

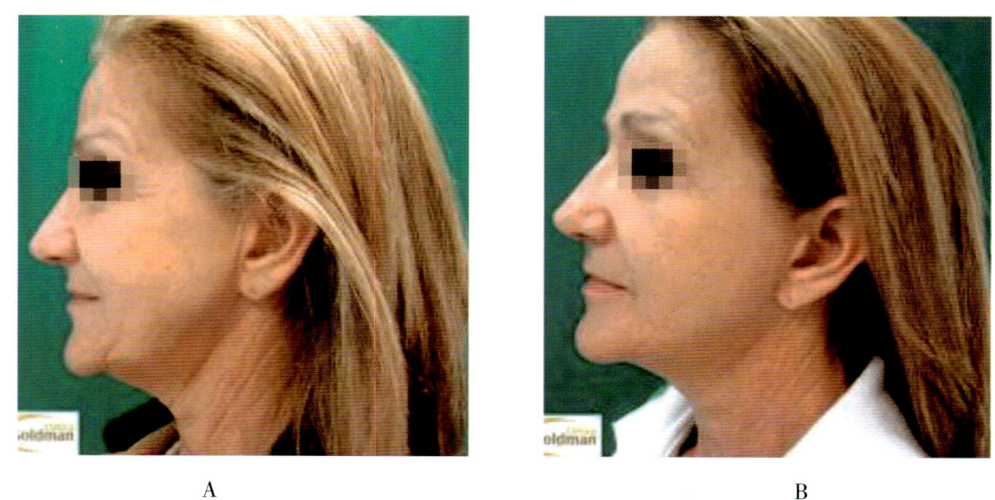

图 18-9　面部脂肪堆积激光融脂和提升前后

A. 术前左侧位照，面颊部、颏部、下颌部、颈部皮肤松弛，下颌部皮下脂肪堆积、软组织下垂　B. 面部激光融脂术后 6 个月左侧位照，面颊部、颏颈部皮肤收紧，皱纹减少，软组织松弛下垂状况改善明显

二、颏颈部

（一）解剖特点及融脂注意事项

颏颈部皮下脂肪被颈阔肌分隔为颈阔肌内、外脂肪垫，激光融脂针对的是颈阔肌外的脂肪。切口选择在双侧下颌角外下方或颏部，使用较小的激光功率，将照射层次控制在颈阔肌的浅面，避免激光照射到颈阔肌的深部，以防止损伤颌下腺、甲状腺、喉返神经、面神经下颌缘支等重要组织结构。常用的融脂范围为颏下三角区，以消除颏部脂肪堆积引起的双下巴，重塑下颌骨的轮廓线及正常的颏颈曲线。

（二）典型病例

1 女性，35岁（黄种人），颏部脂肪堆积导致双下巴畸形。激光融脂后，去除了颏部多余下垂的脂肪（图18-10）。

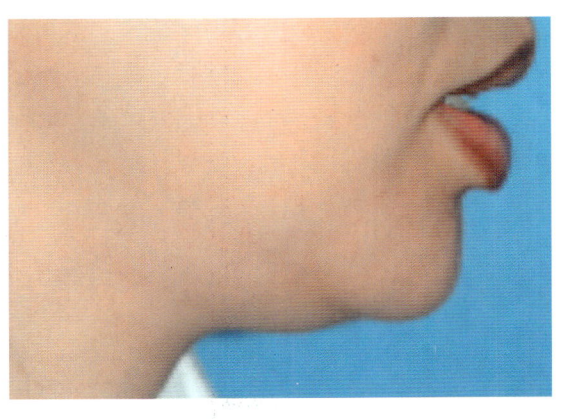 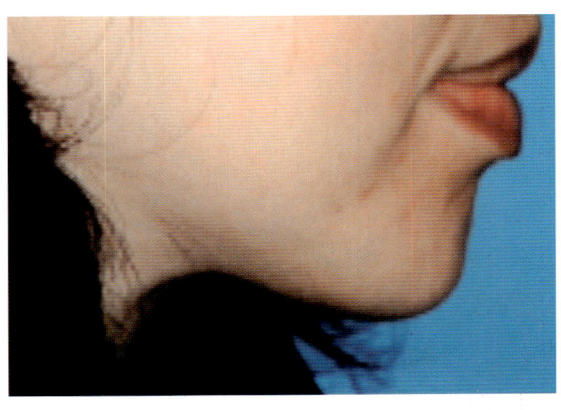

A   B

图18-10　颏部激光融脂前后

A. 术前右侧位照，可见颏部脂肪堆积形成的双下巴　B. 激光融脂术后5个月右侧位照，颏部堆积的脂肪已去除，颏颈部及颌颈部轮廓曲线明显改善，双下巴畸形消失

2 女性，44岁（白种人），颏部脂肪堆积，下面部及颈部皮肤软组织松弛。术前可见下颌缘轮廓不明显，颏部臃肿下垂；术后下颌缘轮廓显现，颏部下垂改善明显，颈部收紧（图18-11）。

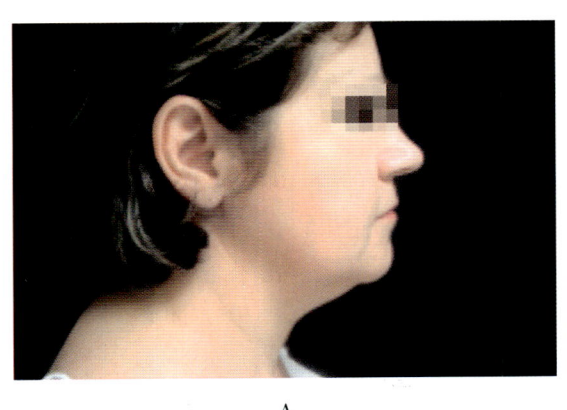 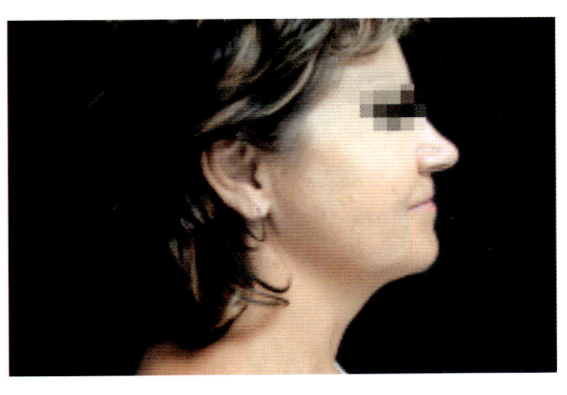

A   B

图18-11　颏颈部激光融脂前后

A. 术前右侧位照，颏下脂肪堆积，下面部及颈部松弛，下颌缘轮廓消失，颌颈角不明显，颏部下垂，形成火鸡样外形
B. 颏部激光融脂后右侧位照，下颌缘轮廓及颌颈角显现，下面颈部提升，颏部下垂改善明显，除了颏部多余的脂肪消除之外，皮肤也有收紧的效果，轮廓自然美观

3 女性，31岁（黄种人），颈前部先天性脂肪堆积，术前见颈部较粗大。激光融脂术后颈部轮廓缩小，局部的膨隆消失，外形得到改善（图18-12）。

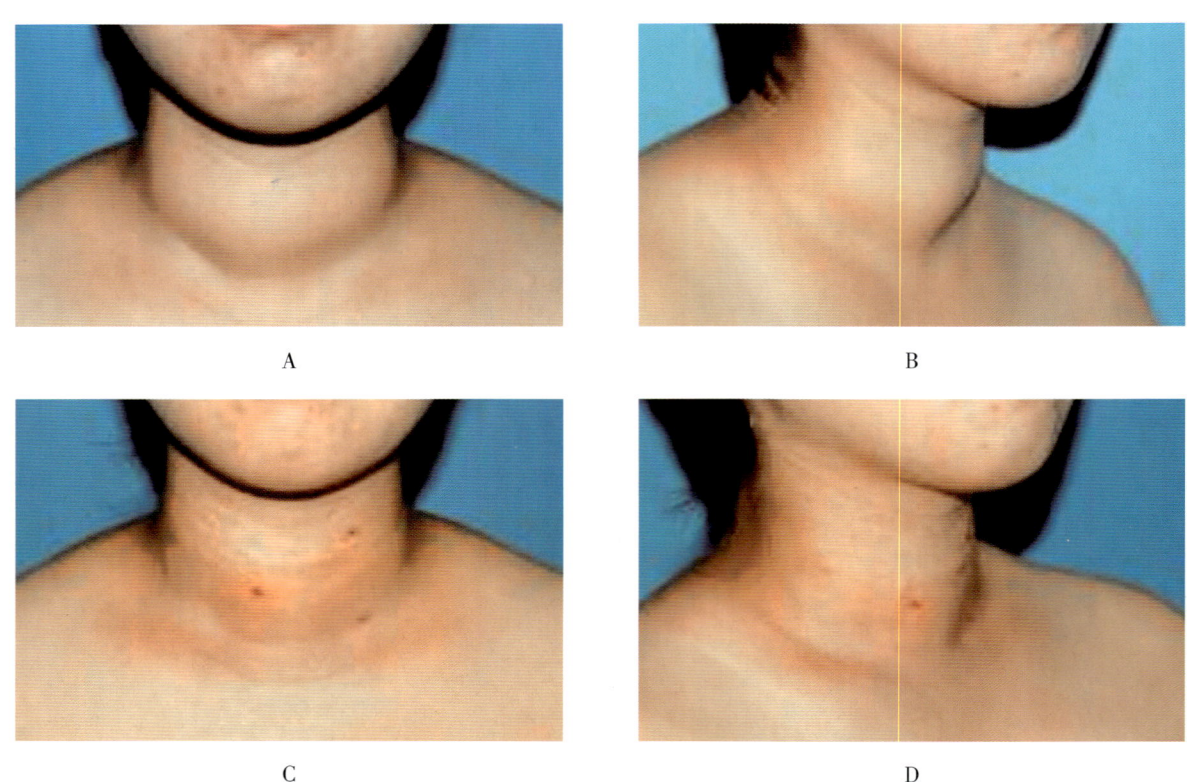

图18-12　颈部先天性脂肪堆积激光融脂前后
A. 术前正位照　B. 术前右前斜位照，颈前皮下脂肪堆积明显，颈前部及前外侧均匀性膨隆，上下界限不明显，颈部轮廓较粗大　C. 激光融脂术后2天正位照　D. 右前斜位照，膨隆的外形得到较好改善，皮肤无明显淤斑（皮肤红点处为融脂套管及光纤进入的切口）

三、项部

（一）解剖特点及融脂注意事项

项部的皮下脂肪隆起通常称为项部脂肪垫，往往在成年以后出现。病因不明，部分患者是先天性遗传所致，也有部分患者是由于项部长期挤压摩擦（如挑担、刮痧等）引起。这类脂肪垫内包含大量致密的纤维组织，手感坚韧，由于病变内的脂肪组织非常致密，无法使用常规的负压吸脂方法吸出，临床上常用手术切除的方法予以治疗。手术切除虽然能改善凸出的外形，但创伤较大，术后易遗留较大空腔影响愈合，还会留下明显的手术瘢痕。激光可以通过光热效应破坏脂肪垫内的纤维间隔，使致密的组织变得疏松，之后再进行负压抽吸，吸脂管在脂肪垫内移动的阻力就会降低，操作就会比较轻松。所以，激光融脂很适用于小范围纤维组织含量高、结构致密的脂肪组织，具有独特的优势。项部脂肪垫融脂的切口一般选择在发际边缘或脂肪垫周边，术中持手柄向前推进时，光纤遇到的阻力较腹部等其他部位明显增大，此时不可使用蛮力向前推进，也不可停止移动，而是需适当减慢移动速度或使光纤末端稍后退换角度反复照射，当激光融解前方组织后阻力就会降低，套管及光纤就可以轻松地在脂肪垫里移动。项部脂肪垫融脂时使用的激光能量通常会较大，产生的坏死产物也较多，应当采用负压抽吸的方法，在激光照射后变得疏松的脂肪组织内抽吸出融解的脂滴、破碎坏死的脂肪和纤维间隔等融脂产物。手术完毕，应予以加压包扎。

（二）典型病例

1 女性，35 岁（黄种人），先天性项部脂肪垫。项部脂肪垫的界限从发际下缘至第 7 颈椎上缘。行激光融脂治疗，术后随访 20 个月，项部轮廓平缓（图 18-13）。

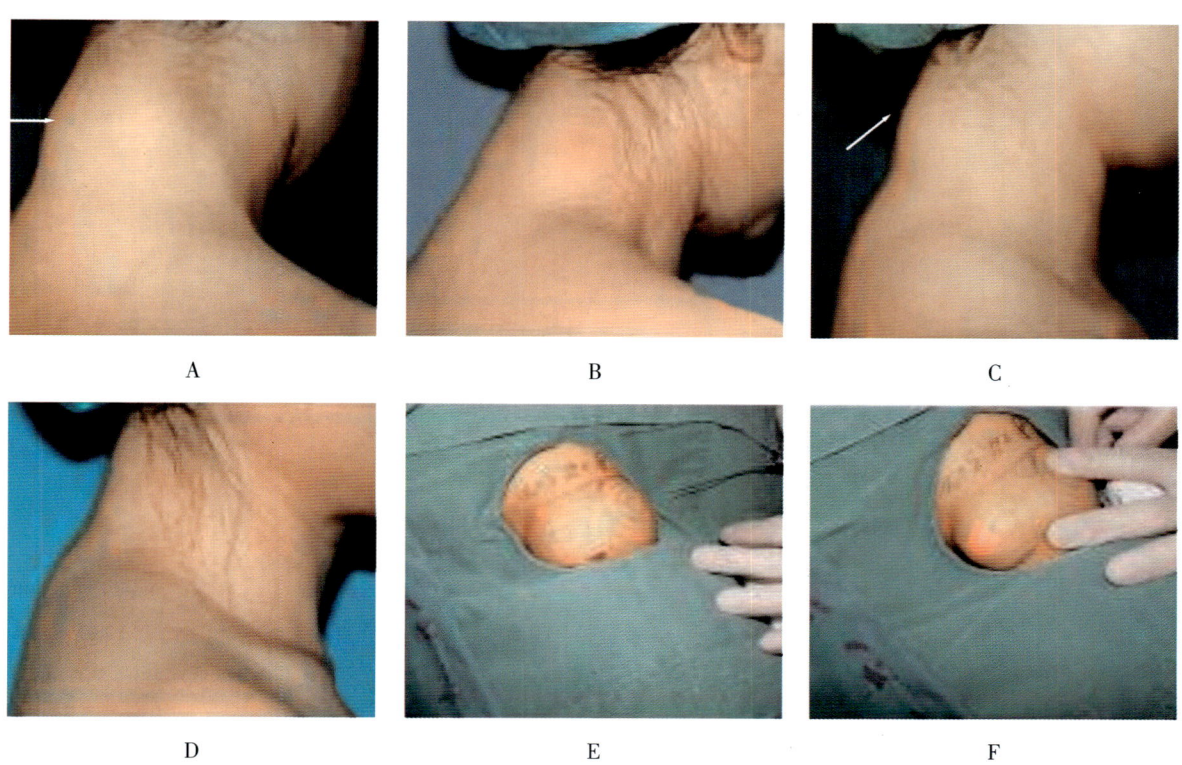

图 18-13　先天性项部脂肪垫激光融脂前后
A. 术前右后斜位照，示凸出的项部脂肪垫（箭头指示处），皮色无特殊，无局部色斑　B. 术后 20 个月右后斜位照，原凸起消失，局部皮色正常，无色素沉着，无瘢痕产生　C. 术前右侧位照，示项部轮廓中凸起的脂肪垫（箭头指示处），从发际下缘至第 7 颈椎上缘　D. 术后 20 个月右侧位照，原凸起消失，轮廓平整　E. 激光融脂术中，局部已行肿胀麻醉，融脂面积约 8cm×4.5cm，手持连接金属套管的黑色手柄，光纤从金属套管和手柄中穿过，光纤末端突出于套管前部约 2mm　F. 金属套管及光纤插入皮下脂肪层，红色光斑是 He-Ne 指示激光

2 女性，50 岁（黄种人），项部脂肪垫。术前见项背部凸起明显，给予项部激光融脂，术后 1 周原凸起明显改善（图 18-14）。

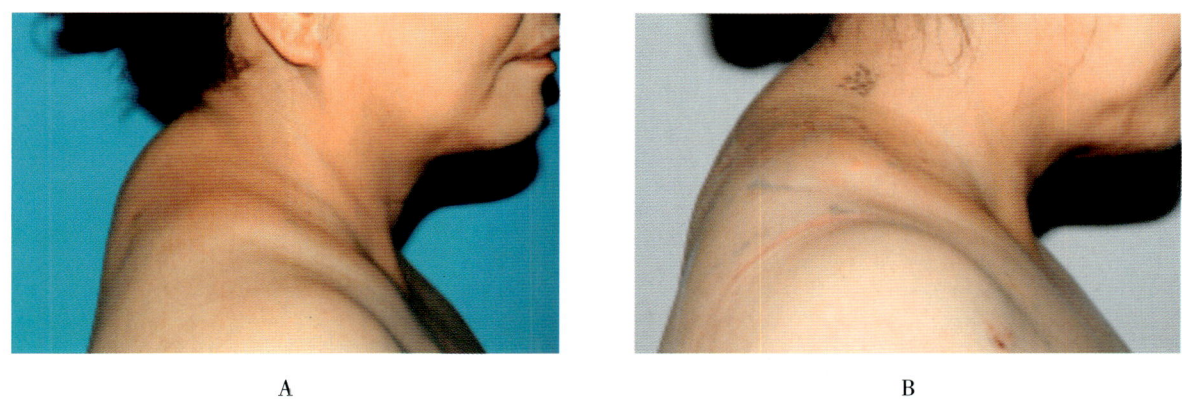

图 18-14　项部脂肪垫激光融脂前后
A. 术前右侧位照，项背部明显外凸，范围约 7cm×5cm，触之质硬　B. 术后 1 周右侧位照，项背部的凸起明显改善，项部呈正常的生理弧度

四、上臂

(一) 解剖特点及融脂注意事项

上臂的局部脂肪堆积多积聚在上臂中上部的后内侧,常伴有该部位的皮肤松垂。激光融脂的区域主要为上臂后内侧区,切口选择在尺骨鹰嘴上方或靠近融脂区边缘的隐蔽部位。融脂层次为浅筋膜层,应在皮下保留4~5mm的脂肪组织,以避免出现术后皮肤不平整,保持上臂轮廓的连续曲线。

(二) 典型病例

1 女性,37岁(黄种人),上臂脂肪堆积。外展时双上臂下方皮肤软组织赘积下垂,给予激光融脂治疗后,双上臂皮肤软组织较术前紧致,弧度连续自然(图18-15)。

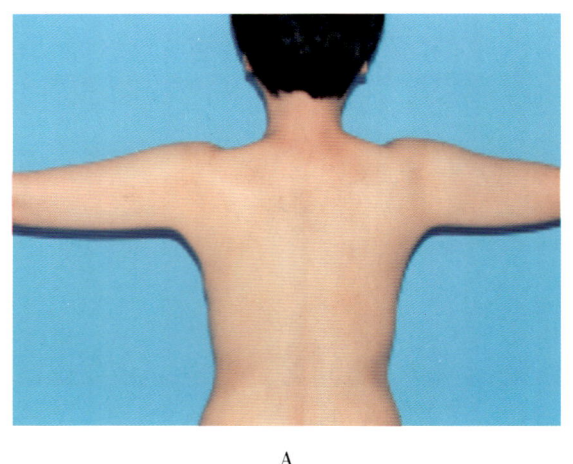 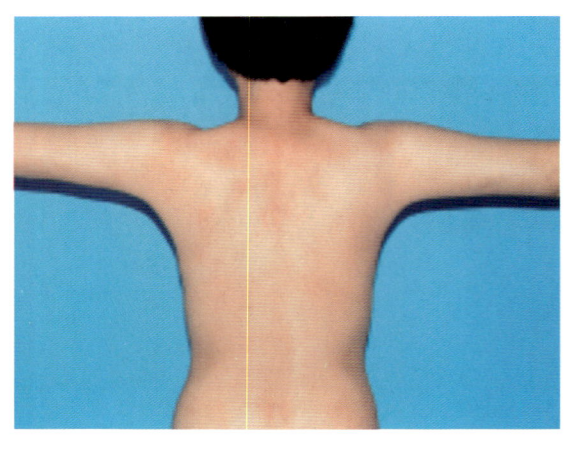

A   B

图 18-15 上臂脂肪堆积激光融脂前后

A. 术前后位照,上臂中上段皮下脂肪堆积,双上肢外展90°时,可见双上臂较粗大,软组织松弛下垂   B. 激光融脂术后17天后位照,双上肢外展时,上臂周径变小,皮肤紧致,上臂松垂状况明显改善

2 女性,54岁(白种人),上臂脂肪堆积。术前可见上臂中段皮肤软组织膨隆下垂,皮肤松弛。行激光融脂术后,膨隆下垂的软组织得到收紧,异常的线条得到修正(图18-16)。

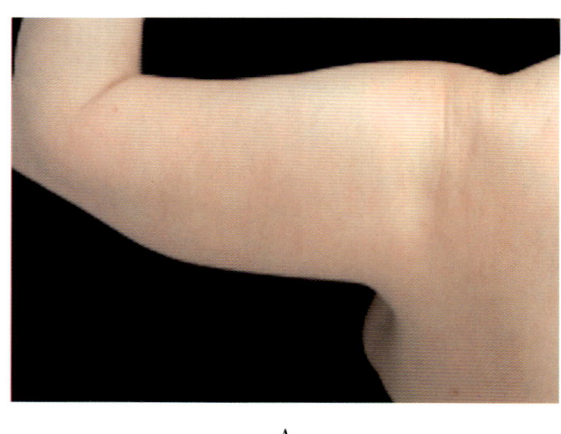 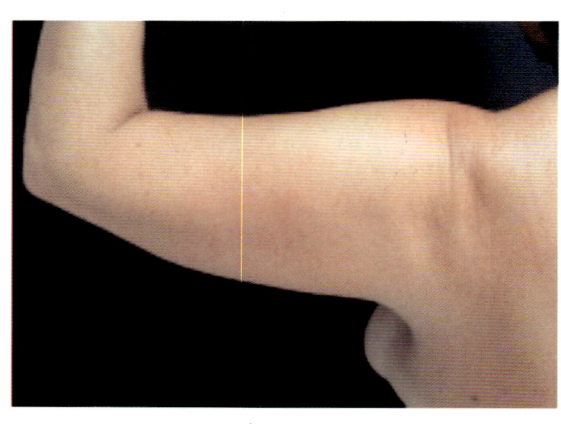

A   B

图 18-16 上臂脂肪堆积激光融脂前后

A. 术前后位照,上肢外展90°时可见上臂较粗大,上臂中段皮肤软组织膨隆下垂   B. 上臂激光融脂术后8个月后位照,上臂直径较术前减小,中段膨隆下垂的软组织得到收紧,外形改善

五、男性乳房肥大（脂肪型）

乳房的体积主要是由腺体和脂肪的组织量决定的。男性乳房肥大发病率较高，大约有36%～40%的男性具有腺体过度发育和脂肪组织过量，有缩小乳房的需求。对于因脂肪组织过多造成的男性乳房肥大，激光融脂是较理想的治疗手段。激光消融乳房内的脂肪组织可减少乳房体积，在乳房组织中形成小隧道并刺激胶原生成，帮助组织回缩，避免乳房下垂和皮肤松弛。激光融脂术前应行B超等辅助检查，鉴别是脂肪型或是乳腺型的乳房肥大，并明确脂肪堆积的程度和范围。切口可以选择在乳房下皱襞与腋前线相交处，也可以选择在乳晕边缘。激光作用层次位于浅筋膜层，融脂完毕后应进行负压抽吸，注意照射及抽吸均匀。术前应正确标记，对于外观明显异常的部分要进行重点融脂，以恢复正常男性的乳房形态。

六、腹部

腹部是最常见的局部脂肪堆积的部位，也是进行负压吸脂手术最多的部位。对于一些轻度的腹部皮下脂肪堆积以及传统吸脂术后腹部不平整的患者，可以考虑采用激光融脂的方法进行治疗。腹部皮下脂肪的分布具有性别差异，男性的脂肪主要分布在上腹部，并且以腹膜内的内脏脂肪堆积为主；而女性下腹部的脂肪要多于上腹部，主要以皮下脂肪堆积为主。重度肥胖者上下腹及腹膜内均有脂肪组织堆积。腹部激光融脂的手术范围上至肋弓下缘和剑突，下至腹股沟韧带和耻骨联合上缘，外界是肋弓下缘最低点与髂嵴最高点的连线。腹部激光融脂切口首选在脐孔周围，还可选择在阴毛区隐蔽部位或两侧的髂前上棘附近。术前应详细询问病史并查体，排除腹部疝的存在可能。熟悉腹壁解剖层次，操作时避免误伤脐周、肋缘下及腹股沟的血管。激光融脂在治疗纤维组织含量较多的脂肪组织上具有独到的优势，将其用于修整常规吸脂术后局部的凹凸不平具有较好的效果。

七、髂腰部及臀部

（一）解剖特点及融脂注意事项

髂腰部脂肪堆积的位置具有性别差异，男性脂肪堆积的位置较高，位于髂嵴上方，形成救生圈样畸形；女性脂肪堆积的位置低于男性，位于髂嵴处，常合并臀、股外侧的脂肪堆积，形成小提琴样畸形或方臀畸形。髂腰部融脂切口常选择在腰椎两侧5cm处或髂前上棘处。髂腰部有弧度，脂肪堆积不在同一个水平，应在术中加以注意，确保激光作用的均匀一致。臀部由骶髂骨、股骨上端的大量肌肉和脂肪所构成，脂肪所占比例较大，该部位脂肪局部堆积可使臀部下垂和臀下皱襞变浅，给人以下坠臃肿感。由于通向下肢的神经、血管位于臀部肌肉的深层，被损伤的可能性很小，因此融脂手术比较安全。臀部激光融脂术的重点在于缩小臀围，将松弛下垂的部分上提，减少臀上部的脂肪，加深臀沟，使腰臀部的曲线圆滑流畅。手术切口通常选择在臀沟中外侧，术后瘢痕隐藏在皮肤的皱褶线里而不明显。融脂时要特别注意处理好与周围相邻部位的过渡面，使曲线更加流畅，避免留下阶梯样畸形。

（二）典型病例

女性，38岁（白种人），腹部、腰部、大腿、臀部脂肪堆积明显，影响外观。上述各部位行激光融脂术后，局部皮下堆积的脂肪减少，隆起的外形得到明显改善，手术前后比较，各部位畸形曲线得到纠正，术区平整（图18-17）。

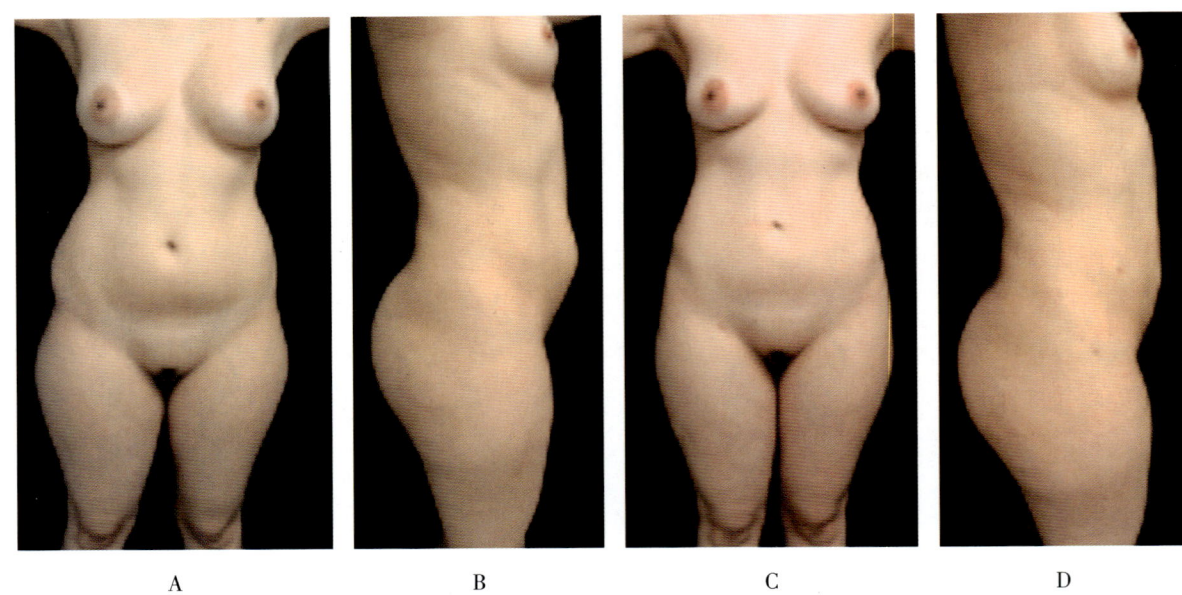

图18-17 腹部、腰部、大腿、臀部激光融脂前后

A. 术前正位照　B. 术前右侧位照,腹部、腰部、大腿外侧及臀部局部脂肪堆积明显,向外凸出,腰部与大腿外侧呈典型的小提琴样畸形,腹部、臀部膨隆,严重影响外观　C. 上述各部位行激光融脂术后6个月正位照　D. 术后右侧位照,各部位皮下堆积的脂肪体积减小,轮廓圆滑平整,恢复了自然的弧度,外形满意

八、下肢

（一）解剖特点及融脂注意事项

下肢尤其是小腿是女性经常暴露的部位,形态美观较为重要。下肢脂肪堆积往往出现在大腿内外侧、膝内侧、小腿内后侧及踝部,胫前区一般无皮下脂肪。根据融脂部位的不同,大腿部激光融脂采用仰卧位或俯卧位进行,手术切口选择在腹股沟、膝内侧或臀沟等处。大腿部激光融脂要根据患者的体形特点,综合考虑臀部及小腿的粗细形态。大腿内侧操作不要过深,以免损伤血管。大腿前侧皮下脂肪较薄,易凹凸不平,操作时应谨慎。小腿部融脂的手术切口选择在腘窝处,激光作用层次以浅层脂肪为主,融脂重点为小腿内、后侧。在小腿的后侧有运动和感觉神经,也是腓总神经的必经之处,所在的位置也较浅,应予以注意,避免损伤。踝部融脂主要为跟腱两侧,融脂层次应尽量表浅,临床上相对病例较少。

（二）典型病例

女性,27岁(白种人),臀部、大腿皮肤表面凹凸不平,呈蜂窝状改变。蜂窝状改变多出现在腹部、髋部、大腿和臀部等部位,原因未明。该患者行激光融脂术后皮肤变得平整,外形改善明显(图18-18)。

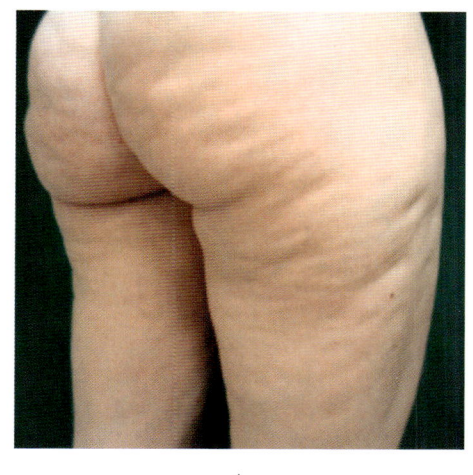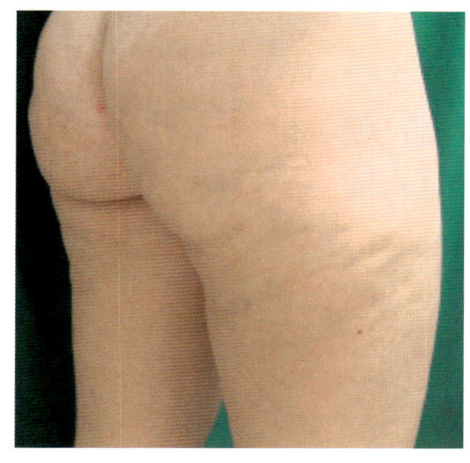

图 18-18　臀部、大腿部激光融脂前后

A. 术前右后斜位照,臀部、大腿部皮下脂肪堆积,皮肤呈蜂窝状改变,影响外观　B. 行激光融脂术后 6 个月右后斜位照,臀部、大腿部皮肤变得平整、光滑,臀部的生理弧度也得到了恢复,肥大臃肿的外形明显改善

九、脂肪瘤

脂肪瘤是最常见的体表良性肿瘤之一,由脂肪细胞构成,主要发生在皮下。小型脂肪瘤由于体积较小,可以采用手术切除的方法治疗;对于较大的脂肪瘤,手术切除往往会留下较长的瘢痕和较深的凹陷,影响美观。激光融脂对脂肪瘤同样具有融解破坏脂肪细胞、引起小血管凝固、促使皮下和真皮组织的胶原生成的作用,创伤轻微并且无明显瘢痕,因此,用于治疗脂肪瘤是一种较好的、安全有效的方法。

典型病例:女性(白种人),背部脂肪瘤,脂肪瘤皮肤上的瘢痕为此前其他手术遗留。行激光融脂术后凸起消失,治疗效果较明显(图 18-19)。

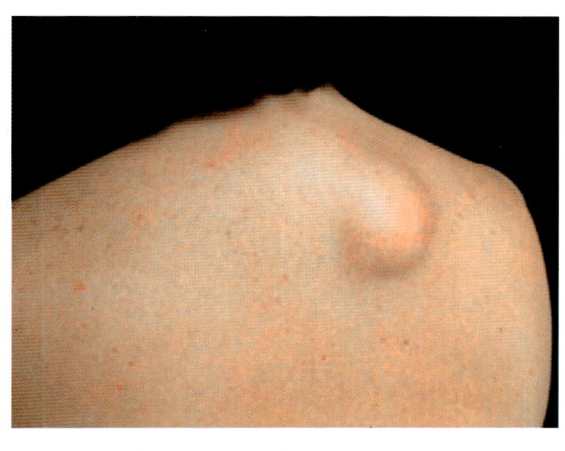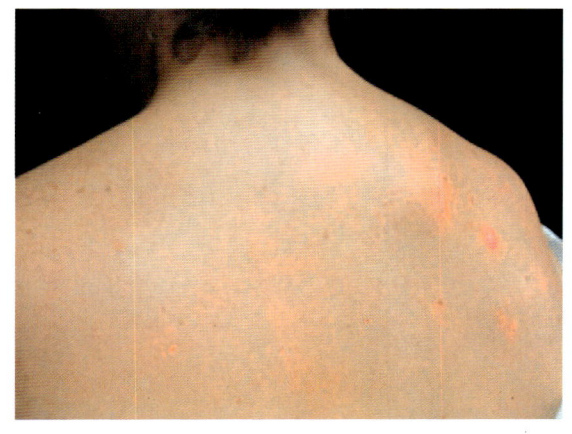

图 18-19　背部脂肪瘤激光融脂前后

A. 背部脂肪瘤向外明显凸起,范围约 10cm×10cm　B. 行激光融脂术后 5 天后位照,凸起的外形得到改善,新增瘢痕不明显,稍有水肿,治疗效果满意

第五节 激光融脂的适应证、禁忌证及并发症

一、适应证

激光融脂术是一种微创的美容外科手术,主要用于面部和身体轮廓的塑形,其适应证有:①皮下脂肪堆积伴中等程度的皮肤松弛;②小范围的皮下脂肪堆积,尤其是面颈部的局部脂肪堆积;③致密的皮下脂肪堆积,如项部脂肪垫;④吸脂引起的皮肤凹凸不平的修整;⑤用传统负压吸脂可能会导致皮肤松弛的部位;⑥较大或多发的脂肪瘤;⑦皮瓣的二次修薄;⑧皮肤蜂窝状改变;⑨男性乳房肥大。

二、禁忌证

激光融脂的禁忌证与传统负压吸脂相似,主要包括:①有心、肺、肝、肾等主要脏器功能减退,糖尿病、血液系统异常等情况,不能耐受手术者;②有心理障碍或期望值过高、对自身形体要求过于苛刻或偏执者;③皮肤严重松弛而皮下脂肪组织过少者;④局部皮肤感染者;⑤局部静脉曲张、静脉炎患者;⑥妊娠妇女;⑦未成年人。

三、并发症及其处理

虽然激光融脂是一项比较安全的微创手术操作,不易伤及重要脏器和主要的血管神经,但也必须考虑到使用激光设备进行融脂时可能会带来的各种损伤及并发症,如局部灼伤、淤斑、瘢痕、脂肪液化、皮肤色素沉着或缺失、微循环血栓形成、皮肤坏死和神经损伤、防护不当引起的视网膜和角膜损伤等情况。其发生与医师的操作、融脂的部位、融脂的范围和术后的处理等密切相关。根据现有的资料及作者的临床体会,激光融脂最容易发生的并发症是局部灼伤和术后的脂肪液化。严格控制激光的能量和执行操作规范,就能有效地避免并发症的出现。

此外还要注意的是,由于脂肪细胞在激光的作用下已被破坏,因此融脂后的脂肪不能再用于移植。由于手术过程中需全程注视激光的照射,因此在手术中也要注意对医护人员眼睛的保护,最好佩戴相应的防护眼镜。

其他可能的并发症与传统负压吸脂手术相似。

(一)脂肪栓塞综合征

理论上讲,激光融脂后由于脂滴的溢出,术后血液和尿液中可能会出现少量的游离脂肪,但很快会被分解吸收,不会造成严重的并发症。但如果组织损伤严重伴有血管破裂,大量脂肪进入血液后,可能导致脂肪栓塞和脂肪栓塞综合征。常规吸脂后脂肪栓塞的发生率约 1.13/10000,常发生在 72h 内。75%的脂肪栓塞都侵及肺部微循环,如果脂肪栓子通过肺部而进入体循环,则可引起全身的栓塞症状,临床表现为术后发生不明原因的急性呼吸困难、发绀、血压下降、心率增快,PO_2、PCO_2 值均降低,血红蛋白急剧下降,皮肤和黏膜出血点,胸部 X 线显示肺部不均匀密度增加以及尿内可查到脂肪颗粒等征象。脂肪栓塞综合征应以预防为主,保持有效循环血量,避免低血容量性休克;治疗则应进行呼吸系统支持、大剂量糖皮质激素等。到目前为止,还没有关于激光融脂后发生脂肪栓塞的报道。

(二)出血、血肿及血清肿

由于激光的作用,激光融脂对组织的创伤较传统吸脂轻,使出血大大减少,但少量的出血还是无法避免的,仍应予以高度重视。出血、术后加压不当及引流不畅还会导致血肿及血清肿的发生,小的血肿、血清肿不必处理,大的血肿需抽吸后局部加压包扎,但完全消散所需时间较长。关键在于预防,术中仔细操作,术后局部常规加压包扎。

(三)感染

激光融脂可能会发生局部或全身的感染,关键在于预防和严格无菌操作。手术范围大的患者术后应给予抗生素预防感染。一旦发生感染,应给予大剂量抗生素及必要的支持治疗,如有必要应进行及时彻底的清创。

(四)皮肤坏死

由于操作不慎导致局部皮肤灼伤,损伤了皮肤全层或皮肤血管网,使皮肤失去血供而发生坏死。预防措施主要是规范操作,光纤末端要保持移动,不可过长时间停在同一点发射激光,照射时不可过浅,尽量保护真皮下血管网的完整。

(五)暂时性感觉减退

多为融脂或抽吸操作损伤皮肤感觉神经末梢所致,不需任何处理,一般1~3个月后可自行恢复。

(六)切口延期愈合

由于抽吸管反复摩擦或激光直接灼伤切口边缘所致。因此在手术过程中应尽量轻柔操作,如果发生切口边缘皮肤灼伤或挫伤,应将切口边缘损伤的皮肤组织修除。

(七)皮肤凹凸不平和不对称

由于激光照射不均匀或此后的抽吸不均匀所致,还可能与不同部位的皮肤弹性不同有关。在融脂过程中应注意操作的层次不能过浅。暂时性凹凸不平早期较为常见,加压塑形半年后会改观,半年后如果仍存在凹凸不平,可予以再次修整,此时术区瘢痕软化,外形固定,修整操作相对容易。

(八)皮肤淤斑

多于术后当日或次日出现于弹性绷带包扎的边缘或手术区域以外,可自行消退。术中注意出血情况,必要时术后给予止血药物。

第六节 小 结

激光融脂是一种去除局部皮下脂肪的微创手术,其原理是将激光导入至皮下脂肪层,利用激光的光热效应融解脂肪,达到改善容貌和体表轮廓的目的。经过临床验证,该方法可以有效应用于面颈部、四肢及躯干部的局部脂肪堆积。与传统的负压吸脂相比较,激光融脂具有以下优点:①操作轻柔,医师劳动强度低,对组织的机械损伤小,术后恢复快;②激光可凝固细小的血管,使术中出血量减少;③融脂作用细致而均匀;④激光可刺激局部胶原的重塑,增强皮肤的弹性,促进术区的皮肤收缩,改善局部的松弛状况;⑤可用于传统负压吸脂难以解决的致密脂肪垫和吸脂后的不平整治疗。激光融脂是整形外科医师的一个新工具,相信随着这一技术的推广应用,其用途还将被进一步开发。

(孙燚 Albert Goldman 吴溯帆)

［1］王炜. 整形外科学［M］. 杭州：浙江科学技术出版社，1999：1174，1099-1100.

［2］Apfelberg D. Laser assisted liposuction may benefit surgeons, patients［J］. Clin Laser Mon, 1992, 10(12):193-194.

［3］Apfelberg D B, Rosenthal S, Hunstad J P, et al. Progress report on multicenter study of laser assisted liposuction［J］. Aesthetic Plast Surg, 1994, 18(3):259-264.

［4］Apfelberg D B. Results of multicenter study of laser assisted liposuction［J］. Clin Plast Surg, 1996, 23(4):713-719.

［5］Cook W R Jr. Laser neck and jowl liposculpture including platysma laser resurfacing, dermal laser resurfacing, and vaporization of subcutaneous fat［J］. Dermatol Surg, 1997, 23(12):1143-1148.

［6］Goldman A, Shavelzon D, Blugerman G. Laser lipolysis：liposuction using and Nd:YAG laser［J］. Rev Soc Bras Cir Plast, 2002, 17:17-26.

［7］Badin A Z, Moraes L M, Gondek L, et al. Laser lipolysis：flaccidity under control［J］. Aesthetic Plast Surg, 2002, 26(5):335-339.

［8］Badin A Z, Gondek L B, Garcia M J, et al. Analysis of laser lipolysis effects on human tissue samples obtained from liposuction［J］. Aesthetic Plast Surg, 2005, 29(4):281-286.

［9］Mordon S, Eymard-Maurin A F, Wassmer B, et al. Histologic evaluation of laser lipolysis：pulsed 1064nm Nd:YAG laser versus cw 980nm diode laser［J］. Aesthet Surg J, 2007, 27(3):263-268.

［10］Neira R, Ortiz-Neira C. Low-level laser-assisted liposculpture：clinical report of 700 cases［J］. Aesthet Surg J, 2002, 22(5):451-515.

［11］Brown S A, Rohrich R J, Kenkel J, et al. Effect of low-level laser therapy on abdominal adipocytes before lipoplasty procedures［J］. Plast Reconstr Surg, 2004, 113(6):1796-1804.

［12］Parlette E C, Kaminer M E. Laser-assisted liposuction：here's the skinny［J］. Semin Cutan Med Surg, 2008, 27(4):259-263.

［13］Goldman A. Submental Nd:YAG laser-assisted liposuction［J］. Lasers Surg Med, 2006, 38(3):181-184.

［14］Kuwahara K, Gladstone H B, Gupta V, et al. Rupture of fat cells using laser-generated ultra short stress waves［J］. Lasers Surg Med, 2003, 32(4):279-285.

［15］Goldman A, Gotkin R H. Laser-assisted liposuction［J］. Clin Plast Surg, 2009, 36(2):241-253.

［16］Mann M W, Palm M D, Sengelmann R D. New advances in liposuction technology［J］. Semin Cutan Med Surg, 2008, 27(1):72-82.

［17］Sun Y, Wu S F, Yan S, et al. Laser lipolysis used to treat localized adiposis：a preliminary report on experience with Asian patients［J］. Aesthetic Plast Surg, 2009, 33(5):701-705.

［18］Shi H, Ying Q, Yan S, et al. Dual-energy X-ray absorptiometry (DEXA)：a novel approach for the evaluation of abdominal liposuction results［J］. Aesthetic Plast Surg, 2009, 33(2):235-239.

中英文对照词表

A

ablation 剥脱,切除,消融
ablative laser 剥脱性激光
ablative laser skin resurfacing complication 剥脱性激光皮肤重建术的并发症
absorption coefficient 吸收系数
absorption spectra 吸收光谱
absorption wavelength 吸收波长
acne scars 痤疮瘢痕
acne vulgaris 寻常痤疮
acquired bilateral nevus of Ota-like macules 获得性双侧太田痣样斑
actinic cheilitis ablation 光化性唇炎剥脱术
actinic keratosis 光化性角化病
adverse effects 不良反应
air cooling 空气冷却
Albright syndrome 奥尔布赖特综合征
alexandrite laser 翠绿宝石激光
alginate dressing 藻酸盐敷料
allergic reaction 变态反应
amethocaine 丁卡因
aminolevulinic acid(ALA) 氨基酮戊酸
aminolevulinic acid-photodynamic therapy (ALA-PDT) 氨基乙酰丙酸-光动力疗法
anesthetic cream 麻醉药膏
angiosarcoma 血管肉瘤
anogenital warts 肛门生殖器疣
antibacterials 抗菌药物
antibiotics 抗生素
antiviral 抗病毒的

argon laser 氩激光器
argon-pumped tunable dye laser (ATDL) 氩泵浦可调谐染料激光
atrophic scars 萎缩性瘢痕
axillary freckles 腋窝雀斑
axillary hair removal 腋窝脱毛

B

back hair removal 背部脱毛
back-scattered light 后向散射光
basal cell carcinoma(BCC) 基底细胞癌
Becker nevus 贝克痣
benign epidermal pigmented lesions 良性表皮色素性病变
betacaine 倍他卡因
betamethasone acetate 醋酸倍他米松
bimodal, dual-wavelength 双峰,双波长
biological laser damage 生物激光损伤
biooccluvie dressing 生物封闭性敷料
biostimulation reaction 生物刺激反应
bipolar radiofrequency 双极射频
birefringence change 双折射改变
blepharoplasty 睑成形术
blistering 发疱
blue light 蓝光
blue nevus 蓝痣
Bowen's disease 鲍温病

C

café-au-lait macules 咖啡斑
calcium alginate 藻酸钙
capillary malformation 毛细血管畸形
carbon dioxide laser 二氧化碳激光
carbonization 炭化
cavernous hemangioma 海绵状血管瘤
cefazolin 头孢唑啉
cephalexin 头孢氨苄
cheek lifting 颊部提紧
chemical peels 化学剥脱
chromophore 色基
chromophore absorption spectra 色基吸收光谱
ciprofloxacin 环丙沙星
Cobb syndrome 科布综合征
collagen formation 胶原形成
collagen remodeling 胶原重塑
collagen shrinkage 胶原收缩
colloid milium ablation 胶状粟粒疹汽化
ConBio laser 康奥激光
condyloma acuminatum 尖锐湿疣
congenital hairy nevus 先天性毛痣
congenital nevocellular nevus 先天性痣细胞痣
contact cooling 接触冷却
contact dermatitis 接触性皮炎
continuous wave(CW) 连续波
cool gel 冷凝胶
cooling protection factor(CPF) 冷却防护因子
copper bromide laser(CBL) 溴化亚铜激光
copper vapor laser 铜蒸气激光
crow's feet 鱼尾纹
cutaneous vascular lesions 皮肤血管性病变
cytokine 细胞因子

D

damage 损伤
Dandy-Walker malformation 丹迪-沃克畸形
danger signs 危险标志
delivery system 传输系统
denaturation 变性
deoxyhemoglobin absorption 脱氧血红蛋白吸收
dermabrasion 擦皮术
dermal growths 真皮赘生物
dermal pigmented lesions 真皮色素性病变
dermis compression 真皮压缩
dexamethasone 地塞米松
diazepam 地西泮
diffuse reflection 漫反射
diode laser 半导体激光
diode-pumped laser 半导体泵浦激光
double-pulsing technique 双脉冲技术
dynamic cooling 动态冷却
dyspigmentation 色素沉着异常

E

ectropion 睑外翻
electrical hazard 电力危害
electromagnetic radiation-tissue interactions 电磁辐射-组织相互作用
electro-optical synergy technology 电光协同增效技术
electrothermal reaction 电热反应
endogenous chromophore 内源性色基
ephelides 雀斑
epidermal burns 表皮烧伤
epidermal cooling 表皮冷却
epidermal damage 表皮损伤
epidermal impact 表皮冲击
epidermal nevus 表皮痣
epidermal pigmented lesions 表皮色素性病变
epinephrine 肾上腺素
erbium glass laser 铒玻璃激光
Er:YAG 铒:钇铝石榴石
erythema 红斑
excimer laser 准分子激光
exogenous chromophore 外源性色基

extracellular matrix(ECM) 细胞外基质
eyebrow lifting 提眉术
eyelid laxity 眼睑松弛

F

face lift 面部提升
facial cosmetic tattoos 面部美容性文身
facial hemangioma 面部血管瘤
facial hirsutism 面部多毛症
far infrared system 远红外系统
fentanyl 芬太尼
fibroblast 成纤维细胞
filter 滤镜
flashlamp-pumped pulsed dye laser 闪光灯泵浦脉冲染料激光
fluconazole 氟康唑
fluorescent lamp 荧光灯
foam dressing 泡沫敷料
focusing 调焦
folliculitis 毛囊炎
foot printing 足迹法
fractional photothermolysis 点阵式光热作用
fraxel laser 飞梭激光
freckles 雀斑
frequency doubled 倍频

G

gas anesthesia 气体麻醉
gas plasma 气体等离子
gelatin 明胶
general anesthesia 全身麻醉
glaucoma 青光眼
glycerin 甘油
glycolic acid cream 甘醇酸膏
glycopyrrolate 格隆溴铵
goggles 护目镜
granuloma telangiectaticum 毛细血管扩张性肉芽肿

H

handpiece 手具
heat shock protein(HSP) 热休克蛋白
hemangioma 血管瘤
hemoglobinemia 血红蛋白血症
hemostatic laser 止血性激光
herpes simplex virus(HSV) 单纯疱疹病毒
holmium laser 钬激光
hydrocolloid dressing 水胶体敷料
hydrocortisone 皮质醇
hydrogel dressing 水凝胶敷料
hydroquinone 氢醌
hyperpigmentation 色素沉着过度
hyperthermia 超高温
hypertrichosis 多毛症
hypertrophic scars 增生性瘢痕
hypopigmentation 色素减退

I

imiquimod 咪喹莫特
incidence 发病率
indication 适应证
inflammation 炎症
infrared laser 红外激光
inhalation anesthesia 吸入麻醉
intense pulsed light(IPL) 强脉冲光
intravenous anesthesia 静脉麻醉
iontophoresis 电离子透入疗法
irradiance 辐射度
isotretinoin 异维甲酸
itching 瘙痒

J

jowl area skin tightening 面颊部紧肤术
junctional nevus 交界痣

K

Kasabach-Merritt syndrome 卡梅综合征
keloids 瘢痕疙瘩
ketamine 氯胺酮

L

laryngeal mask airway(LMA) 喉罩通气
laser ablation 激光剥脱
laser beam 激光束
laser beam focusing 激光束聚焦
laser classification system 激光分级系统
laser hazard 激光危害
laser hazard control 激光危害控制
laser induced growth 激光诱导生长
laser penetration effects 激光穿透效应
laser pulse 激光脉冲
laser reflection prevention 激光反射预防
laser revision 激光修复
laser safety check 激光安全检查
laser safety regulations 激光安全规程
laser selection 激光选择
laser skin resurfacing 激光皮肤重建术
laser thermia 激光热疗
laser-tissue interactions 激光-组织相互作用
laxity 松弛
lentigo 雀斑样痣
lentigo maligna 恶性雀斑样痣
lentigo senilis 老年性雀斑样痣
leukoderma 白斑病
leukotrichia 白发
lidocaine 利多卡因
lidocaine-prilocaine(EMLA) anesthesia 利多卡因-丙胺卡因麻醉
lidocaine-tetracaine anesthesia 利多卡因-丁卡因麻醉
light 光线
light-emitting diode(LED) 发光二极管
light pigmented skin 浅色皮肤
light source 光源
linear facial telangiectasia 线性面部毛细血管扩张
lip hemangioma 口唇血管瘤
lip line 唇线
lipolysis 脂解作用
liquid nitrogen 液氮
livedo reticularis 网状青斑
long pulse 长脉冲
lymphangioma circumscriptum 局限性淋巴管瘤

M

macrophage stimulating factor 巨噬细胞刺激因子
macular 有斑点的
malignant melanoma 恶性黑色素瘤
malpractice 医疗事故
Marfan syndrome 马方综合征
matrix metalloproteinases(MMPs) 基质金属蛋白酶
maturation period 成熟期
maximum permissible exposure(MPE) 最大允许照射量
mechanical destruction 机械破坏
melanin 黑色素
melanocyte 黑色素细胞
melanocytic nevus 黑色素细胞痣
melanosome 黑色素小体
melasma 黄褐斑
mesh dressing 网状敷料
microsclerotherapy 微硬化治疗
microscopic treatment zones 显微治疗区
microthermal zones 显微加热区
microwave radiation 微波辐射
milia 粟粒疹
multipulse coagulation 多脉冲凝固

N

nail ablation 指甲切除
nasal tip hemangioma 鼻尖血管瘤
neurofibromatosis 神经纤维瘤病
nevocellular nevus 痣细胞痣
nevomelanocytic nevus 痣性黑色素细胞痣
nevus of Ito 伊藤痣
nevus of Ota 太田痣
nevus spilus 斑痣
nonablative laser 非剥脱性激光
nonablative photorejuvenation 非剥脱性光学嫩肤
nonablative radiofrequency 非剥脱性射频
noninvasive skin tightening 非侵袭性紧肤术

O

occlusive dressing 封闭敷料
ophthalmology 眼科学
opioids 类罂粟碱
orthopedics 整形外科
oxyhemoglobin absorption 氧合血红蛋白的吸收

P

pain tolerance 疼痛耐受力
papular 丘疹的
papular telangiectasia 丘疹性毛细血管扩张
petechiae 淤点
photoaging 光老化
photoallergic dermatitis 光敏性皮炎
photodamage 光损伤
photodynamic photorejuvenation 光动力嫩肤
photodynamic therapy 光动力疗法
photopneumatic therapy 光-空气动力疗法
photorejuvenation 光学嫩肤
photothermal destruction 光热破坏
phototoxicity 光毒性
pigment meter 色素测量仪
pigmentation 色素沉着
pigmented lesions 色素性病变
pigment 色素
plasma 等离子
port wine stain 葡萄酒色斑
propionibacterium acnes 痤疮丙酸杆菌
propofol 异丙酚
protoporphyrin 原卟啉
pseudomonas aeruginosa infection 铜绿假单胞菌感染
psoriasis 银屑病
pulsed dye laser（PDL） 脉冲染料激光
purpura 紫癜
pyogenic granuloma 脓性肉芽肿

Q

Q-switched Q开关

R

radiofrequency 射频
remodeling 重塑
residual thermal necrosis 残留热坏死
retinoic acid 维A酸
rhinophyma 肥大性酒渣鼻
rhytidectomy 除皱术
rhytides 皱纹
rosacea 酒渣鼻，红斑痤疮
ruby laser 红宝石激光

S

scars 瘢痕
sclerotherapy 硬化治疗
seborrheic keratosis 脂溢性角化病
sebum 皮脂
selective photothermolysis 选择性光热作用
silver nitrate 硝酸银
skin 皮肤

skin cancer 皮肤癌
skin rejuvenation 嫩肤术
skin resurfacing 皮肤重建术
skin tightening 紧肤术
solar elastosis 日光性弹性组织变性
solar lentigo 日晒斑，日光性黑子，日光性雀斑
spider telangiectasia 蜘蛛痣
spina bifida occulta 隐性脊柱裂
squamous cell carcinoma 鳞状细胞癌
stretch marks 妊娠纹
surface cooling 表面冷却
surgery 外科学
swelling 肿胀
synechiae 粘连

T

tattoos 文身
telangiectasia 毛细血管扩张
tetracaine 丁卡因
thermal coagulation 热凝固
thermal damage 热损伤
thermal damage time(TDT) 热损伤时间
thermal relaxation time 热弛豫时间
topicaine 陀匹卡因
topical anesthesia 表面麻醉
traumatic scars 外伤性瘢痕

triamcinolone 曲安西龙
trichloroacetic acid 三氯乙酸
trigeminal nerve 三叉神经
tumescent anesthesia 肿胀麻醉

U

ulceration 溃疡
urea 尿素

V

vaginal atresia 阴道闭锁
valacyclovir 伐昔洛韦
vascular laser 血管性激光
venous lake 静脉湖
verruca vulgaris 寻常疣
visible light 可见光
von Recklinghausen disease 多发性神经纤维瘤

W

warts 疣
water absorption 水吸收
wound healing 创面愈合
wrinkles 皱纹

《整形美容外科学全书》

·第一辑·

- Vol.1 鼻部整形美容外科学
- Vol.2 形体雕塑与脂肪移植外科学
- Vol.3 皮肤外科学
- Vol.4 乳房整形美容外科学
- Vol.5 正颌外科学
- Vol.6 激光整形美容外科学
- Vol.7 毛发整形美容学
- Vol.8 眶颧整形外科学
- Vol.9 肿瘤整形外科学
- Vol.10 微创美容外科学

·第二辑·

- Vol.11 唇腭裂序列治疗学
- Vol.12 瘢痕整形美容外科学
- Vol.13 面部轮廓整形美容外科学
- Vol.14 眼睑整形美容外科学
- Vol.15 外耳修复再造学
- Vol.16 头颈部肿瘤和创伤缺损修复外科学
- Vol.17 手及上肢先天性畸形
- Vol.18 面部年轻化美容外科学
- Vol.19 显微修复重建外科学
- Vol.20 血管瘤和脉管畸形
- Vol.21 儿童整形外科学
- Vol.22 整形美容外科研究和创新探索

立足创新，博采众长，

传播世界整形美容外科的理念、技艺和未来！

邮购地址：杭州市体育场路347号浙江科学技术出版社

邮政编码：310006

联系电话：0571-85058048　0571-85176040

网购方式：

Bookuu博库网　http://www.bookuu.com

当当网dangdang.com　http://www.dangdang.com

亚马逊amazon.cn　http://www.amazon.cn